W0317656

Thieme

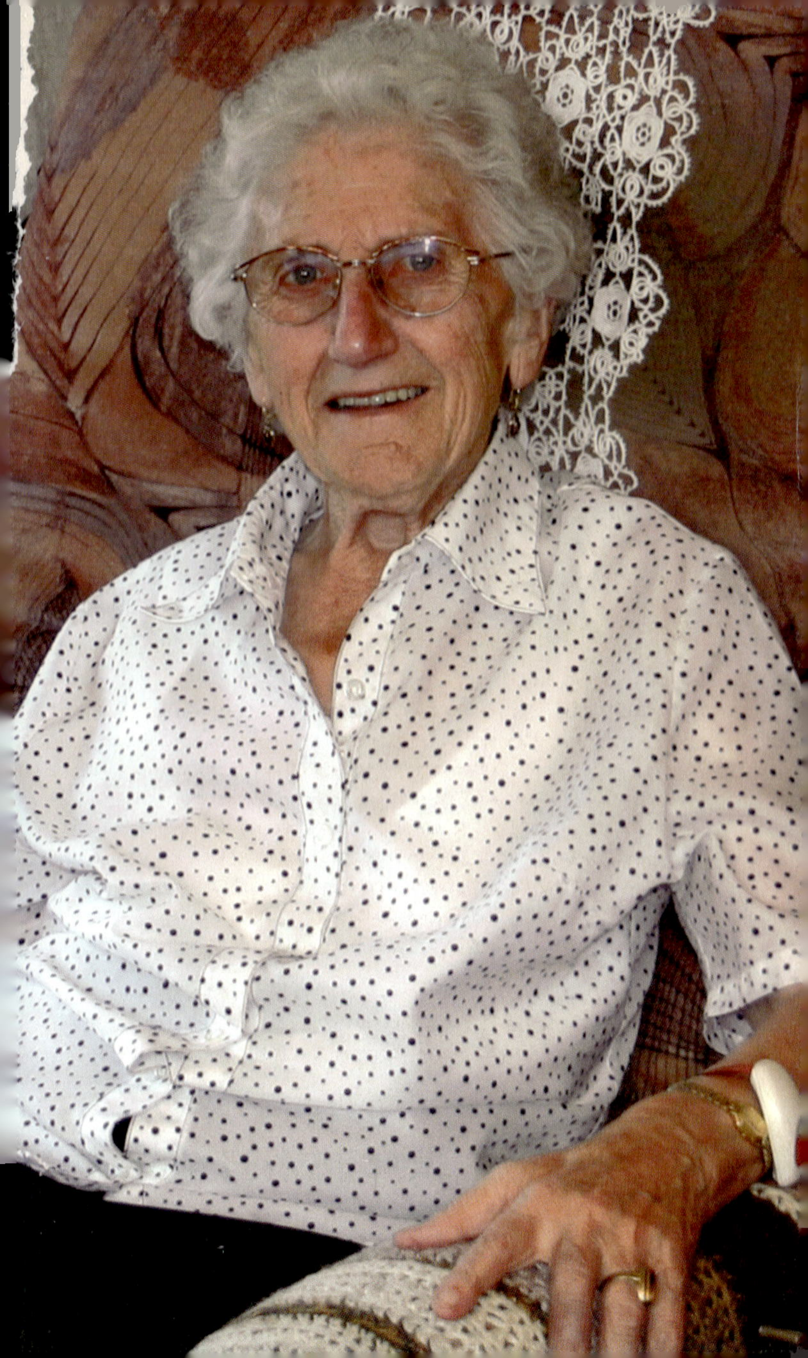

# EXPRESS Pflegewissen

# Altenpflege

399 Abbildungen
56 Tabellen

Georg Thieme Verlag
Stuttgart · New York

Bibliografische Information der Deutschen Nationalbibliothek

Die Deutsche Nationalbibliothek verzeichnet diese Publikation in der Deutschen Nationalbibliografie; detaillierte bibliografische Daten sind im Internet über http://dnb.d-nb.de abrufbar.

Layout: Melanie Erlewein, Stuttgart

Zeichnungen:
Karin Baum, Mannheim
Regina Bracht, Hattingen
Angelika Brauner, Hohenpreißenberg
Viorel Constantiescu, Bukarest, Rumänien
Roland Geyer, Weilerswist
Martin Heffmann, Ittlingen
Helmut Holtermann, Dannenberg

Fotografen:
Paavo Blåfield, Kassel
Alexander Fischer, Sinzheim-Winden

**Wichtiger Hinweis:** Wie jede Wissenschaft ist die Medizin ständigen Entwicklungen unterworfen. Forschung und klinische Erfahrung erweitern unsere Erkenntnisse, insbesondere was Behandlung und medikamentöse Therapie anbelangt. Soweit in diesem Werk eine Dosierung oder eine Applikation erwähnt wird, darf der Leser zwar darauf vertrauen, dass Autoren, Herausgeber und Verlag große Sorgfalt darauf verwandt haben, dass diese Angabe **dem Wissensstand bei Fertigstellung des Werkes** entspricht.
Für Angaben über Dosierungsanweisungen und Applikationsformen kann vom Verlag jedoch keine Gewähr übernommen werden. **Jeder Benutzer ist angehalten**, durch sorgfältige Prüfung der Beipackzettel der verwendeten Präparate und gegebenenfalls nach Konsultation eines Spezialisten festzustellen, ob die dort gegebene Empfehlung für Dosierungen oder die Beachtung von Kontraindikationen gegenüber der Angabe in diesem Buch abweicht. Eine solche Prüfung ist besonders wichtig bei selten verwendeten Präparaten oder solchen, die neu auf den Markt gebracht worden sind. **Jede Dosierung oder Applikation erfolgt auf eigene Gefahr des Benutzers.** Autoren und Verlag appellieren an jeden Benutzer, ihm etwa auffallende Ungenauigkeiten dem Verlag mitzuteilen.
Geschützte Warennamen (Warenzeichen) werden **nicht** besonders kenntlich gemacht. Aus dem Fehlen eines solchen Hinweises kann also nicht geschlossen werden, dass es sich um einen freien Warennamen handelt.

© 2009 Georg Thieme Verlag KG
Rüdigerstraße 14
D-70469 Stuttgart
Unsere Homepage: http://www.thieme.de

Printed in Germany

Umschlaggestaltung: Thieme Verlagsgruppe
Umschlagfoto: Alexander Fischer, Sinzheim-Winden
Satz: Mitterweger & Partner GmbH, Plankstadt
Gesetzt auf 3B2
Druck: Offizin Andersen Nexö Leipzig GmbH, Zwenkau

ISBN 978-3-13-149831-1 1 2 3 4 5 6

Das Werk, einschließlich aller seiner Teile, ist urheberrechtlich geschützt. Jede Verwertung außerhalb der engen Grenzen des Urheberrechtsgesetzes ist ohne Zustimmung des Verlages unzulässig und strafbar. Das gilt insbesondere für Vervielfältigungen, Übersetzungen, Mikroverfilmungen und die Einspeicherung und Verarbeitung in elektronischen Systemen.

Liebe Leserinnen, liebe Leser,

schnell finden, schnell lesen, schnell verstehen. Das ist das Grundkonzept der Reihe ***Express Pflegewissen***. Wenn Sie wenig Zeit auf Station haben, ist die schnelle, übersichtliche Antwort der absolute Trumpf. Die Reihe bietet Ihnen gebündelt Information, die Sie sich durch den Charakter des raschen Nachschlagewerks ganz einfach erschließen können.

Als Erinnerungsstütze finden Sie zu jeder Thematik kurz gefasste Grundlagen und darauf aufbauend spezifische pflegerische und medizinische Fachinformationen, die präzise und praxisorientiert Ihre Fragen beantworten. Ideal für Wiedereinsteiger nach der Elternzeit oder für Pflegende, die den Fachbereich wechseln.

Bewusst haben wir das Format klein und handlich gehalten. Das Buch ist robust und hält jede Menge Wasser- und Desinfektionsmittelspritzer aus. Es ist der ideale Begleiter auf Station. Setzen Sie es dort ein, wo die Fragen entstehen, in der Praxis.

Es werden immer die gleichen Gliederungspunkte verwendet. So finden Sie sich ebenso mühelos in jedem Kapitel zurecht, wie in jedem Band der Reihe. Nicht zuletzt trägt ein schönes Erscheinungsbild des Buches dazu bei, es gerne aufzuschlagen und darin zu blättern.

Wir wünschen Ihnen häufige und schnelle Verwendung und viel Freude am Besitz dieses hochwertigen Buches.

Ihr Thieme-Redaktionsteam

# Quellenangaben


Abt-Zegelin A. Bettlägerigkeit ist kein unumkehrbares Schicksal. In: Pro Alter 2 (2003) 48

Andreae S, von Hayek D, Weniger J. Krankheitslehre. 2. Aufl. Stuttgart: Thieme; 2006

Bär M et al. Emotional bedeutsame Situationen im Alltag demenzkranker Heimbewohner. Zeitschrift für Gerontologie und Geriatrie 36 (2003): 454ff.

Basler et al. Beurteilung von Schmerz bei Demenz (BESD) – Untersuchung zur Validität eines Verfahrens zur Beobachtung des Schmerzverhaltens. Schmerz 20 (2006): 519-26.

Bienstein C et al. Atmen. Stuttgart: Thieme; 2000

Bienstein C, Fröhlich A. Basale Stimulation in der Pflege. Die Grundlagen. Hannover: Kallmeyer; 2003

Bodenmüller-Kroll R. Dialog in der Pflege. Behandeln oder übersehen? Mundtrockenheit – Ein Leitfaden. Wedel: Medac. Medizinische Gesellschaft für klinische Spezialpräparate; 2001

Brauer H et al. Leitfaden Gedächtnistraining. Stuttgart: memo; 1995

Buchholz T, Gebel-Schürenberg A, Nydahl P, Schürenberg A. Der Körper: eine unförmige Masse – Wege zur Habitationsprophylaxe. In: Die Schwester/Der Pfleger 7 (1998): 570ff.

Charlier S, Hrsg. Soziale Gerontologie. Stuttgart: Thieme; 2007

Darmann I. Moralische Entscheidungsfindung in pflegerischen Situationen. In: Kriesel P. et al. Hrsg. Pflege lehren – Pflege managen. Eine Bilanzierung innovativer Ansätze. Frankfurt a.M.: Mabuse; 2001: 259ff.

Defloor T, Grypdonck M. Do pressure relief cushions really relieve pressure? In: Western Journal of nursing research 2 (1989) 44

Deutsches Netzwerk für Qualitätssicherung in der Pflege, Hrsg. Expertenstandard Dekubitusprophylaxe in der Pflege. Osnabrück: Eigendruck Fachhochschule; 2002

Deutsches Netzwerk für Qualitätsentwicklung in der Pflege, Hrsg. Expertenstandard Sturzprophylaxe in der Pflege. Osnabrück: Sonderdruck DNQP; 2006

Eißing E. Berührung in der Pflege. In: Lauber A, Schmalstieg P. Pflegerische Interventionen, Stuttgart: Thieme; 2004

Fiechter V, Meier M. Pflegeplanung. Eine Anleitung für die Praxis. 10. Aufl. Basel: Recom; 1998

Fröhlich A. Wahrnehmungsstörung und Wahrnehmungsförderung. Heidelberg: Edition Schindele; 1992

Frowein M. Einschätzung der Thrombosegefährdung – Ein Score kann bei der Pflegeanamnese eingesetzt werden. In: Pflegezeitschrift 11 (1997)
Georg J, Frowein M, Hrsg. Pflege Lexikon. Wiesbaden: Ullstein Medical; 1999
Gerlach U et al. Innere Medizin für Pflegeberufe. 7. Aufl. Stuttgart: Thieme; 2006
Grünewald M. Der Krankenpflegeprozess. Bildungszentrum für Kompetenzentwicklung im Gesundheitswesen. Düsseldorf: Universitätsklinikum Düsseldorf; 2004
Grützner C. ATL Sich waschen und kleiden. In: Kellhauser E. et. al. Hrsg. Thiemes Pflege, 10. Aufl. Stuttgart: Thieme; 2004
Hirzel-Wille M. Suizidalität im Alter. Individuelles Schicksal und soziales Phänomen. Bern: Peter Lang AG, Europäischer Verlag der Wissenschaften; 2002
Hof H. Mykologie für Mediziner. Stuttgart: Thieme; 2003
IGAP (Institut für Innovationen im Gesundheitswesen und angewandte Pflegeforschung). Dekubitus: Ein drückendes Problem. 10. Aufl. 2006
Juchli L. Pflege. Praxis und Theorie der Gesundheits- und Krankenpflege. 8. Aufl. Stuttgart: Thieme; 1991
Jung E, Moll I. Dermatologie. Duale Reihe. Stuttgart: Thieme; 2003
Kellnhauser E et al, Hrsg. Thiemes Pflege. Professionalität erleben. 10. Aufl. Stuttgart: Thieme; 2004
Kirschnick O. Pflegetechniken von A – Z. Stuttgart: 3. Aufl. Stuttgart: Thieme; 2006
Kliegel R et al. Prozessdissoziationen in der kognitiven Altersforschung. In: Kruse A Psychosoziale Gerontologie, Band 1: Grundlagen. Göttingen: Hogrefe; 1998
Knopf M. Gedächtnisleistung und Gedächtnisförderung. In: Kruse A. Psychosoziale Gerontologie, Band 1. Göttingen: Hogrefe; 1998
Köther I, Gnamm E, Hrsg. Thiemes Altenpflege. 1. Aufl. Stuttgart: Thieme; 2007
Krohwinkel M. Fördernde Prozesspflege – Konzepte, Verfahren und Erkenntnisse. In: Osterbrink J, Hrsg. Erster internationaler Pflegetheorienkongress Nürnberg. Bern: Huber; 1998: 134ff.
Lexikon der Krankheiten und Untersuchungen. 2. Aufl. Stuttgart: Thieme; 2008
Leymann H. Mobbing. Psychoterror am Arbeitsplatz und wie man sich dagegen wehren kann. Reinbek b. Hamburg: Rowohlt; 1993
Maciejewski B et al. Qualitätshandbuch Leben mit Demenz. Köln: KDA; 2001
Matthes W. Pflege als rehabilitatives Konzept. Hannover: Vincentz; 1993
Medizinischer Dienst der Spitzenverbände der Krankenkassen e.V. Hrsg. Grundsatzstellungnahme Pflegeprozess und Dokumentation – Handlungsempfehlungen zur Professionalisierung und Qualitätssicherung in der Pflege. Essen: MDS; 2005
Metzing S. Schmerzeinschätzung bei Menschen, die nicht sprechen können. In: Deutsches Netzwerk für Qualitätsentwicklung in der Pflege, Hrsg. Expertenstandard Schmerzmanagement in der Pflege bei akuten oder tumorbedingten chronischen Schmerzen. Osnabrück: Eigendruck Fachhochschule; 2005: 67ff.
Neander K, Birkenfeld R. Der Einfluss verschiedener Lagerungshilfsmittel zur Dekubitusprophylaxe auf den Auflagedruck und den perkutanen Sauerstoffdruck. In: Pflege 1 (1988) 57
Notter LE, Hott JR. Grundlagen der Pflegeforschung, 2. Aufl. Bern: Huber; 1994
Nydahl P, Bartoszek G, Hrsg. Basale Stimulation. Neue Wege in der Pflege Schwerstkranker, 4. Aufl. München: Urban & Fischer; 2003
Oestreicher E et al. HNO, Augenheilkunde, Dermatologie und Urologie für Pflegeberufe. Stuttgart: Thieme; 2003
Paetz B, Benzinger-König B. Chirurgie für Pflegeberufe. 20. Aufl. Stuttgart: Thieme; 2004
Runge M. Gehstörungen , Stürze, Hüftfrakturen. Darmstadt: Steinkopff; 1998
Schulz von Thun F. Miteinander reden, Band 1–3. Reinbek b. Hamburg: Rowohlt; 1998
Schwerdt R. Eine Ethik für die Altenpflege. Bern: Huber; 1998
Skibbe X, Löseke A. Gynäkologie und Geburtshilfe für Pflegeberufe. 2. Aufl. Stuttgart: Thieme; 2006
Sökeland J. Katheterismus. 2. Aufl. Balingen: Spitta; 1998
Sökeland J. Urologie für Pflegeberufe, 7. Aufl. Stuttgart: Thieme; 2000
Sowinski Ch, Maciejewski B. Von schlechten Hilfsmitteln und ungeeigneten Interventionen zu effizienter Prophylaxe und Therapie. In: „Do's" und „Don'ts" in der Dekubitusprophylaxe. Sonderdruck KDA 2002
Stanjek K. Sozialwissenschaften. München: Urban und Fischer; 1998
Tideiksaar R. Stürze und Sturzprävention. Bern: Hans Huber; 2000
Weltgesundheitsorganisation (WHO). Gesundheit 21 – Gesundheit für alle im 21. Jahrhundert. Kopenhagen: Europ. Schriftenreihe „Gesundheit für alle" Nr. 6., WHO Regionalbüro für Europa; 1998
Wiesemann C, Erichsen N, Behrendt H et al. Pflege und Ethik. Leitfaden für Wissenschaft und Praxis. Stuttgart: Kohlhammer; 2003

# Mitarbeiterverzeichnis


Dr. Susanne Andreae
Fachärztin für Allgemeinmedizin
Dozentin an Krankenpflegeschulen,
Lehrbeauftragte für Allgemeinmedizin
an der Universität Freiburg
Lärchenweg 26
78713 Schramberg

Günter Baier
Dipl.-Verwaltungswirt
Resper Gasse
17 51674 Wiehl

Christine Bäumler
Sport- und Gymnastiklehrerin,
Kinästhetiktrainerin, Trainerin für
Sturzprävention
Fliederweg 13
73116 Wäschenbeuren

Christiane Becker
Lehrerin für Pflegeberufe
Hamelmannstr. 12
44141 Dortmund

Renate Berner
Krankenschwester,
Dipl-Pflegewirtin (FH)
Lindpaintnerstr. 74
70195 Stuttgart

Dr. Ingo Blank
Arzt, Dozent, Journalist
Burgenstraße 33
71116 Gärtingen
info@ingoblank.de;
http://www.ingoblank.de

Carmen Boczkowski
Krankenschwester,
Pflegedienstleitung
Parkinson-Zentrum
Gertrudis Klinik Biskirchen
Karl-Ferdinand-Broll Str. 2-4
35638 Leun-Biskirchen

Dr. Bettina Brinkmann
St. Bonifatius Hospital
Klinik für Urologie und Kinderurologie
Wilhelmstr. 13
49808 Lingen (Ems)

Dr. Olaf Anselm Brinkmann
Chefarzt
Klinik für Urologie und Kinderurologie
Wilhelmstr. 13
49808 Lingen (Ems)

Siegfried Charlier
Dipl.-Pädagoge und Dipl.-Supervisor (DGSv)
Auf dem Korb 58a
51789 Lindlar

Dr. Ilona Csoti
Chefärztin
Parkinson-Zentrum Gertrudis Klinik Biskirchen
Karl-Ferdinand-Broll Str. 2-4
35638 Leun-Biskirchen

Sieglinde Denzel
Dipl.-Psychologin
Martinsberg 14
78564 Reichenbach am Heuberg

Marcus Eck
Krankenpfleger und Praxisanleiter
Klinikum Region Hannover
Krankenhaus Hannover Nordstadt
Haltenhoffstr. 41
30167 Hannover

Eva Eißing
Krankenschwester, Lehrerin für
Pflegeberufe
Im Steeler Rott 22
45276 Essen

Dr. Bärbel Ekert
Dipl.-Psychologin, Theologin
Mörikestr. 13
72532 Gomadingen

Christiane Ekert
Dipl.-Psychologin
Robert-Leicht-Str. 141b
70569 Stuttgart

Petra Fickus
Krankenschwester,
Fachkrankenschwester für Intensivpflege,
Dipl-Pflegepädagogin (FH)
Johannes-Gutenberg-Universitätskliniken
Weiterbildung in den Gesundheitsfachberufen
Am Pulverturm 13
55101 Mainz

Renate Fischer
Krankenschwester mit Fachweiterbildung für
Endoskopie,
Dipl.-Pflegepädagogin (FH)
Schule für Gesundheits- und Krankenpflege
Katholisches Klinikum Koblenz
Thielenstr. 13
56073 Koblenz

Dr. Ferenc Fornadi
Ärztlicher Direktor
Gertrudis Klinik Biskirchen
Karl-Ferdinand-Broll-Str. 2-4
35638 Leun-Biskirchen

Michaela Friedhoff
Pflegeinstruktorin Bobath BIKA®
Kursleiterin für Basale Stimulation,
Pflegedienstleitung
HELIOS-Klinik Holthausen
Am Hagen 20
45527 Hattingen/Ruhr

PD Dr. Gert Gabriëls
Arzt für Innere Medizin, Nephrologie,
Diabetologie, Hypertensiologie
Leitender Oberarzt, Medizinische Klinik
und Poliklinik D
Universitätsklinikum Münster
Albert-Schweitzer-Str.33
48149 Münster

Else Gnamm
Altenpflegerin, Lehrerin für Altenpflege
Schubertstr. 21
72800 Eningen

Elke Goldhammer
Pflegewissenschaftlerin (FH),
Fachkrankenschwester für die Pflege in der
Onkologie
Kursleitung Palliative Care, Kursleitung
Weiterbildung Pflege in der Onkologie
Universitätsklinikum Münster
Weiterbildungsstätte für Intensivpflege,
Anästhesie u. Pflege in der Onkologie
Schmeddingstr. 56
48129 Münster

Matthias Grünewald
Dipl. Pflegepädagoge
Fachkrankenpfleger für Intensivpflege und
Anästhesie
Universitätsklinikum Düsseldorf
Bildungszentrum
Moorenstr. 5
40225 Düsseldorf

Felicitas Grundmann
Gesundheits- und Krankenpflegerin
Breite Straße 86a
58452 Witten

Astrid Hammer
Krankenschwester Dipl.-Pflegepädagogin (FH)
Hebammenschule Johannes-Gutenberg-
Universitätskliniken
Am Pulverturm 13
55101 Mainz

Anja Heißenberg
Krankenschwester, Dipl.-Pflegepädagogin (FH)
Hoffmannstraße 26
63165 Mühlheim am Main

Walter Hell
Richter am Amtsgericht
Am Alten Einlaß 1
86150 Augsburg

Eva Hokenbecker-Belke
Dipl. Pflegewirtin (FH), Fachkrankenschwester
für Intensivpflege und Anästhesie
Case Managerin (DGCC), Qualitätsmanage-
mentbeauftragte (QMB-TÜV)
Lippstädter Str. 34
59510 Lippetal
ehokenbecker@web.de

Gundula Höppner
Krankenschwester, Praxisanleiterin,
Kinästhetiktrainerin
Ostertor 20
32469 Petershagen

Prof. Dr. Christian Jassoy
Univ.-Professor für Virologie
Institut für Virologie und Immunbiologie
Johannisallee 30
04103 Leipzig

Lotte Kaba-Schönstein
Prof. Dipl.-Soz.päd, Dipl.-Soz.wirtin
Hochschule Esslingen
Flandernstr. 101
73732 Esslingen

Dr. Mette Kaeder
Neurologin, Sozialmedizinerin
Ltd. Oberärztin der Neurologischen Klinik
Helios Klinik Ambrock
Ambrocker Weg 60
58091 Hagen-Ambrock

Olaf Kirschnick
Leiter der Berufsfachschule für Pflegeberufe
am Kreiskrankenhaus Tauberbischofsheim
Albert-Schweitzer-Straße 35
97941 Tauberbischofsheim

Elke Kobbert
Projektverantwortliche im Bildungszentrum des Robert-Bosch-Krankenhauses Stuttgart
Franz-Knauff-Str. 15
69115 Heidelberg

Ilka Köther
Lehrerin für Pflegeberufe,
Krankenschwester, Fachkrankenschwester für Gemeindekrankenpflege
Manchesterstr. 36
33604 Bielefeld

Dr. Dr. Heidemarie Kremer
University of Miami
Department of Psychology
Dickinson Drive, 37D
Coral Gables, FL 33124
USA

Vera Kuhlmann
Gemeinschaftskrankenhaus
Gerhard-Kienle-Weg 18
58313 Herdecke

Andreas Kutschke
Pflegewissenschaftler BCsN,
Krankenpfleger für geriatrische Rehabilitation
Hochstr. 23
41189 Mönchengladbach

Annette Lauber
Krankenschwester, Dipl.-Pflegepädagogin (FH)
Ausbildungszentrum für Pflegeberufe Robert-Bosch-Krankenhaus
Auerbachstr. 110
70376 Stuttgart

Birte Mensdorf
Krankenschwester, Lehrerin für Pflegeberufe,
Kommunikationswirtin
Ludwig-Pfau-Str. 20
70175 Stuttgart

Susanne Mettrop
Krankenschwester, Lehrerin für Pflegeberufe
Bitzenweg 15a
51789 Waldbröl

Nicole Meyer
Dipl.-Pflegewirtin (FH)
Oberhabbach 3
51789 Lindlar

Ricky Nusser-Müller-Busch, MSc (Neureha)
Ltd. Logopädin, F.O.T.T.-Instruktorin
Unfallkrankenhaus Berlin
Abteilung Logopädie
Warener Str. 7
12683 Berlin

Peter Nydahl
Krankenpfleger, Kurs- und Weiterbildungsleiter Basale Stimulation in der Pflege
Sternstr. 2
24116 Kiel

Rainer Ochel
Dipl.-Verwaltungswirt
Am Stockweg 7
51645 Gummersbach

Jürgen Ohms
Dipl. Pflegepädagoge (FH)
Leitung Contilia Akademie GmbH
St.-Marien-Hospital
Kaiserstr. 50
45468 Mülheim an der Ruhr

Dr. Brigitte Osterbrink
Leiterin der Akademie für Gesundheitsberufe
Mathias-Spital Rheine
Frankenburgstr. 31
48431 Rheine

Philipp Papavassilis
Assistenzarzt
UKM Klinik und Poliklinik für Urologie
Albert-Schweitzer-Str. 33
48149 Münster

Dr. Klaus Maria Perrar
Leitender Oberarzt der Abteilung für Gerontopsychiatrie
Rheinische Kliniken Düren
Meckerstr. 15
52353 Düren

Ursula Pfäfflin-Müllenhoff
Altenpflegerin, Lehrerin i.R.
Am Rennerweiher 3
90562 Heroldsberg

Johanne Plescher-Kramer
Krankenschwester Fachkrankenschwester für Anästhesie und Intensivpflege,
Dipl.-Pflegepädagogin (FH) Grafschafter Klinikum gGmbH Krankenpflegeschule
Albert-Schweitzer-Str. 10
48527 Nordhorn

Hartmut Rolf
Lehrer für Pflegeberufe (Diplom)
Schulleiter Fachschule für Altenpflege der Wilhelmshilfe e.V.
Marbachstr. 11
73035 Göppingen

PD Dr. Claudia Rössig
Oberärztin
Universitätskinderklinik Münster
Pädiatrische Hämatologie und Onkologie
Albert-Schweitzer-Str. 33
48149 Münster

Brigitte Sachsenmaier
Lehrerin für Pflegeberufe, Stomatherapeutin
Ziegelstr. 42
73084 Salach

Sabine Sappke-Heuser
Juristin
Klosterberg 3
53804 Much

Andreas Schilde
Staatlich anerkannter Altenpfleger und TQM-Beauftragter
Goldhähnchenweg 19
12359 Berlin
E-Mail: andreas.schilde@gmx.de

Dr. Christof Schnürer
Facharzt für Innere Medizin
Facharzt für Allgemeinmedizin
Römerstr. 6
79410 Badenweiler

Joachim Scholz
Lehrer für Pflegeberufe, Pflegedienstleiter
Wiesenstraße 8
51766 Engelskirchen
E-mail: webmasterjoachimscholz.de

PD Dr. Andreas Schwarzkopf
Facharzt für Mikrobiologie und Infektionsepidemiologie, Ö.b.u.b. Sachverständiger für Krankenhaushygiene
Mangelsfeld 4
97708 Bad Bocklet-Großenbrach

Hannelore Seibold
Krankenschwester, Dipl.-Sozialpädagogin
Manchesterstr. 36
33604 Bielefeld

Erika Sirsch, BScN, MScN
Krankenschwester für Geriatrische Rehabilitation
Domhofstr. 6
46519 Alpen

Franz Sitzmann
Fachkrankenpfleger für Krankenhaushygiene, tätig in verschiedenen Krankenhäusern, Altenpflegeheimen, heilpädagogischen Einrichtungen
Weg zum Poethen 87
58313 Herdecke/Ruhr

Prof. Dr. Dr. Jürgen Sökeland
em. Direktor der Urologischen Klinik Dortmund
Institut für Arbeitsphysiologie an der Universität
Ardeystr. 67
44139 Dortmund

Annegret Sow
Diplom-Pflegepädagogin (Univ.)
Klinikum Region Hannover GmbH
Schulzentrum
Roesebeckstr. 15
30449 Hannover

Dr. Karin Steinhage
Journalistin
Inspirative Communication oHG
Tresckowstr. 62
20253 Hamburg

Gabriele Steinhäußer
Krankenschwester, Lehrerin für Pflegeberufe
Friedrichstr. 22
73614 Schorndorf

Raimund Stollberg
Dipl.-Sozialarbeiter, Dipl.-Gerontologe
Hauptstr. 36a
51519 Odenthal

Heiner Terodde
Praxisanleiter, Fachkrankenpfleger für Intensivpflege u. Anästhesie
Oberschwabenklinik gGmbH
Elisabethenstraße 15
88212 Ravensburg

Ruth Uessem
Stellv. Leiterin Fachseminar Pflegeberufe VHS Oberbergischer Kreis
Lebrechtstr. 27
51647 Gummersbach

Lothar Ullrich
Ltd. Lehrer für Pflegeberufe, Supervisor, Fachkrankenpfleger
Weiterbildungsstätte für Intensivpflege & Anästhesie und Pflege in der Onkologie
Universitätsklinikum Münster
Schmeddingstr. 56
48129 Münster

Maike Unger
Stationsleitung
Gemeinschaftskrankenhaus
Gerhard-Kienle-Weg 4
58313 Herdecke

Jutta Weniger
Krankenschwester, Dipl.-Pflegepädagogin (FH)
Herdstr. 16/1
78050 Villingen-Schwenningen

Susanne Werschmöller
Krankenschwester
Gemeinschaftskrankenhaus Herdecke
Gerhard-Kienle-Weg 4
58313 Herdecke

Thomas Werschmöller
Krankenpfleger im intensivmedizinischen Bereich, Primary Nurse, Stationsleitung
Gemeinschaftskrankenhaus Herdecke
Gerhard-Kienle-Weg 4
58313 Herdecke

Dr. Felicitas Witte
Ärztin und Wissenschaftsjournalistin
Rheinländerstr. 12
4056 Basel
Schweiz

PD Dr. Christian Wülfing
Klinik und Poliklinik für Urologie
Universitätsklinikum Münster
Albert-Schweitzer-Str. 33
48129 Münster

Dr. Dietmar Zinßer
Internist, Diabetologe DDG
Marktstr. 54
71364 Winnenden

# Inhaltsverzeichnis

## Teil 1: Arbeiten in der Altenpflege

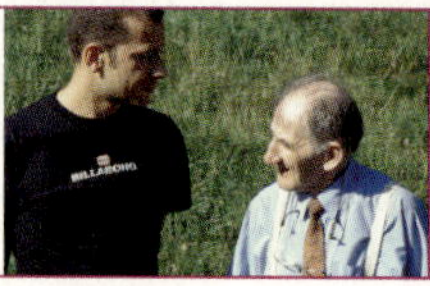



## Teil 2: Alte Menschen fördern, unterstützen und pflegen

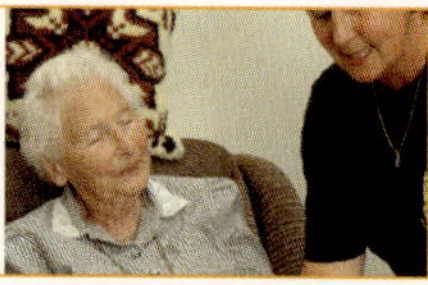

## Teil 3: Altenpflege bei speziellen Erkrankungen

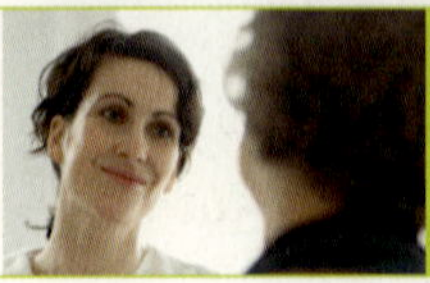

# Teil 4: Anhang

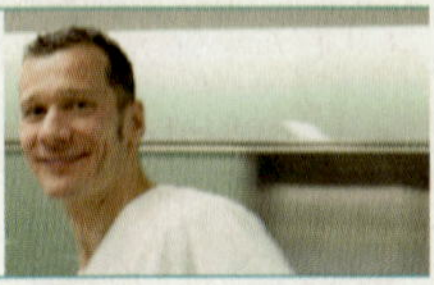

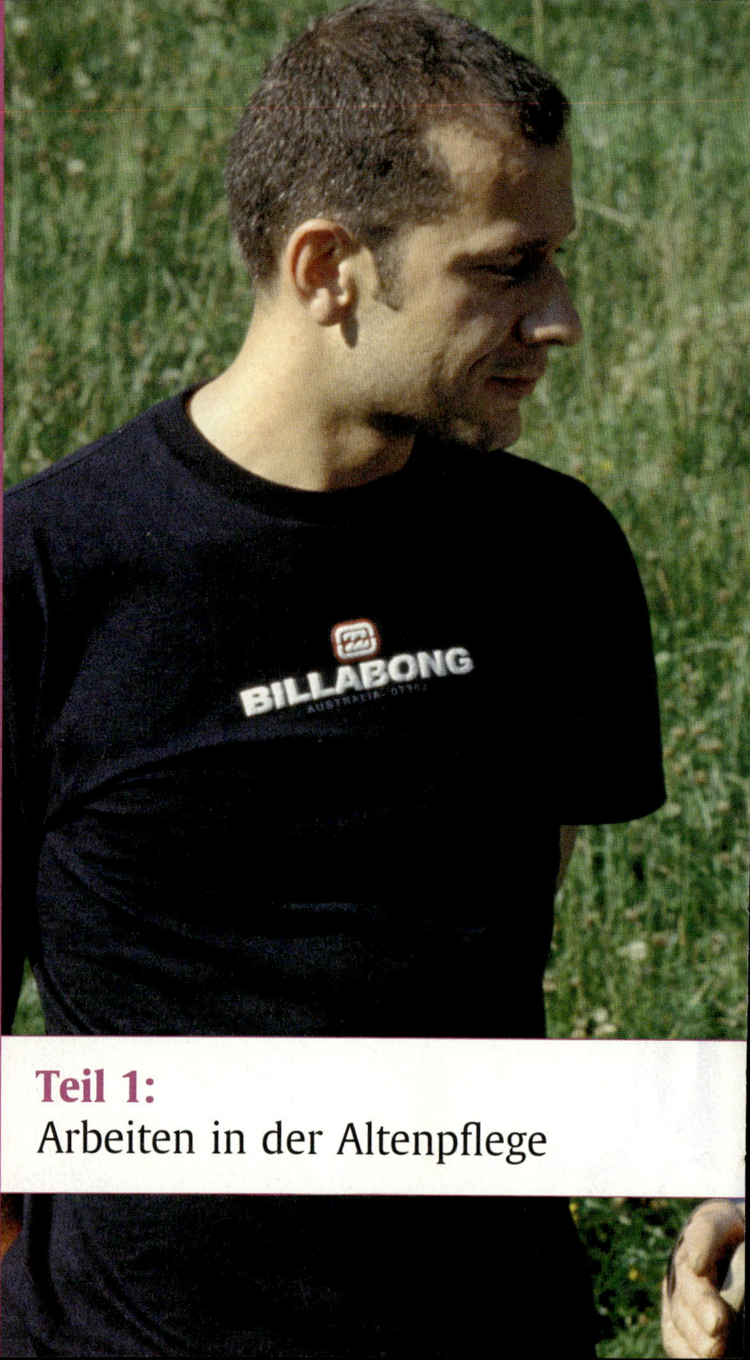


# Teil 1:
## Arbeiten in der Altenpflege

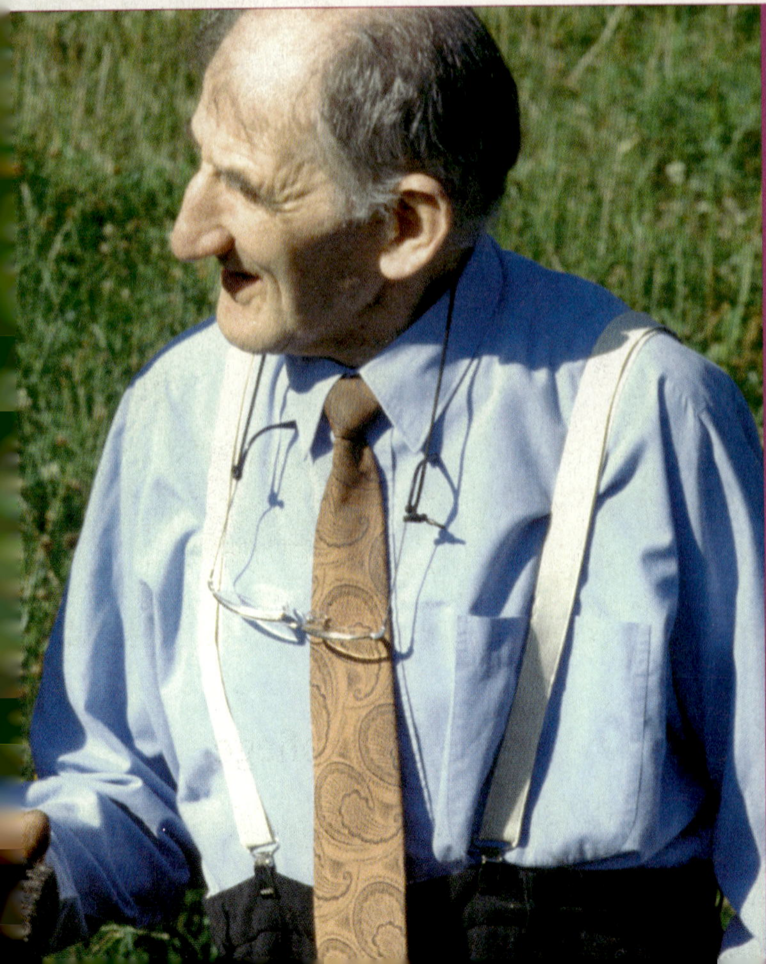

# 1 Der Beruf Altenpflege

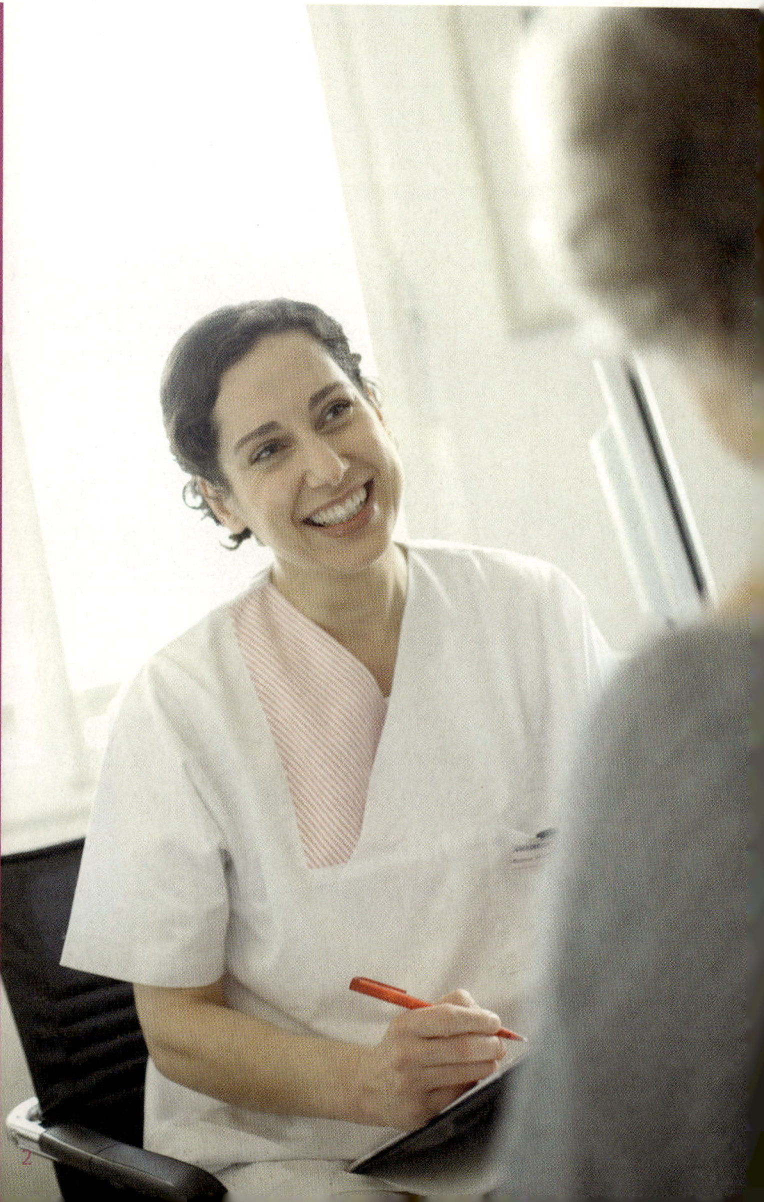

# 1.1 Altenpflegegesetz



**Definition:** Mit dem am 01.08.2003 in Kraft getretenen **Altenpflegegesetz** wird die Ausbildung in der Altenpflege erstmals bundeseinheitlich geregelt. Es umfasst z.B. Bestimmungen zur Dauer und Zielsetzung der Ausbildung.

Die Ausbildung in der Altenpflege soll die Kenntnisse, Fähigkeiten und Fertigkeiten vermitteln, die zur selbstständigen und eigenverantwortlichen Pflege einschließlich der Beratung, Begleitung und Betreuung alter Menschen erforderlich sind. Dies umfasst u.a. die geplante Pflege alter Menschen, Mitwirken an der Behandlung und Rehabilitationskonzepten kranker alter Menschen, Gesundheitsberatung und die Begleitung Sterbender.

**Ausbildungs- und Prüfungsverordnung.** Die praktische Ausbildung in der Altenpflege findet primär in stationären sowie in ambulanten Pflegeeinrichtungen statt. Einzelne Abschnitte der praktischen Ausbildung können in anderen Einrichtungen stattfinden (z.B. geriatrische Rehabilitationseinrichtungen, Einrichtungen der offenen Altenhilfe, usw.). Die rechtlichen Strukturen der Ausbildung in der Altenpflege werden in Abb. 1.1 dargestellt.

**Definition:** Die **Ausbildungs- und Prüfungsverordnung für den Beruf der Altenpflegerin und des Altenpflegers** trat am 26.11.2002 in Kraft. Sie macht konkrete Angaben über die verschiedenen Bereiche der Ausbildung, z.B. zu:

- Gliederung von theoretischer und praktischer Ausbildung
- Pflicht zu Jahreszeugnissen, Benotung und Teilnahmebescheinigungen
- Prüfungseinzelheiten, Bestimmungen zur Führung der Berufsbezeichnung

***Abb. 1.1*** *Strukturen der Ausbildung der Altenpflege.*

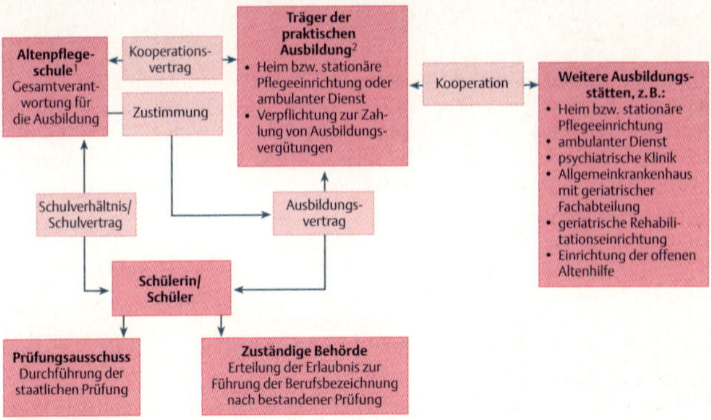


[1] Finanzierung der Schulkosten aufgrund von Regelungen auf Länderebene
[2] Finanzierung der Kosten der Ausbildungsvergütung: Berücksichtigung der Kosten in den Pflegesätzen bzw. in den Entgelten für Leistungen

## 1.2 Berufsverbände und -organisationen

**Definition: Berufsverbände** sind vorwiegend auf freiwilliger Basis gebildete, fachlich organisierte Vereinigungen mit dem Ziel gemeinsam berufliche, wirtschaftliche und kulturelle Interessen der Mitglieder zu wahren und nach außen hin zu vertreten (Meyers Taschenlexikon 24 Bände, 1983).

- Bündelung der Interessen möglichst vieler Angehöriger eines Berufs um Interessen z.B. gegenüber Gesetzgeber und Öffentlichkeit durchzusetzen
- Forum zur Diskussion und Klärung berufsspezifischer Fragen
- bevorzugter Zugang zu beruflich relevanten Informationen, Aus- und Weiterbildungsmöglichkeiten für Mitglieder sowie sonstige Vergünstigungen

**Berufsverbände und Organisationen der Pflege (Auswahl).**

- **DBVA** (Deutscher Berufsverband für Altenpflege): Er beschäftigt sich als einziger Pflegeverband ausschließlich mit der Interessenvertretung der Altenpflege.
- **DBfK** (Deutscher Berufsverband für Pflegeberufe): Er fördert im Bereich Altenpflege z.B. „die Unterstützung professionell Pflegender in ihrem kompetenten Handeln und ihrer beruflichen Entwicklung".
- **DPR** (Deutscher Pflegerat): Er hat als Dachorganisation und Bundesarbeitsgemeinschaft der Pflegeverbände das Ziel, die „Positionen der Pflegeorganisationen zu koordinieren und deren politische Durchsetzung zu steuern."

**Pflegekammer.** Eine Pflegekammer existiert bislang nicht; ein entsprechender Förderverein bemüht sich, diese zu bilden. Ziel der Pflegekammer soll sein, eine sachgerechte professionelle Pflege sowie die ordnungsgemäße Berufsausübung zu gewährleisten.

**Definition:** Eine **Kammer** ist eine Körperschaft des öffentlichen Rechts. Ihr Auftrag liegt in der beruflichen Selbstverwaltung, der Berufsaufsicht, der Förderung des Berufsstandes durch Berufsausbildung und Fortbildung und in der Vertretung des Berufszweiges nach außen.

**ICN International Council of Nurses.** Der ICN ist ein Zusammenschluss von 122 nationalen Berufsverbänden der Pflege und vertritt weltweit Millionen von Pflegenden. Der Verband hat zum Ziel, Pflege von hoher Qualität für alle sicherzustellen und sich für eine vernünftige Gesundheitspolitik weltweit einzusetzen. Der Vertreter Deutschlands ist der Deutsche Berufsverband für Pflegeberufe (DBfK) e.V.

**Landespflegekonferenzen.**

- Gremium der Landesregierungen der Bundesländer
- konstruktive Diskussion und Beratung für die Akteure der Pflege
- Forum für die Förderung und Weiterentwicklung der Pflege
- Sicherung einer zeitgemäßen, klientenorientierten Pflege
- Maßnahmen und Offensiven gegen Fachkräftemangel in der Pflege

**„Runder Tisch Pflege".**

- einberufen vom Bundesministerium für Familie, Senioren, Frauen und Jugend und dem Bundesministerium für Gesundheit
- Vertreter aus Verbänden, Ländern, Kommunen, Praxis und Wissenschaft
- Themen u.a.: Gewinnung einer ausreichenden Personenzahl für Pflegeberufe, Möglichkeiten zur Verringerung des Verwaltungsaufwands in der Pflege

## 1.3 Pflegeforschung und praktische Anwendung

### 1.3.1 Grundlagen der Pflegeforschung

**Definition:** „Im strengsten Sinne befasst sich die **Pflegeforschung** mit der systematischen Untersuchung der Pflegepraxis sowie mit den Auswirkungen dieser Praxis auf die betroffenen Kranken bzw. die Gesundheit der gesamten Bevölkerung“ (Notter u. Hott 1994).

#### Wer forscht?

- normalerweise forschungskompetente Berufsangehörige
- auch andere Wissenschaften, z.B. die Sozioökonomie, z.B. zur Erkenntnisgewinnung über Organisation, Stellung und Bedeutung der Pflege

#### Wie wird geforscht?

- Pflegeforschung stellt und bearbeitet Fragen aus pflegerischer Perspektive.
- Pflegeforschung forscht systematisch, d.h. mit Konzept und Theorie.
- Pflegeforschung ist eine Wissenschaft: Sie bedient sich gültiger und verlässlicher Methoden, z.B. der Empirie (= Feldstudie) usw.

#### Forschungsaspekte

- **Forschung zur Pflegepraxis** beschäftigt sich z.B. mit traditionellen oder neuen Pflegemethoden oder Pflege als Beziehungsprozess wie
  - Gefühlsarbeit in der Pflege (Paseka 1991; Overlander 1994),
  - Kälte- und Wärmebehandlung als Dekubitusprophylaxe (Bienstein u.a. 1990).
- **Forschung zum Pflegemanagement** beschäftigt sich mit Pflege als Organisation und Institution, also z.B. mit
  - Arbeitszeitstrukturen, Organisationssystemen der Pflege,
  - wirtschaftlichen und berufspolitischen Fragestellungen.
- **Forschung zur Pflegeausbildung und Weiterbildung** beschäftigt sich z.B. mit
  - Lehr- und Lernprozessen, Ausbildungsbedingungen und -inhalten,
  - Curriculumentwicklung, Pflegegeschichte.

**Merke:** Pflegeforschung befasst sich in erster Linie mit der Effektivität pflegerischen Handelns und mit den dieses Handeln unmittelbar beeinflussenden Faktoren. Was Pflegende tun und wie sie es tun, wird eingebunden in ein theoretisches Konzept.

### 1.3.2 Praktische Anwendung der Pflegeforschung

Pflegeforschung wird nicht zum Selbstzweck betrieben, sondern u.a. mit dem Ziel, die Pflegepraxis zu verbessern. Das bedeutet, dass pflegepraktische Themen zum Gegenstand der Pflegeforschung werden und in der Praxis vorherrschende Fragen und Probleme aufgegriffen und gültige Antworten gesucht werden.

#### Umsetzung von Forschungsergebnissen

**Zweck.**

- Erzeugung und Sicherung von Qualität in der Pflege
- Reduktion von Pflegefehlern, Erzeugung höherer Patientenzufriedenheit
- ökonomischere Gestaltung pflegerischer Arbeit zum Wohl des Patienten

- Steigerung der Berufsidentität der Pflegenden durch die Verbesserung der Pflege
- Verdeutlichung der therapeutischen Relevanz der Pflege durch Pflegeerfolge auf der Basis wissenschaftlich gesicherter Erkenntnisse

**Notwendige Veränderungen.** Wenn Forschungsergebnisse für die Pflegepraxis nützlich und in der Praxis anwendbar sein sollen, dann müssen die gewonnenen Erkenntnisse vor allem den Praktikern zugänglich gemacht werden. Die Anwendung von Forschungsergebnissen bedeutet:

- Veränderungen im Arbeitsablauf innerhalb von Gesundheitseinrichtungen
- Veränderungen auf struktureller oder organisatorischer Ebene
- Veränderungen bei den Pflegenden, z. B. ein Umdenken, um sich neuen Abläufen zu öffnen oder ein Abschied von traditionellen Maßnahmen

### Standards

#### Nationale Expertenstandards

Diese Standards werden von Fachpersonen entwickelt, die auf dem jeweiligen Gebiet besondere Kenntnisse besitzen. Durch eine kritische Bewertung des aktuellen Forschungsstands spiegeln Expertenstandards den aktuellen Stand der Pflegewissenschaft zu zentralen pflegerischen Themen wider. Sie sind in 3 Ebenen unterteilt:

- **Strukturebene**. Welche Rahmenbedingungen sollten gegeben oder welche Arbeitsmittel sollten vorhanden sein? Hier geht es z. B. um Verantwortungsbereiche und erforderliche Kompetenzen des Personals.
- **Prozessebene**. Was wird von wem wie getan?
- **Ergebnisebene**. Wie ist der Ist-Zustand nach Durchführung geeigneter Maßnahmen? Welche Ziele wurden erreicht?

**DNQP** (Deutsches Netzwerk für Qualitätssicherung in der Pflege). Dies ist ein Zusammenschluss von Pflegenden, die sich mit Qualitätsentwicklung in der Pflege befassen. Es leitet und begleitet die Entwicklung der Expertenstandards:

- Ein neuer Standard wird von ca. 10 bis 12 Fachexperten erstellt.
- In einer Fachkonferenz wird er vorgestellt, diskutiert und verabschiedet.
- Danach wird er vom DNQP im Internet und in Buchform veröffentlicht.
- Anschließend wird der neue Standard in ca. 20 Einrichtungen getestet.

#### Praxisstandards

Praxisstandards werden von Pflegeteams für die eigene Einrichtung entwickelt oder käuflich erworben (z. B. Stösser-Dekubitusprophylaxe-Standard). Sie beschreiben das fachliche Qualitätsniveau, das in der jeweiligen Einrichtung tatsächlich umgesetzt werden soll und enthalten meist detaillierte Handlungsanweisungen. Praxisstandards können auf der Grundlage von Expertenstandards entwickelt werden.

## 1.4 Im Team arbeiten

> **Definition:** Ein **Team** ist mehr als eine Anzahl von zusammenarbeitenden Menschen. Es entsteht erst durch die Entwicklung bestimmter sozial-emotionaler Gruppenstrukturen.

### 1.4.1 Kennzeichen von Team und Teamarbeit

**Team.**

- emotionale Bindung an die Gruppe und starker Zusammenhalt („Wir-Gefühl")
- gemeinsame Leistungsverantwortung

- wechselseitige Beziehungen zwischen den Teammitgliedern
- teaminterne Rollen, Positionen, Normen und Kommunikationsformen

**Teamarbeit.**

- Übernahme von Verantwortung, auch für die Gruppenleistung
- Zielorientierte und effiziente Zusammenarbeit; offene Kommunikation
- Engagement entsprechend der Fähigkeiten in gleichem Ausmaß
- Unterstützung und Ergänzung der Teammitglieder; hohe Motivation
- gleiche Rechte und Pflichten für alle (mit Ausnahme des Teamleiters)
- deutliches Gefühl der Zugehörigkeit und Zusammengehörigkeit
- Neben Erfolgen des Teams sind auch Erfolge einzelner Teilnehmer möglich und willkommen.

## 1.4.2 Teamfähigkeit

! **Definition: Teamfähigkeit** ist die Fähigkeit, sich in eine Gruppe konstruktiv und sozial zu integrieren, und somit die eigenen Kompetenzen in Zusammenarbeit mit den Gruppenmitgliedern zugunsten des Gruppenziels und des Gruppenzusammenhaltes einzusetzen.

- sprachliche Kompetenz, Interaktions- und Konfliktfähigkeit
- Kooperations- und Konsensfähigkeit: Fähigkeit zu Zusammenarbeit, Toleranz, Rücksichtnahme, Engagement für das Gruppenziel
- Integrationsfähigkeit: Fähigkeit zu integrierendem Wirken in der Gruppe

**Merke:** Sollten im Team Konflikte auftreten, ist Kommunikation eine Möglichkeit der Konfliktbewältigung (S. 10). Manchmal ist eine autoritäre Klärung des weiteren Vorgehens die nötige Richtlinie für eine gelingende Kommunikation.

### Unterschiedliche informelle Rollenverteilung

Oft übernehmen einzelne Teammitglieder in einer informellen Rollenverteilung Rollen, die nirgends offiziell festgeschrieben sind (nach Belbin 1996):

- Der „**Macher**" versucht Prozesse voranzutreiben.
- Der „**Beobachter**" hält sich zunächst zurück, analysiert die Situation.
- Der „**Teamarbeiter**" zeigt gute Kooperation zugunsten des Gruppenzieles.
- Der „**Spezialist**" benatwortet Spezialfragen mit hoher Sachkenntnis.
- Der „**Perfektionist**" achtet auf Fehlerfreiheit und übernimmt vieles selbst.
- Der „**Fürsorgende**" ist informell Ansprechpartner für Sorgen und Nöte.

**Merke:** Insgesamt gilt es, die Verschiedenartigkeit des Teams konstruktiv zu nutzen: Ältere Bewohner, die ihre Enkel vermissen, freuen sich über Gespräche mit jungen Auszubildenden oder Praktikanten. Migranten können von Pflegenden betreut werden, die ihre Muttersprache sprechen.

## 1.4.3 Interdisziplinäre Zusammenarbeit

Um die bestmögliche pflegerische und medizinische Versorgung alter Menschen zu gewährleisten ist die Zusammenarbeit verschiedener Bereiche nötig. So gehören zu Teams in der Altenpflege nicht nur die Pflegenden, sondern auch die Mitarbeiter der Hauswirtschaft und technische Dienste, Verwaltungsmitarbeiter usw. sowie bei häuslichen Pflegediensten die Einsatzleitungen, Sachbearbeiterinnen usw.

Grundvoraussetzung für das Gelingen von Rehabilitationsmaßnahmen (S. 96) ist Kommunikation und Kooperation im therapeutischen Team, also z.B. mit der Physiotherapie, der Ergotherapie, aber auch der Seelsorge, dem Sozialdienst usw. Hier stellt das Pflegeheim oder der häusliche Pflegedienst häufig eine Schnittstele für Informationen, Terminabsprachen und die weitere Ablaufplanung dar.

### Zusammenarbeit mit Ärzten

Die Pflegende informiert den Hausarzt, wenn sich Pflegesituation oder Krankheitsbild ändern. Sie ist die Informantin für den Arzt, denn dank des regelmäßigen Kontakts kann sie Änderungen im Zustand des Bewohners oder Kunden der häuslichen Pflege viel schneller erkennen als der betreuende Arzt, der den Patienten nur bei gelegentlichen Hausbesuchen sieht.

Wichtig ist nicht nur, sich gegenseitig zu informieren – auch eine gegenseitige Wertschätzung ist nötig. Wenn der Arzt die Informationen oder Pflegevorschläge der Pflegenden nicht ernst nimmt oder diese sich nicht um die Anweisungen des Hausarztes kümmert, ist keine vernünftige Versorgung des Patienten möglich. Werden Änderungen in den Pflegemaßnahmen nötig, muss der Arzt diese in der Pflegedokumentation vermerken, um für eine lückenlose Dokumentation zu sorgen.

**Merke:** Koordinator der Zusammenarbeit aller medizinischen Leistungen ist der Hausarzt. Er stellt Überweisungen zu Fachärzten aus, berät den Patienten und begleitet ihn medizinisch.

## 1.5 Gesund bleiben im Beruf

### 1.5.1 Arbeitsschutzmaßnahmen

Eine erhöhte Infektionsgefahr entsteht durch

- Verletzung mit kontaminierten Kanülen oder Lanzetten,
- Kontamination von wunden Stellen z.B. mit infektiösem Blut, Urin oder Sekret,
- Kontamination der Schleimhäute von Augen, Mund und Nase durch Blutspritzer,
- Hepatitis B und C sowie HIV-Infektionen.

#### Entsorgung von benutzten Materialien

- gebrauchte Kanülen nach Gebrauch nicht wieder in die Kanülenhülle stecken
- Kanülen sofort nach Gebrauch persönlich in einer speziellen Box entsorgen
- Spritzen, scharfe und zerbrechliche Gegenstände nur umschlossen entsorgen

Abfallsammelsysteme müssen speziell für spitze und scharfe Gegenstände beschaffen sein. Diese Abfallbehälter

- umschließen die Abfälle sicher; sind verschließbar, bruch- und stichfest,
- dürfen Abfälle bei Stoß, Druck oder Fall nicht freisetzen,
- sind durchdringungsfest und feuchtigkeitsresistent.

#### Verhalten bei Nadelstichverletzung oder Verletzung mit kontaminiertem Material

- Maßnahmen bei Stich- und Schnittverletzung:
  - Blutung der Wunde anregen
  - Wunde mit alkoholischem Präparat desinfizieren
  - Wunde mit einem Verband schützen

- Kontamination der Schleimhaut:
  - kontaminierte Stellen mit PVP-Jod desinfizieren
  - sofort gründlich mit destilliertem Wasser (Aqua dest.) oder 0,9%-iger Kochsalzlösung abspülen
- Kontamination von wunden Hautstellen:
  - kontaminierte Stellen mit PVP-Jod desinfizieren
- Kontamination der intakten Haut:
  - intakte Haut mit einem alkoholischen Präparat desinfizieren
- Verletzungen melden:
  - unverzüglich Betriebsarzt über Verletzung bzw. Kontamination informieren
  - jede Verletzung dokumentieren und Berufsgenossenschaft melden

### 1.5.2 Rückenschonendes Arbeiten

#### Organisatorische Maßnahmen

Überblick über die bestehende Situation und die Tätigkeit verschaffen:
- Wie sieht z.B. das Funktions- und Krankheitsbild des Betroffenen aus?
- Welche Art Kraftanstrengung und Muskeleinsatz wird entstehen?
- Welche Hilfsmittel stehen Ihnen dazu zur Verfügung?
- Sollte eine helfende Kollegin unterstützend einbezogen werden?

#### Hebepraxis

- Bett auf die richtige Höhe anpassen
- nicht heben, wo man ziehen kann
- körpernah arbeiten
- Drehen ohne starke Rotation des Rumpfes
- immer mit beiden Armen gleichzeitig arbeiten, Rücken gestreckt halten
- Wirbelsäule durch Anspannen der Rumpfmuskulatur stabilisieren
- eins nach dem anderen: erst anheben, dann die Last umsetzen
- größere Lasten auf kleinere Gewichtseinheiten verteilen

> **Merke:** Das kinästhetische Modell (S. 105) ist ein Bestandteil des rückenschonenden Arbeitens. Es soll bei sämtlicher Unterstützung, z.B. bei der Körperpflege, beim An- und Auskleiden oder beim Ausscheiden, einbezogen werden.

### 1.5.3 Psychohygienische Strategien und Maßnahmen

> **Definition: Psychohygiene** ist die „Lehre von der Pflege geistig-seelischer Gesundheit." (Wörterbuch der Psychiatrie und medizinischen Psychologie). Psychohygiene umfasst die Entwicklung von Handlungskompetenzen, die eine angemessene Auseinandersetzung mit den Anforderungen der Umwelt ermöglichen. Synonym: Sozialhygiene, psychische Hygiene

Es gilt das Prinzip, individuelle Stresssituationen zu erkennen, und daraus Bewältigungsstrategien zu entwickeln:

**1. Schritt: Erkennen der Situation.**
- Welche belastende Situation? Wie hoch ist der Leidensdruck?
- Welche Störungen oder Erkrankungen liegen vor?

**2. Schritt: Bewertung und Einschätzung der belastenden Ereignisse.**
- persönliche Einstellung gegenüber stressauslösenden Situationen
- Umgang mit Stresssituationen: z.B. Ärger, Konflikte, Probleme
- Bewertung: Welche Bedeutung haben die Ereignisse für mich?
- Sind Stresssituationen vermeidbar oder unvermeidbar?
- Transparenz der Rolle im Team: Rollenkonflikt, Erwartungsdruck

**3. Schritt: Entwicklung von Bewältigungsstrategien.**
- sich öffnen: Konflikte ansprechen und gemeinsam nach Lösungen suchen
- Stress vermeiden: z.B. realistisches Zeitmanagement, Neinsagen lernen
- Abgrenzung des Berufs- und Privatlebens bei ausgleichender Freizeitplanung
- Entspannungstechniken, z.B. progressive Muskelentspannung, Yoga
- Üben und Erfahren neuer Verhaltensmuster, berufliche Weiterbildung
- Sorge um Feedback bei KollegInnen, Leitungen, ggf. Supervison
- an organisatorischen Veränderungen mitwirken, ggf. Psychotherapie

### 1.5.4 Weitere Möglichkeiten der Gesundheitsförderung
- soziale Unterstützung: z.B. soziales Netz in der Familie, Partnerschaft
- Supervision: Analyse und Klärung von Prozessen in der Arbeit und im Team
- Organisationsberatung: z.B. durch strukturierende Maßnahmen
- Organisationsentwicklung: z.B. durch die Entwicklung von Leitbildern
- Zeitmanagement: z.B. durch Tagespläne oder -listen, Prioritäten setzen
- persönlicher Arbeitsstil: z.B. Biorhythmus, Schlaf und Ernährung beachten

## 1.6 Konflikte und Krisen

### 1.6.1 Umgang mit ethischen Konfliktsituationen
In der Altenpflege entstehen häufig ethische Konfliktsituationen, die die Balance zwischen Abhängigkeit und Selbstbestimmung (oder Autonomie) berühren. Pflegende müssen darauf vorbereitet sein, eigene Entscheidungen zu treffen, die praktische Konsequenzen nach sich ziehen können. In der Altenpflege sind dies z.B. Konfliktsituationen, in denen
- Betroffene Wünsche äußern, die ihrem Wohl abträglich sind (z.B. Verweigerung von Medikamenten, Nichteinhalten der Bettruhe),
- Pflegende sich zum einen ihrer Einrichtung verpflichtet fühlen und zum anderen den Anforderungen der Betroffenen,
- unterschiedliche Werte im Umgang mit Menschen mit Migrationshintergrund zu Konflikten führen.

#### Zwischen Abhängigkeit und Selbstbestimmung
Im ganzheitlichen Menschenbild steht der Mensch im Mittelpunkt (Abb. 1.2): Körper, Seele und soziales Umfeld sind eine Einheit. Ein zu hohes Ausmaß an Fürsorglichkeit behindert die Selbstbestimmung der Bewohner, für die ein Recht auf Achtung der Autonomie formuliert werden kann.

Recht auf Achtung der Autonomie
- **Recht auf „informierte Zustimmung":** Recht auf ausreichende, verständliche Information, um die eigene Lage einschätzen zu können.
- **Recht auf Selbstbestimmung über den eigenen Leib** sowie **Recht auf Einwilligung oder Ablehnung einer Handlung.**
- **Recht auf Selbstbestimmung in Bezug auf das Eigenwohl:** Recht über pflegerische und medizinische Eingriffe individuell zu entscheiden.

- **Recht auf Wahl zwischen möglichen Alternativen:** Ernst zu nehmende Alternativen sind nicht immer, jedoch in den meisten Fällen vorhanden.
- **Recht auf eine möglichst geringe Einschränkung des Handlungsspielraums:** z. B. die Möglichkeit geben, eigene Kleidung zu tragen (Wiesemann, Erichsen, Behrendt et al. 2003, S. 76ff).

***Abb. 1.2 Mensch und Umgang. a*** *Das ganzheitliche Menschenbild stellt den Menschen in den Mittelpunkt und betrachtet ihn in seiner Gesamtheit.* ***b*** *Im Umgang wird berücksichtigt, was der Mensch benötigt, um sich als Mensch zu fühlen.*

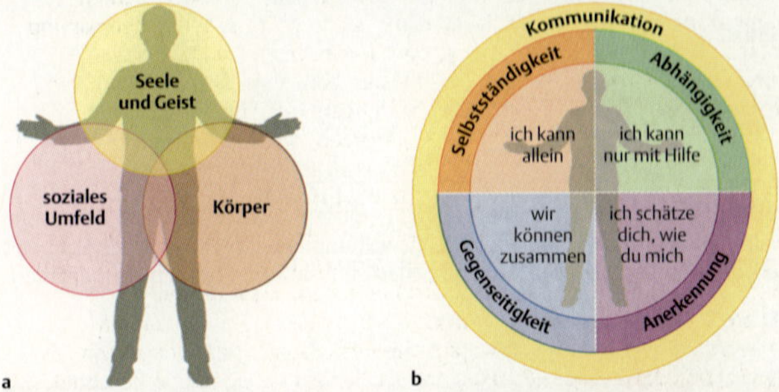


> **Merke:** Pflegekräfte tragen Verantwortung für die Bedingungen der Entscheidungsfindung, z. B. eine ausreichende Informiertheit, nicht aber für das Handeln und die Entscheidung des Betroffenen selbst.

## In einem ethischen Konflikt moralisch handeln

Voraussetzung hierfür ist die Entscheidungs- und Handlungsfreiheit und das Vorhandensein von Handlungsalternativen. Um den Einfluss von emotionalen Faktoren (Gefühlen) einzuschränken sollten ethische Einschätzungen möglichst im Gespräch mit anderen Pflegenden vorgenommen werden.

### Problemstellung

> **Beispiel:** Eine Bewohnerin wünscht, auf den Rücken gedreht zu werden und damit auf ihren gerade granulierenden Dekubitus. Die Pflegende sieht den Erfolg der langen Wundbehandlung schwinden.

Hier stehen folgende Normen in einem Spannungsfeld zueinander:

- Norm der Selbstbestimmung der Bewohnerin, Norm der Gesundheitsfürsorge
- finanzielle Aspekte (Norm der sozialen Zuträglichkeit in Bezug auf das kollektiv finanzierte Gesundheitssystem)

### Analyse

**Prüfung der Handlungsalternativen.** Zunächst steht eine realitätsgetreue und sachgerechte Erfassung der Situation im Vordergrund. Dabei sind Handlungsalternativen zu prüfen (z. B. 30-Grad-Lagerung oder Rückenlage für wenige Minuten). Hier sind Sachkompetenz mindestens ebenso wichtig wie die Fähigkeit zur moralischen Reflexion.

1

**Prüfung der Handlungsfolgen.** Die Handlungsfolgen bzw. Wirkungen der pflegerischen Handlungen sind abzuschätzen und abzuwägen. Dabei ist die Fähigkeit der Betroffenen zur Selbstbestimmung und eine evtl. Schädigung der Pflegenden oder anderer Personen, die sich verletzt fühlen, weil ihre Bemühungen untergraben werden, zu prüfen. Aufgrund der ungleichen Machtstruktur und der Verletzlichkeit und Hilflosigkeit der Bewohnerin sollte deren Position bei der Abwägung der Folgen besonderes Gewicht beigemessen werden (Darmann in Kiesel 2001, S. 259ff).

## 1.6.2 Aggression und Gewalt in der Pflege

### Aggression

**Definition:** Unter **aggressivem Verhalten** versteht man Verhaltensweisen, die eine Schädigungsabsicht beinhalten.

**Gewaltempfindung und Aggressivität.** Es muss unterschieden werden zwischen Gewaltempfindung und Aggressivität. Gewaltempfindung wird aus der Sicht des Opfers definiert, Aggressivität wird als Schädigungsabsicht vom Täter her definiert.

### Gewalt

**Definition:** Beim Gewaltbegriff wird unterschieden:

- **personelle Gewalt**: als von einer einzelnen Person ausgehend empfunden
- **institutionelle Gewalt**: Strukturen und Regeln einer Einrichtung werden als mit einer Schädigungsabsicht verbunden erlebt.

Bestimmte Regeln der Hausordnung und der Tagesstruktur eines Pflegeheimes können als Gewalt erlebt werden, z. B. wenn es nur zu festen Zeiten Essen gibt, man zu bestimmten Zeiten schlafen soll oder die Verabreichung von Medikamenten.

**Beispiel:** Eine Pflegende kommt in das Zimmer einer demenziell erkrankten Bewohnerin und spricht sie an: „Guten Morgen, Frau Gebauer, ich möchte Sie waschen". Sie deckt die Bewohnerin auf und beginnt mit der Körperpflege. Aus Frau Gebauers Perspektive sieht die Situation so aus: Sie liegt tief schlafend im Bett, die Schwester kommt, zieht die Bettdecke weg und macht sie nass. Sie empfindet dieses Verhalten als störend und glaubt, man wolle ihr etwas antun.

Die Bewohnerin im Beispiel empfindet die pflegerische Handlung als Gewalt, obwohl vonseiten der Pflegenden keinerlei Schädigungsabsicht (Aggression) vorliegt. Andererseits werden abwehrende Verhaltensweisen von Bewohnern häufig als „aggressiv" bewertet, aber oft nicht ausreichend hinterfragt. Geeignete Fragen sind z. B.: „War wirklich ich gemeint?" oder „Möchte mich tatsächlich jemand schädigen?".

**Merke:** Absicht des Handelnden und Empfindung des Betroffenen stimmen in der Pflege häufig nicht überein. Geeignet sind hier der Perspektivwechsel (S. 56), der z. B. hinterfragt: „Wie empfindet die Bewohnerin meine Pflegehandlung?" oder, bei abwehrendem Verhalten, Maßnahmen der basalen Stimulation (S. 106).

## 1.6.3 Berufstypische Konflikte

### Helfer-Syndrom

**Definition:** Unter **Helfer-Syndrom** versteht man eine Konstellation von Persönlichkeitsfaktoren, die eine Entstehung des Burn-out-Syndroms begünstigen.

#### Merkmale der Helfer-Persönlichkeit

- Man ist nicht in der Lage, Wünsche zu äußern oder sich Wünsche selbst zu erfüllen. Sie werden angesammelt und meist zu spät als Vorwürfe geäußert.
- Es besteht ein starkes Bedürfnis, gebraucht zu werden.
- Es bestehen starke Abhängigkeitsbeziehungen. Nein sagen fällt schwer.
- Die eigene Belastungsgrenze wird nicht wahrgenommen oder ignoriert.
- Man kann sich nicht vorstellen, Anerkennung und Zuneigung zu bekommen, ohne für andere etwas getan, eine Leistung erbracht zu haben.
- Privatbeziehungen sind asymmetrisch; bestehen zu „Hilfebedürftigen".
- Es fällt schwer, Hilfe anzunehmen. Von Patienten wird dies aber erwartet.
- Lob und Anerkennung können nicht angenommen werden. Stattdessen fallen Bemerkungen wie „Das ist doch selbstverständlich", „Ich tue doch nur meine Pflicht". Eigene Kommentare wie „Das ist mir wirklich gut gelungen" fehlen.

### Burn-out-Syndrom

**Definition: Burn-out** ist ein psychischer und/oder physischer Erschöpfungszustand nach anhaltendem berufsbedingtem Stress (Abb. 1.3).

#### Ursachen

- **Rollenkonflikt** zwischen idealisiertem Berufsbild und Berufsrealität
- **fachliche Anforderungen**: Veränderungen, Verantwortung, Zeitdruck
- **emotionale Belastungen**: Konfrontation mit Verlusten und Tod
- **zwischenmenschliche Konflikte**: mit Partner, Mitarbeitern, Patienten
- **organisatorische Bedingungen**: politische Ebene, Arbeitszeiten, Leitung
- **Persönlichkeitsstruktur**: Stress, Helfer-Persönlichkeit

#### Verlauf

1. **enthusiastische Phase**: Begeisterung für den Beruf
2. **Stagnation und Frustration**: Verlust von Idealen; Enttäuschungserlebnisse
3. **Apathie**: Rückzug, Gleichgültigkeit, Schuldgefühle
4. **körperlicher und psychischer Zusammenbruch**: häufige, lange Fehlzeiten

#### Kennzeichen

- körperliche und emotionale Erschöpfung
- zynisch-abwertende Haltung gegenüber dem Hilfesuchenden
- Gefühl, der beruflichen Aufgabe nicht mehr gewachsen zu sein

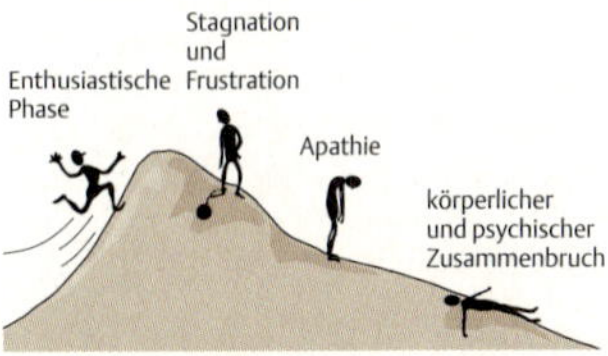


***Abb. 1.3 Burn-out-Prozess.*** *In jeder der typischen Phasen gibt es Möglichkeiten, den Prozess des Ausbrennens zu unterbrechen.*

1

Prävention und Bewältigungsstrategien

- Wahrnehmung von Problemen mittels lösungsorientierter Sichtweise
- Selbstpflegekonzept, z. B. sorgfältige Psychohygiene (S. 9)

**Merke:** Die lösungsorientierte Sichtweise befördert eine Lösungsfindung mit „ja, und ..."-Überlegungen anstatt sie mit „ja, aber"-Äußerungen zu blockieren. Zum konstruktiven Umgang mit Problemen gehören Ideenentwicklung, Kreativität, Bewegung, Humor und Lachen.

## Mobbing

**Definition:** „Der Begriff **Mobbing** beschreibt negative kommunikative Handlungen, die gegen eine Person gerichtet sind (von einer oder mehreren anderen Personen) und die sehr oft über einen längeren Zeitraum hinaus vorkommen und damit die Beziehung [...] kennzeichnen" (Leymann 1993).

Ursachen

- betriebliche Organisationsstrukturen, Konfliktfähigkeit der Beteiligten
- Führungsstil der Vorgesetzten, beteiligter Personenkreis

Verlauf

1. Phase: ungelöste Konflikte, Schuldzuweisungen, persönliche Angriffe
2. Phase: systematische Schikane, Verweigerung einer Klärung, Isolation
3. Phase: betriebliche Fehlentscheidungen (z. B. Abmahnung wegen Fehlzeiten)
4. Phase: Eigenkündigung, langfristige Krankschreibungen, Frühpensionierung

Kennzeichen

- ständige Wiederholung feindseliger Handlungen über einen langen Zeitraum
- Ausgrenzung einer Person durch Beleidigungen und Schikanen
- zunehmende Unterlegenheit einer Partei bei zunehmender Macht der anderen
- Wechselbeziehung von Angriff und Abwehr; nicht nur Täter und Opfer
- Einbeziehung anderer als Zuschauer, Weggucker oder Helfer und Mittäter
- Entwicklung eines gruppendynamischen Prozesses

**Mobbing-Handlungen.**

- Angriffe auf die Möglichkeit, sich mitzuteilen: z. B. durch ständiges Unterbrechen
- Angriffe auf die sozialen Beziehungen: z. B. man wird wie Luft behandelt
- Angriffe auf das soziale Ansehen: z. B. man verbreitet Gerüchte
- Angriffe auf die Qualität der Berufs- und Lebenssituation: z. B. man weist dem Betroffenen keine Arbeitsaufgabe zu oder gibt ihm ständig neue Aufgaben
- Angriffe auf die Gesundheit: z. B. Androhung von körperlicher Gewalt

**Mobbing-Betroffene.**

- haben schwache Positionen oder werden in einem Betrieb neu eingestellt
- haben eine besonders gute Qualifikation und zeigen sehr gute Leistungen
- fallen irgendwie auf, z. B. durch eine Besonderheit oder eine Behinderung
- sind gerade in den Beruf eingetreten oder stehen vor dem Rentenalter
- gehören einer Minderheit an

## 1.6.3 Berufstypische Konflikte

### Helfer-Syndrom

**Definition:** Unter **Helfer-Syndrom** versteht man eine Konstellation von Persönlichkeitsfaktoren, die eine Entstehung des Burn-out-Syndroms begünstigen.

#### Merkmale der Helfer-Persönlichkeit

- Man ist nicht in der Lage, Wünsche zu äußern oder sich Wünsche selbst zu erfüllen. Sie werden angesammelt und meist zu spät als Vorwürfe geäußert.
- Es besteht ein starkes Bedürfnis, gebraucht zu werden.
- Es bestehen starke Abhängigkeitsbeziehungen. Nein sagen fällt schwer.
- Die eigene Belastungsgrenze wird nicht wahrgenommen oder ignoriert.
- Man kann sich nicht vorstellen, Anerkennung und Zuneigung zu bekommen, ohne für andere etwas getan, eine Leistung erbracht zu haben.
- Privatbeziehungen sind asymmetrisch; bestehen zu „Hilfebedürftigen".
- Es fällt schwer, Hilfe anzunehmen. Von Patienten wird dies aber erwartet.
- Lob und Anerkennung können nicht angenommen werden. Stattdessen fallen Bemerkungen wie „Das ist doch selbstverständlich", „Ich tue doch nur meine Pflicht". Eigene Kommentare wie „Das ist mir wirklich gut gelungen" fehlen.

### Burn-out-Syndrom

**Definition: Burn-out** ist ein psychischer und/oder physischer Erschöpfungszustand nach anhaltendem berufsbedingtem Stress (Abb. 1.3).

#### Ursachen

- **Rollenkonflikt** zwischen idealisiertem Berufsbild und Berufsrealität
- **fachliche Anforderungen**: Veränderungen, Verantwortung, Zeitdruck
- **emotionale Belastungen**: Konfrontation mit Verlusten und Tod
- **zwischenmenschliche Konflikte**: mit Partner, Mitarbeitern, Patienten
- **organisatorische Bedingungen**: politische Ebene, Arbeitszeiten, Leitung
- **Persönlichkeitsstruktur**: Stress, Helfer-Persönlichkeit

#### Verlauf

1. **enthusiastische Phase**: Begeisterung für den Beruf
2. **Stagnation und Frustration**: Verlust von Idealen; Enttäuschungserlebnisse
3. **Apathie**: Rückzug, Gleichgültigkeit, Schuldgefühle
4. **körperlicher und psychischer Zusammenbruch**: häufige, lange Fehlzeiten

#### Kennzeichen

- körperliche und emotionale Erschöpfung
- zynisch-abwertende Haltung gegenüber dem Hilfesuchenden
- Gefühl, der beruflichen Aufgabe nicht mehr gewachsen zu sein

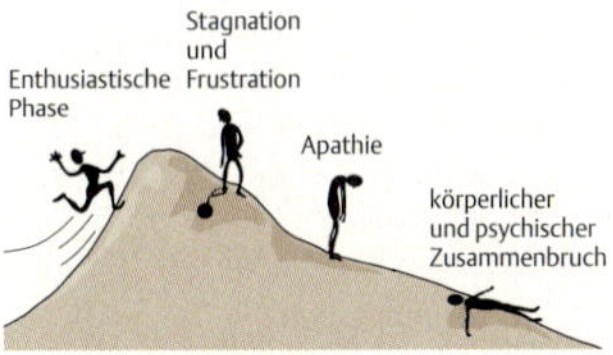


***Abb. 1.3 Burn-out-Prozess.*** *In jeder der typischen Phasen gibt es Möglichkeiten, den Prozess des Ausbrennens zu unterbrechen.*

1

Prävention und Bewältigungsstrategien
- Wahrnehmung von Problemen mittels lösungsorientierter Sichtweise
- Selbstpflegekonzept, z.B. sorgfältige Psychohygiene (S. 9)

**Merke:** Die lösungsorientierte Sichtweise befördert eine Lösungsfindung mit „ja, und ...“-Überlegungen anstatt sie mit „ja, aber“-Äußerungen zu blockieren. Zum konstruktiven Umgang mit Problemen gehören Ideenentwicklung, Kreativität, Bewegung, Humor und Lachen.

## Mobbing

**Definition:** „Der Begriff **Mobbing** beschreibt negative kommunikative Handlungen, die gegen eine Person gerichtet sind (von einer oder mehreren anderen Personen) und die sehr oft über einen längeren Zeitraum hinaus vorkommen und damit die Beziehung [...] kennzeichnen“ (Leymann 1993).

Ursachen
- betriebliche Organisationsstrukturen, Konfliktfähigkeit der Beteiligten
- Führungsstil der Vorgesetzten, beteiligter Personenkreis

Verlauf
1. Phase: ungelöste Konflikte, Schuldzuweisungen, persönliche Angriffe
2. Phase: systematische Schikane, Verweigerung einer Klärung, Isolation
3. Phase: betriebliche Fehlentscheidungen (z.B. Abmahnung wegen Fehlzeiten)
4. Phase: Eigenkündigung, langfristige Krankschreibungen, Frühpensionierung

Kennzeichen
- ständige Wiederholung feindseliger Handlungen über einen langen Zeitraum
- Ausgrenzung einer Person durch Beleidigungen und Schikanen
- zunehmende Unterlegenheit einer Partei bei zunehmender Macht der anderen
- Wechselbeziehung von Angriff und Abwehr; nicht nur Täter und Opfer
- Einbeziehung anderer als Zuschauer, Weggucker oder Helfer und Mittäter
- Entwicklung eines gruppendynamischen Prozesses

**Mobbing-Handlungen.**
- Angriffe auf die Möglichkeit, sich mitzuteilen: z.B. durch ständiges Unterbrechen
- Angriffe auf die sozialen Beziehungen: z.B. man wird wie Luft behandelt
- Angriffe auf das soziale Ansehen: z.B. man verbreitet Gerüchte
- Angriffe auf die Qualität der Berufs- und Lebenssituation: z.B. man weist dem Betroffenen keine Arbeitsaufgabe zu oder gibt ihm ständig neue Aufgaben
- Angriffe auf die Gesundheit: z.B. Androhung von körperlicher Gewalt

**Mobbing-Betroffene.**
- haben schwache Positionen oder werden in einem Betrieb neu eingestellt
- haben eine besonders gute Qualifikation und zeigen sehr gute Leistungen
- fallen irgendwie auf, z.B. durch eine Besonderheit oder eine Behinderung
- sind gerade in den Beruf eingetreten oder stehen vor dem Rentenalter
- gehören einer Minderheit an

**Merke:** Mobbing verstößt gegen die Grundrechte, die im Grundgesetz verankert sind (Artikel 1 bis 3, s.S. 39). Durch die Verletzung der Menschenwürde macht sich die Mobbing ausübende Person strafbar. Nach dem Strafgesetz werden Beleidigungen, üble Nachreden oder Tätlichkeiten verfolgt.

## Prävention

**Durch den einzelnen Mitarbeiter.**

- Psychohygiene; Stressbewältigungsmechanismen (S. 9)
- Aufbau eines sozialen Netzes; Erweiterung der Kommunikationsfähigkeiten
- Weiterbildung im Umgang mit Konflikten; Ansprechen betroffener Personen
- Verweigerung, destruktives Verhalten (z.B. Schikanen) zu unterstützen

**Durch den Betrieb.**

- Schaffung eines motivierenden Arbeitsklimas durch den Führungsstil
- Fortbildungsangebote in Stressbewältigung und Konfliktfähigkeit
- Schaffung eines Bewusstsein für die Gefährlichkeit des negativen Verhaltens
- Ansprechpartner für Streitfälle sowie Einzel- und Teamsupervision anbieten

## Bewältigungsstrategien

- sich aktiv verhalten: sich wehren, anstatt das Geschehen zu übersehen
- Problem ansprechen: beim richtigen Adressaten Unterstützung suchen
- Mobbing-Berater hinzuziehen: geschulte Fachkräfte einsetzen
- gerichtliche Schritte: Betroffene bekommen oft Recht.

# 2 Der alte Mensch

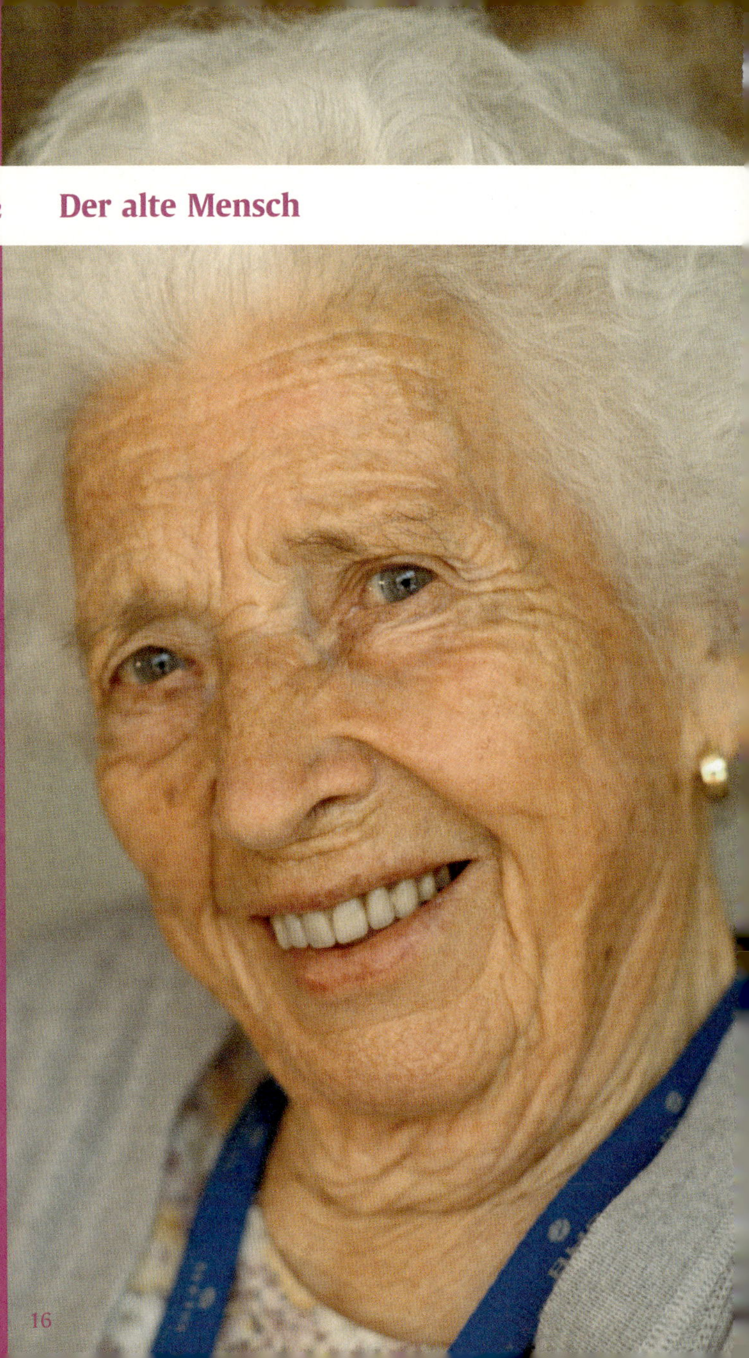

2

# 2.1 Alter als Veränderungsprozess

## 2.1.1 Physiologische Alterungsprozesse

Der biologische Alterungsprozess ist noch nicht genau erklärbar. Vermutlich wirken zahlreiche Prozesse nebeneinander; die Theorien lauten wie folgt:

- **„genetische Regulation"**: Verursachung des Alterungsprozesses durch sog. Geronto-Gene
- **Zellschädigung**: Verursachung von Zellschäden durch sog. Radikale, die nicht repariert werden und zu einer Funktionseinschränkung der Zelle führen
- **Abnahme funktioneller Reserven**: altersbedingt abnehmende Reserven, mit denen der Mensch auf Belastungen reagieren kann

### Veränderungen der einzelnen Organsysteme

#### Herz-Kreislauf-System

- abnehmende Elastizität der Arterien im Kreislauf-System
- Rückgang der Dehnbarkeit der Arterien durch Ablagerungen in der Gefäßwand
- steigender Druck im Gefäßsystem (sowohl diastolisch als auch systolisch)
- Zunahme der durchschnittlichen Herzmuskeldicke in der linken Kammer
- abnehmende Pumpleistung, verminderte Versorgung durch die Herzkranzgefäße

#### Atmungsorgane

- Elastizitätsverlust des Lungengewebes, zunehmende Starrheit des Brustkorbs
- Abnahme des Lungenvolumens und der Vitalkapazität
- geringere Sauerstoffaufnahme in den Lungen, geringerer Sauerstoffgehalt im Blut
- herabgesetzte Selbstreinigungsfunktion der Atemwege

#### Nierenfunktion und Flüssigkeitshaushalt

**Nieren.**

- regelmäßige altersbedingte, krankhafte Funktionseinschränkungen
- keine normale Nierenfunktion mehr bei älteren Menschen

**Flüssigkeitshaushalt.**

- auf 50% herabgesetzter Wassergehalt des Körpers (von 60%); dadurch stärkere Auswirkungen von Veränderungen im Flüssigkeits- und Elektrolythaushalt
- herabgesetzte Empfindlichkeit für Durstgefühl durch abnehmende Ausschüttung des Dursthormons ADH, selbst bei Flüssigkeitsmangel

**Harnwege.**

- abnehmendes Fassungsvermögen der Harnblase mit vermehrtem Wasserlassen
- Prostatavergrößerung, verlangsamte Blasenentleerung („Wasserlassen auf Raten")

#### Verdauungssystem

- Abnahme der Darmbewegungen, Verlangsamung des Transports mit Verstopfung
- weniger Verdauungssekrete durch Rückbildung von Magen- und Darmschleimhaut
- geringere Aufnahme von z.B. Eisen, Kalzium, Vitaminen
- Blutzuckerspitzen durch Abnahme der Leistung von Leber und Pankreas
- verlangsamter Abbau und verstärkte Wirkung von Alkohol

#### Blut- und Immunsystem

- Abnahme des blutbildenden Knochenmarks mit verlangsamter und herabgesetzter Antwort der körpereigenen Immunabwehr gegenüber Infektionen
- ausbleibende Vermehrung der Leukozyten mit Anfälligkeit für Infektionen
- langsamere Nachbildung von Erythrozyten mit anhaltender Anämie

### Bewegungsapparat

**Muskulatur.**

- stetige Abnahme der Muskelmasse (bei 60- bis 70-Jährigen um ca. 30%)
- allgemeiner Kraft- und Leistungsverlust sowie die Neigung zu Fehlstellungen in den Gelenken, da die Stabilisierung durch die Muskeln geringer wird

**Knochen.**

- Abnahme des Kalksalzgehaltes der Knochen mit Verschmälerung des inneren Gerüsts der Knochen und erhöhter Knochenbrüchigkeit (Frakturgefahr)
- Osteoporose durch Versiegen der Östrogenproduktion in den Wechseljahren
- Verlust des Knorpelüberzuges mit Abnutzungsprozessen der Gelenke, führt zu einer schmerzhaften Funktionseinschränkung des Gelenkes (Arthrose)

### Haut

- Rückbildung des Unterhautfettgewebes
- trockenere schlaffere, weniger elastische und empfindlichere Haut
- bräunliche Pigmentflecken an lichtexponierten Stellen („Altersflecken“)

### Nervensystem

- Verlust von Nervenzellen im gesamten Nervensystem
- auch beim gesunden älteren Menschen Auftreten der für die Alzheimerdemenz typisch veränderten Nervenzellen („Alzheimerfibrillen“)
- Abnahme des Hirngewichts um 40–50% (Altersatrophie)
- zunehmender Gehalt an Wasser (Liquor) im Gehirn
- abnehmendes Reaktionsvermögen: langsamere Entscheidungen in unübersichtlichen Situationen, verzögerte Orientierung, erschwerte Gedächtnisbildung

### Sinnesorgane

- häufig Seh- und Hörbeeinträchtigungen und Schwerhörigkeit

### Hormonsystem

Die normalen Altersveränderungen im Hormonsystem betreffen bei beiden Geschlechtern in erster Linie die Geschlechtshormone. Diese Veränderungen haben Auswirkungen auf zahlreiche Organe, aber auch auf das subjektive Verarbeiten des „Älterwerdens“.

**Bei Frauen.**

- Nachlassen der Bildung der Geschlechtshormone Östrogen und Progesteron in den Eierstöcken zwischen dem 45. und 60. Lebensjahr
- Ausbleiben der Periodenblutung und Ende der Fortpflanzungsfähigkeit
- Beckenbodenschwäche, Harninkontinenz sowie Anstieg des Risikos für Osteoporose oder Herzinfarkt durch die fehlende Wirkung des Östrogens
- Hitzewallungen, Schwitzen, Schlafstörungen oder Kopfschmerzen im Rahmen dieser „Wechseljahre“ (Klimakterium), aber auch massive psychische Probleme wie Nervosität, Stimmungslabilität oder Depressionen

**Bei Männern.**

- „Wechseljahre“ mit hormonellen Veränderungen zwischen dem 45. und 65. Lebensjahr und Auswirkungen auf Körper und Seele
- Prostatavergrößerung, nachlassende sexuelle Lust und Erektionsstörungen durch Nachlassen der Testosteronproduktion in den Hoden
- Osteoporose, Fettgewebszunahme, Blutarmut oder Muskelabbau durch starkes Absinken des Testosteronspiegel
- auch Hitzewallungen, Stimmungsschwankungen oder Depressionen

**Andere Hormone.**

- Auch hier lässt die Wirkung im Alter nach, sei es durch die Abnahme der Empfindlichkeit für ein Hormon (z.B. beim Adrenalin) oder durch eine verminderte Ausschüttung durch die Hormondrüsen (z.B. bei der Schilddrüse).
- Die Auswirkungen sind nicht so schwerwiegend wie bei den Geschlechtshormonen.



### 2.1.2 Soziale Veränderungsprozesse

Bis ins Alter steht der Mensch in sozialen Beziehungen. Heute gestalten sich die Lebenssituationen bezüglich der Kontakte höchst unterschiedlich: Der eine Mensch lebt in seiner Partnerschaft und hat viele Angehörige, der andere ist allein. Ausschlaggebend dafür können folgende Faktoren sein:

- bisherige Teilnahme am sozialen Leben in der Familie, im Bekanntenkreis sowie in der kommunalen oder kirchlichen Gemeinde
- Verfügbarkeit von Rollen oder Aufgaben
- Bewegungsradius: Ist der alte Mensch mit Auto oder öffentlichen Verkehrsmitteln mobil oder ist nicht einmal das Verlassen von Wohnung oder Bett möglich?
- finanzielle Situation, sozialer Status
- Kommunikationsmöglichkeiten (Hörvermögen, Mediennutzung usw.)
- Abhängigkeit von anderen Menschen, z.B. durch Pflegebedürftigkeit

#### Psychische Veränderungen

**Emotionalität.** Während viele Menschen im höheren Lebensalter eine gewisse Gelassenheit entwickeln, kommt es auch häufig zu einer verstärkten affektiven Labilität mit Weinen, Reizbarkeit oder Zornesausbrüchen; Verhaltensweisen, die man sich früher nicht erlaubte. Depressive Verstimmungen und Depressionen nehmen im Alter zu. In diesem Zusammenhang ist auch auf die erhöhte Suizidrate in dieser Altersgruppe hinzuweisen.

**Persönlichkeit.** Persönliche Eigenheiten können mit dem Alter abflachen oder verstärkt hervortreten. So wird manch strenger Vater als Opa sanfter, Sparsamkeit kann sich im Alter zu Geiz entwickeln. Die Fähigkeit, auf körperliche, psychische und soziale Einflüsse angemessen zu reagieren, nimmt bei manchen älteren Menschen ab. So kann es zu einer anhaltenden Trauerreaktion kommen, wenn der Verlust eines Menschen, eines Gegenstandes oder der Tod eines Tieres zu beklagen ist.

## 2.2 Ethniespezifische und interkulturelle Aspekte

### 2.2.1 Kultur als Orientierungssystem

Eine Kultur ist ein Orientierungssystem,

- an dem eine Gesellschaft und die darin eingebundenen einzelnen Menschen ihr Handeln ausrichten,
- das u.a. aus Symbolen, Repräsentations- und Kommunikationsmitteln besteht,
- dessen symbolische Mittel wie Sprache, Wohnstile und Rituale sich an die gesellschaftlichen Bedingungen anpassen,
- deren Angehörige das gleiche Verständnis dieser symbolischen Mittel haben.

### Aspekte der Migration

**Definition: Migration** bedeutet einen (i.d.R. freiwilligen) Ortswechsel mit längerfristigem Aufenthalt in einem anderen Staat. Man unterscheidet:

- Migranten der 1. Generation: Menschen, die selbst zu-/ auswanderten
- Migranten der 2. und 3. Generation: die Kinder von Migranten und deren Kindeskinder, die ihren Eltern gefolgt sind bzw. im Aufnahmeland geboren wurden

Die Wertvorstellungen, Ideen und Bedeutungsinhalte verschiedener Kulturen unterscheiden sich. Sie führen zur Abgrenzung. Dies führt u.a. dazu, dass Migranten, die von einer Kultur in eine andere wechseln

- häufig mit ihren bisherigen Deutungsmustern nicht mehr zurechtkommen und
- plötzlich mit einem ihnen unbekannten Regelwerk konfrontiert sind.

**Integration.** Hierbei handelt sich um einen wechselseitigen Prozess der Veränderung und Auseinandersetzung mit der jeweiligen Kultur. Ob dieser gelingt, ist abhängig von

- den individuellen Fähigkeiten und Einstellungen des Zuwandernden und
- den Möglichkeiten, die die Aufnahmegesellschaft ihnen gibt.

## 2.2.2 Besonderheiten der Pflege bei Migranten

In vielen Ländern werden Maßnahmen der Grundpflege ausschließlich von Angehörigen übernommen. Werden in Deutschland lebende Migranten pflegeabhängig, fällt es ihnen zumeist schwer, wenn diese von ihnen fremden Menschen, den Pflegenden, wahrgenommen wird.

**Wertschätzung und Empathie.** Dies sind die wichtigsten Eigenschaften, über die Pflegende verfügen sollten, wenn sie im interkulturellen Kontext Aufgaben der Grundpflege übernehmen. Außerdem sollten sie die individuellen Bedürfnisse und Gewohnheiten im Rahmen des Pflegeprozesses erfassen.

**Interkultureller Bezugsrahmen.** Um hier Probleme zu erkennen, benötigen Pflegende Wissen über den jeweiligen kulturellen Zusammenhang. Sie müssen Pflegebedürftige in deren individuellem Wirklichkeitserleben erfassen und begleiten. Nur so kann eine Ausgrenzung durch das „Anderssein" überwunden werden.

### Unterstützung der Körperpflege bei Muslimen

**Fließendes Wasser.** Muslime waschen sich nur unter fließendem Wasser. Ein Waschlappen ist ihnen fremd und wird als unhygienisch empfunden. Bei Bewohnern, die im Bett gewaschen werden müssen, wird die Intimpflege daher unter Verwendung eines Kruges mit fließendem Wasser durchgeführt. Beim Wachen der Hände und Füße sollte die Pflegende diese mit einem über die Waschschüssel gehaltenen Krug begießen.

**Weitere Besonderheiten der Grundpflege.** Das Schneiden der Nägel, Rasieren der Achselhöhle, der Schamhaare und meist auch der übrigen Körperbehaarung gehört bei den Muslimen zur Grundhygiene.

**Merke:** Grundpflegerische Maßnahmen sollten bei Muslimen grundsätzlich von gleichgeschlechtlichen Pflegenden durchgeführt werden.

#### Rituelle Reinheit

Die rituelle Reinheit der Muslime dient der Vorbereitung auf die Begegnung mit Gott im Gebet; die äußere Reinheit ist ein Symbol für die innere Reinheit. Es werden 2 Waschungen unterschieden:

- **Ganzwaschung** (arab. Ghsl, türk. Gusül): Sie umfasst die Reinigung des gesamten Körpers durch ein Vollbad. Diese Waschung wird nach dem Wochenbett, der Menstruation, nach sexuellen Ergüssen, vor dem Freitagsgebet und zusätzlich nach Bedarf (z.B. ärztliche Untersuchungen im Intimbereich) durchgeführt.
- **Teilwaschung** (arab. Wudu, türk. Abdest): Sie findet vor einem Pflichtgebet, d.h. 5 Mal pro Tag, statt. Sie umfasst das Waschen der Hände, Unterarme, Mund, Zähne, Nase, Gesicht, Ohren, sowie Füße bis über die Knöchel unter fließendem Wasser. Außerdem ist sie nötig, wenn ein Muslim mit unreinen Stoffen in Berührung gekommen ist, z.B. Stuhlgang, Urin, Blut.

> **Merke:** Beim Ausscheidungsvorgang ist die Intimsphäre sehr wichtig; Erwachsene Muslime müssen ihre Genitalien vor allen Erwachsenen verbergen. Urin und Stuhlgang gelten als unrein. Zur Reinigung dient fließendes Wasser. Muslime benötigen daher eine Wasserkanne auf der Toilette.

### Essen und Trinken bei Muslimen

#### Fleisch

Muslime verzichten auf den Verzehr von Schweinefleisch. Es gibt zudem Muslime, die darauf achten, dass es sich um geschächtetes Fleisch handelt, d.h. Fleisch, das nach islamischen Ritualen geschlachtet wurde. Wenn man ihnen dieses nicht bieten kann, kann vegetarische Kost, die frei von tierischen Fetten ist, eine Alternative sein.

#### Alkohol

Da Muslime keinen Alkohol trinken ist zudem darauf zu achten, dass auch die Speisen keinen Alkohol enthalten. Auch Arzneien dürfen keine Mittel enthalten, die nach islamischen Quellen als verboten gelten. Dazu gehören alle flüssigen Arzneien, die Alkohol enthalten sowie aus dem Schwein gewonnene Präparate oder Arzneibestandteile wie Gelatine.

#### Fasten

Im Monat Ramadan verzichten gläubige Muslime zwischen Morgendämmerung und Sonnenuntergang auf jegliche feste und flüssige Nahrung, Rauchen und Geschlechtsverkehr. Nach Sonnenuntergang wird dafür häufig umso üppiger gespeist. Am Ende des Fastenmonats findet das drei Tage dauernde Ramadanfest statt. Das Fasten dient dazu, Leidenschaften und Begierden beherrschen zu lernen.

**Ausnahmen.** Es gibt besondere Gruppen, die von der Fastenpflicht entbunden sind, um ihren Körper nicht zusätzlich zu belasten, z.B. Kranke. Allerdings sind die Grenzen im Koran nicht detailliert beschrieben. Muslimische Kranke geraten oft in einen Konflikt innerhalb ihres Wertesystems. Sie müssen gut aufgeklärt werden, welche Risiken ein Nahrungsverzicht mit sich bringt.

## 2.2.3 Interkulturelle Kommunikationskompetenz

### Multikulturelle Kommunikation

Die Kommunikation zwischen Angehörigen verschiedener Kulturen ist besonders anfällig für Missverständnisse. Daher sollte der Kommunikationsablauf sowie z.B. Körpersprache, Tonfall, kulturspezifische Kommunikationsstile in Fortbildungen geschult werden. Außerdem ist das Lernen von Schlüsselbegriffen und Sätzen (z.B. Essen, Seife, „Wie geht es Ihnen?“) sinnvoll.

**Merke:** Die Kommunikationshaltung im multikulturellen Pflegealltag sollte von Interesse, Aufgeschlossenheit und Akzeptanz gegenüber dem Fremden geprägt sein.



### Neue Denkweisen

Beim Umgang mit Migranten sind Pflegende häufig mit fremd erscheinenden Verhaltensweisen, Wertvorstellungen und Verhaltensnormen konfrontiert, auch im Bereich der Kommunikation. Um diese zu verstehen und adäquat handeln zu können, bedarf es der Fähigkeit zur kritischen Selbstreflexion. Pflegende können z.B. bestimmte Verhaltensweisen verstehen, indem sie sich neue Denk-, Empfindungs- und Verhaltensweisen erschließen, ohne die eigene kulturelle Identität aufzugeben.

**Praxistipp:** Übung zu interkultureller Kommunikation im Dreischritt:

1. **Beschreiben**: Was sehe ich (nur beobachtete Fakten)?
2. **Interpretieren**: Was denke ich (über das, was ich sehe)?
3. **Bewerten**: Was fühle ich (über das, was ich denke)?
   1. Ich sehe eine Frau muslimischer Herkunft, die eine Hand vor den Mund hält.
   2. Sie gähnt, weil sie sich zu langweilen scheint.
   3. Das ist nicht schlimm, es stört mich doch nicht.

# 2.3 Glaubens- und Lebensfragen

## 2.3.1 Religiöse Fragen des Alters

**Definition: Religion** ist ein kulturelles, weltanschauliches Phänomen, das menschliches Verhalten und Denken prägt und Wertvorstellungen beeinflusst. Fast alle Religionen gehen von der Existenz eines oder mehrerer über-weltlicher Wesen (z.B. einem Gott oder von Geistern) aus.

Es ist davon auszugehen, dass jeder einzelne alte Mensch eine individuelle Religiosität aufweist, d.h. es gibt nicht die eine Altersreligiosität. Zwar sind nicht alle älteren Menschen kirchlich gebunden – dennoch haben die meisten eine individuelle Entwicklung des Glaubens durchgemacht. Sie stellen sich Fragen nach dem Lebenssinn, nach dem Umgang mit Krankheit, Leiden und Sterben und fragen nach dem, was nach dem Tode kommt:

- **Umgang mit Erkrankungen**: Gerade in als bedrohlich empfundenen Situationen finden viele Menschen im Glauben das Fundament zur Gestaltung ihres Lebens. Die Gemeinschaft im Glauben vermittelt ihnen Halt, Geborgenheit und Sicherheit.
- **Umgang mit Grenzsituationen**: Nach dem Vierten Altenbericht von 2002 ist „Glaube“ ein Bereich, der im Alter einen höheren Stellenwert erfährt.
- **Umgang mit Altern und Tod**: Die Endlichkeit des Lebens berührt den Menschen in seiner ganzen Existenz. Ältere Menschen wünschen sich Pflegende, die für ihre spirituellen und religiösen Fragen offen sind: Alt-Werden erleben, näher rückender Tod und Endlichkeit.

### 2.3.2 Sinn finden im Alter

Das höhere Alter ist die Periode des Lebens, in der auf fast allen Ebenen des Seins die Funktionen beeinträchtigt sind. Obwohl die damit einhergehenden Probleme medizinisch meist gelindert werden können, fällt es vielen Menschen sehr schwer, Leid und Bedrohung zu verarbeiten und in ihr Sinnsystem zu integrieren: 2

- Die Folgen der körperlichen Entwicklung bedeuten für viele eine Einschränkung ihrer Beschäftigung und Rollen und eine Trennung vom alten Lebensentwurf.
- Das Selbstbild wird nun nicht mehr als aktiv und unternehmend wahrgenommen. Sinnbezüge und Definitionen des Selbst aufrechtzuerhalten, wird immer schwieriger.
- Neue Sinnorientierungen aufzubauen ist schwierig – die Lebenszeit reicht nicht mehr, um z.B. ein ganz neues Leben zu beginnen.
- Die meisten alten Menschen haben Angst, durch Pflegebedürftigkeit ihre Autonomie oder ihr Gedächtnis und ihre Orientierung zu verlieren.
- Daher wünschen sich viele ältere Menschen meistens einen möglichst schnellen Tod, der sie mitten aus einem sinnerfüllten Leben herausreißt.

## 2.4 Familie und soziale Beziehungen

### 2.4.1 Familie

Eine Familie erfüllt folgende Funktionen:

- **Versorgung der Kinder**: sowohl körperliche als auch psychische Versorgung (Liebe und emotionaler Rückhalt)
- **Sozialisation**: Vermittlung von Normen, Werten und Einstellungen an die Kinder, um in dieser Gesellschaft zurechtzukommen
- **Versorgung der Großelterngeneration**: Diese Funktion befindet sich im Umbruch.

**Veränderungen der Familienstrukturen.** In den letzten Generationen haben sich Strukturen und Zuständigkeiten innerhalb von Familien verändert. Gründe bzw. Folgen sind:

- Zunahme räumlicher Entfernung durch größere Mobilität
- Zunahme der inneren Distanz mit Funktionsverlust der Großeltern
- selbstbestimmtes Altern durch neue Rollen und finanzielle Unabhängigkeit
- Rollenkonflikte, z.B. hinsichtlich der Erziehung der Enkel

#### Pflegende Angehörige

Trotz der sich ändernden Familienstrukturen werden die meisten Pflegebedürftigen in Privathaushalten und von Familienangehörigen, Freunden und Bekannten betreut und versorgt.

##### Motivation

- **Verpflichtung**: Kinder fühlen sich Eltern gegenüber verpflichtet, für sie zu sorgen, da sie ein Leben lang für sie selbst da waren.
- **Dankbarkeit**: Es besteht das emotionale Bedürfnis, den Eltern etwas von dem zurückzugeben, was sie selbst bekommen haben.
- **Druck durch andere**: Tritt besonders auf, wenn z.B. eine Angehörige weiblich, ungebunden, beruflich flexibel oder in einem Pflegeberuf tätig ist.
- **finanzielle Interessen**: Geldbeträge werden nicht an ein Pflegeheim gezahlt, das Erbe wird also nicht verringert.

##### Hauptpflegepersonen

Dies sind vorwiegend Ehefrauen, Töchter oder Schwiegertöchter. Sie übernehmen damit umfassende und verantwortungsvolle Aufgaben.

### Belastungen



Pflegende Angehörige können selbst an die Grenzen ihrer seelischen und körperlichen Belastungsfähigkeit gebracht werden. Wenn gegenseitige Erwartungen und Verpflichtungen immer stärker zunehmen, kann die Pflege auch die betroffenen Pflegefamilien, Ehepartner und Kinder belasten (Abb. 2.1).

***Abb. 2.1*** *Belastungen pflegender Angehöriger.*

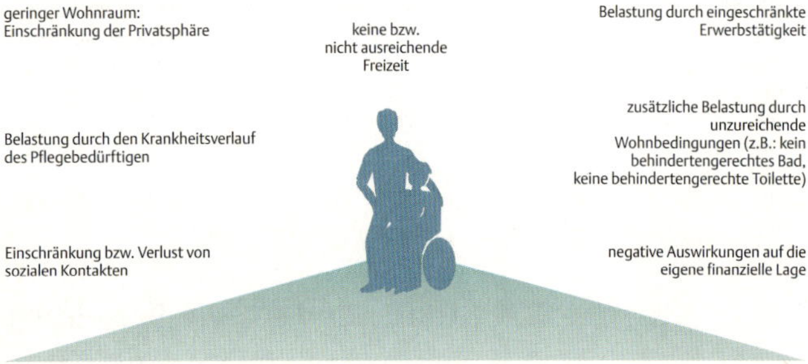


**Merke:** Wenn Familie bzw. Angehörige auch in Zukunft ihren alten, hilfebedürftigen Eltern die soziale Heimat erhalten und Pflege übernehmen sollen, brauchen sie beratende, entlastende und finanzielle Unterstützung (S. 64).

## 2.4.2 Soziale Beziehungen

Soziale Beziehungen gehören zu den Grundbedürfnissen aller Menschen. Hier leben wir Rollen, die unser Leben prägen und soziale Kontakte schaffen. Mit jeder Rolle ist eine andere Anforderung verbunden, in jeder Rolle wird eine andere Art von Zuwendung, Nähe und Gebrauchtwerden erlebt.

### Soziale Beziehungen im Alter

- Häufig sind alte Menschen gut in soziale Netzwerke integriert. Meistens handelt es sich dabei um Mitglieder der Familie oder Gleichaltrige.
- Generationsübergreifende Kontakte außerhalb der Familie sind dagegen selten.
- Die meisten alten Menschen können auch im höheren Lebensalter auf eine Vertrauensperson zurückgreifen.
- Die Mehrzahl der über 80-jährigen Menschen bleibt in familiale und freundschaftliche Kontakte integriert.
- Mit zunehmendem Alter steigt der Anteil der alten Menschen, die informelle Hilfe benötigen.

### Soziale Isolation im Alter

**Definition: Soziale Isolation** ist ein Zustand des Alleinseins, der als negativ oder bedrohlich erlebt wird. Zur Aufrechterhaltung von Kontakten und Beziehungen sind Fähigkeiten und Fertigkeiten nötig, die sich aufgrund verschiedener Alternsprozesse verändern.

Folgende Veränderungen erschweren es dem älter werdenden Menschen Kontakte zu pflegen:

- biologische Veränderungen: Schwerhörigkeit, Immobilität, Angst vor Stürzen
- psychosoziale Veränderungen: Überforderung durch Reize, Depression
- soziokulturelle Veränderungen: finanzielle Not, Tod von Bezugspersonen usw.



**Merke:** Zur gesellschaftlichen Integration alter Menschen kann die Altenhilfe beitragen. Dazu zählen alle Aktivitäten und Hilfeleistungen, die von Familien, Nachbarn, vom Staat, den Wohlfahrtsverbänden und Privatunternehmen zur Verbesserung der Lebensqualität alter Menschen geplant und ausgeführt werden.

# 3 Rahmenbedingungen und Qualitätssicherung

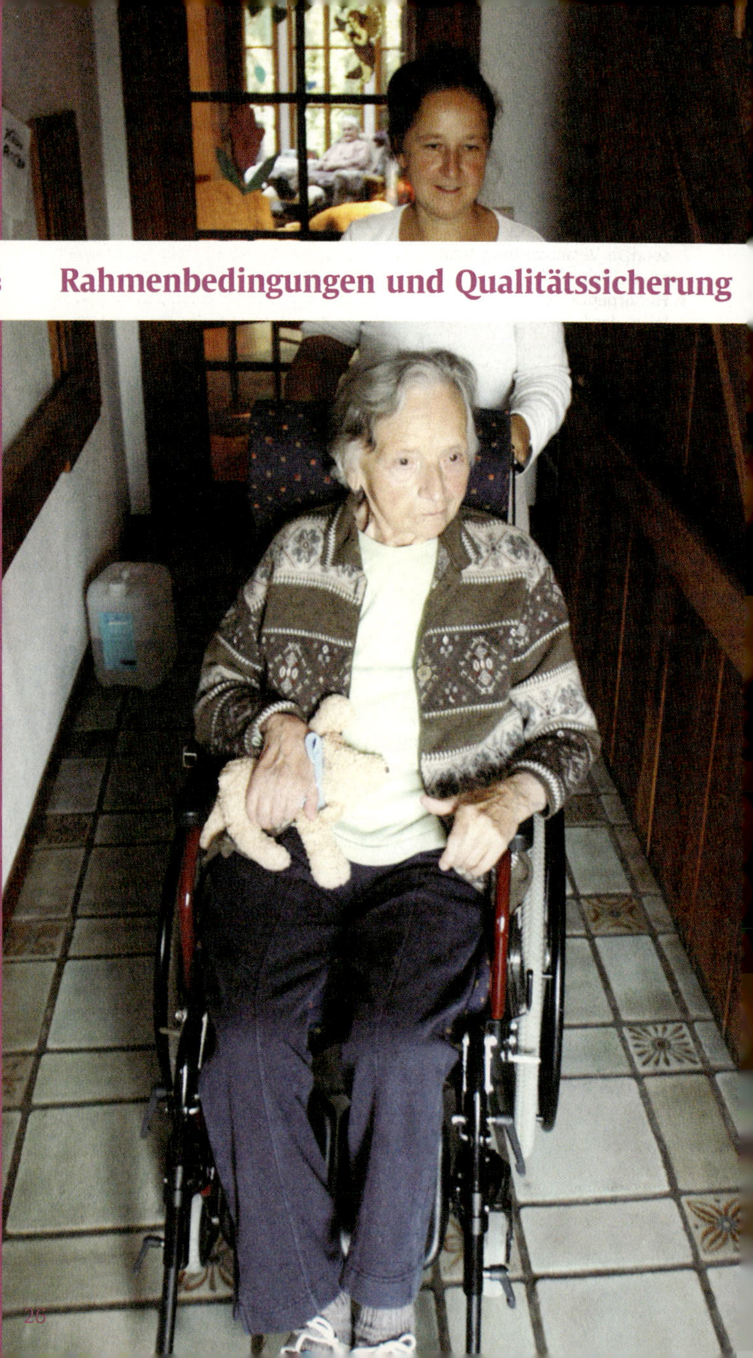

## 3.1 Säulen der Sozialversicherung

Das öffentliche (staatliche) Sicherungssystem ruht auf 4 Säulen:

- **Versicherungsprinzip:** Eine Versicherung schützt die Versicherten vor finanziellen Nachteilen, die durch bestimmte Ereignisse entstehen. Dafür zahlen die Versicherten Beiträge.
- **Versorgungsprinzip:** Ausgleich von Schäden, für die die Allgemeinheit eine besondere Verantwortung trägt, z.B. Kriegsopferversorgung, Opfer von Gewalttaten, Wehrpflichtige. Die Mittel werden aus Steuermitteln erbracht.
- **Fürsorgeprinzip:** Fürsorgeleistungen helfen sozial und individuell, wenn und so lange der Einzelne bedürftig ist. Die Leistungen der Sozialhilfe, der Jugendhilfe und der Gesundheitsfürsorge werden aus Steuermitteln erbracht.
- **Prinzip des sozialen Ausgleichs:** zielt auf ein menschenwürdiges Dasein, indem besondere Belastungen zur Schaffung gleicher Voraussetzungen gemildert werden sollen, z.B. durch Wohngeld, Kindergeld usw.

**Merke:** Die soziale Absicherung gegen die größten Lebensrisiken leisten die gesetzliche Kranken-, Renten-, Unfall-, Arbeitslosen- und Pflegeversicherung. Das Sozialrecht der BRD ist im Sozialgesetzbuch (SGB) festgeschrieben.

### 3.1.1 Versicherungen der gesetzlichen Sozialversicherung

#### Krankenversicherung

Diese hat die Aufgabe, die Gesundheit der Versicherten zu erhalten, wiederherzustellen oder zu bessern. Versicherte sind für ihre Gesundheit mitverantwortlich. Die gesetzliche Krankenversicherung erbringt Leistungen hinsichtlich

- Verhütung von Krankheiten sowie deren Vorsorge und Früherkennung,
- Empfängnisverhütung, Sterilisation Schwangerschaftsabbruch,
- Behandlung einer Krankheit, Schwangerschaft und Mutterschaft.

**Träger und Finanzierung.** Die Träger der gesetzlichen Krankenversicherung sind verschiedene Kassenarten, z.B. Ortskrankenkassen, Ersatzkassen usw. Sie finanziert sich im Wesentlichen aus den Beiträgen der Mitglieder und einem Zuschuss des Bundes.

#### Rentenversicherung

Deren Aufgabe ist die finanzielle Absicherung der Versicherten für den Fall, dass aufgrund von Alter oder Invalidität eine Erwerbstätigkeit nicht mehr ausgeübt werden kann. Leistungen der gesetzlichen Rentenversicherung sind

- Altersrente, Berufsunfähigkeitsrente, Renten wegen Erwerbsminderung,
- Witwen- oder Witwerrente, Halb- und Vollwaisenrente.

**Träger und Finanzierung.** Die gesetzliche Rentenversicherung wird aus Beiträgen finanziert, die jeweils hälftig von Arbeitgebern und Arbeitnehmern getragen werden. Hinzu kommt ein staatlicher Zuschuss aus dem Bundeshaushalt.

#### Pflegeversicherung

Wer in der Pflegeversicherung versichert ist, hat ein Recht auf Hilfe, die in der teilweisen oder vollständigen Übernahme der Verrichtungen des täglichen Lebens, der erforderlichen Anleitung und Beaufsichtigung bzw. in der Unterstützung der eigenständigen Wahrnehmung dieser Funktionen besteht. Zu den Verrichtungen des täglichen Lebens zählen Körperpflege, Ernährung, Mobilität sowie hauswirtschaftliche Versorgung.

> **Definition: Pflegebedürftig** sind Personen, die wegen einer körperlichen, geistigen oder seelischen Krankheit oder Behinderung für die gewöhnlichen und regelmäßig wiederkehrenden Verrichtungen des täglichen Lebens auf Dauer (voraussichtlich für mind. 6 Monate) der Hilfe bedürfen.

## Pflegestufen



Für die Zwecke der Leistungsgewährung sind die pflegebedürftigen Personen eine von 3 Pflegestufen zuzuordnen, die sich am Umfang des individuellen Hilfebedarfs orientieren.

**Pflegestufe I – erhebliche Pflegebedürftigkeit.** Erheblich pflegebedürftig sind Personen, die bei der Körperpflege, der Ernährung oder der Mobilität mind. einmal täglich bei wenigstens 2 der aufgeführten Verrichtungen der Hilfe bedürfen. Zusätzlich werden mehrfach in der Woche Hilfen bei der hauswirtschaftlichen Versorgung benötigt.

**Pflegestufe II – Schwerpflegebedürftigkeit.** Dies sind Personen, die bei der Körperpflege, der Ernährung oder der Mobilität mind. dreimal täglich zu verschiedenen Tageszeiten der Hilfe bedürfen und zusätzlich mehrfach in der Woche Hilfen bei der hauswirtschaftlichen Versorgung benötigen.

**Pflegestufe III – Schwerstpflegebedürftigkeit.** Hierzu gehören Personen, die bei der Körperpflege, der Ernährung oder der Mobilität täglich rund um die Uhr, auch nachts, der Hilfe bedürfen und zusätzlich mehrfach in der Woche Hilfen bei der hauswirtschaftlichen Versorgung benötigen.

**Leistungsvoraussetzungen.** Der Zeitaufwand, den z. B. ein Familienangehöriger für die erforderlichen Leistungen benötigt, muss wöchentlich im Tagesdurchschnitt betragen:

- **Pflegestufe I:** mind. 90 Min., davon mehr als 45 Min. Grundpflege
- **Pflegestufe II:** mind. 3 Std., davon mind. 2 Std. Grundpflege
- **Pflegestufe III:** mind. 5 Std., davon mind. 4 Std. Grundpflege

## Leistungen bei häuslicher Pflege

**Häusliche Pflegehilfe oder Pflegesachleistung.** Pflegebedürftige, die im häuslichen Bereich Pflege und Betreuung durch professionelle Pflegekräfte benötigen, erhalten Grundpflege und hauswirtschaftliche Versorgung als Sachleistung bis zu einem Gesamtwert von:

- **Pflegestufe I**: monatlich bis zu € 420 (ab 1.1.2010: € 440)
- **Pflegestufe II**: monatlich bis zu € 980 (ab 1.1.2010: € 1040)
- **Pflegestufe III**: monatlich bis zu € 1.470 (ab 1.1.2010: € 1.510)

**Pflegegeld für selbst beschaffte Pflegehilfen.** Kann die erforderliche Grundpflege und hauswirtschaftliche Versorgung selbst sichergestellt werden, kann ausschließlich ein Pflegegeld bezogen werden. Es beträgt:

- **Pflegestufe I**: monatlich € 215 (ab 1.1.2010: € 225)
- **Pflegestufe II**: monatlich € 420, (ab 1.1.2010: € 430)
- **Pflegestufe III**: monatlich € 675 (ab 1.1.2010: € 685)

**Weitere mögliche Leistungen:**

- Kombination von Geld- und Sachleistung; Tages- und Nachtpflege
- häusliche Pflege bei Verhinderung der Pflegeperson; Kurzzeitpflege
- Betreuungsleistung bei erheblich eingeschränkter Alltagskompetenz
- Zuschüsse zu pflegebedingtem Umbau der Wohnung; Pflegehilfsmittel
- Pflegekurse für Angehörige und ehrenamtliche Pflegepersonen
- Leistungen zur sozialen Sicherung der Pflegeperson

### Leistungen bei vollstationärer Pflege

Bei vollstationärer Pflege leisten die Pflegekassen nach Pflegestufen gestaffelte Beträge:

- **Pflegestufe I**: monatlich € 1023
- **Pflegestufe II**: monatlich € 1.279
- **Pflegestufe III**: monatlich € 1.470 (ab 1.1.2010: € 1510)
- **Härtefälle**: monatlich € 1.759 (ab 1.1.2010 €: 1825)

Dabei handelt es sich um Pauschalbeträge für die Kosten der Grundpflege, der sozialen Betreuung und der medizinischen Behandlungspflege. Die darüber hinausgehenden Kosten für Unterkunft und Verpflegung (sog. Hotelkosten) sind von den Pflegebedürftigen selbst zu tragen.

### Träger und Finanzierung

Träger sind die Pflegekassen. Wer in der gesetzlichen Krankenversicherung Mitglied ist, ist es auch in der gesetzlichen Pflegeversicherung, und zwar bei der Pflegekasse seiner Krankenkasse. Die Versicherten und Arbeitgeber tragen die Beiträge je zur Hälfte (s.a. Finanzierung von Leistungen, S. 501)

## 3.2 Träger, Dienste und Einrichtungen des Gesundheits- und Sozialwesens

### 3.2.1 Träger des Sozial- und Gesundheitswesens

- **Anbieter auf staatlicher Ebene**: öffentliche Träger, die den Kommunen (Kreis, Stadt, Gemeinden), dem Land oder Bund angehören
- **freie Wohlfahrtspflege**: Gesamtheit aller sozialen Hilfen, die auf freigemeinnütziger Grundlage und in organisierter Form geleistet werden
- **private Träger**: Träger, die ihr Kapital auf eigenes Risiko einsetzen und daher auf Gewinnmaximierung ausgerichtet sind
- **Vereine**: Erfüllung wichtiger Aufgaben im Sozialsystem (Beispiel: Alzheimer Gesellschaft); von Mitgliedern getragen und als gemeinnützig anerkannt
- **Stiftungen**: Bereitstellung von Vermögen durch sog. Stifter für genau definierte Zwecke, z.B. für den Bau eines Altenpflegeheims

#### Wohlfahrtsverbände

In Deutschland erbringt die Wohlfahrtspflege 3 Viertel aller sozialen Dienstleistungen. Zu ihrem Angebot gehören insbesondere Kindergärten, Krankenhäuser, Alten- und Pflegeheime, ambulante Dienste und Beratungsstellen. Zu den größten Wohlfahrtsverbänden in Deutschland gehören:

- Arbeiterwohlfahrt (AWO), Deutsches Rotes Kreuz (DRK)
- Diakonisches Werk der Evangelischen Kirche in Deutschland (DW)
- Deutscher Caritas Verband (DCV), Deutscher Paritätischer Wohlfahrtsverband

### 3.2.2 Dienste und Einrichtungen der Altenhilfe

Die Altenhilfe fasst als Sammelbegriff alle Aktivitäten und Hilfeleistungen zusammen, die von Familien, Nachbarn, dem Staat, den Wohlfahrtsverbänden und Privatunternehmen zur Verbesserung der Lebensqualität alter Menschen geplant und ausgeführt werden. Die Ziele aller Angebote und Maßnahmen der Altenhilfe sind dabei

- menschliche Würde und die individuelle Persönlichkeit,
- möglichst selbstständige Lebensführung, Teilnahme am Leben der Gemeinschaft.

**Merke:** Die Altenhilfe dient vorrangig dazu, alte Menschen zunächst in ihrem privaten Umfeld zu unterstützen. Wenn eine Unterstützung nicht mehr ausreichend durch Angebote der offenen Altenhilfe gewährt ist, kommen Angebote der teilstationären oder stationären Altenhilfe in Frage.

## Struktur der Altenhilfe



### Offene Altenhilfe

Hierzu gehören Selbsthilfegruppen, Initiativen und Vereine wie
- Seniorenbüro, Begegnungsstätten, Reiseangebote für ältere Menschen,
- Veranstaltungsprogramm des Amtes für Soziale Dienste, Bildungsangebote.

**Ziele.**
- Ermöglichung von Engagement, Nutzung des Erfahrungs- und Leistungspotenzials
- Anerkennung der Bildungsbereitschaft und -fähigkeit
- Förderung des physischen und psychischen Wohlergehens

### Ambulante Altenhilfe

Bei Hilfe- und Pflegebedarf stehen ambulante Dienste zur Verfügung. Träger sind Diakonie- bzw. Sozialstation, private häusliche Pflegedienste.

**Ziele.**
- Älteren Menschen ermöglichen, so lange wie gewünscht in der vertrauten häuslichen Umgebung zu bleiben.
- Pflegebedürftige können auch dann zu Hause wohnen, wenn Angehörige die erforderliche Unterstützung nur teilweise übernehmen.

**Leistungen.**
- Beratung und Prävention, um Hilfebedürftigkeit zu vermeiden
- Aktivierung der physischen und psychischen Leistungsfähigkeit, um eigene Ressourcen zur selbstständigen Lebensführung auszuschöpfen
- Übernahme aller pflegerischen Aufgaben der Grund- und Behandlungspflege

## Teilstationäre Altenhilfe

Dazu gehören die Tages- bzw. Nachtpflege, Tagesklinik und Altenbetreuungszentren. Diese Einrichtungen bieten
- Pflege und Behandlung von älteren kranken Menschen während des Tages oder der Nacht durch personelle, räumliche und apparative Ressourcen,
- Ersatz der stationären Unterbringung oder Betreuung von Patienten vor oder nach einer stationären Behandlung.

**Leistungen.**
- Therapie, pflegerische Maßnahmen, Fahrdienste, Beratung, Veranstaltungen
- medizinische und pflegerische Rehabilitation

## Stationäre Altenhilfe

Hierzu gehören das Altenpflegeheim und das Altenwohnheim. Zu den Einrichtungen der stationären Altenhilfe zählen:
- Kurzzeitpflege, Hausgemeinschaften, Wohngemeinschaften
- Altenheime, Pflegeheime, Hospiz

**Leistungen.**
- aktivierende Pflege und Betreuung sowie wirtschaftliche Versorgung
- Möglichkeiten des Kontakts zur Vermeidung von Isolation

#### Gesetzliche Grundlagen der Altenhilfe

Der Schwerpunkt der gesetzlichen Grundlagen ist in der Renten- und Sozialpolitik begründet. Im Sozialgesetzbuch (SGB) finden sich die gesetzlichen Grundlagen. Im § 1 SGB I werden u.a. folgende Aufgaben benannt:

- ein menschenwürdiges Dasein sichern
- besondere Belastungen des Lebens abwenden, auch durch Hilfe zur Selbsthilfe

Die im Sozialgesetzbuch XI fixierte Pflegeversicherung sichert die Pflegebedürftigkeit als Lebensrisiko ab und gewährt bei Erfüllung bestimmter Voraussetzungen genau definierte Leistungen (S. 27).



**Merke:** Wenn eine Person als finanziell bedürftig eingestuft wird, da weder die Leistungen aus der Pflegeversicherung noch der Rente die Pflegekosten decken können, tritt das 12. Buch des Sozialgesetzbuchs (früher: Bundessozialhilfegesetz) in Kraft.

## 3.3 Vernetzung, Koordination, Kooperation

Alte und pflegebedürftig gewordene Menschen benötigen oft von verschiedenen Seiten Unterstützung. Um eine verlässliche Versorgung zu erreichen, muss das Handeln vieler Beteiligter vernetzt und koordiniert werden, z.B. durch Pflegekonferenzen, Beratungsstellen für pflegebedürftige Menschen und ihre Angehörigen sowie ein kooperatives Schnittstellenmanagement.

### 3.3.1 Pflegekonferenzen

**Definition:** Die **Pflegekonferenz** ist ein örtliches Fachgremium. Bei Pflegekonferenzen treffen sich alle an der Pflege Beteiligten, um die pflegerischen Angebote qualitativ weiterzuentwickeln, zu sichern und zu vernetzen.

**Gesetzliche Grundlage.** Die gesetzliche Grundlage für die Zusammenarbeit bei der pflegerischen Versorgung der Bevölkerung findet sich in § 8 des Elften Sozialgesetzbuches (SGB XI). In diesem Paragrafen werden Länder, Kommunen, Pflegeinrichtungen und Pflegekassen zur Zusammenarbeit aufgefordert. Das SGB XI legt zugleich wichtige Regelungen zur Ausführung in die Zuständigkeit der Landesgesetzgebung.

#### Aufgaben der Pflegekonferenz

Zu nennen ist hier die Mitwirkung bei der Sicherung, der Vernetzung und qualitativen Weiterentwicklung der pflegerischen Angebotsstruktur durch:

- Förderung der Beteiligung Betroffener an Fragen der Sicherung der Pflege
- Mitwirkung an kommunalen Pflegeplanungen bzw. Pflegeplänen
- Vorstellung vorgesehener Konzeptionen neuer Pflegeeinrichtungen
- koordinierte Aufgabenwahrnehmung der an der Pflege beteiligten Akteure, insbesondere im Bereich der Beratung und des Fallmanagements
- Abstimmung der Beratung von Pflegebedürftigen Kommunen, Pflegekassen und anderer an der pflegerischen Versorgung Beteiligten
- Einbeziehung von Erfahrungsberichte der Heimaufsicht in die Beratungen

### 3.3.2 Pflegestützpunkte

Pflegestützpunkte ergänzen die Beratung zu einer verbesserten Versorgung im Sinne des Fallmanagements. Im Pflegestützpunkt berät ein dort verankerter Pflegebegleiter den pflegebedürftigen Menschen und seine Bezugspersonen kostenlos. Ziele sind:

- bessere wohnortnahe und quartiersbezogene Abstimmung
- Vernetzung der Angebote unter Einbindung vorhandener Strukturen

3

#### Aufgaben

- Auskunft und Beratung zu Rechten und Pflichten nach den Sozialgesetzbüchern, zur Auswahl und Inanspruchnahme von Sozialleistungen und sonstigen Hilfsangeboten
- Koordinierung aller für die wohnortnahe Versorgung und Betreuung notwendiger pflegerischer, sozialer, medizinischer und anderer gesundheitlicher Unterstützungsangebote
- Hilfestellung bei der Inanspruchnahme der Leistungen
- Bereitstellung und Vernetzung aufeinander abgestimmter pflegerischer und sozialer Versorgungs- und Betreuungsangebote

**Aufgaben des Pflegebegleiters.**

- Ermittlung und Feststellung des gesundheitlichen, pflegerischen und sozialbetreuerischen Hilfebedarfs
- Zusammenstellung von individuellen Hilfe- und Unterstützungsangeboten
- Unterstützung bei der Umsetzung und der Inanspruchnahme der erforderlichen Leistungen

### 3.3.3 Kooperation an Schnittstellen

> **Definition:** Eine **Schnittstelle** entsteht durch Überschneidung zweier Prozesse (Abb. 3.1). An der Schnittstelle geht die Verantwortung zwischen zwei Prozessschritten von einer Person auf eine andere oder von einer Organisationseinheit auf eine andere über.

#### Schnittstellenmanagement

Das Schnittstellenmanagement dient der individuellen und bedarfsgerechten Versorgung bzw. Leistungserbringung. Schwerpunkte sind Zuständigkeiten, Information, Kommunikation und Kooperation. Beispiele für Schnittstellen sind:

1. **interne Schnittstellen**:
   - Frühschicht – Spätschicht – Nachtschicht (z. B. Übergabe)
   - Pflege – Sozialdienst – Bewohner usw.
2. **externe Schnittstellen**:
   - ambulante Versorgung mit den Schnittstellen häuslicher Pflegedienst, Fahrbarer Mittagstisch, Nachbarin, Hausnotrufdienst, Arzt, Mobilitätshilfsdienst usw.
   - Krankenhauseinweisung mit den Schnittstellen Pflege, Hausarzt, Transport, Pflegeüberleitungsbogen, Einweisung, Krankenhaus, Heimverwaltung
   - Krankenhausentlassung mit den Schnittstellen Sozialdienst, Pflege, Ärzte, Angehörige rehabilitative Einrichtungen usw.

***Abb. 3.1 Schnittstellen beim Umgang mit Wäsche.*** *Der Wäscheprozess ist gelb gekennzeichnet; der Pflegeprozess grün. Die Schnittstelle beider Prozesse ist der Abwurf bzw. die Sortierung von Schmutzwäsche.*

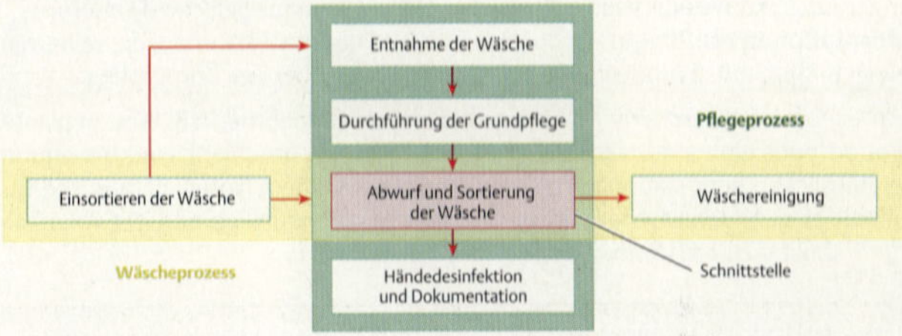


# 3.4 Pflegeüberleitung

> **Definition:** Die **Pflegeüberleitung** umfasst alle Aufgaben des Managements und der Beratung, aber auch alle Handlungen, Gedanken und Gefühle, die beim Übergang eines Betroffenen von einer Einrichtung in die andere für eine kontinuierliche Pflegequalität sorgen.

## 3.4.1 Ziele

- Sicherstellung der Pflegekontinuität auf hohen Qualitätsniveau beim Übergang des Betroffenen zwischen den Institutionen bzw. Betreuungsformen
- Schaffung der fachlichen, personellen und materiellen Voraussetzungen, um eine pflegebedarfsorientierte Weiterversorgung zu sichern
- Erhaltung bzw. Wiedererlangung der größtmöglichen Selbsthilfefähigkeiten des Patienten

## 3.4.2 Maßnahmen

Folgende Fragen müssen für eine gute Zusammenarbeit aller beteiligten Berufsgruppen geklärt sein:

- Wer übernimmt die Abstimmung mit der Folgeeinrichtung?
- Wer informiert wen und wann worüber?
- Welche konkreten Vorbereitungen müssen getroffen werden?

In der verlegenden Einrichtung gehören zu den Aufgaben der Pflegenden:

- unmittelbare Vorbereitungsarbeiten (z.B. das Helfen beim Packen)
- Koordination der notwendigen Maßnahmen/Termine, z.B. Transport
- Information von Therapeuten und anderen Fachpersonen
- Erstellung des Überleitungsberichts

### Überleitungsbericht

Die Kontinuität der Betreuung kann nur gewährleistet werden, wenn Informationen über den Patienten umfassend und möglichst zeitnah der Folgeeinrichtung verfügbar gemacht werden. Ein Überleitungsbericht dient dazu, das gewonnene Wissen über den Betroffenen weiter zu nutzen, um Pflegemaßnahmen fachgerecht fortzuführen.

Anforderungen

- **Informationen zur Person**: z.B. Personalien, Angehörige, Ansprechpartner
- **Informationen zum Pflegebedarf**: z.B. physischer, psychischer und psychosozialer Zustand, Kommunikation, Orientierung, Vorerkrankungen, Medikation
- **Informationen zur Pflege**: alle durchgeführten Pflegemaßnahmen, die weiterhin relevant sind, z.B. Wundversorgung, Unterstützung bei der Körperpflege



Sofern es sich nicht um eine im Voraus bekannte Maßnahme, z.B. eine geplante Operation oder eine stationäre Rehabilitation handelt, geschieht eine Verlegung in der häuslichen oder stationären Altenpflege oft aus einem Notfall heraus. Hierfür empfiehlt es sich, den Überleitungsbericht bereits individuell vorbereitet vorzuhalten und situativ zu ergänzen.

**Merke:** Die Kontinuität der Betreuung kann nur gewährleistet werden, wenn der Folgeeinrichtung Informationen über den Betroffenen umfassend und zeitnah verfügbar gemacht werden.

## 3.5 Qualitätssicherung – ein Überblick

**Definition:** Gemäß der Deutschen Gesellschaft für Qualität e.V. (DGQ) umfasst **Qualitätssicherung** alle Maßnahmen eines Unternehmens, die der Schaffung, Sicherung und Verbesserung der Qualität dienen. (http://www.dgq.de)

**Pflegequalitätssicherung im Sozialgesetzbuch.** Die Sicherung von Pflegequalität ist gesetzlich festgeschrieben. Die entsprechenden Gesetze haben eine hohe und transparente Pflegequalität und ein intelligentes Qualitätsmanagement zum Ziel. Man unterscheidet externe und interne Maßnahmen zur Qualitätssicherung.

### 3.5.1 Externe Qualitätssicherung

**Verbraucherschutz.** Er stellt finanzielle, fachliche und sachliche Hilfen durch Beratung und Entscheidungshilfen sicher, z.B. zu Heimverträgen oder zur Wahl eines Pflegeheims. Ziel ist eine Qualitätssteigerung der Pflegeeinrichtungen durch verstärkte Transparenz, Kundenorientierung und Vergleichbarkeit.

**Beschwerdestellen.** Interne Beschwerden werden direkt in der Einrichtung erfasst; externe Beschwerden z.B. von Heimaufsicht, MDK, Ombudsstellen usw. Ziel ist das Abstellen der Probleme, die zu einer Beschwerde geführt haben.

**Internationale Qualitätsmanagementsysteme.** Ein Qualitätsmanagementsystem, das jede Einrichtung auswählen sollte, basiert i.d.R. auf ISO 9001 oder EFQM. Hier ist festgelegt, wie die Leitung über Steuerung der Ressourcen, Mitarbeiter und Prozesse die Pflege und Betreuung sicherstellt.

**Zertifizierung.** Hat die Einrichtung die Anforderungen des Qualitätsmanagementsystems erfüllt, kann sie ein Zertifikat erwerben. Die Zertifizierung wird von einer staatlich anerkannten Zertifizierungsgesellschaft durch eine Prüfung von Unterlagen und einer Prüfung der Einrichtung vorgenommen.

**Qualitätskonferenzen.** Dies sind Zusammenkünfte, um Qualitätsthemen zu erörtern, beraten oder zu erarbeiten. Es gibt allgemeine qualitätsbezogene Themen (Prozesse, Kundenrückmeldungen u.a.), aber auch pflegespezifische Qualitätsthemen (Sturz, Pflegeassessment u.a.).

**Medizinischer Dienst der Krankenkassen (MDK).** Der Medizinische Dienst der Krankenkassen (MDK) ist der zentrale Akteur bei Fragen der Qualitätssicherung in Pflegediensten und Einrichtungen. Er prüft durch Begehung, Einsicht in die Unterlagen, Mitarbeiterbefragung und Klientenbegutachtungen. Prüfthemen sind u.a.:

- Personalausstattung, Personaleinsatz, Konzepte, Qualitätsmanagement
- Hygiene, Pflegeprozess, Pflegedokumentation, Behandlungspflege

Nach der Qualitätsprüfung wird ein Bericht erstellt. Bei Mängeln wird die Einrichtung beraten oder es erfolgen Auflagen. Die Pflegekassen werden informiert. Die Einrichtung teilt den Pflegekassen, der Heimaufsicht und dem MDK einen Maßnahmenplan mit, welche Auflagen sie wann und wie erfüllen wird.



## 3.5.2 Interne Qualitätssicherung

### Innerbetriebliche Strategien

**Struktur, Prozess, Ergebnis.** Jede Einrichtung benötigt Strukturen, arbeitet in Prozessen (z.B. Klientenaufnahme, Dekubitusprävention) und erzielt Ergebnisse:

- **Strukturebene**: materielle und personelle Ressourcen, Organisation
- **Prozessebene**: alle Aktivitäten und Tätigkeiten von Personal und Klienten
- **Ergebnisebene**: Gesundheitszustand und Selbstständigkeit der Klienten u.a.

**Merke:** Prozesse werden im Qualitäts-Handbuch beschrieben, etwa als Fließtext (z.B. Arbeitsrichtlinie, Standard), Flussdiagramm oder Checkliste.

**Interne Audits.** Ist der Prozess beschrieben, muss er überwacht werden. Dazu führt die Qualitätssicherung interne Audits (Untersuchungen) durch – entweder als Dokumentenauswertung, als Befragung oder durch teilnehmende Beobachtung.

**Stellenbeschreibung.** Altenpflegefachkräfte haben verschiedene Arbeitsgebiete. Die Stellenbeschreibung gibt der Pflegenden eine Orientierung, welche Aufgaben von ihr im jeweiligen Einsatzgebiet verlangt werden.

### Pflegekonzept

Dies definiert das pflegerische Angebot und dient allen am Pflegeprozess Beteiligten als Handlungsorientierung. Zum Pflegekonzept zählt u.a. Folgendes:

- **Pflegemodell** , z.B. nach Dorothea Orem oder Monika Krohwinkel
- **Pflegesystem**, z.B. die heute erwartete Bezugspflege (S. 48)
- **Pflegeprozess**, der aus 6 Schritten besteht (S. 69)
- **Pflegedokumentation** als Werkzeug und Nachweis (S. 75)

### Leitbild

Dieses soll hinsichtlich der Interessenpartner, der Mission und der Vision der Einrichtung Aussagen zu Werten enthalten, z.B. über Menschenbild, -würde, Privat- und Intimsphäre sowie Pflegeverständnis und Arbeitsmethoden.

### Pflegevisite

Ziele sind die systematische Überprüfung der Pflegequalität und Überprüfung der durchgeführten Pflegemaßnahmen sowie das Erfassen der Zufriedenheit der Klienten und deren Angehörigen bzw. Bezugspersonen. Aspekte der Pflegevisite sind insbesondere:

- körperliche und psychische Situation, räumliches und soziales Umfeld
- Pflegedokumentation, Pflegeprozessplanung, Pflegeverlauf, adäquate Pflege

**Durchführung und Umsetzung.** Die Pflegevisite wird mit der für die Klientin verantwortlichen Bezugspflegefachkraft gemeinsam durchgeführt, und zwar anhand eines Formblattes, das ausgefüllt als Protokoll dient. Die Ergebnisse der Pflegevisite werden im fortlaufenden Prozess umgesetzt. Dazu wird für die einzuleitenden Maßnahmen ein Termin festgelegt. Die Pflegende gibt der Fachvorgesetzten eine Rückmeldung über den Abschluss der Maßnahmen bzw. Schwierigkeiten im Umsetzungsprozess.



### Pflegestandards

Pflegestandards geben eine für den Pflegeprozess einzuhaltende Arbeitsweise vor, damit die gewünschten Ergebnisse der Dienstleistung eintreten. Der Pflegestandard ist deswegen immer schriftlich fixiert. Er dient der fachgerechten, fehlerfreien Durchführung der Pflege.

### Qualitätszirkel

Ziel des Qualitätszirkels ist die Verbesserung und die Meinungsbildung bei der Bearbeitung verschiedener Themen. An der Qualitätszirkelarbeit sollen ausreichend Pflegende einer Einrichtung, die für die direkte Leistungserbringung zuständig sind, beteiligt sein.

### Kundenbefragungen

Befragungen geben Hinweise auf Kundenzufriedenheit und Kundenwünsche. Durch sie erhalten Pflegende ein Feedback zu der von ihnen erbrachten Dienstleistung. Angehörige sollten bei Kundenbefragungen einbezogen werden, gerade bei demenziell erkrankten Menschen.

## 3.6 Fachaufsicht

**Definition:** Die **Fachaufsicht** beschreibt die Verantwortung und die Aufgabenstellung der verantwortlichen Pflegefachkraft.

Synonym: Pflegedienstleitung, PDL

### 3.6.1 Fachliche Voraussetzungen

Dies sind im Sinne des SGB XI:

- Erlaubnis zur Führung der Berufsbezeichnung
- hauptberufliche Berufsausübung von mind. 2 Jahren in den letzten 5 Jahren
- Abschluss einer Weiterbildungsmaßnahme zur leitenden Funktion

### 3.6.2 Bereiche der Organisationsverantwortung

- Anwendung der beschriebenen Qualitätsmaßstäbe im Pflegebereich
- fachliche Planung der Pflegeprozesse
- fachliche Führung der Pflegedokumentation
- am Pflegebedarf orientierte Dienstplanung der Pflegekräfte
- regelmäßige Durchführung der Dienstbesprechungen im Pflegebereich

**Merke:** Die Fachaufsicht gewährleistet eine individuelle, angemessene und hinreichende Pflege. In der Lenkung der klinischen Wirklichkeit liegt das Hauptaugenmerk auf der Abwehr von Schäden für die Pflegebedürftigen und somit auch für die Einrichtung.

### Direkte Pflege

Dazu gehören die Begleitung des Pflegeprozesses mit den 13 ABEDL (Aktivitäten, Beziehungen und existenziellen Erfahrungen des Lebens) und seine Steuerung.

### Indirekte Pflege

- **Leitbild**:
  - Implementierung, Verbreitung, Orientierung am Arbeitsalltag
- **Pflegekonzept**:
  - Pflegetheorien als Basis, Aktualität und Anpassung durch Evaluation
  - Handlungsausrichtung, Pflegeprozessdarstellung
- **Management**:
  - Qualifikation der Mitarbeiter, Planung der Fort- und Weiterbildung
  - Qualitätssicherung und -entwicklung, Führung
- **Qualitätsentwicklung**:
  - Entscheidung für ein QM-Konzept, Bezug zum Arbeitsalltag
  - Beschwerdemanagement, Instrumente der Qualitätssicherung
- **Pflegeorganisation**:
  - Ziele der Pflege und Betreuung, Fachkompetenz der Mitarbeiter
- **Aufbauorganisation**: Stellenbeschreibung, Organigramm
- **Ablauforganisation**: Arbeitsstrukturierungen, Dienstplanung, Kontinuität
- **Praxisanleitung und Begleitung**:
  - Einarbeitungskonzept, Reflexion, Mitarbeitergespräche
  - Lernangebot, -struktur für Auszubildende (Rahmenlehrplan)
  - Implementierung von Praxisanleitung/Mentoren
- **Kooperation mit anderen Berufsgruppen**:
  - Schnittstellenbewältigung, Bewohnerorientierung
  - Mitwirkung der ärztlichen Therapie und Diagnostik
- **Schaffung fördernder Rahmenbedingungen**:
  - Ermittlung des Pflegebedarfs und notwendige Leistungserbringung
  - Anwesenheit der Pflegefachkraft (24 Std.), Kooperationen
  - Adaption der Expertenstandards als aktueller Wissensstand

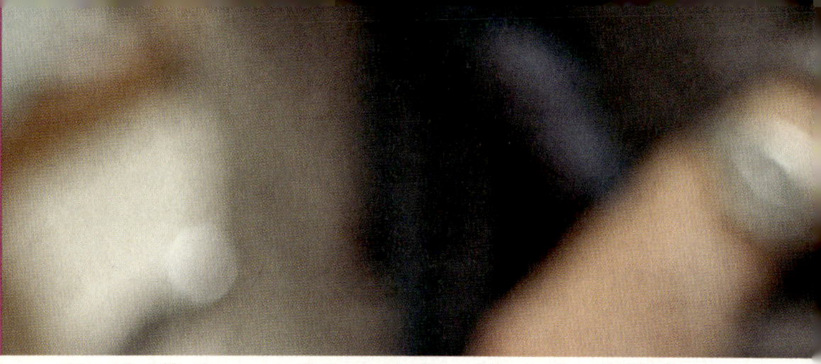

# 4 Rechtliche und betriebswirtschaftliche Rahmenbedingungen

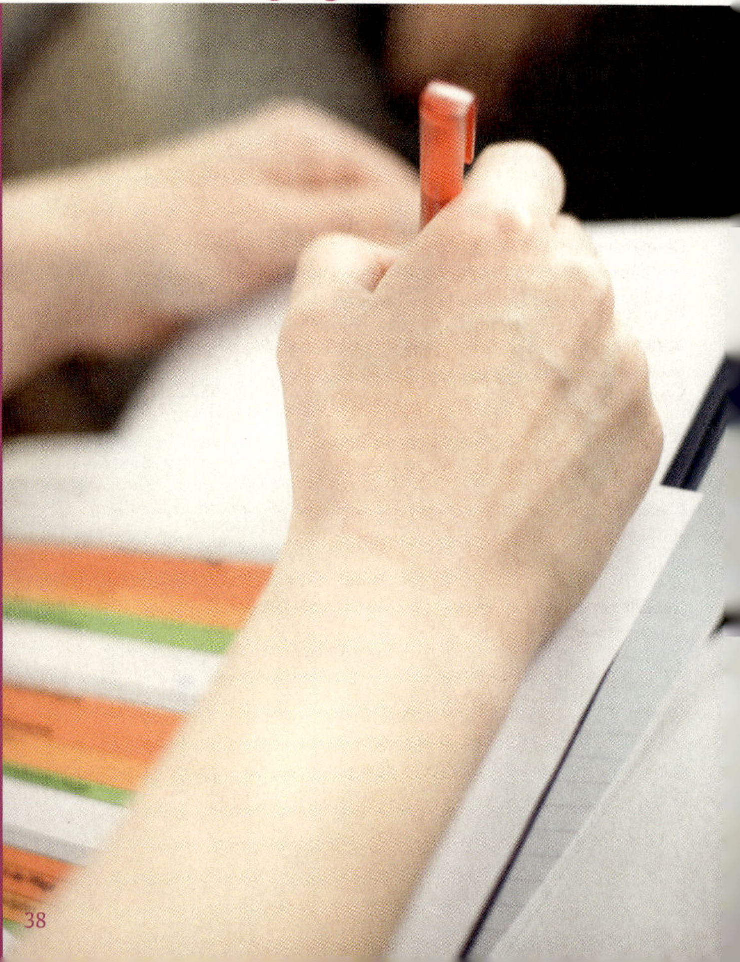

# 4.1 Grundrechte

Die Grundrechte sind geltendes Recht und binden insbesondere die Gesetzgebung, die vollziehende Gewalt und die Rechtsprechung. Dies bedeutet, dass der Gesetzgeber nur solche Gesetze beschließen kann, die im Einklang mit den Grundrechten stehen.

**Merke:** Grundrechte sichern den Schutz des Einzelnen gegenüber dem Staat. Fühlt sich ein Bürger durch den Staat in seinen Grundrechten verletzt, kann er das Bundesverfassungsgericht anrufen, wenn die anderen Rechtswege ihm nicht geholfen haben.



## 4.1.1 Geltungsbereich der Grundrechte

Kein Grundrecht kann völlig schrankenlos gewährt werden, da sonst ein Miteinander nicht möglich wäre. Einschränkungen der Grundrechte gibt es wie folgt:

**Auslegung.** Zunächst hat der Geltungsbereich eines Grundrechtes dort seine Grenze, wo seine Reichweite endet. Um diese zu bestimmen, muss durch Auslegung des Wortlautes der Inhalt des jeweiligen Grundrechtes untersucht werden.

**Grundrechtsimmanente Schranken.** Diese Schranken sind in dem jeweiligen Grundrecht selbst enthalten und dem Wortlaut des jeweiligen Grundrechtsartikels zu entnehmen.

**Gesetzesvorbehalt.** Bestimmte Grundrechte enthalten die Ermächtigung des Gesetzgebers, dass dieser aufgrund eines Gesetzes das Grundrecht beschränken darf – laut Grundgesetz in Art. 19 II GG jedoch in keinem Fall ein Grundrecht in seinem Wesensgehalt antasten.

**Verwirkung von Grundrechten.** Wer bestimmte Grundrechte, wie Freiheit der Meinungsäußerung, Pressefreiheit und andere, die in Art. 18 GG abschließend aufgezählt sind, zum Kampf gegen die freiheitliche demokratische Grundordnung missbraucht, verwirkt diese Grundrechte. Diese Verwirkung kann nur vom Bundesverfassungsgericht ausgesprochen werden.

**Gemeinschaftsvorbehalt.** Jeder kann ein Grundrecht ausüben, soweit er nicht die Rechte anderer verletzt. Soweit zwei Grundrechte aufeinanderstoßen oder sich überschneiden, findet die Grundrechtsbegrenzung durch gegenseitiges Abwägen statt.

## 4.1.2 Einteilung der Grundrechte

**Menschenrechte.** Ausgangspunkt für diese Rechte ist die Würde des Menschen, die unveräußerlich und unverzichtbar ist. Die Menschenrechte sind dem Menschen von Natur aus gegeben und nicht erst vom Gesetzgeber geschaffen. Allen Menschen zustehende Rechte sind z.B.:

- Menschenwürde, freie Entfaltung der Persönlichkeit, Recht auf Leben
- Recht auf körperliche Unversehrtheit, Gleichheit vor dem Gesetz
- Glaubens- und Gewissensfreiheit, Meinungsfreiheit

**Bürgerrechte.** Bei diesen handelt es sich um spezielle Grundrechte. Sie stehen nur den Staatsangehörigen zu, d.h. die Bürgerrechte des Grundgesetzes nur den Deutschen.

**Merke:** Menschenrechte sind für alle Menschen geltende Grundrechte. Bürgerrechte sind für deutsche Staatsangehörige geltende Grundrechte.

## 4.1.3 Einzelne Grundrechte

### Schutz der Menschenwürde (Artikel 1 GG)

Im Schutz der Menschenwürde kommt der wichtigste und oberste Grundsatz des Grundgesetzes zum Ausdruck. Jeder Mensch ist wertvoll und Träger einer Würde, die ihm niemand nehmen darf und auf die er nicht verzichten kann. Diese Würde zu achten und zu schützen ist die Aufgabe und die Pflicht des Staates. Alle nachfolgenden Rechte sind letztlich nur eine Konsequenz dieses Grundsatzes.



**Merke:** „Die Würde des Menschen ist unantastbar" (Art. 1 I GG). Dieses Grundrecht des Schutzes der Menschenwürde darf nicht geändert werden.

### Freiheit der Person (Artikel 2 GG)

Das Recht auf Freiheit der Person ist das Hauptfreiheitsrecht im Grundgesetz. Immer dann, wenn kein spezielles Grundrecht eingreift, kann auf dieses zurückgegriffen werden.

**Freie Entfaltung der Persönlichkeit.** Mit diesem Grundrecht wird dem Menschen die größtmögliche Freiheit gewährt, und er hat das Recht, sein Leben selbst zu bestimmen, soweit nicht die Rechte anderer verletzt werden.

**Recht auf Leben, körperliche Unversehrtheit und Freiheit.** Durch dieses Recht wird der Mensch vor Eingriffen in seine Person und seine Freiheit geschützt. In dieses Grundrecht darf nur durch ein Gesetz eingegriffen werden. Hierbei muss jedoch der Kern des Grundrechtes erhalten bleiben.

### Gleichheit vor dem Gesetz (Artikel 3 GG)

Aus der Würde des Menschen ist abzuleiten, dass grundsätzlich jeder Mensch gleich wertvoll ist. So soll sachlich Gleiches gleich, aber sachlich Unterschiedliches durchaus ungleich behandelt werden. Das Maß der ungleichen Behandlung ergibt sich dann aus dem zugrunde liegenden sachlichen Grund.

### Meinungsfreiheit (Artikel 5 GG)

Das Grundrecht auf Meinungsfreiheit ist eines der wichtigsten Grundrechte in einer freiheitlich demokratischen Grundordnung. Diese kann nur funktionieren, wenn die Vielfalt im Denken zum Ausdruck kommen und Kritik, insbesondere am Staat, laut geäußert werden darf.

# 4.2 Schweigepflicht und Datenschutz

**Merke:** Laut Strafgesetzbuch (StGB) kommt der Schweigepflicht und dem Datenschutz in den Heilberufen erhöhte Bedeutung zu, da das Personal private und intime Dinge der ihm anvertrauten Menschen erfährt.

### 4.2.1 Geheimnis

**Definition:** Unter der **Verletzung von Privatgeheimnissen** versteht man die unbefugte Weitergabe von persönlichen Daten des Patienten.

Nur ein bestimmter Personenkreis, bei dem eine Vertrauensstellung zum wichtigen Bestandteil des Berufes gehört, kann sich einer Verletzung von Privatgeheimnissen strafbar machen (§ 203 StGB): Für Ärzte, Pflegende, aber auch die in Ausbildung befindlichen Schüler, gelten zunächst alle mit der Krankenbehandlung im Zusammenhang stehenden Umstände wie Krankheitsgeschichte, Untersuchungsbefunde, Aufzeichnungen des Arztes o.ä. als geheim.



**Anvertrautes Geheimnis.** Das Geheimnis muss dem Pflegenden in seiner Eigenschaft als Angehöriger seiner Berufsgruppe mitgeteilt worden sein. Das gilt auch dann, wenn der Geheimnisträger in seiner Freizeit, d.h. nicht während der Ausübung seiner beruflichen Tätigkeit, ein Geheimnis als Angehöriger seines Berufsstandes erfahren hat.

**Sonst bekannt gewordenes Geheimnis.** Der Geheimnisträger erfährt das Geheimnis anders als durch Anvertrauen, jedoch ebenfalls in innerem Zusammenhang mit der Ausübung seines Berufes. Es sind z.B. Tatsachen, die dem Geheimnisträger bei Ausübung seiner beruflichen Tätigkeit bekannt werden, wie die Feststellung einer dem Patienten selbst unbekannten Erkrankung.

**Offenbaren eines Geheimnisses.** Offenbart ist das Geheimnis, wenn die geheime Tatsache als solche und die Person, die diese Tatsache betrifft in irgendeiner Weise einem anderen mitgeteilt worden sind. Ein Offenbaren liegt auch dann vor, wenn das Geheimnis einem anderen, seinerseits zur Verschwiegenheit Verpflichteten mitgeteilt wird. Die Offenbarung des Geheimnisses ist strafbar, wenn sie unbefugt geschieht.

**Merke:** Die Schweigepflicht besteht grundsätzlich auch gegenüber der Polizei. Unter „Entbindung von der Schweigepflicht" versteht man die Zustimmung des Bewohners.

#### Befugnisse

Es gibt eine Vielzahl von Befugnissen, die es erlauben, anderen Personen Geheimnisse mitzuteilen.

**Zustimmung, Einwilligung.** Es muss die Zustimmung desjenigen vorliegen, den das Geheimnis betrifft. Die Zustimmung ist jederzeit widerrufbar und kann auch auf bestimmte Tatsachen beschränkt werden. Bei der Mitteilung an Ehegatten und Angehörige des Bewohners wird man nicht in jedem Fall davon ausgehen können, dass der Betroffene einverstanden ist.

**Mutmaßliche Einwilligung.** Eine mutmaßliche Einwilligung liegt vor, wenn der Bewohner, könnte er gefragt werden, seine Zustimmung erteilen würde, oder wenn ohne Weiteres davon ausgegangen werden kann, dass er einverstanden ist.

**Notstand.** Aus Notstand kann die Offenbarung gerechtfertigt sein, wenn es um die Abwendung ernstlicher Gefahren für Leib und Leben geht. Dies setzt voraus, dass dem Wunsch des Bewohners auf Verschwiegenheit ein anderes wichtiges, höherwertiges Rechtsgut gegenübersteht.

**Befugnis aufgrund gesetzlicher Vorschriften.** Gemäß Strafgesetzbuch besteht eine Verpflichtung für jedermann, auch den Schweigepflichtigen, zur Anzeige von bestimmten geplanten Verbrechen. Es handelt sich dabei um gravierende, einzeln aufgeführte Straftaten (z.B. Vorbereitung eines Angriffskrieges, Mord).

**Wahrung eigener Interessen.** Zur Wahrung seiner eigenen Interessen ist der Schweigepflichtige berechtigt, Umstände zu offenbaren, die seiner Verteidigung oder der Durchsetzung zivilrechtlicher Ansprüche dienen.

> **Merke:** Gemäß dem Gesetz zur Bekämpfung von Geschlechtskrankheiten des Bundesseuchengesetzes besteht eine Verpflichtung, bestimmte Krankheiten mitzuteilen.



### Verletzung des Briefgeheimnisses

Zu einer Verletzung der Schweigepflicht kann es auch kommen, wenn Mitarbeiter im Pflegeheim Post öffnen, die nicht für sie bestimmt ist. Nach dem § 202 StGB macht sich u.a. strafbar, wer unbefugt einen verschlossenen Brief, der nicht zu seiner Kenntnis bestimmt ist, öffnet.

### Pflegevisite

Soweit in der häuslichen oder stationären Altenpflege eine Pflegevisite durchgeführt wird, ist darauf zu achten, dass Mitbewohner oder andere Anwesende keinerlei Dinge erfahren, die der Betroffene nicht offenbaren will. Man kann keinesfalls davon ausgehen, dass der Betroffene mit der Weitergabe seiner Daten an den Mitbewohner einverstanden ist. Dies gilt auch für Informationen privater Natur.

### 4.2.2 Datenschutz

Ärzte und Pflegeheime dürfen nicht beliebig über die Namen und Daten von Patienten bzw. Bewohnern verfügen. Sie sind hierdurch durch die ärztliche Schweigepflicht und durch das Bundesdatenschutzgesetz und die einzelnen Datenschutzgesetze der Länder (je nach Träger der Daten) gehindert. Sie gelten für die Erhebung, Verarbeitung und Nutzung personenbezogener Daten (s. Dokumentation, S. 75).

## 4.3 Arbeits- und Zivilrecht

### 4.3.1 Arbeitsverhältnis und Kündigung

**Arbeitsverhältnis.** Das Arbeitsverhältnis ist näher bestimmt durch:

- **Arbeitsvertrag**: Tätigkeit des Arbeitnehmers, Höhe des Lohnes, Arbeitszeit
- **Gesetz**: Arbeitszeitgesetz Schwerbehindertengesetz, Mutterschutzgesetz u.ä.
- **Tarifvertrag**: Regelungen für tarifgebundene Arbeitgeber und Arbeitnehmer
- **betriebliche Übung**: Gewohnheiten und Bräuche der betrieblichen Praxis
- **Direktionsrecht**: Der Arbeitgeber kann das Arbeitsverhältnis einseitig gestalten und hat die Arbeitsleistung nach Art, Ort und Zeit zu bestimmen.

**Kündigung.** Die Kündigung ist eine einseitige Willenserklärung; es genügt, wenn sie einer der beiden Vertragspartner dem anderen gegenüber erklärt. Bestimmte Gesetze zum Schutz des Arbeitnehmers (z.B. Kündigungsschutzgesetz) und abweichende Regelung im Tarifvertrag können in die Kündigung eingreifen.

### 4.3.2 Arbeitszeugnis

Bei Beendigung des Arbeitsverhältnisses hat der Arbeitnehmer einen Anspruch auf ein schriftliches Zeugnis. Das Zeugnis muss der Wahrheit entsprechen.

**Inhalte des einfachen Zeugnisses:**

- Beschreibung der übertragenen Arbeitsplätze
- evtl. Leitungsbefugnisse, Fortbildungsmaßnahmen

**Inhalte des qualifizierten Zeugnisses:**

- Arbeitsumfang, Güte, Tempo, Ökonomie, Fachkenntnisse
- Arbeitsbereitschaft, Ausdrucksvermögen, Verhandlungsgeschick

### 4.3.3 Tarifvertragsparteien und Tarifvertrag



- Tarifvertragsparteien sind Gewerkschaften und Arbeitgeber oder Arbeitgeberverbände. Sie handeln einen schriftlichen Vertrag aus, den Tarifvertrag.
- Der Tarifvertrag beinhaltet Rechte und Pflichten der Tarifpartner und Rechtsnormen zum Inhalt, Abschluss und zur Beendigung von Arbeitsverhältnissen.
- Der Inhalt des Tarifvertrages ist nur für diejenigen Personen bindend, die Mitglieder der Tarifvertragspartei sind.

### 4.3.4 Mitarbeiterrechte und Mitbestimmung

- Das Betriebsverfassungsrecht bezweckt den Schutz des Arbeitnehmers gegenüber den Maßnahmen des Arbeitgebers.
- Der Personalrat ist der Kern der Personalvertretung und wird gewählt. Seine Aufgaben reichen von Mitspracherechten bis zur echten Mitbestimmung.
- Die Personalversammlung besteht aus den Beschäftigten des Betriebes bzw. der Dienststelle. Sie wird vom Vorsitzenden des Personalrates geleitet und ist nicht öffentlich.

### 4.3.5 Berufsgenossenschaft

Für Beschäftigte im Gesundheitswesen ist die Berufsgenossenschaft für Gesundheitsdienst und Wohlfahrtspflege zuständig. Sie überwacht u.a. die Unfallverhütung am Arbeitsplatz sowie Maßnahmen zum Arbeitsschutz.

#### Versicherungsfälle in der Unfallversicherung

Berufsgenossenschaften sind die Träger der Unfallversicherung. Deren Leistungen werden z.B. gewährt bei:

- **Arbeitsunfall**: ein Unfall, den ein Versicherter bei einer versicherten Tätigkeit erleidet
- **Wegeunfall**: ein Unfall, der sich auf dem Weg nach und von dem Ort der versicherten Tätigkeit ereignet
- **Berufskrankheit**: Krankheiten, welche die durch Rechtsverordnung mit Zustimmung des Bundesrates als solche bezeichnet sind und die ein Versicherter bei einer versicherten Tätigkeit erlitten hat

### 4.3.6 Zivilrecht

#### Betreuungsrecht

> **Definition:** Durch die **gesetzliche Betreuung** wird dem Kranken oder Behinderten unter weitestgehender Aufrechterhaltung seiner Rechte ein Betreuer zur Seite gestellt, wenn er seine eigenen Angelegenheiten ganz oder teilweise nicht mehr besorgen kann und konkreter Handlungsbedarf besteht.

**Voraussetzungen einer Betreuung.** Für einen Volljährigen wird eine Betreuung angeordnet, wenn er aufgrund einer psychischen Krankheit oder körperlichen, geistigen oder seelischen Behinderung vorübergehend oder auf Dauer nicht mehr in der Lage ist, seine Angelegenheiten ganz oder teilweise zu besorgen, § 1896 BGB.

> **Merke:** Entscheidend ist, ob der Betroffene seine Angelegenheiten noch erledigen kann. Das Vorliegen einer Krankheit oder Behinderung reicht noch nicht aus, um eine Betreuung anzuordnen. Gegen den freien Willen des Betroffenen darf in keinem Fall ein Betreuer bestellt werden.



**Betreuer.** Durch die Bestellung zum Betreuer wird dieser in seinem Aufgabenkreis zum gesetzlichen Vertreter des Betroffenen. Die bedeutendsten Aufgabenkreise der Betreuung sind:

- Aufenthaltsbestimmung, Vermögensverwaltung, Gesundheitsfürsorge

**Betreuungsverfahren.** Zuständig für die Durchführung des Betreuungsverfahrens ist das Vormundschaftsgericht bei dem Amtsgericht des Ortes, in dem der Betroffene seinen gewöhnlichen Aufenthalt hat. Das Verfahren besteht aus einer persönlichen Anhörung des Betreuten, einem Gutachten eines Sachverständigen und einem Schlussgespräch.

> **Merke:** Jeder ärztliche Eingriff bedarf der Einwilligung des Patienten. Auch Betroffene, die gesetzlich betreut werden, müssen immer selbst in ihre Behandlung einwilligen.

### Unterbringungsrecht

Eine Unterbringung für einen längeren Zeitraum oder regelmäßig gegen den Willen des Betroffenen, stellt eine Freiheitsberaubung nach § 239 StGB dar. In allen Bundesländern ist das Vormundschaftsgericht für die Unterbringung zuständig.

#### Gründe für Zwangseinweisungen

Die Unterbringungsvoraussetzungen sind meist eine psychische Erkrankung, von der eine erhebliche Gefährdung ausgeht und die nicht anders als durch Unterbringung abgewendet werden kann.

**Selbstgefährdung.**

- Schizophrenie, bei der Erkrankte eine sehr hohe Suizidrate haben
- schwere Depression, die oft zu Verstümmelungen und Selbstmord führt

**Fremdgefährdung.**

- bei nicht vollzugsfähigen Straftätern, die in der Vollzugsanstalt Mitgefangene gefährden
- wenn die einzuweisende Person eine erhebliche Gefahr für die öffentliche Sicherheit und Ordnung darstellt
- seltener eine Fremdgefährdung durch eine psychische Krankheit

## 4.4 Vorsorgemöglichkeiten

**Testament.** Ein Testament ist eine Form der letztwilligen Verfügung einer einzelnen Person, ähnlich wie ein Erbvertrag zwischen mindestens 2 Personen. Beide sind Regelungen über das Vermögen, die im Falle des Todes in Kraft treten. Der oder die Errichtenden bestimmen also für den Fall ihres Todes den Erben.

**Patientenverfügung.** Für den Abbruch lebenserhaltender Maßnahmen hat der BGH in einer Grundsatzentscheidung festgehalten, dass lebenserhaltende oder -verlängernde Maßnahmen unterbleiben müssen, wenn dies dem zuvor in einer Patientenverfügung geäußerten Willen entspricht.

Bei einer Patientenverfügung reicht die Unterschrift unter einen vorgefertigten Vordruck. Sinnvoll ist es, in der Patientenverfügung zusätzlich einen Bevollmächtigten zu benennen, der ermächtigt wird, die geäußerten Wünsche umzusetzen, bzw. die tatsächliche Umsetzung zu kontrollieren.

> **Definition:** Mit einer **Patientenverfügung** weist der Patient im Fall seiner Einwilligungsunfähigkeit den Arzt an, bestimmte Maßnahmen nach seinen Vorstellungen vorzunehmen oder zu unterlassen.

**Vorsorgevollmacht.** Der Bevollmächtigte wird zum Vertreter im Willen, d.h. er bestimmt anstelle des nicht mehr entscheidungsfähigen Vollmachtgebers. Es wird ein Dritter ermächtigt, anstelle des unfähigen Betroffenen zu entscheiden.

> **Definition:** Mit der **Vorsorgevollmacht** bevollmächtigt eine Person eine andere, im Falle einer Notsituation alle oder bestimmte Aufgaben für den Vollmachtgeber in verbindlicher Weise zu erledigen.

**Betreuungsverfügung.** Für den Fall der Betreuungsbedürftigkeit kann ein Betreuer (S. 43) bestimmt werden. Eine solche Verfügung ist für das Vormundschaftsgericht grundsätzlich bindend, wenn dies dem Wohl des Verfügenden nicht zuwiderläuft (§ 1897 Abs.4 BGB).

**Bestattungsverfügung.** Hiermit kann die häufig schwierige und unter Zeitdruck zu treffende Entscheidung, wie mit einem toten Menschen umgegangen werden soll, erleichtert werden. Mögliche Regelungsinhalte sind z.B.:

- Hinweis zur gewünschten Bestattungsart und zum Bestattungsort
- Festlegung, ob und wenn ja, wie eine Bestattungsfeier stattfinden soll
- Hinweise auf eine mögliche Bestattungsvorsorgeversicherung
- Festlegung zum Umfang der Bestattung, Einladungsliste zur Bestattungsfeier

> **Definition:** Die **Bestattungsverfügung** ist die Erklärung eines lebenden Menschen, wie mit seiner Leiche nach seinem Tod verfahren werden soll.

## 4.5 Heimrecht und Heimaufsicht

Das Heimgesetz (HeimG) hat die Überwachung und Beratung der Heime zum Schutz der Interessen und Bedürfnisse der Heimbewohner zur Aufgabe.

> **Merke:** Heimbewohner können nicht mehr ausreichend für ihre Rechte eintreten. Mit der Änderung des HeimG zum 1.1.2002 der Heimaufsicht als „Interessenvertreter" hat der Gesetzgeber dies berücksichtigt und ihnen stärkere Rechte zugesprochen.

4

### 4.5.1 Aufgaben und Rolle der Heimaufsicht

Die Heimaufsicht soll Heime überwachen, aber auch kompetenter Berater und „Partner" zur Erbringung einer qualitätsgesicherten Pflege und Betreuung sein.

**Prüfpflichten**

Eine Prüfung hat zum Ziel, der Einrichtung ein Feedback zum gegenwärtigen Stand der Qualität von Pflege und Betreuung zu geben und Veränderungspotenzial sowie Handlungsoptionen aufzuzeigen. Die Heimaufsicht hat Folgendes zu prüfen:

- Grundstücke, Räume, Hygiene
- Aufzeichnungen des Heims bezüglich
  - wirtschaftlicher Situation, Raumprogramm, Belegung, Beschäftigter,
  - Arbeitszeit, Qualifikation, Dienstplanung, Umgang mit Arzneimitteln,
  - Bewohnerstruktur (Anzahl, Pflegestufe); Pflegeplanungen, Pflegeverläufe,
  - Förder- und Hilfepläne (Behindertenwohnheime), Qualitätsmanagement.
- Aufzeichnungen des Heims zu
  - freiheitsbeschränkenden und -entziehenden Maßnahmen,
  - Barbetragsverwaltung und Verwaltung der Wertsachen.
- Leistungsbeschreibung, Konzeption, Verträge mit Kostenträgern
- Heimverträge mit Bewohnern, Heimordnung (falls vorhanden)

**Prüfrechte**

- Betretungsrecht („Haus und Grund"), Einsichtsrecht („Papier und EDV")
- Besichtigungsrecht (alle Räume), Prüfrecht (grundsätzlich alles, unbegrenzt)
- Befragungsrecht (bzgl. Heimbewohner und Mitarbeiter), Beratungsrecht
- Recht auf Prüfung des Pflegezustandes, Hinzuziehung von Fachleuten

**Merke: Heimüberwachungen** werden nach dem Heimgesetz durchgeführt. Im HeimG wird geregelt, wie geprüft werden kann und darf.

### 4.5.2 Ablauf einer Heimüberwachung (HÜ) nach § 15 HeimG

Heimüberwachungen werden i.d.R. 3–14 Tage vorher schriftlich angekündigt. Hierdurch soll sichergestellt werden, dass alle Prüfunterlagen vorbereitet sind, kompetente Ansprechpartner der Einrichtung zur Verfügung stehen und der Heimbeirat rechtzeitig informiert wird. Bei Beschwerden oder sonstigen Hinweisen auf Mängel erfolgt die Überprüfung jedoch unangekündigt.

Alle Rahmenbedingungen, Pflegetheorien und Qualitätsaspekte dienen dazu, den Menschen in den Heimen ein angemessenes Wohnen und Leben zu ermöglichen. Um diesen Zweck zu erfüllen, bedarf es weitreichender Befugnisse und Rechte der Heimaufsichtsbehörde, sonst wären etliche konkrete Maßnahmen während der Heimüberwachung oder auch einer Beschwerdeprüfung nicht zulässig.

## 4.6 Finanzierung von Leistungen

Die Leistungen im Gesundheitswesen werden von der Gesetzlichen Krankenversicherung (S. 27) finanziert. Die Versicherten erwerben durch ihre Beiträge Anspruch auf Leistungen. Leistungen des Gesundheitswesens sind:

- ärztliche Leistungen und medikamentöse Behandlung (weitgehend kostenfrei)
- Leistungen für Familienmitglieder sowie Geld- und Sachleistungen

## 4.6.1 System des Gesundheitswesens

Das System gliedert sich in zwei Bereiche:

- ambulanter Bereich mit Pflegediensten und ambulanten Reha-Einrichtungen
- stationärer Bereich mit Krankenhäusern, Rehabilitationseinrichtungen (z.B. Kurkliniken) sowie den Hochschulkliniken

### Leistungen des Gesundheitswesens

Die Leistungen im Gesundheitswesen werden überwiegend von der Gesetzlichen Krankenversicherung (GKV) finanziert. Die Landes- und Bundesverbände der Krankenversicherungen schließen Versorgungs- und Vergütungsverträge mit dem Deutschen Krankenhausverband und weiteren Anbietern ab. Im ambulanten Sektor werden Leistungen und Vergütungen zwischen den Krankenkassen und den Spitzenverbänden der Kassenärzte ausgehandelt.



### Kostenträger des Gesundheitswesens

Dies sind die gesetzlichen und privaten Krankenkassen, die Berufsgenossenschaften (für die gesetzliche Unfallversicherung) sowie die Deutsche Rentenversicherung Bund.

**Fallpauschalen.** Für jede Fallpauschale (DRGs=Diagnostic Related Groups) erhält das Krankenhaus eine festgelegte Vergütung – ungeachtet wie lange der Patient im Krankenhaus verweilt. Die Krankenhäuser werden so angehalten, ihre Ressourcen kostengünstig einzusetzen und die Verweildauer der Patienten zu minimieren.

## 4.6.2 Ambulanter Bereich

### Leistungen

Die Pflege im ambulanten Bereich umfasst nicht nur die Altenpflege, sondern auch die Kranken- und Kinderkrankenpflege in der häuslichen Umgebung. In besonderen Fällen wird auch psychiatrische Krankenpflege geleistet. Die Leistungen im ambulanten Bereich werden nach bestimmten Merkmalen von verschiedenen Kostenträgern finanziert:

- **Leistungen der Krankenversicherung:** Krankenhausvermeidungspflege (§ 37 Abs.1 SGB V), behandlungspflegerische Leistungen, die als medizinische Assistenzleistungen vom Arzt verordnet werden (§ 37 Abs.2 SGB V), Haushaltshilfen (§ 38 SGB V). Sie werden als Einzelleistungen vom Arzt verordnet.
- **Leistungen der Pflegeversicherung:** z.B. grundpflegerische Leistungen zur Unterstützung der pflegenden Angehörigen.
- **Leistungen in den Bereichen Pflege und Hauswirtschaft des Sozialhilfeträgers** (SGB XII): wenn kein anderer Kostenträger kostenpflichtig ist und Einkommen und Vermögen des Betroffenen nicht ausreichen.
- **sonstige Leistungen:** z.B. hauswirtschaftliche Hilfen oder pflegerische Leistungen, die nicht in den Rahmen der Kranken- bzw. Pflegeversicherung fallen und vom Versicherten privat finanziert werden.

### Kostenträger

Dies sind die Pflege- und die Krankenkassen sowie unter besonderen Bedingungen der Sozialhilfeträger (z.B. bei fehlendem Einkommen bzw. Vermögen). In Verträgen werden Leistungsumfang, -entgelte und -qualität niedergelegt. Leistungsanbieter sind ambulante Pflegedienste. Als Leistungserbringer bezeichnet der Gesetzgeber die Pflegekassen (§ 69ff. SGB XI).

**Merke:** Der MDK begutachtet den Pflegebedürftigen, stellt die Pflegebedürftigkeit und den Pflegebedarf eines Menschen fest und erstellt einen individuellen Hilfeplan. Er überprüft auch die Qualität der Leistungen von Pflegeeinrichtungen.

### 4.6.3 Teilstationärer Bereich

Hier werden die Leistungen in Einrichtungen der Tages- und Nachtpflege erbracht und dies sind Angebote für hilfs- und pflegebedürftige Menschen, die ansonsten zu Hause leben und dort die übrige Zeit versorgt werden.



#### Leistungen

Deren Umfang ist in § 41 SGB XI geregelt und dient der Entlastung der pflegenden Angehörigen bzw. der Ergänzung oder Stärkung der häuslichen Pflege. Tages- und Nachtpflegeeinrichtungen haben einen wesentlichen Anteil an der Erprobung von Konzepten zur Verbesserung der Betreuung von demenzerkrankten älteren Menschen.

#### Kostenträger

Dies sind auch hier die Kranken- bzw. Pflegekassen. Werden neben der Tages-/Nachtpflege noch zusätzlich ambulante Pflegeleistungen in Anspruch genommen, so sind Tages- und Nachtpflege nachrangig. Das bedeutet in der Praxis, dass der Pflegebedürftige die Kosten von Tages-/Nachtpflege häufig aus eigenen Mitteln bestreiten muss.

### 4.6.4 Vollstationärer Bereich

#### Leistungen

Hier werden Leistungen der Pflege, der sozialen Betreuung und der Behandlungspflege (§ 43 SGB XI) erbracht sowie unter bestimmten Voraussetzungen auch genau definierte Zusatzleistungen (§ 88 SGB XI).

**Kurzzeitpflege.** Auch der zeitlich begrenzte Aufenthalt hier zählt zur vollstationären Pflege. Es werden Pauschalleistungen bei Verhinderung der Pflegeperson (§ 39 SGB XI) und Leistungen der Kurzzeitpflege erbracht.

#### Kostenträger

Die Pflegekasse zahlt je nach Pflegestufe Pauschalbeträge. Der Pflegebedürftige übernimmt die nicht gedeckten Kosten sowie die Kosten für Unterkunft und Verpflegung. Kann er diese nicht bestreiten, so kann er Sozialhilfeleistungen nach dem SGB XII beantragen.

## 4.7 Arbeitsorganisation

**Definition:** Die **Arbeitsorganisation** gibt Auskunft darüber, wie die Arbeit auf das Personal aufgeteilt wird. Synonym: Pflegesysteme

Im Folgenden werden verschiedene Formen der Bezugspflege vorgestellt.

## 4.7.1 Einzelpflege

**Definition:** Bei der **Einzelpflege** betreut eine Pflegeperson einen hilfsbedürftigen Menschen. Einzelpflege bietet gute Rahmenbedingungen für eine patientenorientierte Pflege.

Einzelpflege bietet optimale Rahmenbedingungen für eine Bewohnerorientierte Pflege, da sie über ein 1:1-Zahlenverhältnis zwischen Pflegender und betreutem Menschen verfügt. Beispiele sind:

- häusliche Pflege, häufig Anleitungssituationen
- Betreuung einer Person durch einen Auszubildenden und dessen Lehrperson in Lehr-/Lernsituationen



## 4.7.2 Zimmerpflege

**Definition:** Bei der **Zimmerpflege** bildet eine Gruppe von Patienten in einem oder mehreren Zimmern eine Pflegeeinheit. Jeweils eine Pflegende übernimmt die Verantwortung für durchschnittlich 5–7 Patienten.

**Umfassender Arbeitsbereich.** Die zuständige Pflegende übernimmt die einzelnen Tätigkeiten, die entsprechend dem Pflegeprozess bei den von ihr betreuten Menschen nötig werden, und trägt hierfür die Gesamtverantwortung. Sie formuliert die bestehenden Pflegeprobleme und -ressourcen und legt die zu erreichenden Pflegeziele fest.

**Detailliertes Wissen.** Die Pflegende ist für die patientenbezogenen pflegerischen Tätigkeiten verantwortlich und übernimmt die pflegebezogenen administrativen Aufgaben. Hierdurch erlangt sie ein gesteigertes, detailliertes Wissen über den Patienten, nicht nur im körperlichen, sondern auch im psychischen und sozialen Bereich.

## 4.7.3 Gruppenpflege

**Definition:** Bei der **Gruppenpflege** erfolgt die Arbeitsverteilung nach einzelnen Zimmern, Personengruppen oder abgrenzbaren Bereichen einer größeren Pflegeeinheit. Die Betreuung der jeweiligen Personen wird als Gruppenaufgabe gesehen; eine Gruppenleiterin trägt die Gesamtverantwortung.

Synonym: Bereichspflege

**Arbeitsverteilung in der Gruppe.** Dem Team können Personen unterschiedlicher Qualifikation angehören, z. B. examiniertes Altenpflegepersonal, Auszubildende der Pflegeberufe oder Pflegehilfspersonal. Eine examinierte Gruppenleiterin arbeitet selbst in einer Gruppe mit, koordiniert die Zusammenarbeit der einzelnen Gruppenmitglieder, wirkt unterstützend bei Fragen und begleitet die einzelnen Teammitglieder.

**Überschaubarer Arbeitsbereich.** Die einzelne Pflegende kann sich auf die Pflege und die Pflegepläne einer Zahl von 8–10 Personen konzentrieren. Der Kontakt zu den betreuten Menschen wird intensiver und die Information über die momentane Situation des Bewohners umfassender. Pflegemaßnahmen können gezielter geplant, kontinuierlich durchgeführt und anschließend beurteilt werden.

### 4.7.4 Primary Nursing

> **Definition:** Beim **Primary Nursing** trägt eine Pflegeperson die Gesamtverantwortung für eine Patientengruppe über 24 Stunden und 7 Tage in der Woche. Das Zahlenverhältnis liegt je nach Pflegeaufwand im Durchschnitt zwischen 1:5 und 1:7.
>
> Synonym: Primärpflege

**Kennzeichen von Primary Nursing**



Eine professionelle Pflegende (Primary Nurse genannt) übernimmt die Betreuung und Verantwortung für eine begrenzte Anzahl von Patienten von dem Zeitpunkt ihrer Aufnahme bis zu ihrer Entlassung, und zwar über 24 Stunden und 7 Tage in der Woche.

Primary Nurse

- führt mit dem Bewohner das Erstgespräch bzw. erstellt die Pflegeanamnese
- bespricht gemeinsam mit dem Bewohner die Planung der Pflege
- koordiniert und delegiert die durchzuführenden Tätigkeiten nach dem Pflegeplan
- trägt für die von ihr zu betreuenden Personen die Verantwortung über 24 Stunden am Tag und 7 Tage die Woche

Associated Nurse

Die Primary Nurse wird in ihrer Abwesenheit von der sog. Associated Nurse vertreten. Die vertretende Pflegeperson

- führt die von der Primary Nurse angeordneten Pflegemaßnahmen weiter,
- weicht nur in Notsituationen oder bei akuten Zustandsveränderungen des Bewohners vom Pflegeplan der Primary Nurse ab,
- muss der Primary Nurse abweichende und planmäßig durchgeführte Pflegemaßnahmen des Patienten erläutern.

Vorteile des Primary Nursing

**Für den Bewohner:**

- Bewohner und Angehörige kennen ihre betreuende Bezugsperson.
- Der Bewohner fühlt sich sicher und gut aufgehoben.
- Der Bewohner erfährt einen intensiven Kontakt und eine effektive Pflegebeziehung.

**Für das Team:**

- erhöhte Koordination und Kontinuität von Betreuung und Behandlung
- positive Auswirkungen auf Kooperation und Kommunikation im Team
- erhöhte Arbeitszufriedenheit der Pflegenden

**Für die Einrichtung:**

- erhöhte Bewohnerzufriedenheit, gezielter Einsatz von Personal
- effiziente Gestaltung der Arbeitsweise; Einsparung von Zeit- und Materialkosten
- Transparenz der Pflege, höhere Pflegequalität durch kontinuierlichere Betreuung
- im Krankenhaus: verkürzte Liegezeiten, weniger Regressansprüche und Wiederaufnahmen des Patienten

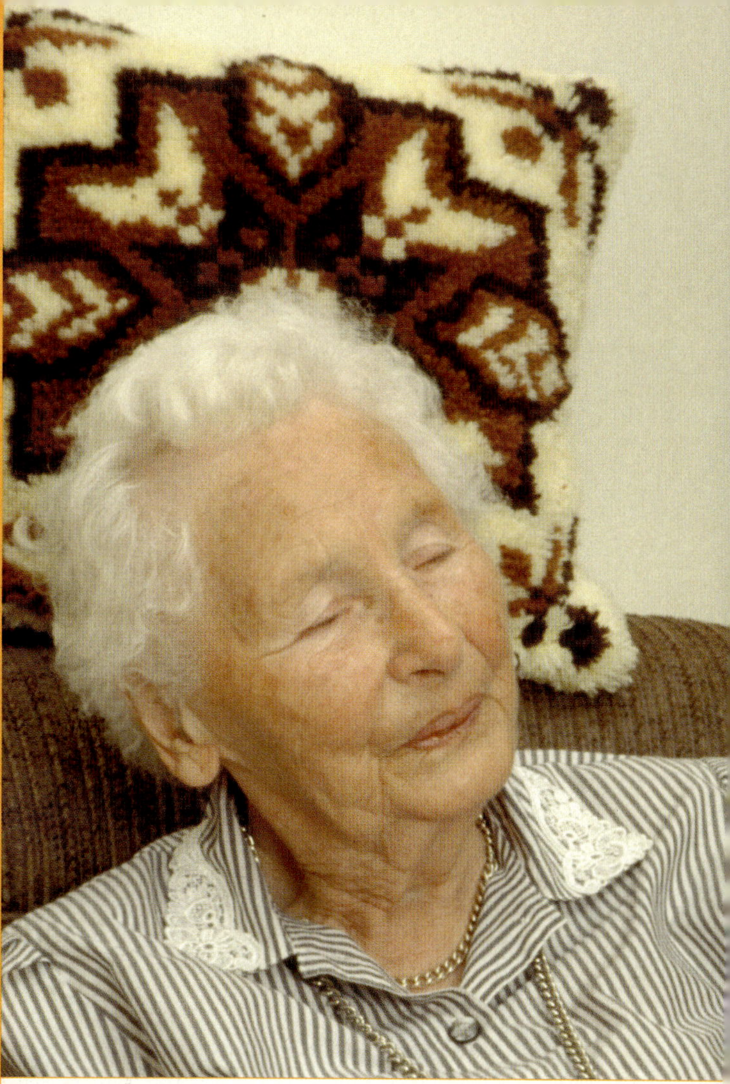

# Teil 2:

## Alte Menschen fördern, unterstützen und pflegen

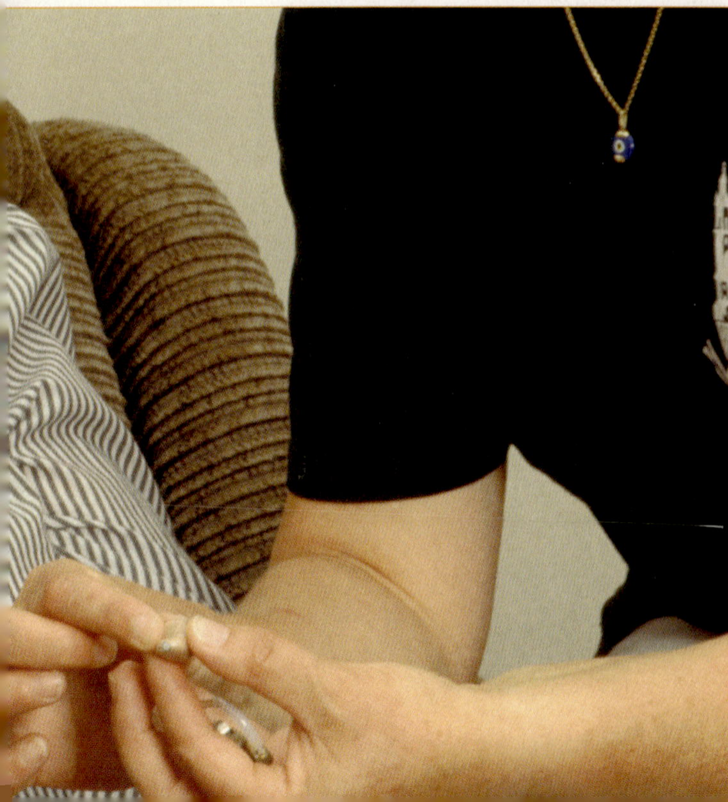

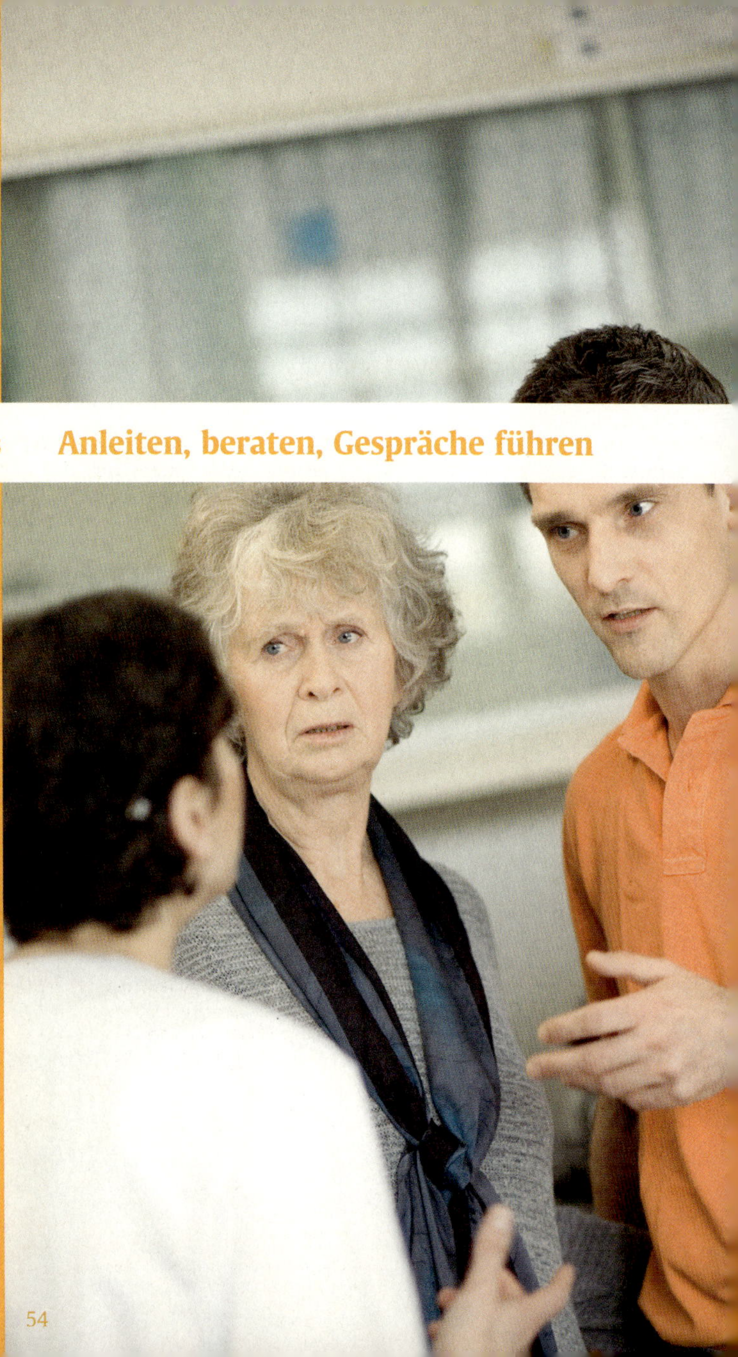

# 5 Anleiten, beraten, Gespräche führen

# 5.1 Kommunikationsmodell von Schulz von Thun

Der deutsche Professor Friedemann Schulz von Thun entwarf 1977 ein Modell der Kommunikation, das auch als „Quadrat der Nachricht" bezeichnet wird (Abb. 5.1). Dabei geht er davon aus, dass jede gesprochene Nachricht vier Aspekte beinhaltet.

***Abb. 5.1*** *Quadrat der Nachricht.*

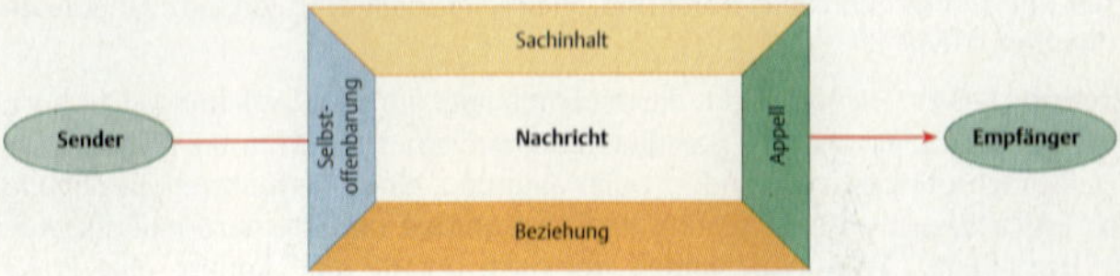
Sachinhalt
Sender
Selbst-
offenbarung
Nachricht
Appell
Empfänger
Beziehung

## 5.1.1 Vier Aspekte einer Nachricht

**Sachaspekt.** Er umfasst die reine sachliche Information. Sachlich ist eine Nachricht dann, wenn weitere versteckte oder auch offene, noch „unentschlüsselte" Botschaften den Informationsaustausch nicht stören und keinen Einfluss nehmen.

**Selbstoffenbarungsaspekt.** Auch „Ich-Botschaft" genannt. Der Sender offenbart etwas von sich und seiner Persönlichkeit. Geschieht dies bewusst, z.B. um ein bestimmtes Bild von sich zu erzeugen, wird dies auch als „Selbstdarstellung" bezeichnet. Die unbewusste Selbstoffenbarung, auch „Selbstenthüllung" genannt, geschieht häufig über den nonverbalen Ausdruck und kann persönliche Einstellungen und Emotionen des Senders preisgeben.

**Beziehungsaspekt.** Er gibt Aufschluss darüber, wie der Sender den Empfänger sieht, und wie er die Beziehung zum Kommunikationspartner einschätzt. Der Beziehungsaspekt ist beeinflusst von den Rollen, die Menschen einnehmen, und ist verbunden mit entsprechenden Erwartungshaltungen. Vor allem nonverbale Ausdrucksformen wie Mimik, Gestik, aber auch der Tonfall, zeigen dem Gegenüber, was der Sender von dem Empfänger hält.

**Appellaspekt.** Eine Nachricht enthält immer auch einen Appellaspekt, mit dem auf das Verhalten des Empfängers Einfluss genommen werden soll. Wird der Appellaspekt offen ausgesprochen, hat der Gesprächspartner die Möglichkeit, hierauf ebenso offen zu reagieren. Verdeckte Appelle haben manipulativen Charakter, d.h. Menschen können hierdurch ohne ihr Wissen zu der gewünschten Verhaltensänderung gebracht werden.

## 5.1.2 Vier Empfangs-Ohren

Dieselben Aspekte, die beim Senden einer Nachricht mit ihren vier Botschaften in unterschiedlicher Ausprägung beinhaltet sind, spielen beim Empfänger einer Botschaft eine wichtige Rolle. Sie werden bezüglich des Empfängers die vier „Empfangs-Ohren" genannt (Abb. 5.2).

***Abb. 5.2*** *Mit vier Ohren empfangen.*

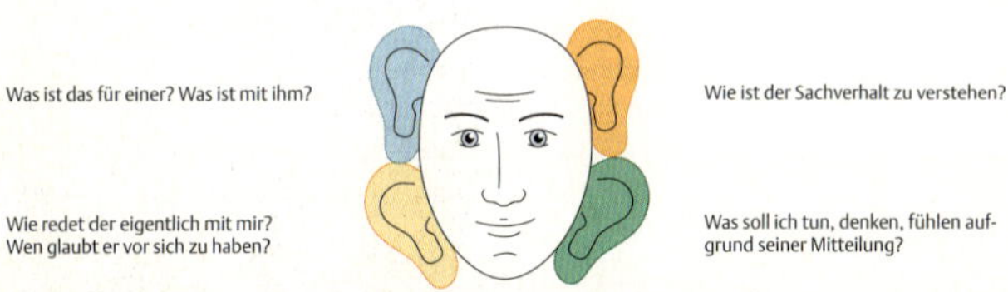
Was ist das für einer? Was ist mit ihm?
Wie ist der Sachverhalt zu verstehen?
Wie redet der eigentlich mit mir? Wen glaubt er vor sich zu haben?
Was soll ich tun, denken, fühlen aufgrund seiner Mitteilung?

**Sach-Ohr.** Der Sachaspekt einer Nachricht wird durch das kognitive Verständnis für die gesendeten Inhalte empfangen. Hierbei geht es um das Verstehen-Können bezüglich Fakten, Daten und Informationen.

**Selbstoffenbarungs-Ohr.** Mit dem Ohr, welches die Selbstoffenbarung des Senders wahrnimmt, wird der Empfänger sich sowohl fragen: „Mit wem habe ich es zu tun?“ als auch „Wie geht es dem Sender?“ Voraussetzungen für den Empfang solcher Botschaften sind Sensibilität und Offenheit für das ausgedrückte Empfinden des Senders.

**Beziehungs-Ohr.** Die Nachricht, die der Empfänger auf dem Beziehungs-Ohr hört, spricht ihn persönlich an. Dies geschieht aufgrund eines bestimmten Verhältnisses der Gesprächspartner zueinander, oder aufgrund einer vermuteten Beziehung durch Erwartungen an eine bestimmte Berufsgruppe und die dazugehörige Aufgabe bzw. Rolle. „Warum behandelt der mich gerade so?“ könnte eine Frage sein, die sich der Empfänger stellt.

5

**Appell-Ohr.** Mit ihm hört der Empfänger, was von ihm gefordert wird, welches Verhalten bzw. welche Verhaltensänderungen von ihm gewünscht werden. Bei Übereinstimmung mit dem Sachaspekt wird der Empfänger überlegen, was er tun kann, um die Informationen umzusetzen.

## 5.2 Regeln der Kommunikation

Kommunikation kann durch angemessene Worte und Sprachcodes positiv beeinflusst werden. Die hier dargestellten 9 Regeln der Kommunikation gelten gleichermaßen für Sender und Empfänger.

**1. Richtig anfangen**
- zeitlichen Freiraum schaffen, Möglichkeit zur Vorbereitung geben
- kurz die Absicht schildern, damit sich alle darauf einstellen können
- Zeitpunkt auswählen, dem Gespräch einen zeitlichen Rahmen geben

**2. Gesprächspartner ernst nehmen**
- Perspektive (Sichtweise) des Gegenübers berücksichtigen
- Sichtweise des anderen annehmen, um seine Argumente zu verstehen

**3. Richtige Wortwahl treffen**
- Sprache und Ausdrucksweise des Gesprächspartners berücksichtigen
- Fachsprache vermeiden, wenn ein Gesprächspartner sie nicht versteht
- eine eindeutige, klare Sprache verwenden

**4. Geeigneten Kommunikationskanal ansprechen**
- eine Nachricht so übermitteln, dass der Empfänger sie verstehen kann
- auf Einschränkungen eingehen, z. B. eine Broschüre vorlesen

**5. Eindeutigkeit der Körpersprache beachten**
- eindeutige Signale senden, die der Gesprächspartner verstehen kann
- die verbale Nachricht und die Körpersprache sollten zueinander passen
- Blickkontakt herstellen, um Bereitschaft zur Kommunikation zu signalisieren

**6. Für sich selbst sprechen**
- Ich-Botschaften senden und für sich selbst sprechen
- „Wir“- und „Man“-Redewendungen vermeiden, nicht verallgemeinern
- eigene Meinung als „Ich meine“, „Ich glaube“ formulieren

**7. Feedback (Rückmeldung) geben**
- Feedback immer mithilfe von Ich-Botschaften formulieren
- Feedback dann geben, wenn der andere es auch annehmen kann
- Feedback sollte auch positive Gefühle und Wahrnehmungen umfassen
- Feedback-Nehmen bedeutet beachten, was der andere sagen möchte

**8. Aktiv Zuhören**
- als Gesprächspartner eine symmetrische Position zueinander einnehmen
- sich ernst nehmen und frei von vorgefassten Meinungen sein
- weder beurteilen, Ratschläge geben noch Schuldgefühle wecken

**9. Metakommunikation nutzen**
- als Gesprächteilnehmer eine Kommunikationssituation gemeinsam gestalten
- Vereinbarungen treffen, um strukturiert und diszipliniert zu reden
- über die Beziehung zwischen den Kommunikationspartnern sprechen

**Definition: Metakommunikation** ist die Auseinandersetzung über die Art, wie Menschen miteinander kommunizieren.

5

## 5.3 Kommunikative Grundhaltung

Pflege und Kommunikation sind untrennbar miteinander verbunden, wenn man Kommunikation als Miteinander-in-Verbindung-Treten auf sprachliche und nichtsprachliche Weise definiert. Vor, während und nach jeder pflegerischen und betreuerischen Handlung läuft Kommunikation zwischen Pflegenden und Gepflegten ab. Grundzüge einer kommunikativen Grundhaltung sind:

**Klarheit.** Um Kommunikation positiv zu gestalten und Missverständnisse zu vermeiden, ist es wichtig, in seinen Botschaften klar, für den anderen verständlich und eindeutig zu sein.

**Echtheit.** Unehrlichkeit in der Kommunikation gefährdet die Beziehung. Meist merkt das Gegenüber an den Widersprüchen zwischen Körpersprache und Verbalsprache ohnehin, dass etwas nicht stimmt.

**Kongruenz.** Das Bemühen um Klarheit und Echtheit mündet in ein kongruentes Kommunikationsverhalten: Körpersprache und verbale Aussagen stimmen überein und bilden ein Ganzes. Widersprüchliche und damit verunsichernde Aussagen werden konsequent vermieden.

**Empathie.** Entscheidend für eine gute Beziehung zwischen Menschen ist eine deutlich zum Ausdruck gebrachte Grundhaltung positiver Zugewandtheit. Dies vermittelt dem anderen, dass er als Person wahrgenommen, geschätzt und akzeptiert wird, auch wenn er sich einmal nicht so verhält, wie von ihm erwartet wird. Ein wesentliches Element empathischen Kommunizierens ist das aktive, d. h. bewusste und engagierte Zuhören.

**Merke:** In der Pflege sollte der pflege- oder hilfebedürftige Kommunikationspartner grundsätzlich als Erwachsener betrachtet, angesprochen oder behandelt werden. Die Betreuenden sollten dies ebenso für sich in Anspruch nehmen dürfen.

**Distanz und Nähe.** Funktionierende Kommunikation lebt vom richtigen Verhältnis von Distanz und Nähe der Kommunizierenden, auf der sprachlichen wie der nichtsprachlichen Ebene. Zu viel Nähe kann überfordern, ja bedrängend wirken; zu viel Distanz signalisiert Gleichgültigkeit bis Ablehnung. Wohltuende Distanz bedeutet:
- respektierend anreden, vorsichtig (nicht überstülpend) berühren
- räumlichen Abstand zum Gesprächspartner einhalten

Wohltuende Nähe bedeutet:
- aufmerksam zuhören und körpersprachliche Signale wie
- Zuwendung, Blickkontakt und willkommene Berührung

## 5.4 Vorüberlegungen zum Gespräch

5

Im Pflegeberuf werden z.B. Informations-, Beratungs-, Anleitungs- und Konfliktgespräche geführt. Unabhängig von der Kommunikationssituation können Überlegungen im Vorfeld helfen, das Ziel des Gesprächs zu verdeutlichen und Besonderheiten z.B. bezüglich des Gesprächspartners zu berücksichtigen. Die in Tab. 5.1 dargestellten Vorüberlegungen betreffen die Kriterien Intention, Aufmerksamkeit, Behalten, Teilnehmen und Wahrnehmung.

***Tab. 5.1*** *Vorüberlegungen zur Gestaltung spezieller Gesprächssituationen.*

| Intention | Aufmerksamkeit | Behalten | Teilnahme | Wahrnehmung |
|---|---|---|---|---|
| Vorüberlegungen zur Intention klären folgende Aspekte:<br>▪ Was ist der Inhalt des Gespräches?<br>▪ Wer ist der Gesprächspartner?<br>▪ Welches ist der Anlass, der Grund des Gespräches?<br>▪ Wann ist der geeignete Zeitpunkt zur Durchführung eines Gespräches? | Die Aufmerksamkeit in einer Gesprächssituation wird beeinflusst durch<br>▪ äußere Einflüsse, wie z.B. Intensität, Größe, Bedeutung, Neuheit<br>▪ innere Einflüsse, z.B. Müdigkeit, vorausgegangene Erfahrungen usw. | Vorüberlegungen dazu, wie sich der Gesprächspartner die Gesprächsinhalte am besten merken kann, berücksichtigen<br>▪ die Motivation des Gesprächspartners<br>▪ die Ansprache der geeigneten Sinne (Kommunikationskanäle)<br>▪ die Möglichkeit zur praktischen Übung<br>▪ das Wiederholen und Durchdenken eines Sachverhaltes<br>▪ das Vermitteln von Sachverhalten in kleinen Schritten | Durch Vorüberlegungen bezüglich der Teilnahme wird geplant, wie und wann<br>▪ der Empfänger einer Nachricht aktiv an der Kommunikation teilnehmen kann<br>▪ ein Feedback eingeplant oder eingefordert werden kann. Es ermöglicht darüber hinaus den aktiven Dialog zwischen beiden Gesprächspartnern | Vorüberlegungen zur Wahrnehmung wollen, um einen falschen Eindruck zu vermeiden, grundsätzlich klären<br>▪ wie eine Person zu einem bestimmten Eindruck kommt<br>▪ welchen Einfluss die äußere Erscheinung dabei spielt<br>▪ wie daraufhin die persönliche Urteilsbildung erfolgt |

**Merke:** Vorüberlegungen wirken sich positiv auf Gesprächsgestaltung, Erfolg, Verständlichkeit und auch auf die eigene Sicherheit aus – besonders in schwierigen Gesprächssituationen.

# 5.5 Gesprächsarten

## 5.5.1 Informationsgespräche

**Definition:** Beim **Informationsgespräch** soll der Empfänger aus der erhaltenen Information Nutzen ziehen können, um Sicherheit zu erreichen. Dem hilfsbedürftigen Menschen müssen Informationen so angeboten werden, dass er diese verstehen und verarbeiten kann.

In der Pflege geht es oft um die Vermittlung von Fakten, z.B. um Inhalt von Pflegemaßnahmen, Dienstanweisungen, Umgang mit Medikamenten usw. Hierbei dienen Informationen als Grundlage für den Pflegeprozess, die Zusammenarbeit mit anderen Berufsgruppen sowie ein gemeinsames, zielgerichtetes Miteinander.

### Informationsgespräche mit dem Bewohner



Folgende Überlegungen dienen der Gestaltung eines Informationsgesprächs.

#### Zielsetzung des Gesprächs

- sollte vorher genau geklärt sein
- Informationen veranschaulichen, z.B. durch entsprechende Geräte

#### Zeitpunkt und Tempo

- komplexe Informationen benötigen ausreichend Ruhe und Zeit
- Tempo der Informationsweitergabe individuell anpassen

#### Teilinformationen

- nicht alles auf einmal vermitteln, sondern Teilinformationen
- besonders am Tag des Einzugs nicht mit Informationen überhäufen

#### Räumlichkeit

- geeignete Räumlichkeit wählen, entsprechende Umgebung schaffen
- Ablenkungen und Störungen während des Gesprächs vermeiden

#### Feedback

- Gelegenheit zu Rückfragen bzw. Feedback geben
- sich versichern, ob die übermittelten Informationen verstanden wurden

**Pflegevisite.** Dieses Gespräch mit einem pflegebedürftigen Menschen über seinen Pflegeprozess dient der

- Benennung der Pflegeprobleme und Ressourcen, Vereinbarung der Pflegeziele,
- Vereinbarung der Pflegeinterventionen, Überprüfung der Pflege.

### Informationsgespräche im Team und mit anderen Berufsgruppen

1. **Dienstübergabe**
   - Austausch über die aktuelle Situation pflegebedürftiger Menschen
   - Gewährleistung des Informationsflusses zwischen allen Mitarbeitern
2. **Besprechungen im Pflegeteam**
   - z.B. Klärung organisatorischer Probleme, Einführung von Pflegehilfsmitteln
   - Protokoll dient zum Festhalten und Nachlesen neuer Informationen
3. **Arztvisite**
   - Austausch zwischen Bewohner und Arzt, Pflegenden und Arzt
   - Informationen z.B. bezüglich Festlegung der Medikamentengabe

### 5.5.2 Anleitungsgespräche

> **Definition:** Im **Anleitungsgespräch** wird Wissen methodisch vermittelt, um es praktisch anzuwenden. Zielgruppe für Anleitungen sind pflegebedürftige Menschen, Lernende in den Pflegeberufen, Berufsanfänger und neue Mitarbeiter.

Neben den Aspekten der effektiven Gesprächsgestaltung (S. 58) gilt für Anleitungsgespräche:

- eigene Fachkompetenz ermitteln, um Sicherheit zu erhalten
- Methode wählen, z. B. verbale Informationsweitergabe, Zeigen und Üben
- Anleitung als Prozess sehen, dabei die eigene Rolle jeweils anpassen

5

### 5.5.3 Beratungsgespräche

> **Definition:** Ein **Beratungsgespräch** unterstützt einen betroffenen Menschen dabei, Lösungen zum Bewältigen schwieriger Lebenssituationen zu finden. Es aktiviert die Eigenverantwortlichkeit und Kompetenz des Betroffenen.

Die Planung und Vorgehensweise des Beratungsgesprächs ist vergleichbar mit dem prozesshaften Geschehen der Anleitung. Insbesondere gilt hier:

- **Möglichkeiten aufzeigen**
  - keine fertigen Lösungen, sondern individuelle Möglichkeiten anbieten
  - Betroffenen aktiv einbeziehen (er kennt seine Ressourcen am besten)
  - Beraterin ist partnerschaftliche Impulsgeberin, gibt Hilfe zur Selbsthilfe
- **Spezielle Beratungsangebote**
  - institutionalisierte Angebote, z. B. Prävention oder Impfungen
  - Seminare für pflegende Angehörige, Ernährungs- oder Stomaberatung
- **Kommunikative Kompetenzen**
  - fachliche Kompetenzen bezüglich des Beratungsthemas
  - soziale Kompetenzen, z. B. Situation des Betroffenen einschätzen

### 5.5.4 Konfliktgespräche

> **Definition:** Ein **Konfliktgespräch** soll durch eine konstruktive Auseinandersetzung eine Klärung des auslösenden Sachverhaltes herbeiführen, sodass alle Beteiligten mit der gemeinsam erarbeiteten Lösung einverstanden sein können.

#### Ablauf eines Konfliktgesprächs

- **Gesprächseinstieg**
  - Inhalte des Konfliktes sachlich als Tatsache formulieren
  - konkret beschreiben, nicht mit „Nie machst Du ..." o. Ä. arbeiten
- **Stellungnahme**
  - Gründe und Ursachen für ein bestimmtes Verhalten anhören
  - der Konfliktinhalt löst sich und Ideen und Alternativen zeigen sich

- **Lösungsansätze suchen**
  - Lösung wird von der betroffenen Person oder gemeinsam formuliert
  - sonst zunächst Lösung vorgeben, die einvernehmlich probiert wird
- **Vereinbarungen treffen**
  - Vereinbarungen zur Überprüfung der Veränderungen treffen
  - dadurch die Effektivität und Sinnhaftigkeit der Lösung ermitteln

## 5.6 Technik der Gesprächsführung

**Definition:** In der **Technik der Gesprächsführung** geht es darum, die dem Partner zugewandte akzeptierende, nicht wertende Grundhaltung im Gespräch zu verdeutlichen und sie umzusetzen.

In beruflichen Zusammenhängen hängt es sehr stark von den Reaktionen und Antworten des Zuhörers ab, ob das Gespräch befruchtend und weiterführend ist oder ob sich der Erzähler blockiert fühlt und zurückzieht. Bei der Gesprächsführung werden fördernde Antworten, die das Gespräch weiterbringen, und hindernde Antworten, die das Gespräch blockieren und abbrechen, unterschieden.

### 5.6.1 Gesprächsfördernde Antworten und Reaktionen

Fördernde Antworten und Reaktionen vermitteln dem anderen, dass

- die Gefühle und Meinungen des anderen verstanden und akzeptiert werden,
- man am anderen interessiert ist und das Gespräch weiterführen möchte,
- man sich selbst ernst nimmt und mit seinen Gefühlsreaktionen einbringt.

#### Interesse zeigen

- Blickkontakt suchen, aufmerksam sein, sich nicht ablenken lassen
- zustimmende nonverbale Äußerungen (Kopfnicken, freundlicher Blick) machen
- zustimmende verbale Kurzäußerungen wie „ja“, „hm“, „genau“ machen
- auf Kongruenz (Übereinstimmung) von geäußertem Interesse und der entsprechenden Körperhaltung und inneren Einstellung achten

#### Paraphrasieren

- dem Erzähler in eigenen Worten sagen, was er verstanden hat
- hilft mögliche Missverständnisse direkt aufzuklären und zu bereinigen

#### Spiegeln der gefühlsmäßigen Erlebnisinhalte

- die ankommenden Gefühlsbotschaften zurückmelden
- das Gesagte nicht wiederholen, sondern spiegeln
- gilt als der eigentliche Kern der Gesprächsführung

#### Informationssuchende Fragen

- hilfsweise Fragen stellen, um das Gefühlsthema weiter einzukreisen
- offene Fragen (W-Fragen: was, wie, wo) eröffnen das Gespräch
- neue Fragen oder Fragestellungen erfordern neue Antworten

#### Wahrnehmungsüberprüfung

- bei Unsicherheit vorsichtig das gefühlsmäßige Thema weiter einkreisen
- seinen Eindruck als Frage formulieren, damit der Erzähler korrigieren oder zurückweisen kann, wenn er sich falsch verstanden fühlt

### Mitteilung der eigenen Gefühle

- Damit drückt der Zuhörer viel Verständnis für den Erzähler aus und zeigt, dass er als Mensch auf das Erzählte reagiert.
- Ist für den Erzähler ein wertvolles Feedback darüber, welche Gefühle positiver oder negativer Art seine Darstellung auslöst.

**Merke:** Fragen sind in der Gesprächsführung oft die wirksamsten Interventionen, denn sie fordern Antworten heraus. Dadurch werden oft Denkblockaden aufgelöst und Alternativen des Handelns sichtbar.

## 5.6.2 Gesprächsblockierende Antworten und Reaktionen

5

Hindernde Antworten oder Reaktionen stoppen das Gespräch und blockieren die Fortsetzung. Dies ist der Fall, wenn

- der Erzähler in seinen geäußerten Gefühlen abgewertet wird,
- der Erzähler die Überlegenheit des Zuhörers zu spüren bekommt und
- der Erzähler den Eindruck gewinnt, der Zuhörer traue ihm nicht zu, mit Problemen fertig zu werden oder Lösungen zu finden.

### Desinteresse zeigen

- z. B. Blickkontakt abbrechen, aus dem Fenster schauen, Unterlagen sichten
- geäußertes Interesse am Gespräch stimmt nicht mit der gezeigten körperlichen Haltung und Aufmerksamkeit überein (Abb. 5.3)

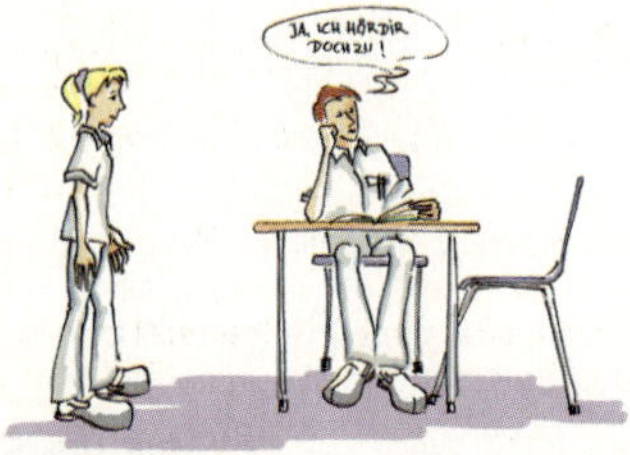


***Abb. 5.3 Inkongruente Nachricht.** Hier stimmt die Äußerung nicht mit der Körperhaltung überein.*

### Themenwechsel

- zeigt Desinteresse an der Fortsetzung des Gesprächs oder des Themas
- wird in der alltäglichen Kommunikation sehr häufig verwendet

### Interpretationen

- in Form von Du-Botschaften wird in das Verhalten etwas hineininterpretiert
- der Erzähler fühlt sich angegriffen, verbarrikadiert sich oder schlägt zurück
- die dann fehlende Akzeptanz ist für das Gespräch nicht förderlich

### Ratschläge

- „Ratschläge sind auch Schläge"; sie treffen oft nicht auf die Situation zu
- nicht Experte für die Lösung der Probleme anderer sein wollen
- beratende Gesprächsführung sollte prozessorientiert und -begleitend sein
- den Ratsuchenden begleiten und unterstützen, ihn nicht entmündigen
- offen bleiben und nicht erwarten, dass der Ratschlag befolgt wird

#### Verneinung der Gefühle

- Gefühle abzuwerten und abzuwehren gibt dem Erzähler das Gefühl, dass er nicht so sein darf, wie er ist
- Vertrauensbasis geht verloren, Rückzug zum Schutz vor weiterer Ablehnung

#### Benutzung früherer Äußerungen als Waffe

- nicht etwas, was im Vertrauen gesagt wurde, gegen den Erzähler verwenden
- sonst fühlt sich der Erzähler angegriffen und das Gespräch ist blockiert

#### Emotionale Verpflichtung

- dem Erzähler durch moralischen Druck ein schlechtes Gewissen oder Scham- und Minderwertigkeitsgefühle einreden

#### Gesprächsbeispiel

An einem Beispiel aus der Praxis soll hier der Unterschied von fördernden Antworten, die positiv und zum Gespräch einladend, und hindernden Antworten, die als das Gespräch blockierend erlebt werden, dargestellt werden. 5

> **Beispiel:** Eine neue Kollegin sagt in der Pause zu den Kolleginnen: „Ich hab' das Gefühl, ihr könnt mich nicht leiden und wäret froh, wenn ich in einen anderen Wohnbereich wechseln würde."

**Fördernde Antworten der Kolleginnen:**

- „Mir ist auch schon aufgefallen, dass wir noch nicht auf dich zugegangen sind und dich links liegen lassen." (Mitteilung der eigenen Gefühle)
- „Wie du das sagt, klingt das sehr traurig. Stimmt das?" (Wahrnehmungsüberprüfung)
- „Du fühlst dich abgelehnt von uns?" (Spiegeln des gefühlsmäßigen Erlebnisinhaltes)
- „Geht dir das bei allen von uns so?" (informationssuchende Frage)

**Hindernde Antworten der Kolleginnen:**

- „Du bist wahrscheinlich nur zu schüchtern!" (Du-Botschaft, Interpretation)
- „Da musst du auch von dir aus mal was unternehmen und dich um Aufnahme in das Team bemühen!" (Ratschlag)
- „Aber gestern hast du doch noch gesagt, dass es dir ganz gut bei uns gefällt!" (frühere Äußerungen als Waffe benutzen)
- „Das kannst du nun aber wirklich nicht behaupten, wo ich dich immer in meinem Auto mitnehme!" (emotionale Verpflichtung)
- „Das ging uns zu Anfang allen so!" (Verneinung der Gefühle)
- „Wir müssen unbedingt noch über die Besetzung des Wochenenddienstes sprechen!" (Themenwechsel)

## 5.7 Alltagsberatung und berufliche Beratung

Beraten geht über Tätigkeiten wie Informieren und Anleiten hinaus, da es den ratsuchenden Menschen konsequent in den Mittelpunkt des Handelns stellt. Beratung kann unterschieden werden in Alltagsberatung und berufliche Beratung.

### 5.7.1 Alltagsberatung

**Privater Bereich.** Alltäglich werden Lebenspartner oder Freunde um Rat gebeten, wenn es um Entscheidungsprozesse, das Verhalten in einem persönlichen Konflikt oder auch den Kauf technischer Geräte geht. Diese Alltagsberatung besteht aus hilfreichen Gesprächen mit Freunden, hat eine entlastende Funktion für den ratsuchenden Menschen und dient dem Austausch von Erfahrungen, Ratschlägen oder nützlichen Informationen.

**Merke:** Bei der **Alltagsberatung** wird ein ratsuchender Mensch beim Treffen einer möglichst guten Entscheidung für sein aktuelles Anliegen unterstützt.

**Beruflicher Bereich.** Auch hier spielen Formen der Alltagsberatung eine Rolle, z. B. beim kollegialen Austausch über Erfahrungen mit speziellen beruflichen Situationen oder beim Einsatz von Arbeitstechniken. Alltagsberatung findet

- situativ, ungeplant und außerhalb eines institutionellen Rahmens statt.

### 5.7.2 Berufliche Beratung



Beruflich ausgeübte Beratung geht in wesentlichen Punkten über die Alltagsberatung hinaus. Sie findet

- zielorientiert, methodengeleitet und in einem institutionellen Rahmen statt.

Beratung im beruflichen Kontext verlangt ein geplantes Vorgehen, bei dem bestimmte Beratungsziele durch den Einsatz spezieller Methoden erreicht werden sollen. Der Berater übernimmt im Beratungsprozess überwiegend eine den ratsuchenden Menschen unterstützende und begleitende Funktion; er hilft diesem Menschen z. B., Klarheit über seine Situation zu gewinnen, sodass dieser eine für ihn passende und gute Entscheidung treffen kann. Während des Prozesses behält der ratsuchende Mensch folglich seine Unabhängigkeit bzw. Verantwortung oder aber erlangt sie durch die Beratung wieder.

**Merke:** Bei der beruflichen Beratung nimmt der Ratsuchende eine Leistung in Anspruch, die der Berater aufgrund seiner beruflichen Aufgabe und Qualifikation anbietet.

## 5.8 Beratung Angehöriger

Pflegende Angehörige sind vielfältigen Belastungen ausgesetzt. Zudem fehlen ihnen oft die nötigen Kenntnisse, um die Pflegebedürftigen fachgerecht zu versorgen. Hier setzt die pflegerische Beratung Angehöriger an.

### 5.8.1 Ziele der Beratung Angehöriger

- Schaffung von Handlungskompetenz durch pflegerisch-fachliche Beratung
- Informationsvermittlung zu den einzelnen Beratungs- und Hilfsangeboten
- Informationsvermittlung über die Betreuung durch die ambulante Pflege
- Informationsvermittlung über andere Betreuungsmöglichkeiten
- Informationsvermittlung zu Pflegehilfsmitteln oder Gestaltung des Zimmers
- Entlastung der Angehörigen durch Reduktion emotionaler Belastung

### 5.8.2 Formen und Inhalte der Beratung

**Telefonische Beratung.**

- als wichtige Brücke zum aktiven Aufsuchen von Beratungsangeboten
- Anonymität hilft, die Scheu vor einem Gespräch zu überwinden

**Beratung zur häuslichen Pflege nach § 7 SGB XI.**
- dieser Paragraph schreibt die Beratungspflicht der Pflegekassen fest

**Pflegekurse und häusliche Schulungen nach § 45 SGB XI.**
- Laienpflegern müssen unentgeltliche Schulungsmöglichkeiten zum Erwerb pflegerischer Kenntnisse und Fertigkeiten angeboten werden
- Träger der Kurse sind Pflegekassen in Kooperation mit Pflegediensten

**Erstgespräche bei der Übernahme der Pflege.**
- zählen nicht zu den Beratungsanlässen gemäß Pflegeversicherung
- ambulante Pflegedienste fassen sie dennoch als zentrale Aufgabe auf
- neben der Pflegeanamnese wird bezüglich Pflegehilfsmittel oder notwendiger Wohnraumanpassung beraten

**Pflegeeinsätze nach § 37 SGB XI.**
- bei Pflegestufe I und II halbjährlich und bei Pflegestufe III vierteljährlich, wenn ausschließlich Geldleistungen bezogen werden
- dient der Überprüfung der von den Angehörigen geleisteten Pflegequalität

**Beratungsstellen für häusliche Pflege.**
- sind regionale Beratungsstellen unterschiedlicher Träger
- manche Pflegeheime bieten kostenlose Beratungen z. B. zum Thema „Demenz" an, um bekannter zu werden und sich zu profilieren

**Pflegebegleitende Beratung.**
- nicht als Beratungsanlass in der Pflegeversicherung vorgegeben
- stellt dennoch einen wichtigen Beratungsschwerpunkt dar
- Themen liegen im pflegepraktischen, -fachlichen und psychosozialen Bereich

## 5.9 Die Vier-Stufen-Methode zur Anleitung

> **Definition:** Die **Vier-Stufen-Methode** ist eine Anleitungsmethode, die vorrangig auf Nachmachen ausgerichtet ist und bei der das manuelle Lernen von Tätigkeiten im Vordergrund steht.

Die häufigste Methode der Unterweisung von Tätigkeiten ist die Vier-Stufen-Methode. Sie ist besonders gut für die Anleitung alter Menschen geeignet.

### 5.9.1 Ablauf der Anleitung

1. Stufe: Vorbereitung

- Anleitungsbedarf ermitteln, Ziele festgelegen, Bedingungen fixieren
- theoretisches Wissen zu dem zu vermittelnden Thema auffrischen
- Arbeitsplatz und Material vorbereiten, ggf. ergänzende Medien besorgen

Außerdem kann es erforderlich sein, den Bewohner zu motivieren, etwas Neues zu lernen. Die nachfolgenden Fragen helfen bei der Vorbereitung.

- Was soll, weshalb soll angeleitet werden?
  - z. B. die Injektion von Insulin
- Welche Vorkenntnisse bringt der alte Mensch zum Thema mit?
  - Klientin wurde z. B. bereits geschult, fühlt sich aber noch unsicher
- Welche Fähigkeiten und Fertigkeiten werden benötigt, damit der alte Mensch die Handlung selbstständig durchführen kann?
  - z. B. Umgang mit dem BZ-Messgerät, Reaktion auf Fehlermeldungen

- Was erwartet der alte Mensch von der Anleitung, welche Wünsche hat er?
- Wann und wo soll die Anleitung stattfinden, welche Übungsmöglichkeiten gibt es?
  - z.B. die Injektion zunächst an einer Orange üben lassen

2. Stufe: Vormachen
- beginnt i.d.R. mit Erklärungen von Sinn und Zweck, dann die einzelnen Schritte der Handlung und das Material erklären
- „Tipps zum verständlichen Erklären" beachten
- Bewohner nicht überfordern, nicht zu viele Informationen auf einmal
- praktische Demonstration der Handlung, jeden Schritt erklären und begründen
- der Bewohner hört und sieht zu, erhält Gelegenheit für Rückfragen
- ist jemand besonders unsicher, wird die Tätigkeit z.B. an den folgenden Tagen mehrmals gezeigt, bevor die nächste Anleitungsstufe kommt



3. Stufe: Nachmachen
- der alte Mensch führt die Handlung unter Beobachtung selbst durch
- im Vorfeld Gelegenheit geben, die einzelnen Schritte durchzusprechen
- fühlt der alte Mensch sich sicher genug? Wo benötigt er noch Tipps?
- vermitteln, dass nichts passieren kann, da der Anleiter dabei ist
- während der Handlung keine Korrekturen vornehmen, außer der Bewohner macht gefährliche Fehler (zieht z.B. falsche Menge Insulin auf)
- im Nachgespräch auf Fehler eingehen und Tipps geben
- positives Feedback („Lob") geben, um die Motivation zu erhalten
- ihm Mut machen, wenn er sich noch unsicher fühlt
- darauf hinweisen, dass der Anleiter noch ein paar Mal beobachten wird

4. Stufe: Üben
- Üben hilft, die neue Information im Gedächtnis zu verankern
- sprachliche, motorische und bildhafte Schemata verknüpfen sich miteinander und stehen abrufbereit als gesamte Pflegehandlung zur Verfügung
- erst das Erfolgserlebnis weckt neue Übungsbereitschaft
- darauf achten, den alten Menschen nicht zu überfordern
- Fehler verstärken sich beim weiteren Üben, wenn sie nicht korrigiert werden
- irgendwann ist der alte Mensch sicher in der angeleiteten Tätigkeit
- nach 2–3 Wochen prüft der Anleiter, ob der alte Mensch weiter zurechtkommt oder ob es einen erneuten Anleitungsbedarf gibt

## 5.9.2 Auswertung der Anleitung

Zu einer Anleitung gehört, dass sich der Anleiter Zeit zum Reflektieren nimmt. Nur so kann er herausfinden, was an der Anleitung gelungen war und wo es Verbesserungspotenziale gibt. Außerdem unterstützt die Reflexion die Persönlichkeitsentwicklung als Anleiter. Folgende Fragen können hilfreich sein:

- Was ist bei der Anleitung positiv abgelaufen? Wo fühlte ich mich sicher?
  - Waren z.B. alle benötigten Materialien vorhanden?
- Was ist negativ abgelaufen? Wo fühlte ich mich unsicher?
  - Waren z.B. die Erklärungen durch Aufregung konfus?
- Wie habe ich die Anleitung in der Beziehung zum alten Menschen erlebt?
  - War der alte Mensch z.B. motorisch geschickt, oder hat er die Anleitung immer wieder unterbrochen, sodass sie unstrukturiert wurde?
- Was möchte ich in der nächsten Anleitung beibehalten, was verändern?
  - Möchte ich z.B. die Umsetzung der Vier-Stufen-Methode beibehalten, kann ich die zeitliche Planung verbessern?

- Wie habe ich den alten Menschen bei der Anleitung erlebt?
  - War er über- oder unterfordert oder war das Vorgehen angemessen?

**Merke:** Der zeitliche Aufwand kann beim ersten Vorgehen nach dieser Methode hoch erscheinen. Unbekannte Situationen erfordern aber immer einen höheren Zeiteinsatz, als wenn Aufgaben zur Routine geworden sind.

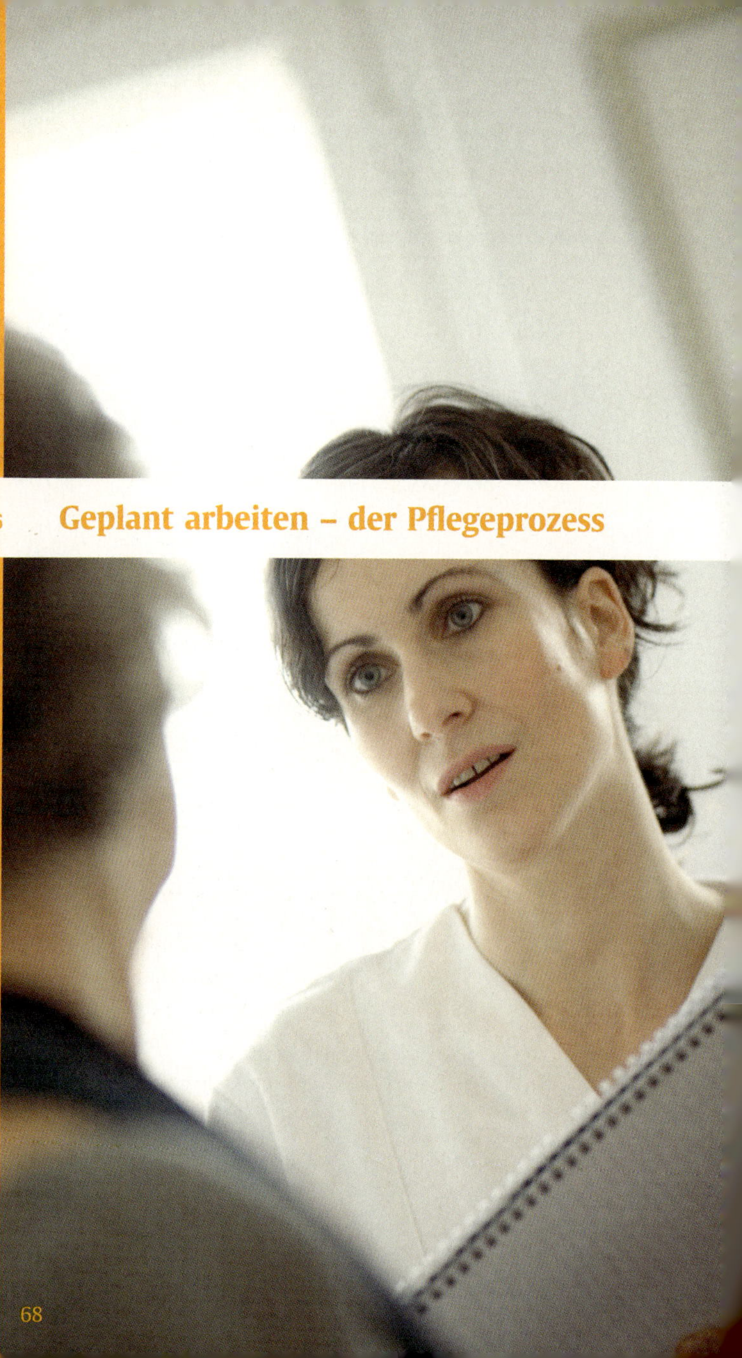

# 6 Geplant arbeiten – der Pflegeprozess

**Definition:** Der **Pflegeprozess** ist eine Arbeitsmethode, die systematisch die Planungs- und Handlungsabläufe der professionellen Pflege beschreibt und strukturiert. Er dient dazu, pflegerische Handlungen zielgerichtet und methodisch zu planen und durchzuführen (Abb. 6.1).

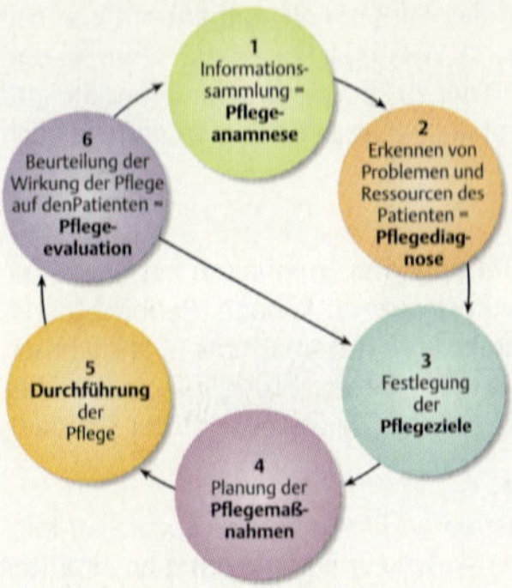


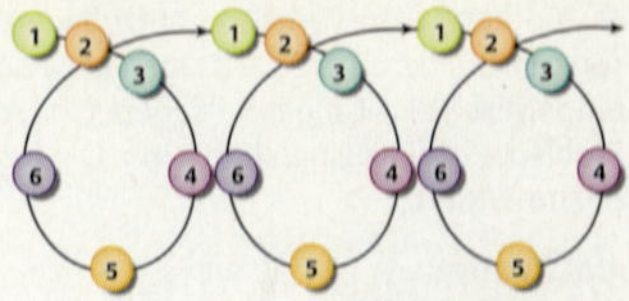


***Abb. 6.1 Pflegeprozess.*** *a (links) nach dem 6-Schritt-Modell und **b** (oben) als Spirale (nach Fiechter u. Meier 1993).*

6

# 6.1 Schritt 1: Informationen sammeln

**Definition:** Die **Informationssammlung** erfasst systematisch alle Ausgangsdaten des Bewohners. Sie dient als Grundlage für die individuelle Planung der Pflege und wird auch „Pflegeanamnese" genannt.

Die Informationssammlung wird mit dem Ziel durchgeführt, alle Informationen zu erheben, die Einfluss auf mögliche vorhandene Pflegeprobleme und deren Lösungen haben, z.B.:

- Name, Bezugsperson(en), Probleme, Gewohnheiten, Biografie
- Fähigkeiten, Ressourcen, Wunsch nach Selbstständigkeit, Bedürfnisse

## 6.1.1 Daten erheben

### Einteilung von Daten

- **objektive Daten** sind neutral und unabhängig von subjektiven Sichtweisen. Zu den objektiven Daten gehören alle messbaren Werte, z.B.
  - Körpergröße, -gewicht, -temperatur, Blutdruckwerte usw.
- **subjektive Daten** sind immer von Gefühlen und Urteilen bestimmt. Sie sind:
  - Äußerungen über ein Empfinden, z.B. Schmerzen, Ängste
- **direkte Daten** werden direkt vom pflegebedürftigen Menschen erhoben.
- **indirekte Daten** werden aus Sekundärquellen, also von anderen Personen oder aus schriftlichen Aufzeichnungen gewonnen.

**Merke:** Subjektive Daten müssen neutral zugeordnet und als subjektive Informationen gekennzeichnet werden, z.B. durch den Zusatz „Laut Aussage des Bewohners" o.ä.

#### Methoden der Datenerhebung

Aufnahmegespräch

Sobald der pflegebedürftige Mensch im Pflegeheim aufgenommen ist oder der erste Besuch in der häuslichen Pflege stattgefunden hat, sollte das Anamnesegespräch geplant werden. Dabei sind auch Angehörige einzubeziehen. Ziel des Gespräches ist es, ein Vertrauensverhältnis aufzubauen, auf dessen Basis die aufgenommene Person sich auf detaillierte Aussagen einlassen kann. Wichtig ist eine vorurteilsfreie und empathische Haltung der Pflegeperson, damit der zu Pflegende seine Wünsche und Probleme offen ansprechen kann. Die Ergebnisse des Gespräches werden schriftlich dokumentiert.

Beobachtung

Ziel der Beobachtung in der Pflege ist es, Informationen zu erhalten, um die Situation und den Zustand eines Menschen genau erfassen zu können. Beobachten ist das aufmerksame und bewusste, zielgerichtete und systematische Wahrnehmen eines Zustandes, Verhaltens oder einer Situation. Beobachtung geschieht über die Sinne und kann durch Hilfsmittel und technische Geräte unterstützt werden.



Assessmentinstrumente

Assessmentinstrumente werden zur systematischen Erhebung des speziellen Pflegebedarfs von Patientengruppen in Form von Skalen zur Einschätzung bestimmter Risiken eines pflegebedürftigen Menschen (z. B. Braden-Skala zur Einschätzung des Dekubitusrisikos, S. 120) eingesetzt. Derzeit haben sich einige Assessmentinstrumente beim Feststellen des tatsächlichen Pflegebedarfs in der Praxis bewährt. Es sind jedoch nicht alle Instrumente ausreichend wissenschaftlich fundiert und müssen daher in Bezug auf ihre Validität jeweils kritisch überprüft werden.

### 6.1.2 Daten dokumentieren

Zur Dokumentation aller notwendigen Informationen werden standardisierte Formulare genutzt (z. B. ein Formular zur Erhebung der biografischen Daten, welches der Betroffene bzw. die Angehörigen im Verlauf der 1. Woche ausfüllen, oder Skalen). Aus den gesammelten Informationen wird die individuelle Pflegeplanung erstellt. Alle weiteren Schritte des Pflegeprozesses basieren auf dieser umfassenden Datenerhebung.

## 6.2 Schritt 2: Pflegeprobleme und Ressourcen erkennen

Die gesammelten Informationen werden zusammengefasst und zu Einzelbereichen und Problemthemen gebündelt. Einzelne Pflegeprobleme werden kurz, übersichtlich, anschaulich und individuell beschrieben. Aus den Inhalten der Problembeschreibungen und den evtl. vorhandenen Ressourcen gehen die Pflegeziele, Pflegemaßnahmen und -handlungen hervor.

### 6.2.1 Pflegeprobleme

> **Definition: Pflegeprobleme** sind gesundheitliche Beeinträchtigungen eines Menschen, die er nicht selbst bewältigen kann und die durch pflegerisches Handeln erfasst und positiv beeinflusst werden können (Grünewald 2004). Es handelt sich somit um pflegerische Probleme – nicht um medizinische Diagnosen.

Die Beschreibung der Pflegeprobleme
- strukturiert die Auswahl der Pflegemaßnahmen nach Ursache/Wirkung und legt die Inhalte der Pflegeevaluation fest,
- enthält die Aspekte Bereich, Art der Beeinträchtigung, Qualität, Quantität, Umfang und Ursachen, Erklärungen und Zusammenhänge,
- ist so kurz und knapp wie möglich zu gestalten und soll so exakt und individuell wie möglich sowie objektiv sein.

## PESR-Schema

Die Formulierung der Pflegeprobleme kann unter Zuhilfenahme des PESR-Schemas erleichtert und strukturiert werden. Auch beim PESR-Schema orientiert man sich an einzelnen Schritten, um zu einer vollständigen Problembeschreibung zu kommen (Tab. 6.1).

***Tab. 6.1*** *Vollständige Problembeschreibung mithilfe des PESR-Schemas (MDS 2005).*

| Schema | Fragestellung |
|---|---|
| **P**: Problem | ■ Was hat der Pflegebedürftige?<br>■ Was ist das Problem? |
| **E**: Einflussfaktoren/ Ursachen | ■ Warum hat er es?<br>■ Was sind die Einflussfaktoren und die Ursachen für dieses Problem? |
| **S**: Symptome | ■ Wie zeigt es sich?<br>■ Wie äußert sich das Problem konkret? Eigene Beobachtungen und Aussagen des Pflegebedürftigen? |
| **R**: Ressourcen | ■ Welche Fähigkeiten, Potenziale hat der Pflegebedürftige?<br>■ Welche Ressourcen sind beim Pflegebedürftigen und seiner sozialen Umgebung vorhanden? |

## Einteilung von Pflegeproblemen

### Aktuelle Pflegeprobleme

Sie sind realistisch und momentan vorhanden und können durch die Pflegeperson beobachtet oder durch eine körperliche Untersuchung festgestellt werden. Der pflegebedürftige Mensch bestätigt meist das aktuelle Problem.

**Beispiel:** Herr M. leidet unter Schmerzen aufgrund einer Stomatitis.

### Potenzielle Pflegeprobleme

Dies sind mögliche Probleme, die bei einem pflegebedürftigen Menschen aufgrund einer spezifischen Situation eintreten können, aber nicht eintreten müssen. Durch prophylaktische Maßnahmen kann verhindert werden, dass ein potenzielles zum aktuellen Problem wird.

**Beispiel:** Herr M. ist aufgrund einer Schluckstörung soor- und parotitisgefährdet.

### Verdeckte Pflegeprobleme

Diese sind nicht offenkundig. Entweder kennt der betroffene Mensch sie und möchte nicht darüber reden oder er ist sich ihrer nicht bewusst. Die Pflegeperson kann verdeckte Pflegeprobleme anhand des Verhaltens und der Stimmungslage eines Menschen lediglich vermuten.

**Beispiel:** Eine Pflegende beobachtet, dass Herr M. nach dem Besuch seiner Tochter deprimiert ist. Sie vermutet die Ursache hierfür in einer problematischen Beziehung zwischen den beiden.

### Generelle Pflegeprobleme

Hierbei handelt es sich um typische voraussehbare Probleme, die den meisten Patienten unter gleichen Bedingungen und mit den gleichen Risikofaktoren gemeinsam sind. Generelle Pflegeprobleme betreffen häufig die Physiologie des Menschen, es sind Mechanismen, die bei allen Menschen ähnlich ablaufen und zudem wissenschaftlich erforscht werden können. Für solche Probleme können standardisierte Pflegepläne ausgearbeitet werden.

**Beispiel:** Alte Menschen sind nach einem Schlaganfall meist aufgrund von Schwächen und Lähmungen in ihrer Mobilität eingeschränkt.

### Individuelle Pflegeprobleme



Diese sind charakteristisch für einen bestimmten Menschen und betreffen seine persönliche Lebenssituation und sein persönliches Erleben. Individuelle Pflegeprobleme treten zu generellen Pflegeproblemen hinzu.

**Beispiel:** Herr M. kann sich aufgrund seiner Sehbehinderung nicht selbstständig in der für ihn neuen Heimumgebung bewegen.

## 6.2.2 Ressourcen

**Definition: Ressourcen** sind Fähigkeiten und Fertigkeiten, die dem einzelnen Menschen zur Verfügung stehen und durch eine aktivierende Pflege gefördert werden können. Sie helfen, den Genesungsprozess positiv zu beeinflussen oder eine kritische Situation bzw. Aufgabe sinnvoll zu bewältigen.

Das Erkennen von Ressourcen erfordert Übung. Viele Pflegepersonen erkennen Pflegeprobleme sofort und möchten diese möglichst schnell beseitigen. Dabei werden die Fertigkeiten und Fähigkeiten der zu betreuenden Person oft übersehen. Aber auch das andere Extrem kann beobachtet werden: Jedem Pflegeproblem wird unbedingt eine Ressource zugeordnet. Dies ist aber nicht immer möglich. Um einen sinnvollen Überblick der Gesamtheit aller möglichen Ressourcen zu erhalten, werden diese in unterschiedliche Kategorien eingeteilt.

**Körperliche Ressourcen.** Zu ihnen zählen alle körperlichen Leistungen wie Sehfähigkeit, Hörvermögen, Bewegungsmöglichkeiten, unterteilt in Fein- und Grobmotorik, in passive und aktive Bewegungsvorgänge. Des Weiteren gehören dazu die Aufnahme von Flüssigkeit und Nahrungsmitteln, das Atmen usw.

**Innere, intellektuelle, persönliche oder geistige Ressourcen.**

- Entwicklung von Problemlösungsstrategien, Vertrauen in das Selbst
- Verstand, Vernunft, Verstehen, Denkvermögen, Sprachgefühl
- Wahrnehmungsfähigkeit, Lernfähigkeit, Möglichkeiten zur Gestaltung
- das eigene Tun zu reflektieren und Entscheidungen zu treffen
- Lebensmut und Lebenslust, Kreativität, Fantasie, Flexibilität, Humor usw.

**Räumliche Ressourcen.** Darunter versteht man die Umgebung des Menschen. Lebt er z.B. in einer Millionenstadt mit guter Infrastruktur, aber schlechter Luft, oder in einem ländlichen Gebiet mit wenig ausgeprägter Infrastruktur, dafür aber einer „natürlicheren" Umgebung?

**Soziale Ressourcen.** Hierunter wird die soziale Umwelt des Einzelnen, sein soziales Netz, wie Freunde und Verwandte, und seine sozialen Aktivitäten verstanden. Dazu gehört unter anderem die Frage, welche seiner Verwandten und Freunde in die Pflege einbezogen werden können.

**Ökonomische Ressourcen.** Hierzu gehören materielle Güter und finanzielle Möglichkeiten, z.B. zur Gestaltung des Lebensraums oder der Freizeitaktivitäten.

**Spirituelle Ressourcen.** Hierzu zählen die Werte, die die betreffende Person verinnerlicht hat, z.B., ob die zu betreuende Person einer Glaubensrichtung angehört oder ob sie nicht gläubig ist, ob sie Vorbilder für ihr Leben hat, Sinn in ihrem Leben sieht und voller Hoffnung ist oder eher mutlos und die Hoffnung in das Leben aufgegeben hat.

**Merke:** Ziel in der Pflege ist es, die Ressourcen des einzelnen Menschen optimal zu nutzen und in die Pflege einzubeziehen, damit dieser seinen Gesundungsprozess selbst aktiv unterstützen kann. Werden die Ressourcen im Pflegeplan berücksichtigt, erlangt der hilfsbedürftige Mensch schneller seine Selbstständigkeit zurück.

6

## 6.3 Schritt 3: Pflegeziele planen

**Definition:** Das **Pflegeziel** beschreibt ein gewünschtes Ergebnis als zukünftigen Gesundheitszustand des Pflegebedürftigen. Pflegeziele müssen messbar, bewohnerbezogen, realistisch und (in einem vorgegebenen Zeitrahmen) erreichbar und überprüfbar sein.

Die Formulierung des Ziels dient als Maßstab, um später in der Evaluation die Wirksamkeit der angewendeten Maßnahmen zu beurteilen, also den Unterschied zwischen Ausgangspunkt und Resultat. Zu jedem beschriebenen Problem wird ein Pflegeziel definiert. Dabei wird unterschieden in

- **Fernziele:** übergeordnete Ziele, welche den Zustand des Menschen nach Durchlaufen des Pflegeprozesses beschreiben,
- **Nahziele:** Teilziele, die zum Erreichen der Fernziele eingesetzt werden.

„Das Pflegeziel beschreibt

- das **spezifische Verhalten/erwartete Ergebnis**, das anzeigt, dass der Pflegebedürftige und dessen Bezugsperson ein geplantes Ziel erreicht haben,
- **Kriterien zur Bemessung** dieses Verhaltens (z.B. drückt aus, was und wie viel der Pflegebedürftige und dessen Bezugsperson erreichen sollen, unter welchen Bedingungen oder mit welchen Hilfsmitteln etwas getan werden soll oder welche Veränderungen auftreten sollen),
- **Bedingungen**, unter denen das Verhalten eintreten soll und einen
- **Zeitraum** (Zieldatum oder Zeitpunkt), innerhalb dessen das Resultat erreicht werden soll. (MDS 2005, S. 28)

Pflegeziele beziehen sich nicht nur auf den körperlichen, sondern auch auf den psychischen Lebensbereich. Die Zielsetzung kann auf die in Tab. 6.2. genannten Kriterien Bezug nehmen.

*Tab. 6.2 Beispiele für Pflegeziele mit Bezugskriterien (nach Juchli 1991).*

| Bezug des Pflegeziels | Praxisbeispiele für Pflegeziele |
|---|---|
| Leistung/Können | ■ Fr. A. kann in 4 Wochen den Transfer vom Bett in den Rollstuhl selbstständig durchführen.<br>■ Hr. B. kann in 15 Tagen unter Anleitung seinen Blutzucker selbstständig messen. |
| Wissen | ■ Fr. C. kennt die Risiken bei Einnahme blutverdünnender Medikamente und hält sich an die Verhaltensvorschriften.<br>■ Hr. D. kennt die Wirkungsweise seiner Medikamente und nimmt diese jeden Morgen um 8.00 Uhr ein. |
| Verhalten und Erleben | ■ Hr. E. kann über seine Trauer um seine verstorbene Tochter reden.<br>■ Frau M. geht jeden Tag für eine Stunde in den Gemeinschaftsraum, um andere Bewohnern zu treffen. |
| messbare Befunde und Ergebnisse | ■ Fr. G. nimmt täglich eine reduzierte Trinkmenge von 1200 ml zu sich.<br>■ Hr. H. behält innerhalb von einem Monat sein Körpergewicht bei. |
| körperlicher Zustand | ■ Fr. I. hat eine belagfreie Zunge und eine feuchte Mundschleimhaut.<br>■ Hr. K. hat bei liegender Nasensonde eine intakte Nasenschleimhaut. |
| Gefahren und Risiken | ■ Fr. L. kennt die Risiken des Nikotinabusus und reduziert innerhalb von 4 Wochen die tägl. Zigarettenmenge auf 5 Stück.<br>■ Hr. M. kennt die Gefahr der Thrombose und unterstützt die prophylaktischen Maßnahmen der Pflegenden. |

6

## 6.4 Schritt 4: Pflegemaßnahmen planen

**Definition: Pflegemaßnahmen** sind ausgewählte Mittel, mit denen die formulierten Pflegeziele erreicht werden können. Sie werden gemeinsam mit dem Betroffenen unter Berücksichtigung seiner Wünsche und ggf. der seiner Angehörigen formuliert.

Die **Pflegeplanung** setzt sich aus den Anteilen „Pflegeproblem“, „Pflegeziele“ und „Pflegemaßnahmen“ zusammen. Bei der Ausarbeitung der Pflegeplanung setzt sich die zuständige Pflegeperson gedanklich mit der zukünftigen Entwicklung auseinander und bereitet Entscheidungen und Handlungen vor.

„Die Planung der Interventionen beschreibt, in welcher Art und Weise die Pflege durchgeführt wird. Es muss ersichtlich sein

- **wer, was** (Art),
- **wann** (Bedingungen),
- **wie oft** (zeitliche Abstände),
- **wo** und
- **wie** (Qualität) durchführen soll.“ (MDS 2005, S. 30)

**Merke:** „Pflegemaßnahmen können als vollständige Übernahme, teilweise Übernahme, Unterstützung, Beratung, Anleitung und Beaufsichtigung durchgeführt werden. [...] Pflegemaßnahmen sind präzise, kurz und verständlich zu formulieren; sie beschreiben keine medizinische Therapie. (MDS 2005, S. 30)

# 6.5 Schritt 5: Durchführung der Pflege

## 6.5.1 Umsetzung in die Praxis

Bei der Durchführung des Pflegeplans werden die geplanten Pflegemaßnahmen in die Praxis umgesetzt. Die Vorgaben des Pflegeplans sind für alle weiteren pflegerischen Handlungen verbindlich, egal von welcher Person sie ausgeführt werden. In der Umsetzung muss der Pflegebedürftige auch hinsichtlich seiner Reaktion auf die angewandten Maßnahmen beobachtet werden. Dabei muss der Pflegeplan immer wieder kritisch reflektiert und hinterfragt werden.

**Merke:** Weichen Pflegemaßnahmen in einem kurzen Zeitraum gehäuft vom Pflegeplan ab, ist dies ein Signal dafür, dass ein neues Pflegeproblem aktuell wurde, welches in den Pflegeplan aufgenommen werden muss.

## 6.5.2 Dokumentation der Pflege

Die Durchführung der Pflege wird meist in Formularen dokumentiert. Diese werden in Dokumentationssystemen, -mappen- oder akten abgeheftet, sodass für jeden Bewohner alle pflegerelevanten Daten übersichtlich und vollständig erfasst sind.

6

### Basisformulare der Pflegedokumentation

- Stammblatt und Formular zur Informationssammlung
- Pflegeplanung, Durchführungsnachweis und Pflegebericht

**Durchführungsnachweis.** Um einen Nachweis für die durchgeführten Pflegemaßnahmen und damit für die erbrachten Leistungen zu haben, werden diese im Durchführungsnachweis der Pflegedokumentation festgehalten. Die durchgeführten Maßnahmen werden mit einem Handzeichen unter dem jeweiligen Datum und der entsprechenden Uhrzeit abgezeichnet.

**Pflegebericht.** Hier werden Veränderungen im Zustand des pflegebedürftigen Menschen notiert und vom Pflegeplan abweichende Pflegemaßnahmen begründet und kurz beschrieben.

### Weitere Formulare

- Vitalzeichen-, Blutzucker- und Gewichtskontrollen
- Ernährungs-/Flüssigkeitsbilanzierung und Lagerungs-/Mobilisationsplan
- ärztliche Verordnungen (Medikamente, Infusionen)
- Risikoerfassung (Braden-Skala, Erfassung des Sturzrisikos)
- Wunddokumentation/-verlaufsbögen und Überleitungsbögen
- Erfassungsbögen zur Therapie, Besonderheiten, Aktivitäten

### Anforderungen an die Dokumentation

**Systematisch und lückenlos.** In der Dokumentation werden die geplanten und durchgeführten Maßnahmen, weitere Beobachtungen, Besonderheiten und Veränderungen lückenlos schriftlich fixiert. Alle Handlungen, Entwicklungen und Beobachtungen sollen so beschrieben und dokumentiert sein, dass die erbrachte Versorgung und alle Vorgänge transparent werden, um Verbesserungsmöglichkeiten zu erkennen und die gesetzlichen Normen der Leistungsnachweisung zu erfüllen.

**Übersichtlich und linear.** Ein Dokumentationssystem, das sich an den Schritten des Pflegeprozesses orientiert, strukturiert die Dokumentation übersichtlich und linear und macht den Versorgungsverlauf deutlich. Es gilt als Nachweis der professionellen, systematisch geplanten und durchgeführten, aktuell und individuell auf den Pflegebedürftigen bezogenen Pflege.

**Zeitnah und individuell.** Die Dokumentation erfolgt zeitnah zum aufgetretenen Ereignis und ist individuell für jeden Pflegebedürftigen. Jeder Patient/Kunde/Bewohner hat eine eigene Dokumentationsmappe (handschriftlich oder edv-gestützt), in der alle Anamnesen, Diagnosen, Operationen, Untersuchungen, Therapien, Leistungsnachweise, Pflegeplanungen, -berichte usw. zusammengefügt sind.

**Objektiv und professionell formuliert.** Die Dokumentation sollte professionell erfolgen, unter Anwendung pflegerisch und medizinisch definierter Begriffe. Dabei sollen die Formulierungen auf den Pflegebedürftigen bezogen sein (wertfrei und objektiv), eindeutig, transparent und überprüfbar.

**Überprüfbar und qualitätssichernd.** Alle beschriebenen und vorgestellten Elemente der Dokumentationsakte müssen jeweils zeitnah schriftlich niedergelegt werden und immer mit Datum, ggf. Uhrzeit und Handzeichen des Durchführenden abgezeichnet werden. Aus der Dokumentation lassen sich Daten für Erhebungen, Statistiken und Informationen für das Qualitätsmanagement ableiten.

**Sicherung einer kontinuierlichen interdisziplinären Pflege.** Die systematische und lückenlose Dokumentation soll die Sicherung und Kontinuität der Pflegeorganisation gewährleisten sowie eine übersichtliche und vollständige Verlaufsdarstellung der Betreuung des Pflegebedürftigen bieten.



## 6.6 Schritt 6: Pflegeevaluation

> **Definition:** In der **Pflegeevaluation** werden die durchgeführten Maßnahmen und deren Auswirkungen beurteilt (Erfolgskontrolle). **Evaluation** bedeutet die sach- und fachgerechte Bewertung, also das Einschätzen eines Objektes oder eines Sachverhaltes nach seinem Wert und seiner Bedeutung.

Grundlage der Evaluation bildet die Dokumentation. Hier wird deutlich, ob die Maßnahmen den gewünschten Effekt erbracht haben und das geplante Ziel erreicht worden ist; notwendige Verbesserungen werden offensichtlich. Die Evaluation orientiert sich am aktuellen Gesundheitszustand des Pflegebedürftigen. Der Pflegeplan muss an seine u. U. veränderten Probleme, Ressourcen und Bedürfnisse Pflegenden angepasst werden.

**Zeitpunkt der Evaluation.** In der Praxis wird schon mit der ersten konkreten Aufstellung von Pflegeproblemen und Ressourcen sowie der Pflegeziele die Evaluation vorbereitet. Der Zeitpunkt der 1. geplanten Ergebniskontrolle muss hier festgelegt werden – er ist jedoch immer abhängig vom Verlauf der pflegerischen Versorgung. Unvorhersehbare Veränderungen sind ebenso ein Grund für eine Neueinschätzung der Problemlage/Ressourcen wie die stetige Verschlechterung eines Pflegeproblems.

**Hilfreiche Fragen.**
- Wie ist der aktuelle Zustand des Pflegebedürftigen?
- Sind Fortschritte bzgl. der gesetzten Pflegeziele erkennbar?
- Welche Wirkung haben die Pflegemaßnahmen?
- Hat sich der Zustand verbessert oder verschlechtert?
- Wie fühlen sich der Pflegebedürftige und/oder dessen Bezugsperson?
- Hat der Pflegebedürftige Aussagen über seine Befindlichkeit gemacht?

- Sind Veränderungen in den Problemen, Bedürfnissen und Fähigkeiten des Pflegebedürftigen aufgetreten?
- Warum konnten die Pflegemaßnahmen evtl. nicht wie geplant durchgeführt werden?
- Sind unvorhergesehene Ereignisse oder Komplikationen aufgetreten?" (MDS 2005, S. 33)

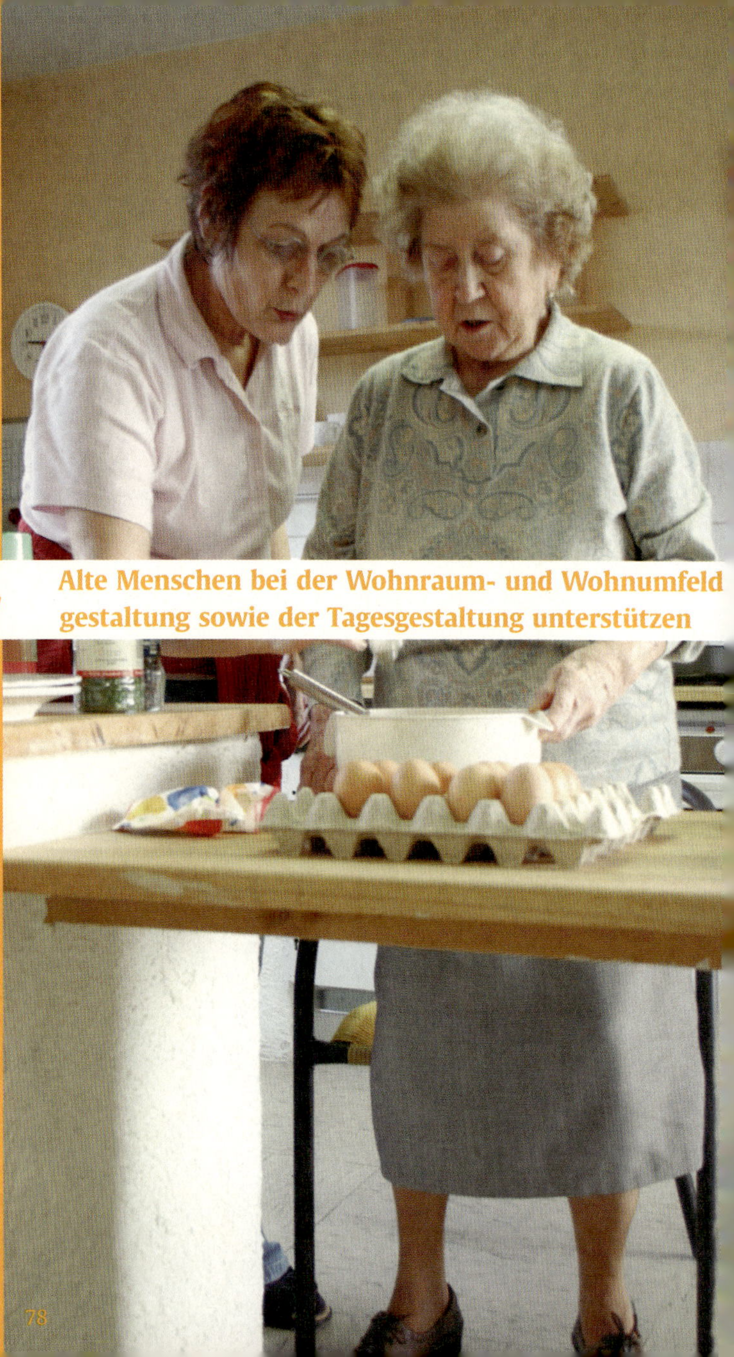

# 7 Alte Menschen bei der Wohnraum- und Wohnumfeld gestaltung sowie der Tagesgestaltung unterstützen

# 7.1 Alten- und behindertengerechte Gestaltung der Wohnung

Häufig wohnen alte Menschen in Häusern und Wohnungen, die für die Schwierigkeiten und Gebrechen des Alters nicht geeignet sind. Stolperfallen, veraltete technische Installationen, unzweckmäßige Möbel, bauliche Tücken oder fehlende Haltegriffe machen das Leben kompliziert oder sogar gefährlich. In Tab. 7.1 sind Kriterien genannt, nach denen die alters- und behindertengerechte Eignung einer Wohnung bewertet werden kann.

**Merke:** Je älter ein Mensch wird, umso kleiner wird sein Aktions- und Bewegungsradius. Gleichzeitig steigt damit die Bedeutung der Wohnung.

## 7.1.1 Wohnraumanpassung

In städtischen Beratungsstellen oder bei Pflegeberatungen werden Lösungen dazu angeboten, wie trotz körperlicher Einschränkungen weiterhin zu Hause gewohnt werden kann und wie Um- oder Einbauten finanziert werden können. Um einen Zuschuss von der Pflegekasse zu erhalten, genügt ein Antrag des Versicherten an seine Pflegekasse.

***Tab. 7.1*** *Allgemeine Kriterien zur Bewertung von alten- und behindertengerechten Wohnungen.*

| Kriterium | alten- und behindertengerecht |
|---|---|
| Größe der Wohnung | ▪ ausreichend Bewegungsraum<br>▪ nicht zu groß, überschaubar<br>▪ Breite der Türen: rollstuhlgerecht |
| Heizung | ▪ Zentral- oder Etagenheizung |
| Erreichbarkeit | ▪ Erdgeschoss oder Fahrstuhl, Rampe<br>▪ Keller und Mülltonnen gut erreichbar |
| Sicherheit | ▪ rutschfeste Fußbodenbeläge<br>▪ abschließbare Balkon- oder Terrassentür<br>▪ „Spion" an der Wohnungstür, Gegensprechanlage<br>▪ Barrierefreiheit, keine Stolperfallen |
| Aufteilung der Zimmer | ▪ Schlafzimmer nicht zu klein<br>▪ ausreichend Stellwände im Wohnzimmer<br>▪ genügend Raum für Rollstuhl (Wendekreis) |
| Beleuchtung | ▪ gute, möglichst indirekte Beleuchtung<br>▪ zusätzliche Leselampe |
| Kontakte (auch für den Notfall) | ▪ Telefon, Hausnotruf |
| Sanitäranlagen | ▪ fließend kaltes und warmes Wasser<br>▪ Haltegriffe in Toilette und Bad<br>▪ Toilettensitzerhöhung<br>▪ fußbodengleiche Dusche mit Klappsitz und Haltegriffen |
| Küche | ▪ Erreichbarkeit aller Gegenstände<br>▪ unterfahrbare Schränke, Arbeitsplatte bei Rollstuhlfahrern auf entsprechender Höhe |

### 7.1.2 Hilfsmittel

Hilfsmittel sind dazu da, um Behinderungen auszugleichen. Geeignete Hilfsmittel, um ein Bad alten- und behindertengerecht einzurichten, sind in Abb. 7.1 dargestellt. Einrichtungsgegenstände und Hilfsmittel für eine behindertengerechte Wohnung werden in Tab. 7.2 aufgelistet.

***Abb. 7.1*** ***Ausstattung von Sanitärräumen.*** ***a*** *Haltegriffe auf beiden Seiten der Toilette,* ***b*** *Dusche mit Klappsitz und Haltegriffen,* ***c*** *unterfahrbares Waschbecken mit Haltegriffen,* ***d*** *Kippspiegel.*

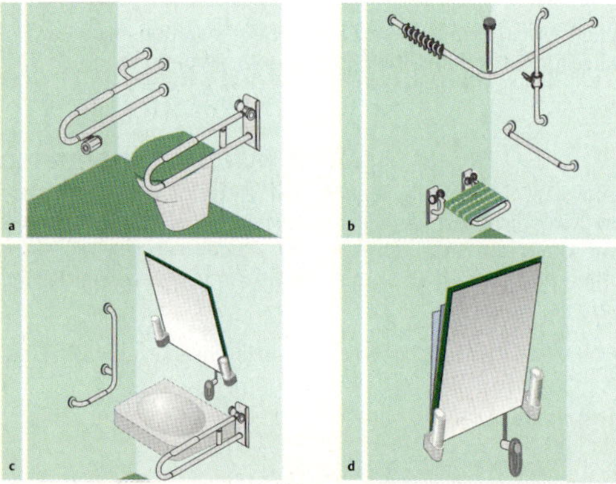


***Tab. 7.2*** *Einrichtungsgegenstände und Hilfsmittel für eine alten- und behindertengerechte Wohnung.*

| Kriterium | alten- und behindertengerecht |
|---|---|
| Hauseingang | ▪ fest installierte oder ggf. tragbare Rampe<br>▪ beleuchtete Klingel, gut sichtbare Hausnummer<br>▪ beleuchteter, überdachter Eingang |
| Hausflur und Treppenhaus | ▪ Handläufe auf beiden Seiten<br>▪ Beleuchtungsintervall auf langsames Treppensteigen einstellen<br>▪ Lichtschalter an jeder Wohnungstür<br>▪ evtl. Sitzgelegenheit auf Treppenabsätzen |
| Wohnungsflur | ▪ Sitzgelegenheit, Schuhanzieher mit langem Griff<br>▪ Ablage für Schlüssel, Telefon, Post usw.<br>▪ leicht erreichbare Garderobenhaken |
| Küche | ▪ gute, blendfreie Beleuchtung, Fixierbrett, Greifhilfe<br>▪ rutschfeste Unterlage, Teller mit breiterem Rand<br>▪ Klammergabel, Abschaltautomatik für elektrische Geräte |
| Bad und WC | ▪ rutschsicherer Bodenbelag, ausreichend breite Türen<br>▪ Haltegriffe und Haltestangen, Wannen- bzw. Duschsitz<br>▪ Spiegel in richtiger Höhe (Kippspiegel)<br>▪ Waschbecken unterfahrbar, Toilettensitzerhöhung |
| Wohnzimmer | ▪ erhöhte Sitzmöbel (durch Holzklötze)<br>▪ Fenstergriffe niedriger anbringen, evtl. Griffverlängerung<br>▪ ausreichende Beleuchtung, behindertengerechtes Telefon |
| Schlafzimmer | ▪ gut zu erreichende Ablage am Bett oder Nachttisch<br>▪ Beleuchtung oder Lichtschalter am Bett<br>▪ Nachtlicht, Hausnotruf am Bett |

### 7.1.3 Sicherheit

Jährlich sterben 83000 europäische Senioren an den Folgen eines Unfalls. 2,25 Mio. Senioren werden jährlich durch Unfälle und Gewaltanwendung verletzt. Einige Risiken können durch gezielte Planung vermieden werden:

- Unfälle vermeiden, z.B. durch das Ausschalten von Stolperfallen
- sichere Geräte und Hilfsmittel anschaffen
- Schutz vor Diebstählen und gewaltsamen Übergriffen erreichen

Abb. 7.2 zeigt eine Checkliste, mit der nach einem Punktesystems geprüft werden kann, ob die Gefahrenquelle zutrifft oder nicht.

***Abb. 7.2*** *Checkliste „Sicherheit".*

| Checkliste zur Ermittlung der Sicherheit von altengerechten Wohnungen und allgemein auftretenden Gefahrenquellen | |
|---|---|
| ☐ | mangelhafte Beleuchtung |
| ☐ | unnötiges Kabelgewirr |
| ☐ | schadhafte Steckdosen, Stecker oder Verteilerdosen |
| ☐ | fehlende Blitzschutzsteckdosen |
| ☐ | unsichere Elektrogeräte |
| ☐ | zu viel Mobiliar oder Mobiliar, das schadhaft ist |
| ☐ | Stühle, Sessel, die wackelig oder der Belastung nicht mehr gewachsen sind |
| ☐ | Tische haben keine Standfestigkeit |
| ☐ | scharfkantige Gegenstände |
| ☐ | zu geringe Bewegungsflächen in allen Räumen |
| ☐ | in den Raum hineinragende Türen |
| ☐ | Schwellen und Unebenheiten des Bodens |
| ☐ | keine rutschsicheren Bodenbeläge im Bad oder WC |
| ☐ | kein Verbrühungsschutz anhand feststellbarer Thermostate bei Armaturen |
| ☐ | keine Haltegriffe in der Dusche oder Badewanne |
| ☐ | hoch stehende Teppichecken oder Fußmatten |
| ☐ | glattes Parkett, PVC o.ä. |
| ☐ | schadhaftes Treppengeländer oder Handläufe |
| ☐ | unmarkierte Stufen |
| ☐ | lockere oder fehlende Bodenplatten auf Außenwegen |
| ☐ | fehlende Warneinrichtung oder automatische Abschaltung für Elektroherd und Mikrowelle |
| ☐ | fehlender Wasserstopp bei Waschmaschine und Geschirrspüler |
| ☐ | fehlende Kommunikationsgeräte, wie Telefon oder Notrufsender |
| ☐ | fehlende Brandschutzeinrichtungen |

Name: ..........................................................
geb. am: ..........................................................
Anschrift: ..........................................................

Ort, Datum: .................................. Unterschrift: ..................................

## 7.2 Technische Ausstattung

Bei der technischen Ausstattung kommt es immer auf die individuelle Situation des älteren Menschen an, z.B. die besonderen Wünsche sowie den Grad der Mobilität und des Sicherheitsbedürfnisses. In Alteneinrichtungen gelten von der Baubehörde geregelte und in den „Mindestanforderungen für Altenheime, Altenwohnungen und Pflegeheime für Volljährige" aufgeführte Bauauflagen für technische Anforderungen. Geeignete Ausstattungen könnten in der privaten Wohnung als technische Umbaumaßnahme hinzukommen.

## 7.2.1 Hausnotrufanlage

**Definition: Hausnotrufanlagen** sind elektronische Meldesysteme, die über das öffentliche Fernsprechnetz mit einer Notrufzentrale verbunden sind. Die Notrufanlage bietet Menschen, die aufgrund von Gebrechlichkeit oder Behinderung Unterstützung bedürfen, ein Sicherheitsgefühl und rasche Hilfe.

Die pflegebedürftige Person erhält eine Teilnehmerstation und einen Handsender (Abb. 7.3). Löst die Person – z.B. bei Sturz oder nahender Ohnmacht – Alarm aus, wird eine direkte Sprechverbindung zur Notrufzentrale hergestellt oder der Alarm in einer Überwachungszentrale ausgelöst. Diese benachrichtigt umgehend einen Mitarbeiter, der dann sofort die Wohnung aufsucht, von der aus der Alarm ausgelöst wurde.



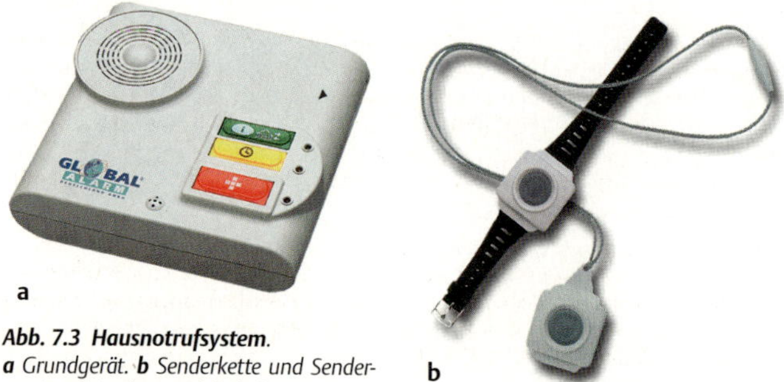


a

b

***Abb. 7.3 Hausnotrufsystem.***
***a*** *Grundgerät.* ***b*** *Senderkette und Senderarmbanduhr (Foto: Global-Alarm).*

## 7.2.2 Telefonketten

**Definition:** Eine **Telefonkette** ist ein Zusammenschluss von älteren Menschen mit dem Ziel, sich mit recht wenig Aufwand (nur ein Anruf pro Person) davon zu überzeugen, dass alle Teilnehmer der Kette wohlauf sind.

Telefonketten werden in eigener Initiative aufgebaut. Zu festen Zeiten rufen sich die Teilnehmerinnen und Teilnehmer in Form einer Kette an (Person A ruft Person B an, Person B dann Person C an, diese Person D usw.) So überzeugen die Anrufer sich davon, dass es allen gut geht. Bei jeder Unterbrechung wird sofort eine zuvor bestimmte verantwortliche Person informiert. Sie stellt dann umgehend fest, warum sich eine Teilnehmerin oder ein Teilnehmer nicht meldet.

An einer Telefonkette nehmen i.d.R. 6–8 Personen teil. Telefonketten bieten mit dem täglichen Anruf daher auch einen persönlichen Kontakt und können so vor Einsamkeit und Isolation schützen.

**Merke:** Telefonketten sind ein preiswerter Weg, der allerdings die Disziplin erfordert, zur vereinbarten Zeit stets zu Hause zu sein. Eine solche Kette kann unter Bekannten völlig selbstständig eingerichtet werden, sie sollte aber nicht zu lang sein.

### 7.2.3 Lichtdimmer

Eine gute Ausleuchtung der Funktionsräume im Bezug auf die Sicherheit vor z.B. einem Sturz ist wichtig. Die richtige, z.T. weiche Beleuchtung wirkt sich aber auch positiv auf die Verfassung eines älteren Menschen aus. Ein Lichtdimmer ermöglicht es, die häufig als zu grell empfundene volle Leuchtkraft verschiedener Lampen zu reduzieren und eine individuell angepasste Helligkeit zu erzeugen. Im Gegenzug dazu ist es möglich, bei Arbeiten die Helligkeit erfordern, einen Dimmer auf höchste Ausleuchtung einzustellen. Dimmer lassen sich von Fachpersonal leicht nachträglich an ein bestehendes Lichtnetz anschließen.

**Merke:** Die richtigen Lichtverhältnisse wirken sich positiv auf die Stimmung älterer Menschen aus.

### 7.2.4 Treppenlift oder Rollstuhllift

In älteren Gebäuden stellen besonders Eingangsbereiche oder Treppenhäuser oftmals unüberwindbare Hindernisse für gehbehinderte Menschen oder Rollstuhlfahrer dar. Der Einbau eines Treppensitzlifts hilft, sich den Zugang zu allen Etagen des Hauses und damit Lebensqualität „zurückzuerobern". Er kann eine echte Alternative zum Umzug ins Altenpflegeheim oder dem Umbau des gesamten Hauses oder der Wohnung sein.

Grundsätzlich ist die Anschaffung eines Treppenliftes eine private Angelegenheit. Die Krankenkassen kommen i.d. R. nicht für einen Treppenlift auf, weil er kein anerkanntes Hilfsmittel ist. Möglichkeiten zur finanziellen Unterstützung kann eine betroffene Person bei der Pflegeversicherung, der Hauptfürsorgestelle, der Berufsgenossenschaft oder dem Sozialamt finden.

## 7.3 Unfallverhütung

**Unfallverhütung und Sicherheit im häuslichen Bereich.** Im privaten Umfeld ist der alte Mensch selbst (oder seine Angehörigen) für seine Sicherheit verantwortlich. Die Pflegeperson achtet hier auf Unfallgefahren, z.B. defekte Geräte und Stolperfallen. Sicherheitsprobleme werden besprochen und zu beseitigen gesucht. Zur Sicherheit von allein lebenden Personen gibt die Pflegeperson Hinweise auf Rufsysteme und vermittelt fachliche Beratung.

**Unfallverhütung in stationären Einrichtungen.** Was als Standard an Sicherheitsvorkehrungen notwendig ist, gibt das Heimgesetz und die Brandschutz-Verordnung vor. Nach den Vorschriften der Berufsgenossenschaften sind in einer Einrichtung Mitarbeiter als Sicherheitsbeauftragte für die Einhaltung der Unfallverhütungsvorschriften (UVV) der Berufsgenossenschaft für Gesundheitsdienst und Wohlfahrtspflege sowie für die Beratung und Aufklärung der Mitarbeiter und der Bewohner verantwortlich.

**Merke:** Bei Sicherheitsfragen ist ein Träger auf die Beobachtungsfähigkeit, die Fachkompetenz und das Verantwortungsbewusstsein der Mitarbeiterschaft angewiesen. Jede Pflegefachkraft sollte in Notfällen als Ersthelfer tätig werden können.

***Abb. 7.4*** *Lebenswichtige Telefonnummern.*

| Polizei | Feuerwehr | ärztlicher Notdienst | Rettungswagen/ Notarztwagen | Apotheken-Notdienst |
|---|---|---|---|---|

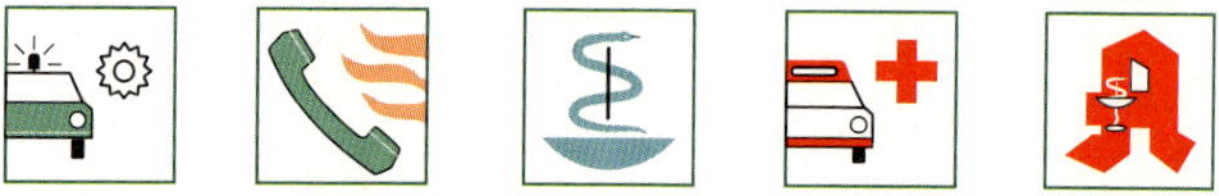

| 110 | 112 | 110 | 112 | s. Tagespresse |
|---|---|---|---|---|

**Brandschutz.** Häufig kommt es in Altenheimen oder anderen Einrichtungen zu einem Brand, bei dem Menschen zu Schaden kommen. Vielleicht hätte die Katastrophe verhindert oder der Schaden verringert werden können, wenn das Pflegepersonal damit gerechnet hätte: „Auch bei uns kann ein Brand ausbrechen. Wie verhalte ich mich dann?".

Ein Lehrbuch kann **kein** Brandschutzseminar ersetzen. Die Brandbekämpfung mit Feuerlöschern, Wandhydranten und Löschdecken muss geprobt werden, ebenso die Rettung von Personen. Lebenswichtige Telefonnummern sollte jeder im privaten wie im beruflichen Alltag für den Notfall kennen (Abb. 7.4). Was jeder Mitarbeiter wissen muss und wonach sich eine Auszubildende am Anfang ihres Praktikums erkundigen sollten, geht aus dem Fragebogen einer Heimleiterin hervor (Abb. 7.5).

***Abb. 7.5*** *Checkliste „Brandschutz".*

7

Wir möchten Sie mit den sicherheitstechnischen Begebenheiten innerhalb unseres Bereiches vertraut machen. Bitte füllen Sie diesen Fragebogen aus. Unklarheiten besprechen Sie mit Ihrer Anleiterin. Mit weiteren Fragen wenden Sie sich an die/den Sicherheitsbeauftragten oder Heimleitung.

1. Wie viele Feuerlösch-Trockengeräte gibt es im Haus, und wo befinden sie sich?
2. Welche Rufnummer wählen Sie bei einem Brand?
3. Wann wählen Sie diese Telefonnummer?
4. Was geben Sie bei der Feuermeldung an?
5. Welche Personen sind darüber hinaus informiert?
6. Was ist in einem Brandfall als Erstes zu tun?
7. Welche Fluchtwege gibt es im Haus?
8. Wie öffnet man eine Toilette, in der eine Person um Hilfe ruft?
9. In einem Brandfall dürfen keine Fenster und Türen ohne zwingenden Grund geöffnet werden. Warum?
10. Wie werden unsere Feuerlöscher betriebsbereit gemacht und wo?
11. Wo befindet sich die Feuerschutzverordnung, der Sie viele Antworten auf diese Fragen entnehmen können?

Datum

Unterschrift

## 7.4 Grundlagen der Haushaltshygiene und -organisation

Die Haushaltshygiene befasst sich mit den Maßnahmen zur Gesunderhaltung in der eigenen Wohnung, z.B. Maßnahmen gegen schädliche Einflüsse zu ergreifen, um das Risiko von Erkrankungen zu mindern. Ziel der Haushaltsorganisation ist, bei wirtschaftlichem Ressourceneinsatz ein Höchstmaß an Qualität zu erreichen.

### 7.4.1 Haushaltshygiene

**Raumtemperatur, Raumluft.**

- 20 °C für Wohnräume, 15 °C für Schlafräume
- mehrmals am Tag durchlüften, aber Fenster nicht ständig gekippt lassen
- Belüftung nicht einschränken um zu sparen, sonst droht Schimmelpilzbefall
- in Wohn- und Schlafräumen nicht rauchen (hohe Schadstoffbelastung!)

**Küche, Bad, Toilette.**

- regelmäßige, engmaschige Reinigung mit separaten Putzlappen
- Reinigungstücher bleiben in den entsprechenden Räumen (Keime!).
- Tücher nach Gebrauch trocknen, entsorgen oder heiß waschen

**Lebensmittel.**

- frische Lebensmittel sorgsam behandeln, da sie nicht vorbehandelt sind
- Kühlschrank ca. alle 10 Tage auswischen, Verdorbenes entsorgen
- alle Arbeitsmaterialien sowie die Arbeitsflächen besonders reinlich halten



**Wäsche.**

- je nach Kontamination Waschtemperatur zwischen 60 °C und 90 °C
- kontaminierte Gegenstände bei ansteckenden Erkrankungen oder Wunden nach den geltenden Vorschriften (Infektionsschutzgesetz) behandeln

**Abfall.**

- Müll trennen, Tüten gut verschließen und bald aus dem Haushalt entfernen
- Speisereste nicht unnötig lange im Topf oder auf dem Teller belassen
- Verbände und Wundauflagen separat und nie im Hausmüll ablegen

**Persönliche Hygiene.**

- Hände waschen: vor dem Kontakt mit Speisen sowie nach Kontakt mit Abfall, nach dem Toilettengang oder nach einer Krankenversorgung
- nach Kontakt mit pathogenen Keimen hygienische Händedesinfektion (S. 482)

### 7.4.2 Haushaltsorganisation

In welcher Art und Weise ein Haushalt organisiert ist, hängt von vielen verschiedenen Faktoren ab, z.B. Größe des Haushaltes, Anzahl und Alter der Familienmitglieder oder deren Berufstätigkeit. Bestandteile der Haushaltsorganisation sind:

- bedarfsgerechter Einkauf, Hausreinigung und Materialpflege
- Wäsche- und Textilpflege, wirtschaftlicher Umgang mit Energie
- Beachtung des Umweltschutzes, Finanzplanung, Arbeitssicherheit
- Zeitorganisation, Arbeitserleichterung, Arbeitsteilung

## 7.5 Hilfe bei der Alltagsstrukturierung

Ein elementares Bedürfnis alter Menschen ist, sich bis zuletzt selbst beschäftigen zu können. Nach dem Erwerbsleben wächst die persönliche Freiheit „das zu tun, was man eigentlich schon immer tun wollte“. Entscheidend für die selbst gewählte Gestaltung des Alltags sind in erster Linie die körperliche und geistige Gesundheit, aber auch die finanziellen Mittel.

Wie unser Alter aussieht, wird durch unsere biografische Prägung mitbestimmt. Fließt eine künstlerische Ader in uns, wird der Schritt zum Mal-, Werk- oder Bastelkurs leichter. Wer eher z.B. Lesen, Musizieren oder Gartenarbeit liebt, wird sich im Alter entsprechende Gelegenheiten suchen.

## 7.5.1 Alltagsaktivitäten im Heim

Pflegende sollten betreuungsbedürftige Heimbewohner bei sinnvollen Aktivitäten unterstützen. Folgendes kann Lebensfreude und Abwechslung vermitteln:

- ein Tier halten und versorgen, Besuche bei Nachbarn organisieren
- aktuelle Zeitschriften und Zeitungen austauschen und Inhalte diskutieren
- Pflege der Heim- und Gartenpflanzen, beim Waschen und Bügeln helfen
- Betten machen oder beziehen, Geschirr spülen und abtrocknen
- Tische decken und abräumen, Speisen auswählen und abschmecken
- Kaffee kochen für eine Kleingruppe, gemeinsames Abspülen und Abtrocknen
- Brote belegen, Getränke bereitstellen, einschenken, Suppen schöpfen
- „Selbstversorgung“ mit dem Spaziergang zum nächsten Einkaufsladen

Viele Heimbewohner haben darüber hinaus noch andere Bedürfnisse. Sie können an einer Pinnwand im Eingangsbereich angeschlagen werden, z.B.:

- „Wer hilft mir, Blumen zu gießen?“ oder „Suche Zeitschriften!“
- „Wer unterhält sich mit mir?“ oder „Bin interessiert am Schachspiel!“
- „Gibt es einen Spielkreis?“ oder „Wer spricht mit mir Spanisch?“



## 7.5.2 Selbsthilfetraining

Maßnahmen zur Förderung der Selbstständigkeit können Abhängigkeit verhindern. Betreuende sollten sich bei allen Pflegeaktivitäten fragen:

- Welche meiner Pflegemaßnahmen tragen zur Selbstständigkeit bei?
- Wo sind Ansätze zur Förderung und Erhaltung der Selbstständigkeit?
- Tragen spezielle Hilfsmittel zur Selbstständigkeit bei?

### Differenzierung von Unselbstständigkeit

- **physische Unselbstständigkeit**: durch körperliche Gebrechen
- **psychische Unselbstständigkeit**: sich räumlich/zeitlich nicht zurechtfinden
- **emotionale Unselbstständigkeit**: abhängig von Lob und Zuspruch anderer
- **kognitive Unselbstständigkeit**: Defizite in der geistigen Leistungsfähigkeit
- **soziale Unselbstständigkeit**: keine sozialen Kontakte eingehen können
- **ökonomische Unselbstständigkeit**: abhängig von materiellen Hilfen
- **umgebungsbezogene Unselbstständigkeit**: z.B. steile Treppen

### Phasen der Eingewöhnung

Wird ein Mensch in einer stationären Einrichtung aufgenommen, durchläuft er zwangsläufig drei Eingewöhnungsphasen, die sich auf Erhalt oder Verlust von Eigenständigkeit, Selbstständigkeit und Eigenverantwortlichkeit auswirken.

**1. Phase**: Widerstand, Unzufriedenheit mit sich und dem Schicksal
**2. Phase:** Anpassung an Umstände, Verhältnisse und Ordnungsstrukturen
**3. Phase**: Entwicklung von Gewohnheiten, Rollenverhalten, auch Ticks

### Überlegungen zum Erhalt der Selbstständigkeit

Folgende Fragen lassen erkennen, ob der Bewohner in An- oder Abwesenheit des Helfers Teile der Grundpflege und anderes übernehmen kann:

1. Was kann und tut der Bewohner allein? Benötigt er Fremdhilfe?
2. Wie verhält er sich bei freundlicher Aufforderung?
3. Welche konkreten Ziele und Bedürfnisse hat er?
4. Kann ich mit ihm diese Ziele in Teilschritten erarbeiten?

**Aktivierende Handhabung**

Darunter versteht man die unterstützende Hilfe eines Pflegenden bei:

- Funktionen im Bett: drehen, aufsitzen und aufstehen
- Körperpflege: rasieren, duschen oder Haare kämmen
- An- und Ausziehen: Oberkörper, Unterkörper, Verschlüsse bedienen
- Essen und Trinken: mit Löffel oder/und Gabel essen
- Fortbewegen: mit oder ohne Hilfsmittel
- Transfer: das Umsetzen vom Bett zum Rollstuhl

**Selbsthilfetechniken**

Darunter versteht man z.B. ein Ankleideverfahren, mit dessen Hilfe sich ein Bewohner mit halbseitiger Lähmung vollständig selbst kleiden kann:

- An- und Ausziehen von Hemd, Jacke und Pullover
- Schuhe selbst anziehen und Schnürsenkel binden mit einer Hand
- Hosen selbstständig anziehen und schließen

**Hilfsmittel**

Um eine gewisse Stufe der Selbstständigkeit zu erreichen, sind Hilfsmittel unerlässlich. Diese sind zu hinterfragen auf

- Eignung, technischen Anspruch, Stabilität, Sicherheit, Pflege, Haltbarkeit.

## 7.6 Themenorientierte Aktivierungsangebote



Der ältere Mensch entscheidet auf der Grundlage der Reflexion seines Lebens, mit welchen Aktivitäten er altern möchte. Folgendes bietet sich an:

**1. Bewegung und Sport**
- Muskel-Skelett-System: Gutes für den Rücken, Venengymnastik
- Herz-Kreislauf-Funktion: Aquafit, Cardiofit, Walken
- Stressbewältigung/Entspannung: autogenes Training, Yoga, Qi Gong

**2. Spiele**
- Brettspiele: Mensch-ärgere-dich-nicht, Schach, Halma, Mühle
- Kartenspiele (z.B. Canasta, Rommé), Würfelspiele, Puzzles, Kegeln

**3. Singen und Musizieren**
- Singen von Liedern aus „der alten Zeit" für Gruppenangebote
- erinnert an vergangene Erlebnisse und bewirkt positive Gefühle

**4. Kreatives Werken**
- jeder Mensch verfügt über kreatives Potenzial und Ausdruck
- Bastelarbeiten aus knetbaren Materialien, aus Holz, Papier
- in der Gruppe erhält jeder eine Aufgabe nach seinen Möglichkeiten

**5. Gehirntraining**
- Aufmerksamkeit: Gegenstände zeigen, verdecken, aufzählen lassen
- Wahrnehmung: Akustisches oder Olfaktorisches anbieten
- Konzentration: Ausschnitt aus Märchen vorlesen und raten lassen
- Assoziation: Begriffe nennen und die TN sagen, was sie damit verbinden
- Behalten: Wortspeicherübungen, Oberbegriffe suchen lassen
- Problemlösung: aus Buchstaben eines Wortes Wörter bilden lassen
- Denkflexibilität: eine berühmte Kirche in Rom nennen lassen

**6. Konzepte der Mediennutzung aus der stationären Arbeit**
- Radio als Tagesstrukturierung, Nachrichten hören
- gemeinsamer Fernseh- oder Filmeabend mit ausgesuchten Filmen
- aktuelle Stunde: gemeinsame Lektüre der Tageszeitung, ggf. Vorlesen
- Mitarbeiter und Senioren gestalten eine gemeinsame Heimzeitung

**7. Konzepte der Mediennutzung in der offenen Altenhilfe**
- Seniorenzeitschrift, Senioren schreiben für Senioren, Seniorenkino
- Seniorenradio, z.B. im Bürgerfunk, Videofilm erstellen und zeigen
- Angebote zum Buch: Bücher auf Rädern, Lesungen, lesen für Kinder
- Handykurse, Computerkurse vom Umgang bis zur Internetseite

**8. Freiwilliges Engagement**
- z.B. politisches oder karitatives Engagement, Vereine, Besuchsgruppe
- Kompetenzen einbringen, Beteiligung am gesellschaftlichen Leben
- neue Fähigkeiten erwerben, Menschen kennen lernen, Einfluss nehmen

## 7.7 Kreatives Werken, Malen, Arbeiten mit Ton und Handarbeiten

Das Arbeiten mit unterschiedlichen Materialien sowie das Wiederentdecken der eigenen Kreativität können zu neuer Lebendigkeit und Sinnfindung führen und helfen, verborgene Begabungen wiederzufinden, sich mit Gewesenem zu versöhnen und Neues zu entdecken. Das kreative Tätigsein beinhaltet das Schaffen eines Gegenstandes, das Erfassen von Abläufen, Handlungskompetenz, im Miteinander das Gefühl der Gruppenzugehörigkeit und es gibt ein gesteigertes Selbstwertgefühl.



### 7.7.1 Chancen kreativer Arbeit

Kreative Arbeit ist nicht nur Beschäftigung, sondern es wird etwas gestaltet. Das entstandene „Werk“, hat ein Eigenleben und einen eigenen Charakter. Aspekte kreativen Arbeitens sind:
- Biografiearbeit, Brücke zum Alltag, Identitätserweiterung
- Stärkung des Selbstwertgefühls, Vermitteln eines Zugehörigkeitsgefühls
- Förderung von Konzentration und Erinnerungsvermögen

### 7.7.2 Organisation einer Beschäftigungsaktivität

**Vorüberlegungen.** Hat sich eine Gruppe zusammengefunden, muss sich der Übungsleiter über die psychischen und physischen Einschränkungen der einzelnen Teilnehmer klar werden. Danach kann ein Thema festgelegt werden.

**Materialauswahl.** Die Empfindungen, die das Material beim Berühren und Verarbeiten auslöst, sind genauso wichtig wie das Endergebnis. Grundsätzlich sollten möglichst natürliche, gesundheitlich unbedenkliche Stoffe verwendet werden.

**Kurzaktivitäten.** Voraussetzung dafür ist ein kompletter, vor Ort platzierter Vorrat an Arbeitsmaterial. Die psychologischen Ziele einer solchen Aktivität können sein:
- Ablenkung, Entspannung, Auflockerung, Kontaktförderung
- Erfolgserlebnisse, Kritikfähigkeit, Verantwortung übernehmen
- Durchhaltevermögen und Belastbarkeit üben, planvolles Handeln
- Auseinandersetzung mit neuen Inhalten, Kreativität anregen
- Auseinandersetzung in und mit der Gruppe, Selbstdisziplin

Die physiologischen Ziele können sein:
- Allgemeinzustand heben, Bewegungsabläufe und Gelenkmobilität erhalten
- Kapillarisierung und Tonisierung des alternden Gewebes verbessern
- Inaktivitätsatrophie verhindern, die Stoffwechselregulation verbessern
- durch Freude an vollbrachten Tätigkeiten Depressionen entgegenwirken

# 7.8 Spiele, Singen, Musizieren

## 7.8.1 Spiele

„Erst die Arbeit, dann das Spiel". Dies zeigt, welchen Stellenwert wir dem Spiel zuordnen. Spiel ist zweckfrei, aber auch eine Äußerung der Lebensfreude. Es bietet eine Gelegenheit, mehr über sich und andere zu erfahren, neue Verhaltensweisen zu erproben oder ganz einfach Spaß zu haben.

### Bedeutung von Spielen

Spiele bieten Anregungen für Körper (Bewegung, Reaktion, Handeln), Geist (Nachdenken, Wahrnehmen) und Seele (Fühlen, Empfinden). Ziele sind:

- gegenseitiges Kennenlernen, Schaffen einer entspannten Atmosphäre
- Abbau von Hemmungen, Stärkung des Selbstbewusstseins, Spaß haben
- Abbau von Aggressionen, Beschäftigung, Neues lernen, Ideen entwickeln

### Tipps zur Planung und Durchführung von Spielen

- Anzahl, Alter Gesundheitszustand, Belastbarkeit der Teilnehmer?
- Wo liegen Interessen, Defizite, Wünsche, Probleme und warum?
- Wo und was wird gespielt? Sind die Spielregeln bekannt?

#### Auswahl der Spiele

- Brettspiele mit zwei oder mehreren Personen wie Schach, Dame
- Kartenspiele wie Canasta, Rommé, Doppelkopf, Skat
- Würfelspiele, Puzzles, Bewegungsspiele, z.B. mit Bällen und Musik

#### Gruppenspiele

- Eisbrecherspiele, Scherzspiele, Ratespiele, Sprachspielereien, Quiz
- Schätzspiele, Geschicklichkeitsspiele, Wettspiele, Gesellschaftsspiele

**Merke:** Bei Gruppenspielen geht es im Wesentlichen um Geselligkeit und Gemeinschaft. Sie fördern den mitmenschlichen Kontakt und die Kreativität, erhalten Flexibilität und Konzentrationsvermögen.

#### Aufgaben der Gruppenleitung

- ist zum Spielen positiv eingestellt, kennt die Spiele, hat sie ausprobiert
- kann die Spiele kurz und klar erklären, je nach Bedarf anpassen/vereinfachen

**Praxistipp:** Ein Animateur muss Ruhe und Übersicht bewahren und flexibel auf die einzelnen Mitspieler eingehen. Dazu braucht es viel Einfühlungsvermögen, ein gutes Verhältnis zu Nähe und Distanz.

## 7.8.2 Singen und Musizieren

Musik hat für jeden einen besonderen Stellenwert, weil sie hilft, die Erinnerung an vergangene, v.a. schöne Erlebnisse zu erhalten. Vor allem das gemeinsame Erleben der Musik bleibt dabei in vordergründiger Erinnerung. Gesungen wird im Alltag, in der Gruppe oder beim Liederkreis. Das Spielen eines Instruments ist eine der intensivsten Beschäftigungen mit Musik.

### Wirkung von Singen und Musik

- Entspannung und Freude entwickeln, soziale Kontakte verbessern
- körperliche und seelische Schmerzen lindern und evtl. überwinden

- eine tiefere und bewusste Atmung unterstützen (positiv für die Atemwege)
- Befriedigung über das Können fördern, schwächere Teilnehmer motivieren
- das Gedächtnis trainieren, die Konzentrationsfähigkeit fördern
- Beeinflussung der Stimmung: Freude, Ruhe, Nachdenken, Anregung
- Beeinflussung der Körperbewegung: Gehen, Hüpfen oder Tanzen
- Beeinflussung der Handlungen: Erleichterung körperlicher Arbeit
- Anregung geistiger Tätigkeit: Vorstellungskraft, Erinnerungen

### Singen planen und organisieren

Für Senioren eignen sich Liederbücher, die eine allgemeine Volksliedersammlung enthalten. Die Bücher sollten strapazierfähig sein. Bücher mit Großdruck eignen sich am besten. Meist sind die Lieder nach Jahreszeit geordnet; auch Kirchenlieder führen durch das Kalenderjahr. Folgendes ist planend zu bedenken:

- Dauer eines Singkreises 45 bis 60 Minuten, Sitzen in Runde oder Halbkreis
- bei traurigen Versen vorher abwägen, ob die Strophe entfallen kann
- Auftritt der Sänger beim Sommerfest oder zu anderer Gelegenheit planen

#### Gemeinsames Singen vorbereiten

- Singen in Singstunde, Chor oder alltägliches Singen, z.B. abends
- Biografie des Singens (Chorzugehörigkeit, bevorzugte Stimmlage usw.)
- Liedpräferenzen, Gesangssituationen, Großdruckliederbücher, Liedermappe

#### Mit alten Menschen musizieren

7

- mit Alltagsgeräuschen Tätigkeiten begleiten, Fantasieren am Klavier
- mit Instrumenten wie Schellen, Hölzern, Trommeln, Rasseln Lieder begleiten
- an musikalische Kompetenzen anknüpfen (Spielt jemand ein Instrument?)

## 7.9 Gedächtnistraining und Gehirnjogging

In vielen Studien (Kliegl u. Mitarb. 1998; Knopf 1998) wurde aufgezeigt, dass ein altersbedingter Abbau die geistigen Leistungen alle älter werdenden Menschen betrifft. Gedächtnis wird als die Fähigkeit verstanden, Informationen aufzunehmen, zu behalten, zu ordnen und wieder abzurufen.

### Gedächtnistraining

! **Definition.** Unter **Gedächtnistraining** kann die Erweiterung der Techniken und Methoden verstanden werden, die es ermöglichen, gezielt bereits gelernte Informationen abzurufen.

Gedächtnistraining steigert spielerisch und ohne Stress die Leistung des Gehirns und fördert Wahrnehmung, Konzentration, Merkfähigkeit, Formulierung, assoziatives und logisches Denken, Strukturieren, Urteilsfähigkeit, Fantasie, Kreativität und Denkflexibilität. Hierbei soll der alte Mensch die Möglichkeit erhalten, sich geistig zu aktivieren, um seine Alltagskompetenzen zu verbessern. Gleichzeitig soll er Freude und Spaß im gemeinsamen Tun in der Gruppe erfahren.

#### Möglichkeiten von Gedächtnistraining

- Übungen zu lang- und kurzfristigem Behalten, Problemlösen, Wahrnehmung, Aufmerksamkeit, Konzentration, Assoziation, Denkflexibilität
- Aufsagen von Sprichwörtern, Redewendungen, Gedichten, Gegensätzen
- Anagramm, Worttreppe, Wortgerüste füllen, Rätsel raten, Stadt-Land-Fluss

### Gehirnjogging

**Definition: Gehirnjogging** ist eine Bezeichnung für spezielle geistige Übungen mit dem Ziel, die Gehirnleistung zu aktivieren.

Gehirnjogging (mentales Aktivierungstraining) schult die kognitive Leistungsfähigkeit, also Kurzzeitgedächtnis, Konzentration, Reaktion, Feinmotorik, Wahrnehmung, Sprache, Denken und Entscheiden. Durch Gehirnjogging können sich Synapsen (Nervenverbindungen) im Gehirn neu bilden und aufrechterhalten werden.

#### Wirkung von Gehirnjogging

- Lern- und Merkfähigkeit: Merken und Behalten unterschiedlicher Motive
- Reaktionsfähigkeit: von der Aufnahme eines Sinnesreizes zur Bewegung
- Aufmerksamkeit und Konzentrationsvermögen (z.B. Leseübungen)
- logisches Denkvermögen und Rechenfähigkeit (Denksportaufgaben)
- kognitive Flexibilität: schneller Wechsel des Aufmerksamkeitsfokus
- Gedächtnisspanne und Kurzzeitgedächtnis: kurzfristiges Speichern

## 7.10 Tierhaltung und Tierbetreuung

Nach einer Meldung der Stuttgarter Nachrichten lebte im Mai 2000 durchschnittlich in beinahe jedem 3. deutschen Haushalt ein Haustier. Menschen halten Tiere aus verschiedenen Bedürfnissen heraus. Tiere sind:

- **Begleiter**: etwas Lebendiges haben, für jemanden sorgen, als Tagesstruktur
- **Anregung**: aktivieren körperliches Training, motivieren zu Handlungen
- **Gefährte**: für den man sorgen muss, der tröstet und emotional unterstützt
- **nützliche Arbeiter**: geben Sicherheit, z.B. als Begleithunde
- **Kommunikationspartner**: hören immer zu, als Anlass zur Kontaktaufnahme
- **kognitive Anregung**: durch Auseinandersetzung über die Versorgung
- **Ruhepotenzial**: durch Körperkontakt beim Streicheln, durch Anwesenheit

### 7.10.1 Ein Tier zieht mit ins Alten- oder Pflegeheim

Anfängliche Widerstände gegen Tiere im Heim sind fast überall verschwunden, seit Pflegeheime Orte zum Wohnen sind, in denen so viel Normalität wie möglich stattfinden soll. Neben der Akzeptanz durch die anderen Mitbewohner ist auch die Klärung der Verantwortung eine Voraussetzung für den Einzug eines Tieres in ein Heim.

**Praxistipp:** Wo ein Tier untergebracht wird und wer es versorgt, sollte schriftlich festgehalten werden. Der „Freundeskreis betagter Tierhalter", der dem „Bundesverband Tierschutz" angegliedert ist, hält das Dokument „Letzte Fürsorge für mein Haustier" bereit.

### 7.10.2 Ein Tier für alle im Heim

Viele alte Menschen, die im Heim leben, würden gerne ein Tier um sich haben. Daher gibt es Heime, die ein Tier für alle Heimbewohner anschaffen. Für Tiere als „Therapiehelfer" in stationären und teilstationären Einrichtungen sprechen folgende Gründe:

- Kontakt zu Tieren befriedigt menschliches Bedürfnis, Gedächtnisstimulation
- soziale Isolation überwinden, Illusion einer menschlichen Kommunikation

- Tiere können bedingungslos lieben und sind Ansprechpartner, die zuhören
- alte Menschen werden aktiviert, Erinnerungen wecken und kommunizieren
- Freude und Spaß beim Beobachten und sich Beschäftigen mit den Tieren
- Tiere vermitteln eine natürliche, häusliche Atmosphäre, haben keine Scheu vor Krankheit und Aussehen, äußern kein Mitleid. Tiere entlasten das Pflegepersonal, sind sensibel, bringen Abwechslung und haben eine Eisbrecherfunktion.

**Voraussetzungen für die Anschaffung eines Tieres**

- Verantwortlichkeiten
  - Tiere, v.a. Hunde, brauchen feste Bezugspersonen
  - Tätigkeiten genau klären, ggf. auf mehrere Personen verteilen
  - Vertretungsfrage regeln, wenn Verantwortliche verhindert sind
- Gesundheitsfürsorge für das Tier
  - saubere und desinfizierbare Käfige, Lagerplätze, Körbe, Decken, Futter- und Trinkgefäße, Spielzeuge sowie tägliche Entfernung von Kot
  - vollständige Impfung, Entfernen von Flöhen und Zecken
  - Tierarztbesuch bei Krankheitsanzeichen, Entwurmung
  - artgerechte Haltung mit ausreichend Auslauf und Frischluft
  - regelmäßige Reinigung von Aufenthaltsbereich und Liegeplatz
- Prävention von Allergien
  - besteht in einer Verringerung des Kontaktes zu Allergenen
  - Tier nicht im Bewohnerbett oder im Schlafzimmer schlafen lassen
  - Liegeplatz, Decken, Möbel und Teppiche regelmäßig absaugen
  - bei Ekzemen den Tierkontakt zeitweise minimieren



### 7.10.3 Tiere als Besucher im Altenheim

Wenn Heime nicht ständig Tiere in ihrer Einrichtung haben wollen, können Tierbesitzer mit ihren Tieren an bestimmten Tagen in die Einrichtung kommen. Es gibt organisierte Besuchergruppen, aber auch Leute aus der Nachbarschaft des Heimes, Angehörige und Pflegepersonen, die Tiere besitzen, sind oftmals zu dieser ehrenamtlichen Tätigkeit bereit.

**Merke:** Große Hunde sind ideale Besucher für Menschen, die nicht mehr so beweglich sind und evtl. im Rollstuhl sitzen. Sie müssen sich nicht bücken, um das Tier streicheln zu können. Kleine Hunde dagegen kann man zum Schmusen leichter auf den Schoß nehmen.

Die Inanspruchnahme von Besuchstieren muss von der Einrichtung vorbereitet werden. Solche Vorbereitungen können sein:

- durch Biografiearbeit herausfinden, wer früher Haustiere hatte
- ein sog. Tier-Beauftragter zur Koordination des Projekts
- Besuchsdienstler durch Tierbeauftragten, durch Fortbildungen unterstützen
- die Bewohner und ihre Angehörigen über die Neuerungen informieren
- Hunde am Anfang unbedingt an der Leine durchs Haus führen

## 7.11 Alte Menschen und Medien

Die Mediennutzung älterer Menschen wird geprägt durch den mehrdimensionalen Prozess des Älterwerdens: Fernseher, Radio, Tageszeitung, Zeitschriften, Telefon und Bücher gehören sozusagen als Grundausstattung zum Haushalt.

### 7.11.1 Klassische Medien

Konzepte zur Mediennutzung in der offenen Altenhilfe und aus der stationären Arbeit werden auf S. 88 genannt. Generell lassen sich auch andere Projekte aus der offenen Altenhilfe in die Altenheime übertragen.

- Fernsehen
  - wird von älteren Menschen am häufigsten genutzt
  - Beliebt sind Nachrichtensendungen, regionale Sendungen, politische Sendungen, Sport, Spielfilme, Serien, Ratgeber, Verbrauchersendungen.
- Radio
  - als Begleiter bei Tätigkeiten zu Hause, im Auto, bei Gesprächen
  - Beliebt sind regionale Informationen, Verbrauchertipps, Volksmusik, klassische Musik und Schlager.
- Zeitungen und Zeitschriften
  - Mit dem Alter steigen Zahl der Zeitschriftenleser und Lesedauer.
  - Ältere Menschen fühlen sich an die lokale Tageszeitung gebunden.
  - Beliebt sind Nachrichten über das lokale Geschehen, Anzeigen- und Ratgeberseiten.
  - Mit zunehmendem Alter steigt das Interesse an Themen wie Gesundheit, Haus und Garten, Natur und Tiere, Menschen und Schicksale an.
- Buch
  - Ältere Menschen lesen gerne Bücher, wenn sie entspannen wollen, wenn sie den Alltag vergessen möchten und Langeweile haben.
  - Beliebt sind unterhaltende Romane und Kurzgeschichten, aber auch informative Bücher wie Sachbücher, Reiseführer, Ratgeber und Hobbybücher.

**Gründe für abnehmendes Lesen im Alter.** Mit zunehmendem Alter nimmt die Zahl der Leser ab, was jedoch nicht darauf zurückzuführen ist, dass die Menschen nicht mehr lesen wollen. Vielmehr ist es die Verschlechterung des Gesundheitszustandes, die das Lesen beeinträchtigt. Schwierigkeiten mit den Augen strengen beim Lesen an. Oft werden auch Texte mit langen Sätzen zum Problem.

### 7.11.2 Neue Medien

> **Definition:** Als **neue Medien** werden Medien bezeichnet, die auf Daten in digitaler Form zugreifen, also z.B. World Wide Web (Internet), E-Mail, aber auch DVD, CD-ROM, mp3 usw. Kennzeichen der neuen Medien sind die rechnergestützte Handhabung, das Vorliegen der Daten, sowie die Interaktivität.

Immer mehr Senioren möchten die Bedienung eines Computers erlernen, u.a. um das Internet nutzen zu können. Viele von ihnen haben schon während ihres Arbeitslebens den Computer genutzt. Daher besteht hier eine größere Bereitschaft und größeres Interesse, sich auch über die gewohnten Tätigkeiten hinaus mit diesem Medium und seinen vielfältigen Möglichkeiten auseinanderzusetzen. Dennoch ist zu beobachten, dass Computer und Internet immer noch die Generationen spalten; das Internet wird von älteren Menschen nur wenig genutzt.

#### Gründe gegen die Nutzung des Internet

- komplizierte Bedienung, Kosten für Computer und Internet-Zugang
- Probleme beim Auffinden von Informationen und Angeboten
- kein Interesse, weil man keinen Gebrauchswert darin entdeckt
- Vorurteile über das Angebot des Internet, viele englische Bezeichnungen

### Potenziale der Internetnutzung für ältere Menschen

Gerade die neuen Medien können einen bedeutsamen Beitrag liefern, indem sie Entwicklungsperspektiven, Wahl- und Veränderungsmöglichkeiten für ältere Menschen aufzeigen. Das Internet erleichtert das Knüpfen neuer sozialer Kontakte, das Kennenlernen neuer Rollenbilder und kann damit den Prozess der individuellen Neuorientierung in der nachberuflichen Phase und unter den Bedingungen veränderter Familienstrukturen unterstützen.

Alternative Wege der Kommunikation und Information ermöglichen eine verlängerte Selbsttätigkeit und gesellschaftliche Teilhabe, die von älteren Menschen, wenn man ihnen die Möglichkeit bietet, gerne genutzt werden. So kann ein Verwandlungsprozess angestoßen werden, der unfreiwillige Abhängigkeitsverhältnisse aufbricht und soziale Verantwortungsrollen anbietet. Im Zusammenhang mit den Neuen Medien interessieren sich ältere Menschen besonders für:

- mit dem Handy telefonieren, E-Mails schreiben (lernen), Recherche
- Online-Banking, Musik herunterladen, im Internet einkaufen
- die eigene Biografie dokumentieren, Digitalfotografie, Bildbearbeitung

## 7.12 Seniorenvertretungen

7

Viele Senioren sind bereit, ihre Kompetenzen und Erfahrungen ehrenamtlich für das Gemeinwohl einzusetzen und sich aktiv an der Gestaltung von Gesellschaft und Politik zu beteiligen. Formen der politischen Teilhabe bieten sich in der Gründung von Seniorenvertretungen.

! **Definition: Seniorenvertretungen** sind politisch unabhängige Interessenvertretungen älterer Menschen. Sie sind keine politischen Entscheidungsgremien, sondern diskutieren mit politischen Entscheidungsträgern, um diese über die Bedarfslage und Belange der alten Menschen aufzuklären.

### 7.12.1 Kommunale Vertretungen

- Politische Beteiligung
  - Anhörungs- und Mitsprachemöglichkeit in der Kommunalpolitik
  - Vorbringen gebündelter Interessen der älteren Mitbürger
- Öffentlichkeit, Transparenz
  - durch Sprechstunden, auf Veranstaltungen, in Infoblättern
  - Wahl trägt zur Überprüfung und Kontrolle der Vertretung bei
- Effektivität und Effizienz
  - Eingebundensein in Verwaltungs- und Politstrukturen
- Erwerb von Kenntnissen, politische Kompetenz
  - Schaffung von Qualifizierungsangeboten für Seniorenvertreter
- Anregungen und Aufklärungen
  - fördern durch Hilfe zur Selbsthilfe die Selbstständigkeit
  - wollen beraten, unterstützen und ins Engagement einbinden
- Bereitstellung von Diensten und Angeboten
  - sind z.B. in Freiwilligenagenturen oder Alteneinrichtungen tätig
- Einflussnahme auf die Infrastruktur
  - zeigen Bedürfnisse für ein altengerechtes Wohnumfeld auf

## 7.12.2 Landesseniorenvertretungen

- Vertretung und Unterstützung der Interessen der älteren Generation
- Einwirken auf Planungen und Gesetzesvorhaben der Sozialpolitik
- Unterstützung älterer Menschen zur Erhöhung ihrer Lebensqualität
- Engagement für das Zusammenleben aller Generationen
- Beteiligung an Forschungsvorhaben, Veröffentlichung von Publikationen
- Unterstützung der kommunalen Seniorenvertretungen

### Bundesarbeitsgemeinschaft der Landesseniorenvertretungen

- Vertretung und Unterstützung auf Bundesebene
- Stellungnahme zu Prozessen zwischen Bund, Ländern und Kommunen
- Einflussnahme auf politische Entscheidungen
- Kooperation mit allen relevanten altenpolitischen Akteuren
- Öffentlichkeitsarbeit für ältere Menschen und das Alter

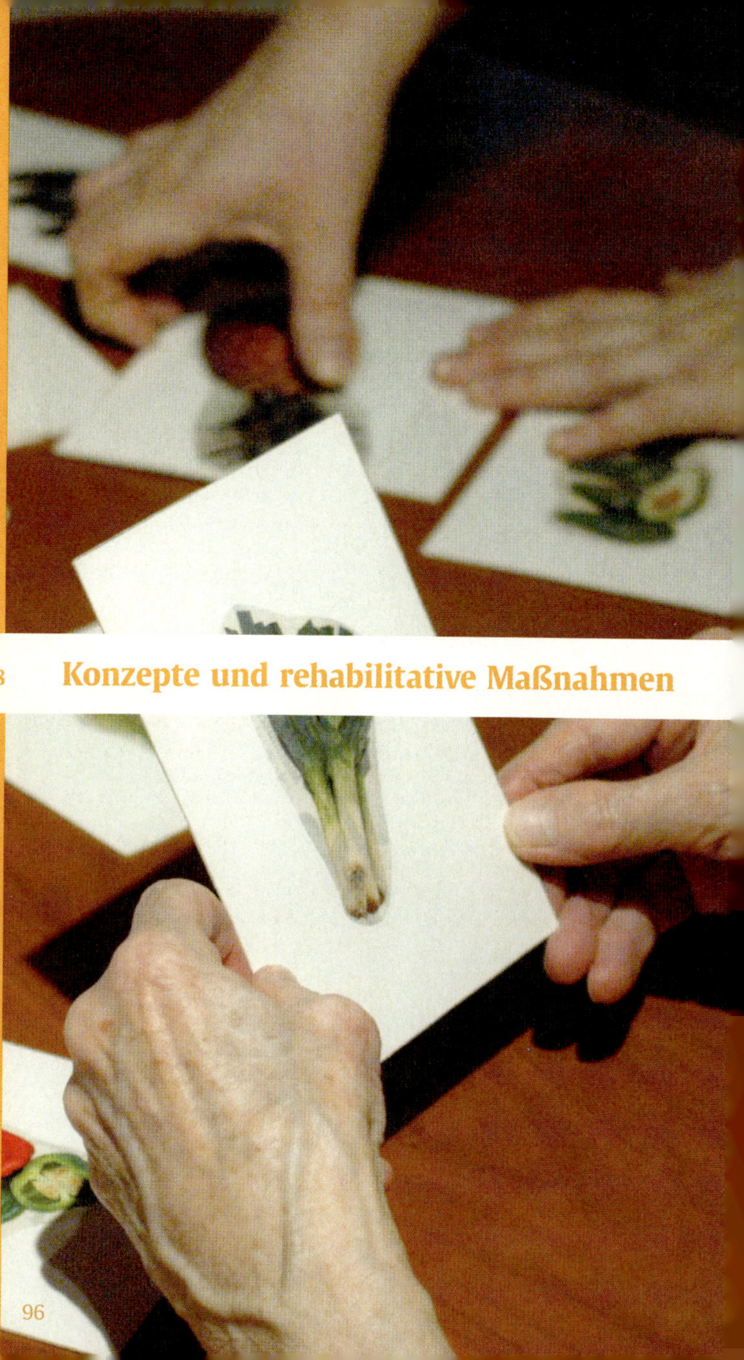

# 8 Konzepte und rehabilitative Maßnahmen

## 8.1 Gesundheitsförderung und Prävention

Gesundheitsförderung und Prävention sind die beiden grundlegenden, sich ergänzenden Strategien zur Verbesserung und Erhaltung der Gesundheit. Während Prävention sich hauptsächlich auf die Bekämpfung von Krankheiten bezieht, geht es bei der Gesundheitsförderung um die Analyse und Stärkung von Gesundheitsressourcen und -potenzialen.

### 8.1.1 Prävention

**Definition: Prävention** ist darauf ausgerichtet, Krankheiten und Unfälle zu verhüten und das Fortschreiten einer Krankheit zu verhindern oder zu verlangsamen. Dies geschieht durch ein Ausschalten oder Zurückdrängen von Risiken und Auslösefaktoren von Krankheiten.

Prävention wird nach ihrer Methode, dem Zeitpunkt und nach dem Ansatzpunkt (hier: Interventionsebene) unterteilt.

#### Methoden der Prävention

- Beseitigung der Ursachen für Erkrankungen, z.B. die systematische Ausrottung von Krankheitserregern durch Impfprogramme
- Stärkung des Einzelnen in seiner „Abwehr" gegenüber Krankheiten, z.B. Bewegungsprogramme zur Stärkung des Immunsystems

**Vermittlungsmethoden.**

- edukative Verfahren (z.B. Information, Beratung)
- normativ-regulatorische Verfahren (z.B. Nichtraucherschutz)
- ökonomische Anreizsysteme (z.B. ermäßigte Krankenkassenbeiträge)

8

#### Zeitpunkt der Prävention

1. **Primärprävention** soll beim gesunden Menschen durch die Beseitigung krankheitsverursachender Faktoren die Entstehung von Krankheiten verhindern.
2. **Sekundärprävention** soll bereits vorhandene Krankheiten am Fortschreiten hindern oder einen günstigen Krankheitsverlauf herbeiführen.
3. **Tertiärprävention** soll bereits vorhandene Krankheiten in ihrem Verlauf positiv beeinflussen und Rückfälle verhindern.

#### Prävention nach der Interventionsebene

- **Verhaltensprävention**: setzt am Verhalten von Individuen und Gruppen an
- **Verhältnisprävention:** setzt an Verhältnissen, Regeln und Gesetzen an

### 8.1.2 Gesundheitsförderung

**Definition: Gesundheitsförderung** fördert persönliche und soziale Ressourcen und Potenziale durch gesundheitspolitische Interventionsformen und gesundheitsbezogene Maßnahmen. Sie gestaltet systematisch die ökonomischen, sozialen und kulturellen Bedingungsfaktoren für Gesundheit (Abb. 8.1).

Nach der **Ottawa-Charta** soll Gesundheitsförderung allen Menschen ein höheres Maß an Selbstbestimmung über ihre Gesundheit ermöglichen und sie so zur Stärkung ihrer Gesundheit befähigen. Die **Jakarta-Erklärung** entwickelt diese Definition weiter; in ihr wird Gesundheitsförderung definiert als ein Prozess, der die Menschen befähigen soll, mehr Kontrolle über ihre Gesundheit zu erlangen und sie zu verbessern durch Beeinflussung der Bedingungsfaktoren für Gesundheit.

### Handlungsebenen und Aktionsstrategien

In der Ottawa-Charta werden folgende Aktionsprinzipien und Handlungsebenen der Gesundheitsförderung unterschieden:

- **Handlungsebenen**
  - gesundheitsfördernde Gesamtpolitik entwickeln
  - gesundheitsfördernde Lebenswelten schaffen
  - gesundheitsbezogene Gemeinschaftsaktionen unterstützen
  - persönliche Kompetenzen entwickeln
  - Gesundheitsdienste neu orientieren
- **Aktionsstrategien**
  - Anwaltschaft/Interessenvertretung für Gesundheit (advocacy-Strategie)
  - Befähigen und Ermöglichen (enable-Strategie)
  - Vermitteln und vernetzen (mediate-Strategie)

***Abb. 8.1*** *Bedingungsfaktoren der Gesundheit (nach WHO 1998).*

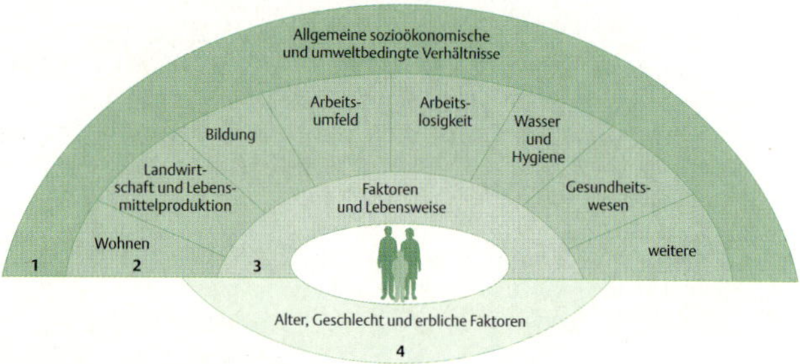




## 8.2 Unterstützung pflegender Angehöriger bei präventiven Maßnahmen

Die Betreuung alter Menschen liegt überwiegend bei deren Angehörigen oder anderen Betreuungspersonen. Um bei dieser oft belastenden „Arbeit" einer psychischen und körperlichen Dekompensation vorzubeugen, ist die Unterstützung aus verschiedener Richtung wichtig. Im Zuge der Überalterung unserer Gesellschaft haben sich verschiedene Industriezweige auf die Unterstützung alter Menschen im häuslichen Umfeld spezialisiert. Nicht selten scheitert die Inanspruchnahme von Diensten dieser Art an den finanziellen Möglichkeiten. Das muss nicht sein.

**Pflegeversicherung.** Ist eine ambulante oder stationäre Pflege nötig, so kann diese aus den Mitteln der Pflegeversicherung bezahlt werden. Dazu muss eine Einstufung in die vorliegende Pflegestufe erfolgen. Sie richtet sich nach dem Umfang des täglich nötigen Pflegebedarfs. Die Einstufung erfolgt durch den medizinischen Dienst der Krankenkassen (MDK). Die Angehörigen müssen sich mit der Krankenkasse in Verbindung setzen, diese informiert den medizinischen Dienst, der zum Hausbesuch vorbeikommt, um die Pflegesituation einzuschätzen.

**Hausnotruf.**
- verhilft allein lebenden alten Menschen zu mehr Sicherheit (S. 82)
- im Notfall Alarmierung von Hilfe über einen Sender
- Kosten werden z.T. von der Pflegekasse getragen

**Nachbarschaftshilfe.**
- Hilfsdienste für Ältere, z.B. Begleitung beim Einkaufen, Gartenpflege
- „Ein-Mann-Betriebe", spezialisiert auf Hausmeisterdienste

**Menüdienste.**
- Lieferung von heißem oder tiefgefrorenem Essen durch einen Kurier
- preiswerter und geselliger „Mittagstisch für Senioren", z.B. in Restaurants

**Seniorentreffen.**
- Seniorennachmittage oder Seniorengymnastik, z.B. in Pflegeheimen

**Teilstationäre Einrichtungen.**
- Tagespflegestätte für 6–8 Stunden (Angehöriger kann berufstätig bleiben)
- Nachtpflegestätte, wenn unruhige Nächte zur Belastung werden
- Ziel: Entlastung der pflegenden Angehörigen, Kontakt mit anderen

**Selbsthilfegruppen.**
- zur Information von Betroffenen und Angehörigen sowie zur Lebenshilfe
- Tipps holen, seine Sorgen und Ängste mit anderen teilen
- typische Themen: chronische oder seltene Erkrankungen, Lebenskrisen

## 8.3 Rehabilitation

**Definition: Rehabilitation** bezeichnet alle Bemühungen, eine Störung der Funktionsfähigkeit nicht zu einer dauerhaften Einschränkung bzw. Beeinträchtigung der persönlichen, sozialen und beruflichen Lebensumstände werden zu lassen oder diese auf ein Minimum zu reduzieren.

### 8.3.1 Ziele der Rehabilitation

- gesellschaftliche Integration des Behinderten, Teilhabe am sozialen Leben
- Befähigung zum angemessenen Umgang mit Krankheit oder Behinderung
- Gestaltung der Umwelt, um das Leben des Behinderten zu erleichtern

**Merke:** Während eine **Therapie** z.B. durch Medikamente den Organschaden beim Menschen beseitigen möchte, bemüht sich die **Rehabilitation**, die Folgen des verbleibenden Schadens (Aktivität und Teilhabe) zu minimieren.

### 8.3.2 Phasen der Rehabilitation

Rehabilitation findet in unterschiedlichen Phasen einer Erkrankung und in unterschiedlichen Einrichtungen statt:
- im Krankenhaus als Früh-Rehabilitation z.B. nach einem Schlaganfall
- in speziellen Rehabilitationseinrichtungen
- nach dem Leitsatz „Rehabilitation vor Pflege"
- in Einrichtungen der Altenhilfe und in der häuslichen Pflege um
  - Pflegebedürftigkeit zu vermeiden oder zu reduzieren,
  - Wege zu einem alters- und fähigkeitsangepassten Leben zu finden,
  - größtmöglichste Selbstständigkeit und Unabhängigkeit zu erreichen.
  - Geschieht z.B. durch Gestaltung der Wohnräume und Hilfsmittel.

Ein Rehabilitationsplan besteht aus den Rehabilitationszielen, der Durvchführung der Rehabilitationsmaßnahmen sowie der Evaluation der Rehabilitationsergebnisse. (Abb. 8.2). Er berücksichtigt die unterschiedlichen Komponenten der Behinderung und bezieht alle Bereiche des Lebens in die Rehabilitation ein:

**Medizinische Rehabilitation.** Diese sollte schon während der Therapiephase einsetzen und will vor allem die Funktionsausfälle kompensieren.

**Berufliche Rehabilitation.** Diese hat die Wiedereingliederung in den Beruf und die Wiederherstellung der Arbeitsfähigkeit zum Ziel. Da die Rückkehr ins Erwerbsleben bei alten Menschen meist keine Rolle mehr spielt, ist diese Form der Rehabilitation für sie weniger bedeutend.

**Soziale Rehabilitation.** Sie verfolgt das Ziel, die Teilhabe am Leben der Gesellschaft wieder zu ermöglichen und die sozialen Netzwerke zu sichern. Unter Umständen muss dafür die Wohnung verändert, angepasst oder behindertengerecht ausgestattet werden, um eine Rückkehr in die eigenen vier Wände zu ermöglichen.

**Geriatrische Rehabilitation.** Deren Aufgabe ist es, alte Menschen nach akuten Krankheitssituationen oder Unfällen zu behandeln, indem alle Maßnahmen auf die Erlangung und Erhaltung der größtmöglichen Selbstständigkeit alter Menschen ausgerichtet werden. Es gilt die persönliche Lebensplanung und lebenslang gepflegte Rituale alter Menschen mit den rehabilitativen Maßnahmen abzugleichen.

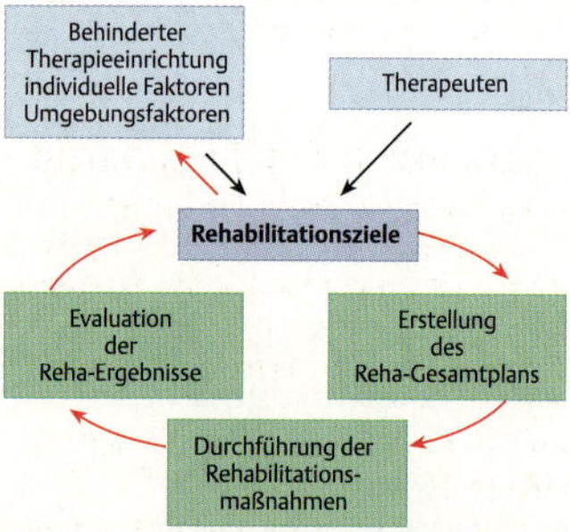


*Abb. 8.2* ***Rehabilitationsziele.*** *Sie werden durch verschiedene individuelle Faktoren beeinflusst und müssen im Laufe des Rehabilitationsprozesses evaluiert und ggf. angepasst werden.*

## 8.3.3 Grundsätze der Rehabilitation

Behinderung betrifft nicht nur die Körperfunktionen und -strukturen, sondern besonders hiervon betroffene Aktivitäten und die Teilhabe an allen Lebensbereichen, die für die betreffende Person wichtig sind. Deshalb setzt auch Rehabilitation auf verschiedenen Ebenen an.

### Körperliche Ebene: „Rehabilitation vor Immobilität und Invalidität"

Bei einem Menschen, der an einem Herzinfarkt erkrankt ist, wird es ggf. darum gehen, die körperliche Leistungsfähigkeit wiederherzustellen. Beim Querschnittgelähmten könnte das Ziel sein, die körperliche Einschränkung mit Hilfsmitteln wie einem Rollstuhl zu kompensieren. Mit der Vermeidung von Immobilität und Invalidität können Folgeerscheinungen und damit einhergehende Probleme auf den anderen Ebenen reduziert werden.

### Psychische Ebene: „Rehabilitation vor Resignation, Depression und Angst"

Für viele Menschen führen akute lebensbedrohende Krankheiten wie Herzinfarkt, Schlaganfall und Tumorleiden zu psychischen Beeinträchtigungen, die mit Resignation, Depression und der Angst vor Rezidiven (Rückfällen) einhergehen. Hier können psychotherapeutische Ansätze im Rehabilitationskonzept eingreifen, um Lebensmut und Lebensfreude zurückzugewinnen.

**Berufliche Ebene: „Rehabilitation vor Rente“**

Viele Behinderungen bedeuten eine reduzierte Belastungsfähigkeit im Hinblick auf die berufliche Tätigkeit oder führen dazu, dass eine berufliche Neuorientierung notwendig wird. Es muss stets geprüft werden, ob durch geeignete berufsfördernde Maßnahmen die Erwerbstätigkeit erhalten, verbessert oder wiederhergestellt werden kann. Leistungen zur Rehabilitation haben Vorrang vor Rentenleistungen, weil Berufstätigkeit und soziale Integration häufig miteinander verknüpft sind.

**Soziale Ebene: „Rehabilitation vor Pflege“**

Viele behinderte Menschen sind bereits in fortgeschrittenem Lebensalter und können ihren Haushalt nicht mehr alleine versorgen. Die Einbeziehung von Angehörigen und die Organisation ambulanter Versorgungshilfen sind Bestandteile eines Rehabilitationskonzepts. Im Schwerbehindertengesetz sind finanzielle und steuerliche Vergünstigungen festgelegt, um durch die Behinderung entstehende Nachteile auszugleichen.

**Selbstbestimmende Ebene: „Rehabilitation vor Abhängigkeit“**

Rehabilitation muss Hilfe zur Selbsthilfe sein. Betroffene Menschen benötigen konkrete Informationen und ggf. Motivationshilfe, um Integrationsmöglichkeiten angemessen nutzen zu können.

### 8.3.4 Handlungsprinzipien der Rehabilitation

Alle Maßnahmen der Rehabilitation sind darauf ausgerichtet, Beeinträchtigungen zu verringern, ggf. eine Stabilisierung des gegenwärtigen Zustandes zu erreichen und das Leben des Behinderten zu erleichtern. An folgenden Kriterien sollen die Einzelmaßnahmen des Rehabilitationsprozesses orientiert werden:

- **„Normalisierungsprinzip“**: Der Behinderte soll befähigt werden, aus eigener Kraft seinen Platz in der Gesellschaft wiederzuerlangen.
- **Prinzip „Ambulant vor Stationär“:** Die Umwelt des Behinderten soll so gestaltet werden, dass ein Leben mit der Behinderung ermöglicht wird.
- **Prinzip „Hilfe zur Selbsthilfe“:** Der Behinderte muss Angebote und Chancen zur Wiedereingliederung aktiv nutzen, ggf. mithilfe von aktivierenden bzw. motivierenden Maßnahmen.

## 8.4 Biografiearbeit

> **Definition:** In der **Biografiearbeit** geht es darum zu erkennen, wie die Lebensgeschichte das Verhalten und die gesamte Persönlichkeit prägt. Das Wissen darüber kann eine die Lebensqualität steigernde Pflege ermöglichen.

### 8.4.1 Prägungen durch die Biografie

Jeder Mensch trägt seine Lebensgeschichte mit sich, in sich – mit ihren Freuden und Leiden, Hoffnungen und Enttäuschungen. Wie ein Mensch auf seine individuelle Weise ein Erlebnis bewertet und verarbeitet, hängt weitgehend davon ab, wie er von der bisherigen Lebensgeschichte geprägt ist. Deshalb soll im Folgenden der Blick auf die möglichen Erfahrungshintergründe der heute alten Menschen gerichtet werden.

### Kindheit

Was dem Menschen „in die Wiege gelegt wurde" und er vor allem bewussten Verarbeiten und Erinnern in sich aufgenommen hat, begleitet ihn durch sein Leben. Ob einer ein „sonniges Gemüt" hat oder besonders verletzlich ist, dafür sind die Gründe in der Kindheit, z.T. auch schon im vorgeburtlichen Erleben während der Schwangerschaft der Mutter, zu suchen. Den Streit darüber, wie groß die Rolle des Genoms, unserer genetischen Mitgift, ist, lassen wir hier außer Acht.

Seelische Verwundungen in der Kindheit hinterlassen ihre Spuren und können im späteren Leben wieder „hochkommen". Sie können ein Verhalten zur Folge haben, das für Außenstehende schwer verständlich ist. So reagiert ein alter Mensch vielleicht bei kleinen Ungerechtigkeiten empfindlich – und hat über 80 Jahre zurückliegende Erfahrungen im Hintergrund, bei denen die Kinderseele durch Zurückgesetztwerden verletzt wurde.

### Zeitgeschichte

Das Erwachsenenleben der jetzt alten Generation war geprägt von der Zeit des Nationalsozialismus, Erfahrungen des Krieges und der Nachkriegszeit. Bei Männern kann das heißen: Front und Gefangenschaft, bei Frauen: Bombennächte, Flucht, Vergewaltigungen, dann Flüchtlingsdasein, als „Eindringling" unter fremden Menschen zu leben. Viele erlebten Hunger, die Schwierigkeiten der Nahrungsbeschaffung und vielleicht die Entnazifizierung, aber auch gegenseitige Hilfe und Zusammenhalten nach dem Krieg, Bedürfnislosigkeit und Wiederaufbau.

## 8.4.2 Verarbeitung von Erlebnissen

**Bilanzieren.**

8
- Was habe ich gewollt, wie habe ich mich gegenüber anderen verhalten?
- was habe ich aus erfreulichen und belastenden Gaben gemacht?
- Was habe ich geschafft? Was ist gelungen, was ist misslungen?

**Erfahrungsschatz.**
- reift aus bitterem oder schönem Erleben, macht die Persönlichkeit aus
- hilft, sich zu orientieren und er selbst zu bleiben

**Ballast.**
- Harte Schicksalsschläge oder Schuldgefühle beschweren das Leben.
- Ereignisse und Gefühle, die nicht zu Erfahrungen verarbeitet wurden, behindern das Leben als schmerzende Fremdkörper.

## 8.4.3 Lebensgeschichte und Altenpflege

Berücksichtigen wir bei unserer Pflegearbeit, was wir über das Leben eines älteren Menschen erfahren, so gehen wir anders mit ihm um, als wenn wir nur seine Krankengeschichte kennen.

### Bedeutung des Erinnerns

**Erinnerung als einsamer Besitz.** Wenn durch einen Umzug in ein Pflegeheim nichts in der Umgebung und im Alltag mehr an früher erinnert, kommt alten Menschen das abhanden, was ihrem Leben Sinn gegeben hat. Eine demenzielle Entwicklung wird beschleunigt.

**Erinnern regt an.** Sich zu erinnern berührt alte Emotionen und kann den Lebenstrieb wecken, auch bei demenziell veränderten alten Menschen. Bei der Biografiearbeit wird mehr erreicht, als im Moment erkennbar ist.

**Erinnern hilft verarbeiten.** Schwierige Lebensabschnitte werden beim Erzählen (wieder) verarbeitet. So findet der alte Mensch zu einem Einverständnis mit dem guten Erleben und auch mit dem Misslungenen.

### 8.4.4 Biografische Haltung im Pflegealltag

Die „aufmerksame Begegnung" (Matthes 1989) verhindert, dass wir einen Menschen nur als „Momentaufnahme" mit seinen Einschränkungen und Krankheiten sehen. Das gelebte Leben wird gewürdigt. Durch biografisches Interesse und teilnehmende Begleitung wird die Pflegebeziehung farbig und interessant. An die Stelle von unnötigen Machtkämpfen tritt Verstehen, und Widerstände lösen sich auf, wenn einem alten Menschen Respekt vor seinem Leben entgegengebracht wird. Er wird in seiner Existenz gestärkt.

#### Das offene Auge, das offene Ohr

Aus ihrer biografischen Haltung heraus nimmt die Altenpflegerin die Anlässe wahr, sich der Lebensgeschichte des alten Menschen zuzuwenden. Da sind die Gegenstände, mit denen sich ein Mensch umgibt. Er lässt sie sehen und möchte mit ihnen in Verbindung gebracht werden wie das Hochzeitsfoto, der Gesellenbrief usw. Anderes zeigt er ohne Absicht: seine Sprache, seine Art, sich auszudrücken, Sprichwörter und Redensarten. Sein Verhalten verrät etwas über ihn: Wirkt er eher, als habe er große Verantwortung getragen oder eher ängstlich?

**Beginn mit stereotypen Fragen.** Fragen wie „Haben Sie gut geschlafen?" leiten oft die Kommunikation ein. Ein wenig Mut erfordert es, nach dem früheren Leben zu fragen.

**Anknüpfungspunkte.** Dazu gehören:
- Sofakissen: „Haben Sie das Kissen gestickt?"
- Landschafts- oder Reisefoto: „Sind Sie dort oft gewesen?"
- alte Brosche: „Haben Sie die geerbt?"

**Offenheit.** Uns sollte bewusst sein, dass wir durch das Vertrauen alter Menschen beschenkt werden. Wenn wir hier und da etwas von uns mitteilen, fühlt sich der alte Mensch ernst genommen.

**Gewohnheiten.** Auffällige Gewohnheiten können Hinweise sein, die wir vielleicht intuitiv erfassen.

**Eigensinn.** Wenn jemand regelmäßig seinen Kleiderschrank abschließt und den Schlüssel versteckt, können wir hinter solchem stereotypen Verhalten z. B. Versagens- oder Verlusterlebnisse vermuten.

**Belastendes.** Auch das Misslungene gehört zum Leben, und es ist wertvoll, wenn es ausgesprochen wird. Vertraut uns ein alter Mensch etwas an, was ihn belastet, können wir dazu beitragen, dass er das Erleben besser akzeptieren kann.

### 8.4.5 Biografiearbeit planen und durchführen

Erinnerungsarbeit findet in einem bestimmten, organisierten Rahmen statt: in der offenen Altenarbeit oder in Erinnerungsrunden in Einrichtungen der Altenhilfe. Alle Arten der Biografiearbeit werden geplant und gründlich vorbereitet.

**Inhalte.** Wem die Welt um 1920 oder 1930 fremd ist, kann sie sich durch das Lesen von Erinnerungen näher bringen. Themen, Gegenstände und Bilder können sein:
- Tiere, Ernährung in Notzeiten, Sparsamkeit früher – Konsum heute
- Handkaffeemühle, eine alte Familienbibel, Sense und Strohhut
- Fotos von der Heumahd oder am Straßenrand aufgestellten Milchkannen

**Organisation.** Zeit und Ort werden festgelegt, der Raum freundlich hergerichtet. Die Menschen, die teilnehmen wollen, werden benachrichtigt, evt. wird eine Erfrischung bereitgestellt.

**Beginn.** Begrüßung und Einleitungsphase richten sich danach, ob es ein erstes Treffen ist oder die Teilnehmer schon miteinander vertraut sind. Einige „Quasselminuten" zu Beginn dienen zum Anwärmen.

**Abschluss.** Ein Ritual signalisiert allen Teilnehmern den Abschluss, z.B. ein bekanntes Volkslied, ein Gedicht oder eine Tasse Kaffee.

## 8.4.6 An der Biografie orientierte Pflegeplanung

> **Definition: An der Biografie orientierte Pflegeplanung** orientiert sich am lebensgeschichtlichen Hintergrund eines Menschen und an seiner aktuellen Situation, seiner „Lebenswelt". Sie muss gleichzeitig offen sein für neue Entwicklungen und Informationen.

### Informationen sammeln

- Geburtsort und -zeit, Stellung in der Herkunftsfamilie, Schulzeit
- Ausbildung und beruflicher Weg, familiäre Entwicklung, Heirat, Kinder
- Wohnorte und Wohnverhältnisse, regionale Besonderheiten der Heimat
- Freundeskreis, Nachbarschaft, gesundheitliche und sonstige Krisen

### Biografiebogen führen



Im „Biografiebogen" als Teil der Pflegeplanung oder -dokumentation werden relevante Daten erhoben und schriftlich fixiert. Der Biografiebogen ist aber nicht statisch zu sehen und nicht mit dem Tag des Einzuges abgeschlossen. Zwar steuern Betroffene, Angehörige und Freunde oft schon vor oder während des Einzuges Informationen bei. Diese gilt es jedoch dann während des Aufenthaltes zu ergänzen und weiter fortzuschreiben. Biografiearbeit geht über die ausschließliche Erfassung von Daten hinaus.

Der Biografiebogen gibt erste Anknüpfungspunkte für die weitere Erhebung der individuellen Biografie. Kann der Betroffene selbst keine Angaben mehr machen und Angehörige oder Freunde ebenfalls nicht, beinhaltet das Biografieblatt oder der Biografiebogen oft nur wenige isolierte Informationen zum Lebenslauf und zur Lebensgeschichte. Gelegentlich gilt die Biografiearbeit sogar fälschlicherweise als abgeschlossen, wenn die Bewohner eingezogen sind und der Biografiebogen ausgefüllt ist.

**Biografische Daten schützen.** Die gewonnenen Informationen zur Biografie unterliegen dem Datenschutz und sind nur denen zugänglich, die für Pflege und Betreuung verantwortlich sind. Erst der sensible Umgang mit Daten und die Einbeziehung von für die heutige Lebenssituation relevanten Informationen in die Maßnahmenplanung macht die Biografiearbeit zum wertvollen Bestandteil pflegerischen Handelns. Besonders Informationen, die der Betroffene vertrauensvoll einer bestimmten Pflegeperson anvertraut hat, dürfen nicht „Allgemeingut" werden.

### Aktivitäten planen

Die biografischen Informationen sind für die Pflegeplanung in den Bereichen „Sich beschäftigen" und „Soziale Bereiche des Lebens sichern" die wichtigste Grundlage. Der alte Mensch entscheidet mit, welche Gruppenangebote er annehmen möchte.

# 8.5 Kinästhetik

## 8.5.1 Grundlagen

In der Kinästhetik erfährt der alte Mensch mit Unterstützung der Pflegenden, wie er seine Bewegungskompetenz selbst entdecken und effektiv einsetzen kann. Die bewegungsanalytischen Grundlagen wurden als „Kinaesthetics" in den 70er-Jahren von Dr. Frank Hatch und Dr. Lenny Maietta entwickelt. Ende der 80er-Jahre wurden Kinästhetik durch Prof. Dr. Christel Bienstein und Frau Suzanne Schmidt für die Pflege entdeckt.

**Definition: „Kinästhetik"** steht für Bewegung in Harmonie. Die angebotene Unterstützung ist hier so gestaltet, dass der ältere Mensch den eigenen Gewichtsverlauf in der Bewegung wahrnehmen, nachvollziehen und seine eigenen Fähigkeiten mit einsetzen kann.

Bewegungsabläufe über Führen und Folgen zu gestalten, ermöglicht Pflegenden die Bewegungskompetenz des Betroffenen wahrzunehmen und als Ressource einzusetzen. Pflegende, die die Bewegungsfähigkeit alter Menschen unterstützen möchten, benötigen ein differenziertes Verständnis, wie Bewegungsabläufe und der Gewichtsverlauf, der zur Durchführung einer Aktivität nötig ist, strukturiert sind. Diese Idee der Kinästhetik leitet sich aus den folgenden Wissenschaften ab:

**Verhaltenskybernetik.** Menschen sind Bewegungssysteme, die eigene Bewegungen und die eines anderen Menschen empfinden. Sie erweitern ihre Bewegungskompetenz, indem sie der Bewegung eines anderen Menschen folgen.

**Humanistische Psychologie.** Die Fortbewegung eines alten Menschen sollte so unterstützt werden, dass er während des Bewegungsablaufes (z.B. beim Transfer Bett–Rollstuhl) die Selbstkontrolle hat, sich sicher fühlt und seine vorhandenen Ressourcen einsetzen kann.

**Moderner Tanz.** Hier wird die eigene Bewegungserfahrung benutzt, um die eigene Fähigkeit, Gewicht immer wieder im Körper zu verlagern, zu erfahren und effektiv umzusetzen.

### Erfahrungsbezogenes Lernen statt Anwendung von Techniken

Kinästhetik versteht sich als analytisches Werkzeug und nicht als Technik. Hebe- und Tragetechniken (Griffe) sind Arbeitsweisen, die immer gleich angewendet werden und z.B. die Ressourcen des Betroffenen nicht berücksichtigen. Bei bestimmten Erkrankungen sind zudem typische Grifftechniken nicht anwendbar, da sie Schmerzen verursachen können oder zu Schäden bei den Beteiligten führen können.

### Der Mensch als Bewegungssystem

Der ältere Mensch verfügt trotz seiner Einschränkungen über erworbene Erfahrungen, wie er Bewegungsabläufe für sich gestaltet hat. Kann der alte Mensch die Gestaltung des Bewegungsablaufes nicht mehr unterstützen, so bleibt ihm zumindest die Fähigkeit erhalten, durch Berührung und Bewegung der Pflegenden zu folgen.

**Merke:** Pflegende sollten die Unterstützung für den alten Menschen so gestalten, dass er Ziehen und Drücken selbst einsetzen oder zumindest den Wechsel von Druck und Zug im eigenen Körper spüren kann.

### 8.5.2 Kinästhetik in der pflegerischen Anwendung

Im Folgenden wird aufgezeigt, wie Kinästhetik im pflegerischen Alltag angewendet werden kann. Vorgestellt werden:

- im Bett sitzen (Abb. 8.3, Abb. 8.4)
- Transfer Bettkante – Stuhl (Abb. 8.5)

***Abb. 8.3 Abrutschen im Bett vermeiden.*** *Dazu den Bereich der Hüftgelenke mit einem aufgerollten Waschlappen ausfüllen. Tipp: Waschlappen im Liegen anlegen und danach erst das Kopfteil hochstellen.*

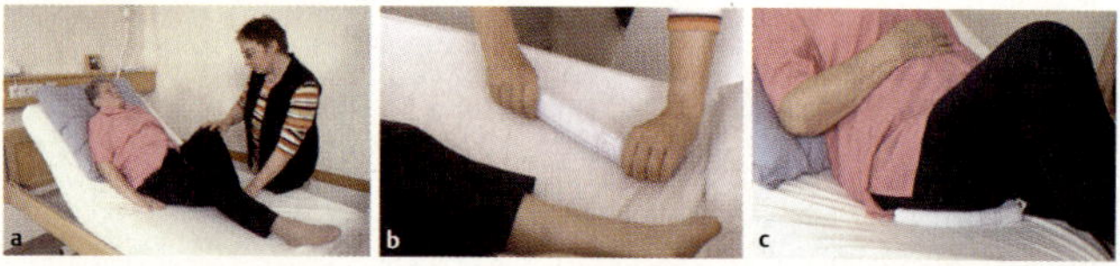

***Abb. 8.4 Sitzen im Bett unterstützen.*** *Das Abstützen der Arme geschieht mit einer langen Positionsrolle. Die Vorderseite eines Fußes bekommt eine Auflagefläche, um die Steuerung der Gewichtsverlagerung zu unterstützen.*

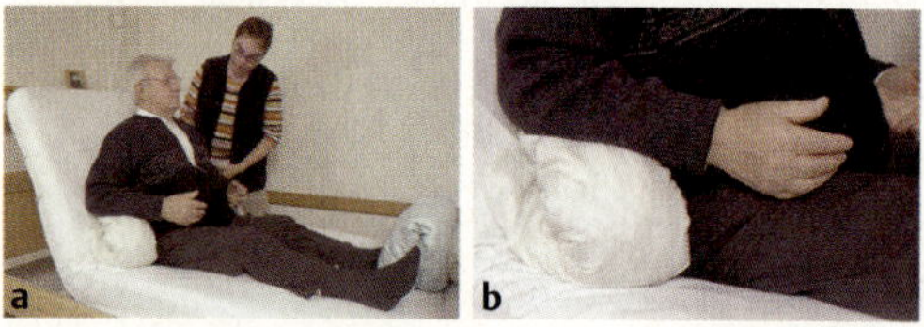

***Abb. 8.5 Transfer Bettkante – Stuhl. a*** *Beide Beteiligten sitzen in der stabilen Ausgangsposition, Vorbereitung Richtung Hand-Knie-Stand,* ***b*** *Gewichtsverlagerung auf die vier Extremitäten,* ***c*** *Vorbereitung für den Rückweg,* ***d*** *Rückweg.*

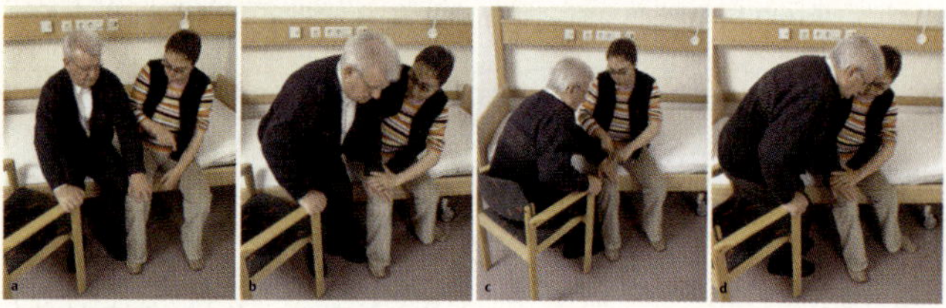

## 8.6 Basale Stimulation

### 8.6.1 Grundlagen

**Definition: Basale Stimulation** ist ein Konzept zur Förderung, Pflege und Begleitung von schwerstbeeinträchtigten Menschen. Es bietet Menschen, die ihre Umwelt als verwirrend und beängstigend erleben, eine Kommunikationsform, die sie als sinnvoll verstehen können.

Die Basale Stimulation wurde 1975 von Prof. Andreas Fröhlich (Sonderpädagoge) in der Arbeit mit mehrfach geistig und körperlich behinderten Kindern entwickelt. In den 80er-Jahren wurde das Konzept zusammen mit Prof. Christel Bienstein (Pflegewissenschaftlerin) in die Pflege übertragen.

Geeignet ist die Basale Stimulation für Menschen mit akuten traumatischen Ereignissen (z.B. nach einem Unfall) wie auch Menschen, die unter chronischen Abbauprozessen leiden (z.B. demenzielle Erkrankung). Durch die Integration der Basalen Stimulation in den Lebensalltag der Betroffenen wird versucht, dem Mangel an Eigenwahrnehmung, Eigenbewegung und Kommunikation entgegenzuwirken.

### Wahrnehmung – Veränderungen und Gefahren

Aus der Entwicklungs- und Wahrnehmungspsychologie weiß man, dass der Entzug von sensorischen Reizen zur Reduktion des Körperschemas ebenso beitragen kann wie zu einem Orientierungs- und Identifikationsverlust. Die daraus resultierenden Veränderungen sind:

**Autostimulation.** Dies sind monotone, d.h. stereotype, sich wiederholende Bewegungsabläufe wie Nesteln an der Bettdecke, Klopfen auf die Matratze oder Schaukeln. Häufig sind die Bewegungen selbstschädigend (z.B. Zähneknirschen, Kratzen, Schlagbewegungen).

**Taktile Abwehr.** Taktile Reize interpretiert der Betroffene als drohende Gefahr und reagiert in Form einer Abwehrbewegung (z.B. erschrecktes Abwenden bei Körperkontakt). Diese kann u.a. als Resultat eines Mangels an taktilen Reizen und dem mangelhaften Unterscheidungsvermögen verstanden werden (vgl. Fröhlich 1992).

**Habituation.** Darunter versteht man die Gewöhnung an eine gleichbleibende Wahrnehmungssituation. Habituation bedeutet, dass immer dann, wenn sich Informationen aus der Umwelt nicht mehr verändern, diese aus der aktiven Wahrnehmung ausgeblendet werden.



### Sich verlieren – aus Sicht des Betroffenen

Das Erleben des Patienten hängt eng damit zusammen, ob er die Informationen sinngebend (d.h. im Kontext seiner Erfahrungen) verarbeiten kann. In einer Umgebung, die wenig Reize bietet, kann die Wahrnehmungsfähigkeit des Betroffenen eingeschränkt sein. Dies betrifft verschiedene Bereiche:

- **somatische Wahrnehmung**: Die Körpergrenzen zerfließen durch die fehlenden somatischen Reize (z.B. das Verschieben der Kleidung auf der Haut bei Bewegung). Die Betroffenen verlieren den Bezug zu sich selbst und zu ihrer Umwelt.
- **vestibuläre Wahrnehmung**: Die vestibuläre Wahrnehmung (Lagesinn) wird nicht mehr ausreichend angeregt. Räumliche Ausmaße können nicht mehr eingeschätzt werden, Konturen verschwimmen.
- **vibratorische Wahrnehmung**: Weiterhin bekommen Betroffene durch ihre Immobilität auch nur verminderte vibratorische Informationen zur Wahrnehmung der Tiefensensibilität, die ihnen vermittelt, wo sich z.B. die Beine oder Arme befinden.
- **auditive Wahrnehmung**: Die Betroffenen können die Stimme der Pflegenden als die der Schwiegertochter interpretieren. Wenn sie den Betroffenen waschen möchte, reagiert dieser mit Empörung und lehnt die Hilfe ab (taktile Abwehr).
- **visuelle Wahrnehmung**: Sehen die Betroffenen nur an die weiße Decke, beginnen sie sich selbst zu stimulieren und sehen dort kleine schwarze Flecken, die sich irgendwann bewegen, z.B. als krabbelnde Spinnen.
- **orale Wahrnehmung**: Die Betroffenen machen nur noch wenig orale Erfahrungen. Sie essen kaum, erleben also keine tagesstrukturierenden Mahlzeiten, unterschiedliche Kost oder Getränke.

- **taktil-haptische Wahrnehmung**: Durch den Mangel an Wahrnehmung über das Fühlen entsteht Autostimulation. Das Gehirn versucht, diese als sinnvolle Anregung zu verarbeiten.

### Das Konzept – Menschsein unterstützen

Menschen verfügen über unterschiedliche individuelle Erfahrungen, Wahrnehmungen, Talente und Interessensgebiete. Wahrnehmung kann als das Resultat eines dynamischen, individuell geprägten Entwicklungsprozesses verstanden werden, der uns bereits pränatal erste Erfahrungen machen lässt, die sich während des ganzen Lebens weiter ausdifferenzieren und unser Überleben sichern.

#### Sinngebende Angebote

Durch basal stimulierende Maßnahmen lassen wir den Patienten seinen Körper spüren, fördern sein ganzheitliches Körperbewusstsein und vermitteln ihm Nähe und Sicherheit. Die Wahrnehmung wird hierbei in verschiedene Bereiche strukturiert:

1. Somatische Stimulation:
   - therapeutische Waschung, körperorientierende Ausstreichung
   - atemstimulierende Einreibung, körperbegrenzende Lagerung
2. Vestibuläre Stimulation:
   - Positionierung, Mobilisierung und Transfergestaltung
   - schiefe Ebene, Schwingen der Extremitäten
   - Schaukeln und Wiegen, Dialogaufbau durch Kopfbewegungen
3. Vibratorische Stimulation:
   - Stampfen und Klopfen, Massagegeräte zur Körpererfahrung
   - Summen oder Singen (Buchholz u. Schürenberg 2003)
4. Orale Stimulation:
   - Mundpflege (Bartoszek u. Nydahl 2003), Schlucktraining
5. Auditive Stimulation:
   - Musikhören, Singen, Gedichte, Sprichwörter
6. Visuelle Stimulation:
   - Umgebungsgestaltung, Arbeiten mit Bildern und Objekten
   - Anpassung der Beleuchtung an Ruhe- und Aktivitätsphasen
7. Taktil-haptische Stimulation:
   - Greif- und Tastangebote, Tastpfade, Finger Food



## 8.6.2 Zentrale Ziele – Schwerpunkte pflegerischer Angebote

Andreas Fröhlich und Christel Bienstein (2003) haben die nachfolgenden zentralen Ziele herausgearbeitet, damit die Person des kranken Menschen ganz in den Mittelpunkt gestellt wird und sich an der „Normalität" des Alltäglichen des „Mensch-Seins" orientiert und weniger an den pflegerischen Aktivitäten aus dem Berufsalltag der Pflegenden.

### Entwicklung erfahren

Dies ist ein wesentlicher Aspekt der pflegerischen Angebote. Der Mensch erfährt einen Sinn in den Angeboten und lernt, diese auf sein Dasein zu beziehen:

- Atmung durch atemstimulierende Einreibungen spüren lassen
- bei Sondenernährung durch Stimulationen des Geruchs- und Geschmacksinns wieder leibliche Genüsse vermitteln
- sich mittels geführter Bewegungen spüren, in Kontakt kommen

### Das eigene Leben spüren

Sich selbst als Einheit im „Hier und Jetzt" spüren, d.h. „Körper" und „Ich" in Verbindung bringen, als „Körper-Ich" wahrzunehmen und ihn gegen das Andere, die unmittelbare Umwelt zu erleben durch

- spürbare Unterschiede, z.B. durch verschiedene Materialien,
- wahrnehmbare Grenzen, z.B. Kleidung, körpermodulierende Waschung,
- Einreibungen, Kontaktatmung sowie kleinste Positionsveränderungen.

### Sicherheit erleben und Vertrauen aufbauen

Ein von Wahrnehmungsstörungen betroffener Mensch kann nur dann Sicherheit erleben und Vertrauen aufbauen, wenn er auf seine Reaktionen verlässliche Antworten erhält. Das „Miteinander-in-Kontakt-Kommen" kann bei Kontaktaufnahme oder -beendigung durch eine gezielte festgelegte Berührung erfolgen: die Initialberührung.

### Den eigenen Rhythmus entwickeln

Wiederkehrende bekannte Rhythmen können zur Unterstützung bei der Anpassung an neue Situationen genutzt werden. Dabei sollte immer mitbedacht werden, dass sich manche Gewohnheiten mit der Zeit verändern oder in bestimmten Situationen nicht passend sind. Deshalb ist stets die Reaktion des Betroffenen abzuwarten.

### Außenwelt erfahren

Wenn ein verwirrter Mensch seine Orientierung zur Umgebung verliert, ist dies ein großer Verlust. Jedes „Ding" hat seine Eigenarten: Eine Zahnbürste hat Borsten, ein elektrischer Rasierer vibriert, ein Waschlappen kann ins Wasser getaucht werden – sonst ist er sinn-los. Wiederkehrende und nachvollziehbare Veränderungen sind hier hilfreich.

### Beziehung aufnehmen und Begegnung gestalten

Die Beziehungsaufnahme sollte von beiden Seiten gewünscht sein, denn auch schwerstbeeinträchtigte Menschen erleben Zu- und Abneigung. Eine Beziehung sollte verlässlich sein und wiederkehrende Rituale beinhalten. Einmal gemeinsam erlebte Rituale können sowohl helfen, eine Begegnung zu gestalten als auch in eine Beziehung zu treten.

### Sinn und Bedeutung geben

Niemand kann für einen anderen Sinn und Bedeutung festlegen. Krisen, die zu Veränderungen der Persönlichkeit und körperlichen Integrität führen, erfordern eine neue Deutung des eigenen Lebens. Hier können Pflegende als Begleiter Sicherheit und Vertrauen ermöglichen, indem sie vertraute Bewältigungsstrategien unterstützen, selbst wenn diese aus Ablehnung und Verleugnung bestehen.

### Sein Leben gestalten

Die Raumgestaltung kann für den beeinträchtigten Menschen eine Orientierung darstellen, z.B. um den Weg zur Toilette zu finden. Die ausgewählte Kleidung kann aufzeigen, ob es Werktag oder Sonntag ist. Der Blickwinkel, aus dem der Bewohner seine Umwelt aus dem Bett wahrnimmt, kann sinngebend und informativ sein oder uninteressant.

### Autonomie und Verantwortung

Das Leben nach den eigenen Ideen zu gestalten gilt als Voraussetzung, um autonome Entscheidungen zu treffen, Regeln mitzubestimmen und Verantwortung für das eigene Handeln zu übernehmen. Der Lernprozess, dass Autonomie auch Verantwortung übernehmen heißt, stellt uns immer wieder vor neue Herausforderungen.

## 8.7 Realitätsorientierungstraining

**Definition:** Das **Realitätsorientierungstraining** (ROT) ist ein kognitives Verfahren, das desorientierte Menschen auf die Wirklichkeit hinweisen sowie ihre Orientierungsfähigkeit in der Tagesstrukturierung und die Gedächtnisleistung verbessern möchte.

**Informelles ROT.** Diese Form steht für ein „Rund um-die-Uhr"-Konzept, das vor allem in den 70er- und 80er-Jahren Pflegende wie Therapeuten geprägt hat. Ziel war es, z.B. durch große Uhren, Kalender und Hinweisschilder, aber auch durch Kommunikation den Betroffenen im Hier und Jetzt zu orientieren.

**Formelles ROT.** Das formelle oder „classroom-ROT" bietet dem Betroffenen in strukturierenden Sitzungen wichtige Orientierungspunkte aus dem Alltag an, z.B. Informationen zu Zeit, Ort, Personen und den Tagesabläufen (Abb. 8.6).

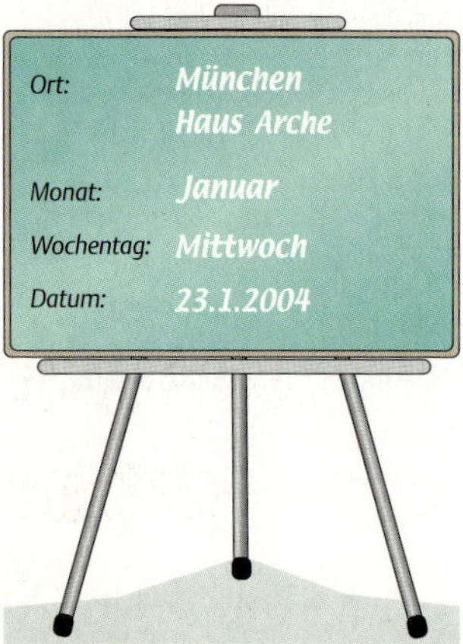
Ort:
München
Haus Arche
Monat:
Januar
Wochentag:
Mittwoch
Datum:
23.1.2004

***Abb. 8.6 Realitätsorientierungstraining.*** *Eine ROT-Tafel kann als Hilfsmittel in einer Gruppensitzung dienen.*

8

### 8.7.1 Ziele

Das Verfahren möchte Orientierungsfähigkeit, Tagesstrukturierung und Gedächtnisleistung verbessern. Selbstständigkeit, Selbstwertgefühl und damit die Identität sollen erhalten und soziale Integration gefördert werden. Das Training soll Kreativität fördern und damit die Lebensqualität erhöhen.

Ein Grundkonzept des ROT ist es, nie „falsche" Aussagen der Bewohners zu bestätigen, sondern sie auf die Wirklichkeit hinzuweisen. Der Betroffene soll aber nicht mit einer Realität konfrontiert werden, die ihn ängstigt, weil er sie z.B. nicht versteht. Der Eindruck, dass der andere es wohl besser weiß, kann zu Frustration und abwehrendem Verhalten führen.

### 8.7.2 Durchführung

Die Verfahrensweise soll den Möglichkeiten und den Bedürfnissen der Betroffenen angepasst sein und Folgendes berücksichtigen:

- in einfachen Sätzen sprechen, Wiederholungen verwenden, Humor einsetzen
- Erinnerungen als Brücke zur Gegenwart nutzen, Ereignisse kommentieren

# 8.8 Gedächtnistraining

## 8.8.1 Grundlagen

> **Definition: Gedächtnistraining** soll die allgemeine geistige Aktivierung unterstützen. Je nach Ausrichtung und Einsatz des Trainings können aber auch andere spezielle Bereiche gefördert oder verbessert werden.

### Drei-Speicher-Modell

Dies bildet die Grundlage für das Gedächtnistraining und geht von der Annahme aus, dass Informationen im sensorischen Speicher aufgenommen werden, dann zum Kurzzeitspeicher geleitet und von dort ins Langzeitgedächtnis gelangen (Abb. 8.7).

**Deklaratives Gedächtnis.** Dies speichert Fakten und Ereignisse, die zur eigenen Biografie gehören oder das Weltwissen eines Menschen repräsentieren, z. B. berufliche Kenntnisse, Fakten aus Geschichte, Politik, usw.

**Prozedurales Gedächtnis.** Dies beinhaltet Fertigkeiten, die automatisch ohne Nachdenken eingesetzt werden. Dazu gehören vor allem motorische Abläufe (Gehen, Laufen, Fahrradfahren, Tanzen u. a.).

***Abb. 8.7 Drei-Speicher-Modell.*** *Die Bestandteile sind sensorischer Speicher, Arbeits- und Langzeitspeicher (Brauer u. a. 1995; Maciejewski u. a. 2001).*

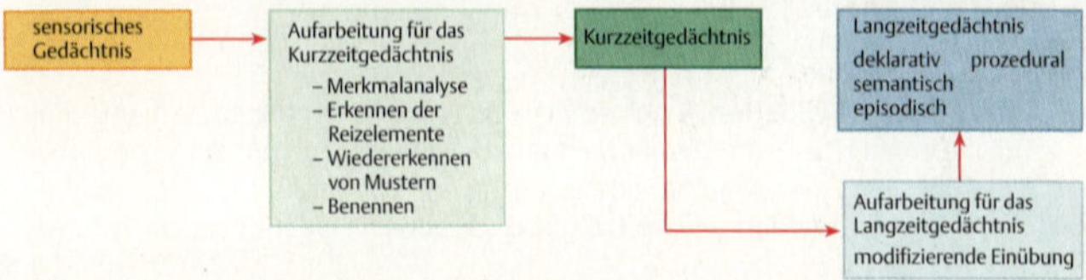


### Ziele

- Konzentration, Wortfindung, Formulierung, Merkfähigkeit, Reproduktion
- Kurzzeitarbeitsspeicher, Langzeitspeicher, Entscheiden, Assoziieren

Bei Menschen mit schwerer Demenz geht es nicht mehr primär um die Memotechniken (Stützen, um sich zu erinnern) oder das Einspeichern neuer Gedächtnisinhalte, sondern um das Abrufen von noch Gewusstem, um Selbstvertrauen und Kompetenz zu vermitteln.

## 8.8.2 Durchführung

Die Atmosphäre in den ausgewählten Gruppen sollte möglichst gelassen und entspannt sein, Quiz- oder Testsituationen vermieden werden. Ein Konkurrieren in der Gruppe kann Bewohner zu besseren Ergebnissen anspornen, jedoch können sich Einzelne überfordert fühlen und mit Rückzug reagieren.

Beim Gedächtnistraining in der Gruppe ist es gleich, ob schwierige oder leichte Aufgaben gestellt werden, ob Demenzerkrankte, Patienten mit Apoplex oder depressiv erkrankte Patienten an einer Gruppe teilnehmen – die Gruppenleitung entscheidet über den Verlauf und die Organisation und sollte die Teilnehmer regelmäßig einschätzen.

### Grundregeln

- Training mit sinnhaften Themen durchführen, Informationstiefe fördern
- verschiedene Hirnfunktionen trainieren, Erfolgserlebnisse vermitteln
- mehrkanalig üben (verschiedene Sinnesorgane nutzen)
- Gedankensperren lösen (z.B. durch einfache Zwischenaufgaben)
- abgestuftes Training, um Über- bzw. Unterforderung zu vermeiden

Bei fortgeschrittener Demenz sollten vor allem biografieorientierte Angebote auf möglichst viele Sinne ausgerichtet sein (z.B. Duft, Klang und Spüren von Gegenständen, Lebensmitteln usw.).

### Inhalte

- körperliche Bewegung, Förderung der Kontakte durch Partnerarbeit
- semantisch episodische Vertiefung (Inhalte mit einer Geschichte verknüpfen)
- Wechsel von leichten und schweren Übungen, Wiederholungen
- Proportionsaufgaben (Was ist größer? Wer ist schneller? usw.)

### Hilfsmittel

Es gibt eine große Menge an fertigen, kompletten „Trainingssets“ für unterschiedliche Schweregrade und Themen, aber auch sog. Erinnerungskisten, wenn biografische Inhalte gestärkt werden sollen. Tonträger zum Erkennen von Geräuschen stehen ebenfalls in großer Zahl zur Verfügung.

## 8.9 Validation

8

**Definition: Validation** (engl. = Wertschätzung) bedeutet einen wertschätzenden Umgang mit an Demenz erkrankten Menschen mit dem Ziel, über die Gefühle und die Biografie einen Zugang zur Erlebniswelt der Betroffenen zu erhalten. Es werden 2 Ansätze unterschieden: Validation nach Feil und nach Richards.

### 8.9.1 Validation nach Feil

Für Feil ist die Desorientiertheit von Demenzkranken nicht nur hirnorganisch bedingt, sondern eine Regression, die es tiefenpsychologisch zu deuten gilt und in 4 Stadien verläuft:

1. Stadium der mangelhaften/unglücklichen Orientierung
   - beginnende Desorientierung, Versuch an der Realität festzuhalten
   - Gefühle werden geleugnet, nur in symbolisierter Form geäußert
2. Stadium der Zeitverwirrtheit
   - Verlust der Kontrolle über kognitive und körperliche Fähigkeiten
   - reduzierte Kommunikation, Rückzug in sich selbst
3. Stadium der monoton wiederholten Bewegungen, Verlust der Sprache
4. Stadium des Vegetierens mit völligem Rückzug der Betroffenen

#### Validationstechniken nach Feil

Zunächst werden Informationen gesammelt, z.B. zu unvollendeten Aufgaben, unterdrückten Emotionen oder unerfüllten Bedürfnissen. Dies soll in der Validation Raum erhalten, um die damit verbundenen Gefühle auszudrücken und die Konflikte zu lösen.

- W-Fragen stellen (mit Ausnahme von Warum-Fragen)
- Aussagen mit den Worten des Betroffenen wiederholen
- Erkennen und Einsetzen des bevorzugten Sinnesorgans
- Einsetzen von Polarität, in dem der Anwender nach dem Extremen fragt
- Frage nach dem Gegenteil einer Behauptung eines desorientierten Menschen
- Aktivierung früherer Erinnerungen: „War das schon immer so?"
- Herstellen von Körperkontakt knüpft an kindliche Erfahrungen an
- Einsetzen einer liebevollen Stimme, um an vertraute Personen zu erinnern
- Beobachten von Emotionen und der jeweiligen körperlichen Ausdrucksform
- Anpassen von Gesichtsausdruck, Körper und Atem an die Emotionen
- Aufnehmen und Aussprechen von Emotionen und Gefühlen
- Verwenden mehrdeutiger Fürwörter, z. B. wie „er", „sie", „etwas", oder „jemand"
- Suchen von Zusammenhängen wischen dem Verhalten und den Bedürfnissen
- Einsetzen von Musik, z. B. sofort einstimmen, wenn gesungen wird
- Spiegeln: unbefangenes Nachahmen von Körperbewegungen und Atmung

**Praxistipp:** „Polarität einsetzen" und „Das Gegenteil ansprechen" sind zwei Validationstechniken nach Feil. Sagt der Betroffene z. B. „Man hat mir mein Geld gestohlen", antwortet der Anwender: „Ist denn alles weg?". Behauptet der Betroffene: „Mein Essen ist vergiftet", fragt der Anwender: „Gibt es auch Zeiten, in denen das nicht vorkommt?".

## 8.9.2 Integrative Validation nach Richard



Richard hat mit der integrativen Validation (IVA) den Ansatz von Feil weiterentwickelt. Im Kontakt mit desorientierten Menschen konzentriert sich die IVA darauf, die Gefühle des Betroffenen wahrzunehmen, sie wertzuschätzen und als gültig stehen zu lassen.

1. Schritt: Erspüren des Gefühls oder Antriebs, der hinter der Äußerung liegt
2. Schritt: Bennenen, also Validieren in direkten und kurzen Sätzen
3. Schritt: Paraphrasieren in Form eines Sprichwortes oder einer Lebensweisheit

### Grundprinzipien der IVA

- Gefühle verstärken durch Wiederholen oder Verbalisieren, z. B. in Form von bekannten Sprichwörtern, Liedern oder Volksweisen
- biografische Daten sammeln, z. B. Kosenamen, Geschwisterkonstellation, Tagesablauf oder Anekdoten bzw. Familiengeschichten
- rituelle Abläufe in den Tagesablauf zu integrieren vermittelt Sicherheit

### Phasen eines validierenden Gesprächs

**Phase 1:** nach dem Gefühl fragen, das hinter den verwirrten Äußerungen liegt

**Phase 2:** das hinter dem verwirrten Verhalten liegende Gefühl validieren

**Phase 3:** die Gefühle des dementen Menschen bestätigen

**Phase 4:** die verwirrten Gefühls- und Verhaltensäußerungen nicht korrigieren

#### Prinzipien

- Demente nicht in eine Realität zurückführen, die sie nicht mehr kennen
- Demente nicht mit ihrem verwirrten Verhalten konfrontieren
- Äußerungen Dementer nicht interpretieren oder bewerten
- Gesprächsinhalte des Dementen nicht in den Vordergrund stellen
- Gefühle Dementer begleiten und nicht abschwächen oder leugnen

- Wünsche des Dementen akzeptieren und nicht darüber hinweggehen
- Biografische Daten einsetzen, Rituale beachten und integrieren

## 8.10 Snoezelen

**Definition: Snoezelen** meint i.d. R. das gemeinsame Entspannen, Wohlfühlen, Genießen und Erleben einer durch verschiedene Anreize gestalteten Umgebung. Der Begriff kommt aus dem Niederländischen („snuffelen“ = schnuppern; „doezelen“ = dösen).

Beim Snoezelen führen unterschiedliche Sinnesangebote zu einer angenehmen stimmungsvollen Atmosphäre, z.B. durch einen:

- Weißraum (die weiße Farbe reflektiert Lichteffekte am besten)
- Schwarzraum (fluoreszierende Medien kombiniert mit UV-Licht)
- Raum zum Tasten, Fühlen, Hören, Riechen und Schmecken
- Aktivitätsbereich sowie einen Nassbereich (Bäder, Schwimmbad)
- Sinneswagen für eine Snoezelenatmosphäre (in fast jedem Raum möglich)

### Wirkung

**Induktion eines Sonderzustandes des Bewusstseins.** Die sensorische Atmosphäre eines Snoezelenraumes scheint einen „Sonderzustand“ des Bewusstseins hervorrufen zu können. Das Denken verliert seine Richtung, zuvor nicht bewusste Gedanken, Gefühle, Erinnerungen usw. nehmen im Wachbewusstsein mehr „Raum“ ein.

8

**Entritualisierung und Modifikation des verfestigten Rollenverhaltens.** Die entspannende Atmosphäre eines Snoezelenraumes und insbesondere das gemeinsame Snoezelen mit den Behandelnden bzw. Pflegenden führen in einem überraschenden Maße zu einer Entritualisierung und zu einer Entlastung des Verhaltens von dem erstarrten Rollengefüge.

**Induktion von Wellness, Sich-Wohlfühlen, Entspannung.** Die Atmosphäre eines Snoezelenraumes scheint ein angenehmes Gefühl der Entspannung und des Wohlbefindens durch eine niederschwellige, basale Sinnesanregung auslösen zu können. Der Aufenthalt in diesem Raum lässt (demente) Patienten bzw. Bewohner „glücklich oder zumindestens zufrieden“ erscheinen.

**Verzauberung, Erstaunen, die „andere Welt“.** Besondere (sensorische) Erlebnisse wie beim Zirkus oder Jahrmarkt führt zu den i.d. R. angenehmen Gefühlen des Erstaunens, der Verzauberung, des Erschauerns usw. Die Atmosphäre eines Snoezelenraumes scheint dieser Ansprechbarkeit entgegenzukommen. Die unbekannten Objekte fördern das Ausbilden spielerischer Verhaltensweisen.

## 8.11 10-Minuten-Aktivierung

Ute Schmidt-Hackenberg entwickelte die 10-Minuten-Aktivierung speziell für demenziell erkrankte Menschen, die nur eine kurze Zeit konzentriert einer Beschäftigung nachgehen können. Durch ihren begrenzten Zeitaufwand kann die Aktivierung spontan in den Tagesablauf eingebaut werden, ohne große Vorbereitungen treffen zu müssen.

**Definition:** Die **10-Minuten-Aktivierung** wurde speziell für Patienten mit Demenz, die sich nur kurze Zeit (eben 10 Minuten) konzentrieren können, entwickelt. Ihr Ziel ist es, diese Menschen anzusprechen und zu aktivieren.

**Ziele.** Die 10-Minuten-Aktivierung kann Patienten mit Demenz an frühere Lebensabschnitte erinnern, in denen sie Gegenstände erklären und anwenden konnten. Die Aktivierung soll vor allem Leben in den Alltag bringen und spezielle Bereiche fördern z. B.:

- Feinmotorik (Handarbeiten oder Wäsche falten)
- allgemeine Mobilität (Kaffeemahlen, Laubsägearbeiten)
- Stärkung des Selbst durch kompetente Beteiligung in der Runde
- Verbesserung der Erinnerung durch Nutzung unterschiedlicher Sinne
- ins Gespräch kommen und Beziehungen stärken

**Durchführung.**

- Gruppen gleichartig Betroffener bilden, Biografisches berücksichtigen
- die Teilnehmer immer wieder individuell mit dem Namen ansprechen
- nur einfache, überschaubare Anforderungen stellen
- niemals korrigieren, Gesagtes immer aufgreifen, Ruhepausen einlegen
- alle Sinne ansprechen (akustisch, visuell, gustatorisch, olfaktorisch)
- auf regionale Besonderheiten wie Dialekt oder Gebräuche eingehen

**Praxistipp:** 10-Minuten-Aktivierung zum Thema „Kernseife":

- Die Seife geht von Hand zu Hand. Alle riechen daran. Ein Gespräch entsteht.
- „Nimmt man nicht nur zum Baden, sondern auch zum Wäsche waschen".
- Abschließend könnten sich alle mit der Kernseife die Hände waschen.

8

**Hilfsmittel.**

- „persönliche Zeitung" über das Privat- und Berufsleben der Bewohner (behält durch das beeinträchtigte Kurzzeitgedächtnis ihren Neuigkeitswert)
- Gedächtnisschränke oder Gedächtniskisten, thematisch geordnet:
  - Küche, Jahreszeiten, Büro, Werkstatt, Technik, Feste, Nähen
- Materialien oder Themenboxen vorbereiten und auch ausstellen
- z. B. jahreszeitlich gebundene Materialien wie Heu oder Laub

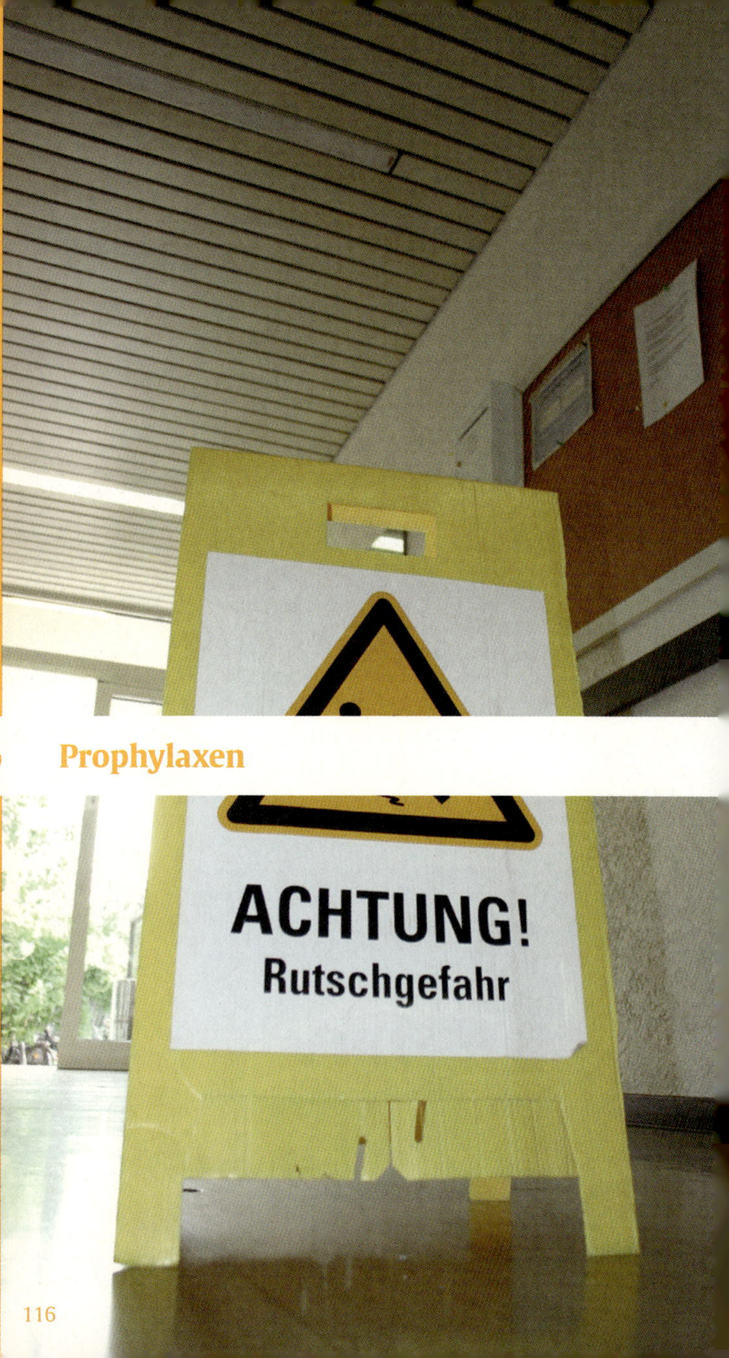


# 9 Prophylaxen

# 9.1 Dekubitusprophylaxe

## 9.1.1 Grundlagen

> **Definition:** „Ein **Dekubitus** (lat. Druckgeschwür, auch Dekubital-Ulkus, Wundliegen) ist eine durch länger anhaltenden Druck (Druck mal Zeit) entstandene Schädigung der Haut und des darunterliegenden Gewebes" (DNQP 2002).

### Häufigkeit

Das Dekubitusvorkommen bei Pflegebedürftigen mit der Pflegestufe 1 liegt in Hamburg bei 3%. Es nimmt bei den Schwerstpflegebedürftigen mit der Pflegestufe 3 auf bis zu 20% zu. Ein Dekubitus als Todesursache wurde 1999 in der BRD bei 229 Personen registriert; das entspricht 27 von 100000 Todesfällen (Robert-Koch-Institut 2002).

### Ursachen

**Druck.** Ein über längere Zeit anhaltender Druck auf die Blutgefäße des betroffenen Gewebes führt zu einer Mangeldurchblutung (Ischämie) und Unterversorgung mit Sauerstoff und Nährstoffen. Gefährdet sind vor allem die Körperpartien, die ohne oder nur mit geringer Muskelpolsterung einem Knochen anliegen (Abb. 9.1).

**Scherkräfte.** Scherkräfte entstehen beim Verschieben von Hautschichten. Die Oberhaut der Betroffenen verschiebt sich z.B. beim Herunterrutschen oder Hochziehen im Bett oder Stuhl in Richtung der Bewegung, während die darunterliegenden Hautschichten diese Bewegung nicht mitmachen. Durch eine Verdrillung der Blutgefäße, die die Blutzirkulation unterbindet, entstehen Verletzungen, die an der Oberfläche zunächst nicht sichtbar sind (IGAP 2004).

***Abb. 9.1 Dekubitusgefährdete Stellen.** Besonders gefährdete Stellen bei verschiedenen Positionen.*

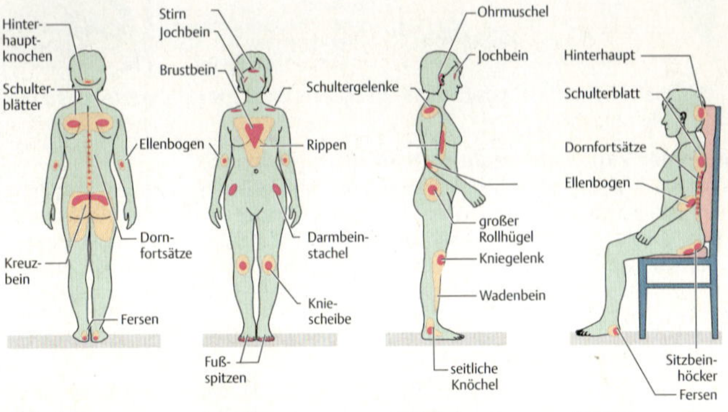


### Kennzeichen

- anhaltende Rötung der Haut, die z.B. nach Lagewechsel nicht vergeht

**Fingertest.** Hiermit kann ein beginnender Dekubitus von einer vorübergehenden Rötung unterschieden werden. Die Pflegende drückt dazu mit der Fingerkuppe in die Mitte der Rötung. Bleibt die Haut da, wo der Finger auflag, gerötet und wird

9

***Abb. 9.2 Dekubitusstadien.*** *Die 4 Stadien und ihre Kennzeichen.*

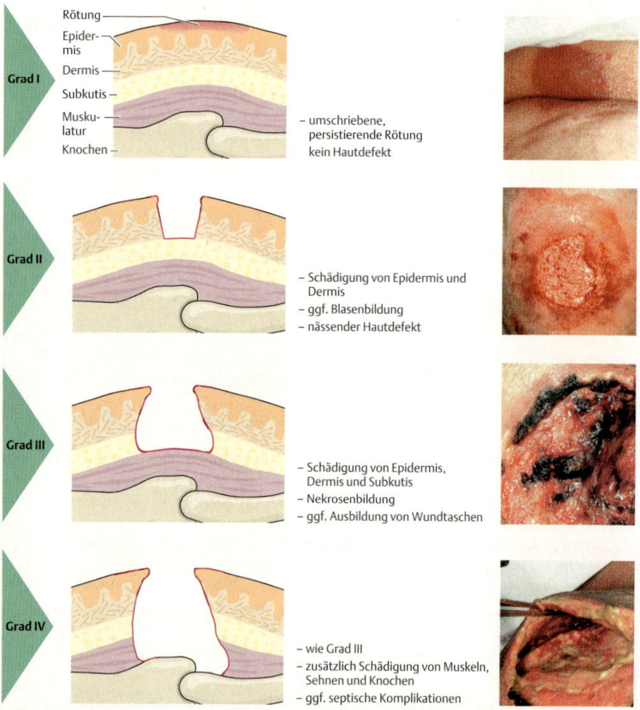


nicht weiß, ist der Test „positiv" und es liegt ein Dekubitus 1. Grades (Abb. 9.2) vor (Schröder 2004).

## Nationaler Expertenstandard Dekubitusprophylaxe

Der nationale Expertenstandard Dekubitusprophylaxe ist ein Instrument der Pflege, um verbindliche und auf ihre Wirksamkeit hin überprüfte (evidenzbasierte) Maßnahmen und Interventionen anzuwenden und einzusetzen. In der Dekubitusprophylaxe weist der nationale Expertenstandard der Druckreduzierung, der Bewegungsförderung und der Kontinuität der prophylaktischen Maßnahmen eine herausragende Bedeutung zu.

## Risikofaktoren

- trockene, dünne und unelastische Haut, Immobilität, hohes Gewicht, Kachexie
- Durchblutungsstörungen, Herz- und Kreislauf-Erkrankungen, Inkontinenz
- starkes Schwitzen, hohes Fieber, erhöhter Gewebedruck (z.B. bei Ödemen)
- Diabetes, Anämie, multiple Sklerose, onkologische Erkrankungen

## Stadien des Dekubitus

### 1. Stadium.

- deutliche, anhaltende Hautrötung bei intakter Haut
- Hautrötung, die sich auch durch den Fingertest nicht „wegdrücken" lässt

**2. Stadium.**
- oberflächlicher Hautdefekt, evtl. mit Blasenbildung
- nach dem Aufplatzen der Blase schmerzhafte und infektanfällige Hautläsion

**3. Stadium.**
- Defekt aller Hautschichten und Nekrose des subkutanen Gewebes
- Geschwürbildung, blutig dunkelblau verfärbtes Hautareal

**4. Stadium.**
- Defekt aller Hautschichten, blauschwarze trockene/nässende Schädigung
- bis auf die Knochen reichende, infizierte und entzündete Wunde
- evtl. Mitbeteiligung von Muskeln, Sehnen, Knochen und/oder Gelenken

#### Assessmentinstrumente

Zur systematischen Beurteilung des Dekubitusrisikos ist die Einschätzung durch ein Assessmentinstrument zu empfehlen (DNQP 2002). Die Braden Skala berücksichtigt die in der Pflege alter Menschen häufig problembehaftete Ernährung sowie das Auftreten von Reibung und Scherkräften bei Lagerungswechsel und Transfer (Abb. 9.3).

Die Punktwerte werden i.d.R. in der Langzeitpflege einmal wöchentlich kontrolliert. Liegen jedoch besondere Erkrankungen oder Veränderungen beim Betroffenen vor, muss umgehend eine neue Einschätzung und eine Anpassung der geplanten Maßnahmen vorgenommen werden.

#### Pflegeziele

1. Dekubitusgefährdung einschätzen
2. individuellen Bewegungsplan erstellen
3. druckreduzierende Unterlagen und Hilfsmittel unverzüglich anwenden
4. durchgeführte Interventionen dokumentieren
5. Alle an der Versorgung Beteiligten, besonders die Betroffenen und Angehörigen, wissen um die Dekubitusgefährdung, kennen ihre Ursachen, die geplanten Maßnahmen und wirken auf der Basis ihrer Möglichkeiten an der Umsetzung mit.
6. Der Betroffene hat keinen Dekubitus.

> **Merke:** Das Pflegeziel der Dekubitusprophylaxe lautet: Jeder dekubitusgefährdete Betroffene erhält eine Prophylaxe, die die Entstehung eines Dekubitus verhindert (DNQP 2002).

### 9.1.2 Pflegemaßnahmen

#### Druckentlastung (Umlagern)

Die Wirksamkeit von Druckentlastung ist wissenschaftlich nachgewiesen. Für jeden Betroffenen ist ein eigener Bewegungsplan zu erstellen. Zunächst wird 2-stündlich bewegt/gelagert. Dann wird die Gewebetoleranz durch den Fingertest ermittelt und das Ergebnis (negativ oder positiv) in den Bewegungsplan eingetragen. Nach dieser individuellen Gewebetoleranz richtet sich die Intervalldauer der einzelnen Positionierungen, z.B. 1 Stunde oder auch 2,5 Stunden.

#### Druckreduzierung (Weichlagerung)

Lagerungen sollten mit weichem Lagerungsmaterial wie Federkissen, Lagerungskissen mit Polyurethan-Schaum-Füllung (z.B. Rhombo-fill) oder mit weichen Decken erfolgen. Hohl- oder (Super-)Weichlagerung sollten mit superweicher Matratze, 5/6-Kissen-Bett oder Spezialkissen durchgeführt werden. Großzellige Wechseldruckmatratzen können eingesetzt werden.

***Abb. 9.3*** *Braden-Skala.*

**Braden-Skala zur Erkennung eines Dekubitusrisikos**

| | 1 Punkt | 2 Punkte | 3 Punkte | 4 Punkte |
|---|---|---|---|---|
| **Sensorisches Empfindungs-vermögen**<br>Fähigkeit, adäquat auf druckbedingte Beschwerden zu reagieren | ☐ **fehlt**<br>• keine Reaktion auf schmerzhafte Stimuli, mögliche Gründe: Bewusstlosigkeit, Sedierung<br>oder<br>• Störung der Schmerzempfindung durch Lähmungen, die den größten Teil des Körpers betreffen (z. B. hoher Querschnitt) | ☐ **stark eingeschränkt**<br>• eine Reaktion erfolgt nur auf starke Schmerzreize<br>• Beschwerden können kaum geäußert werden (z. B. nur durch Stöhnen oder Unruhe)<br>oder<br>• Störung der Schmerzempfindung durch Lähmungen, wovon die Hälfte des Körpers betroffen ist | ☐ **leicht eingeschränkt**<br>• eine Reaktion auf Ansprache oder Kommandos<br>• Beschwerden können aber nicht immer ausgedrückt werden (z. B. dass die Position geändert werden soll)<br>oder<br>• Störung der Schmerzempfindung durch Lähmung, wovon eine oder zwei Extremitäten betroffen sind | ☐ **vorhanden**<br>• Reaktion auf Ansprache, Beschwerden können geäußert werden<br>oder<br>• keine Störung der Schmerzempfindung |
| **Feuchtigkeit**<br>Ausmaß, in dem die Haut Feuchtigkeit ausgesetzt ist | ☐ **ständig feucht**<br>• die Haut ist ständig feucht durch Urin, Schweiß oder Kot<br>• immer wenn der Patient gedreht wird, liegt er im Nassen | ☐ **oft feucht**<br>• die Haut ist oft feucht, aber nicht immer<br>• Bettzeug oder Wäsche muss mindestens einmal pro Schicht gewechselt werden | ☐ **manchmal feucht**<br>• die Haut ist manchmal feucht, und etwa einmal pro Tag wird neue Wäsche benötigt | ☐ **selten feucht**<br>• die Haut ist meist trocken<br>• neue Wäsche wird selten benötigt |
| **Aktivität**<br>Ausmaß der physischen Aktivität | ☐ **bettlägrig**<br>• ans Bett gebunden | ☐ **sitzt auf**<br>• kann mit Hilfe etwas laufen<br>• kann das eigene Gewicht nicht allein tragen<br>• braucht Hilfe, um aufzusitzen (Bett, Stuhl, Rollstuhl) | ☐ **geht wenig**<br>• geht am Tag allein, aber selten und nur kurze Distanzen<br>• braucht für längere Strecken Hilfe<br>• verbringt die meiste Zeit im Bett oder im Stuhl | ☐ **geht regelmäßig**<br>• geht regelmäßig 2- bis 3-mal pro Schicht<br>• bewegt sich regelmäßig |
| **Mobilität**<br>Fähigkeit, die Position zu wechseln und zu halten | ☐ **komplett immobil**<br>• kann auch keinen geringfügigen Positionswechsel ohne Hilfe ausführen | ☐ **Mobilität stark eingeschränkt**<br>• bewegt sich manchmal geringfügig (Körper, Extremitäten)<br>• kann sich aber nicht regelmäßig allein ausreichend umlagern | ☐ **Mobilität gering eingeschränkt**<br>• macht regelmäßig kleine Positionswechsel des Körpers und der Extremitäten | ☐ **mobil**<br>• kann allein seine Position umfassend verändern |
| **Ernährung**<br>Ernährungs-gewohnheiten | ☐ **sehr schlechte Ernährung**<br>• isst kleine Portionen nie auf, sondern nur etwa 1/3<br>• isst nur 2 oder weniger Eiweißportionen (Milchprodukte, Fisch, Fleisch)<br>• trinkt zu wenig<br>• nimmt keine Ergänzungskost zu sich<br>oder<br>• darf oral keine Kost zu sich nehmen<br>oder<br>• nur klare Flüssigkeiten<br>oder<br>• erhält Ernährungs-Infusionen länger als 5 Tage | ☐ **mäßige Ernährung**<br>• isst selten eine normale Essensportion auf, isst im Allgemeinen etwa die Hälfte der angebotenen Nahrung<br>• isst etwa 3 Eiweißportionen<br>• nimmt unregelmäßig Ergänzungskost zu sich<br>oder<br>• erhält zu wenig Nährstoffe über Sondenkost oder Infusionen | ☐ **adäquate Ernährung**<br>• isst mehr als die Hälfte der normalen Essensportionen<br>• nimmt etwa 4 Eiweißportionen täglich zu sich<br>• verweigert gelegentlich eine Mahlzeit, nimmt aber Ergänzungskost zu sich<br>oder<br>• kann über Sonde oder Infusionen die meisten Nährstoffe zu sich nehmen | ☐ **gute Ernährung**<br>• isst immer die angebotenen Mahlzeiten auf<br>• nimmt 4 oder mehr Eiweißportionen zu sich<br>• isst auch manchmal zwischen den Mahlzeiten<br>• braucht keine Ergänzungskost |
| **Reibung und Scherkräfte** | ☐ **Problem**<br>• braucht viel bis massive Unterstützung bei Lagewechsel<br>• Anheben ist ohne Schleifen über die Laken nicht möglich<br>• rutscht im Bett oder im (Roll-)Stuhl ständig herunter, muss immer wieder hochgezogen werden<br>• hat spastische Kontrakturen<br>oder<br>• ist sehr unruhig (scheuert auf dem Laken) | ☐ **potenzielles Problem**<br>• bewegt sich etwas allein oder braucht wenig Hilfe<br>• beim Hochziehen schleift die Haut nur wenig über die Laken (kann sich etwas anheben)<br>• kann sich über längere Zeit in einer Lage halten (Stuhl, Rollstuhl)<br>• rutscht nur selten herunter | ☐ **kein Problem zur Zeit**<br>• bewegt sich in Bett und Stuhl allein<br>• hat genügend Kraft, sich anzuheben<br>• kann eine Position über lange Zeit halten, ohne herunterzurutschen | **geringes Risiko**<br>16 – 15 Punkte<br>**mittleres Risiko**<br>14 – 12 Punkte<br>**hohes Risiko**<br>11 – 9 Punkte<br>**sehr hohes Risiko**<br>< 9 Punkte<br><br>Patient: ..................<br>Datum: ..................<br>Handzeichen: .............. |

## Eigenbewegungen fördern

Die Maßnahmen der Druckentlastung und der Druckreduzierung sollen die fehlende Eigenbewegung eines dekubitusgefährdeten Menschen ergänzen oder ersetzen. Jede pflegerische Handlung sollte auch auf die Förderung der Eigenbewegungen abzielen und Folgendes beachten:

- Selbstständigkeit fördern, Auflagedruck reduzieren, Gelenke korrekt lagern
- Reibung und Scherkräfte, z. B. durch Herunterrutschen im Bett, vermeiden

## Beeinflussende Faktoren

- Wissen der Pflegenden, Lagerung/Positionierung der Betroffenen
- Risikoeinschätzung, effektiver Einsatz druckreduzierender Hilfsmittel
- Gewebetoleranz durch Hautpflege und Ernährung erhalten und fördern

## Druckentlastung im Liegen

**30°-Lagerung.** Hierbei werden Kreuzbein und Trochanter entlastet. Ein oder zwei weiche Kissen werden unter eine Körperhälfte gebracht (Abb. 9.4). Der Kopf ist durch ein kleines Kissen gestützt. Bei korrekter Position lässt sich eine Hand leicht unter das Kreuzbein und den Trochanter schieben.

**135°-Lagerung.** Bei dieser Alternative zur Bauchlagerung liegt der Kopf auf einem kleinen Kissen, evtl. wird der Oberkörper leicht unterstützt und das oben liegende Bein abgestützt (Abb. 9.5). Diese Position ist geeignet, wenn ein Dekubitus im Rücken oder Gesäßbereich abheilen muss.

**5/6-Kissenbett.** Hierbei wird der Betroffene komplett auf 5 oder 6 Kissen gelagert. Das Ziel dieser Lagerung ist die völlige Freilagerung der gefährdeten oder bereits geschädigten Körperbereiche (Abb. 9.6).

**Mikrolagerung.** Hierunter werden Positionsveränderungen durch kleine Polster oder Kissen verstanden.

**V-, A- und T-Lagerung.** Die V- und A-Lagerung gilt der Druckentlastung an den Dornfortsätzen der Wirbelsäule. T-Lagerung kann der Druckentlastung an den Schulterblattspitzen und am unteren Rippenrand dienen. Die V-, A- und T-Lagerungen sind primär Lagerungen zur Unterstützung der Atmung (s. S. 123).

***Abb. 9.4 30°-Lagerung.*** *Sie entlastet den Trochanter major und den Sakralbereich.*

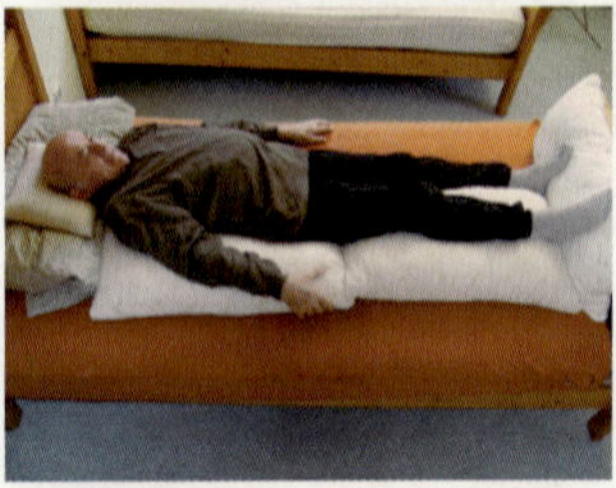

***Abb. 9.5 135°-Lagerung.*** *Sie entlastet den gesamten Sakralbereich.*

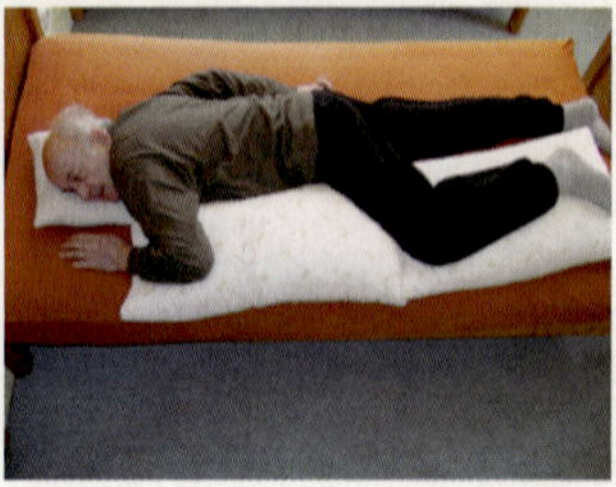

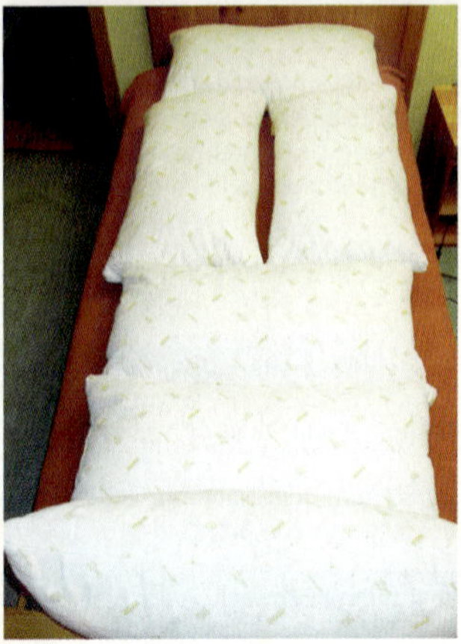

***Abb. 9.6 6-Kissenbett.*** *Es entlastet in Rückenlage die Schulterblattspitzen, den Sakralbereich, die Wirbelsäule und die Fersen.*

### Druckentlastung im Sitzen

- Positionsveränderung oder -entlastung, z.B. durch Keilkissen
- Sitzen im Sessel: Füße auf einen Schemel stellen, Fußrasten des Rollstuhls hochklappen, um Halt zu geben und das Herunterrutschen zu verhindern
- Sitzen im Bett: Vor die Sitzbeinhöcker gelegte gerollte Handtücher o.Ä. vermeiden das Herunterrutschen (Scherkräfte).

**Pflegeschwerpunkt:** Besteht ein Dekubitus, ist eine völlige Entlastung der betroffenen Bereiche erforderlich. Die Fersen werden z.B. durch zusammengerollte Handtücher frei gelagert.

### Ergänzende Maßnahmen zur Dekubitusprophylaxe

- Vermeiden von durchblutungshemmenden Faktoren wie enge Kleidung
- scherkräftearmer Transfer, sorgfältige Hautpflege bei Inkontinenz
- Hautpflege mit pH-neutralen Reinigungsmitteln und W/O-Pflegepräparaten
- saubere faltenfreie Wäsche, saugfähige Unterlagen, kein Kontakt mit Gummi

Angemessene Ernährung

- ausreichende Vitamin-, Spurenelement-, Mineralien- und Flüssigkeitszufuhr
- eiweißhaltige Kost (evtl. durch Nahrungsergänzungsstoffe)
- aufbauende Kost bei Mangelzuständen (eiweißreich, evtl. hochkalorisch)

**Merke: Nicht mehr** zur Dekubitusprophylaxe verwendet werden (Sowinski u. Maciejewski 2002):

- Fersen-, Hacken- und Ellenbogenschoner, Wasserkissen, Watteverbände
- echte und künstliche Felle, Gummiringe, kleinzellige Antidekubitusauflagen

9

## 9.2 Pneumonieprophylaxe

### 9.2.1 Grundlagen

**Definition:** Die **Pneumonie** ist eine Entzündung der Lunge. Die mangelnde Belüftung einzelner Lungenabschnitte, z.B. bei geschwächten und immobilen Menschen, begünstigt eine verstärkte Sekretansammlung und eine Besiedlung der Lunge mit Erregern.

### Risikofaktoren

- längere Bettlägerigkeit, Abwehrschwäche, Erkältungskrankheiten, Schluckstörungen
- Herz- und Kreislauf-Erkrankungen, Operationen, mangelndes Abhusten von Sekreten
- ungenügende Mundpflege, Aspiration von Schleim oder Nahrungsresten
- bestehende obstruktive Erkrankungen der Luftwege, z.B. Bronchitis, Lungenemphysem
- mangelhafte Ein- und Ausatmung (Schonatmung), Schwäche oder Schmerzen beim Atmen

**Merke:** Um eine Aspirationspneumonie zu vermeiden, müssen Menschen mit Schluckstörungen beim Essen und ca. eine halbe Stunde danach aufrecht sitzen. Bei der Ernährung durch Sondenkost muss ebenfalls ca. eine halbe Stunde danach der Oberkörper um mindestens 30° erhöht sein.

### Symptome

- Husten, Temperatur und Pulsanstieg, Schmerzen beim Atmen und Husten
- vermehrte Sekretabsonderung (schleimiges, später eitriges, blutiges Sputum)

### Assessmentinstrumente

Zur Analyse der Atemsituation eines alten Menschen und zur Einschätzung seines individuellen Pneumonierisikos ist eine Atemskala hilfreich (Abb. 9.7). Je mehr Risikofaktoren eine hohe Punktzahl erhalten, desto größer ist die Pneumoniegefährdung des Betroffenen.

### Pflegeziele

- Lungenventilation verbessern, Sekretansammlung verhindern
- Aspiration vermeiden, Analyse der Atemsituation, Vertiefung der Bauchatmung
- Schleimlösung, Atmung in eingeschränkte Lungenareale, Lagerungsdrainage

## 9.2.2 Pflegemaßnahmen

### Maßnahmen zur Verbesserung der Ventilation

#### Atemunterstützende Maßnahmen

- mehrmals am Tag aufstehen, einige Schritte gehen, tief durchatmen
- Heben und Senken der Arme zum Betätigen der Atemhilfsmuskulatur
- Aufblasen von Luftballons oder Singen (fördert die vertiefte Ausatmung)

**Lippenbremse.** Eine verlängerte Ausatmung wird erzielt, indem gegen den Widerstand der Lippen ausgeatmet wird. Dies verhindert ein rasches Erschlaffen des Brustkorbes. Da so eine optimale Entleerung der Lunge gefördert wird, ist die Lippenbremse besonders für Asthmatiker geeignet.

#### Kontaktatmung

Um die Atmung über die Berührung des Körpers in spezielle Bereiche zu richten, legt der Betroffene seine Hand auf die jeweilige Körperstelle; die Pflegende legt ihre Hand darüber. Der Betroffene wird angehalten in den berührten Bereich tief einzuatmen. Die Pflegende übt beim Ausatmen leicht Druck aus und löst diesen beim Einatmen etwas.

#### Atemunterstützende Lagerungen

**Oberkörperhochlagerung.** Hierdurch und durch Hochlagerung der Arme wird der Brustkorb von der Last der Schultern befreit und die Atemhilfsmuskulatur unterstützt. Das Abwinkeln der Knie führt zur Entspannung der Bauchdeckenmuskulatur und so zur weiteren Erleichterung des Atemvorgangs.

**Dehnlagerungen (VATI-Lagerungen).** Zwei bis drei leicht gefüllte Kissen zu „Schiffchen“ von ca. 20 x 80 cm geformt, werden V-, T-, A- oder I-förmig unter den Kranken gelegt (Abb. 9.8). So werden je nach Zielsetzung folgende Lungenbezirke gefördert:

- V-Lagerung: dehnt untere Lungenbezirke, Förderung der Flankenatmung
- A-Lagerung: dehnt obere Lungenbezirke
- T-Lagerung: dehnt untere, mittlere oder obere Lungenbezirke
- I-Lagerung: dehnt untere, mittlere oder obere Lungenbezirke (kurz belassen)

***Abb. 9.7 Atemskala**. Sie dient zur Einschätzung des Pneumonierisikos (nach Bienstein 2000).*

**Atemskala**

| Situation | 0 Punkt | 1 Punkt | 2 Punkte | 3 Punkte |
|---|---|---|---|---|
| **Bereitschaft zur Mitarbeit** | ☐ hoch | ☐ nach Aufforderung | ☐ wechselnd nach Aufforderung | ☐ keine |
| **vorliegende Atemwegserkrankungen** | ☐ keine | ☐ leichter Infekt im Nasen- und Rachenbereich | ☐ leichter Infekt auch im bronchialen Bereich | ☐ Lungenerkrankung |
| **frühere Lungenerkrankungen** | ☐ keine | ☐ leichte | ☐ schwere Verläufe | ☐ schwere Verläufe haben eine wahrnehmbare Atemfunktionsstörung hinterlassen |
| **Immunschwäche** | ☐ keine | ☐ leicht (aufgrund einer nicht generalisierten Infektion) | ☐ erhöht | ☐ völlig |
| **Durchführung atemunterstützender Maßnahmen** | ☐ keine | ☐ Maßnahmen wie Nasenpflege, Mundpflege, spezielle Lagerungen und atemunterstützende Einreibungen | ☐ zusätzlich oral-nasale Absaugung | ☐ zusätzlich oral-nasal-endotracheale Absaugung ohne oder mit liegendem Tubus |
| **Rauchen/ Passivrauchen** | ☐ Nichtraucher, nur geringfügig rauchexponiert | ☐ ca. 6 Zigaretten täglich mit niedrigem Teer-/Kondensatgehalt (< 10 mg) oder regelmäßiges Passivrauchen | ☐ ca. 6 Zigaretten täglich mit mittlerem Teer-/Kondensatgehalt (< 10–13 mg) und regelmäßiges Passivrauchen | ☐ < 6 Zigaretten täglich mit hohem Teer-/Kondensatgehalt (< 15–25 mg) oder regelmäßiges Passivrauchen durch ständigen Rauchkonsum der Gruppe |
| **Schmerzen** | ☐ keine | ☐ leichte, kontinuierliche | ☐ hauptsächlich im Bereich, der auf die Atmung Einfluss nimmt | ☐ ständige Schmerzen, die wahrnehmbar die Atmung beeinflussen |
| **Schluckstörung** | ☐ keine | ☐ bei flüssiger Nahrungsaufnahme | ☐ auch bei breiiger Nahrungsaufnahme | ☐ komplett, bei allen Nahrungsaufnahmen, auch beim Schlucken von Speichel |
| **Mobilitätseinschränkung** | ☐ keine | ☐ verlangsamte oder eingeschränkte, durch Gehstützen und -hilfen kompensiert oder veränderte Körperhaltung, die sich auch im Bett äußert | ☐ hauptsächlich Bettruhe, Mobilisierung nur im Sessel oder im Stuhl möglich | ☐ völlig |
| **Atemtiefe** | ☐ ohne Anstrengung Zwerchfell- und Thoraxatmung | ☐ mit Anstrengung Zwerchfell- oder Thoraxatmung | ☐ mit großer Hilfestellung Zwerchfell- oder Thoraxatmung | ☐ keine Zwerchfell- oder Thoraxatmung, selbst mit großer Unterstützung |
| **Atemfrequenz** | ☐ 12–16 Atemzüge/ Minute | ☐ unregelmäßige Atmung, d. h. abweichend von der Norm bradypnoeisch oder tachypnoeisch | ☐ Atmung anhaltend bradypnoeisch oder tachypnoeisch | ☐ völlig unregelmäßige Atmung, die sehr tief oder oberflächlich sein kann oder ständig zwischen bradypnoeisch und tachypnoeisch wechselt |
| **Medikamente, die die Atmung sedieren** | ☐ keine | ☐ unregelmäßige Einnahme von Medikamenten, die die Atmung dämpfen | ☐ regelmäßige Einnahme von Medikamenten, die die Atmung dämpfen | ☐ Einnahme von Morphium oder morphinhaltigen Medikamenten in hoher Dosierung, die deutlich auf die Atmung wirken |

**0– 6 Punkte** = nicht gefährdet
**7–15 Punkte** = gefährdet
**16–45 Punkte** = hochgradig gefährdet, bzw. Atemstörung vorhanden

Gesamtzahl: ______
Patient: ______
Datum: ______
Handzeichen: ______

9

**Abb. 9.8 Dehnlagerungen.** ***a*** *V-Lagerung,* ***b*** *A-Lagerung,* ***c*** *T-Lagerung,* ***d*** *I-Lagerung.*

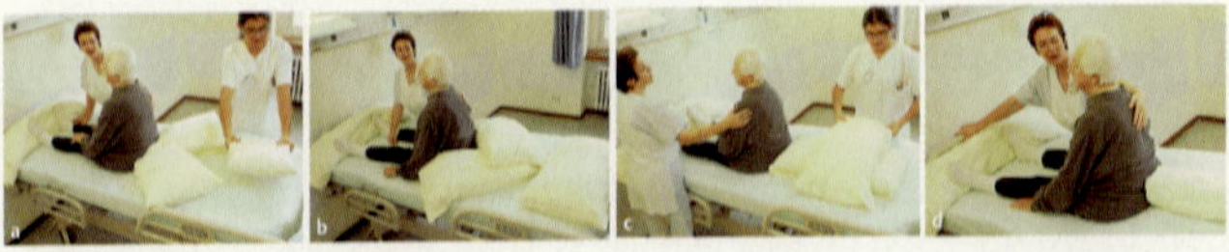

## Atemstimulierende Einreibung

Die atemstimulierende Einreibung (ASE) nach Bienstein/Fröhlich (Abb. 9.9) fördert die Atmung und hat folgende Zielsetzung:

- gleichmäßige, tiefe, ruhige Atmung, Stimulation der Interkostalnerven
- Förderung der Konzentrationsfähigkeit und der Wahrnehmungsfähigkeit

**Abb. 9.9 Atemstimulierende Einreibung.** ***a*** *Lotion mit beiden Händen vom Nacken ausgehend einreiben.* ***b*** *Bewegungsrichtung der Hände: In der Ausatmung die kreisende Bewegung mit Druck in Richtung Wirbelsäule ausführen (rot). In der Einatmung interkostal mit weniger Druck in kreisenden Bewegungen Richtung Steiß streichen (blau).*

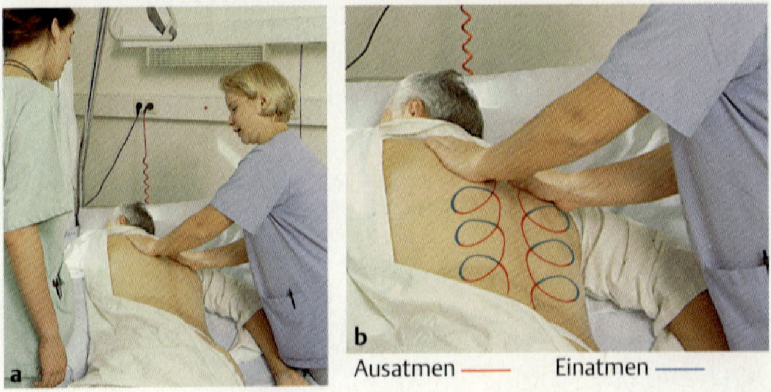


## Wärmebehandlung zur Verflüssigung von Sekret

- Dampfkompresse (als Brustauflage) oder Ölkompresse (auf Sternumbereich), dazu Lavendel-, Melissen- oder Thymianöl verwenden (nicht bei Allergien/Asthma!)

## Maßnahmen zum besseren Abtransport von Sekret

**Perkussion.** Bei dieser Erschütterung des Brustkorbs die Brustwand mit den hohlen Händen für ca. 3–5 Minuten in einer für den Betroffenen bequemen Position beklopfen. So wird das Lungengewebe in Schwingung versetzt und Luft aus den Lungenbläschen in die kleinen Bronchien hineingepresst.

**Vibration.** Nach der Perkussion wird der Thorax während der Ausatmung z. B. mit den Fingerkuppen, einem Rasierapparat oder einem Vibrax in Vibration versetzt. Pro Lungensegment wird ca. 4-mal vibriert, ggf. unter Verwendung einer Lotion; danach wird zum Abhusten aufgefordert.

# 9.3 Thromboseprophylaxe

## 9.3.1 Grundlagen

> **Definition:** Bei einer **Thrombose** bildet sich ein Blutgerinnsel (Thrombus) in einer Vene. Daraus kann eine Entzündung oder eine Embolie entstehen.

### Ursachen (Virchow-Trias)

1. **Schädigung der Gefäßwände**
   - sklerotische Veränderungen, Infektionen, Wärme, Verbrennungen
   - Verletzungen der Gefäßwände: Rupturen/Quetschungen, OPs
2. **Veränderung der Hämodynamik** (Blutströmungsgeschwindigkeit)
   - Flüssigkeitsmangel: verminderte Trinkmenge, vermehrtes Ausscheiden
   - Immobilität/Bettruhe > 24 Stunden, Varizen, Herzinsuffizienz, Stase
3. **Veränderungen der Blutzusammensetzung**
   - Operationen, Entzündungen, Tumoren, Übergewicht

### Risikofaktoren

- Gefäßwandschädigungen, z. B. starke Krampfadern, Immobilisierung
- Insuffizienz der Venenklappen, Thrombosen, Nikotinabusus
- Gefäßveränderungen durch Alterungsprozesse, OPs, Immobilität
- Medikamente (z. B. „Pille"), Übergewicht/Bewegungsmangel
- Herzinsuffizienz, Myokardinfarkt, vermehrte Ausscheidung bei Diuretika

### Symptome



Pflegende sollten die Risikofaktoren und die Anzeichen einer beginnenden Thrombose kennen und in Absprache mit dem Arzt Maßnahmen planen (Abb. 9.10).

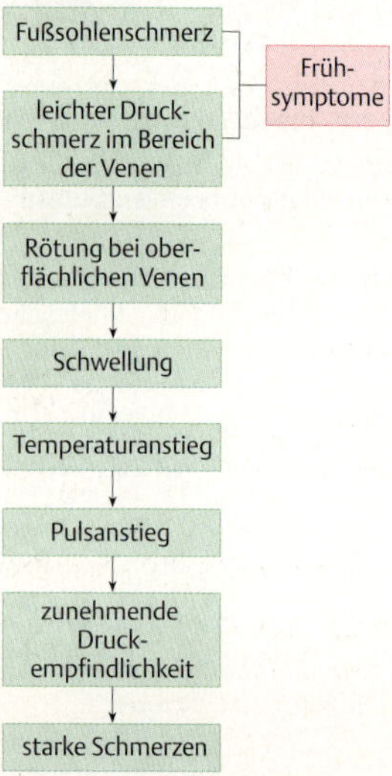


***Abb. 9.10*** *Symptome einer Thrombose.*

### Assessmentinstrumente

Ein Assessmentinstrument zur Einschätzung des Thromboserisikos ist die Skala nach Frowein (Abb. 9.11). Besonders bei alten Menschen, die frühzeitig aus dem Krankenhaus in die stationäre oder ambulante Pflege entlassen werden, kann eine solche Einschätzung hilfreich sein.

***Abb. 9.11 Skala nach Frowein.*** *Assessmentinstrument zur Einschätzung des Thromboserisikos.*

| Risikofaktoren | Kategorie | P | Kategorie | P | Kategorie | P |
|---|---|---|---|---|---|---|
| **Gefäßwandschädigung** | | | | | | |
| Varikosis | nein | 0 | leicht | 1 | stark | 4 |
| frühe Thrombose/Lungenembolie | nein | 0 | ja | 4 | | |
| AVK | nein | 0 | Stadium Ib–IIa | 2 | Stadium IIb–IV | 4 |
| Alter | > 40 | 1 | > 60 | 2 | > 70 | 3 |
| **Hämodynamik** | | | | | | |
| Mobilität | mobil | 0 | teilmobil (bis ca. 12 Std./Tag) | 2 | immobil (länger als 72 Std. ununterbrochen) | 4 |
| Lähmungen | nein | 0 | Querschnittslähmung Halbseitenlähmung | 3 | | |
| Frakturen | nein | 0 | Unterschenkel | 2 | Oberschenkel | 7 |
| Stützverband | nein | 0 | Gehgips | 3 | Liegegips | 7 |
| Herzinsuffizienz | nein | 0 | Stadium I–III | 3 | Stadium IV | 6 |
| Myokardinfarkt | nein | 0 | ja | 4 | | |
| Schwangerschaft | nein | 0 | ja | 1 | | |
| postpartal | nein | 0 | ja | 2 | | |
| Übergewicht | nein | 0 | > 15% (nach Broca) | 2 | > 20% (nach Broca) | |
| **Blutzusammensetzung** | | | | | | |
| schwere Entzündung | nein | 0 | ja | 7 | | |
| Sepsis | nein | 0 | ja | 7 | | |
| maligner Tumor | nein | 0 | ja | 7 | | |
| Operation | kleine Eingriffe > 30 Min. | 1 | Allgemeinchirurg. OP > 30 Minuten | 3 | Malignom-OP, große urol., gyn. u. orthopäd. Eingriffe > 30 Minuten | 7 |
| schwere Verletzungen | nein | 0 | ja | 7 | | |
| orale Konzentration | nein | 0 | ja | 2 | | |
| Rauchen | nein | 0 | ja | 2 | | |
| | | | ◄ Spaltensumme | | ◄ Spaltensumme | ◄ |

| Punkte | Thromboserisiko |
|---|---|
| 0 | keines |
| 1–3 | gering |
| 4–6 | mittel |
| 7–maximal | hoch |

Gesamtsumme: ________ Thromboserisiko: ________

### Pflegeziele

Ziel der Thromboseprophylaxe durch Pflegende ist es, den Blutrückfluss in den Venen zu unterstützen und dadurch einer Thromboseentstehung entgegenzuwirken.

## 9.3.2 Pflegemaßnahmen

### Bewegungstraining durchführen

- Fußspitzen vor- und zurück bewegen, Zehen spreizen, einkrallen, lockern
- Füße in beide Richtungen kreisen sowie Beine aufstellen und strecken

## Beine hochlagern

- Stufenlagerung von ca. 20° bis 30° steigert den Rückfluss um 200%.
- Kniekehlen leicht gebeugt lagern, da sonst Schmerzen entstehen können

## Fußsohlendruck ausüben

- komprimiert die Venen, Blut strömt Richtung Herz
- im Liegen die Füße mehrmals gegen das Bettende drücken lassen oder passiv mehrmals rumpfwärts leichten Druck mit einer Hand ausüben

## Beine ausstreichen

- steigert den Rückfluss des venösen Blutes, i.d.R. bei der Körperpflege
- gestrecktes Bein anheben, Wadenmuskulatur rumpfwärts ausstreichen
- mit der Hand die Beinunterseite umgreifen, der Daumen liegt innen
- Kontraindikation: Ödeme, Schmerzen, Ulzera, AVK, Herzinsuffizienz

> **Merke:** Alle physikalischen Maßnahmen zur Thromboseprophylaxe wirken nur in dem Moment, in dem sie angewandt werden; nicht darüber hinaus. Grundsatz ist: Lieber Liegen und Laufen, als Stehen und Sitzen.

## Kompression der oberflächlichen Venen

> **Merke:** Die Kompression der oberflächlichen Venen soll durch Druck den Rückfluss des Blutes zum Herzen unterstützen. Als Kontraindikation gelten fortgeschrittene periphere Verschlusskrankheit und dekompensierte Herzinsuffizienz.

9

### MTS=Medizinische Thromboseprophylaxestrümpfe

- der geringe Druck der MTS kommt nur bei liegenden Personen zur Geltung
- bei Bettlägerigkeit tags und nachts tragen lassen, MTS genau anpassen
- 1-mal tägl. zum Waschen, Eincremen und zur Hautinspektion ausziehen

### Kompressionsstrümpfe

Kompressionsstrümpfe gibt es je nach Intensität des Druckes in unterschiedlichen Klassen (Tab. 9.1). Sie üben einen wesentlich höheren Druck aus als MTS und wirken beim Gehen (Arbeitsdruck). Bewährt hat sich folgendes Vorgehen (Abb. 9.12):

1. Beine vorher entstauend lagern, z.B. im Liegen vor dem Aufstehen anziehen
2. beim Anziehen Gummihandschuhe (Haushaltshandschuhe) benutzen
3. von oben in den Strumpf gleiten, Fersenteil von innen fassen
4. Strumpf über den festgehaltenen Fersenteil stülpen

***Abb. 9.12 Kompressionsstrümpfe anziehen.*** ***a*** *Strumpf faltenfrei über Fuß und Knöchel schieben,* ***b*** *weiter über das Bein schieben,* ***c*** *faltenfreien Sitz überprüfen.*

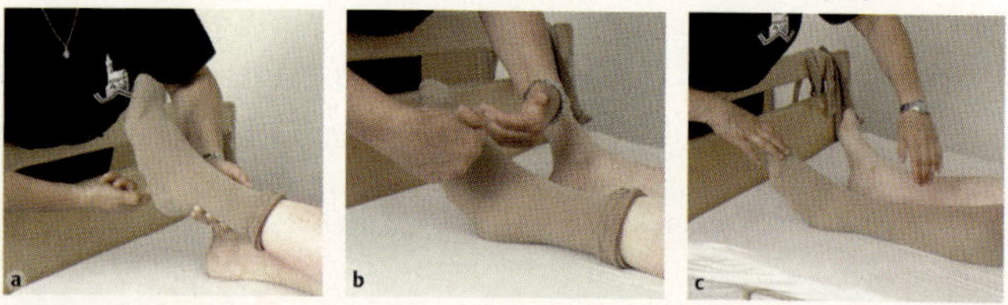

5. umgestülpten Fußteil über den Vorfuß schieben (nicht ziehen)
6. Strumpf über die Ferse schieben (nicht ziehen), Ferse liegt in der Rundung
7. Strumpf mit beiden Händen raffen, faltenfrei hochschieben (nicht ziehen)
8. zum Schluss Fußteil faltenfrei ausrichten, abends ausziehen

***Tab. 9.1*** *Klassen der Kompressionsstrümpfe und -strumpfhosen und ihre Indikation (Leitlinie der Deutschen Gesellschaft für Phlebologie 2004).*

| Klasse | Druck in mmHg | Wirkung | Indikation |
|---|---|---|---|
| 1 | 18–1 | leichte Kompression | ■ Schwere- und Müdigkeitsgefühl in den Beinen<br>■ geringe Varikosis ohne Ödemneigung |
| 2 | 23–32 | mittlere Kompression | ■ stärkere Beschwerden<br>■ ausgeprägte Varikosis mit Ödemneigung<br>■ posttraumatische Schwellungszustände<br>■ nach Abheilung unerheblicher Ulzerationen<br>■ nach oberflächlichen Thrombophlebitiden<br>■ nach Verödungen und Varizenoperationen zur Fixierung des Behandlungserfolges |
| 3 | 34–46 | kräftige Kompression | ■ alle Folgezustände der konstitutionellen oder postthrombotischen venösen Insuffizienz<br>■ starke Ödemneigung, sekundäre Varikosis<br>■ Atrophie blanche, Dermatosklerose<br>■ nach Abheilung schwerer, besonders schon rezidivierender Ulzera |
| 4 | >49 | sehr kräftige Kompression | ■ Lymphödeme, elefantiastische Zustände |

## Kompressionsverband nach Pütter

1. im Liegen am rechtwinkligen Fuß die 1. Bindentour von innen nach außen an den Zehengrundgelenken beginnen (Abb. 9.13)
2. nach 2–3 zirkulären Touren um den Mittelfuß Ferse einbinden, Ränder fixieren
3. Binde mit der flachen Hand am Unterschenkel abrollen und in Abrollrichtung anziehen
4. Binde folgt der Form des Beines bis zur Kniekehle, nicht das Bein der Binde
5. Binde läuft von der Kniekehle über die Wade zurück und schließt noch vorhandene Lücken
6. 2. Binde gegenläufig ansetzen, der weitere Verlauf entspricht dem der 1. Bindentour

***Abb. 9.13*** *Kompressionsverband nach Pütter.*

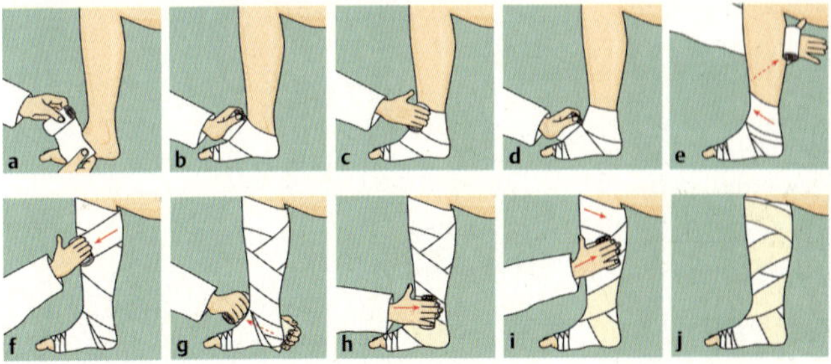

# 9.4 Sturzprophylaxe

## 9.4.1 Grundlagen

**Defnition:** Ein **Sturz** ist ein unfreiwilliges und/oder unkontrolliertes unter dem Einfluss der Schwerkraft stehendes Sinken oder Fallen auf eine tiefere Ebene.

Ein Sturz im Alter bedeutet häufig Krankenhausaufenthalt, verminderte Beweglichkeit, Pflegebedürftigkeit, Verlust der Selbstständigkeit und schließlich Heimaufenthalt. Die Sturzprävention ist eine zentrale Aufgabe der Pflege. Die Kenntnis über das vielfältige Spektrum möglicher Sturzursachen (Abb. 9.15) und die Einschätzung des Sturzrisikos macht Stürze vorhersehbar und u. U. vermeidbar.

### Sturz

Die Fähigkeit des Körpers zur Lokomotion (zielgerichtete Haltungs- und Positionsveränderung des Körpers) beruht auf folgenden Komponenten:

- **posturales System:** Gesamtheit aller Teilsysteme, die die Aufgaben der Haltungsstabilität erfüllen
- **posturale Reaktion:** alle sensorischen und muskuloskeletalen Aktivitäten, die Balance und Haltungskontrolle aufrechterhalten

#### Prinzip der postularen Reaktion

Über periphere Rezeptoren des visuellen, vestibulären und propriozeptiven Systems gelangen Informationen zum zentralen Nervensystem (ZNS). Das ZNS integriert und kooperiert Wahrnehmung und Bewegung. Der Output erfolgt über das neuromuskuloskeletale System zur Muskulatur des Rumpfes und den Extremitäten (Abb. 9.14).

9

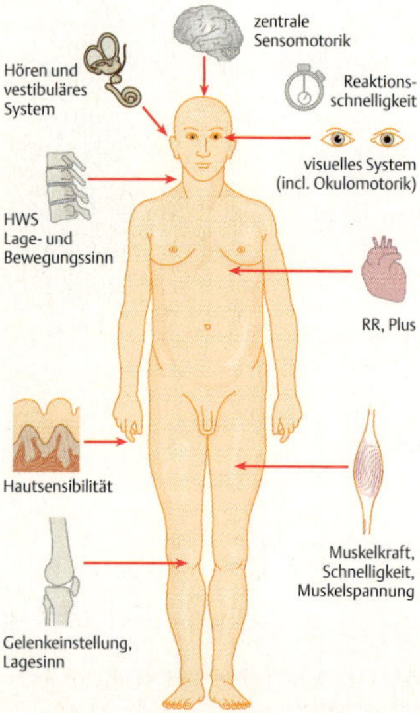


***Abb. 9.14*** *Komponenten des postularen Systems (nach Runge 1998).*

## Sturzphasen

Nach Tideiksaar (2000) lässt sich ein Sturz in drei Phasen einteilen:

- **Phase 1** (Ausgangsereignis): Die Standfläche verschiebt sich, beim Gehen verlagert sich das Gleichgewicht, z.B. durch Muskelschwäche oder Stolperfallen.
- **Phase 2** (Verlust des Gleichgewichts): Die aufrechte Körperhaltung wird nicht mehr durch eine Korrektur des Gleichgewichts ausgeglichen (z.B. durch neurologische Störungen).
- **Phase 3** (Aufprallphase): beim Gelangen auf den Boden werden die Aufprallkräfte auf den Körper übertragen – eine Verletzung ist möglich.

## Pathophysiologie des Sturzes (Ursachen)

### Interne Ursachen (intrinsische Faktoren)

- **altersbedingte Veränderungen:** Veränderung beim Sehvermögen, Gang usw.
- **krankheitsbedingte Veränderungen:**
  - veränderte (Sinnes-)Wahrnehmung, z.B. bei Demenz, Katarakt
  - eingeschränkte Leistungsfähigkeit, z.B. bei Arrhythmie, Asthma
  - Veränderungen des Stoffwechsels, z.B. bei Hypoglykämie
  - Veränderungen des muskuloskeletalen Systems, z.B. bei Arthrose
  - neurologische Veränderungen, z.B. bei Synkopen, Apoplexie

### Externe Ursachen (extrinsische Faktoren)

- **Hilfsmittel:** defekte Hilfsmittel, nicht arretierte Bremsen, fehlende Haltegriffe
- **Fixierungsmaßnahmen, Bettgitter:** sind eine mögliche Ursache für Stürze
- **behaviorale/situative Ursachen:** Alltagsaktivitäten, Transfer, neue Umgebung

***Abb. 9.15 Sturzursache.*** *Ein Sturz ist ein multifaktorieller Prozess (nach Runge 1997).*

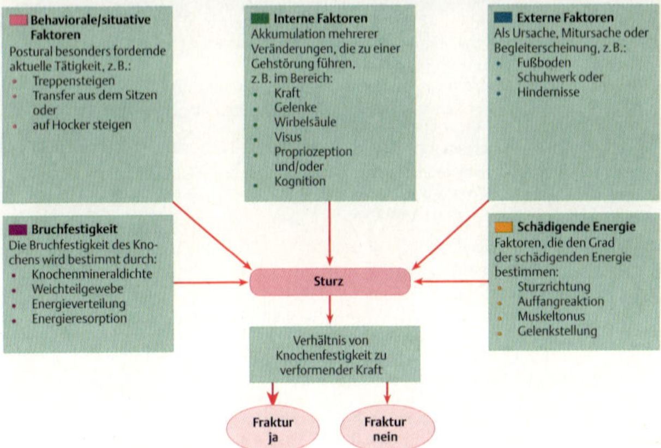


## Folgen

- distale Radiusfrakturen, proximale Femurfrakturen, Hüftfrakturen
- Verletzungen am Kopf (Hämatome, Platzwunden, subdurales Hämatom)

### Klassifikation der Sturzfolgen

1. keine Verletzung (keine Beschwerden)
2. milde Verletzung (heilt innerhalb weniger Tage von alleine, z.B. Hämatom)
3. mittelschwere Verletzung (mit medizinischer Versorgung, z.B. Platzwunde)
4. schwere Verletzung (die Genesung ist erheblich beeinflusst, z.B. Fraktur)

### Risikofaktoren für Sturzfolgen

- Alter von 85 Jahren oder älter, positive Sturzanamnese, niedriger Body-Mass-Index ergeben ein erhöhtes Verletzungsrisiko.
- Über eine Fraktur entscheidet das Verhältnis von Knochenfestigkeit zu schädigender Energie (z. B. Sturzhöhe).

## 9.4.2 Sturzrisiko einschätzen

- erfolgt anhand von intrinsischen und extrinsischen Risikofaktoren
- Liste von Sturzrisikofaktoren für systematische Einschätzung verwenden (Tab. 9.2)
- häusliche Umgebung vor Ort bei der Pflegevisite einschätzen (Tab. 9.3)
- Der Nutzen einer Sturzrisikoskala ist bislang nicht wissenschaftlich erwiesen.

***Tab. 9.2 Sturzrisikofaktoren.*** *Bei gehäuftem Vorkommen einzelner Faktoren ist das Sturzrisiko erhöht (aus: DNQP. Expertenarbeitsgruppe Sturzprophylaxe. Osnabrück 2006).*

| Unterteilung | Risikofaktoren |
|---|---|
| intrinsische Risikofaktoren | 1. Funktionseinbußen und Funktionsbeeinträchtigungen<br>■ Funktionseinbußen, Probleme mit der Körperbalance/dem Gleichgewicht<br>■ Gangveränderungen/eingeschränkte Bewegungsfähigkeit<br>■ Erkrankungen, die mit veränderter Mobilität, Motorik und Sensibilität einhergehen<br>– Multiple Sklerose, Morbus Parkinson, Apoplexie, Polyneuropathie, Osteoarthritis, Krebserkrankungen, chronische Erkrankungen/schlechter Allgemeinzustand<br>2. Sehbeeinträchtigungen<br>■ reduzierte Kontrastwahrnehmung, reduzierte Sehschärfe, ungeeignete Brillen<br>3. Beeinträchtigung der Kognition und Stimmung<br>■ Demenz, Depression, Delir<br>4. Erkrankungen, die zu kurzzeitiger Ohnmacht führen<br>■ Hypoglykämie, haltungsbedingte Hypotension, Herzrhythmusstörungen, TIA, Epilepsie<br>5. Ausscheidungsverhalten<br>■ Dranginkontinenz, Nykturie, Probleme beim Toilettengang<br>6. Angst vor Stürzen<br>7. Sturzvorgeschichte |
| extrinsische Risikofaktoren | 8. Verwendung von Hilfsmitteln<br>9. Schuhe (Kleidung)<br>10. Medikamente<br>■ Psychopharmaka, Sedativa/Hypnotika, Antiarrhythmika<br>11. Gefahren in der Umgebung<br>■ innerhalb von Räumen und Gebäuden<br>– schlechte Beleuchtung, steile Treppen, mangelnde Haltemöglichkeiten, glatte Böden, Stolpergefahren<br>■ außerhalb von Räumen und Gebäuden<br>– unebene Gehwege und Straßen, mangelnde Sicherheitsausstattung (z. B. Haltemöglichkeiten, Beleuchtung), Wetterverhältnisse (Glätte usw.) |

### Expertenstandard Sturzprophylaxe in der Pflege

Dieser Expertenstandard hat zum Ziel, Stürze und Sturzfolgen zu vermeiden, indem ursächliche Risiken und Gefahren erkannt und nach Möglichkeit minimiert werden. Dieses Ziel ist nicht durch eine Einschränkung der Bewegungsfreiheit zu erreichen, sondern vielmehr durch die Erhaltung bzw. Wiederherstellung einer größtmöglichen, sicheren Mobilität von Patienten und Bewohnern verbunden mit einer höheren Lebensqualität.

**Merke:** Ziele sturzprophylaktischer Maßnahmen sind:

- motorische Aktivierung, Erhaltung bzw. Wiederherstellung der Gehfähigkeit
- Verbesserung des dynamischen Gleichgewichts und der Lebenssituation
- Erhöhung der Sicherheit in der Umgebung/im Wohnbereich

***Tab. 9.3*** *Wohnraumassessment. Checkliste bei Gehstörungen und Sturzgefahr nach Runge.*

| Beobachtungsbereich | Stolperfallen, sturzfördernde Bedingungen bzw. ungünstige Bedingungen bei und nach Sturz | risikomindernde Bedingungen bzw. günstige Bedingungen nach Sturz |
|---|---|---|
| Bodenbelag innen | ▪ flauschige, rutschige Teppiche<br>▪ Brücken, Läufer, Fußmatten usw. mit hohen Kanten oder Fransen<br>▪ glatter oder nasser Boden nach Reinigung | ▪ kurzhaariger Teppich ohne Kanten<br>▪ Bodenbelag mit gutem Halt, ohne Unebenheiten<br>▪ keine Türschwellen<br>▪ wenn überhaupt Teppiche, dann mit rutschfester Unterseite |
| Treppen | ▪ ohne Geländer, locker oder zu nah an der Wand<br>▪ Enden des Handlaufs schwer zu erkennen<br>▪ Stufen zu hoch, an den Kanten nicht markiert, nicht rutschsicher<br>▪ Wendeltreppen | ▪ Geländer fest und gut greifbar, Anfang und Ende gut erkennbar<br>▪ Stufen nicht zu hoch, gerade und gleichmäßig, Stufenkante gut zu erkennen und mit Anti-Rutsch-Kante<br>▪ Lichtschalter am Anfang und am Ende der Treppe |
| Beleuchtung | ▪ Lichtschalter klein, ungünstig positioniert, schwierige Mechanik<br>▪ Lampen zu spärlich, an ungünstiger Stelle, blendend, zu dunkel<br>▪ Lampenschirme brennbar<br>▪ umher liegende Kabel | ▪ große, gut bedienbare Schalter an strategisch günstigen Orten (Bett, Toilette, Treppe, Eingang)<br>▪ Beleuchtung blendarm, ausreichend hell |
| Türen | ▪ Schlösser/Griffe ungünstig zu bedienen oder instabil<br>▪ Schwellen als Stolperfalle<br>▪ Türbreite zu gering für Rollstuhl oder Gehwagen<br>▪ Richtung der Türöffnung in kleinen Räumen nach innen | ▪ feste Griffe, leichtgängige Schlösser an Außentüren<br>▪ keine Schwellen<br>▪ Guckloch oder Sprechanlage an Außentüren<br>▪ in kleinen Räumen Türöffnung nach außen |
| Kleinmöbel | ▪ Verengung von Wegen und Durchgängen<br>▪ ungünstige Greifhöhe<br>▪ Instabilität<br>▪ gefährliche Verwendung als Haltegriff | ▪ an strategischen Stellen vermeiden, verleiten zum Festhalten<br>▪ Fächer und Schubladen hoch genug, um tiefes Bücken zu vermeiden<br>▪ günstige Mechanik der Türen und Schubladen |
| Stühle, Sitzgelegenheiten | ▪ Sitzhöhe zu niedrig<br>▪ keine Rutschfestigkeit<br>▪ keine Lehnen<br>▪ Position wegbehindernd<br>▪ geringe Stabilität | ▪ günstige Sitzhöhe zum Aufstehen<br>▪ rutschfest<br>▪ feste Armlehnen, stabile feste Sitzfläche zur Übung der aktiven Rumpfkontrolle |

9

*Tab. 9.3* (Forts.)

| Beobachtungsbereich | Stolperfallen, sturzfördernde Bedingungen bzw. ungünstige Bedingungen bei und nach Sturz | risikomindernde Bedingungen bzw. günstige Bedingungen nach Sturz |
|---|---|---|
| Bett | ■ zu niedrig<br>■ keine Haltemöglichkeit<br>■ Lichtschalter nicht erreichbar<br>■ instabiler Beistelltisch, der zum Festhalten verleitet | ■ hoch genug für selbstständigen, sicheren Transfer<br>■ stabile Haltemöglichkeiten<br>■ Licht gut erreichbar |
| Tische | ■ Stabilität zu gering zum Festhalten<br>■ zu niedrig<br>■ nicht rutschfest<br>■ Position wegbehindernd | ■ standfest, hoch genug zum Unterfahren mit Rollstuhl<br>■ geeignet zum Festhalten<br>■ groß genug als Ablagefläche |
| Schränke | ■ geringe Stabilität<br>■ klemmende Türen und Schubladen<br>■ Greifhöhe zu niedrig oder zu hoch | ■ leicht zu bedienende Türen, Fächer und Schubladen in günstiger Höhe |
| Leitern, Hocker | ■ immer gefährlich | ■ Vermeidung von Arbeiten über normaler Greifhöhe |
| Heizung, Temperaturregulation | ■ schwer zu transportierendes Brennmaterial bei Ofenheizung<br>■ auskühlender Zug<br>■ morgendlich zu kalte Wohnung<br>■ Bettdecken und Kleidung, die Auskühlung nicht verhindern | ■ Zentralheizung<br>■ Badezimmer und Toilette gut und zur richtigen Zeit geheizt<br>■ passende Kleidung tagsüber und nachts (verhindert Unterkühlung der Muskeln) |
| Küche | ■ Gasherd, offene Flammen<br>■ wenig Ablagemöglichkeiten<br>■ ungünstige Greifhöhen<br>■ Elektrogeräte, die überhitzen | ■ moderne Geräte mit Schutz vor Überhitzung<br>■ Vermeidung von explosiven Stoffen |
| Toilette/Bad | ■ Fußboden mit Läufern, rutschenden Matten<br>■ herumliegende Gegenstände<br>■ zu enge räumliche Verhältnisse<br>■ Kleinmöbel, die als Haltemöglichkeit missbraucht werden<br>■ offene Flammen<br>■ fehlendes warmes Wasser<br>■ schwieriger Einstieg in Wanne/Dusche | ■ Fläche im Bad gestattet den Einsatz von Hilfsmitteln (Rollstuhl/Gehwagen)<br>■ Einstieghilfe und Griffe an Toilette und Dusche<br>■ Duschhocker, Toilettensitzerhöhung<br>■ gute Ablagemöglichkeiten<br>■ niedrige oder keine Duschwanne |
| Telefon/ Notrufsysteme | ■ zu kleine Tasten oder Wählscheibe<br>■ Telefon im Notfall schlecht erreichbar<br>■ wichtige Telefonnummern nicht lesbar | ■ regelmäßige Besuche und Telefonanrufe<br>■ Hausnotruf (Funkfinger) vorhanden<br>■ moderne Feuermelder |

## 9.4.3 Pflegemaßnahmen

### Rehabilitative Interventionen

- **Kraft- und Balancetraining:** verbessert die Sicherheit beim Stehen und Gehen
- **Hilfsmittelversorgung:** Hilfsmittelbedarf, -anpassung und -anwendung prüfen
- **Kontinenztraining:** Toilettengänge ermöglichen, Toilettenzeiten einhalten
- **kognitives Verhaltenstraining:** kann sturzauslösende Situationen vermeiden

### Personenadaptierende und -unterstützende Interventionen

- **Bekleidung:** feste Schuhe mit flachen Absätzen, „Antirutsch"-Socken
- **Mobilisation:** beim Transfer und Gehen anleiten oder unterstützen
- **Überwachung:** gefährdete Personen z.B. stündlich überwachen
- **stationäre Aufnahme:** Umgebung zeigen, Informationsblatt ausgeben

### Umgebungsadaptierende Interventionen

- **Beleuchtung:** Beleuchtungsstärke und Blendfreiheit beachten, Nachtlicht
- **Bett:** auf geringste Höhe bringen, an die Wand stellen, Halbseitengitter
- **Bad:** Antirutschmatten und Toilettenstützrahmen verwenden
- **Stolperfallen:** beseitigen durch rutsch- und stolperfeste Bodenbeläge
- **Sitzgelegenheiten:** auf langen Fluren alle 6–9 Meter bereitstellen

### Elektronische Überwachungssysteme anwenden

- arbeiten wie Bewegungsmelder und ermöglichen Intervention
- lösen Alarm aus, z.B. wenn das angeschlossene Kabel getrennt wird

### Bewegungseinschränkende Maßnahmen kritisch einsetzen bzw. beseitigen

> **Merke:** Eine bewegungseinschränkende Maßnahme (z. B. Seitengitter, Bauchgurt) ohne Einwilligung der Betroffenen ist Freiheitsberaubung und damit ein massiver Eingriff in die Autonomie sowie ein Verstoß gegen die Menschenwürde.

#### Fixierungssysteme

Die gleichzeitige Nutzung von Fixierung und Seitengittern erhöht die Gefahr von Todesfällen und ernsthaften Verletzungen. Fixierte Menschen haben nach Fixierungsende ein doppelt so hohes Sturzrisiko gegenüber nichtfixierten Personen. Grundsätzlich sind Fixierungssysteme nach Herstellerangaben anzubringen und engmaschig zu kontrollieren.

- **Gurtsysteme:** sollen ein Aufstehen aus Bett oder Stuhl verhindern
- **Seitengitter:** sollen am Hinausrollen hindern, Einklemmungsgefahr!
- **Halbseitengitter:** Bett kann verlassen werden, Schutz vor Herausrollen (Abb. 9.16)

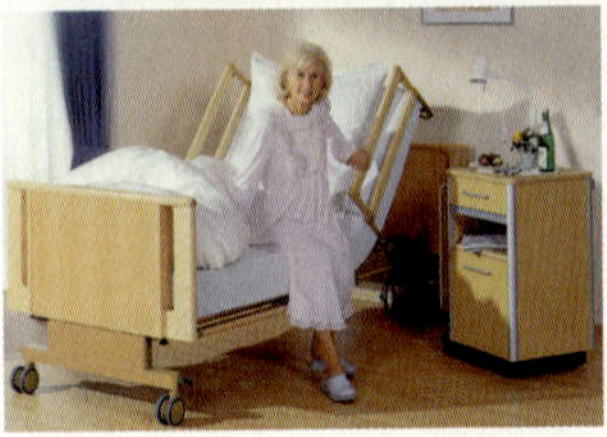

***Abb. 9.16 Halb-Seitengitter.*** *Sie bieten Schutz vor dem Herausrollen und dienen als Aufstehhilfe (Fa. Stiegelmeyer).*

### Betroffenen Menschen informieren und beraten

- **Beratung:** Selbstständigkeit soll erhalten bzw. hergestellt oder verbessert werden
- **Sturzrisiko vermitteln:** Risiko erläutern, Maßnahmen gemeinsam auswählen

## Sturzinterventionsprogramme

- **Interventionsprogramme in der häuslichen Umgebung:** Transferübungen, Muskelaufbautraining, Kraft- und Balanceübungen, Umgebungsanpassung, Anleitung und Schulung zur Verhaltensänderung, Schulung über Sturzrisikofaktoren
- **Interventionsprogramme in Pflegeheimen:** Schulung und Begleitung des Personals und der Betroffenen, Hinweise zur Verminderung von Sturzgefahren, Balance- und Muskelaufbautraining, Hüftprotektoren, Modifikation von Räumlichkeiten, Instandsetzung von Hilfsmitteln
- **Sturzereignisprotokolle führen:** um Sturzursachen zu beseitigen oder zu minimieren
  - Daten (Name, Alter), Zeitpunkt (Datum, Uhrzeit), Ort des Sturzes
  - Sturzumstände: interne Sturzumstände (z.B. Kraftminderung), externe Sturzumstände (z.B. Lichtverhältnisse), situative Sturzumstände (z.B. neue Umgebung)
  - festgestellte Sturzfolgen, eingeleitete Maßnahmen, Unterschrift

## Reduktion sturzbedingter Folgen

- Aufstehen nach verletzungsfreien Stürzen trainieren: mindert Ängste
- Notrufsysteme: Möglichkeit schneller Hilfe z.B. über Hausnotrufsysteme
- Hüftprotektionsorthesen: Schutz vor schweren Sturzfolgen (Abb. 9.17)
- Vitamin D und Kalzium substituieren: kann Knochenfestigkeit und neuromuskuläre Koordination verbessern

***Abb. 9.17 SAFEHIP-Hüftschutzhosen.*** ***a*** *SAFEHIP Kompakt mit fest integrierten Schutzschalen,* ***b*** *SAFEHIP Top mit herausnehmbaren Schutzschalen,* ***c*** *SAFEHIP Klett mit aufklebbaren Schutzschalen (Fa. Rölke Pharma).*

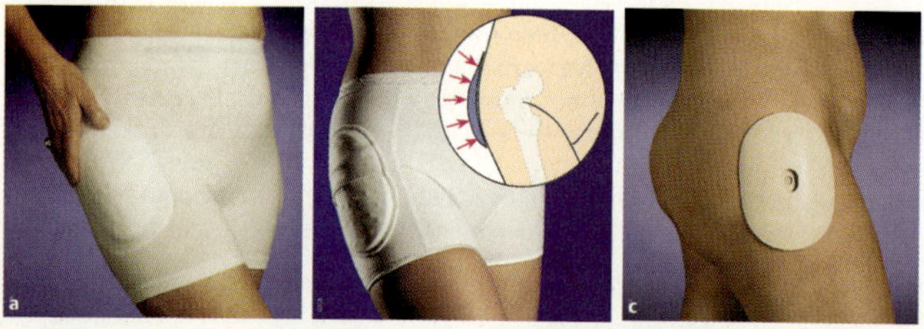



## Unfallverhütung im stationären Bereich

Was als Standard an Sicherheitsvorkehrungen notwendig ist, wird durch das Heimgesetz und die Brandschutzverordnung vorgegeben. Der Träger ist gehalten, diese Standards zu erfüllen. Dabei ist er auf die Beobachtungsfähigkeit, die Fachkompetenz und das Verantwortungsbewusstsein der Mitarbeiter angewiesen.

Nach den Vorschriften der Berufsgenossenschaften sind in den verschiedenen Bereichen einer Einrichtung Mitarbeiter als Sicherheitsbeauftragte für die Einhaltung der Unfallverhütungsvorschriften (UVV) der Berufsgenossenschaft für Gesundheitsdienst und Wohlfahrtspflege (VBG 1, VBG 103 u.a.) und für Beratung und Aufklärung der Mitarbeiter und der Bewohner verantwortlich.

# 9.5 Kontrakturenprophylaxe

## 9.5.1 Grundlagen

**Definition: Kontraktur** bezeichnet die Versteifung eines Gelenks mit Funktions- und Bewegungseinschränkung. Alle Gelenke können betroffen sein. Bei der Beugekontraktur sind die Gelenke in Beugehaltung fixiert, bei der Streckkontraktur in Streckstellung.

### Ursachen

- Gewohnheitshaltung, Schonhaltung, Gelenkserkrankungen, Immobilität
- fehlende oder verminderte Gelenkbeweglichkeit, Schrumpfeffekte bei Narben
- Gelenkfixierung z.B. durch Schienen, Fehlwuchs, degenerative Veränderung

### Risikofaktoren

- allgemeiner Bewegungsmangel, Bettlägerigkeit, rheumatische Erkrankungen
- degenerative oder akut-entzündliche Gelenkerkrankungen, Nervenlähmung
- Morbus Parkinson, Frakturen, Ortsfixierung, z.B. im Sessel oder Rollstuhl

### Pflegeziele

Ziel der Kontrakturenprophylaxe ist es, durch Mobilisation, Bewegungsübungen und sinnvolle Lagerung einer drohenden Versteifung entgegenzuwirken.

## 9.5.2 Pflegemaßnahmen

### Mobilisation und Bewegungsübungen

- Betroffene ermuntern und anleiten, sich zu bewegen, an der Gymnastik teilzunehmen oder selbst z.B. die Fußgelenke zu bewegen
- Aktivierung zum Kämmen fördert z.B. Beweglichkeit von Arm und Schulter
- bei bettlägerigen und ortsfixierten Menschen mindestens zweimal täglich an allen Gelenken Bewegungsübungen durchführen
- bei Schwerstpflegebedürftigen passiv üben: Die Pflegende führt die Übungen aus, der Betroffene ist passiv (Abb. 9.18, Abb. 9.19).

**Abb. 9.18 Kontrakturenprophylaxe an Knie- und Hüftgelenk.** ***a*** *gleichzeitiges Bewegen von Knie- und Hüftgelenk,* ***b*** *Unterstützung des Beines bei der Abduktion,* ***c*** *maximale Innenrotation im Hüftgelenk.*

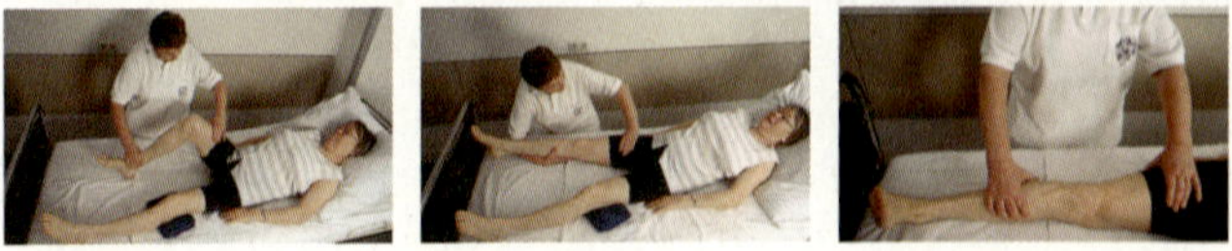

**Abb. 9.19 Kontrakturenprophylaxe an Hand und Fingern.** ***a*** *Dorsalflexion der Hand,* ***b*** *Beugung aller Finger,* ***c*** *Spreizen der Finger.*

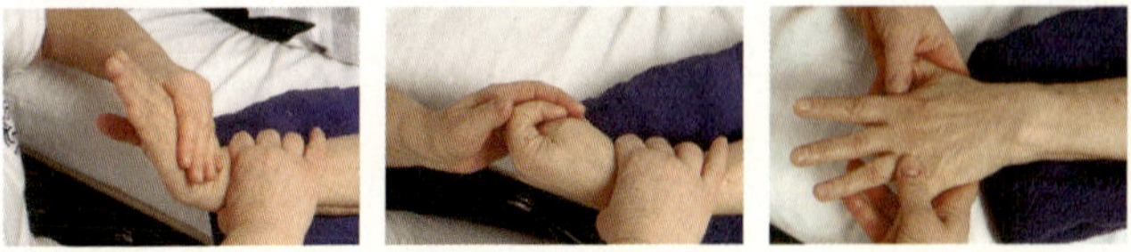

9

Lagerungen

Lagerungen als einzige Maßnahme können keine Kontraktur verhindern, da sie nicht die Gelenkbeweglichkeit trainieren. Sie eigen sich aber dazu, Mobilitätsförderung zu unterstützen.

**Spitzfußprophylaxe.**

- Füße in 90-Grad-Stellung lagern, z.B. mit festen Kissen, weichen Schuhen
- Kissen sollten Widerlager bieten, aber nicht unnachgiebig oder hart sein
- gegen Druck der Bettdecke einen Bettbogen (Reifenbahre) verwenden

# 9.6 Zystitisprophylaxe

## 9.6.1 Grundlagen

**Definition:** Bei einer **Zystitis** ist die Schleimhaut der Harnblase bzw. der Harnblasenwand entzündet. Hauptursache einer Zystitis sind bakterielle Infektionen, zu 80% E.-coli-Bakterien.

Oft ist eine Zystitis eine aufsteigende oder aszendierende Infektion (Abb. 9.20). Bei Frauen bedingt die anatomische Nähe von Harnröhrenmündung, Vagina und Anus eine höhere Keimdichte an der Harnröhrenumgebung als bei Männern. Im Krankenhaus erworbene (nosokomiale) Harnwegsinfektionen sind nachweislich bis zu 90% katheterassoziiert (durch einen Harnblasenkatheter verursacht).

***Abb. 9.20 Aufsteigende Infektion.*** *Bakterien wandern über die Harnröhre in die Harnblase ein (nach Sökeland 2000).*

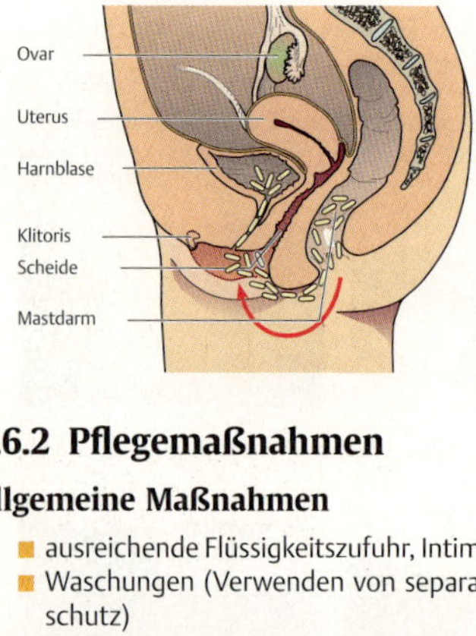


***Abb. 9.21 Eintrittspforten für Bakterien.*** *Harnröhrenmündung, Verbindung Katheter – Ablaufschlauch, Rückschlagventil des Urinbeutels, Ablassvorrichtung (nach Sökeland 1998).*

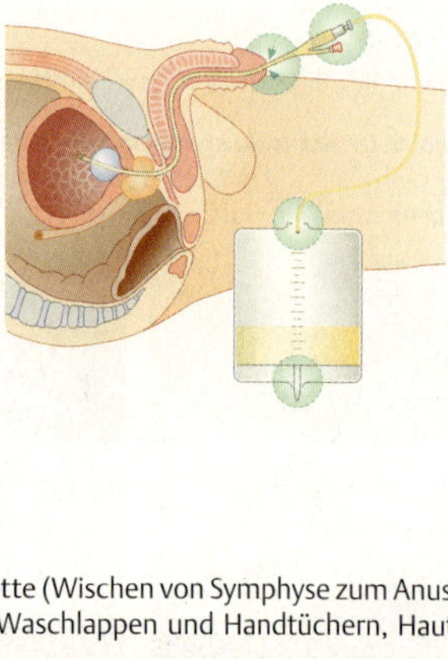

9

## 9.6.2 Pflegemaßnahmen

### Allgemeine Maßnahmen

- ausreichende Flüssigkeitszufuhr, Intimtoilette (Wischen von Symphyse zum Anus)
- Waschungen (Verwenden von separaten Waschlappen und Handtüchern, Hautschutz)
- Wärme, z.B. wärmende Unterwäsche und ausreichende Wärmung der Füße
- Unterwäsche täglich wechseln, Miktionsdrang unmittelbar nachgeben

## Prophylaxe katheterassoziierter Harnwegsinfektionen

Katheterisierungen der Harnwege dürfen nur von Personen durchgeführt werden, die mit Indikationsstellung, Technik der Katheterisierung und den hygienischen Anforderungen an Aseptik, Antiseptik und Katheterhygiene vertraut sind. Mikroorganismen können entweder

- beim Legen des Katheters eingeschoben werden,
- zwischen Katheter und Harnröhrenschleimhaut wandern oder
- vom Katheter in die Blase, z.B. wenn Urin aus dem Urinbeutel zurückfließt.

### Umgang mit dem Ableitungssystem

**Diskonnektion.**

- Katheter und Drainageschlauch nicht diskonnektieren (trennen), sonst ist das geschlossene System geöffnet und Erreger treten ein (Abb. 9.21)
- lässt sich Diskonnektion nicht vermeiden, sprüh- und wischdesinfizieren

**Routinemäßige Blasenspülungen.**

- sind zur Infektionsprophylaxe grundsätzlich nicht geeignet
- erhöhen das Risiko einer Harnwegsinfektion, weil sie das System öffnen
- dürfen nur bei speziellen urologischen Indikationen durchgeführt werden

**Ungehinderter Urinabfluss.**

- weder Katheter noch Ableitungssystem dürfen abgeknickt sein

**Intermittierendes Abklemmen („Blasentraining").**

- muss aus infektionsprophylaktischer Sicht unterbleiben, da der so herbeigeführte Harnstau in der Blase Harnwegsinfektionen begünstigt

**Lagerung des Katheters.**

- um Urothelschäden durch den Katheterballon zu vermeiden, den Katheter ohne Zug am Unterbauch zur Leiste hin lagern

**Lagerung des Auffangbeutels.**

- ohne Bodenkontakt unter Blasenniveau aufhängen bzw. tragen (Abb. 9.22)
- leeren, bevor der Urin mit der Rücklaufsperre in Kontakt kommt
- verhindert den Rückfluss von Urin aus dem Ableitungssystem in die Blase

**Ablassen des Urins.**

- unsterile Einmalhandschuhe tragen, Urin darf nicht nachtropfen/spritzen
- Ablassstutzen nicht mit Ablassgefäß oder Boden in Kontakt kommen lassen
- Ablassgefäß und Harnablassstutzen nach Benutzung desinfizierend reinigen

***Abb. 9.22 Positionierung des Urinauffangbeutels.*** *Er befindet sich unterhalb des Blasenniveaus.*

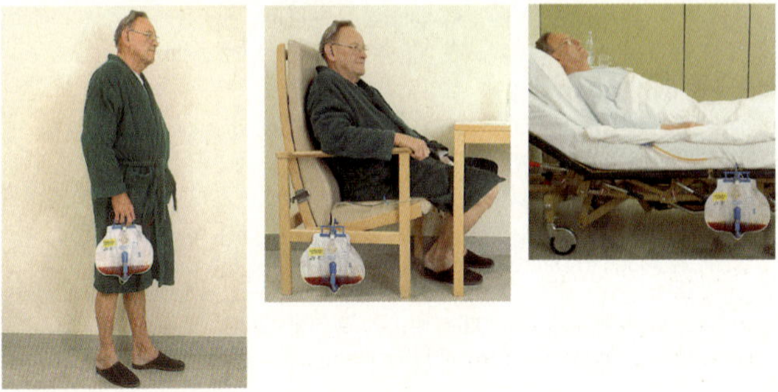

Katheterhygiene

**Reinigung.**

- Genitalbereich unter Verwendung von Einmalhandschuhen mit Wasser und einer milden Waschlotion ein- bis zweimal täglich waschen
- Manipulationen (z.B. Zug am Katheter) vermeiden, Einwegmaterial verwenden

**Inkrustationen.**

- Dies sind kristallartige Anlagerungen an der Harnröhrenmündung durch Harnsalze, die die Ansiedlung von Bakterien ermöglichen.
- mit 3%iger Wasserstoffperoxid-Lösung und Gazetupfern vorsichtig entfernen
- Ausscheidung von mindestens 1,5–2 l/24 Std. anstreben (reduziert Harnsalze)

**Wechselintervalle.**

- nicht in festen Intervallen, sondern bei Bedarf wechseln (z.B. bei Inkrustationen, Verschmutzung oder einem Verschluss des Katheters)

## 9.7 Obstipationsprophylaxe

### 9.7.1 Grundlagen

#### Ursachen

- Elektrolytverschiebungen, Medikamente z.B. Analgetika, Antidepressiva
- endokrine Störungen (z.B. Hypothyreose), Darmerkrankungen
- ballaststoffarme Ernährung oder falsche Ernährungsgewohnheiten
- Flüssigkeitsmangel durch unzureichende Trinkmenge, Flüssigkeitsverlust
- Bewegungsarmut oder mangelnde Kraft, die Bauchpresse zu betätigen
- Motilitätsstörungen des Darmes (z.B. bei Abführmittelmissbrauch)
- Lähmungen des Darmes (z.B. bei neurogenen Störungen)
- unterdrückter Stuhlentleerungsreflex (z.B. bei Schmerzen)



#### Pflegeziele

Ziel der Obstipationsprophylaxe ist, gemeinsam mit dem Betroffenen Lebensweisen und Maßnahmen zu finden, die ihm langfristig geregelte Stuhlgangsgewohnheiten ermöglichen.

### 9.7.2 Pflegemaßnahmen

#### Erhöhung der Flüssigkeitszufuhr

- ansprechendes Geschirr, wohlschmeckende Getränke
- Trinken in Gesellschaft oder angenehmer Umgebung und sitzend
- Benutzung größerer Tassen (z.B. für den morgendlichen Kaffee)

#### Förderung der Bewegung

- aktive und passive Übungen, die die Bauch- und Beinmuskulatur trainieren
- Gehübungen, kleinere Spaziergänge usw.

#### Ballaststoffreiche Ernährung

- ballaststoffarme Nahrungsmittel austauschen, z.B. durch Brot aus Vollkorn
- ergänzend Joghurt, Buttermilch, eingeweichtes Müsli usw. anbieten
- kein Zusetzen von Weizenkleie und Leinsamen; es kann bei geringer Flüssigkeitsaufnahme zur Verschlimmerung der Obstipation führen!

### Abführende Lebensmittel und Laxanzien

- „Hausmittel" wie Sauerkrautsaft, nüchtern ein Glas Wasser, Apfelsaft usw.
- Bonbons oder Getränke mit Süßstoffen, Milchzucker zum Nachsüßen
- Laxanzien nicht nach Bedarf geben, sondern z.B. täglich gering dosiert
- keine „natürlichen" Laxanzien wie Abführtees; sie schädigen den Darm

### Entleerungstraining

- unter Berücksichtigung der Stuhlgewohnheiten geregelten Rhythmus anstreben
- Toilettengang morgens planen, wenn Darmbewegung physiologisch einsetzt
- hemmende Faktoren ausschalten z.B. fehlende Intimsphäre, kalte Toiletten

### Kolonmassage

Entlang des Verlaufes des Dickdarms wird, beginnend im rechten Unterbauch bis zum linken Unterbauch, mit massierenden Bewegungen die Darmtätigkeit gefördert. Sanfte drückende Bewegungen im linken Unterbauch können die Peristaltik massiv anregen (Abb. 9.23).

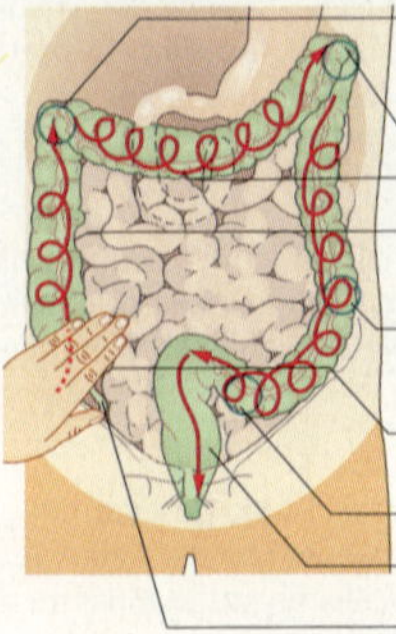


***Abb. 9.23 Kolonmassage.*** *Sie regt die Peristaltik des Dickdarms an (Lauber und Schmalstieg 2004).*

## 9.8 Prophylaxe von Mundschleimhautveränderungen

### 9.8.1 Grundlagen

Trockene aufgesprungene Lippen, trockene Schleimhaut, borkiger Zungenbelag oder die Entzündung der Ohrspeicheldrüse können das Befinden eines alten Menschen sehr beeinträchtigen. Probleme beim Essen und Trinken können hier ihre Ursache haben.

#### Ursachen

- Entzündung der Mundschleimhaut, z.B. bei Fieber, Flüssigkeitsmangel, PEG
- Pilzinfektion (Candida albicans), Entzündungen durch verbliebene Zähne
- starke Mundatmung, mangelnde Mundhygiene, schlechter Allgemeinzustand
- verminderter Speichelfluss/behinderter Speichelabfluss, Immunschwäche
- Begleiterscheinung von onkologischen Erkrankungen, Verdauungsstörungen
- Virusinfektion bei Immunschwäche oder Fieber, Verletzung durch Prothesen

### Risikofaktoren

- gestörte Nahrungsaufnahme
- Appetitlosigkeit und fehlender Speichelfluss
- schlecht sitzende Prothesen oder lückenhafte Zähne
- Schluckstörungen
- geschwächte Abwehrlage, z.B. bei Diabetes mellitus, Krebs, AIDS
- überwiegende Mundatmung und Mundtrockenheit
- Sondenernährung
- Medikamente (z.B. Psychopharmaka, Diuretika, Zytostatika, Antibiotika)

### Pflegeziele

Die Mundhöhle soll frei von Speiseresten, Läsionen (Hautverletzungen) und Belägen sein. Die Mundschleimhaut ist feucht und intakt.

## 9.8.2 Pflegemaßnahmen

### Mundinspektion

Die tägliche Beobachtung der Mundhöhle und der Lippen ist Bestandteil der Dokumentation. Dabei kann eine Checkliste hilfreich sein (Abb. 9.24). Inspiziert werden

- Zähne, Zahnfleisch, Lippen, Zunge, Sauberkeit, Zahnprothese, Lymphknoten,
- Innenflächen der Wangentaschen, des Gaumens und des Mundbodens.

### Mundpflege

Die Mundinspektion und -pflege sollte wenn möglich im Sitzen, am Waschbecken oder im Bett erfolgen. Die Mundpflege ist mit vertrauten Zahnbürsten oder mit Tupfern durchzuführen. Spitze oder harte Instrumente wie Zangen oder Klemmen sollten nicht mehr eingesetzt werden.

### Nasengänge freihalten

9

Durch Schnupfen oder die Einlage transnasaler Magensonden ist die Nasenatmung behindert. Folge ist eine verstärkte Mundatmung mit trockener Mundschleimhaut und eine erhöhtes Risiko für Veränderungen der Mundschleimhaut. Maßnahmen sind:

- ausreichende Flüssigkeitszufuhr, wodurch zähes Sekret flüssiger wird
- Nasenöl wirkt schleimhautaufbauend und desinfizierende Wirkung. Borken und Krusten können damit gelöst werden.

***Abb. 9.24 Checkliste.*** *Zur Inspektion und Dokumentation der Mundhöhle (nach Bodenmüller-Kroll 2001).*

**Checkliste zur Inspektion der Mundhöhle**

Name: Müller Vorname: Anna Blatt-Nr.: 1

| **Datum:** | 20.01.2005 | 21.01.2005 | 22.01.2005 | 23.01.2005 |
|---|---|---|---|---|
| **Lippen** | ☒ rosig<br>☒ geschmeidig<br>☐ blass<br>☐ trocken<br>☐ spröde<br>☐ rissig<br>☐ Krusten<br>☐ Bläschen | ☒ rosig<br>☐ geschmeidig<br>☐ blass<br>☒ trocken<br>☐ spröde<br>☐ rissig<br>☐ Krusten<br>☐ Bläschen | ☐ rosig<br>☐ geschmeidig<br>☐ blass<br>☐ trocken<br>☐ spröde<br>☒ rissig<br>☐ Krusten<br>☐ Bläschen | ☐ rosig<br>☐ geschmeidig<br>☐ blass<br>☐ trocken<br>☐ spröde<br>☒ rissig<br>☐ Krusten<br>☐ Bläschen |
| **Mund** | ☒ rosig<br>☐ feucht<br>☐ trocken<br>☐ blass<br>☐ gerötet ☐ stark gerötet<br>☐ geschwollen<br>☐ offene Stellen<br>***Beläge:***<br>☐ weiß<br>☐ gelb<br>☐ braun<br>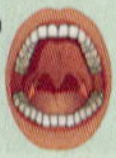 | ☒ rosig<br>☐ feucht<br>☐ trocken<br>☐ blass<br>☐ gerötet ☐ stark gerötet<br>☐ geschwollen<br>☐ offene Stellen<br>***Beläge:***<br>☐ weiß<br>☐ gelb<br>☐ braun<br>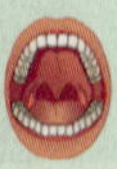 | ☐ rosig<br>☐ feucht<br>☐ trocken<br>☐ blass<br>☐ gerötet ☐ stark gerötet<br>☐ geschwollen<br>☐ offene Stellen<br>***Beläge:***<br>☒ weiß<br>☐ gelb<br>☐ braun<br>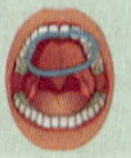 | ☐ rosig<br>☐ feucht<br>☐ trocken<br>☐ blass<br>☐ gerötet ☐ stark gerötet<br>☐ geschwollen<br>☐ offene Stellen<br>***Beläge:***<br>☒ weiß<br>☐ gelb<br>☐ braun<br>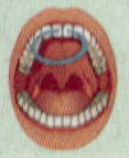 |
| **Zunge** | ☐ rosig<br>☐ feucht<br>☒ aufgeraut<br>☐ furchig<br>☐ Bläschen<br>☐ offene ☐ wunde Stellen<br>***Beläge:***<br>☐ weiß<br>☐ gelb<br>☐ braun<br>☐ Borken | ☐ rosig<br>☐ feucht<br>☒ aufgeraut<br>☐ furchig<br>☐ Bläschen<br>☐ offene ☐ wunde Stellen<br>***Beläge:***<br>☐ weiß<br>☐ gelb<br>☐ braun<br>☐ Borken | ☐ rosig<br>☐ feucht<br>☐ aufgeraut<br>☐ furchig<br>☐ Bläschen<br>☐ offene ☐ wunde Stellen<br>***Beläge:***<br>☒ weiß<br>☐ gelb<br>☐ braun<br>☐ Borken | ☐ rosig<br>☐ feucht<br>☐ aufgeraut<br>☐ furchig<br>☐ Bläschen<br>☐ offene ☐ wunde Stellen<br>***Beläge:***<br>☒ weiß<br>☐ gelb<br>☐ braun<br>☒ Borken |
| **Zahnfleisch** | ☒ rosig<br>☒ straff<br>☐ blass<br>☐ stark gerötet<br>☐ geschwollen<br>***Beläge:***<br>☐ leicht ☐ stark<br>☐ geronnen | ☒ rosig<br>☒ straff<br>☐ blass<br>☐ stark gerötet<br>☐ geschwollen<br>***Beläge:***<br>☐ leicht ☐ stark<br>☐ geronnen | ☐ rosig<br>☐ straff<br>☐ blass<br>☒ stark gerötet<br>☐ geschwollen<br>***Beläge:***<br>☐ leicht ☐ stark<br>☐ geronnen | ☐ rosig<br>☐ straff<br>☐ blass<br>☒ stark gerötet<br>☐ geschwollen<br>***Beläge:***<br>☐ leicht ☐ stark<br>☐ geronnen |
| **Speichel** | ☐ ausreichend<br>☒ verringert<br>☐ vermehrt<br>☐ dünnflüssig<br>☐ zäh | ☐ ausreichend<br>☒ verringert<br>☐ vermehrt<br>☐ dünnflüssig<br>☐ zäh | ☐ ausreichend<br>☒ verringert<br>☐ vermehrt<br>☐ dünnflüssig<br>☐ zäh | ☐ ausreichend<br>☒ verringert<br>☐ vermehrt<br>☐ dünnflüssig<br>☐ zäh |
| **Rachen** | ☒ rosig<br>☐ gerötet<br>☐ Kratzen im Hals<br>***Schlucken:***<br>☐ schmerzhaft<br>☐ kaum möglich | ☐ rosig<br>☐ gerötet<br>☒ Kratzen im Hals<br>***Schlucken:***<br>☐ schmerzhaft<br>☐ kaum möglich | ☐ rosig<br>☒ gerötet<br>☒ Kratzen im Hals<br>***Schlucken:***<br>☐ schmerzhaft<br>☐ kaum möglich | ☐ rosig<br>☒ gerötet<br>☐ Kratzen im Hals<br>***Schlucken:***<br>☒ schmerzhaft<br>☐ kaum möglich |
| **Sprache** | ☒ klar<br>☐ belegt<br>☐ heiser<br>☐ schmerzhaft<br>☐ kaum möglich | ☒ klar<br>☐ belegt<br>☐ heiser<br>☐ schmerzhaft<br>☐ kaum möglich | ☐ klar<br>☒ belegt<br>☐ heiser<br>☐ schmerzhaft<br>☐ kaum möglich | ☐ klar<br>☒ belegt<br>☐ heiser<br>☐ schmerzhaft<br>☐ kaum möglich |
| **PP Unterschrift** | Hél | Hél | Hél | Hél |

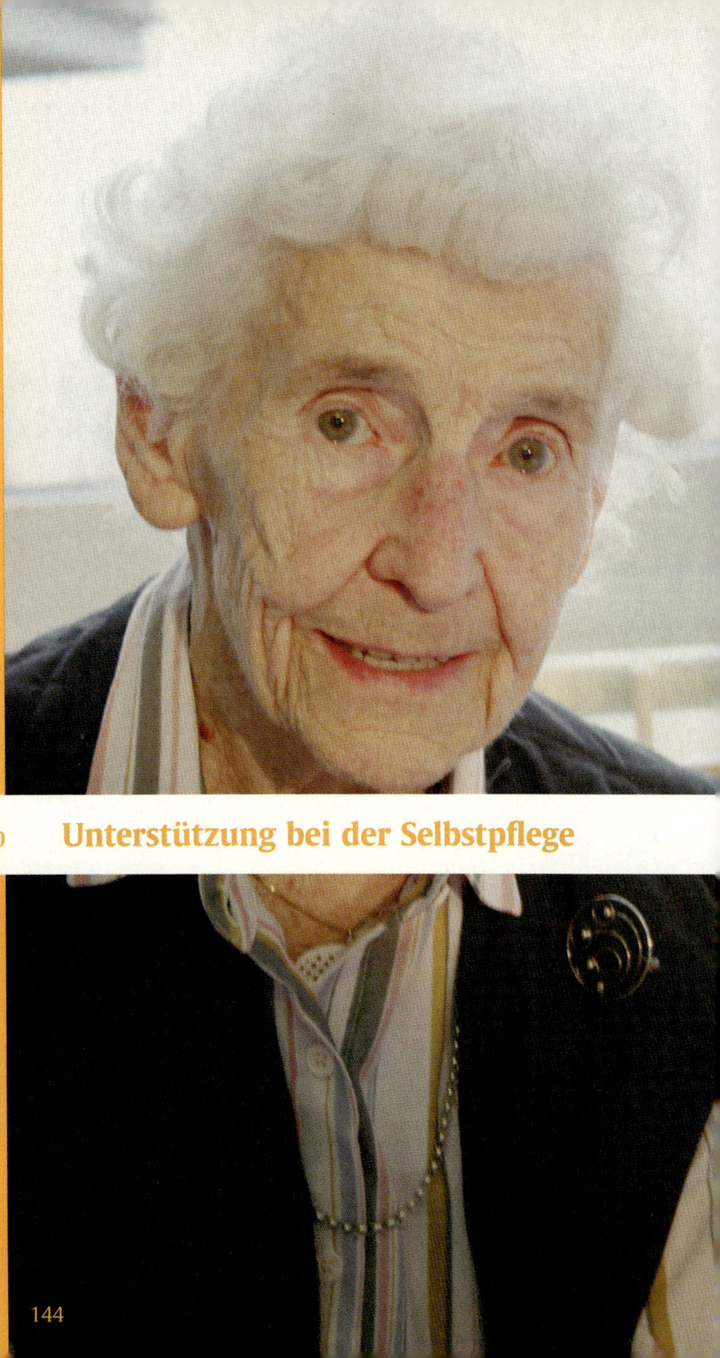

# 10 Unterstützung bei der Selbstpflege

# 10.1 Sich bewegen

## 10.1.1 Mobilitätsstörungen

- Unfähigkeit, sich unabhängig zu bewegen, z.B. beim Positionswechsel
- verminderte Bewegungskontrolle, verminderte Muskelmasse und Muskelkraft
- Unfähigkeit, ohne Hilfe durch eine oder mehrere Personen und Hilfsmittel das Haus/die Institution zu verlassen (Georg u. Frowein 1999)

### Ursachen

- Erkrankungen des Bewegungsapparates, Veränderungen am Nervensystem
- neurologische, kardiovaskuläre und psychische Störungen
- Bettruhe/Fixierung, Seh-/Hörbeeinträchtigungen, Schmerzen, Hilfsmittel
- sensorische Einschränkungen, Wirkung/Nebenwirkung von Medikamenten
- physiologische Abbauprozesse, Veränderung der Umweltbedingungen

### Folgen

- **physiologische Folgen (Immobilisationssyndrom):** Abnahme der Sauerstoffaufnahme, Verminderung des Herz-Minuten-Volumens, Blutdrucksenkung, Abnahme der Durchblutung mit Gefahr von Thrombosen, Embolien, Pneumonie, Gelenkkontrakturen, Dekubitalgeschwüre, Obstipation, Harninkontinenz, Harnwegsinfekt
- **psychische Folgen:** nachlassendes Selbstwertgefühl mit Isolation und Vereinsamung, nachlassende kognitive und emotionale Fähigkeiten (begünstigen Wahnvorstellungen und Demenz), kompletter körperlicher und geistiger Verfall
- **soziale Folgen:** Zusammenbruch sozialer Beziehungen, Isolation, Verwahrlosung, fehlende Sinnesreize, Anregungen, Entscheidungen und Kontakte

### Assessmentinstrumente zur Erhebung von Mobilitätsstörungen

#### Barthel-Index (BI)

> **Definition:** Der **Barthel-Index** (BI) ist ein Verfahren zur Erfassung grundlegender Alltagsfunktionen (Abb. 10.1). Eine volle Punktzahl wird nur für eine völlig selbstständige und sichere Durchführung der Tätigkeiten vergeben.

- **100 Punkte:** Der Proband ist in den Aktivitäten des täglichen Lebens weitgehend unabhängig, kann aber hauswirtschaftliche Hilfen benötigen.
- **weniger als 100 Punkte:** Punktwerte allein können die Hilfebedürftigkeit nicht beziffern, aber zu Verlaufsbeurteilungen dienen.

#### Timed-up-and-go-Test

> **Definition:** Beim **Timed-up-and-go-Test** wird gemessen, wie lange eine Testperson benötigt, um von einem Stuhl aufzustehen, drei Meter zu gehen, sich umzudrehen, zurückzugehen und sich wieder zu setzen.

- **Zeitdauer unter 10 Sekunden:** völlig uneingeschränkt mobil
- **Zeitdauer von 11 bis 19 Sekunden:** weniger mobil, noch nicht eingeschränkt
- **Zeitdauer von 20 bis 29 Sekunden:** evtl. funktionelle Auswirkungen
- **Zeitdauer über 30 Sekunden:** ausgeprägte Mobilitätseinschränkung, die eine intensive Betreuung und eine adäquate Hilfsmittelversorgung erfordert

*__Abb. 10.1 Barthel-Index.__ Er beinhaltet zehn Kriterien, die in 5-, 10- oder 15- Punkte-Schritten gewichtet werden. Die maximale Punktzahl liegt bei 100.*

**Barthel-Index**

| Konrad, Gertrud 12.12.1922<br>(Name, Vorname, Geb.-Datum) | Punkte | Datum 15.03.2004 | Datum 19.04.2004 |
|---|---|---|---|
| **Essen** | | | |
| unabhängig, isst selbstständig, benutzt Geschirr und Besteck | **10** | 10 | 10 |
| braucht etwas Hilfe, z. B. Fleisch und Brot schneiden | **5** | | |
| nicht selbstständig, auch wenn o. g. Hilfe gewährt wird | **0** | | |
| **Bett/(Roll-) Stuhltransfer** | | | |
| unabhängig in allen Phasen der Tätigkeit | **15** | | |
| geringe Hilfen oder Beaufsichtigung erforderlich | **10** | 10 | 10 |
| erhebliche Hilfe beim Transfer, Lagewechsel, Liegen/Sitzen selbstständig | **5** | | |
| nicht selbstständig, auch wenn o. g. Hilfe gewährt wird | **0** | | |
| **Waschen** | | | |
| unabhängig beim Waschen von Gesicht, Händen Kämmen, Zähne putzen | **5** | 5 | 5 |
| nicht selbstständig bei o. g. Tätigkeiten | **0** | | |
| **Toilettenbenutzung** | | | |
| unabhängig in allen Phasen der Tätigkeit (inkl. Reinigung) | **10** | 10 | |
| benötigt Hilfe, z. B. wegen unzureichenden Gleichgewichts oder Kleidung/Reinigung | **5** | | 5 |
| nicht selbstständig, auch wenn o. g. Hilfe gewährt wird | **0** | | |
| **Baden** | | | |
| unabhängig bei Voll- und Duschbad in allen Phasen der Tätigkeit | **5** | | |
| nicht selbstständig bei o. g. Tätigkeit | **0** | 0 | 0 |
| **Gehen bzw. Rollstuhlfahren auf der Flurebene** | | | |
| unabhängig beim Gehen über 50 m, Hilfsmittel erlaubt, nicht aber Gehwagen | **15** | | |
| geringe Hilfe oder Überwachung erforderlich, kann mit Hilfsmittel 50 m gehen | **10** | | |
| nicht selbstständig beim Gehen, kann aber Rollstuhl selbstständig bedienen, auch um Ecken herum und an einen Tisch heranfahren, Strecke mind. 50 m | **5** | 5 | 5 |
| nicht selbstständig beim Gehen oder Rollstuhlfahren | **0** | | |
| **Treppen steigen** | | | |
| unabhängig in der Bewältigung einer Treppe (mehrere Stufen) | **10** | | |
| benötigt Hilfe oder Überwachung beim Treppensteigen | **5** | 5 | 5 |
| nicht selbstständig, kann auch mit Hilfe keine Treppen steigen | **0** | | |
| **An- und Auskleiden** | | | |
| unabhängig beim An- und Auskleiden (ggf. auch Korsett oder Bruchband) | **10** | | |
| benötigt Hilfe, kann aber 50 % der Tätigkeit selbst durchführen | **5** | 5 | 5 |
| nicht selbstständig, auch wenn o. g. Hilfe gewährt wird | **0** | | |
| **Stuhlkontrolle** | | | |
| ständig kontinent | **10** | | |
| gelegentlich inkontinent, max. 1-mal pro Woche, | **5** | 5 | 5 |
| häufiger/ständig inkontinent | **0** | | |
| **Urinkontrolle** | | | |
| ständig kontinent, ggf. unabhängig bei Versorgung mit DK/Cystofix | **10** | | |
| gelegentlich inkontinent, max. 1-mal pro Woche, Hilfe bei externer Harnableitung | **5** | 5 | 5 |
| häufiger/ständig inkontinent | **0** | | |
| | **Summe** | 60 | 55 |
| der Barthel-Index wird im Team ermittelt<br>die verantwortliche Pflegekraft zeichnet ab | **Hand-zeichen** | ES | ES |

## 10.1.2 Bettlägerigkeit

> **Definition: „Bettlägerigkeit** ist ein längerfristiger Daseinszustand, bei dem sich der Mensch die überwiegende Zeit des Tages und in der Nacht liegend aufhält." (Abt-Zegelin 2003).

### Risiken

- Thrombose, Pneumonie, Sturz, Kontraktur, Dekubitus, Inkontinenz
- Verletzungen, Infektionen, veränderte Atemfunktion, verminderte Mobilität
- sensorische Deprivation, Verwirrtheit, Körperbildstörungen, Machtlosigkeit

### Aktivierende Pflege – Mobilisierung

- alle Maßnahmen zur Verhinderung von Zweiterkrankungen durchführen
- Motivation zur Mobilisierung und Mitarbeit des alten Menschen stärken
- abgestimmtes, gezieltes funktionelles Training durch Krankengymnastik

## 10.1.3 Gestaltung des Lebensumfeldes und der Tagesstruktur

### Wohnen im häuslichen Bereich

Einschränkende Wohnbedingungen können eine selbstständige Lebensführung unmöglich machen. Zum barrierefreien Umbau gibt es finanzielle Unterstützung für Wohnumfeldverbesserung oder Wohnungsanpassung von Pflegekassen, Sozialämtern, Versorgungsämtern oder Krankenkassen.

### Wohnen im Altenpflegeheim

Die Heimmindest-Bauverordnung (Heimgesetz, Heimmindest-BauVo) legt fest, wie Innenräume und Außenanlagen in stationären Altenhilfeeinrichtungen beschaffen und ausgestattet sein müssen. Neben Barrierefreiheit und Unfallverhütung bestehen z. B. Kriterien zur Orientierung sowie zur Ausstattung mit Notrufanlagen.

## 10.1.4 Bewegungsförderung

### Beobachtungen und Informationen zur Pflegeanamnese

- gesundheitliche Situation, Erkrankungen, individuelle Bedürfnisse
- Biografie, Fähigkeiten und Gewohnheiten, Umgebungsfaktoren
- Schritt- und Gangbild, Umgang mit und Einsatz von Hilfsmitteln
- Risiken aufgrund von reduzierter körperlicher und geistiger Mobilität
- aktuelle Bewegungs- und Bewusstseinseinschränkungen
- Schmerzen, reduzierte oder erhöhte Muskelspannung, Körperhaltung

### Pflegeziele

- der alte Mensch erreicht für seine Situation eine optimale Mobilität
- beteiligt sich z. B. am Ausflug, arbeitet an dem Ausbau von Fähigkeiten
- fühlt sich in seinem Ruhe- bzw. Bewegungsbedürfnis unterstützt



### Pflegemaßnahmen

- Ressourcen des Bewohners analysieren, Gefahren identifizieren
- Beratungs- und Anleitungsgespräche mit Bewohnern/Angehörigen führen
- Bewegungsförderungsplan anlegen, Eigenverantwortung stärken
- alle, auch kleinste Aktivitäten und Kontaktaufnahmen verstärken
- Milieugestaltung, Kommunikation über alle Sinneskanäle fördern
- Bewegungsübungen, evtl. Abklärung einer Schmerztherapie mit dem Arzt

**Bewegungsübungen der Extremitäten.** Die täglichen Bewegungsübungen (S. 137) können entweder aktiv (selbstständig), assistiv (mit Hilfe) oder passiv (Übernahme) sein. Sie sollten mindestens zweimal täglich z. B. bei der Morgen- und Abendtoilette durchgeführt werden.

## 10.1.5 Gehhilfen

- **Gehstock:** dient zur Bein- und Gelenkentlastung, vermittelt Sicherheit
- **Gehbock:** bietet mehr Stabilität und Sicherheit, verhindert ein Kippen
- **Rollator:** mit Handbremse, Sitz und/oder Ablagekorb

## 10.1.6 Rollstühle

- **Lagerungsstuhl:** nicht zum Selbstfahren geeignet, mit verstellbarer hohen Rückenlehne, Sitzwinkelverstellung, Wadenpolsterung
- **Standardrollstuhl:** vorn Vollgummiräder, hinten luftbereift, faltbar
- **Leichtgewichtrollstuhl:** leicht, leichtgängig, variabler, individuell anpassbar
- **Elektrorollstuhl:** mit Motor und Akku, selbst bedienbar, für großen Aktionsradius

### Zubehör zum Rollstuhl

- Rutschbrett zum Transfer auf Stuhl, Bett oder Autositz, Therapie-Tisch
- Einkaufsnetz/Rucksack, Sicherheitsgurte, Rollstuhlrampe (z.B. faltbar)
- Treppenlifter (fest montiert), Treppensteighilfen (z.B. Treppenmobil)

***Abb. 10.2*** *Überwindung einer Bordsteinkante mit dem Rollstuhl. Stufen hinunterfahren.*

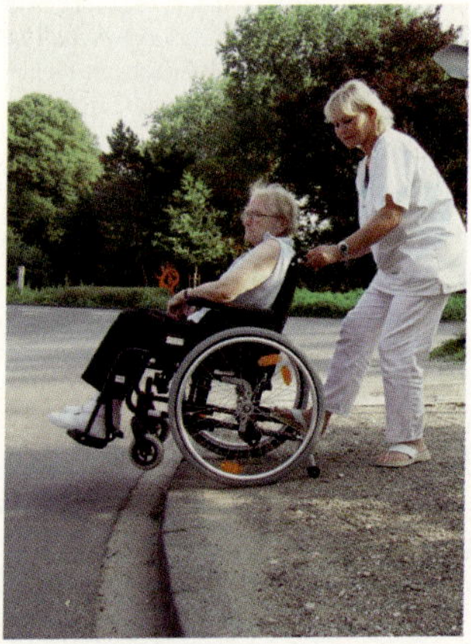

***Abb. 10.3*** *Überwindung einer Bordsteinkante mit dem Rollstuhl. Stufen hinauffahren.*

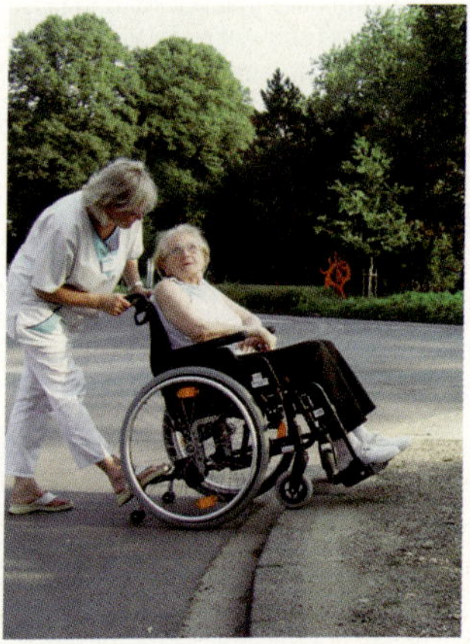

10

### Umgang mit Rollstühlen und Rollstuhlfahrern

- vor der Benutzung Handhabung und Funktionstüchtigkeit prüfen
- Sitzt die Person richtig? Trägt sie angemessene Kleidung?
- beim Anhalten oder Umsteigen Bremsen feststellen
- Füße auf die Fußstützen stellen, Stützen vor dem Aufstehen hochklappen
- zum Heben des Rollstuhls nur die stabilen Rahmenrohre greifen
- Gespräche so führen, dass der Rollstuhlfahrer Blickkontakt hat

#### Stufen hinunterfahren

- auf den hinteren den Fußhebel (zwischen den Rädern) treten (Abb. 10.2a)
- die Schiebegriffe nach unten drücken und Rollstuhl nach hinten kippen
- langsam ohne Ruck große Räder an der Kante hinuntergleiten lassen

#### Stufen hinauffahren

- an die Kante fahren und kippen, bis kleine Räder oben stehen (Abb. 10.2b)
- an den Schiebegriffen ziehen, bis die großen Räder auf dem Boden stehen

Transfer unterstützen

- meist weiß die behinderte Person, wie der Transfer sicher und angenehm ist
- Transfer hängt von der Behinderung (z.B. Hemiplegie), der Muskelkraft der Arme (z.B. Querschnittlähmung) und der Kooperationsfähigkeit ab

### 10.1.7 Unterschenkelprothese anlegen

> **Definition:** Eine **Prothese** ist ein aus körperfremdem Material hergestelltes Ersatzstück. Exemplarisch wird hier die Unterschenkelprothese vorgestellt, es gibt aber z.B. auch Oberschenkel- oder Armprothesen.

**Ziele**

- bestmöglicher, funktioneller Ersatz der amputierten Gliedmaße, intakte Haut
- größtmögliche Bewegungsfähigkeit und Selbstständigkeit des Bewohners

**Indikationen**

- Anleitung des Bewohners beim Umgang mit der Prothese
- eingeschränkte Beweglichkeit der Hände, verminderte Leistungsfähigkeit

**Durchführung**

- Hände desinfizieren, Gegenstände richten, Vollständigkeit prüfen
- Bewohner über geplante Maßnahme informieren, Zeitpunkt abstimmen
- Fenster und Türen schließen, Situation zur Anleitung nutzen
- Gegenstände in Reichweite bringen, Bewohner beim Sitzen unterstützen
- Bewohner anleiten oder Durchführung übernehmen
- kann die Prothesenschale direkt auf der Haut getragen werden, beim Anziehen zuerst das Innere der Schale nach außen drehen, dann den unteren Teil auf den Stumpf setzen und den Rest überstülpen (Abb. 10.4 a); Schale muss glatt anliegen
- zum Fixieren der Prothese über die angelegte Prothesenschale Schlauchmull stülpen (Abb. 10.4 b) und bis zum Oberschenkel hochziehen
- Amputationsstumpf mit Prothesenschale und Schlauchmull in die Prothese einführen (Abb. 10.4 c), sicheren Sitz überprüfen

10

***Abb. 10.4 Unterschenkelprothese anlegen.** Das Innere der Schale wird nach außen gedreht, der untere Teil auf den Stumpf gesetzt und der Rest übergestülpt.*

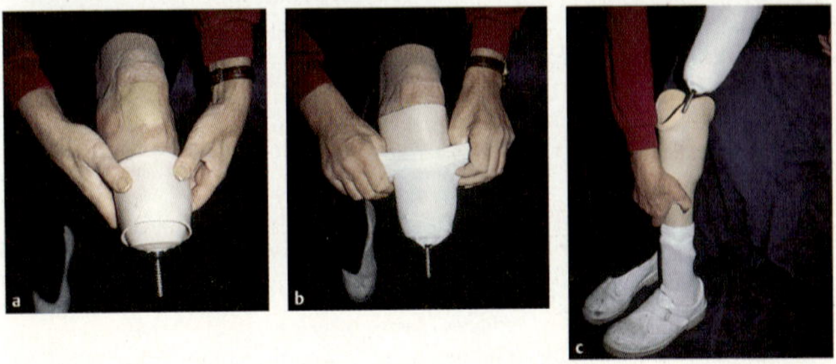

Eine weitere Möglichkeit besteht darin, mit dem Schlauchmull die Länge vom Oberschenkel bis zur Stumpfspitze abzumessen und dann zu verdoppeln; anschließend den Schlauchmull bis zum Oberschenkel hochziehen und die andere Hälfte durch die Prothesenschale führen.

- Prothesenschale aufsetzen, Rest des Schlauchmulls darüber ziehen
- Sitz der Prothese austesten lassen: bequemer Sitz, kein Druckgefühl
- Bewohner informieren, sich bei Druckschmerz zu melden

### Nachsorge

- Bewohner evtl. beim Ankleiden unterstützen und z.B. zum Tisch begleiten
- sich vor dem Verlassen des Zimmers nach Bedürfnissen erkundigen
- Materialien sachgerecht ver- bzw. entsorgen, Hände desinfizieren
- Maßnahme und Stumpfsituation im Pflegebericht dokumentieren
- **Blick zurück:** Ist die Rufanlage in Reichweite?

## 10.1.8 Alterssport

Körperliche, geistige und soziale Aktivität ist laut Erkenntnissen der gerontologischen Forschung die Voraussetzung für Lebensqualität im Alter. Durch das Trainieren von Kraft, Ausdauer und Koordination ist eine Stärkung zu beobachten (Tab. 10.1).

### Ziele

- Akzeptanz des eigenen Körpers, des Alters und der reduzierten Leistungsfähigkeit
- Sensibilisierung für sich selbst, Erhalt und Unterstützung der Leistungsfähigkeit
- Erreichen von Flexibilität Verbesserung der sozialen und psychischen Ressourcen

***Tab. 10.1*** *Auswirkungen des Sports auf den älteren Menschen.*

| Merkmale der Handlungs- und Leistungsfähigkeit | Auswirkungen eines zielgerichteten Übungsangebots/Trainings | Übungstypen, die eingesetzt werden können |
|---|---|---|
| ***Kraft***<br>... ist die Fähigkeit durch Bewegungsarbeit Widerstand zu überwinden oder durch Haltearbeit einem Widerstand entgegenzuwirken. | ▪ Verbesserung der Gehfähigkeit und Gehgeschwindigkeit durch Stabilisation der Körpermasse<br>▪ Verbesserung des Gleichgewichts<br>▪ Verringerung des Sturzrisikos<br>▪ Stabilität der Knochen<br>▪ Förderung der psychischen Gesundheit<br>▪ Verbesserung der Alltagsaktivitäten | ▪ muskelkräftigende Übungen zur Verbesserung der Beweglichkeit und Koordination |
| ***Ausdauer***<br>... ist die Widerstandsfähigkeit gegen Ermüdung bei Bewegungsfähigkeit großer Muskelgruppen ohne Eingehen einer Sauerstoffschuld. | ▪ Ökonomisierung der Arbeit des Herz-Kreislauf-Systems<br>▪ Reduktion des Risikos arteriosklerotischer Veränderungen<br>▪ Erhöhung der arteriovenösen Sauerstoffdifferenz<br>▪ Senkung des Blutdrucks<br>▪ Verbesserung des Schlafs | ▪ leichte Übungen mit geringer Belastungsintensität über einen zunehmend längeren Zeitraum |
| ***Koordination***<br>... ist das Zusammenwirken des zentralen Nervensystems und der Skelettmuskulatur bei der Ausführung der Bewegungen. | ▪ Entlastung der Organsysteme<br>▪ erhöhte Bewegungssicherheit und Wohlbefinden<br>▪ verringertes Unfallrisiko<br>▪ leichteres Erlernen neuer Bewegungen | ▪ z.B. jede Hand macht etwas anderes |

### 10.1.9 Seniorengymnastik

#### Ziele

Die Seniorengymnastik soll die motorischen Fähigkeiten bewusstmachen, aufrechterhalten und verbessern. Komponenten sind:

- **Ausdauertraining:** schnelle, einfache Übungen zur Muskelerwärmung
- **Krafttraining:** dynamische (z.B. Wandern) und statische (Halte-)Übungen
- **Schnelligkeit und Beweglichkeit:** bis zum Alter von 60–70 Jahren trainierbar
- **Gleichgewichtstraining:** im Gehen oder Sitzen oder bei der Sturzprävention
- **soziale und psychische Faktoren:** Gemeinschaft erleben, Isolationsabbau

#### Organisation und Ablauf

- Raum und Tageszeit? Größe, Zusammensetzung der Gruppe?
- Dauer der Übungseinheit? Welche Kleidung, Musik und Rhythmen?
- Gibt es genügend Sitzgelegenheiten?
- Verbieten akute Krankheiten (z.B. Infektionen) die Teilnahme?

#### Aufbau einer Gymnastikstunde

- Einstimmungs- und Erwärmungsphase mit leichten, lockernden Übungen
- Schwerpunkt unter einem speziellen Thema, z.B. Üben von Kopf bis Fuß
- Ausklang dient der Auflockerung: z.B. Sitztänze oder Bewegungsspiele

Dazu gehören immer:

- Atemübungen, z.B. spielerische Atemübungen im Sitzen:
  - an einer gedachten Blume riechen, Watte wegblasen, vor Tücher blasen
  - sich strecken und recken, gähnen, auf a, e, i, o, u kräftig ausatmen
- Lockerungsübungen, z.B. leichtes Schütteln der Hände, Schwungübungen

### 10.1.10 Seniorentanz

Seniorentänze nehmen auf mögliche körperliche Beschwerden älterer Menschen Rücksicht und sind gesellige Tänze: Volkstänze und Gruppentänze, Kreis- und Sitztänze, an denen jede und jeder teilnehmen kann, auch wenn sie/er nicht mehr „so gut zu Fuß“ oder „Single“ ist.

#### Ziele

- Erleben von Freude, Stärkung des Selbstbewusstseins, Raumerfahrung
- Förderung von Gemeinschaft und Gleichgewicht, Gedächtnisstimulation
- Stärkung von Koordination und Ausdauer

#### Besonderheiten

- keine Fassung wie beim Gesellschaftstanz oder nur Fassung der Oberarme
- die Choreografie des Tanzes gibt keinen ständigen Partnerwechsel vor
- Tänze, in denen niemand eine Führungsrolle übernehmen muss
- die sorgfältige Musikauswahl soll schon zum Tanzen motivieren
- durch die lockere Tanzform können sich neue Mitglieder schnell einleben

## 10.2 Sich pflegen

Die Körperpflege durchzuführen und sich zu kleiden ist eine sehr individuelle und intime Handlung, die sehr direkt Einfluss auf das Wohlbefinden eines Menschen nimmt. Pflegeinterventionen haben in der ATL „Sich pflegen“ auch immer zum Ziel, Einschränkungen der Selbstpflegefähigkeit im Bereich des Waschens und Kleidens, über das Erkennen von Risikofaktoren, vorzubeugen und geeignete Interventionen einzuleiten.

## 10.2.1 Unterstützen beim Waschen, Duschen und Baden

### Unterstützen beim Waschen am Waschbecken

- alle Utensilien und Hilfsmittel bereitstellen, Intimsphäre schützen
- Bewohner die Reihenfolge der Körperpflege individuell bestimmen lassen
- meist beim Waschen von Rücken, Beinen und Intimbereich unterstützen
- Bewohner bei Kraftmangel z.B. mit Toilettenstuhl ins Badezimmer fahren
- kann der Bewohner vor dem Waschbecken stehen, auf Folgendes achten:
  - trockener Fußboden (Rutschgefahr!), bereit gestellte Waschutensilien
  - Tragen von Schutzhandschuhen, Möglichkeiten zum Festhalten
- Intimpflege bei mangelnder Kraft später im Bett durchführen

### Unterstützen beim Waschen im Bett

#### Vorbereitung

- Bewohnersituation einschätzen: Motivation, Schmerzen, Wachheit
- je 2 Handtücher und Waschlappen, 1 großes Handtuch zum Bedecken
- Waschschüssel mit klarem Wasser, nach Wunsch des Patienten temperiert
- Körper- und Hautpflegemittel, Deodorant, Haarbürste/Kamm
- Zahnbürste, Zahncreme, Zahnbecher, Wasser, Mundwasser, Nierenschale
- bei Männern alles zur Bartpflege, Nachtwäsche, Bettwäsche, Wäscheabwurf
- Schutzschürze, um eine Keimverschleppung zu vermeiden
- Einmalhandschuhe für Reinigung der Intimzonen oder bei Infektionen

#### Organisation des Arbeitsplatzes

- Nachtschrank frei räumen, sodass alle Materialien platziert werden können
- Nachtschrank so stellen, dass der Bewohner in die Schüssel greifen kann
- wenn Hilfe beim Drehen benötigt wird, Einsatz mit Kollegen absprechen

#### Lagern des Bewohners

- Kissen, Decken, Schienen oder Keile aus dem Bett entfernen
- 30°–45° Oberkörperhochlagerung ist aus folgenden Gründen günstig:
  - erleichtert die Orientierung im Raum und am eigenen Körper
  - kommunizieren auf gleicher Höhe (mit dem Bewohner statt über ihn)
  - Bewohner arbeitet weniger gegen die Schwerkraft (Abb. 10.5)

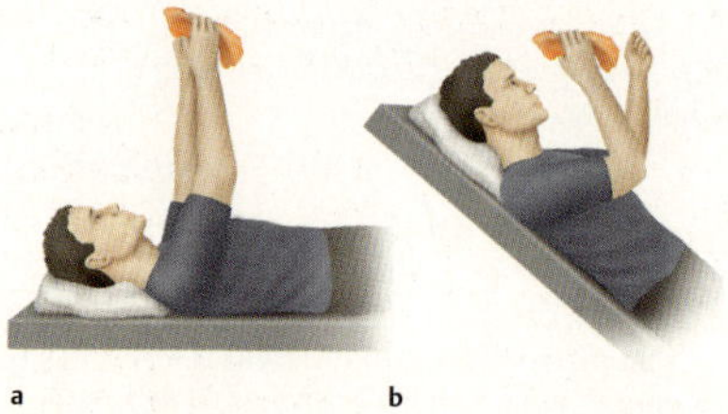


***Abb. 10.5 Lagerung zur Körperpflege im Bett. a*** *In flacher Rückenlage muss der Bewohner gegen die Schwerkraft seine Arme weit anheben, um sich z.B. das Gesicht zu waschen.* ***b*** *Die 30°–45° Oberkörperhochlagerung spart die Kräfte des Bewohners.*

> **Pflegeschwerpunkt:** Bei liegender Magensonde gilt die 30°–45° Oberkörperhochlage als guter Aspirationsschutz von Magensekret und ist daher auch als Maßnahme zur Pneumonieprophylaxe anzusehen.

### Durchführung

- Wünsche zur Körperpflege erfragen, z. B. Wassertemperatur, Pflegemittel
- entkleiden, zum Schutz der Intimsphäre großes Handtuch überlegen
- Gesicht selbst waschen lassen, ggf. führen, abtrocknen genauso
- Augen vom äußeren zum inneren Lidwinkel reinigen
- Haare nach Gewohnheit frisieren, ggf. zusammenbinden,
- Arme, Brust und Bauch nach Wunsch des Bewohners waschen
- Rücken wenn möglich im Sitzen waschen, anziehen, Beine waschen
- sonst zuerst Beine waschen und Rücken in Seitenlage waschen
- Gesäß, Anus und Gesäßspalte von vorne nach hinten reinigen
- für jede Wischrichtung neuen Einmalwaschlappen benutzen, Haut gut abtrocknen
- Wasserwechsel; Oberschenkelinnenseiten, Leisten und Genitalbereich reinigen:
  - **Frau**: Äußere und innere Schamlippen zum Anus hin waschen, dann die Harnröhrenöffnung und den Scheidenvorhof reinigen.
  - **Mann**: Nach vorsichtigem Zurückschieben der Vorhaut Eichel und Harnröhrenöffnung waschen und Smegma entfernen. Anschließend die Vorhaut wieder vorstreifen und Glied und Hoden waschen und abtrocknen.
- Material entsorgen bzw. wegräumen, Nachttisch desinfizieren, Müll entsorgen.

**Pflegeschwerpunkt:** Wo Haut auf Haut liegt kann sich Feuchtigkeit bilden. In der Folge weicht die Haut auf (Mazeration) und neigt zu Entzündungen; durch Reibung können Rhagaden entstehen. Zur **Intertrigoprophylaxe** werden z. B. in Leisten, Achseln, Bauchfalten und unter den Brüsten Baumwollläppchen gelegt, die die Feuchtigkeit aufsaugen.

## Unterstützen beim Ganzkörperbad

Die Indikation bzw. Erlaubnis zu einem Ganzkörperbad ist vorher beim Arzt einzuholen. Sie hängt nicht nur mit der körperlichen Fähigkeit des Patienten zusammen, sondern ist auch eng an Erkrankungen gebunden. Absolute Kontraindikationen sind instabile Kreislaufverhältnisse, akute Herzinsuffizienz, Bettruhe, erhöhter Hirndruck, großflächige und septische Wunden sowie Katheter und Drainagen. Zu den relativen Kontraindikationen gehören manifeste Herzinsuffizienz, chronische nicht infizierte Wunden sowie Schienen und Verbände (evtl. durch Plastiktüte schützen).



### Vorbereitung

- auf hygienisch einwandfreien Zustand des Bads achten (Infektionsprophylaxe!)
- das Bad sollte warm sein, um einer Unterkühlung des Bewohners vorzubeugen
- Besetztschild an die Badezimmertür anbringen, um Intimsphäre zu wahren
- benötigte Körperpflegeprodukte, Handtücher und Notrufanlage bereithalten

### Durchführung

Erkundigen Sie sich vor der Pflegehandlung beim Patienten und lesen Sie den Pflegebericht, um den aktuellen Hilfebedarf und die Leistungsfähigkeit einschätzen zu können.

- Betroffenen ins Bad begleiten und bei Bedarf beim Ausziehen helfen
- Hilfestellung geben beim Einsteigen in die Wanne oder mithilfe eines Badelifters in die Wanne heben
- vom Gesicht an abwärts sorgfältig waschen
- zur Haarwäsche gefalteten Waschlappen vor die Augen halten lassen, damit kein Shampoo in die Augen kommen kann, Haare abduschen

- vor dem Aussteigen bzw. Hochheben aus der Wanne nochmals den ganzen Körper abduschen und sofort mit vorgewärmten Tüchern abdecken
- sorgfältig abtrocknen, beim Anziehen helfen
- nasse Haare abdecken, ins Zimmer begleiten
- Haare kämmen, trocknen (föhnen), gewünschte Frisur legen, Haut- und Gesichtspflege durchführen lassen
- Ruhezeit anbieten
- Badewasser ablaufen lassen
- Badewanne und alle Zubehörteile desinfizieren und reinigen

### Unterstützen beim Duschen

- Vorbereitung s. „Unterstützen beim Ganzkörperbad“ S. 153
- standsicheren Duschstuhl mit Armlehnen in die Dusche stellen
- Betroffenen zur Dusche begleiten, entkleiden (lassen) und Vorhang schließen
- Wassertemperatur prüfen und prüfen lassen (Innenseite des Unterarms)
- Gesicht mit einem Waschlappen waschen
- danach von den Füßen langsam zum Oberkörper duschen
- nach Wunsch Oberkörper, Beine und Füße einseifen und abduschen
- zum Waschen des Intimbereichs Betroffenen bitten aufzustehen, sich festzuhalten und die Beine zu spreizen
- Intimbereich waschen und nochmals abduschen
- wenn die Haare zu waschen sind, Haarwäsche zum Schluss durchführen, dabei die Augen mit einem gefalteten Waschlappen abdecken lassen
- nach dem Duschen ein großes, vorgewärmtes Badetuch um die Schultern des Betroffenen legen, ein kleines Handtuch um die nassen Haare
- Hilfestellung geben beim Abtrocknen und Ankleiden

## 10.2.2 Unterstützen bei der Mund- und Zahnprothesenpflege

Der Bewohner soll die Möglichkeit erhalten, seine Zahn- und Mundpflegegewohnheiten zu gewohnten Zeiten und der gewohnten Häufigkeit durchführen zu können. Unterstützung muss meist gegeben werden, wenn körperliche Fähigkeiten (muskuläre Schwäche) nicht ausreichen, um die Mundpflege selbst durchzuführen.

10

#### Material

- Handtuch, Zahnbecher mit Wasser, Zahnbürste, Zahncreme, Nierenschale
- ggf. weitere Pflegemittel wie Zahnseide, Mundwasser, Lippencreme

#### Vorbereitung

- Material auf einem Arbeitstisch vorbereiten, Arbeitsplatz organisieren
- Zu- und Ableitungen sichern, Bewohner in eine sitzende Position bringen
- Magensonde mit Ablaufbeutel versehen und unter Körperniveau hängen

### Mundpflege übernehmen

#### Grundsätze der Mundpflege

- Mund vorsichtig unter Einverständnis des Bewohners pflegen
- Mund vor und nach der Pflege z.B. mit einer Taschenlampe inspizieren
- Inspektion vorsichtig durchführen (Würgereiz vermeiden, sonst Aspiration!)
- bei Nahrungskarenz mindestens zweimal täglich Zahnpflege durchführen
- Zungenbeläge entfernen, da sie ein idealer Nährboden für Keime sind
- Bei sehr trockener Mundschleimhaut und Defekten die Mundpflege ein- bis zweimal stündlich durchführen, da Defekte in feuchtem Milieu besser abheilen.

### Vorbereitung

- Patienteninformation, Materialvorbereitung, Oberkörper hochlagern
- enterale Ernährung für die Zeit der Mundpflege pausieren lassen
- Handtuch, Zahnbecher mit Wasser, Zahnbürste, Zahncreme, Nierenschale
- Mundspatel, ggf. Watteträger bzw. Kugeltupfer und Peanklemme, Lichtquelle
- ggf. weitere Pflegemittel wie Zahnseide, Mundwasser, Lippencreme
- Händedesinfektion, Einmalhandschuhe und -schürze, Mundschutz, Abwurf

### Durchführung

- Mundhöhle mit Mundspatel und Lichtquelle inspizieren (s. Checkliste S. 143)
- Pflegemittel auswählen, Zähne putzen, Mundraum spülen oder auswischen
- erneut inspizieren: Speisereste/Beläge entfernt? Veränderungen erfasst?
- Pflegemittel oder verordnete Therapeutika auftragen, Lippen eincremen

**Soorprophylaxe.** Eine feuchte Mundschleimhaut stellt bereits eine gute Soorprophylaxe dar. Gestörter Speichelfluss kann angeregt werden durch saures Obst, saure Bonbons und Getränke, Kaugummikauen und Dörrobst.

**Parotitisprophylaxe.** Die Ohrspeicheldrüse kann durch mangelnde oder fehlende Kautätigkeit, fehlenden Speichelfluss sowie der Ansiedlung von Staphylokokken und Streptokokken stark anschwellen. Eine solche Parotitis kann verhindert werden, indem der Speichelfluss aufrecht gehalten und die vor dem Ohr liegende Parotis in kreisenden Bewegungen massiert wird.

### Zahnprothesenpflege

Sowohl die Voll- als auch die Teilprothese sollen nach jeder Mahlzeit gereinigt werden, damit Speisereste, die sich an den Klammern oder zwischen Gaumen und Prothesendach festgesetzt haben, entfernt werden können. Es empfiehlt sich die Zahnprothesenpflege im Rahmen der Mundpflege durchzuführen. Die Bildserie in Abb. 10.6 zeigt das Entfernen, Reinigen und Einsetzen einer Vollprothese.

***Abb. 10.6 Umgang mit einer Zahnprothese.*** ***a*** *Der Daumen schiebt die Oberlippe etwas nach oben, um die Kante der Prothese greifen zu können.* ***b*** *Beim Entfernen der Prothese dient der Zeigefinger als Widerlager und verhindert das Herunterfallen der Prothese.* ***c*** *Die Prothese wird über dem stehenden Wasserspiegel gereinigt.* ***d*** *Beim Einsetzen der Oberkieferprothese zieht die linke Hand den Unterkiefer sanft nach unten.* ***e*** *Es sollte erst eine Seite der Prothese in den Mund geschoben und der Mundwinkel leicht damit gedehnt werden, dann die andere Seite.* ***f*** *Leicht seitliches Einführen erleichtert die Platzierung der Unterkieferprothese.*

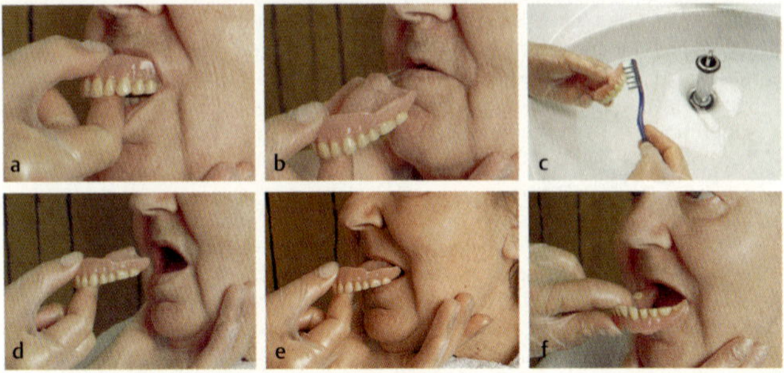

## 10.2.3 Haut und Haarpflege

### Hautpflege

> **Definition:** Unter **Hautpflege** werden allen Maßnahmen verstanden, die zum Erhalt oder zur Wiederherstellung des physiologischen Hautzustandes führen.

Die Indikation zur Hautpflege stellt sich immer dann, wenn Veränderungen des physiologischen Hautzustandes, spezielle Erkrankungen (z.B. Psoriasis, Neurodermitis) oder Selbstpflegedefizite vorliegen. Pflegende müssen sich bestimmter Einflussfaktoren bewusst sein und zum Erhalt der Hautfeuchtigkeit und des Fettgehalts der Haut beitragen.

#### Hautpflege bei veränderter Haut

**Hautpflege bei Inkontinenz.**

- regelmäßige und schonende Hautreinigung nach Urin- oder Stuhlkontakt
- Haut nur abtupfen, nicht rubbeln oder reiben
- Hautpflege mit einem W/O-Präparat oder ggf. prophylaktischer Hautschutz vor Infektionen durch Präparate mit 1,3-Butandiol als Trägerstoff (z.B. PC 30 V)
- Hautreinigung mit warmem, klaren Wasser
- bei starken Verschmutzungen (z.B. durch Stuhl) rückfettende Syndets verwenden und mit klarem Wasser nachwaschen
- Waschlappen nicht mehrfach benutzen
- keine Farb- oder Gerbsubstanzen verwenden (verschleiern den Hautstatus)
- Salben und Pasten lassen sich mit Wasser nicht abwaschen
- Inkontinenzprodukte bedarfsgerecht einsetzen

**Hautpflege bei Intertrigogefahr und Intertrigo.**

- Haut besonders in Hautfalten (Leiste, Bauch, Zwischenräumen von Fingern und Zehen, bei Frauen unter der Brust) sorgfältig abtrocknen
- Baumwollkompressen einlegen, um Haut-auf-Haut-Kontakt zu vermeiden
- keine Puder verwenden (bildet bei Feuchtigkeit scharfkantige Kristalle)
- keine Zinkpaste verwenden
- bei Verdacht auf Sekundärinfektion (Candida) Abstrich nehmen
- bei Kandidose lokales Antimykotikum nach ärztlicher Anordnung auftragen

**Hautpflege bei Juckreiz (= Pruritus).**

- wie bei trockener Haut, Hautpflege mit harnstoffhaltigen W/O-Präparaten
- lindernde Kühlung anwenden (Cool-Packs)
- Fingernägel kurz schneiden und die Ecken feilen
- Bauwollhandschuhe tragen
- Antipruriginosa (= Arzneimittel gegen Juckreiz) nach ärztlicher Anordnung

### Haarpflege im Bett

#### Vorbereitung

- Bewohner informieren, Teamabsprache zur ruhigen Durchführung
- Hilfestellung einer zweiten Pflegenden, je nach Unterstützungsbedarf
- mehrere Handtücher, Tuch/Waschlappen zum Schutz der Augen, Shampoo
- Litermaß für das Wasser, Haarwaschwanne, Auffanggefäß, Bettschutz
- Kamm und Haarfön, Händedesinfektion, Einmalschürze, Einmalhandschuhe

### Durchführung

- Kopfbrett des Bettes entfernen, zum Stützen des Kopfes zu zweit arbeiten
- Haarwaschbecken unterschieben; Haarwäsche
- Kopf des Bewohners stützen, andere Pflegende entfernt das Waschbecken
- Oberkörper des Bewohners aufrichten, je nach Ressource kämmen und fönen

**Praxistipp:** Eine günstige und auch in der häuslichen Pflege gut durchzuführende Alternative ist das Haarewaschen mit einem großen Abfallsack, das in Abb. 10.7 dargestellt ist.

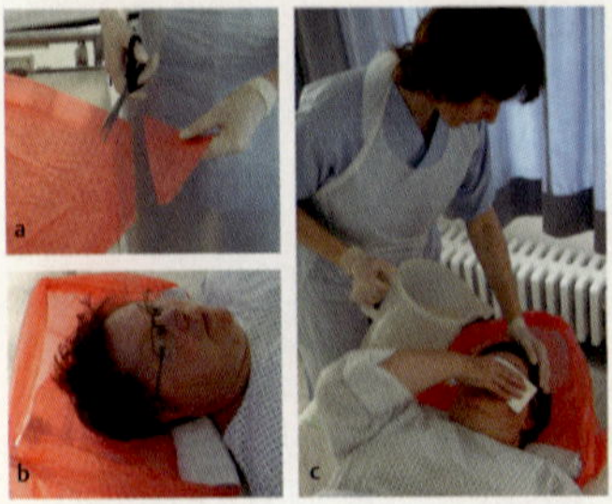

***Abb. 10.7 Haarpflege im Bett mithilfe eines Abfallsacks.** **a** Eine Ecke des Abfallsacks wird abgeschnitten und dient als Wasserablauf. **b** Das zusammengerollte Handtuch fixiert den Kopf und kann Wasser aufsaugen. Der Abfallsack wird weit unter die Schulter gezogen und die Öffnung aufgerollt. **c** Beim Waschen der Haare wird die offene Spitze des Abfallsacks in ein Auffanggefäß geleitet.*

## 10.2.4 Hand- und Fußbad, Nagelpflege

**Hand- und Fußbad.** Ein Hand- oder Fußbad wird vor einer Maniküre oder Pediküre angeboten. Ziel ist es, die Nägel etwas aufzuweichen, damit gerade die harten Fußnägel leichter geschnitten und Verletzungen vermieden werden können. Bewegungsübungen bei Gelenksteifigkeit (z.B. nach Verletzungen) fallen in warmem Wasser meist leichter und sind weniger schmerzhaft.

**Nagelpflege.** Die Nagelpflege umfasst die Reinigung und das Schneiden der Hornplatte (Abb. 10.8), sobald sie die Fingerkuppe überragt. Kurze Nägel stellen sowohl für den Bewohner als auch für die Pflegenden ein verringertes Verletzungs- und Infektionsrisiko dar.

***Abb. 10.8 Schneiden und Feilen der Fußnägel.** **a** Der überstehende Nagelanteil wird mit der Schere gekürzt. **b** Die Ecken der Fußnägel sollten nicht mit der Schere geschnitten, sondern mit der Feile sanft und unter geringerer Verletzungsgefahr leicht rund gefeilt werden.*

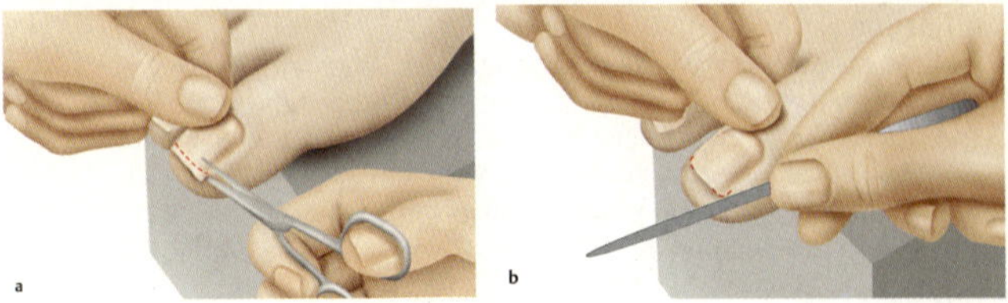

## 10.2.5 Augen-, Nasen-, Ohrenpflege, Pflege der Brille

### Augenpflege

Die Augenpflege wird i. A. im Rahmen der Gesichtspflege durchgeführt. Eine spezielle Augenpflege ist nur bei einem der folgenden Symptome erforderlich:

- Entzündung, inkompletter Lidschluss, fehlender Lidschlag, wenig Tränenfluss

### Nasenpflege

Die Nase ermöglicht nicht nur das Riechen, sondern ist auch für die Anfeuchtung, Anwärmung und Reinigung der Atemluft unentbehrlich.

- z. B. bei PEG, Schleimhautreizungen oder -defekten
- Ziele: Inspektion, Feuchthalten, Infektionsprophylaxe, Ulzera vermeiden

Vorbereitung

- Patienteninformation, Oberkörperhochlagerung, ggf. Sondenkost pausieren
- dünne Watteträger (unsteril), physiologische Kochsalzlösung, Pflegemittel
- Lichtquelle, Abwurf, Händedesinfektion, Einmalhandschuhe, Einmalschürze

Durchführung

- Nasenbereich inspizieren: Feuchtigkeit, Beläge, Defekte, Entzündungen
- festsitzende Borken zum problemlosen Abtragen mit Nasenöl einweichen
- angefeuchtete Watteträger einführen und Nasenwände reinigen
- wiederholen, bis das Nasenloch sauber ist (jeweils mit neuem Watteträger)

### Ohrenpflege

- zur Vorbeugung von Infektionen und zum Erhalt des Hörvermögens
- Gehörgang und Ohrmuschel im Rahmen der Körperpflege äußerlich reinigen, indem das Ohr durch leichten Zug nach oben gezogen wird

### Pflege der Brille

- Brille mit Wasser abspülen, auf jedem Glas 1 Tropfen Spülmittel verreiben
- unter fließendem, lauwarmen Wasser abspülen, mit weichem Tuch trocknen

## 10.2.6 Bartrasur

10

### Nassrasur

Vorbereitung

- Patientenformation, Oberkörperhochlagerung
- Handtuch, Waschhandschuh, Wasser, Rasierschaum, Rasierer
- ggf. Hautpflegemittel oder Aftershave
- Nierenschale, Abwurf, Händedesinfektion, Einmalhandschuhe, Einmalschürze

Durchführung

- Gesicht waschen, Handtuch über die Brust des Patienten legen
- Rasierschaum auftragen, bis alle Barthaare von Schaum bedeckt sind
- mit feuchtem Rasierer Wangen, Hals, um Nase, Ohren und Lippen rasieren
- Haut gegen die Haarwuchsrichtung spannen, um auch Hautfalten zu erreichen
- Rasierer nach jedem Zug in Wasser tauchen, um Schaum und Haare zu entfernen
- verbliebene Schaumreste entfernen, Aftershave oder Pflegemittel auftragen

### Trockenrasur

Vorbereitung und Technik sind wie bei der Nassrasur. Der Scherkopf wird im Anschluss mit einem Bürstchen vorsichtig gereinigt.

### 10.2.7 Bei der Bekleidung unterstützen

Auch für pflegebedürftige alte Menschen ist die Möglichkeit, sich so zu kleiden, wie sie wollen oder wie sie es gewohnt sind, eine wichtige Voraussetzung zum Wohlbefinden. Schön und gepflegt aussehen ist für die meisten Menschen ein wesentliches Bedürfnis.

#### An- und Auskleiden als rehabilitative Maßnahme

An- und Ausziehen ist eine komplexe Tätigkeit, für die motorische, sensorische und kognitive Fähigkeiten notwendig sind und erfordert mehr Kraft und Geschicklichkeit, als viele durch Behinderung und Krankheit eingeschränkte ältere Menschen aufbringen können (Tab. 10.2). Rehabilitative Pflege ermöglicht dem Kranken, seine verbliebenen Fähigkeiten in die Pflegehandlung einzubringen. Seine größtmögliche Eigenbeteiligung wird unterstützt und gefördert.

#### Anziehhilfen und Anziehtraining

Mit dem Einsatz von Hilfsmitteln können unterschiedliche körperliche Behinderungen ausgeglichen und damit die Selbstständigkeit und Alltagskompetenz erhalten bleiben, z. B. Schuhanzieher, Strumpfanzieher und Knöpfhilfe. Das Ziel eines Anziehtrainings ist die Förderung von Selbstständigkeit und Alltagskompetenz.

***Tab. 10.2*** *Funktionsminderungen, die das An- und Ausziehen behindern.*

| Befund | Beispiele |
|---|---|
| ▪ motorische Defizite:<br>– Paresen, Tremor, Ataxie<br>– Rigor, Akinese | ▪ Apoplex, neurologische Erkrankungen<br>▪ Tremor, Kleinhirnerkrankungen<br>▪ Morbus Parkinson |
| ▪ schmerzhafte Bewegungseinschränkungen | ▪ Lumbago u.a. Wirbelsäulenerkrankungen |
| ▪ Gelenkschäden | ▪ Arthrose, Arthritis, Kontrakturen |
| ▪ Verluste von Gliedmaßen | ▪ Amputationen |
| ▪ Sehstörungen | ▪ diabetische Retinopathie, Grauer Star |
| ▪ globale kognitive Störungen | ▪ Morbus Alzheimer, vaskuläre Demenz |
| ▪ neurophysiologische Störungen, z. B. Apraxie | ▪ Apoplex, sonstiger Hirnschaden |
| ▪ Neglect-Syndrom | ▪ Apoplex, sonstiger Hirnschaden |
| ▪ Sensibilitätsstörungen | ▪ Polyneuropathie |

#### Qualitätskriterien zur Lebensaktivität „Sich kleiden können"

Mit der Checkliste zur Lebensaktivität „Sich kleiden können" ist es möglich, anhand der Qualitätskriterien zu überprüfen, ob auf diesen Aspekt im Heim Wert gelegt wird und wo Handlungsbedarf besteht (Abb. 10.9).

### 10.2.8 Körperpflege in anderen Kulturen

Die Religion ist für viele Menschen ein fester Bestandteil in ihrem Leben. Gebote und Verbote regeln sowohl das tägliche Leben als auch das Verhalten allgemein und in besonderen Situationen. Um ganzheitlich zu pflegen, müssen auch religiöse Bedürfnisse und die besonderen Anforderungen bezüglich Körperpflege und Bekleidung berücksichtigt werden (Tab. 10.3).

***Abb. 10.9 Checkliste:*** *Qualitätskriterien zur Lebensaktivität „Sich kleiden können".*

**Qualitätskriterien zur Lebensaktivität „Sich kleiden können"**

| | ja | nein |
|---|---|---|
| **Strukturqualität** | | |
| – Hat jeder Bewohner einen ausreichend großen Kleiderschrank? | ○ | ○ |
| – Gibt es große Wandspiegel im Wohnbereich, in denen sich die Bewohner von Kopf bis Fuß sehen können? | ○ | ○ |
| – Können persönliche Kleidungsstücke im Haus gewaschen werden? | ○ | ○ |
| – Legt die Heimleitung Wert auf gepflegte, individuelle Kleidung der Heimbewohner? | ○ | ○ |
| – Werden hausinterne Modenschauen veranstaltet oder Interessenten zum Kleiderkauf begleitet? | ○ | ○ |
| – Gibt es im Haus ein Kleidungsdepot, in dem sich finanzschwache alte Menschen Kleidungsstücke aussuchen können? | ○ | ○ |
| – Erhalten gehbehinderte Personen eine Kleidung, die ihnen größtmögliche Sicherheit gibt und trotzdem ihrem persönlichen Stil entspricht? | ○ | ○ |
| – Wird darauf geachtet, dass eine den Sonn- und Feiertagen entsprechende Kleidung getragen wird? | ○ | ○ |
| – Erhalten die Mitarbeiterinnen Fortbildung zum Thema: AEDL „Sich kleiden können"? | ○ | ○ |
| – Gibt es im Haus eine Dienstkleidungsordnung? | ○ | ○ |
| – Legen die Mitarbeiterinnen bei der Berufsausübung Wert auf eigenes gepflegtes Aussehen? | ○ | ○ |
| – Können Heimbewohner an der Dienstkleidung der Pflegenden einen Sonntag vom Alltag unterscheiden? | ○ | ○ |
| **Prozessqualität** | | |
| – Wird die Lebensaktivität „Sich kleiden können", z. B. Kleidungsgewohnheiten bei der Pflegeplanung berücksichtigt? | ○ | ○ |
| – Wird darauf geachtet, dass psychisch und körperlich behinderte Personen eine größtmögliche Selbstständigkeit beim An- und Auskleiden erhalten? | ○ | ○ |
| – Können die Bewohner sich so kleiden, wie sie es wollen, auch wenn es nicht der Situation und den Vorstellungen der Mitarbeiterinnen entspricht, z. B. Kopftücher, Schürzen u. a.? | ○ | ○ |
| – Ist es selbstverstädlich, dass verschmutzte Kleidung/Wäsche umgehend ausgewechselt werden? | ○ | ○ |
| – Haben die alten Menschen genug Zeit beim An- und Auskleiden? | ○ | ○ |
| – Wird darauf geachtet, dass private Kleidung anstelle von „Anstaltskleidung" getragen wird? | ○ | ○ |
| – Werden Bewohner und Angehörige im Blick auf die Qualität, Zweckmäßigkeit, Benutzerfreundlichkeit von Kleidung beraten? | ○ | ○ |
| – Werden behinderte Bewohner und deren Angehörige/Betreuerinnen im Blick auf individuelle, angepasste Kleidung und Hilfsmittel (bei Inkontinenz, Lähmung, Sensibilitätsstörungen u. a.) beraten? | ○ | ○ |
| – Werden Anzieh- und Selbstständigkeitstraining in der Dokumentation inklusive Durchführung, Hilfsmittel, Zeitaufwand, Probleme und Erfolge erfasst? | ○ | ○ |
| – Werden Demenzkranke ihrer Situation entsprechend gefördert und Kleidung gemeinsam ausgewählt, die ihrer Biografie, ihren früheren Gewohnheiten und und der Situation (Klima, Zeitpunkt, Anlass) entspricht? | ○ | ○ |
| **Ergebnisqualität** | | |
| – Die alten Menschen fühlen sich in ihrer Kleidung wohl. | ○ | ○ |
| – Die individuelle Persönlichkeit jedes Einzelnen wird unterstützt. | ○ | ○ |
| – Die Angehörigen und Betreuerinnen sind zufrieden. | ○ | ○ |
| – Die Mitarbeiterinnen fühlen sich in ihrer Dienstkleidung wohl und wirken angenehm auf Bewohner und Gäste. | ○ | ○ |

***Tab. 10.3*** *Anforderung an die Körperpflege und Bekleidung in verschiedenen Religionen.*

| Religion | Anforderungen an Körperpflege und Bekleidung |
|---|---|
| Judentum | Körperpflege:<br>▪ Hände werden sofort nach dem Aufstehen und vor den Mahlzeiten gewaschen<br>▪ mit Beginn des Sabbats muss die Körperpflege beendet sein<br>▪ bei Bartträgern wird zur Pflege nur Rasiercreme oder ein elektrischer Rasierapparat benutzt<br>▪ Hilfe bei der Grundpflege des Kranken durch die Angehörigen<br>Bekleidung:<br>▪ Kopfbedeckung bei streng gläubigen Juden als Ausdruck der Ehrfurcht vor Gott<br>▪ beim Mann Kappe (Kippa, Jarmulke) oder Hut<br>▪ bei der Frau über kurz geschorenes Haar eine Perücke oder Tuch |

10

*Tab. 10.3* (Forts.)

| Religion | Anforderungen an Körperpflege und Bekleidung |
|---|---|
| Islam | Körperpflege:<br>■ äußere Sauberkeit ist Symbol für innere Sauberkeit<br>■ Reinigung des Körpers kann nur unter fließendem Wasser stattfinden<br>■ alles, was den Körper verlässt, gilt als „unrein" und erfordert eine anschließende Reinigung<br>■ zur körperlichen Sauberkeit zählt die Entfernung sämtlicher Körperhaare<br>■ vor dem Gebet, Fasten und Lesen im Koran müssen Gesicht, Hände und Füße gewaschen werden<br>■ die Frau gilt bis 40 Tage nach der Entbindung und während der Menstruation als „unrein"<br>Bekleidung:<br>■ Verhüllung des Körpers und Kopfbedeckung bei den Frauen (Ehrfurcht vor Gott, Schutz vor Belästigungen, nackt und ausgeliefert sein) |

## 10.3 Essen und Trinken

### 10.3.1 Hunger, Sättigung, Appetit, Durst

**Definition: Hunger** ist das physiologische Verlangen nach Nahrung. **Appetit** bedeutet Lust, Verlangen. Ursache für das Hungergefühl ist die Abnahme der Glukosekonzentration im Blut.

**Sättigung.** Nach der Nahrungsaufnahme wird der Magen gedehnt, Glukosekonzentration und Körperkerntemperatur steigen an. Dies wird von Rezeptoren registriert und dem Gehirn mitgeteilt. Das Gefühl der Sättigung entsteht.

**Appetit.** Appetit ist stimmungsabhängig. Soziale Reize und Umgebungsreize (Geschmack, Aussehen) bestimmen den Zeitpunkt und die Menge des Essens stärker als physiologische Faktoren und steigern den Appetit, obwohl der Hunger längst gestillt ist.

#### Veränderungen von Hunger und Appetit

**Appetitlosigkeit.** Hierbei ist die Freude und Lust am Essen verloren gegangen; im Essen wird z.B. nur noch herumgestochert. Ursachen sind organische Erkrankungen, Krebserkrankungen, psychogene Störungen und Infektionen des Gastrointestinaltrakts.

**Nahrungsverweigerung.** Hierbei handelt es sich um eine aktive Form von Appetitlosigkeit. Sie kann ein Signal des Protests sein – gegen das Leben allgemein oder gegen bestimmte Menschen und in stationären Einrichtungen z.B. gegen die bestehende Situation oder, im Extremfall, ein Suizidversuch.

#### Durst

Durst tritt bei Flüssigkeitsmangel bzw. Salzüberschuss auf. Physiologische Wasserverluste des Körpers entstehen durch Urin, Schweiß und die Feuchtigkeit der Atemluft. Hat der Körper mehr als 0,5% seines Gewichts an Wasser verloren, werden Rezeptoren im Zwischenhirn angeregt, die das Durstgefühl wecken.

### 10.3.2 Mangelernährung im Alter

In westlichen Ländern liegt bei älteren Menschen häufig eine Proteinmangelernährung vor. In Frankreich wurde z.B. bei Menschen mit Alzheimer-Demenz in 40% der Fälle eine Unterernährung festgestellt. Die Faktoren sind vielfältig. Assessment-Kri-

*Tab. 10.4 Aspekte zur Informationssammlung bei der Ernährungsanamnese.*

| Bereich | Informationen |
|---|---|
| individuelle Bedeutung des Essens und Trinkens | ■ Genusserlebnis, Last, Essenswünsche?<br>■ kommunikatives Geschehen, Trost |
| Ernährungszustand (EZ) | ■ Körpergröße/Gewicht, normaler/reduzierter Ernährungszustand, BMI<br>■ Kachexie, Adipositas, Dehydratation |
| Ess- und Trinkverhalten (wie, wo, wie oft und wann isst der Bewohner?) | ■ Geschwindigkeit beim Essen/Trinken<br>■ Häufigkeit der Mahlzeiten, Essenszeiten<br>■ Verweigerung der Nahrungsaufnahme<br>■ Einhaltung und Kenntnis einer Diät<br>■ religiöse, kulturelle Vorschriften |
| Ernährungsgewohnheiten (was und wie viel ist der Bewohner?) | ■ letzte Ernährungsform (z.B. parenteral)<br>■ Kostform (z.B. vegetarisch)<br>■ Nahrungsbestandteile (z.B. Obst)<br>■ religiöse Vorschriften (z.B. kein Schwein)<br>■ Vorlieben für Speisen/Getränke<br>■ Abneigung gegen Speisen/Getränke<br>■ Veränderungen der gewohnten Nahrungs- und Flüssigkeitsaufnahme in letzter Zeit<br>■ Alkohol- und Nikotinkonsum, wie viel?<br>■ Nahrungsmittelallergien/-intoleranzen<br>■ Einnahme von Nährstoffen (z.B. Vitamine)<br>■ Menge der aufgenommenen festen Nahrung<br>■ Menge der aufgenommenen Flüssigkeit |
| sonstige Gewohnheiten | ■ Wie viel bewegt sich der Patient?<br>■ Tätigkeit vor und nach den Mahlzeiten |
| Beeinträchtigungen der Nahrungsaufnahme | ■ Allgemeinzustand (z.B. Schwäche)<br>■ körperliche Einschränkung (z.B. Schmerzen)<br>■ ungünstige Körperstellung (z.B. Rückenlage)<br>■ Beeinträchtigung von Sehkraft, Geruchs- und Geschmacksempfinden und Kauen<br>■ schlechter Zustand der Zähne<br>■ Medikamente (Dosis, Zeitpunkt, Menge)<br>■ Atembeschwerden, verändertes Hunger-, Appetit- oder Durstgefühl<br>■ seelische Belastung, geistige Behinderung<br>■ psychische Faktoren für Appetitmangel (z.B. Angst vor einem Umzug) |
| Grad der Hilfsbedürftigkeit | ■ selbstständig, teilweise hilfsbedürftig<br>■ vollständig hilfsbedürftig<br>■ vorhandene Hilfsmittel (z.B. Spezialtasse)<br>■ Einflussfaktoren auf die Selbstständigkeit |
| krankheitsbedingte Veränderungen | ■ Essstörung (z.B. Anorexia nervosa)<br>■ Appetitlosigkeit (z.B. Läsion der Mundhöhle)<br>■ Durchfall, Blähungen, Völlegefühl<br>■ Sodbrennen, Übelkeit, Erbrechen,<br>■ Krankheiten des Verdauungsapparates<br>■ Schmerzen, Schluckstörungen<br>■ transnasale Sonde, PEG oder FKJ |

terien zur Bestimmung einer Unter-/Mangelernährung sind Anamnese, körperliche Untersuchung und der BMI (Tab. 10.4).

## Flüssigkeitsbedarf im Alter

Der natürliche Wasserverlust (Schwitzen, Urin, Atmung) muss ständig durch eine ausreichende Flüssigkeitszufuhr ausgeglichen werden. Im Alter lässt das Durstempfinden häufig nach, weshalb viele ältere Menschen nicht mehr ausreichend trinken.

Ihnen sollte deshalb öfter angeboten werden, Flüssigkeit aufzunehmen (Trinkförderung, s. u.).

> **Merke:** Zeichen der **Dehydratation** (Austrocknung) infolge mangelnder Flüssigkeitszufuhr und/oder vermehrtem Verlust sind schlaffe, raue, in Falten abhebbare Haut, trockene, raue Schleimhäute, Beeinträchtigung der Stimme, Lethargie, Muskelschwäche, Krämpfe und Bewusstseinstrübung.

## 10.3.3 Ernährungsanamnese und Biografiearbeit

Die Ernährungsanamnese wird erstellt, um den momentanen Ernährungszustand und etwaige Probleme zu erfassen und einzuschätzen. Inhalte sind Tab. 10.4 zu entnehmen. In einem fortlaufenden Ernährungsprotokoll können Beobachtungen und Veränderungen im Verlauf dokumentiert werden. Das Einholen und Dokumentieren biografischer Informationen gewährleistet, dass der zu pflegende Mensch ihm förderliche Maßnahmen erhält – auch wenn er hinfälliger wird und sich evtl. nicht mehr äußern kann.

## 10.3.4 Beim Essen und Trinken unterstützen

### Trinken fördern

- Zeit lassen, Angebot einladend gestalten, regelmäßig kleinere Portionen anbieten
- Alkohol, Kaffee, Schwarztee, Milch vermeiden (sind Genuss- bzw. Nahrungsmittel)

### Hilfe beim Essen

#### Grundlagen

- **Hygiene:** vor dem Umgang mit Nahrung Hände waschen, Händedesinfektion
- **Situationsgestaltung:** Gewohnheiten berücksichtigen (z. B. Serviette)
- **Ziel der Lagerung/Position:** Aspiration verhindern, Ressourcen einsetzen
- **Positionen:**
  - Sitzen am Tisch ist optimal (gute Körperhaltung, gewohnte Situation).
  - Beim Sitzen im Bett ist das Kopfteil auf ca. 70° erhöht (Abb. 10.10).
  - Beim Sitzen an der Bettkante muss die Sicherheit gewährleistet sein.
  - Beim Liegen im Bett (möglichst in Seitenlage) ist das Schlucken erschwert.
- **Sicherheit:** Temperatur von Getränken und Speisen prüfen, auf eine Aspiration sofort reagieren können, bei Schluckstörungen vorsichtig vorgehen
- **Selbstständigkeit:** Essen zunächst nur vorbereiten; Bewohner sollte selbstständig essen; zu Hilfestellung bei blinden Menschen s. S. 449.
- **Zeit:** Geschwindigkeit den Wünschen und Möglichkeiten des Bewohners anpassen
- **Nachsorge:** Mundpflege, aspirationsgefährdete Bewohner noch für 20 Min. aufrecht sitzend lagern; ggf. dokumentieren, Ernährungsprotokoll führen

#### Weitere Unterstützungen

- **Mund öffnen:**
  - Kinn mit leichtem Druck durch den Daumen nach unten drücken
  - Kiefergelenk ausstreichen, über die Lippen streichen
  - Kinn durch Bewegungen (oben, unten usw.) lockern
- **Führen:**
  - Hand fassen, gemeinsam z. B. den Löffel zum Mund führen (s. Abb. 10.10)
  - Anstoß geben, damit der Patient die Handlung alleine weiterführt

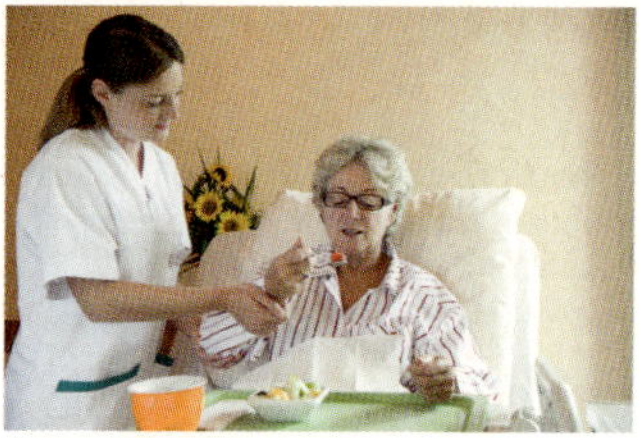

***Abb. 10.10 Essen im Bett.*** *Dazu ist das Kopfteil auf etwa 70° erhöht. Hier umgreift die Pflegende unterstützend Handgelenk und Ellenbogen.*

## Hilfsmittel

Es gibt viele unterstützende Hilfsmittel (Abb. 10.11):

- **Löffel:** nicht zu groß, nicht zerbrechlich, flach (Schluckstimulus)
- **Trinkgefäße:** Sie sollten durchsichtig sein, um die Trinkmenge zu dosieren. Becher mit „Nasenkerbe“ sind zur Aspirationsprophylaxe hilfreich (Kopf muss nicht überstreckt werden).
- **Strohhalme:** aktivieren die Lippen- und Gaumensegelfunktion

***Abb. 10.11 Ess- und Trinkhilfen.*** *Verschiedene Modelle zur selbstständigen Nahrungs- und Flüssigkeitsaufnahme.*

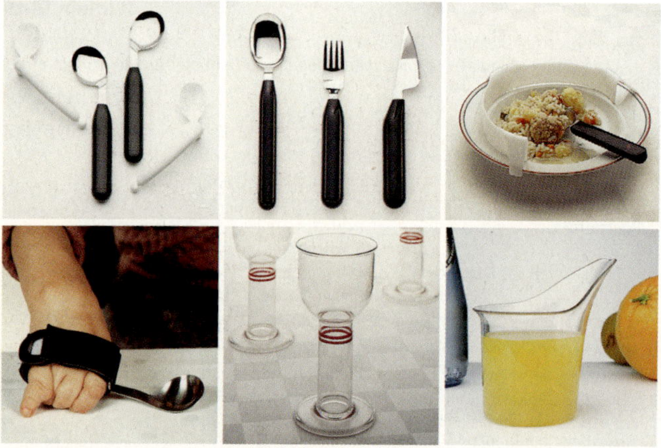



## Hilfe beim Verschlucken (Aspiration)

Kommt es zum Verschlucken, ist es wichtig, ruhig und bestimmt zu bleiben, um Panikreaktionen zu vermeiden. Der Bewohner wird zum Abhusten aufgefordert und dabei unterstützt, Kopf und Rumpf geneigt zu halten. Wenn sich ein Bewohner verschluckt, sollten Sie ihm nicht auf den Rücken klopfen, da der Bolus dadurch tiefer rutschen kann. Ziel ist ein kräftiger Hustenstoß, damit die Nahrung wieder nach oben transportiert wird. Bei hartnäckigem Verschlucken wird der Oberkörper des Bewohners weit nach vorne unten gebeugt. Im Notfall muss abgesaugt werden (S. 233).

## 10.3.5 Unterstützung bei Appetitlosigkeit

### Nahrungsauswahl und -zusammensetzung

- Vorlieben erfragen, abwechslungsreiche Mahlzeiten anbieten
- Essen mit Gewürzen und Kräutern verfeinern (regt Verdauungssäfte an)
- Zwischenmahlzeiten anbieten (größere Akzeptanz, entlasten Stoffwechsel)
- passierte, pürierte oder flüssige Nahrung, wenn das Kauen schwerfällt

### Appetit anregen

- vor dem Essen: Tasse Bouillon oder Gläschen Wein (Arztrücksprache)
- Beeinträchtigungen beheben (z. B. durch schlecht sitzende Zahnprothese)
- Einnahme von Medikamenten berücksichtigen, Einnahmezeiten anpassen
- auf ausreichende Trinkmenge achten, Bewohner zur Bewegung anregen
- bei lang andauernder Nahrungsaufnahme Warmhalteteller verwenden
- Essen appetitlich richten, Zimmer lüften, ggf. für Gesellschaft sorgen

> **Pflegeschwerpunkt:** Bei Nahrungsverweigerung ist die Ursachenforschung wichtig (s. Tab. 10.4): Kann der Bewohner nicht essen, oder möchte er es nicht?

## 10.3.6 Unterstützung der Ernährung bei Bettlägerigen

Die leicht nach hinten geneigte Haltung im Bett erschwert das Essen und Trinken deutlich und strengt die bereits geschwächten Personen sehr an; zudem steigt das Aspirationsrisiko und die Gefahr der Mangelerkrankung und der Exsikkose. Als Assessmentinstrumente sind ein Ernährungsprotokoll, Gewichtskontrollen sowie ein Trinkprotokoll unumgänglich.

### Essen und Trinken bei schwindender Mobilität

Grundsätzlich muss die Situation so gestaltet werden, dass die Eigenständigkeit gefördert wird. Das Getränkeangebot sollte abwechslungsreich, die Getränke immer erreichbar sein. Die Wahl des Trinkgefäßes muss individuell angepasst sein, dabei ist darauf zu achten, dass nicht randvoll eingeschenkt wird.



#### Essen am Tisch und am Bettrand

Die Nahrungsaufnahme sollte so lange wie möglich am Tisch sitzend erfolgen – wenn möglich in Gesellschaft mit anderen. Ist eine Nahrungsaufnahme am Tisch nicht mehr möglich, ersetzt das Sitzen am Bettrand die Normalität der Mahlzeit. Auch wenn das Essen eingegeben werden muss, sollte von dieser Möglichkeit Gebrauch gemacht werden.

#### Essen im Bett mit Oberkörperhochlagerung

Bei der Nahrungsaufnahme nehmen wir im Normalfall eine leicht nach vorne geneigte Haltung ein. Diese ist mit dem Aufrichten des Bettteils nicht zu erreichen. Die leicht nach hinten geneigte Haltung und ein zusätzliches Herunterrutschen im Bett erschwert das Essen und Trinken deutlich. Das Essen wird für die bereits geschwächten Personen sehr anstrengend, zudem steigt das Aspirationsrisiko.

Um eine eigenständige Nahrungsaufnahme zu erleichtern, müssen Hüftknick und Bettknick übereinstimmen. Die nach vorne geneigte Sitzhaltung ist mit einem Kissen im Lendenwirbelbereich zu erreichen. Gegen das Herunterrutschen kann eine Sitzbremse eingebracht werden (vor die Sitzbeinhöcker gelegte gerollte Handtücher).

## 10.3.7 Ernährung über transnasale Sonden oder PEG

**Definition:** Eine **transnasale Sonde** wird durch ein Nasenloch über die Speiseröhre in den Magen gelegt. Man unterscheidet zwischen Ernährungs- und Ablaufsonden.

### Legen einer transnasalen Sonde

Das Legen einer transnasalen Sonde wird vom Arzt angeordnet. Dieser klärt den Bewohner auf und kann die Durchführung delegieren. Der Patient bzw. sein gesetzlicher Vertreter muss in die Maßnahme einwilligen.

#### Indikationen

- **diagnostisch:** Magensaft gewinnen (Ablaufsonde)
- **therapeutisch:** Magensaft ableiten, Sondenkost bzw. Medikamente verabreichen

#### Vorbereitung

- Sonde, Gleitmittel, lokalanästhesierendes Gel, Wattestäbchen
- wasserfester Stift, Becher mit lauwarmem Tee oder Wasser, Mundspatel
- Taschenlampe, Zellstoff, lokalanästhesierendes Spray, saubere Ablage
- Bettschutz, Nierenschale, Abwurfbehälter, unsterile Einmalhandschuhe
- 20 ml Spritze ggf. mit Adapter, Stethoskop, Indikatorpapier
- alkoholgetränkte Tupfer, hautschonendes Pflaster
- Verschlusskonus für die Sonde oder Ableitungssystem mit Aufhängung

Bei der weiteren Vorbereitung sollte auf folgende Aspekte geachtet werden:

- Intimsphäre wahren, hygienische Händedesinfektion, Patient informieren
- Die letzte Nahrungsaufnahme muss 2–6 Std. zurückliegen.
- mit wachen Bewohnern ein Pausensignal verabreden (z.B. Heben der rechten Hand)

#### Durchführung

- Sondenlänge ermitteln und auf der Sonde markieren
- sitzende (z.B. 45°), seitliche oder halbsitzende Lagerung
- Bettschutz, Nierenschale und Zellstoff vorlegen, Handschuhe anziehen
- Zahnprothesen entfernen, Mund und Nase reinigen, Nasenrücken mit Alkohol entfetten
- Nasenloch wählen (meist das größere, durch das besser geatmet wird).
- Lokalanästhetikum mittels Watteträger im Nasenraum und auf dem vorderen Drittel der Sonde verteilen, Lokalanästhetikum auf den Rachen sprühen
- Kopf leicht nach hinten beugen lassen (Übergang zwischen Nase und Rachenraum wird leichter überwunden), Sonde in das Nasenloch einführen (Abb. 10.12)
- Sonde vorsichtig ca. 10 cm (Markierung an der Sonde) weiter schieben, sobald sie im Rachen liegt, Kopf leicht nach vorne beugen lassen, um das Abgleiten der Sonde in die Luftröhre zu verhindern
- während der Patient durch den Mund atmet und schluckt: bei jedem Schluck die Sonde vorschieben (evtl. lauwarmen Tee trinken lassen)
- Zügig vorgehen, da die Sonde einen starken Würgereiz auslöst
- Sonde bis zur Markierung einführen und kontrollieren, ob sie sich im Mund aufgerollt hat.

**Abb. 10.12** ***Einführen der transnasalen Sonde. a*** *Die Sonde rutscht fälschlich in die Trachea.* ***b*** *Der Betroffene beugt den Kopf, um ein Abrutschen der Trachea zu verhindern.*

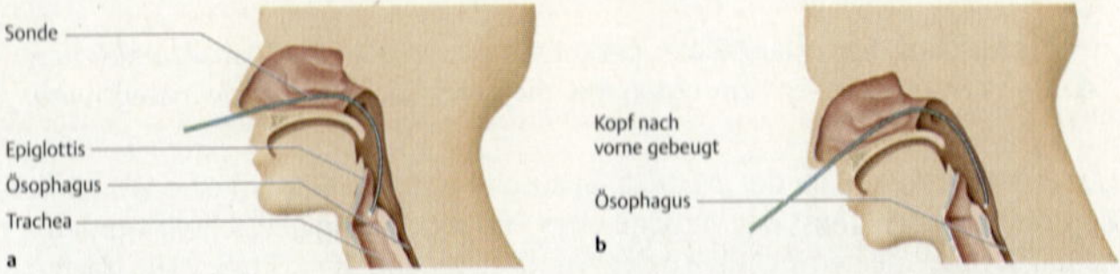


**Lagekontrolle.** Hierzu wird mit einer 50–100 ml Spritze Magensaft aspiriert und mit Indikatorpapier ein Säurenachweis durchgeführt. Eine weitere Möglichkeit ist das zügige Einspritzen von 20 ml Luft. Bei korrekter Lage ist mit dem Stethoskop über der Magengrube ein „blubberndes" Geräusch zu hören.

**Fixierung.** Die Sonde wird an Nase und Wange mit einem Pflasterstreifen fixiert (Abb. 10.13). An der Kleidung wird evtl. zusätzlich eine Pflaster-Fixierung angebracht, um Zug zu vermeiden.

**Mandrin entfernen.** Ein evtl. vorhandener Mandrin wird entfernt. Hat sich die Sonde im Magen aufgerollt, ist dies schwierig. Die Sonde muss dann etwas zurückgezogen und die Lage nochmals kontrolliert werden.

**Sonde an- oder verschließen.** Je nach Indikation wird die Sonde mit einem Stöpsel verschlossen, Sondenkost verabreicht oder ein ableitendes System angebracht.

#### Komplikationen

- starker Husten, Würgen (evtl. bis zum Erbrechen), Zyanose
- atemsynchrone Luftgeräusche, Schleimhautläsionen, Blutungen
- Perforation des Ösophagus (evtl. durch zu harte Sonden)

Die Sonde muss in diesen Fällen zurückgezogen werden. Der Vorgang wird abgebrochen oder unterbrochen und erst wieder begonnen, wenn die Symptome abgeklungen sind.

#### Nachsorge

- Nase reinigen, Mund spülen, ggf. Zahnprothese einsetzen, Material versorgen
- Patienten über den Umgang mit der liegenden Sonde informieren
- Länge, Durchmesser und Art der Sonde dokumentieren



### Pflege bei liegender transnasaler Sonde

- Mundpflege und Nasenpflege durchführen (S. 154), Pflaster täglich wechseln
- Pneumonieprophylaxe vornehmen (S. 122; Neigung zur Schonatmung)
- Sondenlage regelmäßig kontrollieren (Dislokationen frühzeitig erkennen)
- Menge, Aussehen, Geruch und Konsistenz des Magensekrets beobachten
- alle Pflegemaßnahmen und Beobachtungen dokumentieren

### Entfernen einer transnasalen Magensonde

#### Vorbereitung

- Einmalhandschuhe, Bettschutz, Wasser, Spritze, Waschbenzin, Abwurf
- hygienische Händedesinfektion durchführen, Patienten informieren

#### Durchführung

- Bettschutz vorlegen, Einmalhandschuhe anziehen, Sonde durchspülen
- Sonde abstöpseln, Fixierung lösen, Magensonde zügig entfernen
- evtl. vorhandene Pflasterreste entfernen, Nasen- und Mundpflege

## Verbandswechsel an einer PEG

> **Definition:** Bei einer **PEG** (= perkutane endoskopische Gastrostomie) handelt es sich um eine Ernährungssonde, die durch die Bauchdecke gelegt wird.

Um zu kontrollieren, ob der Wundkanal ausgranuliert ist und um eine Wundinfektion zu vermeiden, muss der Verband einer PEG regelmäßig gewechselt werden. Es gelten die allgemeinen Richtlinien der Wundversorgung (Kap. 11, S. 219). Nach Anlage der PEG muss der Verbandswechsel in den ersten 7 Tagen täglich stattfinden, danach sollte bei normalen Wundverhältnissen ein Intervall von 3 Tagen ausreichen.

### Vorbereitung

- sterile Schlitzkompresse (5 x 5 cm), 4 sterile Kompressen (5 x 5 cm)
- Stretchpflaster, Pflasterstreifen, Schere, Abwurfbehälter
- Haut- bzw. Wunddesinfektionsspray, Händedesinfektionsmittel
- 3 Paar keimarme Einmalhandhandschuhe
- Händedesinfektion durchführen, Bewohner informieren

### Durchführung

Der Verband wird entfernt, die Halteplatte gelöst und senkrecht aufgestellt.

**Inspektion der Wunde.** Im Bereich der Wunde kann eine Rötung oder Sekretion auftreten. Die Wunde muss auf Blutung (am 1. Tag Nachblutung möglich), Verhärtung oder Schwellung inspiziert werden. Auch die Einzelteile der PEG werden untersucht. Ein Arzt wird ggf. informiert. Schmerzen bis ca. 2–3 Tage nach Anlage der PEG sind normal.

**Desinfektion und Reinigung.** Einstichstelle, Halteplatte und körpernaher Teil der Sonde werden von hartnäckigen Krusten oder Pflasterresten gereinigt, mit Hautdesinfektionsmittel desinfiziert und vollständig getrocknet. Dadurch wird die Entstehung einer feuchten Kammer verhindert, die eine Wundinfektion begünstigen würde.

**Mobilisation der Sonde.** Ab dem 2. Tag nach Anlage sollte die Sonde mobilisiert werden. Hierzu wird die Sonde leicht gedreht, ansonsten könnten die Sonde oder die innere Halteplatte einwachsen. Manchmal ist es hilfreich, die Sonde etwas in den Magen zu schieben. Nach 8–10 Tagen reicht es aus, die Sonde im Stichkanal zu lockern.

***Abb. 10.13 Fixierung der Sonde an Nase und Wange.*** *Fettige Haut zur besseren Haftung des Pflasters vorher mit Alkohol abtupfen.*

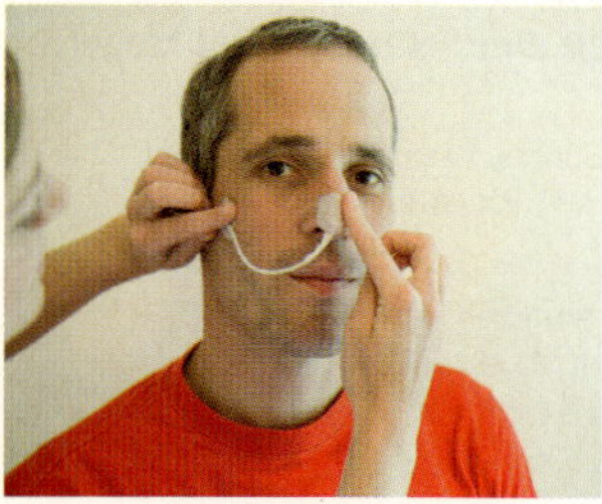

***Abb. 10.14 Verband einer PEG.*** *Sicht auf den neuen Verband.*

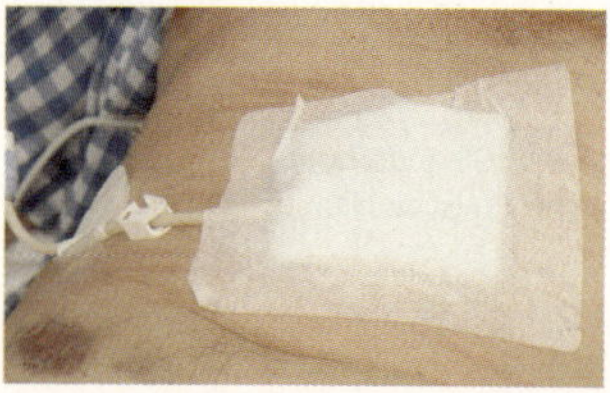

**Verband erneuern.**

- Schlitzkompresse zwischen Halteplatte und Bauchdecke um die Sonde legen
- Sonde bis zum leichten Widerstand durch die innere Halteplatte herausziehen
- äußere Halteplatte auf die Schlitzkompresse zurückschieben und die Sonde in der Halteplatte befestigen
- Halteplatte mit steriler Kompresse abdecken und befestigen (Abb. 10.14)
- Sonde durch Pflasterstreifen fixieren, um ein Abknicken zu vermeiden

Der Verbandswechsel und die Wundverhältnisse werden in der Bewohnerakte dokumentiert. Bei Komplikationen muss ein Arzt informiert werden, ggf. ist eine sofortige Nahrungskarenz notwendig.

## Sondenkost verabreichen

> **Definition:** Beim **Verabreichen von Sondenkost** (künstliche Ernährung) wird dünnbreiige oder flüssige Nahrung über eine Sonde in den Magen oder Dünndarm verabreicht.

### Vorbereitung

- Sondenkost, bei Bolusgabe per Hand: 100-ml-Spritze
- bei Schwerkraftgabe: Überleitungssystem und Infusionsständer
- bei Pumpengabe: Ernährungspumpe, Überleitungssystem, Infusionsständer
- zur Ermittlung des Mageninhalts: 100 ml Spritze, Abwurfgefäß
- zur Überprüfung der Lage: Stethoskop oder Indikatorpapier, 20-ml-Spritze
- zur Erwärmung gekühlter Sondenkost: Gefäß mit warmem Wasser

Anschließend werden folgende Maßnahmen ergriffen:

- Bewohner informieren, Mundpflege durchführen, Oberkörper erhöht lagern
- benommene Bewohner zur Aspirationsprophylaxe in Seitenlage bringen
- hygienische Händedesinfektion vornehmen

### Durchführung

Sondenkost ist ein sehr gutes Nährmedium für viele Keime. Daher sind hier unbedingt Maßnahmen zum hygienischen Umgang zu berücksichtigen (Tab. 10.5).

- Sondenkost ggf. auf Zimmertemperatur erwärmen (bei über 40° koaguliert Eiweiß!)
- bei transnasalen Sonden vor jeder Gabe die korrekte Lage kontrollieren (S. 167)
- Sonde mit 10–20 ml abgekochtem Leitungswasser durchspülen
- ggf. mit einem Überleitungssystem (Abb. 10.15), der Spritze oder nach dem Luer-Lock-Prinzip verbinden (Abb. 10.16), Nahrung verabreichen

Die Geschwindigkeit der Gabe und Menge der Sondenkost ist abhängig von:

- Sondenlage, Sondenkost, Dauer der vorherigen Nahrungskarenz
- Magen- und Darmmotilität des Bewohners, Medikamentengabe
- Bei kontinuierlicher Gabe sind 40–150 ml/h möglich.

***Tab. 10.5*** *Hygieneregeln bei enteraler Ernährung.*

| Gegenstand | Maßnahmen |
|---|---|
| Hände | ■ vor jedem Umgang mit Sondenkost und jeder Manipulation am Überleitungssystem Hände waschen oder hygienische Händedesinfektion durchführen<br>■ Verbindungsstellen nach Möglichkeit nicht berühren |
| Sondenkost | ■ Haltbarkeitsdatum beachten<br>■ Sondenkost bei Ausfällungen und Verklumpungen verwerfen<br>■ pulverförmige Nahrung mit abgekochtem Wasser, sauberen, trockenen Geräten und nur in bedarfsgerechten Portionen zubereiten, möglichst bald verabreichen, Reste nicht aufbewahren<br>■ Ernährungspausen (mindestens einmal täglich 4 Std.) einhalten: Bei kontinuierlicher Zufuhr von Sondenkost erhöht sich der pH-Wert, was zu verminderter Abtötung von Keimen im Magen führt.<br>■ Flasche bei Anbruch mit Datum und Uhrzeit versehen<br>■ nicht länger als 6–8 Std. hängen lassen (luftunabhängige, vorgefüllte Behälter bis 24 Stunden)<br>■ nicht in die pralle Sonne hängen |
| Material | ■ Sonde vor und nach jeder Mahlzeit durchspülen<br>■ Überleitungssysteme aseptisch anschließen<br>■ Überleitungssysteme 1-mal in 24 Std. wechseln<br>■ Ernährungsbeutel, Spritzen und weiteres Arbeitsgerät nach jeder Gabe ausspülen (bei 60° C, danach trockene, staubfreie Lagerung,), nach 24 Std. wechseln |

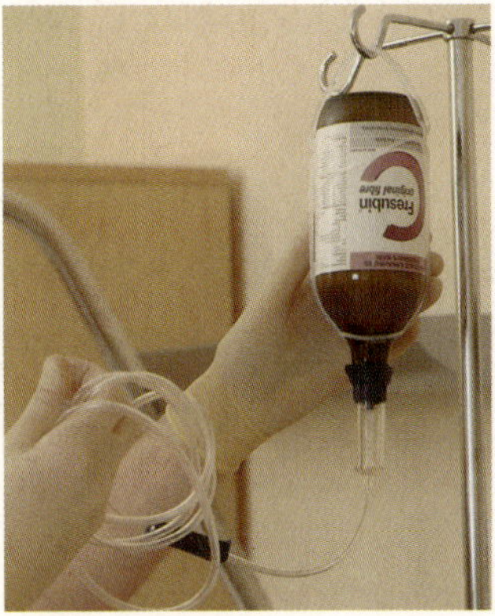

***Abb. 10.15 Verbindung der Sondenkost.*** *Mit einem Überleitungssystem. Nach dem Luer-Lock-Prinzip.*

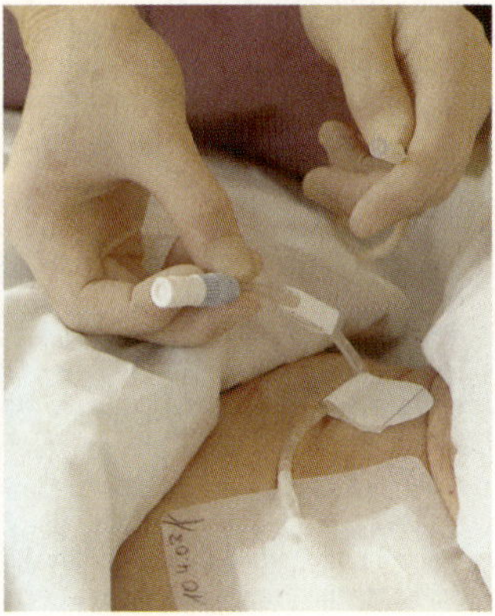

***Abb. 10.16 Verbindung der Sondenkost.*** *Nach dem Luer-Lock-Prinzip.*

**Merke:** Zum Spülen der Sonde dürfen keine säurehaltigen (Früchtetees, Obstsäfte) oder gesüßte Flüssigkeiten (gesüßter Tee) verwendet werden. Durch die Säuren kann die Sondenkost ausflocken, durch den Zucker kann die Sonde verkleben.

### Nachsorge

- Oberkörper zur Refluxprophylaxe noch mindestens 30 Min. hochlagern
- Sonde mit Wasser durchspülen, auf Komplikationen achten
- Sondenkostmenge und Zufuhrgeschwindigkeit dokumentieren

## Medikamente über Sonde verabreichen

### Grundlagen

**Medikamente.** Flüssige Arzneimittel sind für die Sondengabe geeigneter als feste. Dickflüssige und stark konzentrierte Flüssigkeiten müssen mit viel Wasser (ca. 50 ml) verdünnt werden. Beipackzettel können Auskunft geben, ob die festen Arzneiformen zerkleinert oder Kapseln geöffnet werden dürfen bzw. ob es Alternativen in flüssiger Form gibt.

**Sonde.** Hier müssen folgende Aspekte beachtet werden:

- Sondenlage: Die Sondenlage im Dünndarm ist Vorrausetzung dafür, dass man einige Medikamente gemörsert verabreichen darf.
- Innendurchmesser (von Material, Hersteller und Typ abhängig)
- Sondenöffnung: Seitliche Öffnungen neigen eher zur Verstopfung.

***Abb. 10.17 Aufbereitung von Medikamenten.*** *Medikamente werden zur Gabe über eine Sonde im Mörser zerkleinert und mit Wasser versetzt.*

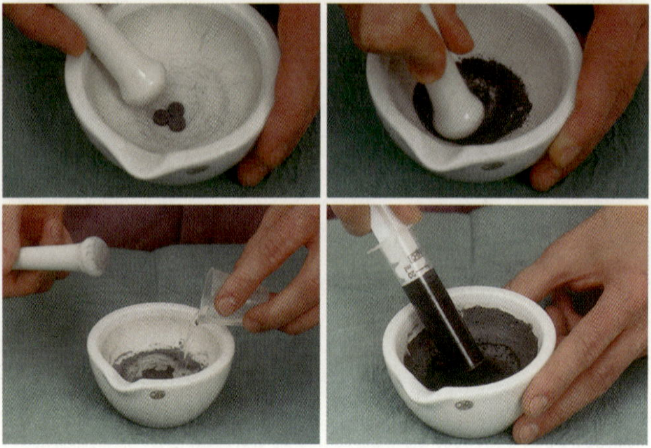

### Vorbereitung

- 20-ml-Spritze, ggf. Adapter, Stethoskop, abgekochtes Wasser
- Arzneimittel, ggf. Porzellanmörser mit Stempel, Glas oder Becher
- hygienische Händedesinfektion und die Bewohnerinformation

### Durchführung

- Medikamente vorbereiten, z.B.:
  - getrennt zermörsern, mit Wasser versetzen (Abb. 10.17) und verrühren
  - ggf. in Wasser zerfallen lassen, Pulver auflösen, Lösungen verdünnen
- Lage von transnasalen Sonden kontrollieren, mit 20 ml Wasser durchspülen

- Medikament mittels Spritze über das T-Stück oder direkt durch den Sondenanschluss mit vorsichtigem Druck verabreichen
- Reaktionen beobachten (Übelkeit, Unwohlsein), mit 20 ml Wasser nachspülen

**Merke:** Mehrere Arzneimittel dürfen nur nacheinander gegeben werden, dazwischen wird mit 10–20 ml Wasser durchgespült. Medikamente und Sondenkost dürfen in der Sonde nicht zusammenkommen, sonst kann die Nahrung ausflocken und die Sonde verstopfen.

## 10.4 Ausscheiden können

Regelmäßige Stuhl- und Urinentleerungen sind wichtig für unser Wohlbefinden und gehören ganz selbstverständlich in den Tagesablauf. Erst wenn sie nicht normal funktionieren, werden sie uns bewusst. Dann allerdings fällt es uns nicht leicht, über diese biologisch notwendigen Vorgänge zu sprechen.

Ausscheidungen werden aufgrund von Geruch, Aussehen und Beschaffenheit als unangenehm bis ekelerregend empfunden. Die Ausscheidungsorgane liegen in einem verborgenen Bereich des Körpers, und sich bei der täglichen Intimpflege nackt zu zeigen fällt den meisten Menschen schwer.

### 10.4.1 Urinausscheidung/Miktion

#### Aufgabe und Funktion der Harnblase

Die Harnblase hat die Aufgabe, den Harn zu sammeln. Ihr Fassungsvermögen beträgt max. 900–1500 ml. Bei einem (individuell unterschiedlichen) Füllungszustand steigt der Druck in der Blase an. Die dadurch aktivierten Dehnungsrezeptoren in der Blasenwand leiten die Impulse an das Gehirn weiter. Voraussetzung für Kontinenz ist, dass Blase, Schließmuskel, Beckenbodenmuskulatur sowie Rückenmark und Gehirn uneingeschränkt funktionieren.



#### Menge, Bestandteile und Veränderungen von Urin

Die Menge des ausgeschiedenen Urins ist von der zugeführten Flüssigkeitsmenge abhängig. Zufuhr- und Abgabemengen halten sich beim gesunden Menschen die Waage. Mit dem Urin werden ca. 60%, durch Atmung und Haut ca. 36% und mit dem Stuhl ca. 4% der Flüssigkeit ausgeschieden. Der Urin eines gesunden Menschen enthält:

- Wasser (95–98%), Elektrolyte, Harnstoff, Harnsäure, Kreatinin, Protein
- Aminosäuren, Hormone, Vitamine, Farbstoffe (Urobilin) u.a.

Jede Veränderung der Urinausscheidung kann ein wichtiger Hinweis auf eine Krankheit sein. Entsprechende Beobachtungskriterien sind in Tab. 10.6 zusammengefasst.

*Tab. 10.6 Beobachtungskriterien der Urinausscheidung.*

| Normalwerte | physiologische Veränderungen | krankhafte Veränderungen | Ursachen krankhafter Veränderungen |
|---|---|---|---|
| ***Farbe, Aussehen*** | | | |
| frischer Urin ist hell- bis dunkelgelb (je konzentrierter desto dunkler) | Farbveränderungen durch Nahrungsmittel und Medikamente:<br>■ rot (rote Bete, Phenazon, Pyramidon, Antipyrin)<br>■ orange (z.B. Uro-Ganatol) | ■ dunkelgelbbraun<br>■ bierfarben mit gelbem Schaum<br>■ fleischwasserfarben bis blutig<br>■ wasserhell bis grünlich schimmernd<br>■ milchig, trüb | ■ Flüssigkeitsmangel<br>■ Gallenwegs- und Lebererkrankungen<br>■ Blutung bei Nieren- und Blasenerkrankungen, Blutgerinnung ↓ durch Medikamente<br>■ Diabetes mellitus und Diabetes insipidus<br>■ kann Blut, Fette und Eiter enthalten |
| ***Menge*** | | | |
| bis 2000 ml | ■ Abnahme durch Flüssigkeitsverlust bei starkem Schwitzen<br>■ Zunahme bei großer Trinkmenge, z.B. Bier, Kaffee, schwarzer Tee | ■ Oligurie (weniger als 500 ml)<br>■ Anurie (weniger als 100 ml)<br>■ Polyurie (mehr als 2000 ml) | ■ verminderte Flüssigkeitszufuhr oder Flüssigkeitsverlust z.B. bei Durchfällen, Nierenerkrankungen, Herzinsuffizienz<br>■ Nierenerkrankungen, Herzinsuffizienz, Nierenversagen im Schock, urämisches Koma<br>■ bei extremer Flüssigkeitszufuhr, Einnahme von Diuretika, Diabetes mellitus |
| ***pH-Wert*** | | | |
| schwach sauer (pH 5–6) | durch Nahrung beeinflusst:<br>■ alkalische Reaktion (bis pH 7,5) durch pflanzliche Ernährung<br>■ saure Reaktion (bis pH 4,8) durch eiweißreiche Ernährung | ■ pH nimmt im Bereich sauer zu<br>■ pH eher neutral bis alkalisch | ■ bei starkem Schwitzen, im Fieber, starken Durchfällen<br>■ stoffwechselbedingte Alkalose bei Infektionen an Nieren oder ableitenden Harnwegen |
| ***spezifisches Gewicht*** | | | |
| zwischen 1,015 und 1,025 g/l | ■ geringe Urinmenge: höhere Konzentration<br>■ große Urinmenge: geringere Konzentration | ■ erhöht bei normaler bis erhöhter Flüssigkeitszufuhr und hellgelbem Urin (Hypersthenurie)<br>■ erniedrigt bei schwach konzentriertem Urin | ■ bei Zucker- oder Eiweißausscheidung (Albumin- oder Glukosurie)<br>■ Funktionsstörungen der Niere<br>■ Niereninsuffizienz |

## Ursachen für Miktionsstörungen

- Schmerzen (z.B. bei Blasenentzündung), Inkontinenz (S. 176), Harnverhalt

**Harnverhalt.** Bei einem Harnverhalt kann der Urin nicht oder nicht mehr vollständig entleert werden, z.B. beim Prostataadenom oder bei neurogenen Blasenentleerungsstörungen. Das rechtzeitige Erkennen einer Harnretention ist lebensnotwendig, da die Rückstauungsschäden am Harnsystem und an den Nieren zum völligen Nierenversagen (Urämie) führen können. Beim fortgeschrittenen Prostataadenom läuft der Urin bei gefüllter Blase tröpfchenweise ab (Tröpfelinkontinenz, Überlaufblase).

## 10.4.2 Stuhlausscheidung/Defäkation

Der Stuhl (Fäzes, Kot, Exkremente) ist normalerweise weich und geformt. Die Farbe erhält er von der Gallenflüssigkeit und ist je nach Nahrungsaufnahme hell- bis dunkelbraun. Der Entleerungsvorgang geschieht ohne große Anstrengungen und Schmerzen. Als normal gilt eine Stuhlentleerung alle 1–3 Tage. Beobachtungskriterien der Stuhlausscheidung sind in Tab. 10.7 zusammengefasst.

***Tab. 10.7*** *Beobachtungskriterien der Stuhlausscheidung.*

| Normalwerte | physiologische Abweichungen | krankhafte Veränderungen | Ursachen krankhafter Veränderungen |
|---|---|---|---|
| ***Farbe, Aussehen*** | | | |
| hell- bis dunkelbraun | ■ braunschwarz: vorwiegend Fleischernährung<br>■ schwarz: Eisen, Rotwein, Kohle<br>■ rötlich: rote Beete | ■ schwarz und glänzend: „Teerstuhl“<br>■ tonig, fettglänzend<br>■ grauweiß, entfärbt (acholisch): „Lehmstuhl“<br>■ grünlich-schwarz-braun: „Hungerstuhl“ | ■ verdautes Blut aus dem Magen oder aus den oberen Darmabschnitten (typischer Geruch), meist massive Blutung<br>■ Pankreaserkrankungen<br>■ Fehlen des Gallenfarbstoffes bei Gallenwegs- und Leberkrankheiten<br>■ schwere Durchfälle, Nahrungskarenz |
| ***Geruch*** | | | |
| bei Gesunden nicht übermäßig übel riechend | ■ abhängig von der Art der Nahrung (Kohlenhydrate: eher säuerlich) und Verweildauer im Darm<br>■ bei fleischhaltiger Kost geruchsintensiver | ■ stechend sauer (Farbe hell, schaumig)<br>■ faulig-jauchig (Farbe tiefbraun)<br>■ aashaft-stinkend | ■ Gärungsdyspepsie<br>■ Fäulnisdyspepsie<br>■ evtl. Zerfallsprozesse im Darm (z.B. Karzinom) |
| ***Form/Konsistenz/Menge*** | | | |
| Menge ist ernährungsabhängig und beträgt beim Erwachsenen etwa 120–300 g pro Tag. | ■ größere Mengen bei sehr ballaststoffreicher Ernährung (bis 500 g)<br>■ kleinere Mengen bei vorwiegend schlackenarmer eiweißreicher Ernährung | ■ kleine Mengen<br>■ große Mengen<br>■ flüssig<br>■ fester als normal<br>■ trocken-hart<br>■ bleistiftartig | ■ Hungerstühle<br>■ Störung des Nährstofftransports vom Darm in die Blut- und Lymphbahn (Malabsorption)<br>■ Durchfall bei Darminfektionen u.a.<br>■ Obstipation (s.u.)<br>■ „Kotstein“, schwere Obstipation<br>■ Stenosen des Enddarms |
| ***Beimengungen*** | | | |
| normalerweise keine | ■ möglich ist Unverdautes, z.B. Tomatenschalen und Weintraubenschalen | ■ Blutauflagen<br>■ Schleim<br>■ blutiger Schleim<br>■ unverdaute Nahrung<br>■ Parasiten | ■ Analfissuren; Hämorrhoiden, Rektum- und Analkarzinom<br>■ gereizte Darmschleimhaut<br>■ Colitis ulcerosa, nach schweren Durchfällen<br>■ bei Durchfällen, nicht zerkauten Speisen<br>■ Maden-, Spul- und Bandwürmer, Wurmeier, pathogene Keime |

### Stuhlentleerungsstörungen

**Diarrhö (Durchfall).** Die Diarrhö zeigt sich in der häufigen Entleerung von dünnflüssigem Stuhl, meist verbunden mit Krämpfen. Ursachen können sein:

- Darminfektionen, Lebensmittelvergiftung, Medikamente, z.B. Antibiotika
- Nahrungsmittelallergien, unzureichende Kautätigkeit (fehlende Zähne)
- unkontrollierte Einnahme von Abführmitteln, psychische Reize wie Angst
- krankhafte Veränderungen des Darmes, z.B. Stenosen im Darm

**Stuhlinkontinenz.** Darunter versteht man das Unvermögen, Stuhl und/oder Urin zurückzuhalten. Sie kann verschiedene medizinische und psychische Ursachen haben.

**Tenesmus.** Dies ist der beständige, schmerzhafte Stuhldrang. Tenesmen lassen sich z.B. auf Erkrankungen des Dickdarms (z.B. Rektumkarzinom, Schließmuskelkrampf, entzündliche Veränderungen oder Diarrhö) zurückführen.

**Obstipation.** Symptome sind hier trockener, harter Stuhl und Schwierigkeiten bei der Ausscheidung. Begleitet wird die Obstipation häufig durch Völlegefühl, Bauchkrämpfe, Blähungen, Appetitlosigkeit, Zungenbelag, Mundgeruch, Kopfschmerzen, Unruhe und paradoxe Durchfälle (S. 176).

## 10.4.3 Unterstützung bei den Ausscheidungen

Die Pflegende sollte anstreben, dass der alte Mensch seine Ausscheidungen auf der Toilette durchführen kann. Ansonsten kommen Hilfsmittel zum Einsatz.

### Hilfsmittel für die Harn- und Stuhlentleerung

- **Urinflaschen und Steckbecken:** sollten leicht, verschließbar und gut zu reinigen sein sowie eine Betthalterung haben.
- **Toilettenstuhl:** sollte kippsicher, stabil, leicht bedienbar, gut zu reinigen, verschließbar, höhenverstellbar und aus „warmem" Material sein sowie klappbare und abnehmbare Armlehnen haben.

### Hilfsmittel bei bettlägerigen Menschen anwenden

**Urinflasche anlegen.** Die Urinflasche liegt in Rückenlage zwischen den Beinen oder in Seitenlage vor dem Mann. Die Urinflasche:

- muss Urin sicher auffangen und darf keine Druckstellen erzeugen,
- sollte nicht länger als für die Ausscheidung benötigt liegen und
- wird wenn möglich vom Mann selbst angelegt.

**Steckbecken benutzen.** Hierbei kann der alte Mensch mithelfen, indem er die Beine in Rückenlage anwinkelt und das Gesäß selbst oder mit Unterstützung anhebt. Wird das Steckbecken durch Drehen auf die Seite untergeschoben, ist Folgendes zu beachten:

- dabei entstehende Reibe- und Scherkräfte unbedingt vermeiden
- Betroffenen nicht länger als nötig auf dem Steckbecken sitzen lassen
- Oberkörper leicht erhöhen, um die Ausscheidung zu erleichtern
- entferntes Steckbecken nie auf den Fußboden stellen (Hygiene!)
- hygienische Aufbereitung möglichst bald vornehmen

### Urinausscheidung fördern

Zur Förderung der Ausscheidungsfähigkeit stehen gut wirksame Mittel zur Verfügung. Der verwirrte Bewohner weiß u.U. nicht mehr, weshalb er sich auf der Toilette befindet und benötigt daher Anregung, um Wasser lassen zu können. Bei Harnverhaltung können diese Hilfen sehr wirksam sein:

- Wasserhahn laufen lassen, massierende Bewegungen der Blasenregion
- Hände in warmes Wasser tauchen, feucht-heiße Kompressen auflegen

## 10.4.4 Inkontinenz

Ist ein alter Mensch von Inkontinenz betroffen, leugnet oder bagatellisiert er dies zunächst; entwickelt aber u.U. ein Schuldgefühl und Aggressionen gegen sich selbst und Angst vor Isolation. Diese tritt oft sogar ein, da soziale Kontakte vermieden werden, um die Symptome zu verheimlichen. Nicht selten führt die Problemstellung aus Verlust des Selbstwertgefühls, Angstzuständen, Schlafstörungen, Sinnverlust und die daraus folgende Passivität, Reizarmut und Resignation zu Depressionen.

> **Pflegeschwerpunkt:** Der inkontinente Mensch sollte so viel Hilfestellung erhalten, dass er seine innere Stabilität wiedererlangen kann. Das fördert bei ihm die Bereitschaft, seine Inkontinenz aktiv anzugehen.

### Harninkontinenz

Bei Anzeichen für eine Inkontinenz (Rückzug, Desinteresse, Uringeruch usw.) kann der Betroffene dahingehend beraten werden, dass das vermeintliche Schicksal Inkontinenz häufig sehr gut zu therapieren ist. Ein tabellarischer Überblick über die Formen der Harninkontinenz, deren Symptome, Ursachen sowie therapeutische Maßnahmen ist auf S. 376 im Kapitel 18.6 zu finden.

### Stuhlinkontinenz

Hier kann ein Stuhlentleerungstraining häufig Normalität bewirken. Der Betroffene wird z.B. täglich zur gleichen Zeit zur Toilette begleitet. Anfänglich kann man das Training mit einem Klistier oder regelmäßigen Laxanziengaben unterstützen.

Ursachen

- **Diarrhö:** Schwäche des Kontinenzorgans. Erforderlich sind diagnostische Abklärung, Ausschluss von Abführmittelmissbrauch sowie diätetische Maßnahmen.
- **Obstipation – Paradoxe Diarrhö:** Stuhlsteine verstopfen das Rektum. Dünner Stuhl aus höheren Abschnitten wird am dickeren Stuhl vorbei ausgeschieden.
- **Erkrankungen:** Gehirn- und Rückenmarkserkrankungen, sensible Störungen der Darmwand (z.B. Diabetes mellitus), muskuläre Störungen des Kontinenzorgans
- **Erkrankungen des Kontinenzorgans:** Rektumkarzinome, entzündliche Erkrankungen oder Verletzungen des Kontinenzorgans



## 10.4.5 Pflege bei Inkontinenz

### Anforderungen an die Umgebung

- schnell erreichbare Toiletten, geeignete Gehhilfen, Nachtstuhl im Zimmer
- nachts ausreichende Beleuchtung, Temperatur in der Toilette nicht zu kalt
- Handgriffe oder Stützen an der Toilette, evtl. Toilettensitzerhöhung
- Inkontinenzartikel neben der Toilette, Waschbecken von der Toilette aus erreichbar

### Anforderungen an die Kleidung

- schnell und ohne Schwierigkeiten zu öffnen und wieder anzulegen
- soll pflegeleicht, bedruckt und farbig (etwas dunkler) im Stoff sein
- Kleidungsgewohnheiten umstellen (z.B. mehrere Schlüpfer zu tragen)

### Hautpflege

Der Kontakt der Haut mit Harn und Stuhl, häufiges Waschen mit oft ungeeigneten Mitteln und feuchtwarmes Milieu beim Tragen von Inkontinenzvorlagen führen oft zu Hautproblemen. Für Reinigung und Pflege des Intimbereichs gilt:

- Haut nur mit Wasser oder mit pH-hautneutraler Waschlotion reinigen
- keine Waschlotion mit dem Zusatz „wirkt desinfizierend" verwenden
- Babypflegeartikel nur nach sorgfältiger Prüfung anwenden (Parfümierung)
- Waschzusätze mit Wasser abwaschen, sorgfältig und schonend abtrocknen
- Hautpflege mit W/O-Präparaten (Wasser-in-Öl-Emulsionen) durchführen
- keine abdeckende Zinkpaste, Vaseline oder Melkfett verwenden
- keine Anwendungen, die die Haut austrocknen (z.B. Franzbranntwein)
- Anwendung von Öl oder Pflegeschaum mit klarem Wasser nachreinigen
- vor Feuchtigkeit schützende Vorlagen verwenden, z.B. Gel bildende
- keine fettigen Salben verwenden (dichten die Inkontinenzsysteme ab)

**Pflegeschwerpunkt:** Bei der Inkontinenzversorgung gilt es, die Haut zu schützen, indem der natürliche Säure- und Fettschutzmantel der Haut erhalten bleibt. Um Hautschäden zu vermeiden, ist größte Sorgfalt auf alle prophylaktischen Maßnahmen zu legen.

## Inkontinenzhilfsmittel

### Aufsaugende Hilfsmittel

**Inkontinenzeinlagen.** Bei deren Auswahl sollte Folgendes beachtet werden:
- Saugkapazität dem Schweregrad anpassen: Ausscheidungsmenge bestimmen und einen ca. 4-maligen Einlagenwechsel ansetzen.
- Für die Nacht eine höhere Saugkapazität wählen.
- Zellstoffmasse sollte gelbildend und fixiert sein, damit sie nicht klumpt.
- Einlage sollte einfach anzulegen, körpergerecht und wirtschaftlich sein.
- Eine Netzhose verhindert ein Verrutschen und die Flüssigkeit kann nicht abkühlen. Das Tragen der Vorlage in Unterhosen ist daher nicht zu empfehlen.
- Bei Männern können Tropfenfänger über den Penis gestreift werden.

**Einmalslips.** Diese sind mit Klebestreifen an der Seite zu verschließen und eignen sich für schwere Inkontinenzgrade und für die Nacht. Einmalslips sollten wegen der erhöhten Gefahr der Hautschädigung bei relativer Luftundurchlässigkeit nur unter folgenden Bedingungen eingesetzt werden:
- bei Harn- und Stuhlinkontinenz und intakter Haut, zur Materialfixierung
- wenn die Erhaltung der Selbstständigkeit nicht im Vordergrund steht

### Wiederverwendbare Produkte

Als Alternative zu den Einmalprodukten werden vermehrt Produkte angeboten, die wiederverwendbar und von hochwertiger Qualität sind, z.B. Bettschutzeinlagen und Krankenhosen für leichte Inkontinenz. Vorteile sind angenehmes Trage- bzw. Liegegefühl, reduzierter Wechselintervall und ansprechende Optik.

### Aufsammelnde Hilfsmittel

**Kondomurinale.** Dies sind dünne Hüllen aus Latex oder Silikon, die – über den Penis gestreift – den Harn über einen Schlauch ableiten. Folgendes gilt:
- Größe bestimmen, selbstklebend oder mit Haftstreifen befestigen
- abknicksichere, verstärkte Spitze, latexfreie Kondomurinale bevorzugen
- Beinbeutel für den Tag, Bettbeutel für die Nacht oder als Dauerversorgung
- Beutel mit Ablaufventil und Rückflusssperre verwenden
- Tragezeit von ca. 24 Stunden nicht überschreiten

Vor dem Anlegen des Kondomurinals ist die Schamregion zu rasieren und mit nicht rückfettenden Mitteln zu reinigen. Kondomurinale werden am Penis angelegt, abgerollt und festgedrückt (Abb. 10.18). Zwischen Penisspitze und dem Ablaufstutzen des Kondomurinals muss mindestens 1 cm Platz sein. Der Haftstreifen darf nicht abschnüren, sollte also am besten spiralförmig anliegen oder sehr dehnbar sein. Nach dem Anlegen des Kondomurinals wird der Ablaufstutzen mit dem Beutel verbunden.

***Abb. 10.18 Kondomurinal. a*** *Kondomurinal und Adapter eines Auffangbeutels,* ***b–d*** *Anbringen und Entfernen des Kondomurinals.*

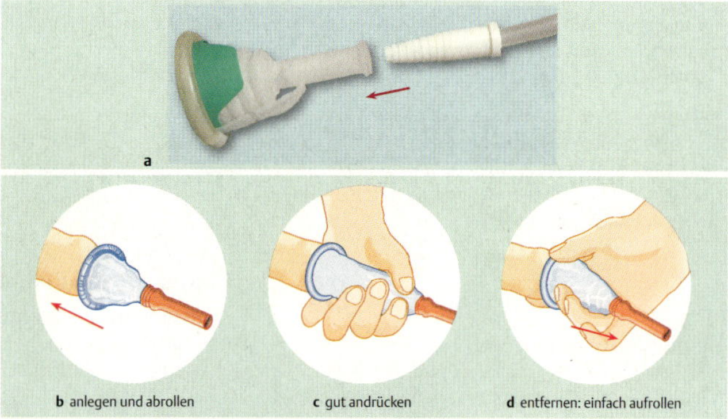


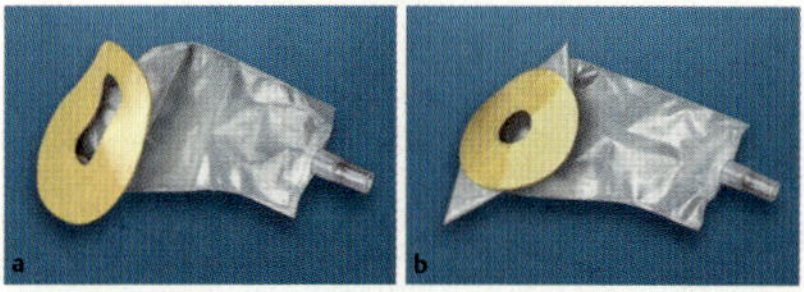


***Abb. 10.19 Externe Urinableiter. a*** *für die harninkontinente immobile Frau,* ***b*** *für den Mann bei retrahiertem Penis.*



**Externe Urinableiter.** Diese Ableitungssysteme existieren für Frauen und für Männer. Sie werden mit einer Basisplatte aus Hautschutzmaterial angebracht (Abb. 10.19).

## Hilfsmittel und Maßnahmen bei Stuhlinkontinenz

**Rektale Irrigation.** Bei mobilen Betroffenen kann durch die rektale Irrigation Kontinenz erreicht werden. Die Methode kommt aus der Versorgung des Stomaträgers, das Vorgehen ist entsprechend (S. 259).

**Analtamponaden.** Tamponaden aus weichem Schaumstoff werden in den Analkanal eingeführt und entfalten sich dort (Abb. 10.20). Bei Stuhldrang wird der Tampon zur Entleerung entfernt. Zwischen den Entleerungen hält der Tampon den Stuhl zurück.

**Fäkalkollektor.** Der Fäkalkollektor wird mit einer Haftfläche direkt um den Anus aufgebracht und verbleibt dort ca. 1–2 Tage (Abb. 10.21). Der Stuhl kann durch eine Öffnung des Beutels entleert werden. Besonders bei flüssiger, kontinuierlicher Ausscheidung wird Hautkomplikationen vorgebeugt.

## Qualitätskriterien zur AEDL „Ausscheiden können"

Die Checkliste in Abb. 10.22 führt Qualitätskriterien zur Lebensaktivität „Ausscheiden können" auf, um festzustellen, ob den alten Menschen in diesem Bereich ausreichend Möglichkeiten geboten werden, und um ihre Situation zu verbessern.

**Abb. 10.20 Analtampon.** ***a*** *vor der Anwendung,* ***b*** *nach der Platzierung im Rektum.*

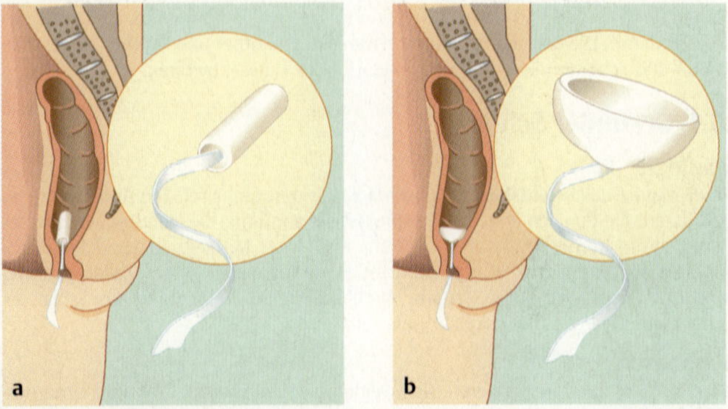


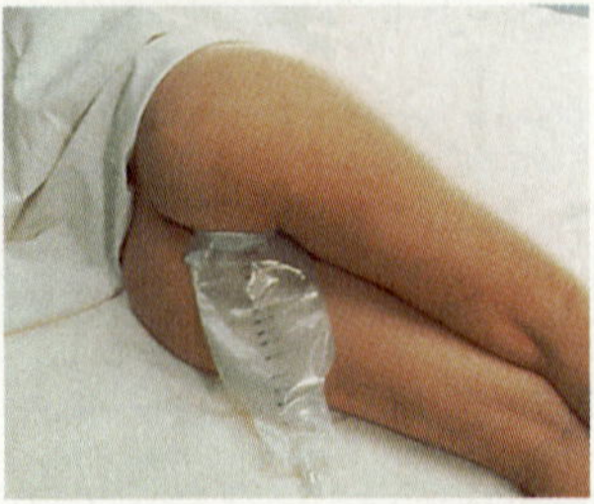

**Abb. 10.21 Fäkalkollektor.** *Er ist besonders für immobile Betroffene geeignet.*

**Abb. 10.22 Checkliste:** *Qualitätskriterien zur Lebensaktivität „Ausscheiden können".*

| | ja | nein |
|---|---|---|
| **Strukturqualität** | | |
| – Werden alte Menschen durch die Pflegenden über die Möglichkeiten der Kontinenzverhaltung und Kontinenzförderung aufgeklärt? | ○ | ○ |
| – Werden die Einrichtungen kontinenzfördernd gestaltet? | ○ | ○ |
| – Werden Fortbildungen zum Thema Toilettentraining, Inkontinenz und Kontinenzförderung angeboten? | ○ | ○ |
| – Gibt es Angebote (z. B. Supervision oder Gesprächskreise) in der Einrichtung? | ○ | ○ |
| – Sind Ärzte und Krankengymnasten für inkontinente Ansprechpartner da, z. B. für Beckenbodentraining? | ○ | ○ |
| – Besteht die Möglichkeit der Bestellung von ballaststoffreicher Kost aus der Küche? Kann speziell für Stomaträger eine blähungsarme Kost bestellt werden? | ○ | ○ |
| – Gibt es externe Berater und Lieferanten für die Anwendung und Schulung von Hilfsmitteln? | ○ | ○ |
| – Sind Pflegestandards bzw. Qualitätsstandards für diese pflegerischen Aufgaben vorhanden? | ○ | ○ |
| **Prozessqualität** | | |
| – Wird Kontinenzverhaltung und -förderung in das Alltagsgeschehen miteinbezogen? | ○ | ○ |
| – Sind genügend Hilfsmittel zur Ausscheidung, Inkontinenz- oder Stomahilfsmittel vorhanden? | ○ | ○ |
| – Sind die sanitären Anlagen so gestaltet, dass ein ungestörter Toilettengang bzw. Stomaversorgungswechsel durchgeführt werden kann? Bzw. werden Möglichkeiten gesucht? | ○ | ○ |
| – Wird auf die genügende Flüssigkeitszufuhr geachtet? Werden verschiedene und abwechslungsreiche Getränke angeboten? | ○ | ○ |
| – Wird auf leicht bedienbare Kleidung geachtet und kann vorhandene Kleidung bei Bedarf umgearbeitet werden? | ○ | ○ |
| – Existieren pflegepraktikable Alltagskonzepte? | ○ | ○ |
| **Ergebnisqualität** | | |
| – Fühlt sich der alte Mensch von den Pflegenden in dieser sensiblen Thematik verstanden? | ○ | ○ |
| – Wird die Biographie im Umgang mit Ausscheidungen miteinbezogen? | ○ | ○ |
| – Sind alle kontinenzerhaltenden und kontinenzfördernden Therapien und pflegerische Interventionen individuell angewandt? | ○ | ○ |
| – Wird der Bewohner in dieser Thematik individuell unterstützt und gefördert? | ○ | ○ |
| – Erhält er ein individuelles Hilfsangebot? | ○ | ○ |

# 10.5 Ruhen und schlafen

Ruhen und Schlafen sind elementare Bedürfnisse – wir verbringen ca. ein Drittel des Lebens damit. Die Schlaf- und Traumphasen dienen Körper und Psyche zur Regeneration und schaffen die Voraussetzungen für die Tagesaktivitäten.

## 10.5.1 Gesunder Schlaf

### Physiologie

Im Schlaf ist das Bewusstsein eingeschränkt bis ausgeschaltet. Die Augen sind geschlossen, die Pupillen eng. Die Atmung ist verlangsamt, die Herzfrequenz herabgesetzt, die Körpertemperatur ist leicht erniedrigt; Muskeltonus und Blutdruck sinken. Das endokrine System schüttet Hormone aus, die die Zellerneuerung und das Körperwachstum steuern. Auch das Gehör funktioniert im Schlaf, es kann Geräusche als Alarmsignale wahrnehmen.

### Schlafphasen

Der Schlaf verläuft in mehreren, sich wiederholenden Phasen. Während eines normalen Schlafes kann man im Wesentlichen zwei Phasen unterscheiden:

- REM-Phase (**R**apid **E**ye **M**ovements; Augenrollen bei geschlossenen Lidern)
- NREM-Phase oder non-REM-Phase

Der Schlafzyklus beginnt mit einer Tiefschlafphase oder NREM-Phase. In der folgenden REM-Phase ist das Gehirn aktiv; 80% der Träume spielen sich während dieser Zeit ab. Nach einer kurzen Leichtschlafphase folgt eine Tiefschlafphase ohne oder nur mit wenig Träumen. Derartige Zyklen wiederholen sich (Abb. 10.23). Gegen Morgen wird der Schlaf flacher, man träumt häufiger.

### Schlafbedarf

Der Schlafbedarf ist individuell und altersabhängig. Während der wichtigste und erholsame Tiefschlafanteil bei Kindern 18–20% und im Erwachsenenalter etwa 10–15% ausmacht, reduziert er sich im Alter deutlich auf 3–5% (Abb. 10.24). Die tägliche Schlafdauer von ca. 6 Stunden kann für einen 80-Jährigen ausreichend sein; Nickerchen am Tage müssen zur Schlafbilanz dazugerechnet werden.



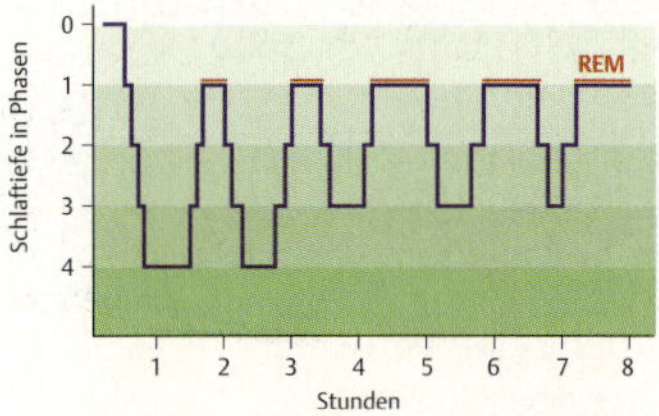


***Abb. 10.23 Schlafphasen.*** *Tiefschlafphasen (blau) und REM-Phasen (rot) wechseln sich ab.*

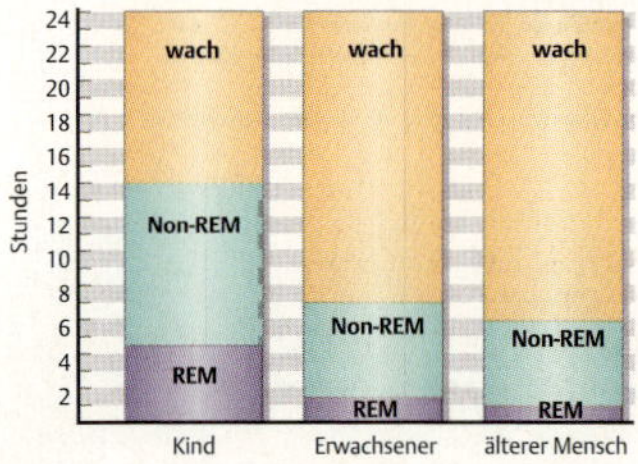


***Abb. 10.24 Anteile von Wachphasen und REM-Schlaf.*** *Beide nehmen im Laufe des Lebens ab.*

## 10.5.2 Gestörter Schlaf

Über Schlafstörungen klagen ca. 30–40% der über 65-Jährigen. Handelt es sich um eine altersbedingte Änderung des Schlafverhaltens, hilft oft ein klärendes Gespräch über die Zusammenhänge. Weitere Ursachen für Einschlaf- und Durchschlafstörungen sind wie folgt bedingt:

- **physisch:** z.B. Herzerkrankungen, Lungenerkrankungen, Blutzuckerschwankungen, Schlafapnoe, ruhelose Beine (restless legs), nächtliches Wasserlassen
- **psychisch:** belastende Lebensereignisse, Stress, starke Emotionen
- **psychiatrisch:** Depression, Angstzustände, Verwirrtheit und Demenz
- **pharmakologisch:** Alkohol, Koffein, Nikotin, Antihypertensiva, Diuretika

## 10.5.3 Maßnahmen für gutes Schlafen

### Einschlafgewohnheiten unterstützen

- Einhalten fester Schlafens- und Aufstehzeiten, Abendspaziergang
- ein beruhigendes Buch oder beruhigende Musik, Entspannungsübungen
- warme Milch mit Honig oder Beruhigungstee, (Fuß-)Bad, z.B. mit Lavendel
- liebevolle pflegerische Hilfestellung, die Gewohnheiten berücksichtigt
- individuelle und angepasste Lagerung, warme Socken oder Bettschuhe

### Angebote für den Abend

- Pflegende bieten am Ende ihres Tagdienstes z.B. Körperpflege oder Medikamente an. Die Nachtwachen helfen dann zur gewünschten Zeit beim Zubettgehen.
- „Nachtcafés" können den Abend strukturieren und eignen sich auch für solche Menschen, die abends und nachts unter motorischer Unruhe leiden.

### Der Raum zum Schlafen

#### Zuhause

Hier ist das Schlafzimmer ein Ort, der nur mit vertrauten Menschen geteilt wird. Wird ein alter Mensch krank oder bettlägerig, wird der Schlafraum auch zum Wohnraum und sollte folgende Kriterien erfüllen:

- möglichst zentrale Lage, gut zu lüften, leicht zu reinigen, evtl. abzudunkeln
- Weg zur Toilette und zum Bad möglichst kurz und auf derselben Ebene
- Flur und Bad mit Haltegriffen und ohne Stolperfallen, Licht gut erreichbar

#### Im Heim

Im Heim sind die Bewohnerzimmer fast immer kombinierte Wohn- und Schlafzimmer, die manchmal mit einem Mitbewohner geteilt werden müssen. Kann das eigene Bett mitgebracht werden oder zumindest eigene Kissen und Bettwäsche, bleibt dem alten Menschen wenigstens ein Teil aus seiner Vergangenheit erhalten, dessen Aussehen, Eigenschaften und Geruch ihm vertraut sind.

## 10.5.4 Pflegebett

Die Ausstattung sollte auf die individuelle (Pflege-)Situation abgestimmt sein und pflegerische Hilfestellungen erleichtern. Für besondere therapeutische Maßnahmen (z.B. bei starker Dekubitusgefährdung) gibt es Spezialbetten (Tab. 10.8).

### Anforderungen an ein Pflegebett

- Höhenverstellbarkeit mit Handschaltung, Urinflaschenhalter
- Verstellbarkeit von Rücken- und Fußteil, einzeln feststellbare Räder
- Bettbügel mit Haltegriff an der Aufzugstange (bei Bedarf anzubringen)
- seitliche Bettrahmen wenn erforderlich, evtl. mit zusätzlicher Polsterung

*Tab. 10.8 Arten von Lagerungshilfsmitteln und Spezialbetten.*

| Arten | Ausstattung | Wirkung | besondere Hinweise |
|---|---|---|---|
| ***Bettauflagen*** | | | |
| Wasserkissen | | ■ keine Druckentlastung, sondern ständig gleich hoher Druck | ■ sollten zur Dekubitusprophylaxe nicht mehr angewendet werden |
| Wassermatratzen, Wasserbetten | gute Druckreduzierung durch Einsinken des Körpers | ■ Vorsicht bei Patienten mit Orientierungsstörungen oder Störungen des Körperbildes (Hemiplegie), weil sich diese noch verstärken können | Nachteile:<br>■ Richtige Füllung ist nicht einfach (Wasseranschluss, Temperatur).<br>■ Schaukeln wird u.U. als unangenehm erlebt<br>■ starkes Einsinken des Betroffenen; zunehmende Immobilität und Gefährdung durch Kontrakturen |
| echte Felle | | ■ keine effektiven druckreduzierenden Eigenschaften | |
| Kunstfelle | | ■ keine Druckreduktion | ■ sollten zur Dekubitusprophylaxe nicht mehr verwendet werden |
| Schaumstoffmatratzen | in unterschiedlichen Härtegraden und Materialien erhältlich | ■ verringern den Auflagedruck<br>■ Superweichschaumstoff: 250 g Gewicht sinkt mindestens 30 – 45 mm tief in den Schaumstoff ein | ■ das maximal zulässige Körpergewicht muss eingehalten werden |
| Gel- bzw. Trockenpolymerauflagen | in verschiedenen Größen erhältlich: vom Sitzkissen bis zur Bettauflage und speziellen Auflagen für den Kopf | ■ druckreduzierende Wirkung ist nachweisbar (Neander 1993) | ■ Gele bzw. Trockenpolymere haben die gleichen physikalischen Eigenschaften wie das menschliche Fettgewebe; sehr gut geeignet bei kachektischen Pflegebedürftigen |
| ***Ersatzmatratzen und Betten*** | | | |
| Luftkissen oder -auflagen | statische (ähnlich einer Luftmatratze) und dynamische Systeme (Wechseldrucksysteme) mit einzelnen Luftkammern, die zeitweise entleert und gefüllt werden | ■ Wirkung ist bei beiden Systemen messbar<br>■ bei dynamischen Systemen zusätzlich Druckentlastung durch vorübergehende Luftentleerung | ■ entscheidend für eine gute Wirkung ist die Höhe der Luftkammern: Sie muss mindestens 12 cm betragen (Defloor 2000) |
| Spezialbetten | mit Luft, Wasser oder speziellen Glaskugeln gefüllt | ■ Druckentlastung nach plastischen Operationen, Verbrennungen, großen Druckgeschwüren | ■ insbesondere für die Therapie |

10

*Tab. 10.8* (Forts.)

| Arten | Ausstattung | Wirkung | besondere Hinweise |
|---|---|---|---|
| Low-air-loss-Bett | besteht aus Luftkammern | ■ sehr niedriger Auflagedruck | ■ zur Therapie geeignet<br>■ zur Prophylaxe nur, wenn ein Umlagern des zu Pflegenden nicht möglich ist |
| Packbett | besteht aus Superweichkissen | | ■ bei nicht mehr bewegungsfähigen Pflegebedürftigen |

***Abb. 10.25 Lagerungshilfsmittel und Spezialbetten. a*** *„superweiche" Schaumstoffmatratzen,* ***b*** *Gelkissen zur Auflage auf einen Stuhl oder im Bett,* ***c*** *Luftkissenbett mit druckreduzierenden Luftkammern.*

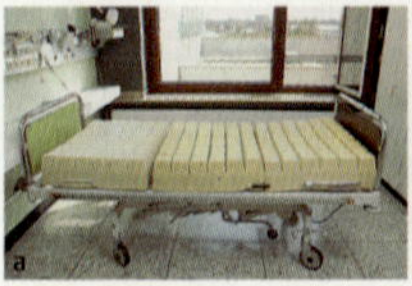
a

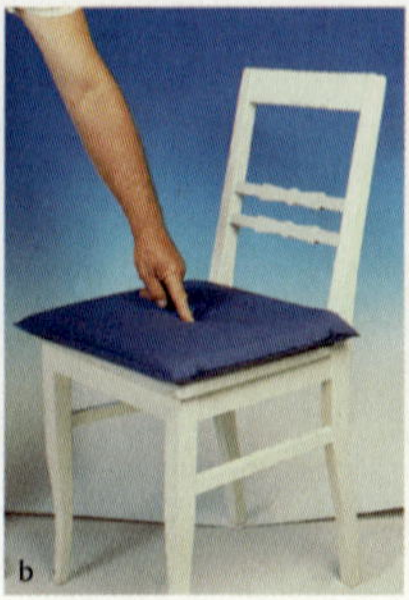
b

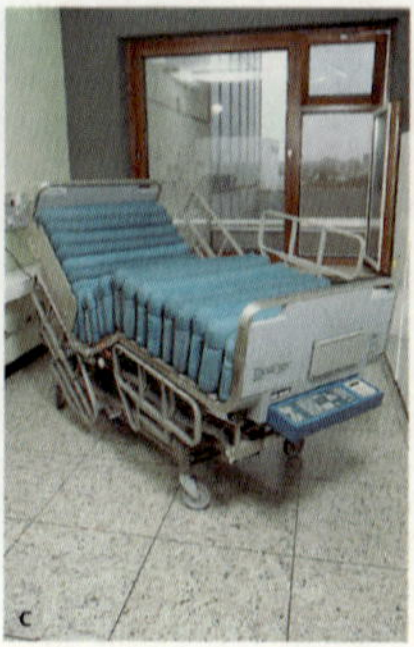
c

**Pflegeschwerpunkt:** Um Komplikationen bei Bettlägerigkeit vorzubeugen, müssen rechtzeitig Lagerungshilfsmittel eingesetzt werden. Lesen Sie Lagerungsmaßnahmen und andere Interventionen, z. B. zur Prophylaxe von Kontrakturen und Dekubitalgeschwüren, in Kapitel 9 nach.

## Richten des Bettes

Nachfolgend wird das Richten eines Pflegebettes beschrieben, wenn der zu Pflegende aufstehen kann und wenn er das Bett nicht verlassen kann. Bis zur Markierung (*) ist das Richten eines Pflegebettes in beiden Fällen gleich.

### Richten eines leeren Bettes

- Wäschewagen mit Wäsche, Lagerungshilfsmitteln und Abwurfsäcken
- ein bis zwei Stühle (dem Bett zugekehrt) ans Fußende stellen
- Platz schaffen, evtl. Bettbügel aufhängen, Nachttisch wegschieben
- Bettliegefläche auf Arbeitshöhe stellen (rückenschonendes Arbeiten)
- Decke von oben nach unten zur Hälfte falten, ablegen (z. B. auf einen Stuhl)*
- Kopfende des Bettes flach stellen, Kopfkissen und Nackenkissen ablegen
- gebrauchtes Stecklaken oder andere Unterlage zusammenfalten und ablegen
- Leintuch herausziehen, nachspannen; frisches Stecklaken fixieren
- Kopfkissen und Nackenkissen vorsichtig schütteln und anordnen
- Einschlagen oder Auflegen der Decke nach Wunsch des Bewohners
- Bettzubehör in den Ausgangszustand bringen (Bettbügel, Nachttisch usw.)

### Richten eines Bettes, wenn der Kranke nicht aufstehen kann

Hierbei müssen Leintuch und Unterlage eingelegt werden, während der Betroffene sich auf die rechte bzw. linke Seite legt. Es sollte zu zweit gearbeitet werden. Im Folgenden ist das Betten beschrieben, soweit es sich von vorstehend beschriebenem Vorgehen unterscheidet:

- Kopfende flach stellen (Vorsicht bei Atemnot), Kopfkissen entnehmen
- Nackenkissen bleibt, Leintuch und Stecklaken lockern
- der Patient dreht sich mit Unterstützung zur Seite
- gebrauchtes Molton und Stecklaken raffen und zum Kranken schieben
- Leintuch nachspannen oder durch ein frisches ersetzen
- Molton und Stecklaken faltenfrei fixieren, Patient dreht sich
- Leintuch, Stecklaken und Molton von der anderen Seite fixieren
- Kopfkissen schütteln und mit dem Nackenkissen auflegen
- den Patienten (mit seiner Unterstützung) in gewünschte Lage bringen
- Decke nach Wunsch auflegen und nachfragen, ob er gut liegt

**Pflegeschwerpunkt:** Wichtig ist, Schutzkleidung zu tragen und die Hände vor und nach jedem Bettenrichten zu desinfizieren. Die hygienische Händedesinfektion ist sinnvoll und schonender als waschen! Verschmutzte Wäsche muss sofort in den entsprechenden Abwurfsäcken entsorgt werden.

## 10.5.5 Schlafförderung durch Medikamente

Anordnung und Auswahl von Medikamenten, insbesondere von Schlafmitteln, sind ärztliche Aufgaben; das Bereitstellen und Kontrollieren der Einnahme sind pflegerische Aufgaben. Je stärker wirksam ein Präparat ist, desto intensiver muss der zu Pflegende beobachtet werden, um evtl. unerwünschte Wirkungen erfassen zu können.

**Merke:** Schlafmittel beheben lediglich das Symptom „Schlafstörung" und wirken nicht auf die Ursache (z. B. emotionale Belastungen). Nach einiger Zeit ist die „Schlaftablette" unverzichtbar; es entsteht eine körperliche wie emotionale Abhängigkeit.



### Als Schlafmittel verwendete Medikamente

**Pflanzliche Präparate.**
- Schwach wirkende Pflanzenpräparate helfen beim Ein- und Durchschlafen.
- Oft reichen bereits halbe Standarddosen aus, um eine Wirkung zu erzielen.

**$H_1$ –Antihistaminika.**
- Müdigkeit trat bei diesen „Heuschnupfenmitteln" als Nebenwirkung auf.
- Sie sind rezeptfrei und damit in Apotheken zur Selbstmedikation erhältlich.

**Benzodiazepine.**
- verlängerter leichter Schlaf, verkürzter Tiefschlaf (reduzierte Erholung!)
- haben muskelrelaxierende Wirkung (Gefahr von Stürzen beim Aufstehen)
- Wirkdauer z. T. sehr lang (Sedierung und Anxiolyse auch tagsüber)
- bewirken bei regelmäßiger Einnahme eine Anhäufung des Wirkstoffs
- ermöglichen als Nebenwirkung euphorische Stimmung statt Sedierung
- können atemdepressiv wirken (Vorsicht bei Lungenerkrankung oder Schlafapnoe!)

**Merke:** Der durch Hypnotika (Schlafmittel) erzwungene Schlaf ist kein natürlicher Schlaf. Die meisten Schlafmittel unterdrücken die für die Erholung wichtige REM-Phase. Benzodiazepine können zudem starke Nebenwirkungen verursachen.

**Benzodiazepin-Analoga.**
- Keine langwirksamen Stoffwechselprodukte; Halbwertszeit ist recht kurz.
- Langzeiterfahrungen sind hier noch nicht verfügbar.

## 10.6 Sich als Mann oder Frau fühlen und verhalten

### 10.6.1 Entwicklungsaufgaben im Alter

Wenn körperlicher und evtl. geistiger Abbau spürbar werden, sind Menschen im letzten Lebensabschnitt bestrebt, als Einzelperson oder als Paar
- Gesundheit zu erhalten oder Krankheit zu bewältigen, Aktivitäten zu leben,
- persönliche Zufriedenheit zu erreichen bzw. weiter bestehen zu lassen,
- soziale Kontakte zu pflegen und eigene Kompetenzen einzusetzen,
- geistig-intellektuelle Aktivität aufrechtzuerhalten und
- sich angesichts des Todes von Geschwistern, Freunden und Gleichaltrigen mit den Themen „Sterben" und „Sinn des Lebens" auseinanderzusetzen.

**Merke:** Von den über 80-jährigen Männern haben weit mehr als die Hälfte eine Partnerin; von den über 80-jährigen Frauen haben weniger als 10% einen Partner.

### 10.6.2 Ehe und Partnerschaft im Alter

In einer über viele Jahre währenden Paarbeziehung, sei es in Ehe oder Partnerschaft, haben sich Verhaltensmuster und Kommunikationsstil ausgeprägt. Man weiß mit den Fehlern des anderen umzugehen und hat Strategien, den häuslichen Frieden nach Unstimmigkeiten wieder herzustellen.

In der Partnerbeziehung älterer Menschen wird die Attraktivität des Partners stark durch seine Persönlichkeitseigenschaften und seine Ausstrahlung bestimmt. Gegenseitiges Vertrauen, Geborgenheit, das Gefühl der Zusammengehörigkeit und Zärtlichkeit gewinnen im hohen Lebensalter i.d.R. mehr Bedeutung als Sexualität im engeren Sinne.

Lebensformen im Alter erscheinen heute in großer Vielfalt. Gegenüber früheren Zeiten beobachtet man heute eine zunehmende Vielfalt der familiären Lebensformen. So leben auch im Alter immer mehr Paare in Partnerschaften zusammen, ohne verheiratet zu sein.

**Merke:** Wenn Pflegende sich um Kenntnisse über Ehe und Partnerschaft eines Bewohners im Pflegeheim bemühen, können sie ihr Interesse und ihr Wissen sowohl bei Paaren als auch mit hinterbliebenen Einzelpersonen in ihren pflegerischen Umgang einfließen lassen.

### 10.6.3 Bedeutung der Sexualität im Alter

Als Teil der Lebensenergie ist Sexualität ein lebenslanges Bedürfnis. Aus psychologischer Sicht wird sie laut Stanjek (1998) in 3 Funktionen unterteilt:

**Fortpflanzungsfunktion.** Die Fortpflanzungsmöglichkeit ist unterschiedlich verteilt: Bei Frauen lässt sie i. d. R. nach dem 40. Lebensjahr vom Wunsch her nach und wird mit dem Ende der Wechseljahre unmöglich. Beim Mann ist Fortpflanzung zwar viel länger biologisch möglich, lässt vom Wunsch her aber auch mit zunehmendem Lebensalter nach.

**Lustfunktion.** Die Unterstreichung der Lustfunktion ist auf der einen Seite der Erfolg der Sexualaufklärung seit Freud. Sexualität als Teil der Lebensenergie (Libido) will als Energie (Trieb) fließen. Verklemmte Sexualität ist biologisch und psychologisch gesehen ungesund. Erst seit die Frauen mit der „Pille" selbst und frei entscheiden können, ob und mit wem sie Kinder haben wollen, kann die Lustfunktion der Sexualität zum Tragen kommen.

**Sozialfunktion.** Sexualität wird auch eingesetzt, um Kontakt herzustellen, zu kommunizieren, um Anerkennung zu bekommen. Dieses Bedürfnis ist ein Leben lang vorhanden. Sexualität im weitesten Sinne, also jenseits des Geschlechtsaktes, dient der Kontaktaufnahme und der Beziehungsgestaltung. In diesem Sinne bleibt sie bis ins Alter erhalten und wird – bei nachlassender Fortpflanzungsfunktion der Sexualität – sogar immer wichtiger.

### 10.6.4 Sexuelle Aktivität im Alter

Ob jemand im Alter sexuell aktiv ist richtet sich vor allem danach,
- in welchem Ausmaß körperliche Einschränkungen oder Schmerzen vorliegen,
- ob ein Partner da ist, wie Sexualität bisher stattfand und wie wichtig sie war.

Die Partnerschaft bekommt im höheren Lebensalter meistens eine große Bedeutung aufgrund von gemeinsam erlebten Erfahrungen sowie eingeschränkter Mobilität und damit eingeschränkter Möglichkeiten sozialer Kontakte.

**Merke:** Sexualität im weitesten Sinne meint flirten, kuscheln, streicheln, in den Arm nehmen, Händchen halten und Augenkontakt. In diesem Sinne bleibt sie bis ins Alter erhalten.



## 10.7 Mit existenziellen Erfahrungen des Lebens umgehen können

Die einzelnen Lebensaktivitäten stehen nicht isoliert, sondern sind als Aspekte der Gesamtsituation eines Menschen zu sehen – ganz besonders dann, wenn es um existenzielle Erfahrungen geht. „Existenziell" ist das, was den Kern unseres Wesens betrifft, unser Lebensgefühl ausmacht und unsere Sicht von der Welt und unseren Mitmenschen bestimmt. Anders als oberflächliche Erfahrungen im Beruf oder der Freizeit berühren uns existenzielle Erfahrungen im Kern.

**Merke:** Wenn wir getroffen, betrübt oder überrascht sind oder unverhofftes Glück erleben, nehmen wir uns selbst bewusster wahr und können das Konzept unserer Existenz erkennen. Gefühle und ihr Ausdruck bleiben ein Leben lang als Kern der Person erhalten, auch wenn jemand durch allgemeine Hinfälligkeit oder Demenz verändert ist (Bär 2003).

## 10.7.1 Existenzielle Erfahrungen – das Sein als Mensch

### Existenzielle Erfahrungen macht jeder Einzelne für sich

Existenzielle Erfahrungen wirken sich auf das gesamte Befinden und Erleben eines Menschen aus. Wie die Brille gefärbt ist, durch die das Leben betrachtet wird – rosarot oder dunkel – so bietet sich das Geschehen dar. Ob und wie ein Eindruck, ein Wort oder ein Blick auf einen Menschen wirkt und ihn existenziell berührt, ist ganz persönlich und hängt von seiner individuellen Prägung ab. Erfahrungen macht jeder einzelne Mensch für sich. Das bedeutet gleichzeitig:

- Man kann seine eigenen Erfahrungen niemandem einreden.
- Man muss seine Erfahrungen schon selbst machen.
- Man muss anderen ihre Erfahrungen lassen.

### Existenzielle Dimension von Lebensereignissen

Ein geschwächter Mensch ist vielen Eindrücken ausgeliefert: einem freundlichen oder unfreundlichen Gesicht, der Aufmerksamkeit oder der Missachtung durch einen Mitmenschen. Hier bedeutet eine kurze Zuwendung keine zeitliche Belastung, sondern kann „nebenbei" geschehen (Bär 2003).

### Krisensituationen

Der alternde und alte Mensch muss körperliche, geistige und äußerliche Defizite ausgleichen. Viele alte Menschen entwickeln große Fähigkeiten, Verluste zu kompensieren. Andere resignieren und werden angesichts eines Rückgangs der Unabhängigkeit, der sozialen Bezüge und der Wertschätzung durch die Umwelt depressiv (Hirzel-Witte 2002). Als die Existenz gefährdende Erfahrungen nennt Monika Krohwinkel:

- Verlust von Unabhängigkeit, Isolation, Trennung von wichtigen Menschen
- Heimatverlust, Sorge, Angst, Sterben

### Auseinandersetzung mit eigener Vergänglichkeit

Viele alte Menschen bewegt der Gedanke an ihr Ende und sie fürchten sich vor dem Verlust ihrer Unabhängigkeit, vor Krankheit und Schmerzen. Sie fragen sich, was mit ihrem vielleicht wertlosen Nachlass geschieht: „Wird geachtet, was ich geschaffen habe, wenn ich nicht mehr bin – oder landet alles auf dem Sperrmüll?"

### Rückhalt im Glauben

Für manche alte Menschen hat ihr Glaube von Kind an große existenzielle Bedeutung. Auch wenn die Aufgaben der mittleren Jahre diesen Aspekt vielleicht aus dem Blickfeld geraten ließen; im Alter wird die Zwiesprache mit Gott wieder zur bedeutenden Kraftquelle.

## 10.7.2 Beim Umgang mit existenziellen Erfahrungen unterstützen

Alte Menschen stets aufzuheitern würde bedeuten, sie in ihrer jeweiligen Stimmung nicht ernst zu nehmen. Vielmehr geht es darum, seine eigene Fähigkeit im Umgang mit existenziellen Erfahrungen zu unterstützen, also v. a. sein Selbstwertgefühl zu stärken.

> **Pflegeschwerpunkt:** Aufgabe einer Altenpflegerin ist es, auf die Grundstimmung des Menschen zu achten und die Pflege auch auf diese Ebene zu beziehen. Als Globalziel steht über jeder Pflegeplanung das umfassende Wohlbefinden.

### „Selbst tun"

Wohlbefinden wird laut Monika Krohwinkel durch die Erfahrung von Unabhängigkeit und durch das Zutrauen zum eigenen Können gefördert. Mit „Ich kann" beginnen Aussagen über zurückgewonnene Hoffnung und Sinnerfahrung. Machen Menschen, die nicht mehr über viele Fähigkeiten verfügen, Erfahrungen von Unabhängigkeit, befreit sie das für den Augenblick von der erlebten Abhängigkeit. Dabei kann sich das frühere, selbstkompetente Selbstbild wieder herstellen.

### Etwas darstellen

Durch das eigene kompetente Verhalten verlieren Ängste und Bedrückungen an Bedeutung. Monika Krohwinkel befragte Menschen mit erheblichen somatischen und/oder psychischen Einschränkungen danach, was ihnen besonders wichtig ist (Krohwinkel 1998):

- etwas darstellen zu können und anerkannt zu werden
- für andere da sein zu können, für andere etwas zu bedeuten
- Erfahrungen von früher mitzuteilen und mit anderen zu teilen
- sich selbst im Bett bewegen zu können und sich selbst wieder aus dem Bett heraus bewegen zu können (selbst tun)

### Bestätigende Beziehung

Von großer Bedeutung für das Erfahren von Kompetenz und damit für das Selbstwertgefühl ist das Echo der Umgebung (Krohwinkel 1998):

- Mein Gegenüber schenkt mir Anerkennung, nimmt mich so wahr wie ich bin.
- Für mein Gegenüber bin ich wichtig, bedeute ich etwas.
- Mein Gegenüber interessiert sich für das, was ich zu sagen habe; meine Erfahrungen haben für jemanden Wert.
- Die Altenpflegerin traut mir etwas zu, sie holt mich nicht wie einen Gegenstand aus dem Bett, sondern lässt mir so weit möglich meine Eigentätigkeit.

Dass wir auf Bestätigung, Wertschätzung und Würdigung unserer Person angewiesen sind, wissen auch jüngere Menschen aus eigener Erfahrung. Oft aber werden im Alltag Menschen missachtet, ihre eigentlichen Signale übergangen (Tab. 10.9):

***Tab. 10.9*** *Missachtendes Verhalten und seine Wirkung.*

| ein alter Mensch erlebt ... | und zieht daraus (unbewusst) die Erfahrung: |
|---|---|
| ... dass ihn jemand anspricht, ihn aber dabei nicht ansieht. | „Sie interessiert sich nicht für mich, es ist ihr auch unwichtig, ob ich verstanden habe." |
| ... dass er, nachdem er Wasser gelassen hat, noch zehn Minuten warten muss, bis jemand ihm von der Toilette hilft. | „Sie haben mich vergessen, sie haben sowieso zu viel zu tun, ich bin lästig." |
| ... dass ihn die Altenpflegerin belehrt, dass seine Mutter schon lange tot sein müsse, nachdem er gejammert hatte, wann denn endlich seine Mutter käme. | „Keiner glaubt mir. Hier sind alle gegen mich." |

### Isolation durch altersbedingte Veränderungen

Isolation gefährdet das existenzielle Erleben (Krohwinkel 1998). Sie als Altenpflegerin können das Bemühen, neue Kontakte zu gewinnen unterstützen. Altersbedingte Veränderungen können einen Menschen aus der Gemeinschaft ausschließen.

#### Schwerhörigkeit

Sich an einem Gespräch nicht beteiligen zu können, weil man sie nur teils hört; sich nicht zu antworten trauen, führt viele in Resignation und Isolation. Gemeinsames Tun, bei dem es nicht aufs Hören ankommt, gibt solchen Menschen das Gefühl von

Verbundenheit. Altenpflegerinnen müssen Menschen mit Hörschwierigkeiten besonders achtsam begegnen und sollten:

- den Betroffenen direkt anschauen, langsam und deutlich (nicht laut!) sprechen,
- Nebengeräusche vermeiden und sich vergewissern, ob man richtig verstanden wurde.

### Eingeschränktes Sprechvermögen

Hat der alte Mensch es verlernt, sich auszudrücken, kann die Altenpflegerin es übernehmen, für ihn zu sprechen („Sie sehen heute bedrückt aus" oder „Der Besuch war wohl anstrengend für Sie?"). Die nonverbale Verständigung (Blicke, Gesten) sind besonders wichtig, wenn zusätzlich das Sprachverständnis gestört ist.

### Fortgeschrittene Demenz

Bei fortgeschrittener Demenz wird ein Mensch über liebevollen Hautkontakt und häufigen Blickkontakt in seinem Lebensgefühl gehoben und gestärkt. Das Früheste in der menschlichen Entwicklung wird zuletzt abgebaut: Gehalten und von der Mutter angeschaut werden sind ganz frühe Erfahrungen.

### **Selbst (mit-)bestimmen**

Monika Krohwinkel nennt in ihrem Untersuchungsbericht auch Fähigkeiten, Bedürfnisse und Erfahrungen von existenzieller Bedeutung, die speziell in Pflegesituationen wichtig sind:

- selbst entscheiden können, wie man etwas tut
- gefragt werden, wie man es haben will und wie nicht (mitbestimmen)
- sicher sein, wann jemand kommt und wie er mit einem umgeht
- sich sinnvoll beschäftigen können, Menschen, die einem zuhören
- Gefühle zeigen können und dabei nicht zurückgewiesen werden
- sich mit Krankheit und Schwäche auseinandersetzen können
- als Mensch in seinen Problemen und in Bemühungen respektiert werden

### **Gegenseitigkeit**

Wir alle sind als Menschen auf das Gegenüber angewiesen. Eine echte Beziehung ist eine Pflegebeziehung dann, wenn nicht die Altenpflegerin allein die Gebende ist, sondern wenn Geben und Nehmen in beide Richtungen fließen.

### Dialog

In der Pflege begegnen sich zwei gleichwertige Menschen im Dialog. Die dialogische Beziehung setzt die fachliche Wahrnehmung der Berufsrolle voraus. Der berufliche Hintergrund, die Einschätzung des Pflegebedarfs, die notwendige Rollendistanz, kurz, die Fähigkeit zur Gestaltung der Pflegebeziehung – das alles gehört zur Professionalität der Altenpflege.

### Zwischenmenschliches

Während der Ausbildung richtet sich die Aufmerksamkeit auf die korrekte Ausführung von Pflegetätigkeiten. Anfängerinnen mit ihrem offenen Blick können das Zwischenmenschliche der Pflege in einem Team, das vielleicht durch belastende Rahmenbedingungen festgefahren ist, ansprechen (Schwerdt 1998).

### Perspektivübernahme

Die Perspektive des Gegenübers zu übernehmen, erleichtert die Kommunikation und hilft auch in eskalierenden Situationen: „Was veranlasst den alten Menschen zu seinem Verhalten?". Dann gehe ich wieder zum eigenen Blickwinkel, beziehe nun aber die Motive des anderen ein. Entscheidend ist dieses Vorgehen, wenn das existenzielle Erleben eines Menschen betroffen ist (Tab. 10.10).

## Trauerarbeit

Trauer ist eine gesunde Reaktion auf Verluste und darf nicht mit Depression gleichgesetzt werden. Vier Aufgaben hat ein Trauernder zu bewältigen:

- den Verlust als Realität zu akzeptieren, Trauerschmerz zu durchleiden
- sich anzupassen an das Leben ohne den Gestorbenen oder das Verlorene
- Energien in andere Beziehungen oder Aufgaben zu investieren

Trauer ist eine notwendige Arbeit der Seele, die geachtet werden muss. Mit Beschwichtigen und Aufmuntern ist einem traurigen Menschen nicht zu helfen. Wir unterstützen den alten Menschen, indem wir belastende Gefühle aushalten. Trost ist, dem Trauernden mit Verständnis begegnen und nicht schnell mit *billigem* Trost (Ablenken, Ratschläge: „Sie dürfen sich nicht hängen lassen!“) zur Tagesordnung überzugehen.

***Tab. 10.10*** *Perspektivübernahme.*

| Situation | Sicht der Altenpflegerin (A.) | Sicht des alten Menschen (Frau B.) | Perspektivübernahme |
|---|---|---|---|
| A. fragt Frau B., die nach einem Apoplex sprachbehindert ist, ob sie zum Friseur gebracht werden möchte. Frau B. antwortet mit einem Wortschwall, der unverständlich und widersprüchlich ist, dabei gestikuliert sie heftig. | „Was für ein Chaos! Was will sie bloß?“ | „Ich will unbedingt zum Friseur und man hat mich wieder vergessen. Jetzt bin ich zu spät, muss warten und bin zum Mittagessen nicht fertig. Und ich kann das wieder nicht richtig sagen, was soll ich nur machen?“ | A. errät den Grund der Aufregung (übernimmt die Perspektive von Frau B.), setzt sich zu Frau B., sieht sie an und sagt ruhig: „Der Friseur hat Bescheid gegeben, er hat einen Termin frei. Ich kann Sie sofort hinbringen. Wollen Sie?“ |

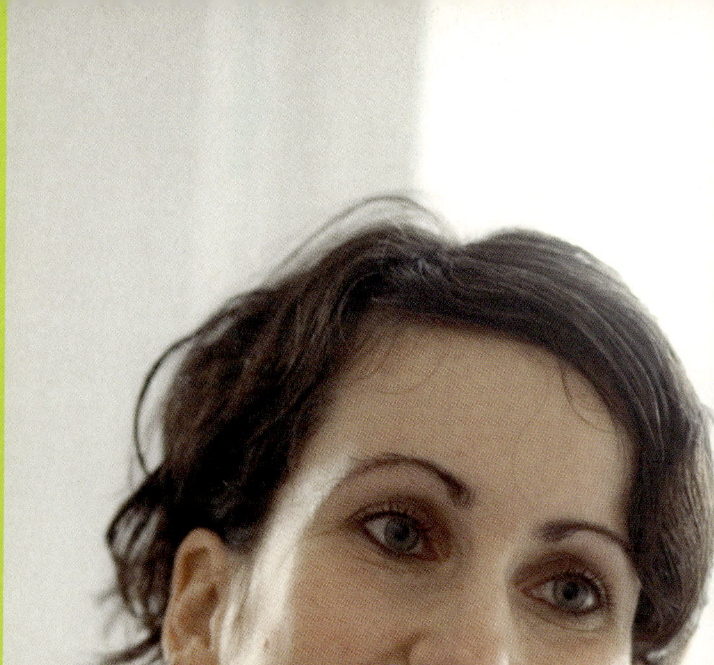

# Teil 3:
# Altenpflege bei speziellen Erkrankungen

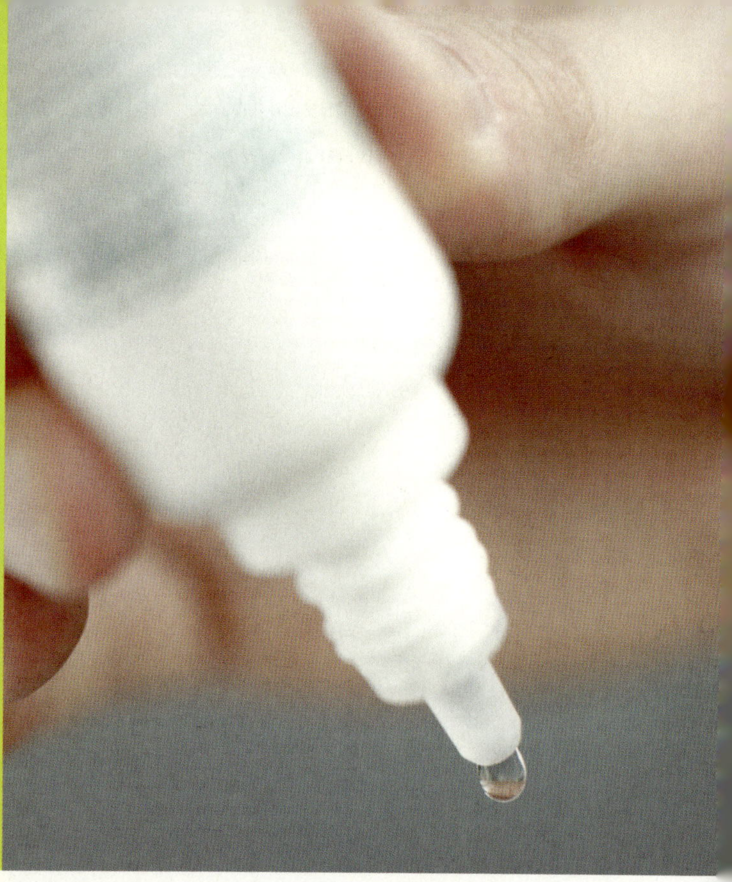

# 11 Bei Diagnostik und Therapie mitwirken

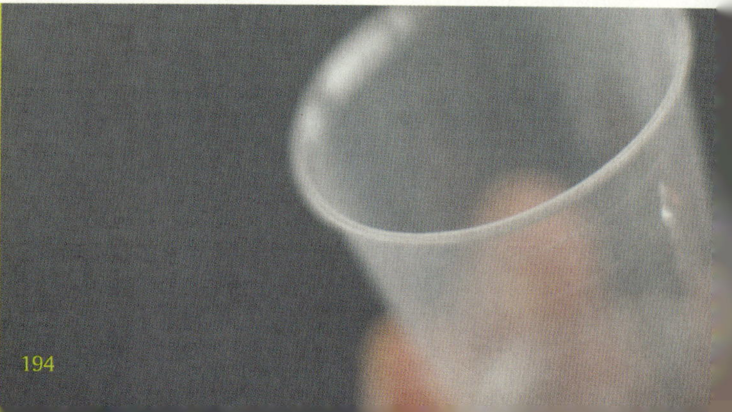

# 11.1 Rechtliche Grundlagen und Rahmenbedingungen

## 11.1.1 Voraussetzungen für die Übertragung ärztlicher Aufgaben auf Pflegekräfte

Zur Frage, ob eine Pflegende ärztliche Aufgabenbereiche (insbesondere Injektionen, Infusionen, Blutentnahmen, Katheterisierung oder auch das Legen von Magensonden) übernehmen darf, existieren keine gesetzlichen Vorschriften, die eindeutige Antworten geben. Es besteht aber Einigkeit darin, dass das Delegieren ärztlicher Aufgaben auch von der objektiven Gefährlichkeit des Eingriffs abhängt und grundsätzlich rechtlich nur zulässig ist, wenn

- der Patient/Bewohner in die Maßnahme einwilligt, der Arzt die Maßnahme anordnet,
- die Art des Eingriffes das persönliche Handeln des Arztes nicht erfordert,
- die Pflegende zur Durchführung fähig ist und zur Durchführung bereit ist.

### Einwilligung und Aufklärung

Wie bei jeder Heilbehandlung, die aus juristischer Sicht i. d. R. eine Körperverletzung darstellt, muss der Bewohner in die Maßnahme einwilligen und in die Bedeutung und Tragweite aufgeklärt werden. Des Weiteren müssen ärztliche Maßnahmen immer vom Arzt verordnet worden sein.

### Ärztliche Anordnung

Die Anordnung kann mündlich erteilt werden; auf eine schriftliche Anordnung besteht kein Rechtsanspruch. Die Schriftlichkeit der Anordnung sollte jedoch bei der Pflegedokumentation eine Selbstverständlichkeit sein. Grundsätzlich muss die Anordnung genaue Angaben zu Menge, Zeitpunkt und Art der Verabreichung enthalten.

### Persönliche Durchführung

Der Arzt hat zu prüfen, ob die Maßnahme delegierbar ist, z.B. in Bezug auf den Gesundheitszustand seines Patienten und die möglichen Nebenwirkungen oder Komplikationen eines Medikaments.

### Qualifikation der Pflegenden

Der übertragende Arzt hat sich zu vergewissern, ob die beauftragte Pflegende über die notwendige Qualifikation verfügt. Als Nachweis reicht der Ausbildungsabschluss nicht aus, denn dieser lässt keine Rückschlüsse auf das tatsächliche Können zu.

### Anordnungs-/ Durchführungsverantwortung

Ärztliche Verordnungen fallen grundsätzlich in den Verantwortungsbereich des Arztes (= Anordnungsverantwortung). Überträgt der Arzt die Durchführung einer ärztlichen Maßnahme an eine Pflegende, so ergibt sich für ihn daraus auch eine grundsätzliche Durchführungsverantwortung gemäß § 831 BGB (und § 8 Abs. II S. 2 BAT für den öffentlichen Dienst).

#### Auswahl- und Überwachungspflicht

Der anweisende Arzt haftet für seine Anweisung nur im Rahmen seiner Auswahl- und Überwachungspflicht, § 831 Abs.1 S. 2 BGB. Sofern er den Ausführenden gewissenhaft ausgewählt und ausreichend überwacht hat, trägt der Handelnde die Durchführungsverantwortung.

#### Spritzenschein

Der Spritzenschein dokumentiert eine gewisse Befähigung der Pflegenden, befreit den Arzt aber nicht davon, sich von dem tatsächlichen Wissensstand der Person zu überzeugen, z.B. durch stichprobenweise Kontrollen. Der Schein dokumentiert letztlich die fehlerfreie Auswahl durch den Arzt; die Durchführungsverantwortung trägt der Handelnde.

### Anweisungsverhältnis Arzt – Auszubildender

Die Durchführung ärztlicher Tätigkeiten darf einem Auszubildenden nur zu Lernzwecken unter Aufsicht übertragen werden. Es muss eine zur Unterstützung bereitstehende Fachkraft anwesend sein.

## 11.1.2 Verweigerungsrecht

Der Arzt ist, wenn es um die Ausführung ärztlicher Tätigkeiten geht, Vorgesetzter des nichtärztlichen Personals. Ärztlichen Anordnungen ist demnach Folge zu leisten. Demjenigen, der die Durchführungsverantwortung hat, muss aber ein Entscheidungsspielraum, im Extremfall auch ein Verweigerungsrecht zustehen. Fühlt die Pflegende sich den berufsfremden Aufgaben subjektiv nicht gewachsen, kann sie die Ausführung ärztlicher Tätigkeiten verweigern.

### Notfälle

Hier besteht kein Verweigerungsrecht oder Delegationsrecht. Gemäß § 323 c StGB ist jeder verpflichtet, in Unglücksfällen, gemeiner Gefahr oder Not in dem Umfang Hilfe zu leisten, wie dies erforderlich und den Umständen nach zumutbar ist. Dann muss die Pflegende unbestritten auch ärztliche Tätigkeiten übernehmen.

### Verweigerungspflicht

Würde die Anordnung des Arztes erkennbar den Strafgesetzen zuwiderlaufen, muss die Pflegende die Durchführung verweigern.

**Beispiel:** Ein Bewohner möchte nicht von der Pflegenden, sondern nur vom Arzt eine Injektion verabreicht bekommen. Die Injektion stellt eine Körperverletzung im Sinne des § 223 StGB dar. Nur über die Einwilligung des Betroffenen wäre die „Tat" gerechtfertigt.

## 11.1.3 Dokumentation

Das Anlegen von Krankenunterlagen ergibt sich aus dem Behandlungsvertrag. In ihnen sind alle behandlungsrelevanten Daten und Maßnahmen zu dokumentieren. Der Arzt muss alles über Anamnese, Diagnose, Therapie sowie seine Tätigkeit einschließlich pflegerischer Maßnahmen dokumentieren (Abb. 11.1).



### Pflegedokumentation

Die Pflegenden unterliegen der Dokumentationspflicht sowohl hinsichtlich der „Behandlungspflege" als auch der „Grundpflege". Bereits das Unterlassen erforderlicher Dokumentation kann einen Sorgfaltsverstoß darstellen.

### Beweissicherung

Dies ist (neben der Sicherung von Pflegequalität) ein wesentlicher Aspekt der Dokumentation. Inhalt und Umfang der Dokumentation müssen sich an der Erfüllung dieses Zwecks messen lassen.

### Auffälligkeiten und atypische Verläufe

Neben den wesentlichen Behandlungs- und Pflegemaßnahmen sind Auffälligkeiten und atypische Verläufe zu dokumentieren. Die Pflegenden sollten mündliche Anordnungen des Arztes sowie deren Ausführung sorgfältig und zeitnah dokumentieren.

#### Standards

Soweit in der Pflege bestimmte Standards vorliegen, braucht auf diese und deren Durchführung nur hingewiesen werden. Wenn im Nachhinein festgestellt werden kann, was dieser Pflegestandard zum Zeitpunkt der Durchführung der Pflegeleistung beinhaltet hat, muss der Inhalt nicht dokumentiert werden.

#### Verantwortlichkeit

Verantwortlich für die Durchführung der Pflegedokumentation ist grundsätzlich die Pflegende, die die Pflegemaßnahme durchführt. Die Stationsschwester oder Pflegedienstleitung hat dabei die Pflicht, regelmäßig die richtige Führung der Dokumentation zu kontrollieren.

#### Krankenunterlagen sind Urkunden

Krankenunterlagen müssen aufgrund der 30-jährigen Verjährungsfrist für vertragliche Schadensersatzansprüche sorgfältig aufbewahrt werden. Durch die Eintragung patientenbezogener Daten werden Krankenunterlagen zur Urkunde; ihr Inhalt unterliegt der Schweigepflicht. Eine strafbare Urkundenfälschung gem. § 267 StGB liegt somit vor, wenn

- jemand Daten in Unterlagen verändert, die er nicht selbst verfasst hat,
- jemand die von ihm selbst verfassten Daten verändert, nachdem der Patient Anspruch auf den unveränderten Bestand der Urkunde erworben hat.

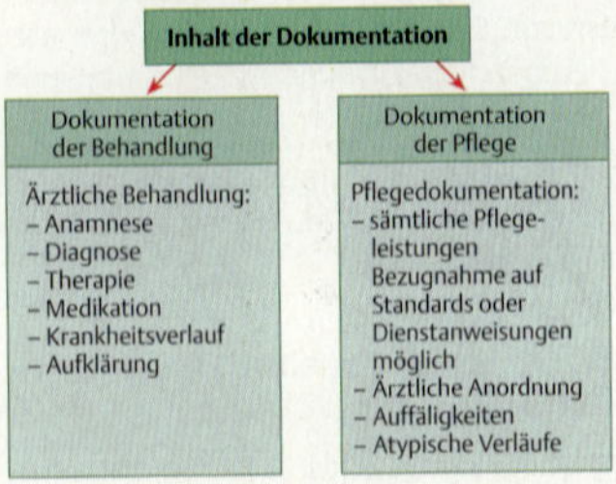


**Abb. 11.1** *Inhalt der Dokumentation.*

### 11.1.4 Strafrechtliche Haftung

Im Strafrecht wird das Zusammenleben der Menschen geregelt und geschützt, indem der Staat Verbote und Gebote aufstellt, deren Verletzung er mit einer Strafe bedroht. Voraussetzungen für die Bestrafung einer Person sind: Tatbestand, Rechtswidrigkeit, Schuld.

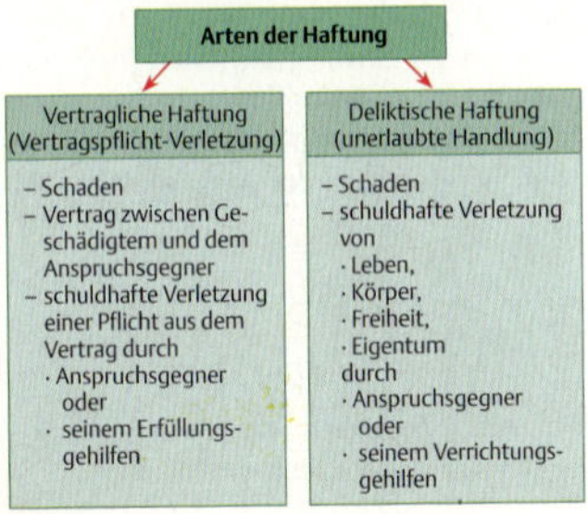


**Abb. 11.2** *Arten der Haftung.*

### Tatbestand

Der Begriff Tatbestand ist insofern irritierend, als auch ein Unterlassen unter Strafe gestellt ist. Bei diesen sog. Unterlassungsdelikten wird von dem Täter ein bestimmtes Handeln gefordert zur Abwendung eines drohenden Schadens. Unterlässt der Täter diese geforderte Handlung, tut also gar nichts, dann macht er sich ebenso strafbar. Der typische Fall ist die unterlassene Hilfeleistung (§ 323c StGB).

### Rechtswidrigkeit

Handlungen, die einen Straftatbestand verwirklichen, sind rechtswidrig. Der Täter hat gegen Strafvorschriften verstoßen. Dieser Verstoß wird vom Gesetzgeber unter Strafe gestellt. Daher ist jedes tatbestandsmäßige Handeln grundsätzlich rechtswidrig. In Ausnahmefällen sind jedoch Eingriffe in die Rechtsgüter anderer notwendig, um einen Schaden abzuwenden.

#### Rechtfertigungsgründe

**Einwilligung.** Die Einwilligung basiert auf dem Selbstbestimmungsrecht des Betroffenen und seinem Recht, auf den Schutz gewisser Rechte verzichten zu können (Art. 2 Abs.1 GG). Die Einwilligung kann grundsätzlich nur von demjenigen erklärt werden, der Inhaber des verletzten Rechtsgutes ist oder als dessen Vertreter zur Disposition über das Rechtsgut befugt ist (Einwilligungsberechtigter).

**Verfügungsbefugnis.** Richtet sich eine Handlung gegen das Leben eines einzelnen, hat der Einwilligende kein Verfügungsrecht. Dies entspricht der grundgesetzlichen Werteordnung, die dem Rechtsgut „Leben" oberste Priorität einräumt und niemandem das Recht gibt, einen Menschen zu töten (Art. 1, 2, 102 GG).

**Einwilligungsfähigkeit.** Der Einwilligende muss einwilligungsfähig sein, d.h. er muss die Bedeutung und Tragweite des Eingriffs erkennen. Dies hängt von der tatsächlichen natürlichen Einsichts- und Urteilsfähigkeit ab.

**Erkennbarkeit.** Die Einwilligung muss vor der Tat nach außen erkennbar zum Ausdruck kommen und zum Zeitpunkt der Maßnahme noch bestehen. Eine einmal erklärte Einwilligung kann jederzeit widerrufen werden.

**Form der Einwilligung.** Die Einwilligung kann formlos erklärt werden und setzt keine Schriftform voraus (Ausnahme §§ 40ff AMG). Sie kann abgegeben werden, indem der Betroffene sich verbal erklärt oder durch verständliche Gestik seinen Willen bekundet (z.B. Arm hinhalten, wenn man mit Blutabnahme einverstanden ist).



**Aufklärung.** Nur wenn der Betroffene weiß, in was er einwilligt, kann der Eingriff gerechtfertigt sein. Dies setzt eine entsprechende Aufklärung durch den Arzt (oder durch die Pflegende bei pflegerischen Maßnahmen) voraus, es sei denn, der Betroffene verzichtet auf eine Aufklärung oder ist bewusstlos.

**Mutmaßliche Einwilligung.** Ist der Betroffene nicht einwilligungsfähig (bewusstlos, verwirrt), kann eine mutmaßliche Einwilligung einen Eingriff rechtfertigen. Das setzt die Übereinstimmung der Täterhandlung mit dem hypothetischen (vermuteten) Willen des Betroffenen voraus, ob er also bei Kenntnis der Sachlage vernünftigerweise zustimmen würde.

**Beispiel:** Ein bewusstloses Unfallopfer wäre mit einer medizinisch indizierten Operation einverstanden; zur Rettung wären eingeschlossene Brandopfer mit dem Aufbrechen der Tür einverstanden; ein nach einem Sturz bewusstloser Bewohner wäre mit Einlieferung ins Krankenhaus einverstanden.

### Schuld

#### Schuldfähigkeit

Sie ist bei gewissen Personengruppen ausgeschlossen (§§ 19, 20 StGB):

- alle Kinder, die noch nicht 14 Jahre alt sind (§ 19 StGB)
- Personen, die nicht in der Lage sind, das Unrecht ihrer Tat einzusehen oder nach dieser Einsicht zu handeln (§ 20 StGB), wegen einer
  - krankhaften seelischen Störung (z.B. Volltrunkenheit),
  - tief greifenden Bewusstseinstörung (z.B. Debilität) oder Schwachsinns,
  - schweren anderen seelischen Abartigkeit (z.B. Psychopathien).

#### Entschuldigungsgründe

Hier kommt im Pflegealltag insbesondere die entschuldigende Pflichtenkollision in Betracht. Ohne Schuld handelt, wer eine ihm auferlegte Pflicht nur auf Kosten einer anderen ihm gleichzeitig auferlegten Pflicht erfüllen kann, z.B. wenn zwei Notfälle kurz hintereinander eintreten und eine Pflegende sich zunächst nur um einen kümmern kann.

#### Schuldformen

Wird die Schuldfähigkeit bejaht, ist weiterhin zu fragen, ob vorsätzlich oder fahrlässig gehandelt wurde (Schuldformen). Grundsätzlich ist nur vorsätzliches Handeln strafbar, wenn nicht das Gesetz fahrlässiges Handeln ausdrücklich mit Strafe bedroht (§ 15 StGB).

> **Merke:** Der Richter ist an den Strafrahmen, den das Gesetz vorgibt, gebunden. Hat der Täter eine Straftat begangen, so drohen ihm verschiedene Rechtsfolgen, die das Gericht im Einzelfall festlegt, z.B. Freiheitsstrafen oder Geldstrafen.

## 11.1.5 Zivilrechtliche Haftung

Während der vertragliche Schadensersatzanspruch immer die Verletzung einer vertraglichen Verpflichtung voraussetzt, begründet sich der deliktische Schadensersatzanspruch (Abb. 11.2) aus der Verletzung einer gesetzlichen Verpflichtung (§ 823 BGB – Leben, Körper, Gesundheit, Eigentum, Freiheit oder ein sonstiges Recht).

### Vertragliche Haftung

Voraussetzung der vertraglichen Haftung ist das Bestehen eines wirksamen Vertrages und die schuldhafte Verletzung einer vertraglichen Verpflichtung.

#### Vertrag

Das wirksame Zustandekommen eines Vertrags setzt die Geschäftsfähigkeit beider Vertragpartner voraus. Geschäftsfähig sind grundsätzlich alle Personen ab 18 Jahren. Bei Einschränkungen der freien Willensbildung durch die krankhafte Störung der Geistestätigkeit ist der Betreffende geschäftsunfähig und darf keine Verträge (z.B. mit stationären oder ambulanten Pflegeeinrichtungen) abschließen, §§ 104 Abs.2, 105 BGB.

#### Vertragliche Pflichten

Aus dem Vertrag ergeben sich die Rechte und Pflichten beider Vertragspartner, jeder schuldet dem anderen seinen Teil der vereinbarten Leistung. So schuldet der Heimträger dem Heimbewohner Unterkunft, Verpflegung und fachgerechte Pflegeleistungen. Der Heimbewohner hat den vereinbarten Pflegesatz zu zahlen.

### Schuldhafte Pflichtverletzung

Die Vertragsverletzung eines der beiden Vertragsparteien muss schuldhaft sein, d.h. entweder vorsätzlich oder fahrlässig (§ 276 Abs.1 BGB).

### Erfüllungsgehilfe

Die Vertragsverletzung kann auch von einem sog. Erfüllungsgehilfen ausgehen, d.h. Personen, deren sich der Vertragspartner zur Erfüllung seiner vertraglichen Pflichten bedient (§ 278 BGB). In Pflegeeinrichtungen wären dies die angestellten Altenpflegekräfte, Altenpflegehelfer oder das Küchenpersonal. Unabhängig vom eigenen Verschulden haftet der Vertragspartner in vollem Umfang für die Sorgfaltspflichtverletzungen dieser Erfüllungsgehilfen (§ 278 BGB).

**Beispiel:** Der Rock einer Bewohnerin wird in der Wäscherei einer Pflegeeinrichtung zu heiß gewaschen und ist nicht mehr zu gebrauchen. Das Verschulden der Wäschereimitarbeiter wird dem Träger wie eigenes schuldhaftes Handeln zugerechnet und er muss für die Ersatzkosten aufkommen.

### Schadensersatz

Der zivilrechtliche Schadensausgleich sieht zunächst vor, dass der Zustand wiederherzustellen ist, der bestehen würde, wenn der zum Ersatz verpflichtende Umstand nicht eingetreten wäre (§ 249 BGB). Ist eine Wiederherstellung nicht möglich, so ist ein Ausgleich für den materiellen Wert zu leisten (§ 251 BGB), in unserem Beispiel die Kosten für einen neuen Rock.

**Beispiel:** Durch die Unachtsamkeit einer Pflegenden stürzt ein Bewohner und zieht sich schmerzhafte Prellungen zu. Er verlangt von dem Träger Schmerzensgeld. Die Pflegende ist Erfüllungsgehilfe des Trägers, deren Unachtsamkeit er sich wie eigenes Verschulden anrechnen lassen muss. Diese Unachtsamkeit ist eine Vertragsverletzung, denn geschuldet wird fachgerechte Pflege.

## Deliktische Haftung

11 Der Schadensersatzanspruch aus vertraglicher Haftung richtet sich ausschließlich gegen den Vertragspartner, der deliktische Anspruch gegen den Verursacher. Diese sog. deliktische Haftung ist in § 823 BGB geregelt. Voraussetzung ist, dass die im § 823 Abs.1 BGB genannten Rechtsgüter – Leben, Körper, Gesundheit, Freiheit, Eigentum oder ein sonstiges Recht – rechtswidrig und schuldhaft verletzt werden. Der Verursacher ist dann zum Ersatz des entstandenen Schadens verpflichtet.

**Beispiel:** Eine Pflegende stößt beim Lagern des Bewohners gegen den Nachttisch. Die Brille des Bewohners fällt herunter und ein Glas zerbricht. Vertragliche Beziehungen bestehen zwischen der Pflegenden und dem Bewohner nicht. Gem. § 823 Abs.1 BGB kann der Bewohner aber den Ersatz für die Beschädigung des Eigentums (Brille) verlangen. Die Pflegende hat die Kosten für ein neues Brillenglas zu zahlen.

### Verrichtungsgehilfen

Neben der allgemeinen deliktischen Haftung für eigenes Verschulden gibt es auch noch die Haftung für den sog. Verrichtungsgehilfen: derjenige, dem von einem anderen eine Aufgabe übertragen worden ist und der in Ausführung dieser Aufgabe einem anderen einen Schaden zufügt (§ 831 Abs.1 BGB). Danach haftet das Heim für die Schäden, die durch das Verhalten der Arbeitnehmer (Pflegende, Küchenpersonal usw.) den Bewohnern zugefügt wurden. Die Ersatzpflicht tritt aber nicht ein, wenn der Träger bei der Auswahl, Anleitung und Überwachung der Pflegenden die erforderliche Sorgfalt beachtet hat (Entlastungsbeweis), § 831 Abs.1 S. 2 BGB.

#### Schutzgesetz

Schadensersatzpflichtig ist auch derjenige, der schuldhaft gegen ein Schutzgesetz verstößt (§ 823 Abs. 2 BGB).

#### Schmerzensgeld

Im Fall der Verletzung des Körpers oder der Gesundheit sowie im Falle der Freiheitsentziehung besteht für den Verletzten Anspruch auf Schmerzensgeld. Dies soll einerseits einen Ausgleich der erlittenen, oftmals nicht mehr voll zu beseitigenden Schäden herbeiführen, anderseits aber auch zur Genugtuung des Geschädigten wegen der erlittenen Nachteile beitragen.

#### Sorgfaltspflichtverletzung

Die „erforderliche Sorgfalt" beinhaltet die objektive Anforderung, das Mögliche zu tun, ohne Rücksicht auf Gewohnheiten oder übliche Praktiken. Zur Beurteilung des Umfangs und der Art der erforderlichen Sorgfalt zieht die Rechtsprechung u.a. die Expertenstandards der DNQP, die Richtlinien der Bundesausschüsse für Ärzte und Krankenkassen und die Empfehlungen des Robert-Koch-Instituts heran. Diese spiegeln das Ergebnis medizinwissenschaftlicher, ärztlicher und pflegerischer Erkenntnisse wider und sind damit der Maßstab der berufsspezifischen Sorgfaltspflichten und zugleich Maßstab für die vertragliche und deliktische Haftung.

## 11.2 Bei der ärztlichen Visite mitwirken

Eine gute Zusammenarbeit zwischen Arzt und Altenpflegepersonal ist unverzichtbar für die Gesundheit der zu Pflegenden. Deshalb sollten sich beide Seiten um eine reibungslose Kooperation bemühen. Ziel ist eine partnerschaftliche und vertrauensvolle Zusammenarbeit, um die bestmögliche medizinische Betreuung der zu Pflegenden sicherzustellen. Die Betreuung wird i.d.R. durch niedergelassene Ärzte koordiniert. Ansprechpartner ist deshalb der Hausarzt des Bewohners. Falls es erforderlich ist, werden nach Anweisung des Hausarztes Fachärzte hinzugezogen.

### 11.2.1 Themen der Visite



Bei der Visite geht es neben der Pflegedokumentation, die die Arzneimittelabgaben und die pflegerischen Leistungen umfasst, auch um die Beantwortung von Fragen der Pflegenden und deren Einschätzung des gesundheitlichen Zustands des Bewohners. Ansprechpartner des Arztes auf Visite ist immer eine Fachkraft.

Vor allem Menschen mit Demenz können Änderungen in ihrem Gesundheitszustand oft nicht mehr ausdrücken. Die Pflegekraft hat durch den täglichen Umgang mit den zu Pflegenden viel eher ein Gespür für Änderungen im Verhalten oder im Gesundheitszustand. Ihre Einschätzung ist für den betreuenden Hausarzt deshalb sehr wichtig.

> **Merke:** In Notfällen, wenn ärztliche Hilfe nicht schnell vor Ort ist, kann und muss die Pflegende nach bestem Wissen und Fähigkeiten auch ohne ärztliche Anordnung handeln!

### 11.2.2 Ärztliche Anweisungen

Um eine angemessene medizinische Versorgung sicherzustellen, kann der Arzt die Durchführung von Behandlungs- und Pflegemaßnahmen der Pflegekraft übertragen (S. 195). Aus rechtlichen Gründen ist es wichtig, dass jede ärztliche Anweisung und ihre Umsetzung genau dokumentiert wird. Jede Anordnung muss deshalb in der Pflegedokumentation vermerkt werden.

#### Gemeinsames Assessment

Die Ermittlung der nötigen Behandlungsmaßnahmen sollte im gemeinsamen Gespräch zwischen Arzt und betreuendem Personal erfolgen. Wenn möglich sollte ein gemeinsames Assessment durchgeführt werden. Dadurch können die Wünsche und Bedürfnisse des Bewohners hinsichtlich seiner medizinischen Behandlung, aber auch Möglichkeiten der aktivierenden Pflege oder der Rehabilitation abgeklärt werden. Um die optimale medizinische Betreuung zu gewährleisten, ist es wichtig, dass die ärztlichen Anweisungen genau befolgt werden.

## 11.3 Umgang mit Geräten (Medizinproduktegesetz)

> **Definition: Medizinprodukte** sind Instrumente, Gegenstände, Apparate, Vorrichtungen und Stoffe, die meist zur Diagnostik, Therapie, Überwachung und Prophylaxe von Erkrankungen eingesetzt werden.

Das am 01.01.1985 in Kraft getretene Medizinproduktegesetz (Neufassung 07.08.2002) regelt die Herstellung, das Vertreiben und die Verwendung von Medizinprodukten sowie deren Zubehör.

### 11.3.1 Was ist ein Medizinprodukt?

Nach dem Medizinproduktegesetz § 3 sind Medizinprodukte alle einzeln oder miteinander verbunden verwendete Instrumente, Apparate, Vorrichtungen, Stoffe und andere Gegenstände, einschließlich der nötigen Software, die für folgende Zwecke bestimmt sind:

- Erkennung, Verhütung, Überwachung, Behandlung oder Linderung von Krankheiten
- Erkennung, Überwachung, Behandlung, Linderung oder Kompensierung von Verletzungen oder Behinderungen
- Untersuchung, Ersatz oder Veränderung des anatomischen Aufbaus oder eines physiologischen Vorgangs sowie Empfängnisregelung

11

> **Merke:** Im Gegensatz zu Arzneimitteln erfüllen Medizinprodukte ihre Zwecke nicht durch pharmakologische oder immunologische, sondern durch physikalische Wirkung (z.B. Herzschrittmacher, chirurgische Instrumente, Prothesen usw.).

Nach EU-Richtlinien kann jedes in einem EU-Staat zugelassene Medizinprodukt auch in den anderen EU-Staaten verwendet werden. Dadurch steht Ärzten und Patienten EU-weit der gesamte europäische Markt der Medizinprodukte zur Verfügung. Erfasst sind über 500000 Medizinprodukte mit einem geschätzten Jahresumsatz in Deutschland von ca. 23 Mrd. Euro (Stand 02/07)!

**Zubehör.** „Zubehör“ zu einem Medizinprodukt ist ein Gegenstand, der für sich genommen kein Medizinprodukt ist, aber zusammen mit diesem verwendet wird, damit es entsprechend seiner Bestimmung angewendet werden kann (z.B. eine Schachtel, in dem das Medizinprodukt aufbewahrt wird).

**Aktives Medizinprodukt.** Ein „aktives Medizinprodukt“ ist von einer Stromquelle oder einer anderen Energiequelle abhängig (z.B. Endoskop, Herzschrittmacher).

**Sonderanfertigung.** Eine „Sonderanfertigung“ ist jedes Produkt, das nach Verordnung des Arztes speziell zur Verwendung an einem bestimmten Patienten angefertigt wird (z.B. Prothesen, Schuheinlagen).

**CE-Zeichen.** Die nach dem Medizinprodukterecht geprüften Medizinprodukte tragen ein CE-Zeichen (CE=Communauté Européenne; frz. für Europäische Gemeinschaft). Die vierstellige Nummer hinter dem CE-Siegel kennzeichnet die Stelle in Europa, bzw. die Organisation, die das Medizinprodukt geprüft hat.

### 11.3.2 Umgang mit Medizinprodukten

Jeder, der ein Medizinprodukt anwendet, muss mit seiner Funktion vertraut sein und es vor der Anwendung überprüfen. Medizinproduktbeauftragte kümmern sich um die regelmäßige Wartung und weisen neue Mitarbeiter ein. Ist ein Medizinprodukt kaputt und muss zur Reparatur, sollte es vorher desinfiziert werden. Die Desinfektion sollte auf der Reparaturanforderung vermerkt werden. Diese Maßnahme dient zum Schutz der Medizintechniker.

> **Merke:** Pflegende gehen in ihrer Arbeit täglich mit vielen Medizinprodukten um. Dazu gehören z.B. Pflegebetten, Gehhilfen oder Insulinpens.

#### Aufbereitung von Instrumenten und Pflegeutensilien

Für die Aufbereitung von Medizinprodukten sind bestimmte Aufbereitungsanweisungen vorgeschrieben. Diese sind Bestandteil des Hygieneplans. Das RKI (Robert-Koch-Institut) hat zusammen mit dem Bundesinstitut für Arzneimittel und Medizinprodukte eine Empfehlung herausgegeben. Nach dieser werden die Medizinprodukte in drei Gruppen eingeteilt:

1. **Unkritische Medizinprodukte** sind solche, die nur mit intakter Haut in Berührung kommen, z.B. Blutdruckmanschette, Gehhilfen usw. Es reicht i.d. R. aus, diese zu reinigen und gelegentlich zu desinfizieren.
2. **Halbkritische Medizinprodukte** kommen mit intakter Schleimhaut in Berührung, z.B. Mundstücke von Inhalatoren, Spekula in der Gynäkologie usw. Hier ist i.d. R. eine Desinfektion, gelegentlich eine Sterilisation vorgesehen.
3. **Kritische Medizinprodukte** durchstoßen intakte Haut und dringen in sterile Bereiche des Körpers vor, z.B. Pinzetten, Scheren, Kanülen usw. Diese müssen sterilisiert werden. Die Durchführung und Überwachung der Sterilisation von kritischen Medizinprodukten übernehmen entsprechend ausgebildete Fachkräfte.



## 11.4 Medikamente richten und verabreichen

### 11.4.1 Arzneimittel

> **Definition: Arzneimittel** sind Stoffe, die zur Erkennung, Verhütung, Linderung und Behandlung von Krankheiten und deren Beschwerden dienen.

### Arzneimitteltypen

- **Fertigarzneimittel**: im Voraus hergestellte und in einer vom Hersteller gestalteten Verpackung ausgegebene Arzneimittel
- **Arzneirezepturen**: individuell in der Apotheke hergestellt (z. B. Salben)
- **Phytotherapeutika:** aus Pflanzen oder -teilen bestehend
- **Plazebos:** Arzneimittel ohne jeden Inhaltsstoff, die zusammen mit der Zuwendung von Arzt und Pflegenden solche Beschwerden lindern können, denen eher eine seelische Ursache zugrunde liegt.
- **Generika**: Nachahmerprodukte (bei Aspirin z. B. ASS-ratiopharm)
- **Betäubungsmittel**: Arzneimittel zur Schmerzbekämpfung, die Stimmung und Bewusstsein beeinflussen können. Bei unsachgemäßem Gebrauch besteht die Gefahr einer Abhängigkeit.

**Merke:** Betäubungsmittel unterliegen strengen gesetzlichen Regelungen, die im Betäubungsmittelgesetz und in der Betäubungsmittelverschreibungsverordnung festgeschrieben sind. Der unrechtmäßige Umgang mit ihnen wird bestraft.

## 11.4.2 Organisation der Medikamentenversorgung

### Verordnung von Medikamenten

Es dürfen nur vom Arzt angeordnete Medikamente verabreicht werden. Die Anordnung muss wie folgt dokumentiert sein:

- Name des Medikamentes, Dosierung (wie oft täglich, welche Menge?)
- Darreichungsform (Tablette, Zäpfchen, intramuskulär, subkutan?)
- Verabreichungszeitpunkt (vor/zum/nach dem Essen, zu genauen Zeiten?)

### Aufbewahrung von Medikamenten

In der häuslichen Versorgung werden Arzneimittel zusammen mit dem Verordnungsplan an einem mit dem alten Menschen und dessen Angehörigen abgestimmten Platz gelagert. Ist der betreute Mensch sehr verwirrt oder depressiv, sollten die Arzneimittel in einem abschließbaren Schrank verwahrt werden.

In der stationären Versorgung sind Arzneimittel in einem abschließbaren Schrank mit getrennt verschließbarem Fach für die Betäubungsmittel zu lagern. Manche Medikamente, z. B. Insulin, müssen im Kühlschrank aufbewahrt werden. Sie sind bewohnerbezogen geordnet, das heißt jeder Bewohner hat seinen eigenen, namentlich gekennzeichneten Medikamentenbehälter.



### Betäubungsmittel

Hier gelten besondere Regeln:

- Nur einzelne Personen (meist die Leitung) haben einen Schlüssel zum Betäubungsmittel-Schrank. Über die Verwendung muss genau Buch geführt werden.
- Eine neue Lieferung wird mit genauer Mengenangabe als „Zugang“ notiert. Jede Entnahme wird mit Angabe des jeweiligen Patienten als „Abgang“ vermerkt.
- Zu Bruch gegangene Ampullen müssen vermerkt werden. Günstig ist in einem solchen Fall die Notierung von Zeugen.
- Schreibfehler werden durchgestrichen, keinesfalls darf mit Tipp-Ex oder Ähnlichem Geschriebenes unkenntlich gemacht werden!

### 11.4.3 Medikamente richten und verabreichen

Für das Richten von Medikamenten gelten einige allgemeine Regeln:

- **Medikament überprüfen** – auf Trübungen, Ausflockungen oder Verfärbungen
- **Ablaufdatum überprüfen** – abgelaufenes Medikament nicht mehr verwenden
- **hygienisch arbeiten** – Medikament direkt aus der Aluverpackung in den Behälter geben
- **Ablenkung vermeiden** – die Pflegende von allen Stationsaufgaben befreien
- **Arzt informieren** – wenn ein Bewohner die falsche Dosis erhalten hat.

> **Praxistipp:** Sprechen Sie beim Richten von Medikamenten z.B. Patientennamen, Präparat und Dosis laut vor sich hin. Das verstärkt die Aufmerksamkeit und ermöglicht das unmittelbare Erkennen von Abweichungen.

#### „5-R-Regel"

Beim Richten sind folgende 5 Kriterien zu überprüfen:

1. **Richtiger Patient?**
2. **Richtiges Medikament?**
3. **Richtige Dosierung?**
4. **Richtige Darreichungsform?**
5. **Richtiger Zeitpunkt?**

#### Vorbereitung

- Patientendokumentation mit Arztverordnung, verordnetes Arzneimittel
- Material je nach Darreichungsform des Medikaments (Löffel, Spritze usw.)

#### Tabletten richten

- Hände nach Hygieneplan desinfizieren, 5-R-Regel beachten
- Gegenstände auf desinfizierter Arbeitsfläche (z.B. Tablett) richten
- Medikamententablett mit Name und Zimmernummer des Patienten sowie Medikamentenschälchen bereitstellen
- Medikamente in der verordneten Darreichungsform (z.B. Tabletten, Dragees) nach Verordnungsplan richten, Einnahmezeit berücksichtigen

#### Aufziehen aus einer Glasampulle

- Hände nach Hygieneplan desinfizieren, 5-R-Regel beachten
- benötigte Gegenstände auf desinfizierter Arbeitsfläche richten
- Spritze mit Aufziehkanüle zusammensetzen
- Ampulle anfeilen oder aufbrechen (Abb. 11.3a)
- Aufziehkanüle in die Ampulle einführen, Medikament aufziehen (Abb. 11.3b)
- Spritze nach oben halten und luftleer machen (Abb. 11.3c)
- Aufziehkanüle direkt in die Kanülensicherheitsbox entsorgen
- Injektionskanüle aufsetzen und Spritze mit Medikamentenetikett kennzeichnen

***Abb. 11.3 Aufziehen aus einer Glasampulle. a** Ampullenhals mit Tupfer abbrechen, **b** Lösung aufziehen, **c** Spritze entlüften.*

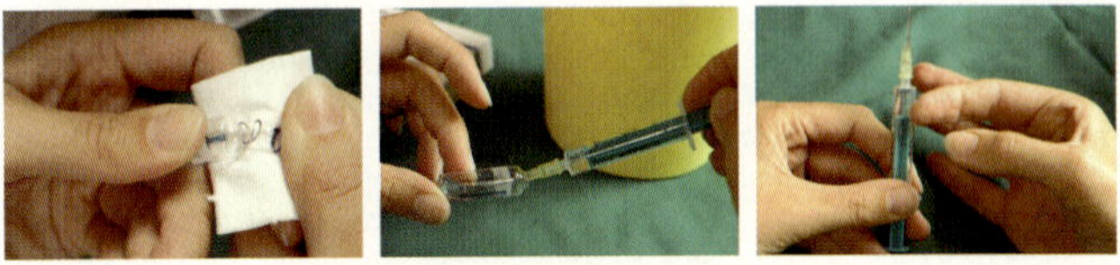

## Aufziehen aus einer Stechampulle

- Hände nach Hygieneplan desinfizieren, 5-R-Regel beachten
- benötigte Gegenstände auf desinfizierter Arbeitsfläche richten
- Spritze mit Aufziehkanüle zusammensetzen, Deckel der Stechampulle entfernen
- Gummistopfen desinfizieren (Einwirkzeit beachten), Aufziehkanüle einstechen
- Stechampulle kippen und Medikament aufziehen
- Spritze nach oben halten, luftleer machen, Aufziehkanüle sofort entsorgen
- Injektionskanüle aufsetzen und Spritze mit Medikamentenetikett kennzeichnen
- Datum bei Mehrfachentnahme auf der Stechampulle notieren

## Herstellen und Aufziehen einer Lösung aus Trockensubstanzen

### Durchführung mit einer Aufziehkanüle

- Hände nach Hygieneplan desinfizieren, 5-R-Regel beachten
- benötigte Gegenstände auf desinfizierter Arbeitsfläche richten
- Spritze mit Aufziehkanüle zusammensetzen, Lösungsmittel aufziehen
- Lösungsmittel in die Glas- oder Stechampulle spritzen
- wenn Trockensubstanz vollständig aufgelöst ist, Medikament aufziehen
- Spritze nach oben halten, luftleer machen, Aufziehkanüle sofort entsorgen
- Injektionskanüle aufsetzen und Spritze mit Medikamentenetikett kennzeichnen

### Durchführung mit einer Überleitungskanüle

- Hände nach Hygieneplan desinfizieren, 5-R-Regel beachten
- benötigte Gegenstände auf desinfizierter Arbeitsfläche richten
- Gummistopfen des Behälters mit Trockensubstanz desinfizieren
- Schutzkappe der Überleitungskanüle nehmen und in den Behälter mit Trockensubstanz einstechen (Abb. 11.4a), Schutzkappe abziehen
- Trockenflasche auf Lösungsflasche aufstecken (Abb. 11.4b)
- drehen, sodass die Flüssigkeit der Lösungsflasche einläuft (Abb. 11.4c)
- warten, bis sich die Trockensubstanz vollständig aufgelöst hat
- Spritze nach oben halten, luftleer machen, Aufziehkanüle sofort entsorgen
- Injektionskanüle aufsetzen und Spritze mit Medikamentenetikett kennzeichnen

***Abb. 11.4 Umgang mit einer Überleitungskanüle. a*** *Überleitungskanüle einstechen,* ***b*** *Trockenflasche aufstecken,* ***c*** *Flüssigkeit von oben hineinlaufen lassen.*

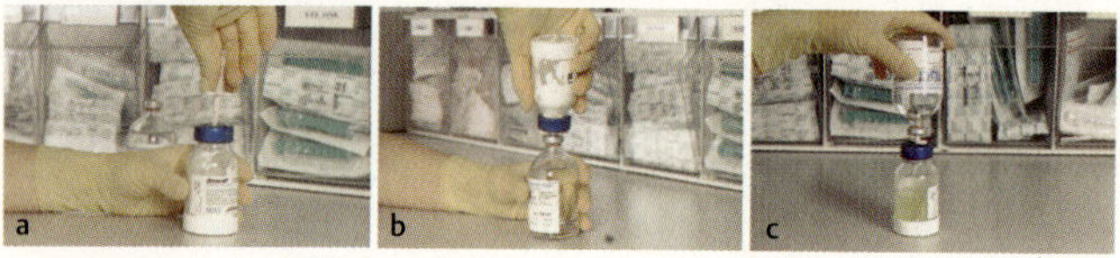


## Insulingemische aufziehen

- Hände nach Hygieneplan desinfizieren, 5-R-Regel beachten
- benötigte Materialien auf desinfizierter Arbeitsfläche richten
- Spritze mit Aufziehkanüle zusammensetzen
- Schutzdeckel der Stechampulle entfernen
- bei Verzögerungsinsulin Ampulle langsam in den Händen rollen (Abb. 11.5a)
- Gummimembran desinfizieren und Einwirkzeit beachten (Abb. 11.5b)
- Luft aufziehen, Aufziehkanüle einstechen, Luft hineingeben (Abb. 11.5c+d)
- Stechampulle kippen und Medikament aufziehen (Abb. 11.5e)
- Spritze nach oben halten und luftleer machen, Aufziehkanüle entsorgen
- Injektionskanüle aufsetzen und Spritze mit Medikamentenetikett kennzeichnen
- Entnahmedatum auf der Stechampulle notieren und wieder kühl lagern

***Abb. 11.5* Insulingemisch aufziehen.** ***a*** *Stechampulle zwischen den Händen rollen,* ***b*** *Membran desinfizieren,* ***c*** *Luft aufziehen,* ***d*** *Luft in die Ampulle geben,* ***e*** *Stechampulle kippen und Medikament aufziehen.*

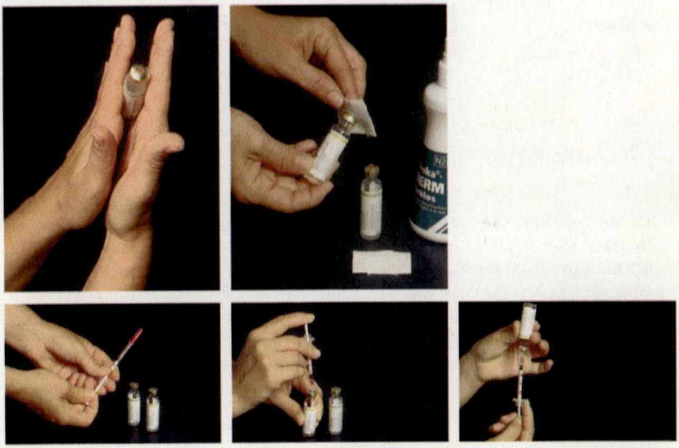

### Suppositorien richten und verabreichen

> **Definition: Suppositorien** sind Zäpfchen aus leicht schmelzenden Stoffen (Fette, Gelatine, Glyzerin), die ein Medikament enthalten.

- Hände nach Hygieneplan desinfizieren, 5-R-Regel beachten
- benötigte Gegenstände auf desinfizierter Arbeitsfläche richten
- Patienten über die Maßnahme informieren, Fenster und Türen schließen
- Besucher aus dem Zimmer bitten, Patientenbett auf Arbeitshöhe bringen
- den Handlungsablauf störende Kleidung entfernen (Intimsphäre schützen!)
- Patienten in die flache Seitenlage links mit angewinkelten Knien lagern
- flüssigkeitsdichte Unterlage unter das Gesäß des Patienten legen
- Handschuhe und zusätzlich Fingerling am Zeigefinger anziehen
- Patienten auffordern, sich zu entspannen und den Schließmuskel zu lockern
- Zäpfchen auspacken, evtl. mit warmem Wasser gleitfähig machen
- Zäpfchen in den After einführen und bis hinter den Schließmuskel schieben



# 11.5 Injektionen

## 11.5.1 Grundlagen

> **Definition: Injektion** bezeichnet die parenterale Verabreichung von Medikamenten oder anderen Stoffen nach Arztanordnung in das Gewebe mithilfe einer Injektionskanüle.

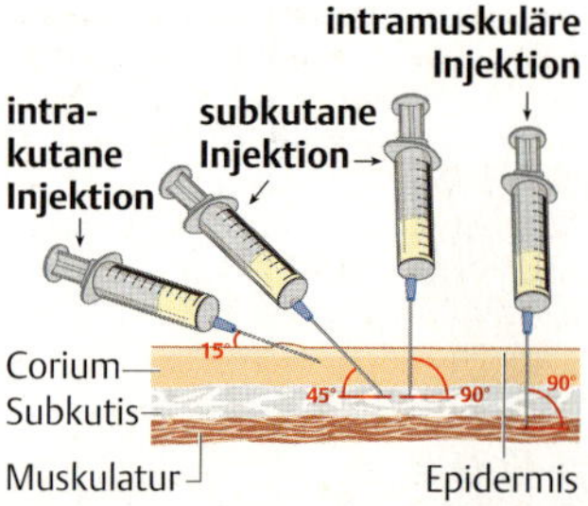


***Abb. 11.6 Applikationsformen von Injektionen.*** *Diese unterscheiden sich in Einstichwinkel und Einstichtiefe.*

Nach Applikationsort und -form werden verschiedene Injektionen (Abb. 11.6) unterschieden:

- **intrakutane (i.c.) Injektion**: Verabreichen eines Medikaments in die Haut (Epidermis). Das Medikament wird langsam resorbiert.
- **subkutane (s.c.) Injektion**: Verabreichen eines Medikaments unter die Haut (Subkutis). Das Medikament wird verzögert resorbiert.
- **intramuskuläre (i.m.) Injektion**: Verabreichen eines Medikaments in den Muskel. Das Medikament wird leicht verzögert resorbiert.
- **Injektionspen**: subkutanes Verabreichen eines Medikaments über eine Injektionshilfe, bestehend aus einer Medikamentenpatrone, einem Dosierkopf und einer Injektionskanüle.

> **Merke:** Wegen der Gefahr der Nachblutung aus der Einstichstelle sollten sowohl bei der s.c.- als auch bei der i.m.-Injektion Handschuhe getragen werden.

## 11.5.2 Subkutane Injektion

### Ziele und Indikationen

- Verabreichung eines Medikaments in das subkutane Fettgewebe
- Insulin- und Heparininjektion sowie Schmerzmittelinjektion

### Material

11

- ärztlicher Verordnungsplan, Spritzentablett, verordnete Injektionslösung
- Ampullensäge, Zellstofftupfer, Aufziehkanüle, sterile Injektionskanüle
- sterile Einmalspritze (z.B. zur Insulininjektion Spritze mit Graduierung)
- Schnellverband, Kanülensicherheitsbox, Desinfektionsmittel, Einmalhandschuhe

### Durchführung

- Hände nach Hygieneplan desinfizieren, 5-R-Regel (S. 205) beachten
- benötigte Gegenstände richten und Vollständigkeit überprüfen
- Injektionslösung aufziehen (S. 205) bzw. Fertigspritze richten
- Patienten über die Maßnahme informieren, Fenster und Türen schließen
- Besucher aus dem Zimmer bitten, Patientenbett auf Arbeitshöhe bringen
- evtl. den Ablauf störende Kleidungsstücke entfernen (Intimsphäre schützen!)
- Injektionsstelle auswählen: Oberarm- bzw. Oberschenkelaußenseite, Bauchdecke zwischen Darmbeinstachelhöhe und Bauchnabel, ober- oder unterhalb des Schulterblattes
- Patienten lagern, Einmalhandschuhe anziehen
- Injektionsstelle desinfizieren und Einwirkzeit beachten (Abb. 11.7a)

- Hautfalte mit Daumen und Zeigefinger abheben (Abb. 11.7b). Bei sehr dünnen Patienten wird die Haut gespannt anstatt angehoben.
- Injektionsnadel im 45°-Winkel (bei selbst aufgezogenem Insulin) bzw. 90°-Winkel (bei Fertigspritzen mit Heparin) einführen (Abb. 11.7c)
- Medikament ohne aspirieren langsam in die abgehobene Hautfalte injizieren
- Patienten auf mögliche Reaktionen (Nebenwirkungen) beobachten
- Tupfer auflegen, Kanüle rasch entfernen und sofort sicher entsorgen
- Einstichstelle kurz abtupfen, Medikament nicht verreiben!

***Abb. 11.7 Subkutane Injektion.*** ***a*** *Haut desinfizieren,* ***b*** *Hautfalte anheben,* ***c*** *Injektionsnadel einführen.*

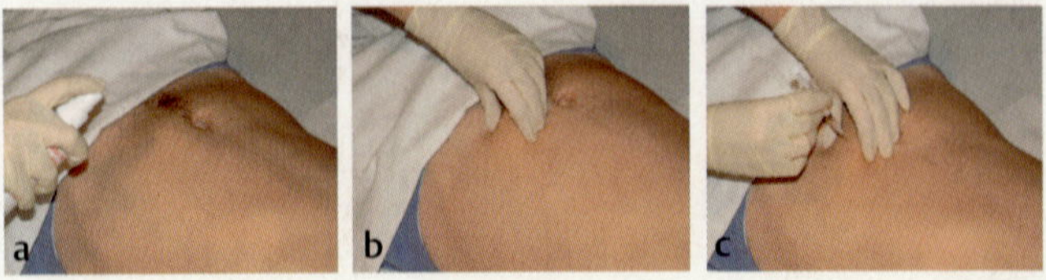


### Nachsorge

- Patienten beim Rücklagern unterstützen, nach Bedürfnissen fragen
- Materialien sachgerecht ver- bzw. entsorgen (z.B. Müll trennen)
- Hände desinfizieren, Maßnahme dokumentieren, evtl. im Injektionsschema
- **Blick zurück:** Blutet es aus der Einstichstelle nach?

## 11.5.3 Intramuskuläre Injektion

- **Ziel:** Verabreichung eines Medikaments in das Muskelgewebe
- **Indikationen:** Schmerzmittelinjektion, Impfung, bei Präparaten mit Depotwirkung

### Injektion in den Gesäßmuskel (ventroglutäale Injektion nach v. Hochstetter)

Vorbereitung der Materialien s. „subkutane Injektion" (S. 208).

- Hände nach Hygieneplan desinfizieren, 5-R-Regel (S. 205) beachten
- benötigte Gegenstände richten und Vollständigkeit überprüfen
- Injektionslösung aufziehen (S. 205) bzw. Fertigspritze richten
- Patienten über die Maßnahme informieren, Fenster und Türen schließen
- Besucher aus dem Zimmer bitten, Patientenbett auf Arbeitshöhe bringen
- evtl. den Ablauf störende Kleidung entfernen (Intimsphäre schützen!)
- Patienten beim Lagern auf die Seite unterstützen (Knie leicht angezogen)
- Einmalhandschuhe anziehen
- mit dem Zeigefinger den höchsten Punkt des Darmbeinkamms ertasten, mit dem Mittelfinger den Darmbeinstachel (Abb. 11.8a)
- Hand um ca. 2 cm nach unten drehen, sodass der Handballen auf den großen Rollhügel (= Trochanter major) zu liegen kommt (Abb. 11.8b)
- Zeige- und Mittelfinger bilden mit dem Darmbeinkamm ein Dreieck, in dessen Winkel der Injektionsort liegt (s. Abb. 11.8b)
- Einstichstelle an der Spitze des Dreiecks mit dem Fingernagel markieren
- Einmalhandschuhe anziehen
- Injektionsstelle desinfizieren und Einwirkzeit beachten (Abb. 11.8c)
- Haut mit Daumen und Zeigefinger spannen und Nadel im 90° Winkel einstechen (Abb. 11.8d)
- beim Aspirieren Kanüle fixieren, um Lageveränderungen zu vermeiden (Abb. 11.8e)

- Medikament langsam injizieren, Tupfer auflegen und Kanüle rasch entfernen
- Kanüle sofort sicher entsorgen, Stichkanal mit Tupfer kurz komprimieren

Nachsorge s. „subkutane Injektion" (S. 209).

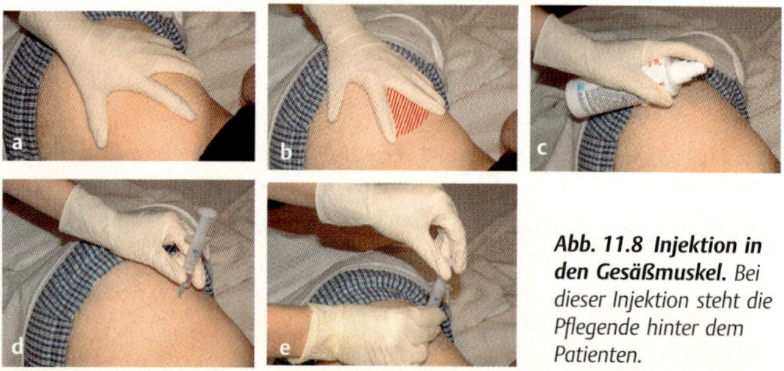

***Abb. 11.8 Injektion in den Gesäßmuskel.*** *Bei dieser Injektion steht die Pflegende hinter dem Patienten.*

**Merke:** Ganz gleich welche Applikationsform – bei Aspiration gilt immer: Vorgang abbrechen, Medikament neu aufziehen und Injektion an anderer Stelle wiederholen. Bei Nachblutung immer einen Schnellverband anlegen, ggf. Arzt informieren.

## Injektion in den Oberschenkelmuskel

Vorbereitung der Materialien s. „subkutane Injektion" (S. 208).

Die Durchführung entspricht bis zur Lagerung der Injektion in den Gesäßmuskel. Bei der Injektion in den Oberschenkel liegt der Patient entspannt in Rückenlage.

- Einmalhandschuhe anziehen
- Injektionsstelle auswählen (ca. eine Handbreit unterhalb des Rollhügels im äußeren mittleren Drittel des Oberschenkels, Abb. 11.9a)
- Injektionsstelle desinfizieren und Einwirkzeit beachten
- Injektionsnadel im 90°-Winkel einführen (Abb. 11.9b) und Kanüle fixieren
- aspirieren und Medikament langsam injizieren
- Patienten beobachten und informieren, sich bei Veränderungen zu melden
- frischen Tupfer auf die Einstichstelle legen und Kanüle rasch entfernen
- Kanüle sofort sicher entsorgen und Stichkanal mit Tupfer kurz komprimieren

Nachsorge s. „subkutane Injektion" (S. 209).

***Abb. 11.9 Injektion in den Oberschenkelmuskel.*** *Die Injektionsstelle liegt im äußeren mittleren Drittel des Oberschenkelmuskels.*

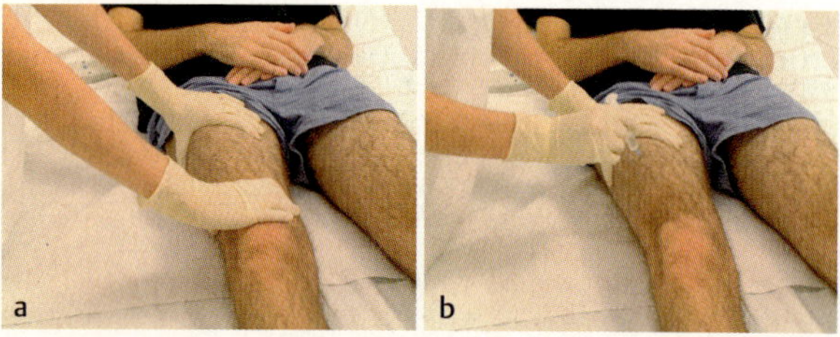

### Injektion in den Oberarmmuskel

Vorbereitung der Materialien s. „subkutane Injektion“ (S. 208).

Die Durchführung entspricht bis zur Lagerung der Injektion in den Gesäßmuskel. Bei der Injektion in den Oberarm sitzt der Patient.

- Injektionsstelle auswählen (höchste Stelle des Deltamuskels, 3 Querfinger unterhalb der Schulterhöhe) und markieren (Abb. 11.10a)
- Injektionsstelle desinfizieren und Einwirkzeit beachten
- Injektionsnadel im 90°-Winkel einführen (Abb. 11.10b)

Die weitere Durchführung entspricht ab der Aspiration der Injektion in den Oberschenkelmuskel. Nachsorge s. „subkutane Injektion“ (S. 209).

***Abb. 11.10 Injektion in den Oberarmmuskel.*** *Die Injektionsstelle liegt drei Querfinger unterhalb der Schulterhöhe.*

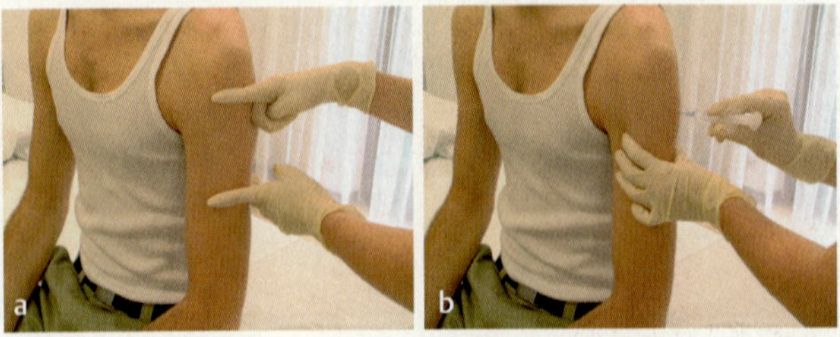

## 11.5.4 Umgang mit dem Injektionspen (z.B. Insulininjektion)

**Definition:** Ein **Injektionspen** ist eine Injektionshilfe in Füllhalterformat. Die Medikamentenmenge wird eingestellt und per Knopfdruck gespritzt.

### Ziele und Indikationen

- selbstständige Injektion z.B. von Insulin
- z.B. insulinpflichtiger Diabetes

### Material

11

- Injektionspen, Spezialkanüle, Kanülensicherheitsbox, evtl. neue Zylinderampulle

### Durchführung

- Hände nach Hygieneplan desinfizieren, 5-R-Regel (S. 205) beachten
- benötigte Gegenstände richten und Vollständigkeit überprüfen
- den mit dem Namen des Patienten beschrifteten Pen aus dem Kühlschrank nehmen und überprüfen, ob genügend Insulin in der Ampulle ist
- Patienten über die Maßnahme informieren, Fenster und Türen schließen
- Besucher aus dem Zimmer bitten, Patientenbett auf Arbeitshöhe bringen
- evtl. den Ablauf störende Kleidung entfernen (Intimsphäre beachten!)
- Spezialkanüle auf den Pen aufschrauben (evtl. Mehrfachbenutzung)
- Dosis nach Arztverordnung durch Drehen am Dosierring einstellen
- Injektionsstelle nach Injektionsschema auswählen, Kappe entfernen
- Hautfalte abheben und Injektionsnadel im 90°-Winkel einführen
- Insulin durch Druck auf den Penkopf vollständig injizieren, Kanüle kurz im Stichkanal belassen (vermeidet Rückfluss des Medikaments beim Herausziehen)

- Injektionsnadel rasch herausziehen, Sicherungsring zurückdrehen
- Spezialkanüle abschrauben und sofort sicher entsorgen

Nachsorge s. „subkutane Injektion“ (S. 209).

# 11.6 Richten und Anschließen von i.v. Infusionen

## 11.6.1 Grundlagen

**Definition:** Mit einer **Infusion** werden über eine Kanüle in einer Vene Flüssigkeiten in den Körper eingebracht, meist über einen peripheren Katheter (Venenverweilkanüle) oder einen zentralen Venenkatheter (S. 215).

### Ziele

- ausreichende parenterale Ernährung durch Gabe von Grundnahrungsstoffen
- Aufrechterhaltung bzw. Verbesserung des Flüssigkeitsvolumens
- Aufrechterhaltung bzw. Wiederherstellung der Elektrolytkonzentration
- Aufrechterhaltung bzw. Wiederherstellung von konstantem osmotischen Druck
- medikamentöse Versorgung

### Indikationen

- Erkrankungen mit hohem Elektrolyt- und Flüssigkeitsverlust (z. B. Diarrhö)
- perioperative Flüssigkeitsversorgung (vor, während und nach Operationen)
- Notwendigkeit von parenteraler Ernährung (Umgehung des Magen-Darm-Trakts)
- medikamentöse Unterstützung des Patienten z. B. durch Schmerzmittel
- gestörter Säure-Basen-Haushalt (Azidose, Alkalose)

**Merke:** Der behandelnde Arzt hat die Anordnungsverantwortung und entscheidet, welche Infusionen wie gegeben werden. Juristisch einwandfrei sollte er die erste Infusion anhängen.



## 11.6.2 Schwerkraftgesteuerte Infusion richten und anschließen

### Material

- Infusionsbehälter (z. B. Flasche oder Beutel) nach Verordnung
- Infusionsbesteck nach DIN 58362, Infusionsständer, Desinfektionsmittel

### Durchführung

- Hände nach Hygieneplan desinfizieren, benötigte Gegenstände richten
- 5-R-Regel beachten, Verschlussring von der Infusionsflasche abziehen
- bei Infusionsflaschen mit Metallverschluss Gummistopfen desinfizieren
- Reste von Desinfektionslösung abschütteln (darf nicht in Lösung gelangen)
- sterile Verpackung des Überleitsystems aufreißen und System entnehmen
- Verschlusskappe vom Einstichdorn abnehmen und diesen durch den Gummistopfen in die Flasche stechen (Abb. 11.11a)
- Rollklemme zudrehen (Abb. 11.11b) und Infusionsflasche am Infusionsständer aufhängen oder umgedreht halten

- Tropfenkammer durch mehrfaches Zusammendrücken mit Daumen und Zeigefinger bis zur Markierung füllen (Abb. 11.11c)
- Belüftungsventil öffnen, Rollklemme aufdrehen und Lösung durch das System fließen lassen (Abb. 11.11d), sodass keine Luft im Schlauch ist (Luftembolie!)

**Abb. 11.11 Infusion richten.** *a Stopfen durchstechen,* ***b*** *Rollklemme schließen,* ***c*** *Tropfkammer füllen,* ***d*** *Lösung durch das Schlauchsystem fließen lassen.*

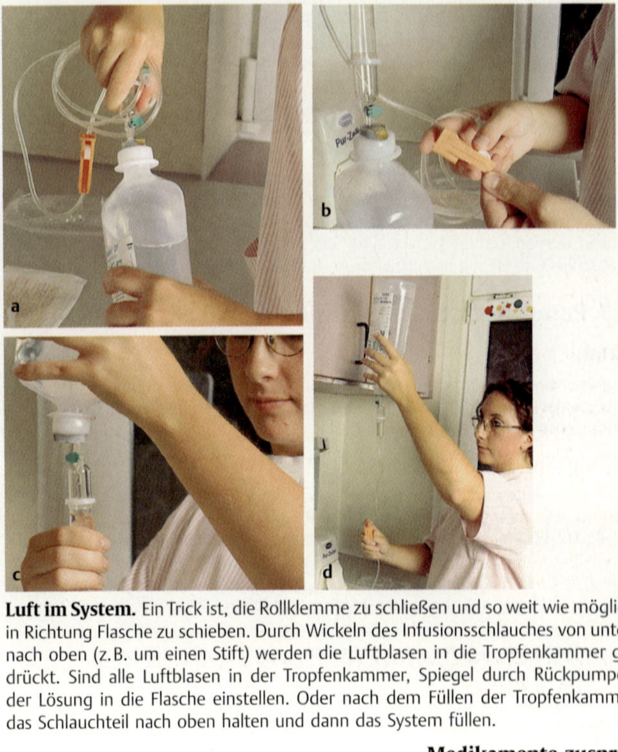


**Luft im System.** Ein Trick ist, die Rollklemme zu schließen und so weit wie möglich in Richtung Flasche zu schieben. Durch Wickeln des Infusionsschlauches von unten nach oben (z.B. um einen Stift) werden die Luftblasen in die Tropfenkammer gedrückt. Sind alle Luftblasen in der Tropfenkammer, Spiegel durch Rückpumpen der Lösung in die Flasche einstellen. Oder nach dem Füllen der Tropfenkammer das Schlauchteil nach oben halten und dann das System füllen.



## Medikamente zuspritzen

- Medikament in sterile Einmalspritze aufziehen (S. 205) und über sterile Kanüle oder Spike in die Infusionsflasche spritzen
- bei Zuspritzen von mehreren Ampullen Flüssigkeitsmenge der Ampullen vorher aus der Infusionsflasche steril abziehen
- Infusionslösung mit Medikament durch Kippen durchmischen und auf Unverträglichkeit überprüfen (z.B. Ausflockungen)
- Infusionsflasche mit Namen des Patienten, Datum, Uhrzeit und Zusätzen beschriften. Kein Filzstift bei Kunststoffflaschen; Lösungsmittel kann diffundieren!
- Bei mehreren Infusionslösungen gleichzeitig: Verträglichkeit der Lösungen untereinander überprüfen, z.B. auf Ausflockungen beobachten!

## Infusion anschließen

- Patienten über die Maßnahme informieren, Besuch aus dem Zimmer bitten
- den Ablauf störende Kleidung entfernen, Patienten beim Lagern unterstützen
- Schlauchsystem an die liegende Venenverweilkanüle anschließen und Tropfgeschwindigkeit nach Arztverordnung einstellen
- Überleitsystem evtl. mit Pflaster am Unterarm des Patienten fixieren, um Abknickungen zu vermeiden
- Infusionsgeschwindigkeit überwachen, Patienten auf Reaktionen beobachten
- Patienten bitten, sich bei Veränderungen zu melden; Rufanlage reichen
- **Blick zurück:** Infusionsschlauch sicher fixiert? Tropft die Infusion? Ist der Patient informiert, sich z. B. bei Übelkeit zu melden oder wenn Infusion nicht mehr läuft? Rufanlage in Reichweite? Tropfgeschwindigkeit richtig eingestellt?

## Nachsorge

- Sich nach Bedürfnissen erkundigen: Lagerung bequem? Getränk?
- gebrauchte Materialien sachgerecht ver- bzw. entsorgen (z. B. Müll trennen)
- nach Beendigung der Infusion kann der Einstichdorn am Gummistopfen abgebrochen werden, um die Gefahr einer Stichverletzung zu reduzieren
- abschließend Hände desinfizieren, Maßnahme dokumentieren

# 11.6.3 Pumpengesteuerte Infusion anschließen

## Material

- Infusionsbehälter (z. B. Flasche oder Beutel) nach Arztverordnung
- Infusionspumpe mit Tropfendetektor, Infusionsbesteck für Infusionspumpe
- Infusionsständer, Desinfektionsmittel

## Durchführung

- Infusion richten s. „Schwerkraftgesteuerte Infusion“ (S. 212)
- Infusionspumpe (Infusomat) am Infusionsständer befestigen
- Überleitsystem in Infusomat nach Herstellerangaben einlegen (Abb. 11.12a); dabei überprüfen, ob sich keine Luftblasen im System befinden
- Klappe am Infusomat schließen und Tropfendetektor an der Tropfenkammer anbringen; Rollklemme ist geschlossen (Abb. 11.12c)
- Patienten über die Maßnahme informieren, Besuch aus dem Zimmer bitten
- den Ablauf störende Kleidung entfernen, Lagerung unterstützen



***Abb. 11.12 Umgang mit pumpengesteuerter Infusion.** **a** Überleitsystem blasenfrei einlegen, **b** der Tropfendetektor „zählt“ die Tropfen. **c** gewünschte Infusionsgeschwindigkeit einstellen.*

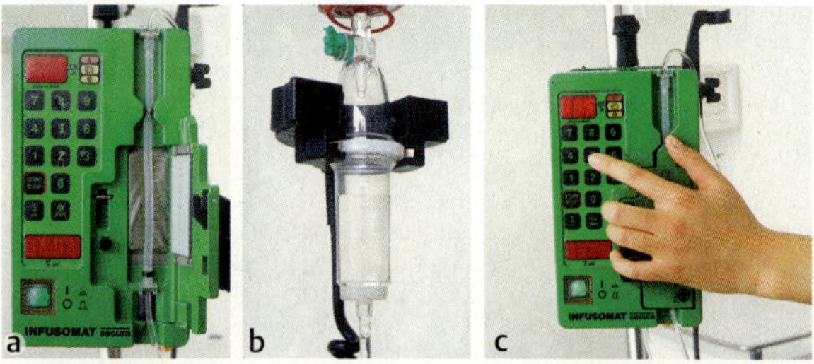

- Infusomat an den Stromkreis anschließen und einschalten, nach der automatischen Überprüfung die Infusionsgeschwindigkeit z.B. in ml/Stunde eintippen (Abb. 11.12b)
- Rollklemme öffnen und Gerät am Startknopf starten
- kurze Zeit abwarten, ob Alarm des Infusomaten ausgelöst wird z.B. durch Luft im System, nicht geöffnete Rollklemme o.ä.
- Patient bitten, sich bei Veränderungen zu melden, Rufanlage reichen
- nach der Infusion Folgeinfusion anhängen oder Venenverweilkanüle abstöpseln
- Nachsorge siehe „Schwerkraftgesteuerte Infusion" (S. 214).

## 11.7 Zentraler Venenkatheter

### 11.7.1 Grundlagen

> **Definition:** Ein **zentraler Venenkatheter** ist ein Katheter zur Infusionstherapie. Im Gegensatz zur peripheren Venenpunktion liegt die Katheterspitze herznah (zentral). Der Katheter wird von einem Arzt über eine Kanüle bis kurz vor den rechten Vorhof vorgeschoben.

#### Ziele

- Verbesserung des Flüssigkeitshaushalts, Stabilisierung des Kreislaufs
- Vermeidung von Komplikationen bei Langzeitinfusionstherapie
- diagnostische Erkenntnis über mechanische Störungen des Blutstroms z.B. bei Herzklappeninsuffizienz oder über den zentralen Venendruck
- Bewegungsfreiheit für die Extremitäten

#### Indikationen

- akute Erkrankungen wie Schock, Verbrennungskrankheit, Lungenödem
- zur Verabreichung hochwirksamer Medikamente (z.B. Nitroglyzerin)
- wenn keine periphere Vene punktiert werden kann
- zur Infusion stark venenreizender Lösungen (z.B. parenterale Ernährung)
- bei Herzklappeninsuffizienz, zur zentralen Venendruckmessung

### 11.7.2 Messung des zentralen Venendrucks

> **Definition:** Die **Messung des zentralen Venendrucks** (ZVD) ist ein Verfahren zur Bestimmung des Drucks in der oberen Hohlvene. Der Normalwert beträgt + 2 bis + 10 cm $H_2O$ (Wassersäule).

#### Ziele und Indikationen

- ZVD wird gemessen, um Information über das Verhältnis des venösen Blutangebotes und der Leistungsfähigkeit des rechten Herzens zu erhalten.
- Überwachung des venösen Volumenstatus bei Hypo- oder Hypervolämie

#### Material

- Thoraxschublehre, Markierstift, Venotonometer (Messskala mit Messschlauch)
- Pfeil, Infusionslösung (NaCl-Lösung 0,9%), Infusionssystem für ZVD-Messung

## Durchführung

- Hände nach Hygieneplan desinfizieren, benötigte Gegenstände richten
- Patienten informieren, Fenster und Türen schließen
- Besucher aus dem Zimmer bitten, den Ablauf störende Kleidung entfernen
- die 3 Schenkel des Infusionssystems luftleer mit NaCl-Lösung füllen

### Messsystem vorbereiten

- System wie eine Infusion bis zum Dreiwegehahn füllen; Dreiwegehahn so stellen, dass Schenkel der Messleiste luftleer gemacht wird (Abb. 11.13a)
- Hahn umstellen, so dass der zum Patienten führende Schenkel gefüllt wird
- den zum Patienten führenden, gefüllten Schlauch am ZVK anschließen (der die drei Schläuche miteinander in Verbindung setzende Dreiwegehahn bleibt noch geschlossen)
- den zum Ablesen des ZVD-Werts vorgesehenen Schlauch in die am Infusionsständer befestigte Messlatte einspannen

***Abb. 11.13 Messung des zentralen Venendrucks. a*** *Messsystem mit Dreiwegehahn,* ***b*** *Thoraxschublehre,* ***c*** *Wasserwaage.*

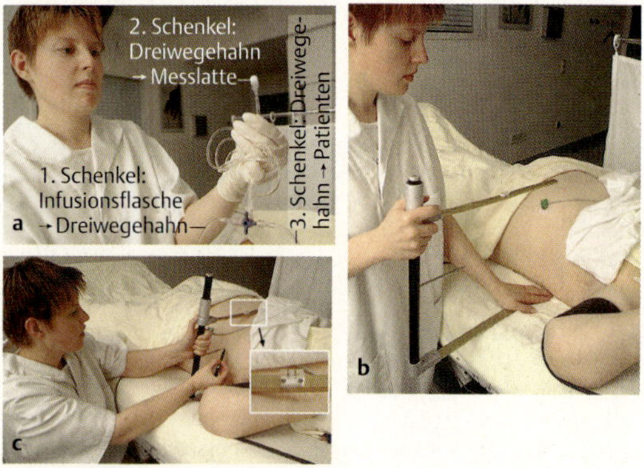


### Patienten lagern

11

- wenn möglich flache Rückenlagerung (bei Atemnot z. B. halb sitzend lagern)
- Patienten bei folgenden Messungen immer in derselben Lage lagern

### Nullpunkt bestimmen und einrichten

- Thoraxschublehre ca. eine Handbreit oberhalb des Schwertfortsatzes unter den Patienten schieben (Abb. 11.13b)
- Wenn sich die Wasserwaage am oberen Schenkel der Schublehre auf der Brust des Patienten im Lot befindet (Abb. 11.13c), Nullpunkt am Dorn der Schublehre mit einem Stift auf der Haut markieren.
- Nullmarkierung der Messskala auf diesen Punkt ausrichten. Dazu die am Infusionsständer befestigte Messlatte an den Patienten heranfahren, den Pfeil ausklappen, sich auf Augenhöhe des Nullpunkts begeben und Pfeil so einstellen, dass die Spitze auf den markierten Nullpunkt zeigt.

### Messvorgang

- Dreiwegehahn in Richtung des Messsystems stellen, sodass andere laufende Infusionslösungen gestoppt werden – sonst wird ein falscher Wert ermittelt.
- Messeinrichtung mit dem Öffnen des Dreiwegehahns in Betrieb nehmen. Etwas NaCl-Lösung aus der Infusionsflasche in den ZVK laufen lassen.
- Durch Umstellung des Dreiwegehahns in Richtung Messschenkel kann die NaCl-Lösung aus dem Steigrohr zum Patienten fließen.
- Die Wassersäule senkt sich bis zum Erreichen des tatsächlichen ZVD-Werts, der jetzt an der Messlatte abgelesen und dokumentiert werden kann.

Nach der Messung Dreiwegehahn am ZVK wieder in Richtung der vor der Messung laufenden Infusionen umstellen. Wenn der Zugang für das Messsystem am Dreiwegehahn für andere Zwecke benötigt wird, wird das Messsystem abgestöpselt, mit einem sterilen Schraubverschluss verschlossen und an der Aufhängung der Rollenklemme des Infusionsschlauchs befestigt.

### Nachsorge

- Patienten beim Rücklagern und Anziehen unterstützen, Wünsche erfragen
- gebrauchte Materialien sachgerecht ver- bzw. entsorgen (z.B. Müll trennen)
- abschließend Hände desinfizieren
- Maßnahme mit ermittelten ZVD-Wert und Lage des Patienten, in der gemessen wurde, dokumentieren
- **Blick zurück:** Wurde die verordnete Tropfgeschwindigkeit eingestellt?

# 11.8 Umgang mit Portsystemen

## 11.8.1 Grundlagen

> **Definition:** Ein **Port** (engl.: Anschluss, Schnittstelle) ist ein subkutan implantiertes Metallgehäuse mit Membran und Gefäßanschluss zur Herstellung eines längerfristigen Gefäßzugangs.

Die Implantation eines Ports (Abb. 11.14) erfolgt unter Lokalanästhesie bzw. Allgemeinnarkose und ist ärztliches Aufgabengebiet. Nach dem Legen kontrolliert die Pflegeperson regelmäßig die Durchgängigkeit und beobachtet die Hautumgebung auf Entzündungszeichen.

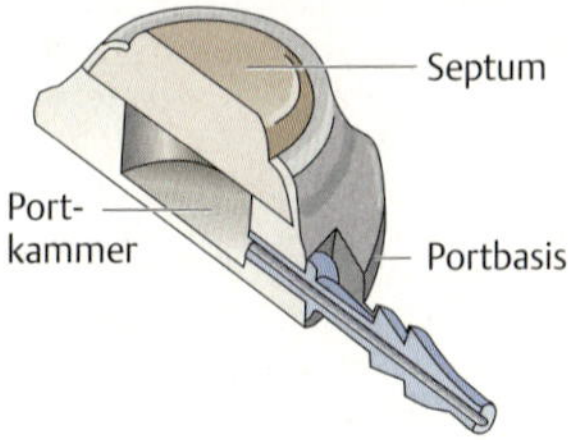


***Abb. 11.14 Aufbau eines Ports.*** *Er besteht aus der Portkammer, der Portbasis, dem Auslassröhrchen und der Silikonmembran.*

### Ziele und Indikationen

- dauerhafter Zugang zum venösen oder arteriellen Gefäßsystem (Abb. 11.15)
- Langzeittherapie von Zytostatika, schlechter peripherer Venenstatus
- Infusionstherapie, parenterale Ernährung

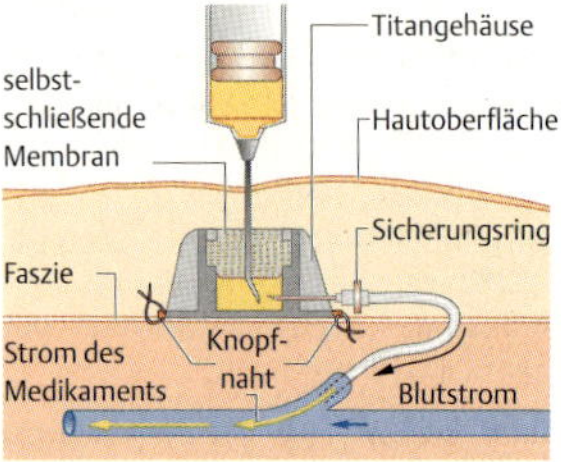


***Abb. 11.15 Implantierter Port.*** *Er stellt einen dauerhaften Zugang zum venösen oder arteriellen Gefäßsystem dar.*

## 11.8.2 Punktion des Ports zur Infusionstherapie

### Material

- unsterile Materialien:
  - Einmalhandschuhe, Desinfektionslösung, Abwurf, Infusionsständer
- sterile Materialien:
  - Punktionsset mit spezieller Portkanüle (non-coring = nicht stanzend)
  - 10-ml-Spritze, 10 ml NaCl 09% Lösung, Heparin-Lösung, Aufziehkanüle
  - Tupfer, Infusionsbesteck, Infusionslösung, Transparentverband

### Durchführung

- Hände nach Hygieneplan desinfizieren, benötigte Gegenstände richten
- Infusion richten (S. 212), Spritze mit z. B. 200 IE Heparin in 10 ml NaCl 0,9% nach Arztverordnung aufziehen (S. 205) und beschriften
- Patienten informieren, Fenster und Türen schließen
- den Ablauf störende Kleidung entfernen, Intimsphäre beachten
- Patienten so lagern, dass ein ungehinderter Zugang zum Port möglich ist, Bett auf Arbeitshöhe bringen
- Handschuhe anziehen und Konnektionsstellen großflächig mit sterilem Tupfer und alkoholischer Hautdesinfektionslösung desinfizieren (Abb. 11.16a)
- vor jeder Behandlung die korrekte Lage des Portgehäuses tasten und sicherstellen, dass keine Wunde oder Infektion vorliegt
- Portkammer mit „alkoholnassen" Fingern unter der Haut abtasten und mit 2 Fingern in ihrer Lage fixieren (Abb. 11.16b)
11
- Kanüle vorsichtig und senkrecht zur Grundplatte in die Silikonmembran einführen bis der Widerstand des Portbodens erreicht ist (Abb. 11.16c)
- kleine Lösungsmengen (1–2 ml) im Intervall ins Portsystem injizieren, einwirken lassen und Durchgängigkeit prüfen
- Infusion anschließen und Tropfgeschwindigkeit einstellen
- Portnadel mit sterilem Transparentverband verbinden (Abb. 11.16d)

***Abb. 11.16 Punktion eines Ports. a*** *Desinfektion,* ***b*** *Ertasten der Portkammer,* ***c*** *Kanüle einführen,* ***d*** *Port verbinden.*

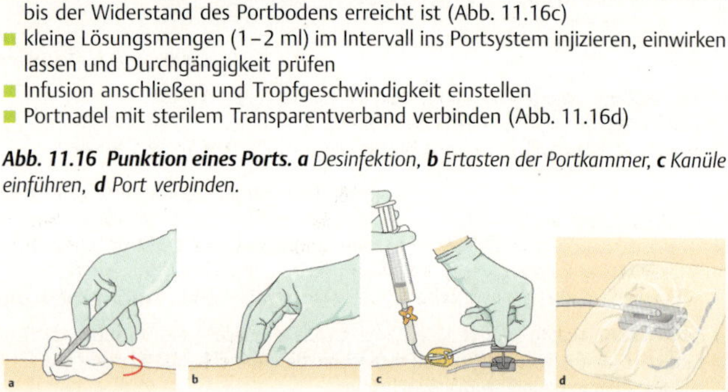

### Nachsorge

- Patienten rücklagern und beim Anziehen unterstützen, Wünsche erfragen
- gebrauchte Materialien sachgerecht ver- bzw. entsorgen (z.B. Müll trennen)
- abschließend Hände desinfizieren
- Maßnahme durch Eintragung in den Pflegebericht dokumentieren
- **Blick zurück:** Wurde die Intervention korrekt (z.B. wurde der Port richtig punktiert und anschließend richtig verbunden?) und vollständig ausgeführt?

# 11.9 Verbandwechsel

## 11.9.1 Grundlagen

Nach der Wundsituation wird zwischen Verbandwechsel bei aseptischen und septischen Wunden unterschieden. Nach der Funktion des Verbands wird unterschieden in:

- **Wundverband:** Aufsaugen von Wundsekret, Schutz gegen Umwelteinflüsse
- **Druckverband:** Blutstillung
- **Stützverband:** Ruhigstellung verletzter Körperabschnitte
- **funktionelle Verbände:** Schutz, Stützung und Entlastung gefährdeter, geschädigter oder gestörter Abschnitte des Bewegungsapparates

### Hygieneregeln beim Verbandwechsel

- während des Verbandwechsels keine Pflegemaßnahmen und Reinigungsarbeiten vornehmen, auch nicht an Mitpatienten
- nicht ohne Mundschutz über dem Wundgebiet oder sterilem Material sprechen
- nachdem der alte Verband entfernt ist, sofort einen neuen anlegen

**Merke:** Nichtdesinfizierte Hände sind der häufigste Übertragungsweg für Keime! Vertiefen Sie ihr Wissen zum hygienischen Arbeiten, z.B. zur hygienischen Händedesinfektion oder zum Anziehen steriler Handschuhe auf S.482.

## 11.9.2 Verbandwechsel bei aseptischen Wunden

**Definition:** Beim **Verbandwechsel bei aseptischen Wunden** wird ein Verband auf einer keimfreien (aseptischen) Wunde erneuert.

### Ziele und Indikationen

- komplikationslose Wundheilung durch Fernhalten von Keimen
- Förderung des Wohlbefindens des Patienten
- nach aseptischen Operationen, Eintrittsstelle von Kathetern und Sonden

### Material

- Unsterile Materialien:
  - Tablett bzw. Verbandwagen, Einmalhandschuhe, Händedesinfektionsmittel
  - Nierenschale, Fixationsmaterialien wie Pflaster, Binden, Schlauchmull
  - Abwurfbehälter, Verbandschere, evtl. Mundschutz
- Sterile Materialien:
  - Einmalhandschuhe, Kompressen oder Tupfer, Pinzette, Schere, NaCl 0,9%

## Durchführung

- benötigte Gegenstände richten und auf Vollständigkeit überprüfen
- Patienten über die Maßnahme informieren (auch bewusstlose Patienten!)
- Besucher aus dem Patientenzimmer bitten, Fenster und Türen schließen
- Patientenbett auf Arbeitshöhe bringen und für Sichtschutz sorgen
- den Ablauf störende Bekleidung entfernen, dabei Intimsphäre beachten
- Patienten schmerzfrei in Abhängigkeit zur Wundlokalisation lagern
- Hände nach Hygieneplan desinfizieren
- Arbeitsfläche mit den notwendigen Materialien gut erreichbar positionieren

Wenn Sie alleine steril arbeiten, öffnen Sie die sterile Verpackung der Pinzette oder der Kompresse, nachdem Sie den äußeren Verband entfernt haben (Abb. 11.17).

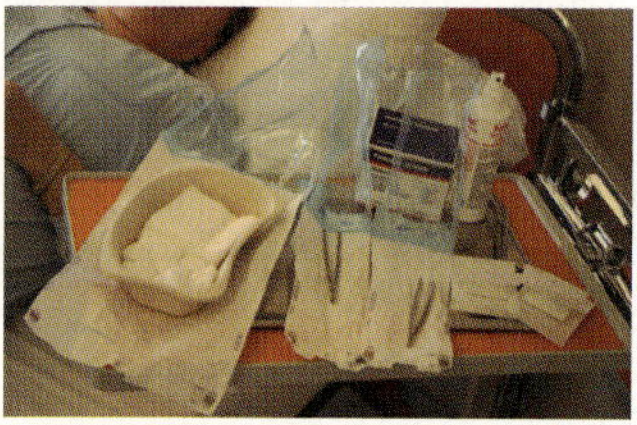

***Abb. 11.17 Vorbereitete Materialien.*** *Diese können steril entnommen werden, auch wenn der Verbandwechsel allein durchgeführt wird.*

- Mundschutz (z. B. bei Erkältung) und unsterile Handschuhe anlegen
- äußeren Verband vorsichtig lösen (Abb. 11.18a); bei Verklebungen der Kompressen mit dem Wundgebiet diese z. B. mit NaCl-Lösung durchfeuchten
- Kompressen vorsichtig ohne Wundberührung entfernen und direkt mit den Einmalhandschuhen im Abwurfbehälter entsorgen
- sterile Pinzette entnehmen bzw. sterile Einmalhandschuhe anziehen, ohne sie dabei unsteril zu machen
- Wundgebiet mit steriler Pinzette und Kompressen von innen nach außen reinigen (Abb. 11.18b); für jeden Wischvorgang neue Kompresse verwenden
- die gereinigte Wunde sorgfältig auf Zeichen einer Infektion (z. B. Rötung) oder Veränderung des Wundgebiets (z. B. Schwellung) beobachten
- wundabdeckende sterile Kompresse mit steriler Pinzette auflegen; bei Drainagen oder Kathetern Schlitzkompressen verwenden
- weitere Kompressen zur Abpolsterung des Wundgebiets aufbringen
- Pflasterlänge am Wundgebiet abmessen und entsprechend zurechtschneiden; locker auflegen und vorsichtig glatt streichen (Abb. 11.18c)

11

***Abb. 11.18 Verbandwechsel bei aseptischen Wunden. a*** *äußeren Verband lösen,* ***b*** *Wundgebiet von innen nach außen reinigen,* ***c*** *Pflaster auflegen und glatt streichen.*

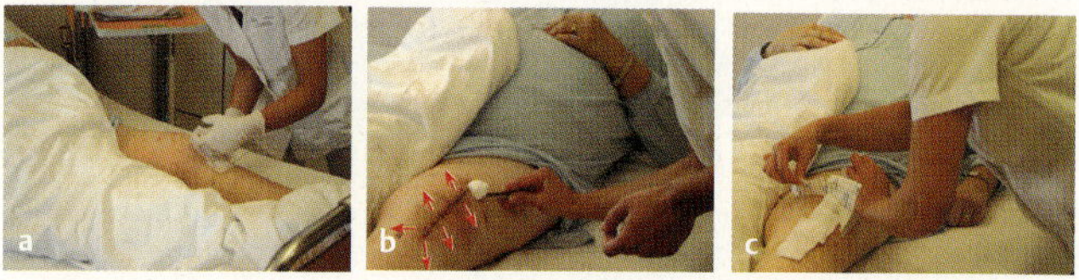


## Nachsorge

- Patienten evtl. beim Anziehen und bei der Lagerung unterstützen
- vor dem Verlassen des Patienten Wünsche erfragen
- gebrauchte Materialien sachgerecht ver- bzw. entsorgen (z. B. Müll trennen)

- abschließend Hände desinfizieren, Maßnahme dokumentieren
- Das passt hier ja wohl nicht so ganz, die Wunde ist doch schon wieder verbunden, wie soll man da eine Wundveränderung erkennen? Außerdem wurde darauf oben schon hingewiesen...

### 11.9.3 Verbandwechsel bei septischen Wunden

**Definition:** Beim **Verbandwechsel bei septischen Wunden** wird ein Verband auf einer keimbesiedelten (septischen) Wunde erneuert.

#### Ziele und Indikationen

- Keimreduktion im Wundgebiet, Verhinderung einer Keimverbreitung
- Förderung des Wohlbefindens des Patienten
- nach septischen Operationen, an der Inzisionsstelle nach Abszessspaltung
- bei sekundär heilenden Wunden (Wundheilungsstörungen)

#### Material

- Unsterile Materialien:
  - Tablett bzw. Verbandwagen, Einmalhandschuhe, Händedesinfektionsmittel
  - Nierenschale, Fixationsmaterialien wie Pflaster, Binden, Schlauchmull
  - Verbandschere, Abwurfbehälter, Mundschutz, Schutzkittel
- Sterile Materialien:
  - Einmalhandschuhe, Kompressen oder Tupfer, chirurgische Pinzette
  - NaCl 0,9%, evtl. verordnete Medikamente wie Hydrokolloide (s. S. 227)
  - Wundantiseptika, evtl. Materialien zur Wundspülung (S. 226)

#### Durchführung

Die Durchführung des septischen Verbandwechsels entspricht im Wesentlichen denen des aseptischen Verbandwechsels. Der entscheidende Unterschied besteht in der Desinfektionsrichtung: Die Desinfektion erfolgt immer vom keimarmen zum keimbesiedelten Gebiet.

**Merke:** Bei aseptischen Wunden von innen nach außen wischen, bei septischen Wunden von außen nach innen. Die korrekte Desinfektionsrichtung soll verhindern, dass beim Desinfizieren Keime auf aseptische Wunden bzw. intakte Hautflächen aufgebracht werden.

- Hände nach Hygieneplan desinfizieren
- Schutzkittel, Mundschutz und unsterile Handschuhe anziehen
- alten Verband wie beim aseptischen Verbandwechsel entfernen
- Kompressen/Tupfer mit NaCl-Lösung tränken
- sterile Einmalhandschuhe anziehen, ohne sie dabei unsteril zu machen
- Wundgebiet mit steriler Pinzette und getränkten Tupfern von außen nach innen reinigen (Abb. 11.19a+b); für jeden Wischvorgang neuen Tupfer verwenden
- die gereinigte Wunde **sorgfältig** auf Zeichen einer Infektion (z. B. Rötung) oder Veränderung des Wundgebiets (z. B. Schwellung) beobachten
- evtl. Wundantiseptika oder z. B. Hydrokolloide (Abb. 11.19c) nach Arztverordnung verwenden und mit steriler Pinzette oder sterilen Handschuhen auflegen
- weitere Kompressen z. B. zum Aufsaugen von Wundsekret aufbringen
- Wundauflage oder Kompressen z. B. durch Pflaster fixieren (Abb. 11.19d)
- Nachsorge siehe „Verbandwechsel bei aseptischen Wunden", S. 220

***Abb. 11.19 Verbandwechsel bei septischen Wunden. a + b*** *Wundgebiet von außen nach innen reinigen,* ***c*** *Wundauflage auflegen,* ***d*** *Wundauflage fixieren.*

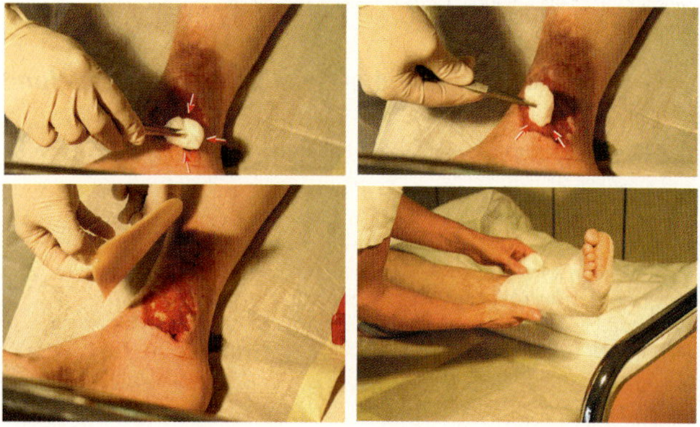

# 11.10 Wundbehandlung

**Definition:** Die **Wundehandlung** umfasst alle Maßnahmen (z. B. operative Wundversorgung, Ruhigstellung, Wundverband), um eine schnelle Heilung einer Wunde zu erreichen. Eine **Wunde** ist ein Defekt von Geweben oder Organen, der durch äußere Einwirkungen entstanden ist.

## 11.10.1 Primär heilende Wunden

**Definition: Primär heilende Wunden** sind Wunden, deren Ränder aneinander anliegen (z. B. Operationswunden) und die komplikationslos abheilen. Sie werden mit einer Naht oder mit Klammern verschlossen.



### Faden- bzw. Klammerentfernung

**Definition:** Unter **Faden** wird Nahtmaterial zum chirurgischen Wundverschluss oder zur Fixierung von Kathetern und Sonden verstanden. **Hautklammern** sind Metallspangen, die zum Wundverschluss mit einem speziellen Klammersetzer über die Wunde platziert werden.

Material

- Desinfektionsmittel, sterile/unsterile Handschuhe, anatomische Pinzette
- Fadenentfernung: sterile spitze Schere oder Skalpell bzw. Fadenmesser
- Klammerentfernung: steriler Klammerentferner
- sterile Tupfer und Kompressen, Schnellverband, Abwurfbehälter

### Durchführung

- Hände nach Hygieneplan desinfizieren
- benötigte Gegenstände richten, Patienten informieren
- Besucher aus dem Zimmer bitten, Fenster und Türen schließen
- Patientenbett auf Arbeitshöhe bringen, störende Kleidung entfernen
- Patienten je nach Wundlokalisation lagern
- Arbeitsfläche positionieren, unsterile Einmalhandschuhe anziehen
- Wundverband vorsichtig entfernen und im Abwurfbehälter entsorgen
- Wunde sorgfältig inspizieren und desinfizieren (Einwirkzeit beachten)
- sterile Handschuhe anziehen

### Weiteres Vorgehen bei Fadenentfernung

- Faden mit einer anatomischen Pinzette anheben und direkt oberhalb der Haut einseitig durchtrennen (Abb. 11.20a)
- Faden vorsichtig herausziehen, auf einer Kompresse ablegen und überprüfen, ob er ganz entfernt wurde
- Vorgang wiederholen, bis alle Fäden der Wunde entfernt sind; sollen nur Teilfäden entfernt werden, nur jeden 2. Faden ziehen
- Wunde erneut desinfizieren und sterilen Wundverband anlegen

***Abb. 11.20 Faden- bzw. Klammerentfernung.*** ***a*** *Faden mit einer anatomischen Pinzette anheben und oberhalb der Haut einseitig durchtrennen,* ***b*** *Klammerentferner zwischen Haut und Klammer schieben und durch Zusammendrücken der Griffe Klammer aufbiegen.*

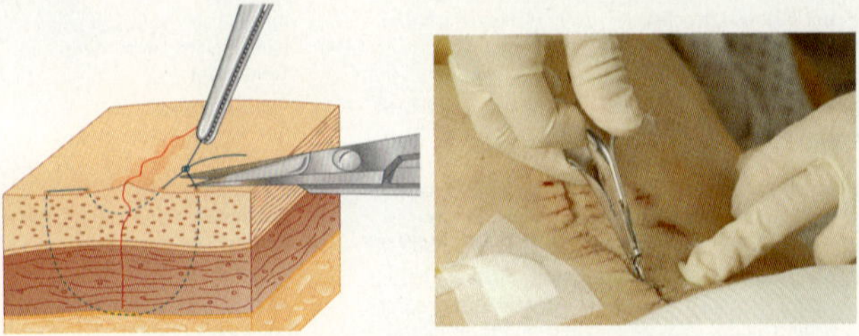

### Weiteres Vorgehen bei Klammerentfernung

- Hautklammerentferner zwischen Haut und Klammer schieben (Abb. 11.20b) und Klammer durch Zusammendrücken der Griffe so aufbiegen, dass sie problemlos aus der Haut herausgehoben werden kann
- Vorgang wiederholen, bis alle Klammern der Wunde entfernt sind; sollen nur Teilklammern entfernt werden, nur jede 2. Klammer ziehen
- Wunde erneut desinfizieren und sterilen Wundverband bzw. Schnellverband anlegen
- **Blick zurück:** Erneute Wunddesinfektion vor dem abschließenden Verband?

### Nachsorge

- Patienten beim Lagern und Anziehen unterstützen, Wünsche erfragen
- gebrauchte Materialien sachgerecht ver- bzw. entsorgen (Müll trennen)
- abschließend Hände desinfizieren, Maßnahme dokumentieren

## 11.10.2 Sekundär heilende Wunden

**Definition: Sekundär heilende Wunden** sind Wunden, die aufgrund einer Wundheilungsstörung nur sehr langsam heilen. Diese Wunden sind immer mit Keimen besiedelt (kontaminiert).

### Allgemeines

#### Wundbeurteilung

Eine Wunde muss zunächst sorgfältig inspiziert und beobachtet werden, um das Wundstadium feststellen zu können. Dies ist eine wesentliche Voraussetzung, um den passenden Verbandstoff ermitteln zu können (Tab. 11.1).

***Tab. 11.1*** *Verschiedene Wundstadien, ihre Merkmale und die empfohlene Wundauflage.*

| Bezeichnung des Wundstadiums | Merkmale | empfohlene Wundauflage |
|---|---|---|
| ▪ primär heilende Wunde (Abb. 11.21a) | trocken | ▪ Textilpflaster oder Kompresse<br>▪ Alternative: Folienverband, dünner Hydrokolloidverband |
| ▪ primär heilende Wunde mit Sekretion (Abb. 11.21b) | Sekretion von Wundsekret | ▪ Textilpflaster oder Kompresse/Vlies |
| ▪ sekundär heilende Wunde mit Nekrose, trocken (Abb. 11.22a) | Zelluntergang (Schwarzfärbung) | ▪ Hydrogel<br>▪ Alternative: Hydrokolloidverband, Hydropolymerverband, TenderWet |
| ▪ sekundär heilende Wunde, infiziert (Abb. 11.22b) | Nekrose und Eiter | ▪ Alginatverband<br>▪ Alternative: Kompressen, TenderWet |
| ▪ sekundär heilende Wunde mit schmierigen Belägen (Abb. 11.22c) | fibrinöse Beläge, Wunde in der Granulationsphase | ▪ Hydrokolloidverband<br>▪ Alternative: Hydrogel, Alginat, Hydropolymerverband |
| ▪ sekundär heilende Wunde, Granulationsphase (Abb. 11.22d) | Granulation flächig (hellrot, gut durchblutet), am Rand noch leicht fibrinös | ▪ Hydrokolloidverband<br>▪ Alternative: Alginat, Hydropolymerverband |
| ▪ sekundär heilende Wunde, Epithelisierungsphase (Abb. 11.22e) | Wunde fast komplett mit Epithel bedeckt | ▪ Hydrokolloidverband<br>▪ Alternative: Hydropolymerverband |

***Abb. 11.21 Primär heilende Wunde.*** ***a*** *trocken,* ***b*** *mit Sekretion.*

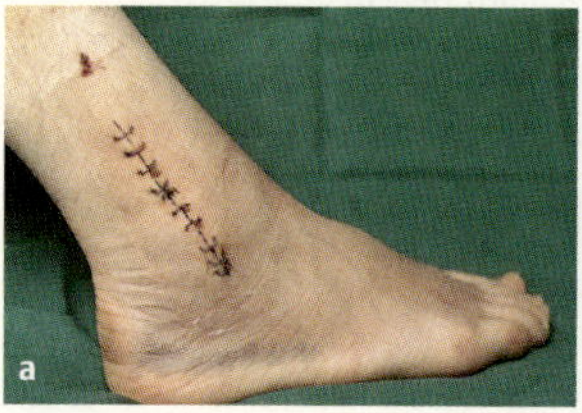


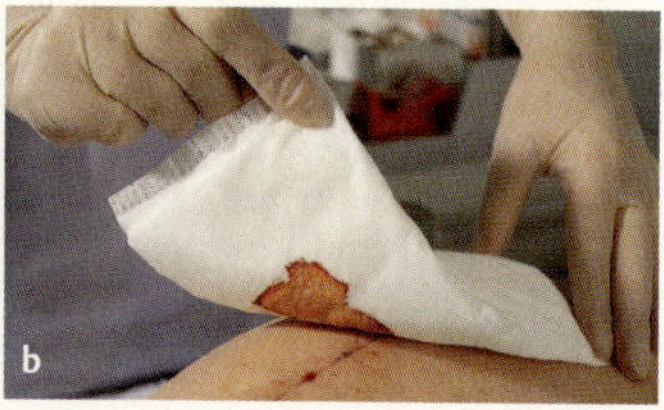


11

***Abb. 11.22 Sekundär heilende Wunde.*** *a mit trockener Nekrose,* ***b*** *infizierte Wunde,* ***c*** *mit schmierigen Belägen* ***d*** *Granulationsphase fast ohne Beläge,* ***e*** *Epithelisierungsphase.*

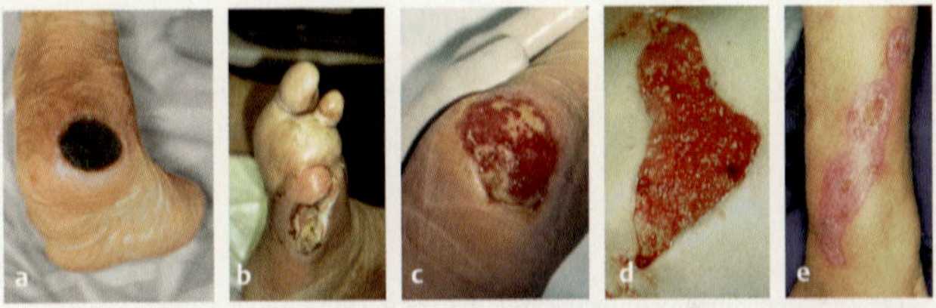


## Wundbeschreibung

- **Wundoberfläche:** schwarz (Nekrose), schwarz/gelb (Mischung von Nekrose und Fibrin), gelb/rot (Fibrin/Granulation)
- **Exsudat (Wundbelag):** serös, blutig, eitrig usw.
- **Wundgröße:** Bestimmung des Durchmessers mittels Maßband (Abb. 11.23a), Bestimmung der Tiefe mit einer sterilen Pinzette (Abb. 11.23b+c)
- **Wundheilungsstörungen:** z. B. Entwicklung eines Seroms (Ansammlung serösen Exsudats), eines Hämatoms (Bluterguss) oder Wundinfektion (z. B. Rötung)

## Verbandmaterial

- Gemäß der Wundbeobachtung ordnet der Arzt die Maßnahmen zur Antiseptik (z. B. Wundspülung) und das geeignete Verbandmaterial an.
- Wenn sich die Wundverhältnisse verändern bzw. die Wunde eine neue Wundheilungsphase erreicht, muss die Wahl der Verbandmaterialien angepasst werden.

***Abb. 11.23 Wundbeschreibung.*** ***a*** *Bestimmung des Durchmessers mittels Maßband,* ***b + c*** *Bestimmung der Tiefe mit einer sterilen Pinzette.*

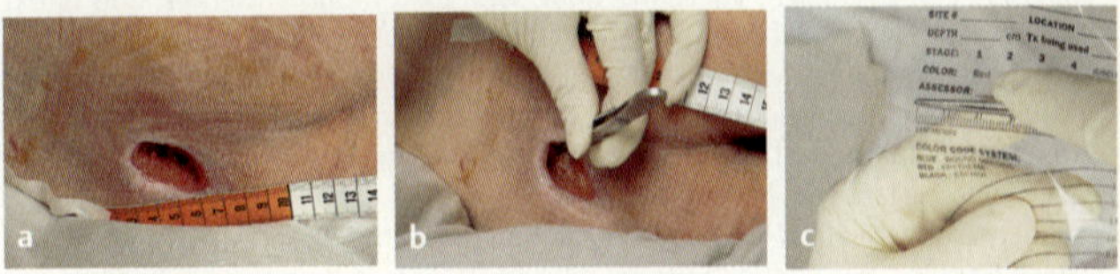




## Dokumentation

- Beobachtungsergebnisse müssen gewissenhaft festgehalten werden, um allen Beteiligten das Feststellen von Veränderungen zu ermöglichen.
- Veränderungen müssen dem Arzt mitgeteilt werden.

> **Merke:** Bei sekundär heilenden Wunden handelt es sich oft um chronische Wunden. Vertiefen Sie Ihr Wissen zu den Behandlungsprinzipien bei chronischen Wundverhältnissen und den entsprechenden Pflegemaßnahmen ab S. 440.

## Wundspülung bei sekundär heilenden Wunden

### Ziele und Indikationen

- Kontrolle des Wundzustands, Reinigung, Förderung der Wundheilung
- infizierte und nicht infizierte, sekundär heilende Wunden

> **Merke:** Nur infizierte Wunden werden mit Wundantiseptika gespült. Bei allen anderen Wunden wird Ringer-Lösung oder isotone Kochsalzlösung verwendet.

### Material

- Unsterile Materialien:
  - Desinfektionsmittel, Einmalhandschuhe, Bettschutz, Mundschutz
  - Abwurfbehälter, Tablett
- Sterile Materialien:
  - 20-ml-Spritze, Knopfkanüle, Spüllösung (z.B. Ringer-Lösung, NaCl-Lösung, evtl. Wundantiseptika), sterile Kugeltupfer bzw. Kompressen
  - sterile anatomische Pinzette, Einmalhandschuhe, Verbandmaterial

### Durchführung

- Hände nach Hygieneplan desinfizieren
- benötigte Gegenstände richten und Vollständigkeit überprüfen; unsterile Materialien patientennah, sterile Materialien patientenfern platzieren
- steht kein 2. Pflegender zum Anreichen zur Verfügung, sterile Materialien vorher öffnen, Spüllösung vorher aufziehen
- Patienten informieren, Besuch aus dem Zimmer bitten
- Patientenbett auf Arbeitshöhe bringen, störende Kleidung entfernen
- Bettschutz platzieren, Arbeitsfläche gut erreichbar positionieren
- unsterile Einmalhandschuhe, evtl. Mundschutz (z.B. bei Erkältung) anziehen
- äußeren Verband lösen, vorsichtig ohne Wundberührung entfernen und direkt mit den Einmalhandschuhen im Abwurfbehälter entsorgen
- wundabdeckende Kompresse mit steriler Pinzette abheben und direkt entsorgen
- Hände erneut desinfizieren und Wunde sorgfältig inspizieren
- Spritze (z.B. 20 ml) mit steriler Spüllösung in die eine Hand nehmen, die andere mit sterilem Handschuh bedecken
- je nach Wundsituation Wundgebiet mit Ringer-Lösung bzw. NaCl-Lösung spülen (bei infizierten Wunden evtl. Wundantiseptika verwenden); auf die Spritze evtl. Knopfkanüle aufsetzen, wenn Wundtaschen oder Gänge zu spülen sind; damit die herauslaufende Spüllösung nicht die Wundumgebung infiziert, sterile Kompressen zum Auffangen der Flüssigkeit an den Wundrand halten
- Vorgang je nach Arztanordnung wiederholen
- Wunde mit steriler Pinzette und sterilen Kugeltupfern austupfen
- Wundumgebung mit Pinzette und sterilen Kugeltupfern reinigen; für jeden Wischvorgang neuen Tupfer verwenden
- wundabdeckende sterile Kompresse mit Pinzette auflegen bzw. andere Wundauflage (je nach Arztverordnung) aufbringen
- bei Bedarf weitere Kompressen oder steriles Pflaster aufbringen



### Nachsorge

- Patienten beim Lagern unterstützen, Wünsche erfragen
- gebrauchte Materialien sachgerecht ver- bzw. entsorgen (z.B. Müll trennen)
- abschließend Hände desinfizieren, Maßnahme mit Ergebnis der Wundinspektion dokumentieren
- **Blick zurück:** Materialien entfernt? Nichts zufällig im Bett vergessen?

### 11.10.3 Wundverband bei infizierten, sekundär heilenden Wunden (Beispiel Hydrokolloidverband mit Alginat-Tamponade)

**Definition:** Ein **Hydrokolloidverband** ist eine Wundauflage zur feuchten Wundbehandlung. **Alginat-Tamponade** ist eine Tamponade aus Kalziumalginat. Hydrokolloide und Alginate wandeln sich bei Kontakt mit Blut oder Wundsekret zu einem abdeckenden Gel um, sodass ein idealfeuchtes Wundmilieu entsteht.

#### Ziele und Indikationen

- Wundreinigung, Reduzierung von Wundkeimen, Förderung der Wundheilung
- Dekubitus, Ulcus cruris

#### Material

- Unsterile Materialien:
  - Desinfektionsmittel, Einmalhandschuhe, Bettschutz, Mundschutz
  - Schutzkittel, Abwurfbehälter, Tablett
- Sterile Materialien:
  - 20-ml-Spritze, evtl. Knopfkanüle, Alginat-Tamponade, Hydrokolloidverband
  - Spüllösung (z. B. NaCl-Lösung, Wundantiseptika), anatomische Pinzette
  - Einmalhandschuhe, sterile Kugeltupfer bzw. Kompressen, Verbandmaterial

**Praxistipp:** Wenn Sie alleine steril arbeiten müssen, denken Sie daran, sich vor dem Lösen des Verbands die Materialien vorzubereiten, denn wenn Sie sterile Handschuhe anhaben, dürfen Sie nur noch sterile Gegenstände anfassen. Also z. B. sterile Kompressen vorher öffnen und Folie abziehen, Spüllösung steril aufziehen usw.

#### Durchführung

- Hände nach Hygieneplan desinfizieren
- benötigte Gegenstände auf desinfizierter bzw. steriler Arbeitsfläche (z. B. Tablett) richten und auf Vollständigkeit überprüfen; unsterile Materialien patientennah, sterile Materialien patientenfern platzieren.
- Patienten über die Maßnahme informieren (auch bewusstlose Patienten!)
- Besucher aus dem Patientenzimmer bitten, Fenster und Türen schließen
- Patientenbett auf Arbeitshöhe bringen, störende Kleidung entfernen
- Schutzkittel anziehen, bei großen infizierten Wunden Mund- und Haarschutz
- Patienten in Abhängigkeit der Wundlokalisation schmerzfrei lagern
- Arbeitsfläche gut erreichbar positionieren, Bettschutz platzieren, unsterile Einmalhandschuhe anziehen
- äußeren Verband vorsichtig ohne Wundberührung entfernen und direkt mit den Einmalhandschuhen im Abwurfbehälter entsorgen
- alte Wundauflage mit steriler Pinzette abheben und direkt entsorgen
- Hände erneut desinfizieren und Wunde sorgfältig inspizieren
- in eine Hand Spritze (z. B. 20 ml) mit steriler Spüllösung nehmen, die andere Hand mit sterilem Handschuh bedecken
- je nach Wundsituation Wundgebiet mit Ringer-Lösung bzw. mit NaCl-Lösung spülen (Abb. 11.24a); auf die Spritze evtl. Knopfkanüle aufsetzen, wenn Wundtaschen oder Gänge zu spülen sind; damit die herauslaufende Spüllösung nicht die Wundumgebung infiziert, sterile Kompressen zum Auffangen der Flüssigkeit an den Wundrand halten

- Wundtaschen mit Pinzette und steriler Kompresse austupfen (Abb. 11.24b) und Wunde mit sterilen Kompressen trocken tupfen
- Alginat-Tamponade mit steriler Pinzette aus Verpackung ziehen und mit steriler Schere wenn nötig kürzen (Abb. 11.24c)
- Tamponade mit steriler Pinzette in die Wunde, besonders auch in die Wundtaschen, ohne starken Druck einlegen (Abb. 11.24d)
- passende Größe des Hydrokolloidverbandes auswählen (Abb. 11.24e) bzw. zurechtschneiden; (Platte sollte ca. 2 cm größer als die Wunde sein)
- erneut prüfen, ob die Wundumgebung trocken ist (sonst haftet der Verband nicht)
- Verband für 2 bis 3 Min. mit den flachen Händen andrücken (durch Wärme haftet der Verband besser) und evtl. Luftblasen seitlich ausstreichen
- Hydrokolloidverband evtl. mit Binde fixieren. Erstreckt sich der Verband über Hautfalten, auf spannungsfreies Anbringen achten (Abb. 11.24f). Bei stark infizierten Wunden evtl. die Alginat-Tamponade mit textilem Verband fixieren

**Merke:** Bei der Abnahme des Verbandes entsteht oft ein typischer Geruch, und das Hydrokolloid-Wundsekret-Gemisch sieht aus wie Eiter. Diese Phänomene sind typisch und kein Zeichen einer Infektion. Sie werden von der Wundauflage hervorgerufen.

***Abb. 11.24 Hydrokolloidverband mit Alginat-Tamponade.*** ***a*** *Wundgebiet spülen,* ***b*** *Wundtaschen austupfen,* ***c*** *Tamponade steril der Verpackung entnehmen und steril kürzen,* ***d*** *Tamponade steril in Wunde und Wundtaschen einlegen,* ***e*** *Platte zum Abschätzen der Größe neben die Wunde halten,* ***f*** *auf spannungsfreies Anbringen achten.*

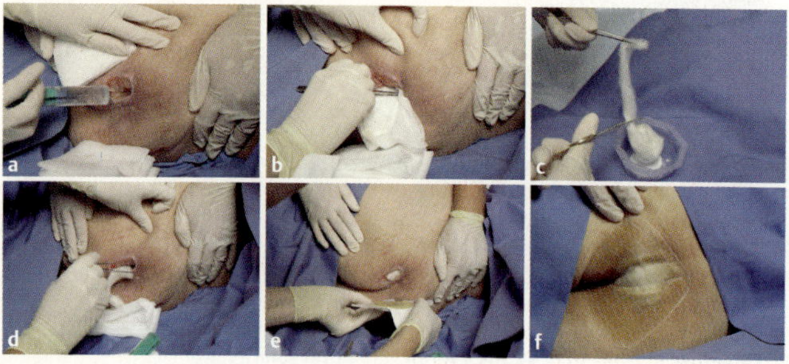


11

## Nachsorge

- Patienten beim Lagern unterstützen, Wünsche erfragen
- gebrauchte Materialien sachgerecht ver- bzw. entsorgen (z. B. Müll trennen)
- abschließend Hände desinfizieren, Maßnahme im Pflegebericht dokumentieren
- **Blick zurück:** Liegt der Verband komplett an? Haben sich keine Falten gebildet?

### Wechselintervall

Der Verband wird nach 5–7 Tagen gewechselt (siehe Herstellerangaben) oder wenn die Flüssigkeitsblase die Wundränder erreicht hat. Die Beurteilung und Einschätzung des richtigen Wechselzeitpunktes wird erleichtert, wenn nach dem Anlegen eines neuen Verbandes die Wundumrisse angezeichnet worden sind.

# 11.11 Inhalation

**Defnition:** Bei der **Inhalation** werden Nebel, Gase, Dämpfe oder feinste, in Luft zerstäubte Teilchen in die oberen und unteren Atemwege eingebracht.

## 11.11.1 Inhalation mit dem Ultraschallvernebler (ohne Maske)

### Ziele und Indikationen

- Befeuchten der Tracheal- und Bronchialschleimhaut
- Einbringen von Medikamenten in die Atemwege
- Therapie von Lungenerkrankungen (z.B. bei Asthma bronchiale)
- Maßnahme zur Pneumonieprophylaxe

### Material

- Ultraschallvernebler (Abb. 11.25), Schlauchsysteme, Abwurfschale, Zellstoff
- Flüssigkeitsbehälter mit dem Inhalat (Aqua destillata und ggf. Medikamentenzusätze, z.B. Emser Salz oder ein Sekretolytikum)

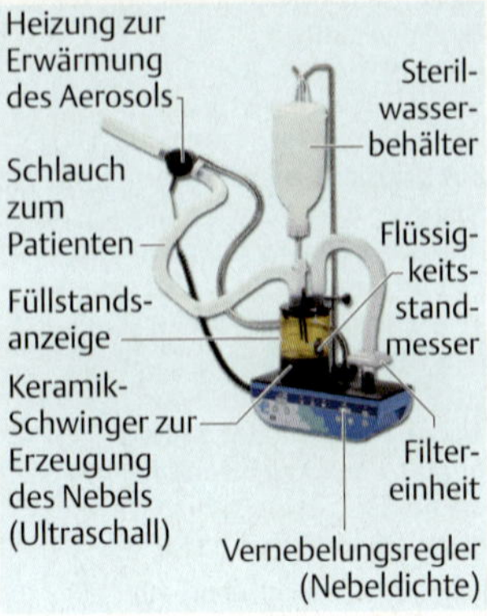


***Abb. 11.25 Ultraschallvernebler.*** *Er sollte zur Inhalation in ca. 50 cm Entfernung stehen.*

### Durchführung

- Hände nach Hygieneplan desinfizieren
- Ultraschallvernebler, benötigte Materialien und das Inhalat richten
- Gerät nach Herstellerangaben zusammenbauen
- Schlauchsystem anschließen und darauf achten, dass die Schläuche nicht durchhängen
- ggf. Medikament nach Arztanordnung zusetzen
- Patienten informieren, Besucher aus dem Zimmer bitten
- Patienten mit erhöhtem Oberkörper lagern, zu normaler Atmung anhalten
- Zellstoff mit Abwurfschale für abgehusteten Schleim bereitlegen
- Vernebler in ca. 50 cm Entfernung zum Patienten aufstellen
- Verneblungsgrad einstellen, Vernebler nach Herstellerangaben einschalten
- Inhalationsdauer nach Arztanordnung beachten
- nach der Inhalation den Patienten zum Abhusten anhalten

### Nachsorge

- Patienten beim Rücklagern unterstützen, evtl. Mund ausspülen lassen
- sich vor dem Verlassen des Patienten nach Bedürfnissen erkundigen
- gebrauchte Materialien sachgerecht ver- bzw. entsorgen (z.B. Schlauchsystem nach Herstellerangaben und Hygienerichtlinien aufbereiten lassen)
- abschließend Hände desinfizieren, Maßnahme dokumentieren
- **Blick zurück:** Wurde die Inhalationsdauer eingehalten? Ist das Gerät für den nächsten Einsatz startklar?

## 11.11.2 Inhalation mit dem Düsenvernebler

### Ziele und Indikationen

- Befeuchten der Tracheal- und Bronchialschleimhaut
- Einbringen von Medikamenten in die Atemwege
- Therapie von Lungenerkrankungen (z.B. bei Asthma bronchiale)
- Maßnahme zur Pneumonieprophylaxe

### Material

- Inhalationsgerät, Schlauchsystem, Maske bzw. Mundstück, Zellstoff
- Abwurfschale, Flüssigkeitsbehälter mit Inhalat (Aqua destillata und ggf. Medikamentenzusätze, z.B. ein Spasmo- oder Sekretolytikum)

### Durchführung

- Hände nach Hygieneplan desinfizieren
- benötigte Materialien und das Inhalat auf Arbeitsfläche richten
- Gerät nach Herstellerangaben zusammenbauen
- Schlauchsystem und Maske anschließen, ggf. Medikament zusetzen
- Patienten informieren, Besuch aus dem Zimmer bitten
- Zellstoff mit Abwurfschale für abgehusteten Schleim bereitlegen
- wenn möglich, den Patienten mit erhöhtem Oberkörper lagern
- Patienten richtige Atemtechnik erklären:
  - Maske dicht anlegen bzw. Mundstück mit den Lippen umschließen
  - tief und langsam bei gedrücktem Knopf durch den Mund einatmen
  - Knopf loslassen und durch die Nase ausatmen
  - Vorgang zweimal wiederholen und kurz pausieren (Abb. 11.26a)
- Inhalationsdauer nach Anordnung beachten (15 Min. nicht überschreiten)
- nach der Inhalation den Patienten zum Abhusten anhalten
- Nachsorge siehe „Inhalation mit dem Ultraschallvernebler"



***Abb. 11.26 Düsenvernebler. a*** *Der Ventilknopf wird bei der Einatmung betätigt.* ***b*** *Ältere Menschen brauchen evtl. Anleitung und Unterstützung bei der Anwendung (Fa. Pari GmbH).*

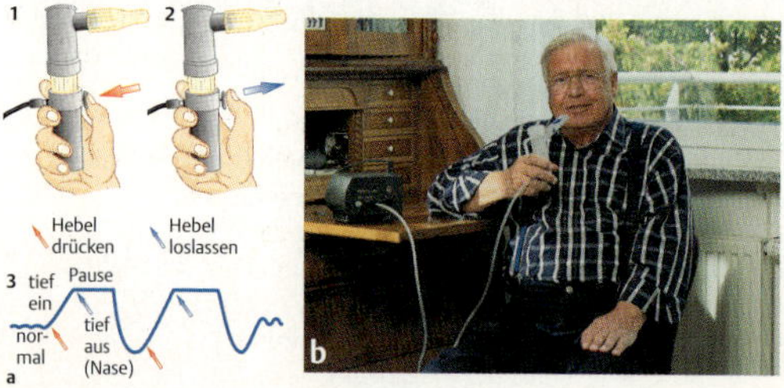

# 11.12 Sauerstoffgabe

**Definition:** Bei der **Sauerstoffgabe** wird dem Patienten über verschiedene Insufflationsgeräte (z.B. Sauerstoffbrille, -maske oder -sonde, Abb. 11.27) Sauerstoff verabreicht.

### Ziele und Indikationen

- Anreicherung der Atemluft mit Sauerstoff, Erhöhung des Partialdrucks
- Lungenerkrankungen mit Ateminsuffizienz
- Hypoxien (Sauerstoffmangel), Anämien

## 11.12.2 Sauerstoff verabreichen

### Material

- verordnetes Insufflationsgerät, Reduzierventil, Sauerstoffbefeuchter
- Aqua dest., Sauerstoffanlage mit Wandanschluss oder Sauerstoffflasche

### Durchführung

- Hände nach Hygieneplan desinfizieren, Gegenstände richten
- Sauerstoffflasche (Abb. 11.27c) auf Inhalt, Füllungszustand und Dichtigkeit überprüfen
- Sauerstoffbefeuchter mit Aqua destillata unter sterilen Bedingungen füllen und an Sauerstoffflasche oder Wandanschluss ankoppeln
- Patienten informieren, Besuch aus dem Zimmer bitten

***Abb. 11.27 Material zur Sauerstoffgabe. a** Sauerstoff-Brille, **b** Sauerstoff-Nasensonde, **c** Sauerstoffgerät mit Manometer, Feinregulierventil und Durchflussströmungsmesser.*

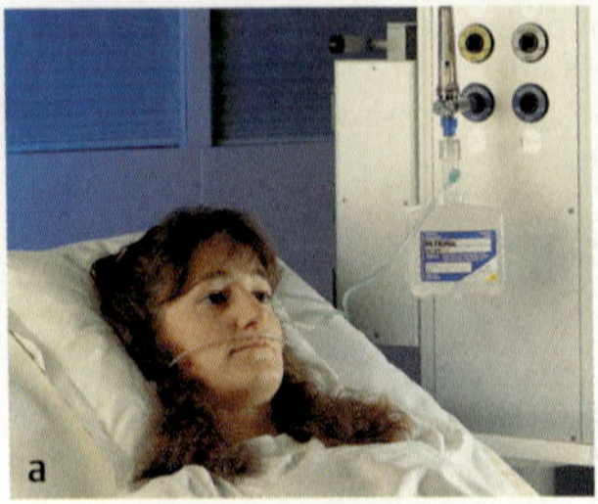


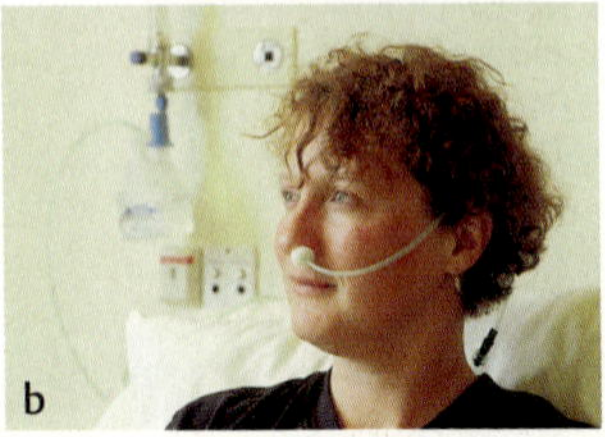


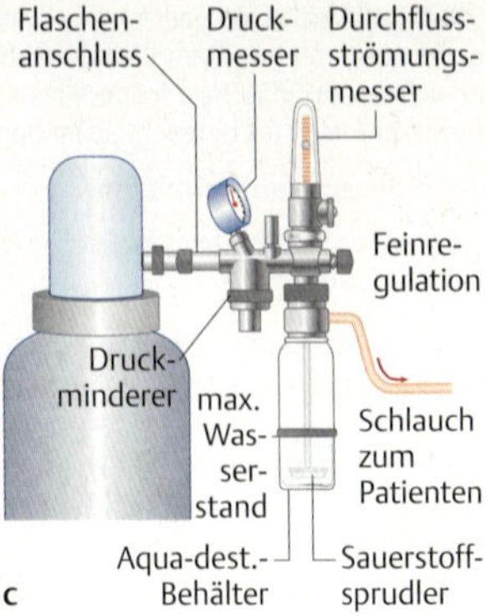

- Patientenbett auf Arbeitshöhe bringen und Patienten unterstützen, wenn möglich eine sitzende Position einzunehmen (wirkt atemerleichternd)
- Nase reinigen lassen, evtl. nasal absaugen (S. 234)
- Insufflationsgerät aufsetzen bzw. Sauerstoff-Nasensonde vorsichtig in ein Nasenloch einführen und mit dem Sauerstoffbefeuchter verbinden
- Sauerstoffflasche öffnen, verordnete Literzahl einstellen
- Atemfrequenz und -tiefe, Puls, Blutdruck, Hautfarbe und Bewusstseinszustand des Patienten regelmäßig überprüfen

### Nachsorge

- vor dem Verlassen des Zimmers Befinden und Bedürfnisse erfragen
- gebrauchte Materialien sachgerecht ver- bzw. entsorgen (z.B. Müll trennen)
- abschließend Hände desinfizieren, Maßnahme dokumentieren
- **Blick zurück:** Ist das Insufflationsgerät korrekt angebracht? Ist die verordnete Literzahl richtig eingestellt?

Nach der $O_2$-Applikation muss das Hauptventil geschlossen und das System entlüftet werden. Bei einer Sauerstofftherapie über einen längeren Zeitraum müssen die Sauerstoff-Nasensonde, -brille oder -maske täglich gewechselt und Sonde und Brille auf Durchgängigkeit überprüft werden. Auf ausreichend Flüssigkeit (Aqua destillata) im Sauerstoffbefeuchter muss geachtet werden.

## 11.12.3 Wechseln einer leeren Sauerstoffflasche

- Hände nach Hygieneplan desinfizieren, neue Sauerstoffflasche richten
- Inhalt, Füllungszustand und Dichtigkeit überprüfen, Vorrat berechnen
- Patienten informieren, Besuch aus dem Zimmer bitten
- Sauerstoffzufuhr abstellen (Hauptventil schließen) und System durch nochmaliges Öffnen des Reglers entlüften
- Verbindungsschlauch vom Insufflationsgerät trennen, Druckminderer und Sauerstoffbefeuchter abschrauben, Schutzkappe über das Hauptventil schrauben und Flasche im speziellen Transportsystem aus dem Patientenzimmer bringen
- Sauerstoffflasche als „leer“ kennzeichnen und getrennt von vollen Flaschen liegend oder an einer Wandhalterung fixiert lagern
- neue Sauerstoffflasche mit speziellem Transportsystem ins Patientenzimmer bringen und Sauerstoffbefeuchter ankoppeln

### Unfallverhütungsvorschriften



- Gasflaschen vor Gebrauch kontrollieren ($O_2$-Flaschen sind blau und tragen die Aufschrift „Sauerstoff“.)
- Flaschen vor Überwärmung (z.B. direkte Sonneneinstrahlung, Heizung) schützen
- kein Fett, Öl oder Pflasterrückstände auf das Ventil bringen (Brandgefahr!)
- Flaschen immer außerhalb des Patientenzimmers wechseln
- Befeuchtungssystem und Druckminderer von leeren Flaschen abschrauben
- Flasche durch Schutzkappe sichern, leere Flaschen kennzeichnen
- Flaschenventile vorsichtig handhaben (z.B. langsam öffnen und leicht schließen)
- schwergängige Ventile nur mit einem Aufsteckrad öffnen

# 11.13 Absaugen der oberen Atemwege

**Definition:** Beim **Absaugen** werden Blut, Sekrete, Luft oder feste Stoffen aus Körperöffnungen oder Körperhöhlen mithilfe eines Absaugkatheters unter Sog entfernt. Je nach Vorgehensweise wird unterschieden in:

- endotracheales Absaugen: über den in die Luftröhre eingelegten Tubus
- nasales Absaugen: über den Nasen-Rachen-Raum
- orotracheales Absaugen: über den Mund-Rachen-Raum

## 11.13.1 Endotracheales Absaugen über einen Endotrachealtubus

### Ziele und Indikationen

- Vermeidung von Sekretanhäufung, Verbesserung der Lungenventilation
- Gewinnung von Lungensekret zur bakteriologischen Untersuchung
- Rasselgeräusche bei der Atmung (Atmung ist durch zu viel Sekret erschwert)
- Verdacht auf Aspiration, bakteriologische Untersuchung von Lungensekret

### Material

- Abwurfbehälter, Mundschutz, Schutzhandschuhe, 2 sterile Handschuhe
- 2 sterile Absaugkatheter (Größe richtet sich nach der Tubusgröße: für Erwachsene i.d. R. Katheter von 12–16 Charrière)
- Absauganlage mit Auffangbehälter (geschlossenes System), Wasserbehälter zum Durchspülen des Schlauchsystems und Überleitungsschlauch (mit Fingertipp)

**Praxistipp:** Da die Lungenventilation während des Absaugens unterbrochen ist, sollte der Absaugvorgang auf max. 15 Sek. begrenzt werden. Um ein Gefühl für die Dauer zu bekommen, können Sie z.B. selbst die Luft anhalten.

### Durchführung (2 Personen)

- Hände nach Hygieneplan desinfizieren, Gegenstände richten
- Funktionsfähigkeit der Absauganlage durch Prüfen des Sogs kontrollieren
- Patient informieren, Besuch aus dem Zimmer bitten
- Patientenbett auf eine rückenschonende Arbeitshöhe bringen
- die Sichtweise des Patienten vergegenwärtigen, ihn beruhigen
- Patient nach Absprache mit dem Arzt oxygenieren (für Sauerstoffsättigung sorgen, z.B. Sauerstoffgehalt für mehrere Atemzüge auf 100% erhöhen)
- Mundschutz und Schutzhandschuhe anziehen
- Verpackung des Absaugkatheters öffnen und steril mit dem Absaugschlauch verbinden (Verpackung verbleibt zunächst um den Katheter)
- sterilen Einmalhandschuh anziehen, 2. Pflegeperson reicht den Absaugkatheter an und entfernt vorsichtig die Verpackung, während die durchführende Pflegeperson den Katheter mit der sterilen Hand ergreift (Abb. 11.28a)
- Absauggerät einschalten und auf einen Unterdruck von ca. 0,2 bar einstellen (durch Verschließen der Öffnung am Fingertipp mit dem Daumen der unsterilen Hand)
- Absaugkatheter ohne Sog einführen, Rachenraum durch Mund und Nase zügig absaugen
- Katheter und sterilen Handschuh abwerfen und neuen sterilen Einmalhandschuh und frischen Absaugkatheter anreichen lassen

- Alarm des Beatmungsgerätes deaktivieren, Beatmungsschlauch vom Tubus abkoppeln und Konus auf sterile Fläche (z.B. Innenseite der Verpackung für den sterilen Handschuh) durch die 2. Person legen lassen (Abb. 11.28b)
- Absaugkatheter bis zum leichten Widerstand rasch einführen: Katheter mit einer Öffnung ohne Sog, mit mehreren Öffnungen mit Sog (Abb. 11.28c)
- unter Sog Absaugkatheter gerade zurückziehen, dabei um den Finger wickeln und Handschuh darüberstülpen (Abb. 11.28d)
- abgesaugtes Sekret auf Menge, Konsistenz und Farbe beobachten
- Tubus mit dem Beatmungsschlauch durch die 2. Person verbinden lassen und den Druck im Blockerballon durch einen Cuffdruckmesser überprüfen
- Beatmungsparameter überprüfen, Alarm des Beatmungsgeräts aktivieren und Vitalzeichen kontrollieren

***Abb. 11.28 Endotracheales Absaugen.*** *__a__ Steriles Entnehmen, __b__ abgekoppelter Beatmungsschlauch, __c__ rasches Einführen, __d__ Entsorgen des Katheters.*

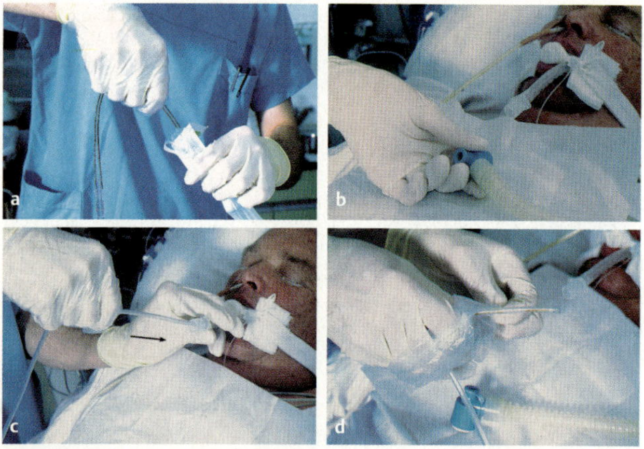


## Nachsorge



- Absaugschlauch durchspülen und Materialien sachgerecht entsorgen
- überprüfen, ob alles für den nächsten Absaugvorgang vorhanden ist
- abschließend Hände desinfizieren und Maßnahme dokumentieren
- **Blick zurück:** Überprüfen, ob der Patient freier atmet, korrekt gelagert und entsprechend seinen Bedürfnissen versorgt ist (z.B. Rufanlage in Reichweite)

Ist eine nochmalige Absaugung notwendig, muss der Patient erst mit ca. 10–15 Beatmungen ausreichend oxygeniert werden. Verwenden Sie einen frischen sterilen Handschuh und einen neuen Absaugkatheter.

# 11.13.2 Nasales/orales Absaugen

## Ziele und Indikationen

- Vermeidung von Sekretanhäufungen, Verbesserung der Lungenventilation
- bei Verdacht auf Aspiration oder nach Aspiration
- Rasselgeräusche bei der Atmung

### Material

- Schutzhandschuhe, 1 steriler Einmalhandschuh, 2 sterile Absaugkatheter
- Absauganlage oder Absauggerät mit Auffangbehälter (geschlossenes System) und Wasserbehälter zum Durchspülen des Schlauchsystems
- Abwurf, Mundschutz, evtl. Salbe oder Gel als Schleimhautanästhetikum
- Materialien zur Mund- bzw. Nasenpflege, Zellstoff, Nierenschale

### Durchführung

- Hände nach Hygieneplan desinfizieren, benötigte Gegenstände richten
- Funktionsfähigkeit der Anlage durch Herstellen des Sogs kontrollieren
- Patienten informieren, Oberkörper hoch lagern (außer bei Kontraindikation)
- Besuch aus dem Patientenzimmer bitten, Bett auf Arbeitshöhe bringen
- Mundschutz und Schutzhandschuhe anziehen
- Mund- bzw. Nasenpflege durchführen (reduziert Keimverschleppung)
- Katheter mit anästhesierendem Gel oder Salbe gleitfähig machen
- Mundschutz und Schutzhandschuhe anziehen, Nierenschale und Zellstoff bereitstellen
- Patient zur Oxygenierung mehrmals tief durchatmen lassen oder Sauerstoff verabreichen, wenn vom Arzt angeordnet
- Verpackung des Absaugkatheters öffnen und steril mit dem Absaugschlauch verbinden (Verpackung verbleibt zunächst um den Katheter)
- sterilen Einmalhandschuh anziehen, mit der unsterilen Hand Verpackung vom Katheter abziehen, dabei Katheter mit der sterilen Hand ergreifen
- Absauggerät einschalten und auf einen Unterdruck von ca. 0,2 bar einstellen (durch Verschließen der Öffnung am Fingertipp mit dem Daumen der unsterilen Hand)
- Absaugkatheter über Mund oder Nase rasch einführen und Rachenraum absaugen, dabei Sekret auf Menge, Konsistenz und Farbe beobachten
- unter Sog Absaugkatheter zurückziehen, dabei um den Finger wickeln und Handschuh darüberstülpen

### Nachsorge

- Vitalzeichen überprüfen (Vagusreizung möglich)
- gebrauchte Materialien entsorgen, Absaugschlauch durchspülen
- alles Notwendige für den nächsten Absaugvorgang richten
- abschließend Hände desinfizieren und Maßnahme dokumentieren



## 11.14 Wechsel und Pflege der Trachealkanüle

> **Definition:** Ein **Tracheostoma** ist eine operative Eröffnung der Luftröhre durch eine Tracheotomie. In das Tracheostoma wird eine **Trachealkanüle** eingeführt. So kann eine freie Atmung aufrechterhalten werden.

### Ziele und Indikationen

- Sicherstellung einer ausreichenden Sauerstoffaufnahme und $CO_2$-Abgabe
- Verengungen der Trachea durch Tumor, Stimmbandlähmung
- Langzeitbeatmung, Laryngektomie (Entfernung des Kehlkopfs)

## 11.14.2 Verbandwechsel

### Ziele und Indikationen

- Förderung der Wundheilung, Kontrolle des Wundgebietes
- Durchblutung und/oder Durchfeuchtung des Verbands, Infektionsprophylaxe

### Material

- Unsterile Materialien:
  - Einmalhandschuhe, Desinfektionsmittel, Nierenschale, Abwurf, Mundschutz
  - Fixationsmaterialien, z. B. Pflaster, Binden, Schlauchmull, Verbandschere
- Sterile Materialien.
  - Einmalhandschuhe, Schlitzkompressen, Tupfer, chirurgische Pinzette
  - Schere, evtl. Klemme, Kochsalz 0,9%

### Durchführung

- Hände nach Hygieneplan desinfizieren, benötigte Gegenstände richten
- Patienten informieren, Fenster und Türen schließen
- Patientenbett auf Arbeitshöhe bringen, störende Kleidung entfernen
- Patienten wenn möglich halbsitzend lagern, Hals leicht überstrecken
- Mundschutz und unsterile Einmalhandschuhe anziehen
- Halteband und äußeren Verband lösen (Abb. 11.29a) und entfernen
- sterile Einmalhandschuhe anziehen
- wundabdeckende Schlitzkompresse abheben und direkt entsorgen
- Wundgebiet mit kochsalzgetränktem Tupfer von innen nach außen reinigen (Abb. 11.29b); für jeden Wischvorgang neuen Tupfer verwenden, Haut beobachten
- befindet sich ein Luftfilter auf dem Tracheostoma, diesen ebenfalls erneuern
- wundabdeckende sterile Schlitzkompresse unter die Halteplatte der Trachealkanüle ziehen (Abb. 11.29c). Um Hautberührung zu vermeiden, kann dazu eine sterile Pinzette verwendet werden
- Kanüle wieder mit Halteband fixieren (Abb. 11.29d)

***Abb. 11.29 Verbandwechsel der Trachealkanüle.*** *Er muss unter sterilen Bedingungen vorgenommen werden.*

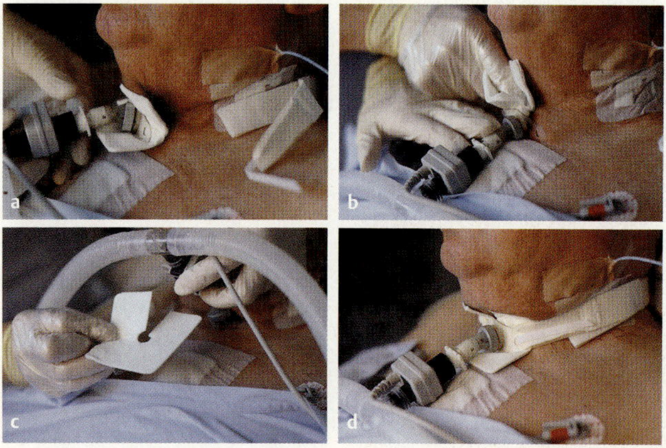

**Merke:** Die Kanüle sollte so fixiert sein, dass ein Herausrutschen oder Verrutschen verhindert wird. Ein zu großer Spielraum führt zu Husten und Schleimhautreizungen, ein zu enges Halteband zu Einschnürungen.

#### Nachsorge

- Patienten beim Lagern unterstützen, Rufanlage in Reichweite legen
- nach Bedürfnissen fragen, Materialien sachgerecht ver- bzw. entsorgen
- abschließend Hände desinfizieren, Maßnahme dokumentieren
- **Blick zurück:** Wurde die Trachealkanüle sicher fixiert?

### 11.14.3 Wechsel der Trachealkanüle (2 Personen)

#### Ziele und Indikationen

- Offenhalten des Tracheostomas
- verstopfte Trachealkanüle, starke Verschleimung

#### Material

- unsterile und sterile Einmalhandschuhe, Mundschutz, Schutzkittel
- neue Trachealkanüle mit Führungsmandrin, steriles Kilianspekulum (Spreizer für das Tracheostoma)
- evtl. abgeschnittener steriler Absaugkatheter als Führungsschiene
- evtl. Lokalanästhetikum zur Schleimhautanästhesie, Stethoskop
- Beatmungsbeutel, Absaugkatheter und Absauggerät, Abwurfbehälter
- Intubationsmaterial für den Notfall

**Merke:** Vor einem Kanülenwechsel unter Beatmung muss der Patient ausreichend oxygeniert (= Sauerstoffaufsättigung) werden. Materialien zur Intubation und ein Beatmungsbeutel müssen bereitliegen.

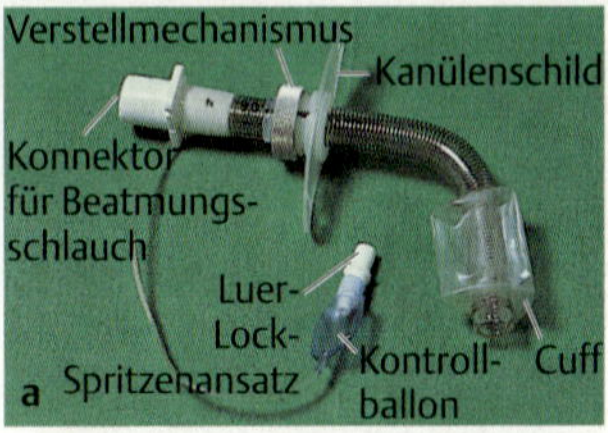


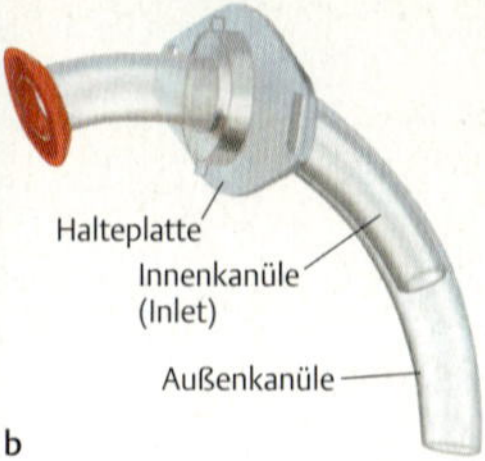


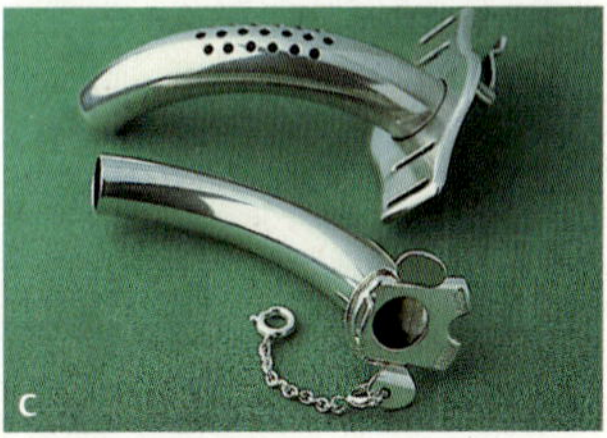


***Abb. 11.30 Trachealkanülen. a*** *Ein Cuff ist aufblasbar und dient zum Abdichten der Trachea,* ***b*** *Kunststoffkanüle mit Inlet,* ***c*** *Metallkanüle mit Inlet. Ein Inlet kann bei Bedarf gereinigt oder ausgetauscht werden.*

11

### Durchführung

- Hände nach Hygieneplan desinfizieren, benötigte Gegenstände richten
- Patienten informieren, Besuch aus dem Zimmer bitten
- Patientenbett auf Arbeitshöhe bringen, störende Kleidung entfernen
- bei liegender Magensonde Magen durch Absaugen entleeren (evtl. muss vorher auch Sekret aus Luftröhre und Rachenraum abgesaugt werden)
- Patienten halbsitzend lagern und den Hals leicht überstrecken
- Einmalhandschuhe anziehen, Halteband der Trachealkanüle lösen, Verband entfernen und im Abwurfbehälter mit den Einmalhandschuhen entsorgen
- sterile Handschuhe anziehen und Cuff von zweiter Pflegenden entblocken lassen (evtl. Filter auf dem Stoma abnehmen)
- Kanüle in der Ausatemphase unter Absaugen vorsichtig herausziehen
- Stomaöffnung mit Kilianspekulum spreizen
- neue Kanüle vorsichtig in der Einatemphase einführen, Cuff blocken
- Schlitzkompresse von unten nach oben unter die Halteplatte ziehen
- Kanüle mit Halteband fixieren, Atmung kontrollieren, Brustkorb abhören

### Nachsorge

- Patienten beim Lagern unterstützen, Wünsche erfragen
- Vitalzeichen überprüfen (mögliche Vagusreizung!), Rufanlage bereitlegen
- gebrauchte Materialien sachgerecht ver- bzw. entsorgen
- abschließend Hände desinfizieren, Maßnahme dokumentieren
- **Blick zurück:** Trachealkanüle sicher fixiert? Atmung?

***Tab. 11.2 Verschiedene*** *Trachealkanülen und ihre Indikationen.*

| Kanülenart | Merkmale | Indikationen |
|---|---|---|
| Kunststoffkanüle mit Cuff (Abb. 11.30a) | weicher Kunststoff mit Halteplatte und Cuff | beatmungspflichtige Patienten |
| Kunststoffkanüle mit Inlet (Abb. 11.30b) | weicher Kunststoff mit Halsschild (Halteplatte) und einrastbarem Inlet | spontan atmender Patient; es ist kein vollständiger Kanülenwechsel notwendig |
| Metallkanüle (Abb. 11.30c) | Silberkanüle mit Halsschild (Halteplatte) und einrastbarem Inlet | spontan atmender Patient; es ist kein vollständiger Kanülenwechsel notwendig |
| Fonationskanüle (Sprechkanüle) | ein Ventilmechanismus ermöglicht die Inspiration, verhindert aber zum Sprechen die Exspiration | spontan atmender und nicht bewusstloser Patient mit erhaltenem und funktionierendem Kehlkopf |
| Stoma-Button | wulstförmiger Silikonstopfen | Offenhalten des Tracheostoma |

# 11.15 Puls messen

## 11.15.1 Grundlagen

**Definition:** Das **Pulsmessen** umfasst die Kontrolle von Pulsfrequenz, Pulsqualität und Pulsrhythmus. Der **Puls** ist die vom Herzschlag durch das Arteriensystem getriebene und an den Gefäßwänden spürbare Blutwelle.

### Ziele und Indikationen

- im Rahmen der Vitalzeichenkontrolle, Erkennen von Veränderungen
- Herz-Kreislauf-Erkrankungen überwachen, Schocksituation erfassen (S. 487)

**Merke:** Messen Sie den Puls nicht mit dem eigenen Daumen, denn dann besteht die Gefahr, dass Sie Ihren eigenen Daumenpuls ermitteln und nicht den Puls des Patienten.

### 11.15.2 Manuelle Pulskontrolle

- Hände nach Hygieneplan desinfizieren, Patienten informieren
- Fenster und Türen schließen, Besuch aus dem Patientenzimmer bitten
- Arterie zur Pulsmessung auswählen (Abb. 11.31)

**Merke:** Der Puls wird i.d.R. an der A. radialis (= Speichenschlagader an der Daumenseite des Handgelenks) getastet. Bei Patienten im Schock, mit Herz-Kreislauf-Stillstand oder mit schlecht tastbarem Radialispuls erfolgt die Kontrolle herznah an der A. carotis (Halsschlagader) oder A. femoralis (Leistenschlagader).

- Patienten so lagern, dass der gewünschte Pulsort gut zugänglich ist
- Bett auf eine rückenschonende Arbeitshöhe bringen
- Zeige-, Mittel- und Ringfinger (nicht dem eigenen Daumen) auf den Pulsort legen und Arterie mit sanftem Druck nach unten drücken (Abb. 11.32)
- bei Normalwerten Pulsschläge 15 Sek. lang auszählen und das Ergebnis mit 4 multiplizieren (= 1 Min.)
- beim Auszählen auf Pulsrhythmus und -qualität achten

**Praxistipp:** Bei Patienten mit Herzrhythmusstörungen (z.B. Arrhythmien oder Bradykardie/Tachykardie) Puls eine volle Minute auszählen und Arzt informieren, wenn diese Veränderungen nicht bekannt sind. Evtl. beim Patienten nachfragen, ob er sich vorher körperlich belastet hat (bei Tachykardie), viel Sport treibt (bei Bradykardie) bzw. Rhythmusstörungen bekannt sind.

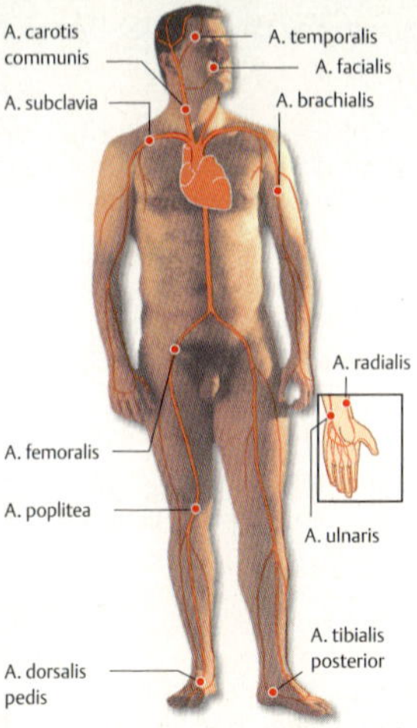


***Abb. 11.31 Tastbare Pulse.*** *Überblick am menschlichen Körper.*

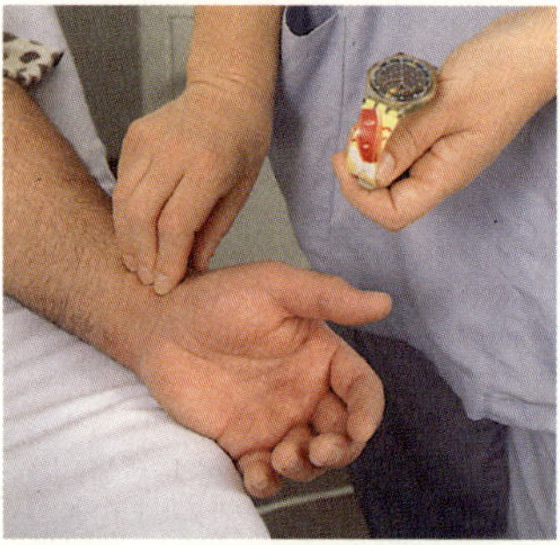

*Abb. 11.32* ***Pulskontrolle.*** *Tasten des Radialispulses am Handgelenk.*

**Merke:** Beim Messen des Karotispulses immer beidseitig messen, um evtl. Unterschiede durch Gefäßverengung festzustellen (Arztinfo!). Mit mäßigem Druck messen, da es sonst durch eine Reizung von Druckrezeptoren zu einer Verlangsamung der Pulsfrequenz kommen kann.

### Nachsorge

- Patienten beim Rücklagern unterstützen, nach Bedürfnissen fragen
- abschließend Hände desinfizieren, Maßnahme dokumentieren (arrhythmischen Puls durch eine geschlängelte Linie im Dokumentationssystem festhalten)
- **Blick zurück:** Wann muss das nächste Mal kontrolliert werden?

## 11.16 Blutdruck messen

### 11.16.1 Grundlagen

**Definition:** Der **Blutdruck** wird gemessen, um den im arteriellen System herrschenden Druck zu bestimmen.

11

Der Blutdruck ist abhängig von der Pumpleistung des Herzens, dem durch Tonus und Wandelastizität bestimmten Gefäßwiderstand und der Blutviskosität. Zurückgehend auf den italienischen Internisten und Erfinder Riva-Rocci wird der Blutdruck auch mit RR bezeichnet.

#### Messwerte

Der obere (systolische) Blutdruckwert entsteht während der Kontraktion, der untere (diastolische) während der Dilatation der Herzkammer. Die Spanne zwischen beiden Werten ist die Blutdruckamplitude.

#### Normalwerte

Diese sind abhängig vom Lebensalter und werden i.d.R. in mmHg (Millimeter Quecksilbersäule) angegeben. Die in der Praxis übliche Dokumentationsweise ist z.B. RR 120/80 mmHg. Dies ist auch der Normwert für Erwachsene.

#### Ziele und Indikationen

- Beurteilung bzw. Überwachung des arteriellen Blutdrucks
- Schock, Hypertonie, Blutdruckkrise, Hypotonie
- medikamentöse Blutdrucksenkung

## 11.16.2 Blutdruckmessung am Oberarm

**Definition:** Die als indirekte (unblutige) **Blutdruckmessung** bezeichnete Messung erfolgt über einen z.B. am Oberarm angelegten Blutdruckapparat durch Auskultation (Abhören) des Blutdrucks über ein Stethoskop. Die direkte (blutige) Blutdruckmessung erfolgt über einen Gefäßkatheter, der in einer Arterie liegt.

**Merke:** Legen Sie die Manschette grundsätzlich **nicht** auf der Seite an, wo für Dialysepatienten ein Shunt angelegt wurde, ein arterieller oder venöser Zugang liegt, wo eine Brustentfernung stattfand oder eine Hemiparese vorliegt.

### Material

- Blutdruckapparat (richtige Manschettenbreite beachten!), Stethoskop

### Durchführung

- Hände nach Hygieneplan desinfizieren
- benötigte Gegenstände richten und auf Funktionsfähigkeit überprüfen
- Patienten informieren, Patientenbett auf Arbeitshöhe bringen
- evtl. den Handlungsablauf störende Kleidungsstücke entfernen: Der Oberarm sollte so weit frei sein, dass die Manschette in voller Breite dem Arm anliegt, ca. 2 Finger breit oberhalb der Ellenbeuge. Patient sollte liegen oder sitzen.

**Merke:** Die Messung erfolgt am Oberarm. Arm auf Herzhöhe gelagert, die Hand geöffnet. Die Kleidung sollte den Arm, an dem gemessen wird, nicht einschnüren, weil dies das Messergebnis verfälschen kann.

- Manschette eng und luftleer anlegen, Klettverschluss schließen
- Ventil am Manometer durch Zurückdrehen des Rädchens schließen
- Luft in die Manschette pumpen und dabei den Radialispuls tasten; ist kein Puls mehr tastbar, Manschettendruck noch um ca. 30 mmHg (4 kPa) erhöhen
- Ohroliven des Stethoskops in den äußeren Gehörgang stecken und Schallmembran an der Ellenbeuge ansetzen (Abb. 11.33a)
- Druck langsam (max. 2–3 mmHg/Sek.) durch Öffnen des Ventils senken, der Zeiger fällt langsam ab (Abb. 11.33b)
- ersten hörbaren Ton als Druckwert auf dem Manometer ablesen (systolischer Druckwert, Abb. 11.33c)
- Manschettendruck weiter langsam reduzieren
- letzten hörbaren Ton als Druckwert ablesen (diastolischer Druckwert)
- Restluft ablassen und Manschette abnehmen
- Patienten beim Anziehen und Rücklagern unterstützen

#### Erste Messung

Bei der ersten Blutdruckmessung sollte der Wert an beiden Armen ermittelt werden. Besteht eine Messwertdifferenz, sollte im Weiteren an dem Arm mit dem höheren Wert gemessen werden. Über die Differenz sollte der Arzt informiert werden, weil die Ursache dafür in einer Gefäßstenose (Verengung) liegen kann.

### Abweichende Werte

Wenn der von Ihnen gemessene Wert von den vorherigen Werten abweicht, sollten Sie das hinterfragen. Ist er z. B. höher als sonst, sollten Sie sich beim Patienten erkundigen, ob eine körperliche oder psychische Belastung vorausgegangen ist. Wenn Sie sich unsicher sind, messen und vergleichen Sie die Ergebnisse.

***Abb. 11.33 Blutdruck messen am Oberarm. a** Schallmembran an der Ellenbeuge ansetzen, **b** Rädchen langsam öffnen, **c** ersten Ton ablesen.*

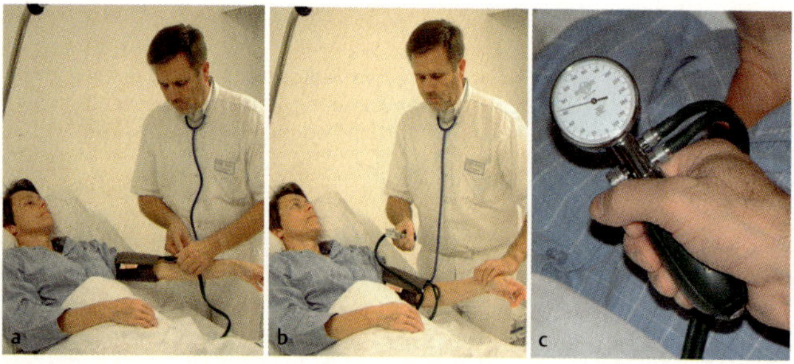


### Nachsorge

- Bedürfnisse des Patienten erfragen
- gebrauchte Materialien sachgerecht versorgen (z. B. Geräte desinfizieren)
- Hände desinfizieren, Maßnahme und Messergebnis dokumentieren
- Abweichungen vom Normalwert dem Arzt melden
- **Blick zurück:** Handlung korrekt ausgeführt (z. B. war die Lagerung richtig)?

## 11.17 Blutzucker messen

**Definition:** Beim **Messen des Blutzuckers** wird die Glukose im Blut bestimmt. Dazu wird kapillares Blut aus der Fingerbeere oder dem Ohrläppchen gewonnen und zur Auswertung auf den Teststreifen eines Blutzuckermessgeräts aufgebracht.

11

**Merke:** Eine kapillare Blutabnahme wie beim Blutzuckermessen stellt eine invasive (in den Körper eindringende) Maßnahme dar und ist an die Einwilligung des Patienten gebunden.

### 11.17.1 Material und Durchführung

- Desinfektionsmittel, Schutzhandschuhe, keimarme Tupfer, Stichlanzette
- Teststreifen, Testgerät, Pflaster für Schnellverband
- Hände nach Hygieneplan desinfizieren
- benötigte Gegenstände auf desinfizierter Arbeitsfläche (z. B. Spritzentablett) richten und Vollständigkeit überprüfen; kontrollieren, ob noch genügend Teststreifen vorhanden sind und ob der Code auf dem Behälter mit dem des Testgeräts übereinstimmt (Code erscheint beim Einschalten des Geräts)

- Patienten über geplante Maßnahme informieren (auch bewusstlose Patienten!)
- Patienten bitten, sich hinzusetzen oder hinzulegen, ggf. dabei unterstützen (Verletzungsgefahr, wenn ein stehender Patient kollabiert!)
- Punktionsstelle zugänglich machen (z.B. bei Punktion am Ohrläppchen Haare ausreichend zurückstreichen)
- Punktionsstelle auswählen:
  - Fingerbeere ist sehr empfindlich (weniger schmerzhaft ist das Einstechen am äußeren Rand der Fingerbeere)
  - das Ohrläppchen ist schlechter zugänglich, dafür weniger sensibel
- Punktionsstelle durch Reiben (Abb. 11.34a) oder Wärmeanwendung hyperämisieren (Durchblutung erhöhen)
- Schutzhandschuhe anziehen und Entnahmestelle mit keimarmen Tupfer desinfizieren (Einwirkzeit beachten!)
- seitlich mit der Stichlanzette ausreichend tief einstechen (Abb. 11.34b). Nicht zu zaghaft, da sonst evtl. noch einmal gestochen werden muss. Stichlanzette in die Kanülensicherheitsbox abwerfen

**Praxistipp:** Bevor Sie zustechen, schauen Sie sich die Punktionsstelle genau an. Wurde dort bereits einmal Blut abgenommen, dann genügt bei guter Durchblutung manchmal ein leichtes Drücken und ein Bluttropfen bildet sich von selbst.

- Ersten Blutstropfen abwischen. Zweiten Blutstropfen mit dem Teststreifen in dem dafür vorgesehenen Feld aufnehmen (Abb. 11.35). Nicht mit dem Finger über das Testfeld streifen, da sonst die Auswertung gestört sein kann. Je nach Modell wird der Teststreifen vor oder nach der Blutentnahme in das Gerät eingelegt.
- Teststreifen im Testgerät nach Herstellerangaben auswerten lassen. Ergebnis wird meist mit einem Signalton angezeigt
- Punktionsstelle mit Pflaster verbinden

**Merke:** Beim Erwachsenen liegt der Normbereich zwischen 80–120 mg/dl. Bei älteren Patienten können leicht erhöhte Werte bis 140 mg/dl noch als normal angesehen werden.

## Abweichende Werte

11

Ist der Blutzucker des Patienten stark erniedrigt (Hypoglykämie) oder erhöht (Hyperglykämie), verständigen Sie bitte sofort den Arzt. Schauen Sie zum Vergleich früher gemessene Blutzuckerwerte an, um Ihr Messergebnis besser beurteilen zu können.

***Abb. 11.34 Kapillares Blut aus dem Ohrläppchen gewinnen.*** ***a*** *Durchblutung der Punktionsstelle erhöhen,* ***b*** *mit der Lanzette seitlich einstechen.*

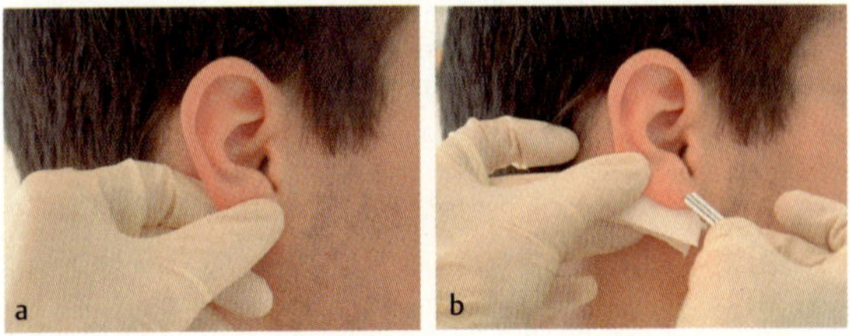

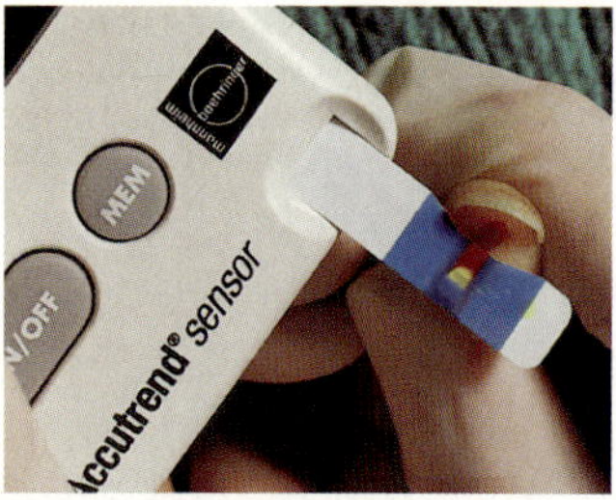


***Abb. 11.35*** *Blut auf einen Teststreifen aufbringen.*

### 11.17.2 Nachsorge

- nach Bedürfnissen des Patienten fragen (Getränk in Reichweite? Rufanlage in Griffnähe? Fenster öffnen?)
- gebrauchte Materialien sachgerecht entsorgen, abschließend Hände desinfizieren
- Maßnahme und Messergebnis durch Eintragung in den Pflegebericht mit Handzeichen und Uhrzeit dokumentieren
- **Blick zurück:** Blutet es evtl. aus der Punktionsstelle nach? Sind alle Materialien wieder entfernt und nichts vergessen worden im Zimmer? Ist für die nächste Messung ein Teststreifen vorhanden? Wenn nicht, hat die neue Packung der Teststreifen einen anderen Code? Dann wird das Gerät mit neuer Codierung nach Angaben des Herstellers versehen.

## 11.18 Flüssigkeit bilanzieren

### 11.18.1 Grundlagen

> **Definition: Die Flüssigkeitbilanzierung** dient der Überwachung der Wasseraufnahme und -abgabe, z. B. über 24 Stunden in einer sog. 24-Stunden-Bilanz.

Wichtige Aspekte bei der Beobachtung der Flüssigkeitsbilanz sind:

- Vitalzeichen: Puls, RR, Atemfrequenz und Atemtiefe, Körpertemperatur
- Urinausscheidung, Durchfall, Erbrechen, Schwitzen
- Medikamenteneinnahme (z. B. Abführmittel oder Diuretika)
- Hautstatus (trockene Schleimhäute, Schrumpfung der Haut, Ödeme)
- subjektives Befinden (Durst; kann bei alten Menschen fehlen)
- Bewusstseinslage, Körpergewicht

#### Ziele und Indikationen

- Bestimmung von Flüssigkeitszufuhr- und abgabe
- Nieren- und Herzerkrankungen, Diabetes mellitus, fieberhafte Erkrankungen
- Schockzustände und Bewusstlosigkeit, Erbrechen und Durchfall

> **Merke:** Das Bilanzieren der Wasseraufnahme und -abgabe ist ein wichtiger Teil der Krankenbeobachtung, nicht nur bei einer Infusionstherapie.

## 11.18.2 24-Stunden-Bilanz ermitteln

Die tägliche Ein- und Ausfuhr von Flüssigkeit ist dann im Gleichgewicht, wenn die Menge der Einfuhr gleich der Menge der Ausfuhr ist. Bei einem Plus von bis zu 200 ml wird von einer ausgeglichenen Bilanz gesprochen.

- **Negative Bilanz:** Wird weniger zugeführt als ausgeschieden, entsteht ein Wassermangel.
- **Positive Bilanz:** Wird wesentlich mehr Wasser zugeführt als ausgeschieden, lagert sich Flüssigkeit im Gewebe in Form von Ödemen ein.

### Einfuhr

Messbare Anteile der Wasserzufuhr sind Getränke und Infusionen. Die Nährwerttabelle gibt Auskunft über den Wassergehalt der festen Nahrung. Oxidationswasser entsteht als Produkt aus dem Energiestoffwechsel und kann nicht gemessen werden.

### Ausfuhr

Messbarer Anteil der Wasserabgabe ist der Urin. Die nicht messbare Ausscheidung durch Haut und Atmung (Perspiratio insensibilis) und der Wasseranteil im Fäzes müssen geschätzt werden (Tab. 11.3).

***Tab. 11.3*** *Beispiel einer ausgeglichenen Bilanz.*

| Wasserzufuhr | | Wasserabgabe | |
|---|---|---|---|
| ■ mit fester Nahrung:<br>■ Infusion:<br>■ Oxidationswasser (unsichtbar): | 1000 ml<br>1000 ml<br>300 ml | ■ Urin:<br>■ Haut und Lunge:<br>■ Fäzes (geschätzt): | 1200 ml<br>1000 ml<br>100 ml |
| **Ergebnis** | | | |
| | ca. 2300 ml | | ca. 2300 ml |

### Bilanzbogen führen

Ein einfacher Überwachungsbogen ermöglicht die Überprüfung der Ein- und Ausfuhr (Abb. 11.36). So kann frühzeitig therapeutisch eingegriffen werden, wenn der Kranke zu viel oder zu wenig ausscheidet. Hierzu einige Anhaltspunkte:

- immer zur gleichen Tageszeit bilanzieren, u.U. Zwischenbilanz oder stündliche Kontrolle zur Orientierung durchführen
- den Kranken so weit möglich informieren und einbeziehen; bei freier Kostwahl oder selbstständigem Toilettengang durch Fragen kontrollieren

***Abb. 11.36*** ***Bilanzbogen.*** *In diesem Beispiel hat die Bewohnerin Frau Paul eine positive Bilanz.*

| **Frau Paul, Erika** | | | |
|---|---|---|---|
| **Uhrzeit** | **Einfuhr** | **Ausfuhr** | **Bemerkung** |
| 06:30 | 300 ml Tee | | |
| 06:45 | | 200 ml Urin | |
| 07:00 | | | Frau Paul klagt über Übelkeit |
| 07:15 | | ca. 300 ml erbrochen | |
| 10:00 | | | kein Frühstück |
| 10:15 | 1000 ml Infusion | | Herr Dr. Müller verordnet eine Infusion, siehe Anordnung |
| 12:30 | 300 ml Suppe | 250 ml Urin<br>ca. 150 ml Stuhl | |
| 15:00 | | | Infusion beendet |
| 18:00 | 400 ml Tee und Suppe | | |
| 19:00 | | 200 ml Urin | |
| 06:00 | | 200 ml Urin | |
| **Summe** | **2000 ml** | **1300 ml** | |

- Urinsammelgefäße bereitstellen und beschriften
- Verluste durch Erbrechen, Durchfall, Wundsekrete und Magensonde berechnen
- über das Fassungsvermögen von Trink- und Essgeschirr in ml informieren
- nicht getrunkene Mengen zurückrechnen

**Merke:** Körpertemperatur, Atemtiefe und -frequenz, Raumtemperatur und Schwitzen (Perspiratio insensibilis) können die Wasserabgabe sehr steigern. Pro Grad Temperaturerhöhung bei Fieber ist ein zusätzlicher Wasserbedarf von 500 ml/24 Std. zu berechnen.

# 11.19 Mittelstrahlurin gewinnen

## 11.19.1 Grundlagen

**Definition:** Beim Gewinnen von **Mittelstrahlurin** wird nur die mittlere Urinportion in einen Auffangbehälter entleert und die erste Urinportion sowie der Resturin verworfen.

Die Gewinnung von Mittelstrahlurin setzt voraus, dass der Patient die Miktion willentlich unterbrechen kann. Bei inkontinenten Patienten muss der Urin über Einmalkatheterismus (S. 248) gewonnen werden.

### Ziele und Indikationen

- Diagnostik von Spontanurin, Nachweis von Bakterien
- Verdacht auf Bakteriurie

## 11.19.2 Material, Durchführung, Nachsorge

- Laboranforderungsschein, Urinprobenbecher, Einmalhandschuhe
- Abwurf, pH-neutrale Seife, Einmalwaschlappen zur Intimtoilette
- Hände nach Hygieneplan desinfizieren, benötigte Materialien richten
- Patienten über geplante Maßnahme informieren:
  - entweder übernimmt der Patient die Durchführung selbstständig oder
  - pflegerische Begleitung zur Toilette, dort Anleitung und Unterstützung
  - bei bettlägerigen Patienten mit einem Steckbecken arbeiten
- Fenster und Türen schließen, Besuch aus dem Patientenzimmer bitten
- Patientenbett auf Arbeitshöhe bringen, störende Kleidung entfernen
- Einmalhandschuhe tragen
- Patient bitten, Intimtoilette durchzuführen bzw. dabei unterstützen:
  - **bei der Frau:** Labien spreizen und Genitale mit Wasser und Einmalwaschlappen waschen; evtl. benutzte Seife gründlich abwaschen
  - **beim Mann:** Vorhaut zurückziehen, Eichel und Harnröhrenmündung mit Wasser und Einmalwaschlappen reinigen
- Patient bitten, die erste Portion Urin zu entleeren
- zweite Portion (ca. 50 ml) in Urinprobenbecher laufen lassen. Urin soll dabei möglichst frei fließen (Vorhaut zurückziehen bzw. Labien spreizen)
- restlichen Urin entleeren lassen
- Urinfarbe, Urinbeimengungen beobachten, Uringeruch wahrnehmen
- Urinprobenbecher mit Deckel verschließen und überprüftes Etikett mit Patientendaten auf Becher aufkleben

- Patienten beim Anziehen und Lagern unterstützen, Bedürfnisse erfragen
- Material entsorgen, Hände desinfizieren, Maßnahme dokumentieren
- **Blick zurück:** Stimmen die Daten auf Becher und Begleitschein überein?

# 11.20 Urinuntersuchung

## 11.20.1 Urikulttest

### Ziele und Indikationen

- Keimzahlbestimmung, Keimdifferenzierung und Resistenzbestimmung
- Verdacht auf bakterielle Infektion von Nieren und ableitenden Harnwegen

### Material

- steriler Eintauchnährboden mit Untersuchungsröhrchen, Abtropfpapier
- Einmalhandschuhe, Urinprobe (z.B. Mittelstrahlurin, s.S. 246), Abwurf

### Durchführung

- Hände nach Hygieneplan desinfizieren, Gegenstände richten
- Einmalhandschuhe anziehen und Urinprobe auf Arbeitsfläche stellen
- Deckel mit Eintauchnährboden unter aseptischen Bedingungen von sterilem Untersuchungsröhrchen abschrauben
- Urikult-Nährmediumträger in die frisch gelassene Urinprobe eintauchen bis die Agaroberflächen vollständig bedeckt sind (Abb. 11.37a); steht nicht genügend Urin zum Eintauchen zur Verfügung, können die Agaroberflächen auch übergossen werden
- überflüssigen Urin abtropfen lassen, mit saugfähigem Papier abtupfen
- Nährboden in das Röhrchen zurückschieben und wieder auf das Untersuchungsröhrchen aufschrauben
- zum Bebrüten (24 Stunden bei 37 °C) ins Labor bringen
- zur Ermittlung der Kolonienzahl den Nährmediumträger aus dem Röhrchen entnehmen und die Koloniendichte mit Musterbildern vergleichen (Abb. 11.37b)

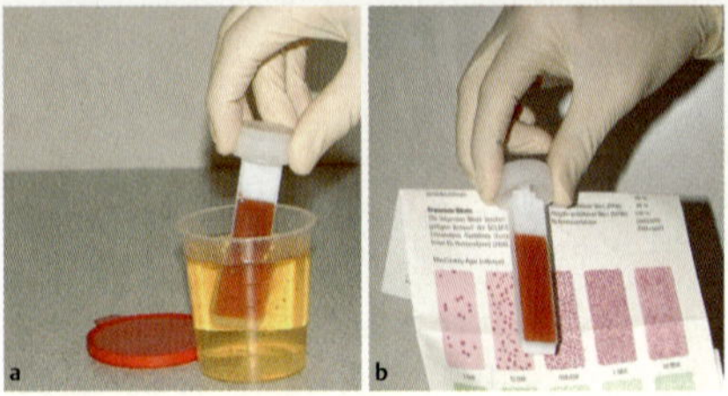

***Abb. 11.37 Urikult-Test.*** *Damit kann die Anzahl von Keimen bestimmt werden.*

> **Merke:** Eine Verunreinigung des Urins liegt bei einer Keimzahl von > 1000 Keimen/ml vor. Pathologisch ist eine Keimzahl von > 10000 Keimen/ml. Bei einem pathologischen Befund wird eine Keim- und Resistenzbestimmung vorgenommen.

### Nachsorge

- gebrauchte Materialien sachgerecht ver- bzw. entsorgen (z.B. restlichen Urin in der Steckbeckenspüle ausgießen)
- abschließend Hände nach Hygieneplan desinfizieren
- Maßnahme im Pflegebericht dokumentieren

## 11.20.2 Bestimmung des spezifischen Gewichts

**Definition:** Das **spezifische Gewicht von Urin** ist ein Maß für die Harnkonzentration und beschreibt das Verhältnis der gelösten Bestandteile zum Lösungsmittel (Urin).

### Ziele und Indikationen

- Nachweis der Konzentrationsfähigkeit der Nieren
- Niereninsuffizienz, Nierenversagen (Urämie), Harnflut (z.B. Polyurie)

### Material, Durchführung, Nachsorge

- Urometer (Senkwaage), Einmalhandschuhe, Urinprobe, Abwurfbehälter
- Hände nach Hygieneplan desinfizieren, Gegenstände richten
- Einmalhandschuhe anziehen und Behälter mit Urinprobe auf Arbeitsfläche stellen (saugfähige Unterlage unter den Messzylinder legen, falls Urin beim Einfüllen in den Zylinder verschüttet wird)
- Urin schaumfrei in den Messzylinder bis zur Markierung einfüllen
- Senkwaage eintauchen und frei schwimmen lassen (Abb. 11.38)
- spezifisches Gewicht in Augenhöhe am Rand des Flüssigkeitsspiegels an der Skala (Senkwaage) ablesen
- der Normalwert beträgt 1010 bis 1025 mg/ml. Das bedeutet, dass 1 ml Urin 25 mg Bestandteile enthält.
- Nachsorge siehe „Urikulttest“

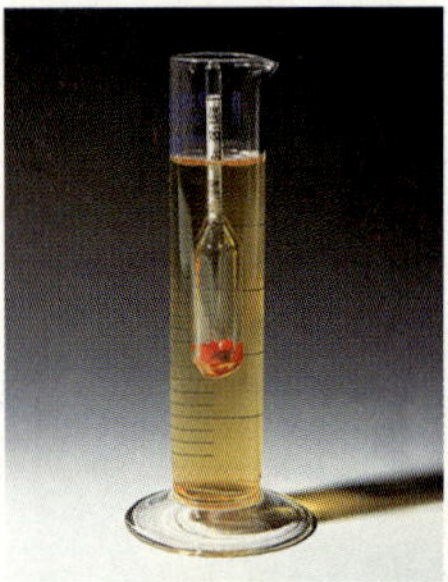

*Abb. 11.38* ***Spezifisches Gewicht.*** *Es gibt Auskunft darüber, wie viel Bestandteile im Urin gelöst sind.*

**Merke:** Die meisten Urometer sind auf 15 oder 20° C geeicht. Ist der Urin wärmer, so muss für 3° C jeweils 1 Teilstrich zugezählt werden. Ist der Urin kälter, so muss für 3° C jeweils 1 Teilstrich abgezogen werden.

## 11.21 Harnblase katheterisieren

**Definition:** Beim **Katheterisieren der Harnblase** wird unter strenger Indikationsstellung und sorgfältiger Beachtung der Asepsis ein Katheter in die Blase eingeführt. Katheterismus bezeichnet das Einführen eines Katheters in ein Hohlorgan zu diagnostischen oder therapeutischen Zwecken.

- **Einmalkatheterismus:** einmalige Ableitung, z.B. zur Untersuchung
- **Dauerkatheterismus:** Ableitung über mehrere Tage bis Wochen
- **intermittierender Selbstkatheterismus:** Patient leitet regelmäßig selbst ab

#### Ziele und Indikationen

- Uringewinnung bzw. Urinableitung (Blasendrainage), Blasenspülung

### 11.21.2 Blasendauerkatheter anlegen

#### Material

- steriles Katheterset: Schale mit 4–6 Kugeltupfern, wasserdichte Unterlage, steriles Abdecktuch, anatomische Pinzette, Auffangschale
- mindestens 2 sterile Blasenkatheter in verschiedenen Größen und Formen
- steriles Gleitmittel (z.B. Instillagel), steriles geschlossenes Ablaufsystem
- ein Paar sterile Handschuhe, Spritze mit z.B. 10 ml Aqua destillata
- Schleimhautdesinfektionsmittel, Abwurfbehälter, unsterile Handschuhe

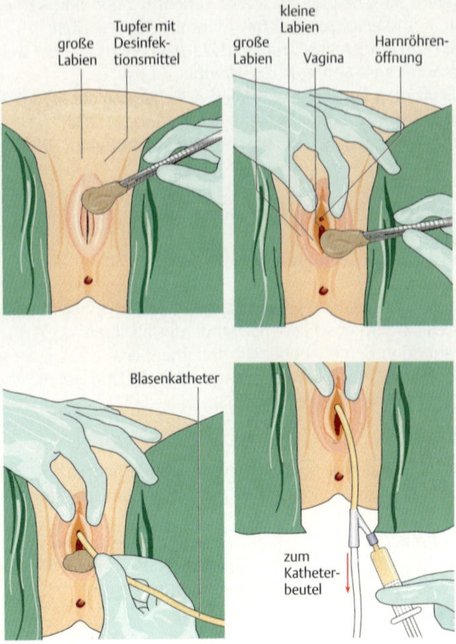


***Abb. 11.39 Katheterisieren der Frau.*** *a + b Schamlippen desinfizieren c Katheter einführen, d Katheter blocken.*

#### Durchführung bei der Frau

- Hände nach Hygieneplan desinfizieren, benötigte Gegenstände richten
- Patientin informieren, Fenster und Türen rechtzeitig schließen, Besuch aus dem Zimmer schicken
- Patientenbett auf Arbeitshöhe bringen und für gutes Licht sorgen
- den Ablauf störende Kleidung entfernen, dabei die Intimsphäre beachten
- Patientin lagern: Beine aufstellen und spreizen; Becken erhöht

- Schutzhandschuhe anziehen, Patientin Intimtoilette durchführen lassen
- Katheterset öffnen, wasserdichte Unterlage wegnehmen, ohne sterile Materialien zu berühren und unter das Gesäß der Patientin legen
- Schlitztuch so auflegen, dass Vulva sichtbar ist
- durch 2. Pflegeperson Katheter (nur Ansatz öffnen) und Ablaufsystem steril anreichen lassen und miteinander verbinden, auf Arbeitsfläche ablegen
- sterile Handschuhe anziehen (S. 483)
- 6 sterile Kugeltupfer mit Schleimhautdesinfektionsmittel übergießen lassen
- Patientin informieren, dass sich das Desinfektionsmittel kühl anfühlen wird
- Tupfer mit Pinzette aus der Schale entnehmen, überschüssiges Desinfektionsmittel ausdrücken und große Schamlippen desinfizieren (Abb. 11.39a); für jede Schamlippe einen neuen Tupfer nehmen und Richtung Anus wischen
- Schamlippen mit einer Hand spreizen und kleine Schamlippen mit 2 weiteren Tupfern desinfizieren (Abb. 11.39b); bis zum Einführen gespreizt halten
- Harnröhrenmündung desinfizieren und 6. Tupfer vor die Vagina legen, Einwirkzeit des Desinfektionsmittels abwarten, Pinzette abwerfen
- Katheter mit Auffangsystem zwischen die Beine der Patientin legen und Katheterhülle abziehen lassen, Katheterspitze steril mit Gleitmittel anfeuchten
- Katheter steril einführen (Abb. 11.39c) bis Urin abfließt, dann noch ca. 2 cm weiter einführen, damit Katheter weit genug in der Harnblase liegt
- Ballon des Blasenverweilkatheters vorsichtig unter Berücksichtigung der Mengenangabe des Katheterherstellers mit Aqua destillata füllen (Abb. 11.39d)
- Katheter bis zum federnden Widerstand am Blasengrund zurückziehen

## Nachsorge

- Patientin Intimbereich mit feuchten Tüchern abwischen lassen
- Materialien aus dem Bett entsorgen
- Patientin informieren, sich z. B. bei Schmerzen oder Druckgefühl in der Blase sofort zu melden
- Patientin beim Rücklagern und Anziehen unterstützen, Wünsche erfragen
- gebrauchte Materialien entsorgen, abschließend Hände desinfizieren
- Maßnahme durch Eintragung in den Pflegebericht dokumentieren
- **Blick zurück:** Katheter geblockt? Abgeflossene Urimenge? Fließt Urin weiter? Ableitungssystem abgeknickt? Katheterbeutel unter Blasenniveau?

## Durchführung beim Mann



- Hände nach Hygieneplan desinfizieren, benötigte Gegenstände richten
- Patientin informieren, Fenster und Türen rechtzeitig schließen, Besuch aus dem Zimmer bitten
- Patientenbett auf Arbeitshöhe bringen, für gute Lichtverhältnisse sorgen
- den Ablauf störende Kleidung entfernen, dabei die Intimsphäre beachten
- Patienten lagern: Beine strecken, spreizen; Intimtoilette durchführen
- Katheterset öffnen und Schlitztuch vorsichtig herausnehmen, ohne sterile Materialien zu berühren
- Penis mit Schutzhandschuhen durch das Schlitztuch führen
- durch 2. Pflegeperson Katheter (nur Ansatz öffnen) und Ablaufsystem anreichen lassen und steril miteinander verbinden, auf Arbeitsfläche ablegen
- sterile Handschuhe anziehen, Kugeltupfer mit Desinfektionsmittel tränken
- Patient informieren, dass sich das Desinfektionsmittel kühl anfühlt
- Tupfer mit der Pinzette ausdrücken, mit der anderen Hand Penis fassen (evtl. mit steriler Kompresse), Vorhaut zurückziehen und eine Hälfte der Eichel desinfizieren (Abb. 11.40a), mit einem 2. Tupfer die andere Hälfte, Pinzette abwerfen

- Gleitgel in die Harnröhre injizieren (Abb. 11.40b), Penis auf sterile Kompresse legen
- Penis gerade aufrichten (um Knick der Harnröhre zu begradigen) und Katheter mit Ablaufsystem in der Nähe des Penis platzieren; Hülle des Katheters von der 2. Pflegeperson abstreifen lassen,
- Katheter ca. 10 cm weit einführen (Abb. 11.40c), dann bei leichtem Widerstand Penis senken und Katheter weiter einführen, bis Urin fließt (Abb. 11.40d); dann noch ca. 2 cm weiter schieben, damit der Katheter für das Blocken weit genug in der Blase liegt
- Ballon des Blasenverweilkatheters vorsichtig unter Berücksichtigung der Mengenangabe des Katheterherstellers mit Aqua destillata füllen
- Katheter bis zum federnden Widerstand am Blasengrund zurückziehen
- Nachsorge Siehe Katheterisierung bei der Frau (S. 250). Darauf achten, dass die Vorhaut wieder über die Eichel zurückgeschoben wird.

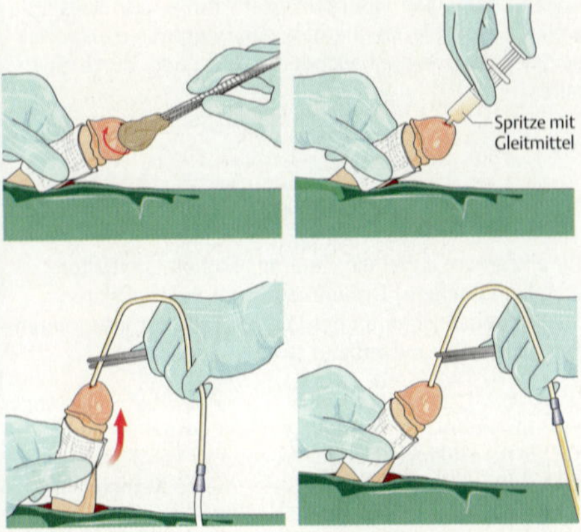


***Abb. 11.40 Katheterisieren beim Mann.*** ***a*** *Eichel desinfizieren,* ***b*** *Gleitgel injizieren,* ***c*** *Katheter ca. 10 cm einführen,* ***d*** *Penis senken und Katheter weiter einführen.*

## 11.21.3 Blasendauerkatheter entfernen

**Material**

11

- sterile 10-ml-Spritze, Schutzhandschuhe, Abwurfbehälter, Bettschutz
- Hände- und Sprühdesinfektionsmittel

**Durchführung**

- Hände nach Hygieneplan desinfizieren, benötigte Gegenstände richten
- Patienten informieren, Fenster und Türen rechtzeitig schließen, Besuch aus dem Zimmer bitten
- Patientenbett auf Arbeitshöhe bringen, für gute Lichtverhältnisse sorgen
- den Ablauf störende Kleidung entfernen, dabei die Intimsphäre beachten
- wasserdichte Unterlage unter Penis bzw. Gesäß schieben
- Schlauch für Blockflüssigkeit mit Sprühdesinfektionsmittel desinfizieren
- Menge des abgelaufenen Urins im Beutel ablesen
- Spritze auf Zuleitungsschlauch aufsetzen und Blockflüssigkeit abziehen
- Katheter vorsichtig herausziehen, dabei auf nachlaufenden Urin achten

### Nachsorge

- alle Materialien aus dem Bett entfernen und sachgerecht entsorgen
- Patient ggf. bei der Intimtoilette und beim Anziehen unterstützen
- Bett in Ausgangsposition bringen und Patient beim Lagern unterstützen
- nach Bedürfnissen fragen (Fenster auf? Getränk erwünscht?)
- Patient informieren, sich zu melden, wenn er das erste Mal selbstständig Wasser gelassen hat oder wenn er kein Wasser lassen kann
- abschließend Hände desinfizieren, Maßnahme dokumentieren
- **Blick zurück:** Rufanlage in Reichweite? Alle Materialien entsorgt?

## 11.21.4 Suprapubische Blasenpunktion

> **Definition:** Bei der suprapubischen Balsenpunktion wird mittels eines chirurgischen Eingriffes durch die Bauchdecke oberhalb der Symphyse ein Spezialkatheter in die Harnblase gelegt und an der Bauchdecke fixiert oder durch einen Ballon in der Blase gehalten.

### Verbandwechsel

Der Wundverband an der Punktionsstelle wird etwa jeden 2. Tag unter Wahrung der Asepsis gewechselt:

- alten Verband vorsichtig entfernen, dabei die Lage des Katheters erhalten
- Punktionsstelle mit (nichtalkoholischem) Desinfektionsmittel desinfizieren
- bei Urinaustritt oder Entzündungszeichen an der Wunde den Arzt informieren
- Punktionsstelle mit einem sterilen Wundverband trocken abdecken

> **Merke:** Gefahren der suprapubischen Blasenfistel: Blutungsgefahr und Verschleppung von Keimen in die Bauchdecke über die Wunde. Zur Vermeidung von Komplikationen muss darauf geachtet werden, dass der dünne Katheter nicht abknickt und der Harn ungehindert ablaufen kann.

11

# 11.22 Einläufe und digitale Ausräumung

## 11.22.1 Klistier

> **Definition:** Bei einem **Klistier (Klysma)** wird eine kleine Flüssigkeitsmenge (z. B. Abführmittel) mit einem Fertigklistier oder einer Klistierspritze in den Mastdarm eingebracht.

### Ziele und Indikationen

- Darmreinigung, Darmentleerung, lokale medikamentöse Darmbehandlung
- Abführen des Darminhalts vor kleinen Eingriffen oder Untersuchungen
- Abführen des Darminhalts bei Obstipation oder Darmatonie
- rektales Einbringen von Medikamenten (z. B. bei Darmentzündungen)

### Material

- Einmalklistier z. B. Practoclyss (ca. 100–200 ml Flüssigkeit) oder Mikroklist
- Einmalhandschuhe, Gleitmittel (z. B. Vaseline, Silikongel)
- flüssigkeitsdichte Unterlage, Zellstoff, Steckbecken/Nachtstuhl

### Durchführung

- Hände desinfizieren, Klysma auf Körpertemperatur anwärmen
- benötigte Gegenstände richten und Vollständigkeit überprüfen
- Patienten über Maßnahme informieren, Fenster und Türen schließen
- Besuch aus dem Zimmer bitten, Patientenbett auf Arbeitshöhe bringen
- den Ablauf störende Kleidung entfernen, dabei die Intimsphäre beachten
- Patienten in Seitenlage links mit leicht angewinkelten Knien lagern
- flüssigkeitsdichte Unterlage unter das Gesäß des Patienten legen
- Einmalhandschuhe anziehen, Gleitmittel auf die Spitze des Klistiers geben
- Patienten auffordern, sich zu entspannen und den Schließmuskel zu lockern
- Schlauchspitze vorsichtig drehend in den Enddarm einführen
- Flüssigkeit langsam und vollständig ausdrücken
- Patienten auffordern, Schließmuskel anzuspannen
- entleerten Klistierbehälter vorsichtig entfernen
- evtl. austretende Flüssigkeit mit Zellstoff auffangen
- Handschuh über den leeren Behälter stülpen und entsorgen
- Patienten informieren, die Darmentleerung möglichst lange hinauszuzögern
- Patienten ggf. beim Rücklagern und Anziehen unterstützen

### Nachsorge

- Patienten nach Wünschen fragen, Materialien sachgerecht entsorgen
- abschließend Hände desinfizieren, Maßnahme dokumentieren
- **Blick zurück:** Toilette frei? Nachtstuhl erreichbar? Rufanlage in Reichweite?

## 11.22.2 Reinigungseinlauf

> **Definition:** Beim **Reinigungseinlauf** wird in Linksseitenlage lauwarme Spülflüssigkeit aus einem Irrigator durch ein in den Darm eingeführtes Darmrohr eingebracht. Beim **Hebe-Senk-Einlauf wird** der Irrigator wiederholt unter das Darmniveau gesenkt und wieder angehoben (Spüleffekt).



### Ziele und Indikationen

- Reinigung des Enddarms durch Verabreichen größerer Flüssigkeitsmengen
- vor operativen Eingriffen, zur Behandlung einer schweren Obstipation

### Material

- Irrigator (oder Sekretauffangbeutel, an einer Ecke aufgeschnitten)
- Infusionsständer, großlumiger Schlauch, Charrière 24–26, ca. 1,5 m lang
- ca. 1 l körperwarme Spülflüssigkeit (evtl. mit Zusatz nach Arztverordnung)
- Darmrohr, 2 Péan-Klemmen, Vaseline bzw. Silikongel, dichte Unterlage
- Einmalhandschuhe, Abwurf, Nierenschale, Zellstoff, Steckbecken/Nachtstuhl

### Durchführung

- Hände desinfizieren, Gegenstände richten, Vollständigkeit überprüfen
- Irrigator mit Spülflüssigkeit füllen, System luftleer machen
- mit 1. Klemme abklemmen, am Infusionsständer aufhängen
- Patienten über Maßnahme informieren, Fenster und Türen schließen

- Besuch aus dem Zimmer bitten, Patientenbett auf Arbeitshöhe bringen
- den Ablauf störende Kleidung entfernen, dabei die Intimsphäre beachten
- Patienten in flacher Seitenlage links mit leicht angewinkelten Knien lagern
- Irrigator bzw. gefüllten Sekretbeutel nur ganz leicht erhöht hängen
- flüssigkeitsdichte Unterlage unter das Gesäß des Patienten legen
- Abwurfbeutel bereit legen, Einmalhandschuhe anziehen
- Darmrohr mit Vaseline einfetten (vor endoskopischen Untersuchungen mit Silikongel) und mit 2. Klemme abklemmen
- Patienten auffordern, sich zu entspannen und Schließmuskel zu lockern
- Darmrohr vorsichtig unter drehenden Bewegungen ca. 10–20 cm einführen; bei Widerstand Darmrohr etwas zurückziehen
- Darmrohr mit dem Schlauchsystem über einer Nierenschale verbinden
- Patienten zum ruhigen und gleichmäßigen Atmen anhalten
- beide Klemmen öffnen und Spüllösung einfließen lassen
- Irrigator langsam auf ca. 60 cm über dem Anus anheben (Abb. 11.41a)
- ist die Hälfte der Flüssigkeit eingelaufen, nach Möglichkeit Patienten über den Bauch auf die andere Seite lagern, Rest einlaufen lassen (Abb. 11.41b)
- auf Patientenäußerungen achten und bei zu starkem Druck Irrigator tiefer hängen
- Schlauchsystem und Darmrohr bei Beendigung abklemmen und Irrigator über der Nierenschale vom Darmrohr trennen
- Darmrohr langsam unter drehenden Bewegungen entfernen, Anus reinigen
- Patienten informieren, die Flüssigkeit mindestens für 5 Min. zu halten
- Patienten beim Rücklagern und Anziehen unterstützen
- Nachsorge siehe „Klistier"

***Abb. 11.41 Reinigungseinlauf. a*** *Beutel mit der Spülflüssigkeit langsam auf ca. 60 cm oberhalb des Anus anheben,* ***b*** *2. Hälfte der Spülflüssigkeit nach Möglichkeit von der anderen Seite einlaufen lassen.*

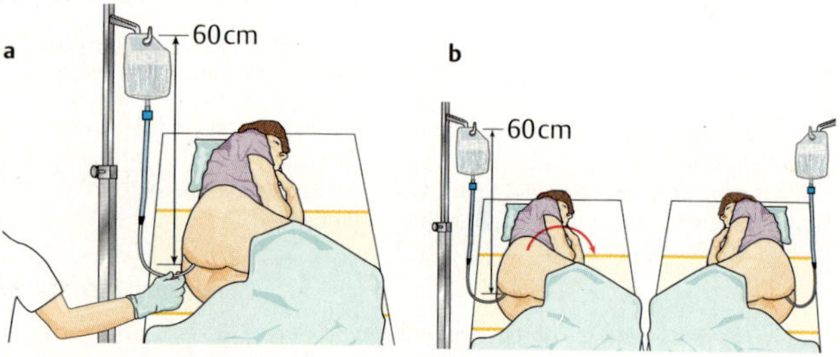


11

## 11.22.3 Orthograde Darmspülung

> **Definition:** Bei der **orthograden Darmspülung** wird der Darm z.B. vor Darmspiegelungen durch Trinken bzw. über eine Magen- oder Dünndarmsonde vollständig gereinigt.

### Ziele und Indikationen

- vollständige Reinigung des Darms
- Reinigung vor Darm-Operationen oder endoskopischen Untersuchungen

### Material

- salinische Lösung (z. B. Clean-Prep, Oralav), Mischbehälter, Trinkgefäß
- Blutdruckapparat und Stethoskop, evtl. Toilettenstuhl bzw. Steckbecken

### Durchführung

- Hände nach Hygieneplan desinfizieren, benötigte Gegenstände richten
- salinische Lösung (Herstellerangaben!) im Mischbehälter ganz auflösen
- Besuch aus dem Zimmer bitten, Kreislauf kontrollieren, Werte dokumentieren
- Patienten über die Einnahme der Trinklösung informieren:
  - die verordnete Flüssigkeit glasweise (1/4 l) alle 10–15 Min. trinken; die ersten 2 Liter sollen innerhalb von etwa 2 Stunden verbraucht sein.
  - ggf. eine Pause einlegen und dann die nächsten 1–2 Liter einnehmen bzw. die Vorbereitung am nächsten Morgen fortsetzen
- bei Patienten mit Immobilität raschen Toilettenbesuch ermöglichen

**Merke:** Für die Qualität der Darmreinigung sind Trinktempo und Trinkmenge ausschlaggebend: Je zügiger der Patient die Lösung trinkt, umso weniger muss er trinken. Die Darmvorbereitung ist abgeschlossen, wenn die gesamten 4 Liter verbraucht und die rektale Ausscheidung klar ist.

### Nachsorge

- Patienten rücklagern, beim Anziehen unterstützen, Wünsche erfragen
- Materialien entsorgen, Hände desinfizieren, Maßnahme dokumentieren
- **Blick zurück:** Informationen verstanden? Einhalten der vorgegebenen Zeit?

## 11.22.4 Digitale Ausräumung

**Definition:** Bei der **digitalen Ausräumung** werden z. B. bei chronischer Obstipation Kotsteine mit dem Finger (lat.: digitus) aus dem Enddarm entfernt.

### Ziele und Indikationen

- Beseitigung von Kotsteinen
- chronische Obstipation, z. B. bei Paraplegie



### Material

- Einmalschutzkittel, Einmalhandschuhe, Fingerlinge
- Vaseline, Bettschutz, Zellstoff, Steckbecken, bzw. Toilettenstuhl

**Merke:** Die digitale Ausräumung soll langsam und vorsichtig erfolgen. Durch die mechanische Reizung können bestehende Hämorrhoiden perforieren und zu starken Blutungen führen.

### Durchführung

- Hände nach Hygieneplan desinfizieren, Gegenstände richten
- Patienten über Maßnahme informieren, Fenster und Türen schließen
- Besuch aus dem Zimmer bitten, Patientenbett auf Arbeitshöhe bringen
- angepasste Raumtemperatur beachten, störende Kleidung entfernen
- Patienten bequem auf die linke Seite mit angezogenen Beinen lagern

- Einmalhandschuhe und Schutzkittel anziehen
- Anus auf Hämorrhoiden prüfen
- Einmalhandschuhe und Fingerlinge gut gleitfähig machen
- max. 2 Finger in den After einführen, Kot aus der Ampulle entfernen
- bei Stuhldrang Patienten auf Steckbecken oder Toilettenstuhl setzen
- gebrauchte Materialien ver- bzw. entsorgen, Hände desinfizieren
- Maßnahme durch Eintragung in den Pflegebericht dokumentieren

### Nachsorge

- Patienten beim Lagern und Anziehen unterstützen, Wünsche erfragen
- **Blick zurück:** Alle Kotsteine entfernt? Verletzungen der Darmschleimhaut?

## 11.23 Versorgung eines Kolostomas und Urostomas

### 11.23.1 Grundlagen

**Definition:** Ein **Stoma** (oder Stomie) ist eine künstlich geschaffene Verbindung zwischen Hohlorgan und Haut zur Ableitung von Harn (Urostoma) oder Stuhl (Enterostoma). Unterschieden wird je nach Lokalisation des Stomas in Ileostomie (Dünndarmstoma), Kolostomie (Dickdarmstoma) und Urostomie (Blasenstoma).

### Stomaversorgung

Eine Stomaversorgung ist eine Auffangvorrichtung aus Haftmaterial und Stomabeutel. Eine Übersicht der wichtigsten Versorgungssysteme gibt Tab. 11.4.

***Tab. 11.4*** *Übersicht der wichtigsten Versorgungssysteme (Kellnhauser et al 2000).*

| Versorgungssystem | Beschreibung | Anwendungsbereich |
|---|---|---|
| Kolostomiebeutel, einteilig (Abb. 11.42a) | ■ geschlossener Beutel mit integriertem Hautschutz und Aktivkohlefilter | ■ bei Kolostomie<br>■ kompletter Wechsel des Beutels 1–3-mal täglich |
| Ileostomiebeutel, einteilig mit Verschlussklammer (Abb. 11.42b+c) | ■ Ausstreifbeutel mit integriertem Hautschutz | ■ bei Ileostomie und Kolostomie (bei flüssigem Stuhl) |
| Urostomiebeutel, einteilig mit Ablasshahn (Abb. 11.42d) | ■ Urostomiebeutel mit Rücklaufsperre und Ablasshahn<br>■ zum Anschließen an ein Beutelsystem | ■ bei Urostomie<br>■ Beutelwechsel i.d.R. einmal täglich |
| Stomaversorgung, zweiteilig (Abb. 11.42e) | ■ bestehend aus Basisplatte und dem dazugehörigen Beutel<br>■ für alle gängigen Beutelformen erhältlich | ■ bei Kolostomie, Ileostomie, Urostomie, wenn ein längeres Verbleiben des Haftmaterials auf der Haut erwünscht ist |
| konvexe Versorgungssysteme (ein- oder zweiteilig) (Abb. 11.42f) | ■ besitzen eine Wölbung der Basisplatte<br>■ für alle gängigen Versorgungsarten erhältlich | ■ bei retrahierten (zurückgezogenen) Stomaanlagen zur besseren Abdichtung |

**Abb. 11.42. Versorgungssysteme.** *a einteiliger Kolostomiebeutel, b einteiliger Ileostomiebeutel, c Verschlussklammern für Ausstreifbeutel, d Urostomiebeutel mit Ablasshahn, e zweiteilige Versorgung, f konvexe Versorgung.*

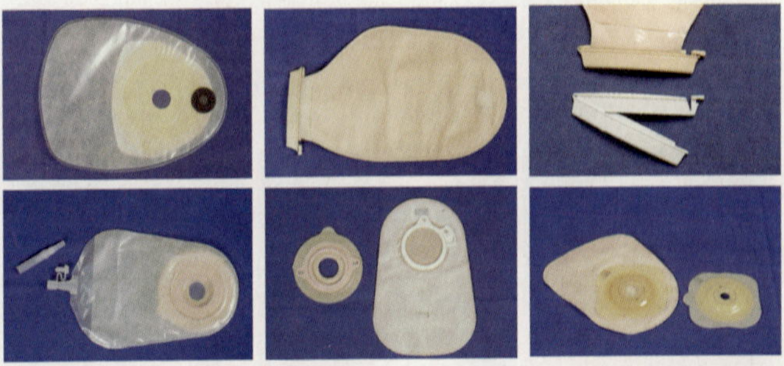

### Pflegehilfsmittel

Der Markt bietet dem Stomaträger eine Vielzahl von Pflegehilfsmitteln zum Hautschutz oder zur Unterstützung beim Anbringen und Tragen des Stomabeutels. Pflasterentferner sind heute nicht mehr notwendig, da es heute keine klebenden, sondern nur noch haftende Versorgungen gibt. Einen Überblick über die wichtigsten Pflegehilfsmittel gibt Tab. 11.5.

***Tab. 11.5*** *Überblick über das Pflegehilfsmittelangebot (Kellnhauser et al. 2000).*

| Produktgruppe | Eigenschaften | Anwendungsbereiche |
|---|---|---|
| **Hautschutzprodukte**<br>■ Hautschutzplatten<br>■ Hautschutzringe<br>■ Hautschutzpaste<br>■ Hautschutzpuder<br>■ Modellierstreifen (Abb. 11.43a) | ■ wirken heilungsfördernd<br>■ können direkt auf die irritierte Haut aufgebracht werden<br>■ feuchtigkeitsbindend<br>■ modellierbar | ■ zur besseren Abdichtung ums Stoma<br>■ zum Ausgleichen von Unebenheiten |
| **Barrierecreme** (Abb. 11.43b) | ■ bildet eine schützende Schicht auf der Haut | ■ bei zu starker Haftung der Versorgung |
| **Deodorants** (Abb. 11.43c) | ■ mindern Gerüche (z.B. in Kapselform) | ■ direkt für das Beutelsystem oder zur Raumdeodorierung |
| **Gürtel** (Abb. 11.43d) | ■ werden direkt an die Basisplatte oder an den Beutel angebracht<br>■ individuell verstellbar | ■ zur zusätzlichen Befestigung des Beutelsystems |
| **Einlageringe** (Abb. 11.43e) | ■ konvex, aus Plastik | ■ zur Einlage in die Basisplatte |

## 11.23.2 Stomabeutelwechsel

### Ziele und Indikationen

- Erneuerung der Stomaversorgung
- voller Stomabeutel, undichte Adhäsivplatte, routinemäßiger Wechsel

### Material

- Bettschutz, Stomaversorgung je nach System (s. Tab. 11.4)
- benötigte Pflegehilfsmittel (s. Tab. 11.5), z.B.:

  - Fixiermaterial (z.B. Gürtel), Klammer für Ausstreifbeutel
  - zusätzliche Materialien zum Abdichten (Hautschutzpaste, -ringe)
- Wasser, pH-neutrale Seife, nicht rückfettende Reinigungslotion
- Einmalhandschuhe, unsterile Kompressen, evtl. Materialien zur Rasur
- Schablone, Abwurfbehälter

***Abb. 11.43 Pflegehilfsmittel zur Stomaversorgung.*** ***a*** *Hautschutzplatte,* ***b*** *Hautschutzring,* ***c*** *Hautschutzpaste,* ***d*** *Barrierecreme,* ***e*** *Gürtel,* ***f*** *Einlageringe.*

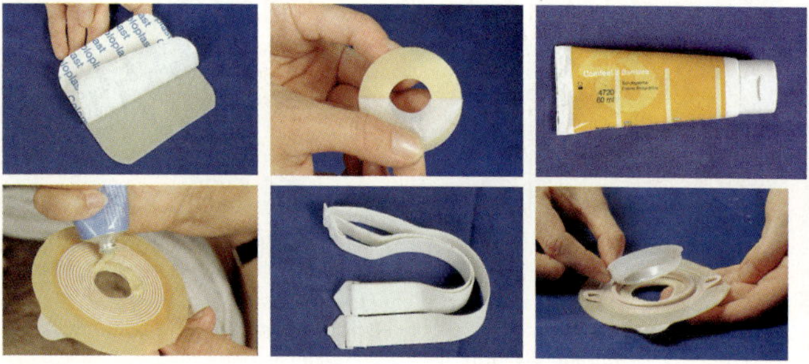

## Durchführung

- Hände nach Hygieneplan desinfizieren, Gegenstände richten
- Patienten über die Maßnahme informieren, Fenster und Türen schließen
- Besuch aus dem Zimmer bitten bzw. Situation zur Anleitung nutzen
- Patientenbett auf Arbeitshöhe bringen und störende Kleidung entfernen
- Patienten sitzend oder mit leicht erhöhtem Oberkörper lagern
- Bettschutz unterlegen und Einmalhandschuhe anziehen
- Stomabeutel vorsichtig von oben nach unten lösen und einen Gegendruck auf die Haut ausüben
- Stomaversorgung im Abwurfsack entsorgen
- beim Darmstoma:
  - Stuhlreste sanft z.B. mit Hygienetüchern entfernen
  - Haut mit Wasser und Waschlotion und Kompresse von außen nach innen reinigen (Abb. 11.44a) und vorsichtig, aber sorgfältig abtrocknen



- beim Urostoma:
  - Haut mit Wasser und Waschlotion und Kompresse von innen nach außen reinigen und vom Stoma weg; sorgfältig abtrocknen
  - einige Kompressen zum Auffangen des Urinflusses bereithalten
- evtl. den Stomabereich von innen nach außen rasieren; das Stoma dabei durch Vorlegen einer Kompresse vor Verletzungen schützen (Abb. 11.44b)
- Größe des Stomas mithilfe einer Schablone bestimmen (Abb. 11.44c)
- Schablone ausschneiden (Abb. 11.44d), zur Kontrolle erneut auflegen
- Schablone auf die Hautschutzplatte legen und ausschneiden (Abb. 11.44e)
- eventuelle Hautunebenheiten mit Paste ausgleichen, die rund um den inneren Rand der Plattenöffnung aufgetragen wird. Sie kann auch noch von außen zum Abdichten von Unebenheiten aufgetragen werden (Abb. 11.44f).
- Platte aufbringen, Beutel von unten nach oben anlegen und anstreichen (Abb. 11.44g); bei bettlägerigen Patienten seitlich, bei mobilen nach unten anbringen
- Sitz des Beutels durch leichtes Abheben kontrollieren (Abb. 11.44h)

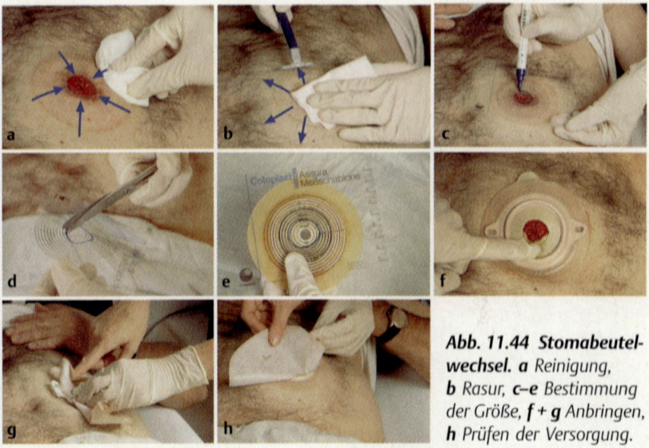


***Abb. 11.44 Stomabeutelwechsel.** **a** Reinigung, **b** Rasur, **c–e** Bestimmung der Größe, **f + g** Anbringen, **h** Prüfen der Versorgung.*

### Vorgehen bei einem Ausstreifbeutel

- Steckbecken unter Beutel halten, Klammer lösen, Beutel ausstreifen
- Auslass des Beutels reinigen, neue Verschlussklammer anbringen
- Materialien in Abwurf geben, Sack entlüften, verknoten und entsorgen

### Nachsorge

- Patienten beim Lagern und Anziehen unterstützen, Wünsche erfragen
- Materialien entsorgen, Hände desinfizieren, Maßnahme dokumentieren
- **Blick zurück:** Stomaversorgung dicht? Abfallsack nicht vergessen?

**Merke:** Hautschutzpaste wird nur bei zweiteiligen Systemen angebracht, wenn die Hautschutzplatte länger als 24 Std. belassen werden kann. Bei kürzerer Verweildauer ist sie nur schwer von der Haut zu entfernen.

**Merke:** Die Hautrasur im Bereich des Stomas ist notwendig, um ein Ausreißen der Haare beim Versorgungswechsel zu verhindern und damit einer Haarbalgentzündung vorzubeugen.

## 11.24 Irrigation

**Definition:** Die **Irrigation** ist eine Durchspülung des Dickdarms. Durch das Einlaufenlassen von lauwarmem Leitungswasser entleert sich reflektorisch das gesamte Kolon. Der Stomaträger erreicht mit dieser Methode eine 24- bis 48-stündige Kontinenz.

### Ziele und Indikationen

- komplette Darmentleerung, längere Ausscheidungsfreiheit
- z.B. im Rahmen der täglichen Darmentleerung (bzw. jeden 2. Tag)

## Material

- Irrigationsset, bestehend aus:
  - Ablaufbeutel, Stomakappe, Gürtel, Irrigator
- ca. 800–1000 ml körperwarmes Wasser, Materialien zur Reinigung
- Infusionsständer, Stomakappe oder Minibeutel, Gleitmittel

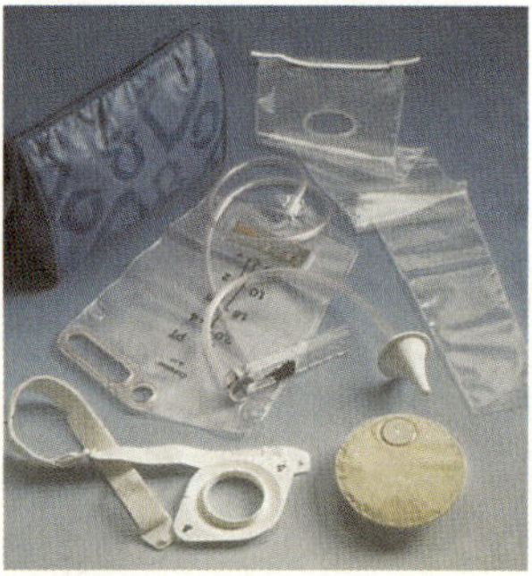

***Abb. 11.45 Irrigationsset.*** *Im Uhrzeigersinn: Ablaufbeutel (mit Klemme und Öffnung zum Aufsetzten auf das Stoma), Stomakappe, Gürtel, Aufbewahrungstasche. In der Mitte Irrigator (mit Aufhängvorrichtung, Füllskala sowie Ableitungsschlauch, Rollenklemme und Konus).*

## Durchführung

- Hände nach Hygieneplan desinfizieren, Gegenstände richten
- Irrigator mit der Spüllösung füllen, auf Schulterhöhe hängen
- Schlauchsystem anschließen, luftleer mit Wasser füllen (Abb. 11.46a)

Die Irrigation sollte im Sitzen oder Stehen auf der Toilette erfolgen.

- Stomaversorgung abnehmen, Abflussbeutel über dem Stoma anbringen und mit Gürtel fixieren (Abb. 11.46b); das offene Ende hängt in der Toilette
- Einmalhandschuhe anziehen, Konus einfetten, bis zur Abdichtung einführen
- Wasser in den Darm innerhalb von ca. 10 Min. einfließen lassen
- Konus noch kurz festhalten und dann entfernen
- Stuhlentleerungen in den nächsten 30 bis 60 Min. abwarten (Abb. 11.46c)
- Abflussbeutel abnehmen und direkt im Abwurfbehälter entsorgen
- nach der abschließenden Reinigung das Stoma mit einer Stomakappe oder einem Minibeutel verschließen



***Abb. 11.46 Irrigation. a*** *Irrigator an Spülsystem anschließen,* ***b*** *Abflussbeutel über dem Stoma anbringen,* ***c*** *Stuhlentleerungen abwarten.*

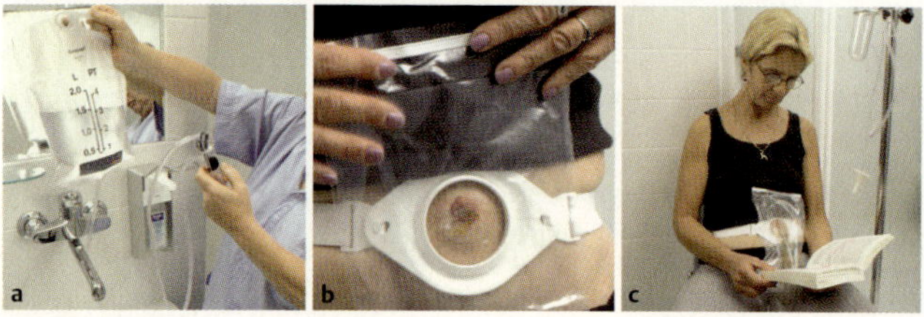


## Nachsorge

- Bedürfnisse des Patienten erfragen, Materialien ver- bzw. entsorgen
- abschließend Hände desinfizieren, Maßnahme dokumentieren
- **Blick zurück:** Sitzt die Kappe dicht? Stuhlentleerung ausreichend?

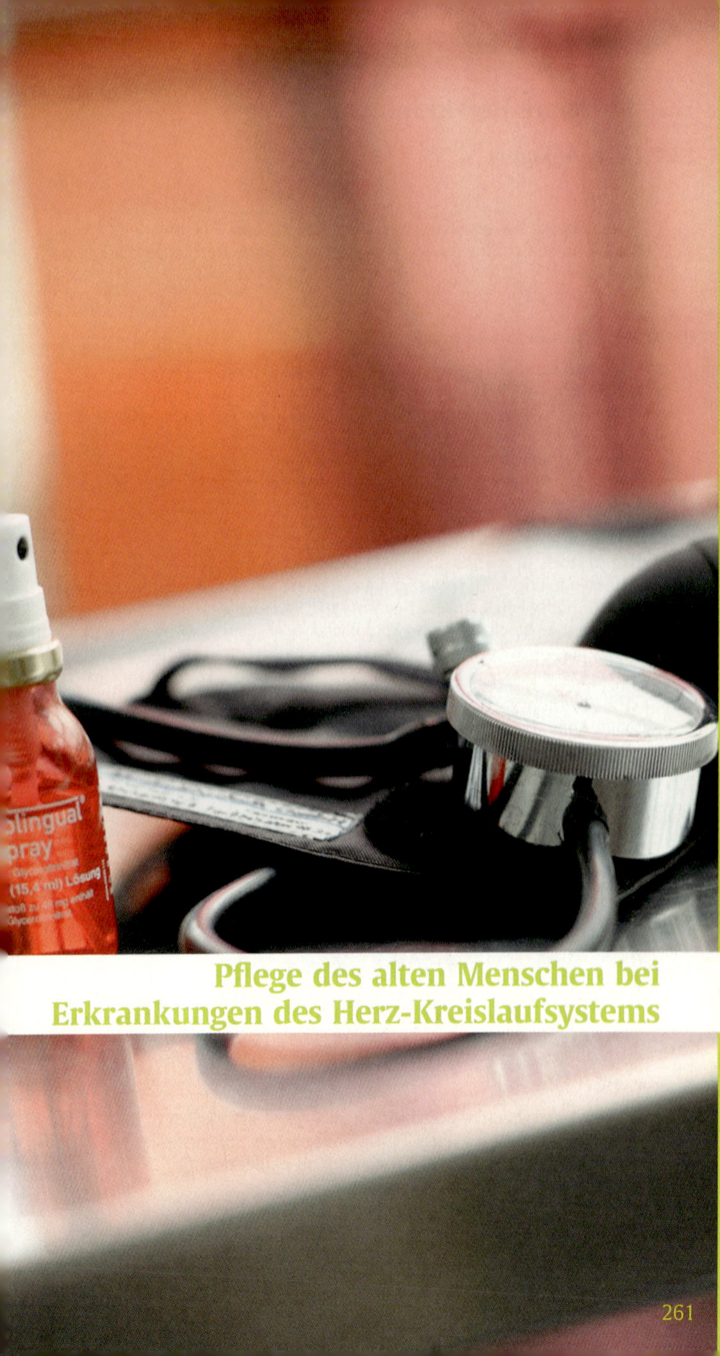

# 12 Pflege des alten Menschen bei Erkrankungen des Herz-Kreislaufsystems

# 12.1 Koronare Herzkrankheit

## 12.1.1 Grundlagen

**Definition:** Die **koronare Herzkrankheit** ist eine Durchblutungsstörung des Herzmuskels aufgrund arteriosklerotisch verengter Herzkranzgefäße. Synonym: KHK

### Ursachen und Risikofaktoren

- Arteriosklerose der Herzkranzgefäße (Koronarsklerose)
- Übergewicht (BMI > 25 kg/m²), Bewegungsmangel, Rauchen
- Fettstoffwechselstörungen (erhöhtes LDL-Cholesterin ↑, niedriges HDL-Cholesterin ↓)
- Hypertonie, Diabetes mellitus, erbliche Faktoren
- als Auslöser: körperliche Belastung, psychischer Stress, Fieber, Sauerstoffmangel bei zusätzlicher Lungenerkrankung

### Symptome

**Angina pectoris** ist das Leitsymptom (Hauptsymptom):

- drückende oder brennende Schmerzen hinter dem Brustbein, ausstrahlend in rechten oder linken Arm, Schultern, Hals, Wangen (Abb. 12.1)
- anfallsartige Beschwerden bei körperlicher oder seelischer Belastung, die nach Belastung oft wieder verschwinden
- oft in Verbindung mit Schweißausbruch, Atemnot, starken Angstgefühlen und eingeschränkter Leistungsfähigkeit

- **stabile Angina pectoris**:
  - tritt regelmäßig auf, bessert sich spontan oder durch Nitratgabe
- **instabile Angina pectoris**:
  - zunehmende Schwere, Dauer oder Häufigkeit
  - keine Besserung in Ruhe, zunehmender Bedarf an Nitraten

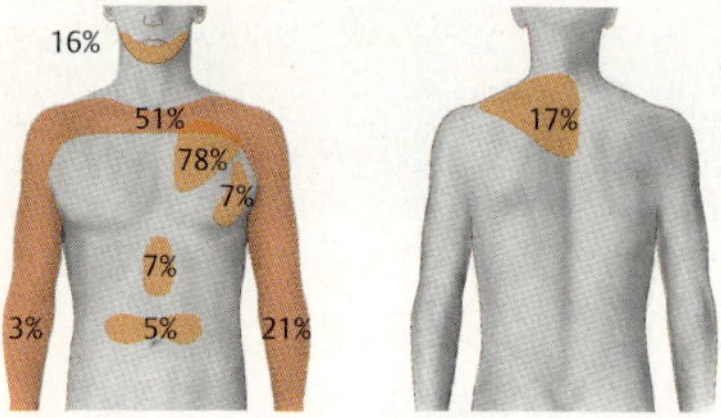


***Abb. 12.1 Angina pectoris.*** *Lokalisation von Schmerz und Druckgefühl.*

### Diagnostik

- typische Angina-pectoris-Beschwerden als Hinweis auf die KHK
- keine Beschwerden (sog. stumme Ischämie) bei ca. 50% der Fälle
- Herzinfarkt, bei dem die KHK häufig erstmals entdeckt wird
- Belastungs-EKG, Stressechokardiogramm
- Angiografie (Herzkatheteruntersuchung), Myokardperfusionsszintigrafie

12

### Therapie

#### Behandlung der chronischen koronaren Herzkrankheit

- Ziel: Vermeiden von Angina-pectoris-Anfällen bzw. deren Häufigkeit
- Vermeiden der Risikofaktoren durch Gewichtsabnahme, Bewegung, Verzicht auf Nikotin, Behandlung von Hypertonie, Fettstoffwechselstörung, Diabetes mellitus
- Medikamentöse Therapie, z.B.Thrombozytenaggregationshemmer (z.B.Aspirin, Clopidogrel), Nitrate, Beta-Blocker, ACE-Hemmer
- Ballondilatation (PTCA), ggf. mit Stentanlage
- Bypassoperation

#### Behandlung des akuten Angina-pectoris-Anfalls

- Nitratpräparate (Nitroglyzerin, Nitrate, Nitro), um die Kranzgefäße zu erweitern und die Blutversorgung zu verbessern

Da bei einer instabilen Angina pectoris ein erhöhtes Herzinfarktrisiko vorliegt, muss die Behandlung rasch und notfallmäßig im Krankenhaus erfolgen, und zwar durch:

- Sauerstoffgabe, Nitratpräparate, durchblutungsfördernde Medikamente
- Koronarangiografie mit Ballondilatation, wenn keine Besserung eintritt

> **Merke:** Bei einer instabilen Angina pectoris besteht ein hohes Infarktrisiko – immer Arzt benachrichtigen!

## 12.1.2 Pflegemaßnahmen

### Medikamentöse Behandlung unterstützen

- Aufklärung über die zeit- und dosisgerechte Medikamenteneinnahme bei Therapiebeginn
- Überwachung des Patienten auf Medikamentenwirkungen und mögliche Nebenwirkungen

#### Wirkungen und Nebenwirkungen der Arzneimittel

**Nitrate.**

- „Nitrat-Kopfschmerzen“ (werden mit schwach wirkenden Analgetika therapiert, z.B. Ibuprofen, ASS, Paracetamol)
- Hypotonien (Blutdrucksenkungen) und Tachykardien (beschleunigte Pulsfrequenzen), die manchmal Schwindel- und Schwächegefühl auslösen
- Nitratpflaster zur Dauerbehandlung:
  - wegen möglicher Toleranzentwicklung nicht > 12 Stunden belassen
  - im Brust-, Bauch- oder Schulterbereich, Oberarm bzw. Oberschenkel anbringen
  - Hautstelle sollte gesund, faltenarm, wenig behaart, gereinigt und trocken sein
  - Stelle täglich wechseln

**Kalziumantagonisten.**

- senken den arteriellen Blutdruck und können Reflextachykardien auslösen, deshalb regelmäßige Kontrolle von Blutdruck und Pulsfrequenz
- Knöchelödeme, Kopfschmerzen oder Schwindel, Gesichtsröte (Flush) sowie allgemeines Wärmegefühl können auftreten
- manche Präparate führen zu Obstipation (Obstipationsprophylaxe, S. 140)

**Betarezeptorenblocker.** Sie werden in Tab. 12.1 dargestellt.

***Tab. 12.1*** *Wirkungen bzw. Nebenwirkungen von Betarezeptorenblockern.*

| Organ | Wirkung bzw. Nebenwirkung | Pflegemaßnahme |
|---|---|---|
| Herz | ▪ Herzfrequenz sinkt<br>▪ Herzkraft ist vermindert | ▪ Blutdruck und Puls überwachen |
| Bronchien | ▪ Betarezeptoren der Bronchien können blockiert werden, d.h. Asthmazustände können ausgelöst und verstärkt werden | ▪ Atemfrequenz und Atemtiefe überwachen<br>▪ bei der Exspiration auf spastische Atemgeräusche achten |
| Stoffwechsel | ▪ sympathikolytische Wirkung, kann bei Diabetikern Hypoglykämiezeichen verschleiern | ▪ regelmäßige Blutzuckerkontrolle |
| psychische Befindlichkeit | ▪ depressive Verstimmungen, Alpträume<br>▪ Verwirrtheitszustände können ausgelöst werden | ▪ Überwachung der subjektiven Befindlichkeit und des Bewusstseinszustandes |

## Maßnahmen beim Angina-pectoris-Anfall

Der Patient sollte darauf hingewiesen werden, geringste pektangiöse Beschwerden zu melden. Maßnahmen und Prinzipien beim Angina-pectoris-Anfall sind:

- Patient bitten, Ruheposition einzunehmen
- Blutdruck und Puls messen
- bei systolischem Blutdruck über 100 mmHg angeordnete Bedarfsmedikation (Glyzeroltrinitrat in Spray oder Kapselform) verabreichen
- Patient bei der ruhigen und tiefen Atmung unterstützen
- bei raschem Rückgang der Beschwerden: Anfall dokumentieren und Arztinfo

**Merke:** Bei einem Blutdruck unter 90 mmHg und einer ausgeprägten Tachykardie ist Glyzeroltrinitrat kontraindiziert. Der behandelnde Arzt muss unverzüglich informiert werden!

### Gefahr des Herzinfarkts

- Lässt der Schmerz nach wenigen Minuten nicht nach oder nimmt zu, muss unverzüglich der Arzt verständigt werden.
- Sauerstoff und parenterale Verabreichung von Glyzeroltrinitrat und Heparin auf Anordnung
- Sind die Beschwerden unter der Therapie nur schlecht beeinflussbar und wird im EKG und anhand der Herzenzyme festgestellt, dass die Sauerstoffversorgung kritisch herabgesetzt ist, wird der Patient auf die Intensivstation verlegt.
- Pflege- und Behandlungsmaßnahmen dann wie beim Herzinfarkt (S. 266)



## Gesundheitsberatung

### Koronare Herzkrankheit

Grundsätzlich soll dem Fortschreiten der Erkrankung entgegengewirkt werden. Ziel ist, den Patienten bei der Auseinandersetzung mit seiner bisherigen Lebensführung hinsichtlich der Risikofaktoren und bei der Entwicklung von Alternativen zu unterstützen. Beratungsaspekte sind:

1. Risikofaktor „Begleiterkrankung": z.B. Reduzierung tierischer Fette, Normalisierung des Körpergewichts
2. Risikofaktor „Zigarettenkonsum": z.B.durch Raucherentwöhnungskurse in Gesundheitszentren oder bei Krankenkassen
3. Risikofaktor „Stress": z.B. Entspannungstechniken (autogenes Training)

### Angina-pectoris-Prophylaxe

Grundsätzlich sollten Patient und Angehörige über mögliche Gefahren und Probleme, die in der häuslichen Situation auftreten können und über handlungsleitende Maßnahmen informiert sein. Das Ziel der Beratung ist die Verbesserung der Lebensqualität durch Vorbeugung von Schmerzanfällen. Beratungsaspekte sind:

1. Wissen über die Erkrankung und die medikamentöse Therapie; zusätzlich rechtzeitige Besorgung der Dauermedikation, rasche Mitteilung von Nebenwirkungen und Beschwerden an den Arzt.
2. Wissen über Angina pectoris auslösende Faktoren: Sensibilisierung zu Warnsignalen (auch bei leichtesten Beschwerden), Vermeidung körperlicher Anstrengung und belastender Mahlzeiten
3. Verhaltensregeln beim Schmerzanfall: körperliche Entlastung, Einnahme der Bedarfsmedikation, Alarmierung eines Arztes

## 12.2 Herzinfarkt

### 12.2.1 Grundlagen

> **Definition:** Der **Herzinfarkt** ist eine sog. ischämische Myokardnekrose (Gewebsuntergang des Herzmuskels), die meist eine akute Komplikation einer koronaren Herzkrankheit darstellt.

#### Ursachen

- ausgeprägte Arteriosklerose der Herzkranzgefäße mit Plaquebildungen
- Minder- und Mangeldurchblutung des Herzmuskels aufgrund einer hochgradigen Stenose (Verengung) einer Herzkranzarterie
- Thrombusbildung durch aufbrechende Plaques (arteriosklerotisches Material)

#### Risikofaktoren

- Rauchen, arterielle Hypertonie, familiäre Disposition, erhöhtes Alter
- Diabetes mellitus, Adipositas, Fettstoffwechselstörungen

#### Symptome

- **Angina pectoris als Leitsymptom**: intensiver, länger anhaltender, retrosternaler Schmerz, der häufig als drückend oder brennend beschrieben wird und in Rücken, Hals oder linken Arm ausstrahlen kann
- **typische Begleitsymptome**: Schwächegefühl, Kollaps, Blässe, Schweißausbruch, Atemnot, Angstgefühl („Todesangst"), Blutdruckabfall, Übelkeit/Erbrechen
- **atypischer Verlauf:** diffuse Beschwerden wie Bauch-, Rücken- oder Schulterschmerzen; oft zusätzlich chronische Magen- oder Wirbelsäulenbeschwerden
- **keine auffälligen Symptome**: bei etwa 15–20% der Fälle („stummer Infarkt")

12

> **Merke:** Die ersten 48 Stunden nach einem Infarkt sind die gefährlichsten! Die häufigsten Komplikationen sind Kammerflimmern oder akutes Herzversagen. Deshalb schon bei Verdacht den Notarzt rufen!!!

#### Diagnostik

- Troponin-Wert (spezifisch für den Herzmuskel)
- Herzenzyme: Kreatinkinase (CK), Glutamat-Oxalacetat-Transaminase (GOT), Laktat-Dehydrogenase (LDH)
- Elektrokardiogramm (EKG), Echokardiogramm, Koronarangiografie

### Therapie

- **Notfallmaßnahme:** Einweisung unter Notarztbegleitung in die Klinik
- **Erstmaßnahmen**:
  - Nitrate und Analgetika zur Behandlung des Infarktschmerzes
  - Aspirin und Heparin zur Verhinderung weiterer Thrombusbildung
  - Beta-Blocker-Gabe, senken das Risiko eines Kammerflimmerns
  - medikamentöse Therapie möglichst frühzeitig und intravenös
  - Sauerstoffgabe und medikamentöse Blutdrucksenkung
  - Patienten schonen und Ruhe einhalten
- **Reperfusionstherapie** zur Herstellung der Durchblutung am Herzkranzgefäß:
  - Thrombolyse (durch thrombusauflösende Medikamente)
  - Ballondilatation (PTCA) mit Anlage eines Stent (kleines Metallgeflecht)
- **weitere Maßnahmen**:
  - langsame Gewöhnung an körperliche Belastung nach der Akutphase
  - Aufenthalt in speziellen Herz-/Kreislaufkliniken (Anschlussheilbehandlung)
  - allgemeine Gesundheitsberatung und Aufklärung über die Risiken
  - medikamentöse Langzeittherapie der koronaren Herzkrankheit

### Komplikationen

- Herzrhythmusstörungen, Linksherzinsuffizienz, kardiogener Schock
- im weiteren Verlauf: Herzinsuffizienz, Kardiomyopathie, Herzwandaneurysma (lokale Aussackung des Herzmuskels), Kardiomyopathie, Herzrhythmusstörungen

## 12.2.2 Pflegemaßnahmen

### Akutbehandlung, Frühmobilisation und Rehabilitationsmaßnahme

Ist die Infarktdiagnose gesichert, erfolgt die Pflege und Behandlung in der Akutphase zunächst auf der Intensivstation, da in den ersten 48 Stunden lebensbedrohliche Komplikationen gefürchtet sind. Bei komplikationslosem Verlauf wird der Patient nach ca. 2–3 Tagen auf eine internistische Allgemeinstation verlegt. Hier erhält der Patient während der nächsten 10–14 Tage ein gezieltes Mobilisationstraining. Er wird bei der Auseinandersetzung mit seiner Erkrankung sowie seiner zukünftigen Lebensgestaltung unterstützt. Die sich anschließende Rehabilitationsmaßnahme wird initiiert.

12

> **Merke:** Auch nach der Rehabilitation ist eine Mobilisation nur möglich, wenn keine Komplikationen auftreten. Wenn Angina-pectoris-Schmerzen, Herzrhythmusstörungen, Hypotonien oder Bluthochdruck, Atemnot, Schwindel, Schweißausbrüche oder Blässe auftreten, muss sofort ein Arzt informiert werden.

### Seelische Dimension beachten

Einen Herzinfarkt erleben viele Menschen als ein Ereignis, das aus „voller Gesundheit" heraus wie ein Blitz in ihr Leben einschlägt und sie ggf. mit Todesangst konfrontiert. Die bedrohliche Situation kann eine tiefe seelische Verunsicherung hervorrufen, die sich der Patient und seine Bezugspersonen oft nicht eingestehen. Einige Patienten entwickeln depressive Verstimmungen, andere wiederum verdrängen ihre Gefühle und überspielen ihre Ängste. Neigen Patienten dazu, ihre körperlichen Beschwerden und ihre Ängste nicht wahrhaben zu wollen, kann sich dies in Ungeduld oder Aggression ausdrücken.

#### Weitere Maßnahmen und Gesundheitsberatung

Da der Herzinfarkt eine Komplikation der koronaren Herzkrankheit darstellt, gelten die entsprechenden Pflegemaßnahmen und Gesundheitsberatung ab S. 263.

## 12.3 Herzinsuffizienz

### 12.3.1 Grundlagen

> **Definition:** Bei der **Herzinsuffizienz** kann das Herz den Körper nicht mehr ausreichend mit Blut versorgen. Je nachdem, welche Herzhälfte betroffen ist, unterscheidet man zwischen Linksherzinsuffizienz oder Rechtsherzinsuffizienz. Bei einer Globalinsuffizienz sind beide Herzhälften geschwächt.
>
> Synonym: Herzschwäche

#### Einteilung

1. **kompensierte Herzinsuffizienz** (Kompensationsmechanismen):
   - gesteigerte Sympathikusaktivität, erhöhter Blutdruck
   - gesteigerte Kontraktionskraft des linken Herzens
   - Zunahme der Muskelmasse des linken Herzens (Myokardhypertrophie)
   - erhöhte Herzfrequenz
2. **dekompensierte Herzinsuffizienz**:
   - linkes Herz kann die Kompensationsmechanismen nicht aufrechterhalten
   - die Herzhöhlen „leiern aus"
   - Rückwärtsversagen (Blut staut sich in den Lungenkreislauf zurück)
   - Rechtes Herz muss deshalb stärker pumpen, rechter Herzmuskel hypertrophiert.

#### Ursachen

- arterielle Hypertonie, koronare Herzkrankheit, Herzinfarkt, Herzklappenfehler

**Linksherzinsuffizienz.** Hier kommt es zum Vorwärtsversagen (das Herz pumpt weniger Blut in den Körper), weil
- das Herz gegen erhöhten Widerstand „anpumpt", z. B. bei Hypertonie,
- der Herzmuskel nicht ausreichend kontrahiert, z. B. bei Herzinfarkt.

**Rechtsherzinsuffizienz.** Sie tritt als Folge einer Linksherzinsuffizienz auf, wenn auch der rechte Ventrikel die erhöhte Belastung nicht mehr kompensieren kann.

#### Symptome

12

Die Herzinsuffizienz wird in unterschiedliche Stadien eingeteilt, nach denen sich auch die Therapie richtet. Die Kompensationsmechanismen des Herzens, wie die Aktivierung des sympathischen Nervensystems, äußern sich durch:
- feucht-kalte Haut, Tachykardie, Herzrhythmusstörungen

##### Symptome bei Linksherzinsuffizienz

- Zunächst fällt bei starker körperlicher Belastung auf, dass der Patient
  - beim Treppensteigen oder beim Sport schnell aus der Puste kommt,
  - schneller atmet (Tachypnoe) und rasch ermüdbar ist.
- ggf. Konzentrationsschwäche, Schwindel oder Bewusstlosigkeit (Synkopen)
- mit zunehmender Herzinsuffizienz auch bei leichter körperlicher Belastung:
  - Atemnot (Dyspnoe), bläuliche Verfärbung der Haut (Zyanose)

- Staut sich das Blut in den Lungenkreislauf zurück, kommt es zu:
  - Husten, zuerst bei Belastung, später vor allem nachts (Asthma cardiale)
  - Lungenödem, Orthopnoe (zur Atemerleichterung)

### Symptome bei Rechtsherzinsuffizienz

Durch den Rückstau des Blutes in den Körperkreislauf zeigen sich:

- gestaute Halsvenen, Ödeme an Fußrücken und am Schienbein
- bei liegenden Patienten Ödeme am Steißbein
- deutliche Gewichtszunahme durch die Ödeme
- Nykturie (häufiges Wasserlassen nachts), oft Schlafstörungen

Durch den Rückstau des Blutes in die inneren Organe zeigen sich:

- vergrößerte Leber, Milz und Nieren, druckschmerzhafte Leber, Stauungsgastritis mit Übelkeit, Magenschmerzen, Appetitlosigkeit, Blähungen, Verdauungsstörungen
- bei chronischer Rechtsherzinsuffizienz Leberzirrhose und Aszites

### Diagnostik

- Ödeme und gestaute Halsvenen, Rasselgeräusche über der Lunge
- Blutgasanalyse, Natrium, Kalium, Kreatinin (Nierenfunktion), GOT, GPT (Leberfunktionsstörung), CKMB, LDH (Herzinfarkt), ANP, BNP (Prognose)
- Vergrößerung von Leber und Milz im Ultraschall, ggf. Aszites
- Echokardiografie, Röntgen des Thorax, Elektrokardiografie, Spiroergometrie

### Therapie

Neben der symptomatischen Therapie ist eine konsequente Therapie der Grunderkrankung erforderlich. Allgemeine Maßnahmen sind:

- starke körperliche und psychische Belastungen vermeiden
- bei kompensierter Herzinsuffizienz regelmäßige körperliche Bewegung
- bei dekompensierter Herzinsuffizienz Bettruhe (Abb. 12.2)
- kleine Mahlzeiten mit leichter, kaliumreicher und kochsalzarmer Kost
- begrenzte Flüssigkeitsaufnahme, Thromboseprophylaxe, Atemgymnastik
- bei dekompensierter Herzinsuffizienz Sauerstoff über Nasensonde
- medikamentöse Therapie (je nach Ausprägungsgrad): ACE-Hemmer, Betablocker, Herzglykoside, Thiazid-Diuretika, Aldosteronantagonisten

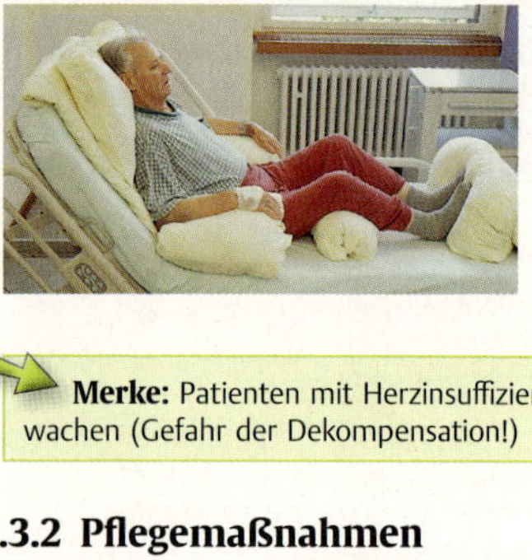

***Abb. 12.2 Herzbettlagerung.*** *Diese Lagerung soll den venösen Rückfluss zum Herzen vermindern und das Herz entlasten.*

12

**Merke:** Patienten mit Herzinsuffizienz besonders bei Infekten genau überwachen (Gefahr der Dekompensation!)

## 12.3.2 Pflegemaßnahmen

Im Anfangsstadium der Erkrankungen verspürt der Betroffene meist nur wenige Einschränkungen, die er selbst häufig als normale Alterserscheinungen interpretiert. Doch bei zunehmendem Schweregrad der Herzschwäche stehen geringe Belastbarkeit und schnelle Erschöpfung im Vordergrund. Im fortgeschrittenen Krankheitsstadium sind die aufgeführten Symptome oftmals permanent vorhanden und können die Lebensqualität des Patienten dramatisch einschränken.

## Symptome überwachen

### Atmung

- bei Belastungsdyspnoe die auslösenden Aktivitäten identifizieren
- Ruhedyspnoe: Symptom einer dekompensierten Linksherzinsuffizienz
- nächtliche, anfallsartige Dyspnoe: Symptom eines Asthma cardiale
- trockener Husten oder weißer Auswurf: Symptom einer Stauungsbronchitis
- schaumiges, blutiges Sekret: Symptom eines Lungenödems
- zyanotische Veränderungen (bläuliche Verfärbung von Haut und Schleimhäuten): beeinträchtigter Gasaustausch und verminderte Sauerstoffaufnahme

### Blutdruck und Puls

- Blutdruck, Herzfrequenz und Herzrhythmus intervallartig kontrollieren
- hypotoner Kreislaufzustand mit Tachykardie: möglicher Ausdruck einer zunehmenden kardialen Dekompensation!
- bei hohen Blutdruckwerten auf eine hypertensive Blutdruckkrise achten

### Flüssigkeitshaushalt überwachen

- Ein-/Ausfuhrbilanzierung (S. 244), täglich vor dem Frühstück wiegen
- auf Gewichtsstillstand oder Gewichtszunahme in Verbindung mit nachlassender Urinproduktion und ausgeprägten Ödemen achten (Abb. 12.3)
- bei Diuretikagabe Reaktion des Patienten beachten (Wie häufig? Wie viel?)
- beobachten, ob durch häufige Toilettengänge eine Belastung auftritt
- zwei- bis dreimal täglich zentralen Venendruck messen (S. 215)

**Nykturie.** Eine vermehrte nächtliche Harnausscheidung tritt i. d. R. auf, weil bei körperlicher Entlastung die Auswurfleistung des Herzens und damit auch die Nierendurchblutung verbessert werden.

**Beschränkung der Trinkmenge.**
- Patient aufklären, dass sie zur Entlastung des Organismus dient
- Im Stadium der kardialen Dekompensation sollte die Flüssigkeitszufuhr einschließlich der Infusionstherapie 1–1,5 l pro Tag nicht überschreiten.
- erfrischende und durststillende Mundpflegemittel anbieten

**Ödeme.**
- treten anfänglich erst am Abend auf, bilden sich meist über Nacht zurück
- zuerst an den Knöcheln, später an den Unterschenkeln
- Ausmaß und Veränderungen unter Diuretikatherapie dokumentieren
- bei Bettlägerigen auf Sakralödeme achten

12

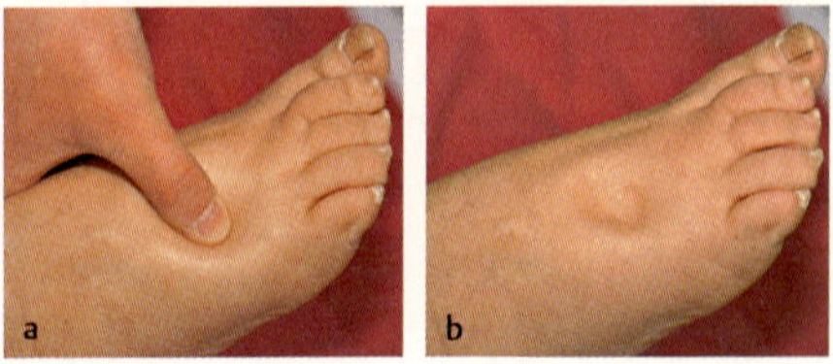


***Abb. 12.3 Ödeme.*** *Drückt man eine ödematöse Stelle mit dem Finger ein, bleibt eine deutliche Eindellung im Gewebe zurück.*

## Medikamentenwirkung überwachen

- **Digitalispräparate:** Hier kann es aufgrund der geringen therapeutischen Breite bereits bei geringer Überdosierung zu schweren Nebenwirkungen kommen:
  - zunächst Kopfschmerzen, Übelkeit, Erbrechen und Sehstörungen

- Arrhythmien, Bradykardien, Extrasystolen (Bigeminus) und Kammerflimmern können ebenfalls auftreten.

- **Betablocker und Diuretika:** Sie können zu brady- und tachykarden Arrhythmien und Extrasystolen führen (Kaliummangel).
- **Nitrate und ACE-Hemmer:** Hier ist eine genaue Überwachung wie auf S. 263 beschrieben, erforderlich.

## Bei der Selbstpflege entlasten

Der Betroffene ist i.d.R. durch die Symptome der Herzinsuffizienz im Alltag eingeschränkt und benötigt vor allem bei stark eingeschränkter Herzleistung gezielte pflegerische Unterstützung. Eine entlastende Pflege steht hierbei im Vordergrund.

> **Pflegeschwerpunkt:** Er liegt bei der Herzinsuffizienz auf der entlastenden Pflege. Das Auftreten einer Dyspnoe ist der Indikator, der die Belastungsgrenze des Patienten anzeigt und eine sofortige Erholungspause während einer Pflegehandlung notwendig macht.

### Wach sein und schlafen

Viele Patienten leiden unter eingeschränkter Leistungsfähigkeit sowie starkem Müdigkeits- und Schwächegefühl. Diese Symptome sind häufig kardial bedingt durch:

- Abnahme der Durchblutung der Muskulatur, vermehrte Atemarbeit
- evtl. gastrointestinale Beschwerden mit Gewichtsabnahme
- gestörte Nachtruhe z.B.bei Nykturie

Der Patient sollte auch tagsüber die Möglichkeit haben, gezielte Erholungsphasen einzuhalten, indem im therapeutischen Team die Pflege- und Behandlungsmaßnahmen abgesprochen und zeitlich koordiniert werden. Die unterschiedlichen Pflegeverrichtungen werden nach kräfteschonenden Gesichtspunkten über den Tag verteilt (z.B. Körperpflege erst nach dem Frühstück).

### Sich bewegen

- vorsichtige Mobilisierung (z.B.Lehnstuhl) unter Kreislaufkontrollen
- Wahrnehmen der Belastungsgrenzen und Einhalten von Erholungsphasen fördern
- Dekubitus- und Thrombosegefahr einschätzen und Prophylaxen durchführen

**Thromboseprophylaxe.** Bei einer akuten dekompensierten Herzinsuffizienz sind Maßnahmen, die den venösen Rückfluss permanent fördern, kontraindiziert. Sie würden das rechte Herz zusätzlich belasten. Möglich sind leichte Bewegungsübungen. Nach ärztlicher Verordnung erfolgt i.d.R. eine Low-Dose-Heparinisierung. Bei kardialer Stabilität und ausgeprägten Beinödemen können die Beine, nach Rücksprache mit dem Arzt, für wenige Stunden am Tag gewickelt werden, um die Ödemausschwemmung zu forcieren. Treten Stauungszeichen wie gestaute Halsvenen und Atemnot auf, sollte der Kompressionsverband abgewickelt werden.



### Sich pflegen

Abhängig von der Belastbarkeit ist eine entlastende Teilkörperpflege nötig, z.B.:

- Beine, Genitalbereich, Rücken und Gesäß des Patienten im Bett waschen
- nach einer Erholungsphase Körperhygiene am Waschbecken fortsetzen (lassen)

### Essen und trinken

Die gastrointestinalen Störungen wie Appetitlosigkeit, Übelkeit, und Völlegefühl, können durch die Pfortaderstauung bedingt sein. Maßnahmen sind:

- kleine, leicht verdauliche und appetitlich angerichtete Mahlzeiten anbieten, um die Verträglichkeit zu verbessern und das Verdauungssystem nicht zu überlasten

- bei schwerer Herzinsuffizienz und ausgeprägten Ödemen im Stadium der Dekompensation streng natriumarme Kost (tägliche Kochsalzmenge ca. 2–3 g)
- bei einer kaliumausschwemmenden Diuretikatherapie kaliumreiche Kost (frisches Obst und Gemüse)
- bei mäßig ausgeprägter Herzinsuffizienz oder nach der Erholung von einer Dekompensationsphase Salzreduktion auf etwa 6g am Tag
- Eine Trinkmengenbeschränkung kann wesentlich zur Volumenentlastung des Organismus beitragen.

**Praxistipp:** Ältere Menschen nehmen aufgrund eines geringeren Durstempfindens oft zu wenig Flüssigkeit zu sich. Deshalb sollten die Trinkgewohnheiten bei der Pflegeanamnese erfasst und anhand dieser Informationen kritisch überprüft werden, ob eine Trinkmengenbeschränkung bei kardialer Stabilität weiterhin sinnvoll erscheint.

#### Ausscheiden

Stauungsbedingte gastrointestinale Beschwerden können sich infolge von Immobilität, Flüssigkeitsentzug und faser- und ballaststoffarme Kost verstärken. Dadurch verzögert sich die Darmpassage. Maßnahmen bei akuter Obstipation sind

- motilitätsbeeinflussende Abführmittel (z.B.Dulcolax oder Laxoberal) oder
- rektal anzuwendende Darmeinläufe (z.B. Klysma, S. 252).

**Merke:** Zur Behebung einer akuten Obstipation sollten hier keine natürlichen Ballaststoffe (z.B. Flohsamen, Leinsamen oder Weizenkleie) oder synthetische Quellstoffe wie Macrogol (z.B. in Movicol, Isomol) eingesetzt werden. Diese Stoffe wirken zwar physiologisch, aber nur sehr langsam und setzen einen ausgeglichenen Flüssigkeitshaushalt voraus.

#### Gesundheitsberatung

Grundsätzlich muss anhand des individuellen Pflegebedarfs entlastend gepflegt werden. Ziel ist, dass Patient und Angehörige über wichtige Veraltensregeln informiert sind, mit deren Hilfe die täglichen Aktivitäten erleichtert, Inaktivitätsschäden verhindert und die Lebensqualität verbessert werden kann. Beratungsaspekte sind:

1. Wissen über Erkrankung und medikamentöse Therapie
2. Wissen über die Bedeutung der Ausscheidung
3. Auswahl kräfteschonender Aktivitäten (Belastungsprotokoll einsetzen)
4. Wissen zur angepassten Ernährung



## 12.4 Endokarditis

### 12.4.1 Grundlagen

**Definition:** Bei der **Endokarditis** ist das Endokard entzündet. Die Entzündung ist bakteriell (meist durch beta-hämolysierende Streptokokken) oder autoimmun bedingt und befällt vor allem die Herzklappen.

Synonym: Herzinnenhautentzündung

### Ursachen

- **bakterielle Endokarditis**: Bakterien befallen die Herzklappensegel bei:
  - Vorschädigung des Klappenapparats (z.B. Klappenverkalkung), OPs
  - Venenverweilkatheter, häufige venöse Injektionen (z.B. bei Fixern)
- **Endokarditis rheumatica**: Komplikation des rheumatischen Fiebers
  - Autoimmunreaktion gegen die Herzklappen durch Streptokokken

### Symptome

1. **bakterielle Endokarditis:**
   - meist sehr schweres Krankheitsbild mit hohem Fieber, Schüttelfrost, Schwäche, Abgeschlagenheit, Gelenkschmerzen
2. **Endokarditis rheumatica:**
   - eher subakuter, teilweise auch chronischer Verlauf
   - zunächst Infekt der oberen Luftwege (z.B. Mandelentzündung)
   - nach 14 Tagen „wandernde“ Gelenkschmerzen, Fieber, Abgeschlagenheit

### Diagnostik

- Infektparameter, Blutkulturen, EKG, Echokardiografie (ggf. als Schluckecho)
- ASL-Titer (Antikörper gegen Streptokokken) bei rheumatischer Form

### Therapie und Komplikationen

- rasche intravenöse Antibiose-Behandlung bei der bakteriellen Endokarditis
- antientzündliche Behandlung mit Medikamenten wie ASS oder Kortikosteroiden bei der Endokarditis rheumatica
- Komplikationen: oft Sepsis, lebensbedrohliches Herzversagen

### Prävention

- Endokarditisprophylaxe bei Patienten mit geschädigtem Herzklappenapparat
- prophylaktisch Einnahme von Antibiotikum vor operativen Eingriffen

## 12.5 Herzrhythmusstörungen

### 12.5.1 Grundlagen

**Definition:** Eine **Herzrhythmusstörung** liegt vor, wenn im Elektrokardiogramm (EKG) eine Abweichung vom regulären Sinusrhythmus, der vom Sinusknoten vorgegeben wird, auftritt. Das kann eine Abweichung von der normalen Herzfrequenz, eine Arrhythmie oder eine Störung des zeitlichen Ablaufs der Herzaktionen sein.



### Einteilung

Man kann die Herzrhythmusstörungen nach verschiedenen Gesichtspunkten einteilen und beschreiben, z.B. nach ihrer

- **Frequenz**: wie schnell (Tachyarrhythmie) und langsam (Bradyarrhythmie),
- **Lokalisation**: z.B. supraventrikulär (vom Vorhof ausgehend) und ventrikulär (vom Ventrikel ausgehend) und nach ihrem
- **Entstehungsmechanismus**: Störung der Erregungsbildung und Störung der Erregungsleitung

**Störung der Erregungsleitung.**
- zu schnelle oder vorzeitige Erregung beim Wolff-Parkinson-White-Syndrom
- zu langsame oder blockierte Überleitung (Reizleitungsverzögerungen) bei sinuatrialer (SA-) Block, atrioventrikulärer (AV-) Block, Schenkelblock

**Störung der Erregungsbildung.**
- bradykarde Rhythmusstörungen (Ersatzrhythmen, z.B. nach Herzinfarkt)
- Extrasystolen (ES, „Herzstolpern", häufig auch beim Gesunden auftretend)
- tachykarde Rhythmusstörungen

### Tachykarde Rhythmusstörungen

Diese treten auf, wenn die Erregungsbildungszentren über längere Zeit ununterbrochen Impulse aussenden.

- **Sinusknotentachykardie:**
  - gehört zu den supraventrikulären Tachykardien
  - bezeichnet die beschleunigte Frequenz des Sinusknotens
  - fast immer ein Symptom für eine Grunderkrankung, z.B. psychische und physische Belastung, Hyperthyreose, Fieber, Reizung des Sympathikus durch z.B. Nikotin, Herzinsuffizienz
- **Vorhofflattern:**
  - gehört zu den supraventrikulären Tachykardien
  - AV-Knoten kann hohe Frequenzen nicht mehr ableiten.
  - Frequenz ist größer als 250/Min., es ist keine Nulllinie mehr zu erkennen (typische sägezahnartige Flatterwellen im EKG).
- **Vorhofflimmern:**
  - häufigste Form der supraventrikulären Arrhythmie
  - Vorhöfe kontrahieren bei extrem hohen Frequenzen nur noch sehr unregelmäßig bis gar nicht mehr.
  - Auf Dauer wird das Herzzeitvolumen um bis zu 20% vermindert, was zu einer Herzinsuffizienz führen kann.
  - Über einen längeren Zeitraum können sich Blutgerinnsel bilden. Wenn diese sich lösen, kann es zu Schlaganfall oder arterieller Embolie kommen.
- **Paroxysmale supraventrikuläre Tachykardie:**
  - plötzlich einsetzende Anfälle von Herzrasen mit Puls von 160–200/Min
  - meist nicht bedrohlich und oft selbstlimitierend
- **Kammerflattern/- flimmern:**
  - gehört zu den ventrikulären Rhythmusstörungen
  - Erregungsausbreitung auf abnormen Weg über die Muskulatur
  - entspricht funktionell einem Herz-Kreislauf-Stillstand

### Ursachen



- **myokardiale Ursachen**: z.B. bei Herzklappenfehlern oder Herzkrankheiten, z.B. Herzinfarkt, KHK, Kardiomyopathie, Myokarditis
- **extrakardiale Ursachen** (durch eine andere Erkrankung) z.B.:
  - psychovegetative Faktoren, Hyperthyreose, Medikamente, Genussmittel

### Symptome

- **bei langsamen Rhythmusstörungen:**
  - Herzstolpern (Pulsaussetzer), Schwindelattacken, Kollapszustände
  - Synkopen (kurze Bewusstlosigkeit)
  - kurzzeitiger Herz-Kreislauf-Stillstand (Adam-Stokes-Anfälle)
- **bei schnellen Herzrhythmusstörungen:**
  - Herzklopfen (Palpitationen), Herzrasen (mit schnellem Puls)

  - Nervosität, gelegentliche Hyperventilationen
  - echte Dyspnoe, Anfälle von Angina pectoris
- **bei elektromechanischer Entkopplung** als bedrohlichster Form:
  - keine muskuläre Herzbewegung mehr
  - funktioneller Herz-Kreislauf-Stillstand mit Pulslosigkeit
  - häufig bei Kammerflimmern oder -flattern

### Diagnostik

- Elektrokardiogramm (EKG), z. B. Ruhe-, Langzeit- und Belastungs-EKG
- pharmakologische Provokationstests, elektrophysiologische Untersuchung

### Therapie

Tachykarde Herzrhythmusstörungen

- keine Behandlung, bei einfachen, unkomplizierten oder nur zeitweise vorkommenden, asymptomatischen Rhythmusstörungen
- medikamentöse Therapie mittels Antiarrhythmika bei höhergradigen Rhythmusstörungen.
- Einteilung von Antiarrhythmika werden nach ihrem Wirkmechanismus:
  - Klasse I a–c: Natriumkanalblocker (z. B. Ajmalin, Propafenon, Lidocain)
  - Klasse II: Beta-Blocker (z. B. Metoprolol, Carvedilol)
  - Klasse III: Kaliumkanalblocker (z. B. Amiodaron)
  - Klasse IV: Kalziumantagonisten (z. B. Verapamil, Diltiazem)
- Kardioversionsbehandlung, Implantation eines AICD-Schrittmachers (implantierter Defibrillator) bei Patienten mit sehr hohem Risiko

Bradykarde Herzrhythmusstörungen

- Hier ist die medikamentöse Therapie nur sehr begrenzt einsetzbar.
- Viele bradykarde Rhythmusstörungen sind Begleiterscheinungen anderer Herzerkrankungen. Da sie oft asymptomatisch verlaufen, werden sie nicht behandelt.
- Höhergradige und symptomatische Bradykardien werden i. d. R. mittels eines Herzschrittmachers therapiert.

## 12.5.2 Pflegemaßnahmen

Anhaltende arrhythmisch auftretende Herzaktionen bergen die Gefahr einer deutlichen Verminderung des Herzschlagvolumens bis hin zu einem Herz-Kreislauf-Stillstand. Aus diesem Grunde erfolgt die Betreuung des Erkrankten i. d. R. zunächst auf der Intensivstation unter kontinuierlicher Monitorüberwachung sowie entlastender Pflege, ähnlich wie beim Herzinfarkt. Durch eine antiarrhythmische Therapie soll die vitale Bedrohung vom Patienten abgewendet werden. Nach den Akutmaßnahmen ergeben sich folgende Schwerpunkte.



### Antiarrhythmische Therapie überwachen

**Merke:** Nicht selten werden Rhythmusstörungen durch Kaliummangel ausgelöst, z. B. unter Diuretikatherapie. Ein hoher, aber noch im Normalbereich liegender Serumkaliumspiegel (4,5–5,0 mmol/l), ist für eine hohe elektrische Stabilität in der Herzmuskelzelle bedeutsam.

Nebenwirkungen von Antiarrhythmika

**Kardiale Nebenwirkungen:**

- verminderte Kontraktionskraft des Herzens
- Blutdruckabfall mit Gefahr einer kardialen Dekompensation

- Gefahr kritischer bradykarder Herzrhythmusstörungen bis zur Asystolie
- lebensbedrohliche tachykarde Rhythmusstörungen und Extrasystolen

**Extrakardiale Nebenwirkungen:**
- Störungen des ZNS (Sehstörungen, Kopfschmerzen, Schwindel, Benommenheit, Müdigkeit, Verwirrtheitszustände, zerebrale Krampfanfälle)
- gastrointestinale Beschwerden (Übelkeit, Erbrechen)
- Hauterscheinungen (Flush, Sonnenlichtempfindlichkeit)

### Gesundheitsberatung beim Herzschrittmacher

Grundsätzlich gilt, dass bei jedem Schrittmacher (SM) eine Nachsorgeuntersuchung notwendig ist. Dabei werden Funktion und Veränderungen des Krankheitsbildes überprüft und der SM individuell programmiert. Ziel der Beratung ist, die positive Einstellung zum implantierten Gerät zu unterstützen und darüber zu informieren, was der Träger beachten sollte, um Störungen zu vermeiden bzw. frühzeitig festzustellen. Beratungsaspekte sind:

1. Verhaltenweisen nach dem operativen Eingriff: z.B. Wundbeobachtung
2. Nachsorge: z.B. halbjährliche Vorstellung in der SM-Ambulanz
3. Funktionsstörungen: z.B. mit Herzrasen, Ödemen, Atembeschwerden
4. Schrittmacherstörquellen: z.B. Warensicherungsanlagen, Handys

> **Merke:** Vor allem ältere Patienten formulieren häufig die Frage, ob sie mit dem SM auch auf eine natürliche Weise sterben können. Hier ist es wichtig zu betonen, dass das Herz mit zunehmender Schädigung die Impulse des SM nicht mehr beantworten kann, da es seine elektrische Erregbarkeit verliert.

# 12.6 Hypertonie

## 12.6.1 Grundlagen

> **Definition: Hypertonie** bedeutet eine Erhöhung des Blutdrucks auf über 140/90 mmHg. Synonym: Bluthochdruck

### Ursachen

Eine **primäre Hypertonie** liegt in über 90% der Fälle vor. Die Ursache ist unbekannt, jedoch scheinen viele Faktoren eine Rolle zu spielen:
- Vererbung in etwa 60% der Fälle
- Rauchen, Alkohol- und Kaffeekonsum, Stress, Alter
- salzreiche Ernährung, Übergewicht (Adipositas), körperliche Inaktivität
- Dyslipoproteinämie (Fettstoffwechselstörungen), Diabetes mellitus

Die **sekundäre Hypertonie** ist durch Erkrankungen der Niere oder des Hormonsystems bedingt. Selten wird sie durch Medikamente verursacht. Bei 10% aller Schwangeren tritt eine Hypertonie auf, die sich meist nach Ende der Schwangerschaft wieder zurückbildet. Man unterteilt die sekundäre Hypertonie in:
- renale Hypertonie (etwa 5% der Fälle, z.B. bei Nierenarterienstenose)
- endokrine Hypertonie (1–2% der Fälle, z.B. bei Hyperaldosteronismus)
- medikamentöse Hypertonie (selten, z.B. durch „die Pille“, Glukokortikoide)
- kardiovaskuläre Hypertonie (selten, z.B. durch Aorteninsuffizienz)

## Symptome

Lange Zeit treten keine Beschwerden auf, dann:

- Kopfschmerzen v.a. am frühen Morgen und besonders am Hinterkopf
- manchmal Schlafstörungen, Schwindelanfälle, Ohrensausen, Nasenbluten
- ggf. Schmerzen im Bereich des Herzens, Atemnot

### Organschäden

Eine chronische Hypertonie kann an fast allen Organen Schäden hervorrufen:

- **Gefäßsystem**: Es kommt zu Arteriosklerose mit Durchblutungsstörungen:
  - Schmerzen in den Beinen beim Gehen (Claudicatio intermittens)
  - Schmerzen im Bauch nach dem Essen und in der Brust
  - neurologische Ausfälle bei Durchblutungsstörungen im Gehirn
  - Veränderungen an den Augen (hypertensive Retinopathie)
- **Herz**: Die Muskelmasse des linken Herzens nimmt durch den Bluthochdruck zu (Linksherzhypertrophie). Es bildet sich eine Muskelschwäche des linken Herzens (Links-Herzinsuffizienz).
- **Nieren**: Nephropathie durch den erhöhten Druck bis zum Aortenaneurysma (Gefäßaussackung) oder zur Aortendissektion (Gefäß kann reißen).
- **Gehirn:** Hypertonie, Hirninfarkt oder Hirnblutung

### Hypertensive Krise

Diese entsteht, wenn der Blutdruck rasch auf Werte über 230/130 mmHg ansteigt und zeigt sich durch:

- Schmerzen in der Brust (Angina pectoris), Atemnot, heftige Kopfschmerzen
- ggf. Schwindel, Krampfanfälle, Bewusstseinsstörungen bis zum Koma

## Diagnostik

- Erfassung der Hypertonie, Nachweis von Ursachen
- Messen des Blutdrucks im Liegen oder Sitzen nach 5 Min. Ruhe
- ambulantes Blutdruckmonitoring (ABDM) mit einem tragbaren Gerät, um die Werte während des normalen Tagesablaufs zu erfassen (alle 15–30 Min.)
- Klassifikation anhand der gemessenen Werte (Tab. 12.2)
- Kreatinin und Elektrolyte (Kalium) im Blut zur Überprüfung der Nieren
- Blutzucker, Cholesterin und Triglyzeride im Blut, Albumin im Urin
- Elektrokardiografie, Echokardiografie, Farbduplexsonografie

***Tab. 12.2*** *Klassifikation von Blutdruckbereichen (Angaben in mmHg).*

| Klassifikation | systolisch | diastolisch |
|---|---|---|
| optimal | < 120 | < 80 |
| normal | < 130 | < 85 |
| „noch"-normal | 130–139 | 85–89 |
| leichte Hypertonie (Schweregrad I) | 140–159 | 90–99 |
| mittelschwere Hypertonie (Schweregrad II) | 160–179 | 100–109 |
| schwere Hypertonie (Schweregrad III) | > 180 | > 110 |
| isolierte systolische Hypertonie | > 140 | <90 |

## Therapie

- Ziel: Blutdrucksenkung auf unter 140/90mmHg, die genauen Werte richten sich nach dem Alter des Patienten und seinen Begleiterkrankungen, z.B.:
  - Bei chronischer Niereninsuffizienz, koronarer Herzkrankheit oder Diabetes mellitus sind Werte unter 130/80mmHg angestrebt.

  - Bei Patienten mit starker Nierenschädigung (pro Tag mehr als 1g Eiweiß) sind Werte unter 125/75mmHg angestrebt.
- regelmäßige Kontrolluntersuchungen:
  - Blutdruckmessung durch den Patienten und den Arzt
  - Blutwerte wie Blutzucker, Kreatinin, Elektrolyte und Blutfette
  - Urinwerte auf Eiweiß, Zucker und Blut im Urin
  - EKG, Echokardiografie
- allgemeine Maßnahmen:
  - Gewichtsnormalisierung, gesunde salzarme Kost (maximal 6g NaCl pro Tag), viel Obst und Gemüse, ungesättigte statt gesättigte Fettsäuren und wenig tierisches Fett
  - Rauchen einstellen, Alkohol- und Kaffeekonsum einschränken
  - regelmäßige Ausdauersportarten durchführen (z.B. Walken)
- konsequente Behandlung anderer Risikofaktoren oder Begleiterkrankungen wie erhöhter Cholesterinspiegel oder Diabetes mellitus

#### Medikamentöse Therapie

Sie erfolgt nach einem Stufenschema:

1. Zunächst wird ein Präparat, z.B. ein Diuretikum, ein Betablocker, ein ACE-Hemmer oder ein Kalziumantagonist gegeben.
2. Bei unzureichender Wirkung kommt ein zweites Präparat dazu, z.B. wird ein Diuretikum mit einem Betablocker, ACE-Hemmer oder Kalziumantagonisten kombiniert.
3. Ist auch die Doppelkombination nicht ausreichend, werden 3 Präparate gegeben.

- Azetylsalizylsäure prophylaktisch, um Komplikationen zu verhindern
- Statine bei erhöhtem Cholesterinspiegel
- Nitroglyzerin als Kapsel sublingual oder als Spray bei einer hypertensiven Krise

### 12.6.2 Pflegemaßnahmen

Die Betroffenen fühlen sich auch mit hohem Blutdruckwerten häufig wohl und leistungsfähig. Wird die Hypertonie über längere Zeit nicht erkannt und behandelt, kann die Lebenserwartung durch Folgeerkrankungen deutlich verkürzt bzw. die Lebensqualität maßgeblich beeinträchtigt werden. Entscheidend für den Therapieerfolg ist, inwieweit es gelingt, den Patienten zur Einhaltung einer „blutdrucknormalisierenden“ Lebensführung bzw. zur regelmäßigen und konsequenten Medikamenteneinnahme zu motivieren. Pflegende haben im stationären und ambulanten Bereich folgende Hauptaufgaben.

#### Medikamentöse Behandlung überwachen



Ist eine langfristige Blutdrucksenkung durch Veränderung der Lebensgewohnheiten nicht möglich, muss der Patient lebenslang blutdrucksenkende Medikamente einnehmen. Über Medikamentenwirkung und Nebenwirkungen informiert der Arzt. Die Aufgaben der Pflegenden sind:

- bei der regelmäßigen Medikamenteneinnahme beraten und motivieren
- Medikamentenwirkungen und -nebenwirkungen durch regelmäßige Kreislaufkontrollen überwachen

Nicht selten hat sich der Organismus bereits an den hohen Blutdruck gewöhnt. Deshalb wird die Blutdrucksenkung in den ersten 4–8 Wochen meist als unangenehm empfunden, da zu Beginn der Therapie (präperateunabhängig) folgende Symptome auftreten können:

- Mattigkeit und Schwächegefühl, Konzentrationsstörungen
- leichter Schwindel, in seltenen Fällen Übelkeit

Der Patient sollte blutdrucksenkende Medikamente auf keinen Fall ohne Rücksprache mit seinem Arzt absetzen. Häufig legen sich die Nebenwirkungen nach der Blutdrucknormalisierung nach einiger Zeit. Die Medikamentenkombinationen werden individuell auf den jeweiligen Patienten abgestimmt und je nach Wirksamkeit und subjektiver Befindlichkeit ggf. im Laufe der Behandlung umgestellt oder ergänzt.

**Merke:** Auch unter der antihypertensiven Therapie kann es zu Blutdruckerhöhungen kommen. Bei Symptomen wie Kopfschmerzen, Gesichtsröte, Benommenheit, oder starkem Herzklopfen wird der Blutdruck gemessen und bei zu hohen Blutdruckwerten der Arzt informiert.

## Antihypertonika

Neben den allgemeinen Maßnahmen werden je nach Höhe des Blutdrucks unterschiedliche Arzneimittelgruppen (Antihypertonika, Antihypertensiva) zur Behandlung eingesetzt:

- **Diuretika** wie Furosemid (Lasix) – zur Senkung des Blutdruckes durch vermehrte Wasser- und Kochsalzausscheidung
- **Betarezeptorenblocker** wie Atenolol (z.B. Tenormin), Bisoprolol (z.B. Concor) – zur Verminderung von Herzkraft und Herzfrequenz, Senkung der Blutdruckspitzen
- **Kalziumantagonisten** wie Amlodipin (z.B. Norvasc) – zur Relaxation der Gefäßmuskulatur durch Hemmung des $Ca^{2++}$ Einstroms in die Zelle, wodurch es zur Senkung des peripheren Gefäßwiderstandes (Nachlast) und zur Blutdrucksenkung kommt
- **ACE-Hemmer** wie Captopril (z.B. Lopirin), Enalapril (z.B. Pres, Xanef), Ramipril (z.B. Delix) – greifen in die hormonell gesteuerte Vasokonstriktion ein, indem sie das **A**ngiotensin-**C**onverting-**E**nzym blockieren und somit das Angiotensin I nicht in das gefäßverengende Angiotensin II umgewandelt werden kann. Dies führt zur Gefäßerweiterung. Nebenwirkungen: Reizhusten, Hautausschlag, Schwindel, gastrointestinale Symptome
- **Sympathikolytika**, z.B. $Alpha_1$-Rezeptorenblocker wie Prazosin (Minipress) – zur Gefäßerweiterung und somit zur Abnahme des peripheren Widerstandes. Nebenwirkungen: Schwindel, Müdigkeit, Mundtrockenheit, Kollapsneigung durch zu starken Blutdruckabfall, Natrium- und Wasserretention mit Gewichtszunahme
- **Angiotensin II-Rezeptorantagonisten** ($AT_1$-Rezeptorantagonisten/Losartan, z.B. Lorzaar) – zur Blockierung der Wirkung von Angiotensin II am $AT_1$-Rezeptor. Im Vergleich zu den ACE-Hemmern verträglicher. Nebenwirkungen: selten Schwindel, selten Husten
- **arterioläre Vasodilatatoren** wie Dihydralazin (z.B. Nepresol) – zur arteriolären Vasodilatation durch die Wirkung an der glatten Gefäßmuskulatur



Um die Zielblutdruckwerte zu erreichen, benötigen viele Patienten eine Kombinationstherapie mit mehr als einem Antihypertonikum.

## Sofortmaßnahmen bei einer hypertensiven Krise

- Patienten beruhigen und bitten, sich ins Bett zu legen (zur Entlastung)
- Bedarfsmedikation verabreichen (sofern Patient bei Bewusstsein ist)
- sofort einen Arzt informieren

**Merke:** Als Bedarfsmedikation wird häufig Nifedipin in Kapselform (z.B. 10–20 mg Adalat) gegeben. Der Patient zerbeißt die Kapsel (Beschleunigung des Wirkeintritts durch Resorption über die Mundschleimhaut) und schluckt sie hinunter.

### Zur Blutdruckselbstkontrolle anleiten

#### Vorteile der Selbstmessung

Damit übernimmt der Patient die Verantwortung für die Überwachung seines Blutdrucks. Dies hat folgende Vorteile:

1. Durch die aktive Mitwirkung am Behandlungsprogramm soll die Notwendigkeit der lebenslangen Therapie dauerhaft aufrechterhalten werden.
2. Die Wirksamkeit der medikamentösen und allgemeinen Maßnahmen wird regelmäßig überprüft und dem Patienten durch objektive Parameter verdeutlicht.
3. Die Blutdruckwerte können unter Alltagsbedingungen gemessen und interpretiert werden.

#### Anleitung

Der Patient erhält eine ausführliche Einweisung in die Messtechnik und lernt, wie er Fehlerquellen vermeiden kann. Der Messvorgang sollte mehrmals an verschiedenen Tagen demonstriert und der Erfolg der Anleitung überprüft werden (s. Vier-Stufen-Methode, S. 65). Die Messung erfolgt anfangs oder bei Medikamentenumstellung mindestens dreimal täglich jeweils zur gleichen Zeit vor der Medikamenteneinnahme oder bei plötzlich auftretenden Beschwerden. Puls- und Blutdruckwerte werden vom Patienten im Blutdruckpass mit Datum, Uhrzeit und ggf. subjektiver Befindlichkeit dokumentiert.

### Gesundheitsberatung

Grundsätzlich gilt, dass der Patient seinen Bluthochdruck in vielen Fällen bereits durch Veränderungen seiner Lebensgewohnheiten beeinflussen kann. Aufgrund der Beschwerdefreiheit fällt es vielen Menschen jedoch schwer, die Hypertonie im Alltag zu berücksichtigen. Im Beratungsgespräch erhält der Patient die Möglichkeit, schädigende Verhaltensweisen zu reflektieren und wird motiviert, Verantwortung zu übernehmen. Beratungsaspekte sind:

1. Risikofaktor „Übergewicht": langfristige Gewichtsreduktion anstreben
2. Risikofaktor „Salzkonsum": Reduktion der Salzmenge auf 6g Salz am Tag, z.B. durch Verzicht auf Nachsalzen, Gepökeltes, Fastfood usw.
3. Risikofaktor „Genussmittel": z.B. Kaffee und Tee maßvoll, Rauchen aufgeben, Alkohol einschränken

## 12.7 Arterielle Verschlusskrankheit

### 12.7.1 Grundlagen

> **Definition:** Bei der **arteriellen Verschlusskrankheit** führt eine arterielle Durchblutungsstörung zu einem eingeengten oder geschlossenen Gefäßlumen. Eine AVK kann an jeder Stelle der arteriellen Strombahn auftreten, so z.B. an:
>
> - Aorta, Becken- und Beingefäßen (periphere AVK, pAVK)
> - hirnversorgenden Gefäßen (zerebrovaskuläre Verschlusskrankheit)
> - Armgefäßen, Herzkranzgefäßen (koronare Herzkrankheit)
> - Gefäßen von Niere und Darm
>
> Synonym: Arteriosklerose, AVK

#### Ursachen

- Arteriosklerose (mit 90% am häufigsten), Endangiitis obliterans
- Erkrankungen des Bindegewebes (z.B. systemischer Lupus erythematodes)
- Arteriitis, Takayasu-Syndrom (Entzündung der Gefäße), Amyloidose
- Verletzung der Gefäße, Drogenabhängigkeit

## Symptome

- Schmerzen, hervorgerufen durch Sauerstoffmangel (Ischämie) in den Muskeln
- Symptome bei einer pAVK vom Oberschenkeltyp sind:
  - „Schaufensterkrankheit“: Die Schmerzen in der Wade treten nach einer gewissen Gehstrecke auf. Bleiben die Kranken stehen, verschwinden die Beschwerden (Claudicatio intermittens).
  - Im Anfangsstadium sind noch lange Strecken ohne Schmerzen gehbar, später wird die schmerzfreie Strecke immer kürzer, bis die Schmerzen sogar in Ruhe auftreten.
- Eine pAVK vom Beckentyp verursacht Schmerzen in Gesäß und Oberschenkel, eine vom peripheren Typ Beschwerden in den Fußsohlen.

## Diagnostik

- belastungsabhängige Schmerzen in den Beinen (Einteilung s. Tab. 12.3)
- blasse Hautfarbe und kalte Füße (Abb. 12.4a), Gangrän (Abb. 12.4b)
- Palpation (Tasten) des Pulses zur Ortung des Gefäßverschlusses
- Auskultation von Stenosen (Strömungsgeräusche) mit dem Stethoskop
- Ratschow-Lagerungsprobe, Messen der freien Gehstrecke
- Duplex-Sonografie, Angiografie, MRT-Angiografie, Doppler-Sonografie

**Merke:** „Schaufensterkrankheit“: Der Patient soll nicht über die Schmerzgrenze hinaus weiterlaufen, sonst besteht die Gefahr des Absterbens einzelner Muskelfasern aufgrund des Sauerstoffmangels!

***Abb. 12.4 pAVK. a*** *Die betroffenen Extremitäten sind kühl und blass.* ***b*** *Stadium IV mit feuchter Gangrän und Infektzeichen links und trockener Gangrän rechts.*

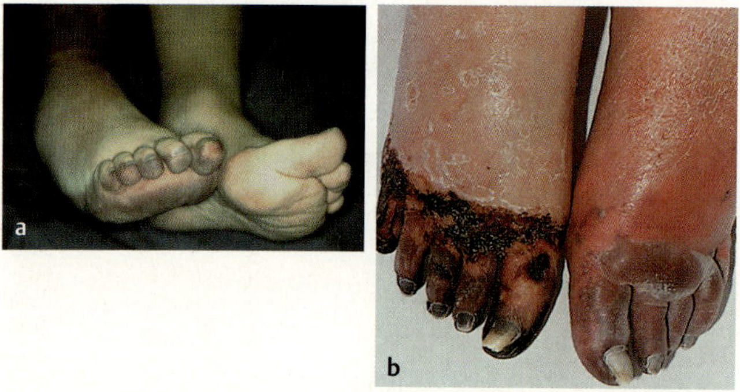


***Tab. 12.3*** *Stadien der peripheren arteriellen Verschlusskrankheit (nach Siegenthaler 2005).*

| Stadium | Definition bzw. Beschwerdebild |
|---|---|
| I | objektivierbare Verschlusskrankheit, keine charakteristischen Symptome |
| IIa | Claudicatio intermittens, schmerzfreie Gehstrecke länger als 200 m |
| IIb | Claudicatio intermittens, schmerzfreie Gehstrecke kürzer als 200 m |
| III | Ruheschmerzen |
| IV | Nekrose, Gangrän |

#### Therapie

- Allgemeinmaßnahmen sind:
  - Risikofaktoren vermeiden, Diabetes oder Bluthochdruck einstellen
  - Fettstoffwechselstörung behandeln, vorsichtige Pediküre, Fußinspektion
  - bequeme Schuhe tragen, Fußpilz behandeln, Verletzungen behandeln
  - lokal keine Wärme anwenden (Heizkissen usw.)
- stadiumorientierte Therapie der pAVK mit Fortschreiten der Erkrankung:
  - Gehtraining, Koronarsport-, Gehsport- oder pAVK-Gruppen
  - Thrombozytenaggregationshemmer (ASS) und Prostanoide (Prostavasin)
  - Revaskularisierungsmaßnahmen (Wiederherstellung des Gefäßes) mit Stenteinlage oder Gabe von Fibrinolytika mit Aspirations-Thrombektomie
  - operative Maßnahmen wie indirekte Embolektomie, Thrombendarteriektomie (TEA), Bypassanlage bzw. als letztes Mittel Amputation

## 12.7.2 Pflegemaßnahmen

Auftretende Schmerzen, eingeschränkte Mobilität und ein immer enger werdender Aktionsradius wirken sich auf nahezu alle Bereiche des alltäglichen Lebens aus. Für die Pflegepersonen stehen die Gesundheitsberatung und spezielle pflegerische Maßnahmen bei pAVK im Vordergrund. Die pflegerischen Maßnahmen sind abhängig vom Stadium der Erkrankung. Folgende Ziele sollen erreicht werden:

- Förderung der Durchblutung, Vermeidung von Komplikationen
- Krankenbeobachtung, Gesundheitsberatung

### Förderung der Durchblutung, Vermeidung von Komplikationen

#### Im Stadium II

**Gehtraining als wichtigste physikalische Maßnahme.**

- dreimal wöchentlich für mehr als 30 Minuten unter Einhaltung ausreichender Erholungsphasen
- Der Übergang der pAVK in das Stadium III kann so verzögert oder verhindert werden.

#### Im Stadium III und IV

**Die von einer Ischämie bedrohten Extremitäten unter Herzniveau lagern.**

- keinesfalls Beine hochlagern, weil das eine Ischämie begünstigen würde
- regelmäßig auf die Bettkante setzen, Beine aus dem Bett hängen lassen
- Wärmezufuhr und Kälteexposition vermeiden, Wärmeverlust vorbeugen
- frühzeitige Mobilisierung von immobilen Patienten

**Prophylaxen.** Hier steht vor allem die Dekubitusprophylaxe (S. 117) im Vordergrund. Die verkürzte Ischämietoleranz des Gewebes aufgrund der verminderten Durchblutung kann zu Druckstellen in den Bereichen der betroffenen Extremität führen. Diese werden schnell zu Nekrose oder Gangrän und heilen schlecht. Maßnahmen sind:

- sorgfältige Hautbeobachtung und -pflege, geeignetes Schuhwerk
- entsprechende Wundbehandlung (S. 221) bei aufgetretenen Nekrosen

> **Merke:** Der pAVK-Patient erhält keinesfalls Kompressionsverbände, -strümpfe oder MT-Strümpfe. Die Kompression verringert die Durchblutung der Extremität und kann zu Ischämien mit Nekrosenbildung führen.

#### Krankenbeobachtung

- Einschätzung der Schmerzintensität, Verabreichung angeordneter Schmerzmedikamente

- Überprüfung der Wirksamkeit der Schmerzmedikamente
- bei gerinnungshemmenden Medikamenten (Heparin oder Marcumar) wegen der Blutungsgefahr auf Schleimhautblutungen beobachten
- neurologische Krankenbeobachtung, um Anzeichen einer zerebralen Blutung zu erkennen

### Gesundheitsberatung

Grundsätzlich gilt, dass die kausale Behandlung durch Vermeidung von Ursachen und Risikofaktoren beim Patienten selbst liegt. Ziel der Beratung ist es, die Selbstständigkeit des Patienten zu erhalten, ihm Anregungen zu gesundheitsförderlichem Verhalten zu geben und Komplikationen zu verhindern. Beratungsaspekte sind:

1. Risikofaktoren: Rauchen, Stress, Übergewicht
2. Wissen über die Erkrankung: z.B. Broschüren, Selbsthilfegruppen
3. Selbstpflege: z.B. zu Bewegung motivieren, Verletzungen vermeiden

# 12.8 Akuter Arterienverschluss

## 12.8.1 Grundlagen

> **Definition:** Beim **akuten Arterienverschluss** verschließt sich plötzlich ein arterielles Blutgefäß. Dadurch kommt es im Versorgungsgebiet der Arterie zu einer Ischämie (Sauerstoffmangel).

### Ursachen

- Embolie: Ein Thrombus (Blutgerinnsel) oder andere Elemente (Tumorgewebe, Parasiten, Luft, Fett) werden in ein zuvor offenes Gefäßlumen verschleppt.
- Thrombose, die sich meist wegen einer vorher bestehenden Arteriosklerose entwickelt.

### Symptome

- **thrombotischer Verschluss:** Bei einer arteriellen Thrombose bestehen arteriosklerotische Veränderungen in den Gefäßen. Es haben sich Kollateralen (Umgehungskreisläufe) gebildet. Die Schmerzen sind nur mäßig stark.
- **embolischer Verschluss:** Dieser akute Verschluss macht sich schlagartig durch sechs typische Symptome bemerkbar („6 P nach Pratt"):
  - **1. Pain** = Schmerzen (urplötzlich und stark)
  - **2. Pulselessness** = Pulslosigkeit
  - **3. Paleness** = Blässe
  - **4. Paraesthesia** = Sensibilitätsstörung
  - **5. Paralysis** = Lähmung
  - **6. Prostration** = Erschöpfung, Schock
- **komplette Ischämie**: stärkste Schmerzen, Gefühlsstörungen, betroffener Körperteil kann nicht mehr bewegt werden

### Diagnostik

- Anamnese über Vorerkrankungen kann die Diagnose unterstützen.
- Der Puls lässt sich auf der betroffenen Beinseite nicht tasten.
- Doppler- und Duplexsonografie, Angiografie

### Therapie

#### Akuter Arterienverschluss verursacht durch Embolie

- **komplette Ischämie:**
  - sofortige Operation, intravenöse Heparinisierung
  - Verabreichung starker Schmerzmittel und Infusionslösungen
  - Bein tief lagern und mit einem Watteverband umwickeln
- **inkomplette Ischämie:** intraarterielle Lyse mittels lokal applizierter Medikamente oder perkutane Aspirationsembolektomie, indem der Embolus mit einem Katheter aus dem Gefäß abgesaugt wird.
- Nach jeder Embolektomie muss die Quelle des Embolus im Herzen und in der Aorta gesucht und entsprechend behandelt werden.

#### Arterieller Arterienverschluss verursacht durch Thrombose

- Heparinisierung, Blutverdünnung (z.B. mit Prostavasin)
- medikamentöse Lysetherapie zur Thrombusauflösung
- Aufdehnung der arteriosklerotischen Verengungen durch:
  - perkutane transluminale Angioplastie, PTA
  - Anlage einer Gefäßprothese (Stent) oder Operation (TEA, Bypass)

> **Merke:** Der akute Arterienverschluss ist ein **Notfall**! Gelingt die Wiedereröffnung des Gefäßes nicht innerhalb weniger Stunden, droht das Absterben der Extremität oder des Organs! Als **Sofortmaßnahme** wird das betroffene Bein tief gelagert (deutlich unter Herzniveau). Die Extremität muss vor Auskühlung und Verletzungen geschützt werden.

### 12.8.2 Pflegemaßnahmen

Je nach Lokalisation sind Extremitäten, Organe oder der gesamte Organismus vital bedroht. Die Patienten leiden unter stärksten Schmerzen. Sie sind handlungsunfähig und auf die Hilfe Dritter angewiesen.

- **Dekubitusprophylaxe:**
  - große Dekubitus- und Nekrosegefahr durch die unterbrochene Durchblutung
  - Watteverband zum Schutz vor Wärmeverlust und Verletzungen (nicht einengend oder komprimierend)
- **Schmerztherapie überwachen:**
  - angeordnete Schmerzmedikamente verabreichen, sonst Bedarfsmedikation
- **Psychische Betreuung:**
  - Schmerzen und die Sorge um die Extremität führen zu Angst und Stress.
  - Patienten in lebensbedrohlichen Situationen beruhigen, nicht allein lassen



## 12.9 Varikosis

### 12.9.1 Grundlagen

> **Definition:** Bei der **Varikosis** erweitern sich die oberflächlichen Venen „knotenförmig“ oder sackartig und sind oft geschlängelt. Synonym: Krampfadern, Varizen

### Ursachen

- **Primäre Varikosis:** beruht auf einer angeborenen Bindegewebsschwäche.
  - Sie ist die häufigste Ursache (> 90%) für Varizen.
  - Begünstigend sind Übergewicht, Schwangerschaft, stehende Berufe.
- **Sekundäre Varikosis**: vermehrte Durchblutung der oberflächlichen Venen durch einen Verschluss des tiefen Venensystems, z.B. nach einer Beinvenenthrombose

### Symptome

- **Besenreiservarizen:** Kleinste Venen erweitern sich in den obersten Hautschichten und bilden häufig am Oberschenkel ein spinnennetzartiges Netz.
- **Retikuläre Varizen:** Venenerweiterungen sind netzartig angeordnet, meist in der Kniekehle oder an der Außenseite der Ober- und Unterschenkel.
- **Stammvarikose:** oberflächliche große Venen sind erweitert (Abb. 12.5).
- weitere Beschwerden, je nach Lokalisation und Ausmaß:
  - Schwere-, Müdigkeits- und Spannungsgefühl der Beine, Ödeme
  - Besserung der Beschwerden in Ruhe und durch Hochlagerung
  - nächtliche Wadenkrämpfe, verstärkte Symptome bei Wärme

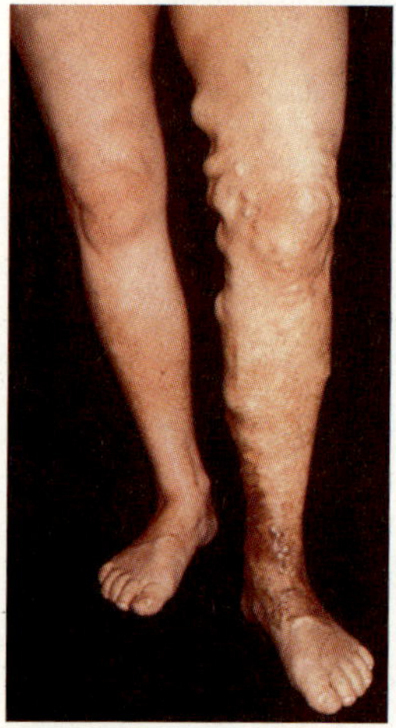

***Abb. 12.5 Stammvarikose.*** *Große Varizen am linken Bein.*

### Diagnostik

12

- Ausgeprägte Varizen sind auf den ersten Blick sichtbar.
- Doppler-Sonografie (spezielle Ultraschalluntersuchung), Phlebografie

## 12.9.2 Therapie und Pflegemaßnahmen

- Kompressionsbehandlung (S. 128) zur Vermeidung von Spätfolgen
- weitere Allgemeinmaßnahmen zur Linderung der Beschwerden:
  - Bewegung zur Aktivierung der Muskel-Venen-Pumpe
  - stehende Tätigkeiten und langes Sitzen vermeiden (z.B. bei Busreisen)
  - heiße Bäder oder Saunabesuche meiden (führt zu Venenerweiterung)
  - die Beine im Sitzen und im Bett hoch lagern, ggf. Gewichtsreduktion
  - Kneipp'sche Güsse (physikalische Behandlung mit kaltem Wasser)
- „3 S-3 L-Regel“: Stehen, sitzen schlecht, lieber laufen, liegen!

- operative Therapie:
  - Sklerosierung von kleinen Varizen durch Verödungsmittel
  - Entfernung der erweiterten Vene durch „Venenstripping"
- Grundsätze der Pflege s. „Phlebothrombose", S. 287.

### Komplikationen

- Thrombophlebitis, Blutungen aus Varizen
- chronisch-venöse Insuffizienz, ggf. mit Ulcus cruris

# 12.10 Thrombophlebitis

## 12.10.1 Grundlagen

> **Definition:** Bei der **Thrombophlebitis** entzünden sich die oberflächlichen Venen. Oft bildet sich dabei ein Thrombus, d. h. ein Blutpfropf. Die Thrombophlebitis tritt zu 90 % an den Beinen auf, kann aber auch Armvenen betreffen. Synonym: oberflächliche Venenentzündung

### Ursachen

- Bagatellverletzungen an bestehenden Krampfadern (Varikosis)
- an Armvenen venöse Verweilkanülen, die sich infizieren (Abb. 12.6)

### Symptome und Diagnostik

- Entzündungszeichen (z. B. Wärme, Schmerz, Rötung, Schwellung usw.)
- empfindlicher Druckschmerz, Patient fühlt sich krank
- bei bakterieller Thrombophlebitis: Schüttelfrost und Fieberanstieg
- Duplex-Sonografie zum Ausschluss eines verschließenden Thrombus

### Therapie

- Kompressionsverband, der auch nachts verbleibt; Patient darf laufen.
- entzündetes Bein hoch lagern und die betroffene Stelle kühlen
- Stichinzision je nach Größe des Thrombus mit Thrombusentfernung
- bei Thrombophlebitis durch einen venösen Zugang:
  - diesen sofort entfernen (Sepsis!), Untersuchung der Katheterspitze
  - entzündungshemmende Antiphlogistika bei Schmerzen
  - ggf. Antibiotikatherapie

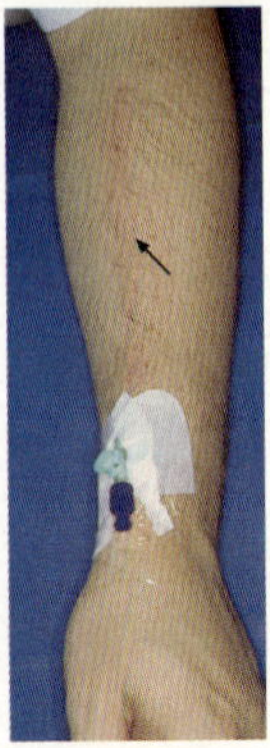

***Abb. 12.6 Thrombophlebitis.*** *Oberflächlich geröteter Venenstrang nach Infusionsbehandlung am Unterarm.*

### 12.10.2 Pflegemaßnahmen

- Zur Schmerzlinderung und Abschwellung tragen kühlende Umschläge und Salben bei.
- Präventiv erhält der Patient einen Kompressionsverband (S. 128) und wird frühzeitig mobilisiert.
- Von ärztlicher Seite wird eine Low-Dose-Heparin-Therapie angeordnet, sofern keine Kontraindikationen bestehen.
- Bei Fieber kann die Verabreichung eines Antibiotikums in Betracht gezogen werden.

## 12.11 Phlebothrombose

### 12.11.1 Grundlagen

> **Definition:** Bei einer **Phlebothrombose** werden die tief liegenden Venen des Beckens oder der Beine durch einen Thrombus (Blutgerinnsel) verschlossen. Der Thrombus kann mit dem Blutstrom verschleppt werden und eine Lungenembolie auslösen. Synonym: tiefe Venenthrombose, Becken- oder Beinvenenthrombose

#### Ursachen

**Virchow-Trias.** Laut Rudolf Virchow führen 3 Faktoren zur Entstehung eines Thrombus:

- Der Blutstrom fließt langsamer als normal (Stase) oder bildet Wirbel.
- Die Gefäße sind durch Entzündungen oder Verletzungen verändert.
- Die Zusammensetzung des Blutes lässt das Blut verstärkt gerinnen.

#### Risikofaktoren

- **internistische Faktoren**: Vorbelastung mit Beckenvenenthrombose, Immobilisation, Diuretikabehandlung, Adipositas, Hirninfarkt, Herzinfarkt, Kreislaufschock (Schock), bösartige Tumoren (Pankreas-, Prostatakarzinom), Therapie mit Östrogenen, Ovulationshemmer („Pille"), Schwangerschaft und vier Wochen nach der Geburt
- **chirurgische Faktoren**: postoperative Immobilisation, Frakturen, OPs
- **vererbte Erkrankungen**: vererbter Mangel an Gerinnungsfaktoren
- **Lebenswandel:** Tätigkeiten, die mit langem Sitzen verbunden sind; langdauernde Flüge



#### Symptome

- ziehende Schmerzen in den Venen
- teigig geschwollenes, überwärmtes und zyanotisches (bläuliches) Bein
- zusätzlich ggf. Allgemeinsymptome wie Fieber oder Tachykardie
- Verschluss der Beinvenen (u.U. Absterben von Zehen oder Fuß)

### Diagnostik

- Häufig geben z.B. Bettlägerigkeit oder Schwangerschaft einen Hinweis.
- klassische Symptome (nur bei etwa 50% der Patienten):
  - Schmerzen, Schwellung und Zyanose (Abb. 12.7)
  - häufig deutlich gekennzeichnete oberflächliche Venen
  - Druckschmerz an bestimmten Stellen des Beines
  - Ein Bein ist dicker als das andere.
- Doppler-Ultraschall, Duplex-Sonografie, Phlebografie

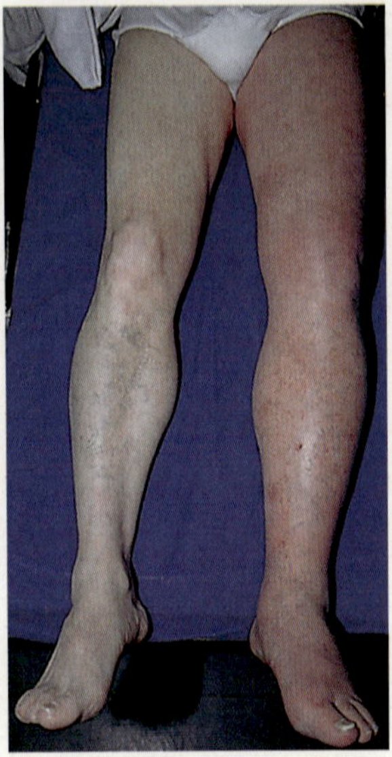

***Abb. 12.7 Phlebothrombose.** Schwellung und Blaufärbung des linken Beins.*

**Merke:** Bei Thromboseverdacht sofortige Bettruhe und Arzt verständigen!

### Therapie

- sofortige Bettruhe, Bein hochlagern und wickeln
- Analgetikagabe gegen die Schmerzen, Blutverdünnung i.v. mit Heparin
  - Rekanalisierungstherapie, Fibrinolyse z.B. mit Streptokinase
- Heparinisierung, später prophylaktisch Gabe von Cumarine (Marcumar)
- Thrombektomie bei frischen Thromben (nicht älter als 3 Tage)

## 12.11.2 Pflegemaßnahmen

Ziele der Pflege und Behandlung sind Verbesserung des venösen Rückflusses sowie die Verhinderung von Thrombosen und weiteren Komplikationen.

In Tab. 12.4 sind wichtige Pflegehandlungen bei venösen Gefäßerkrankungen zusammengefasst und in ihrer Wirksamkeit den einzelnen Krankheitsbildern zugeordnet.

***Tab. 12.4** Maßnahmen bei Erkrankungen der Venen.*

| Maßnahme | Erkrankung | | |
|---|---|---|---|
| | Varikosis | Thrombophlebitis | tiefe Venenthrombose |
| Kompressionsverband | e | e | e |
| Frühmobilisation | e | e | i |
| Hochlagerung der Extremität | e | e | e |
| Messung des Beinumfangs | n.e. | n.e. | e |
| Alkohol- oder Quarkumschläge | n.e. | e | n.e. |
| Obstipationsprophylaxe | n.e. | n.e. | e |
| Antikoagulation | n.e. | e | e |
| Schmerztherapie | e | e | e |
| Venenzugang entfernen | n.e. | e | e |
| e = empfohlene Maßnahme<br>i = individuelle Abwägung erforderlich<br>n. e. = nicht empfohlene Maßnahme | | | |

## Mobilisation

Die Mobilisierung des Patienten ist ein Grundsatz der Behandlung von Venenerkrankungen. Sie bewirkt eine Anspannung der Muskeln und damit eine Verbesserung des venösen Rückflusses. In Ruhe ist das Hochlagern der betroffenen Extremitäten eine einfache und wirkungsvolle Möglichkeit, die Strömungsgeschwindigkeit in den Venen der unteren Extremität zu beschleunigen.

**Merke:** Bei der Bewegung gilt für Patienten mit venösen Gefäßkrankheiten die S-L-Regel: Stehen und Sitzen ist schlecht, Laufen und Liegen ist gut.

Keine strenge Bettruhe, außer bei starken Schmerzen oder zur Durchführung therapeutischer Maßnahmen (z.B. Lyse). Auch bei einer Phlebothrombose Frühmobilisation unter Kompressionsbehandlung.

## Schmerztherapie überwachen

Einschätzung der Schmerzintensität, Verabreichung von angeordneten Schmerzmedikamenten und Überprüfung der Wirksamkeit sind wichtige pflegerische Aufgaben. Bei einer lokalen Schwellung der Extremität wirken Alkohol- bzw. Rivanolumschläge sowie Heparinsalben kühlend und abschwellend. Sie werden vom Patienten meist als angenehm empfunden.

**Merke:** Alkohol darf nie unverdünnt angewandt werden. Er hat hautschädigende Wirkung.

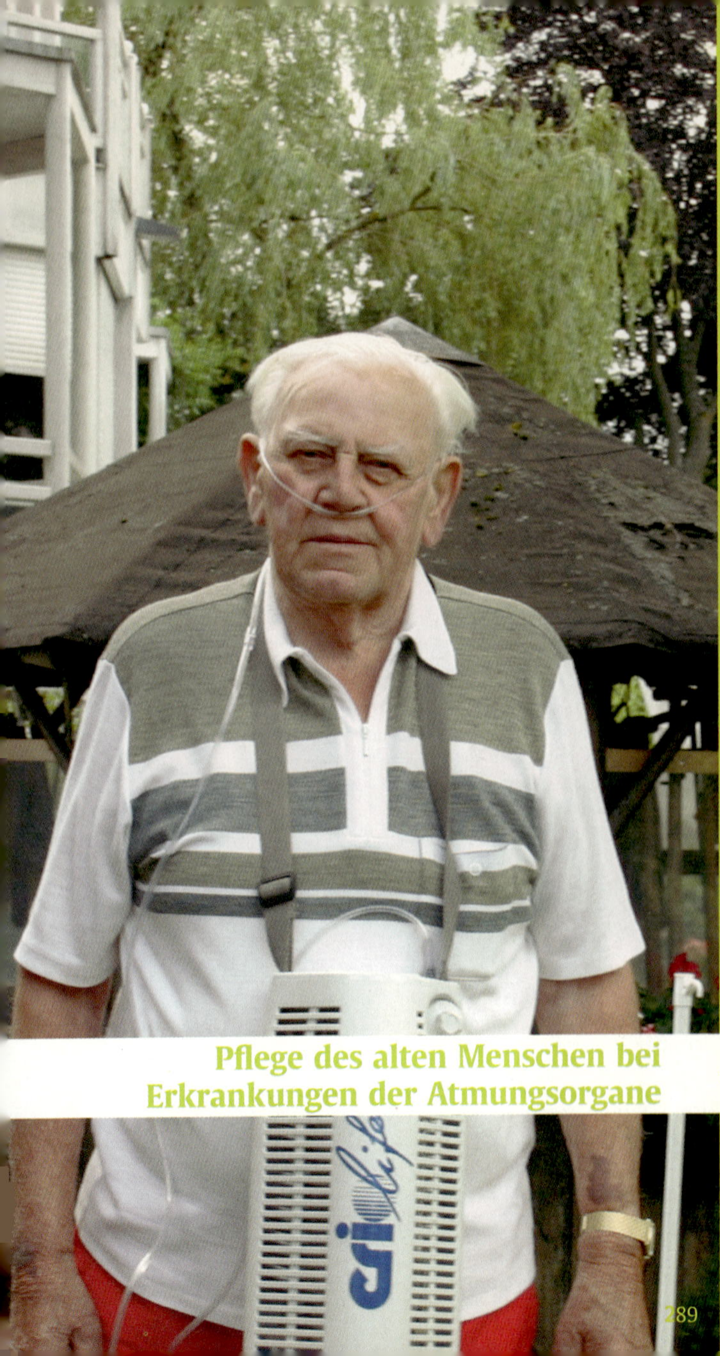

# 13 Pflege des alten Menschen bei Erkrankungen der Atmungsorgane

# 13.1 Akute Bronchitis

## 13.1.1 Grundlagen

**Definition:** Die **akute Bronchitis** ist eine akut auftretende Entzündung der Schleimhäute in den Bronchien. Ist die Trachea mit einbezogen, spricht man von einer Tracheobronchitis.

### Ursachen

- Infekt der oberen Luftwege verlagert sich auf die Bronchien.
- Viren sind in ca. 80–90% Ursache der akuten Bronchitiden.
- selten primär bakteriell bedingt, aber häufig zusätzliche Infektion
- Sehr selten sind Pilzinfektionen oder Reizgase die Ursache.

### Symptome

- anfangs allgemeine Grippesymptome
- später die eigentlichen bronchitischen Beschwerden:
  - anfangs trockener, später produktiver Husten
  - evtl. Rasselgeräusche, Pfeifen und Giemen beim Abhören, Fieber

### Diagnostik

- Meist reichen Anamnese und körperliche Untersuchung aus.
- erhöhte CRP-Werte und Leukozytose bei zusätzlicher bakterieller Infektion
- Röntgen-Thorax bei Verdacht auf Komplikationen, Pneumonie

### Therapie

- Die Virusinfektion ist nicht behandelbar, nur die Symptome:
  - Fieber senken, Atemluft anfeuchten, inhalieren, Umschläge
- medikamentöse Therapie mittels Sekretolytika oder Mukolytika
- Antibiotika nur bei schweren Verläufen mit bakterieller Zusatzinfektion oder bei Übergang in eine Pneumonie

**Merke:** Schleimlösende Medikamente nicht mit Hustenstillern kombinieren! Der Hustenreiz ist für die Schleimlösung wichtig! Das wichtigste Mittel zur Schleimlösung ist eine ausreichende Trinkmenge!

## 13.1.2 Pflegemaßnahmen

Eine akute Bronchitis wird i.d.R. ambulant behandelt. Die Pflegemaßnahmen sollen das allgemeine Krankheitsgefühl mildern und Komplikationen vorbeugen. Sie haben 3 Hauptziele:

13

- Reinigung der Bronchien fördern (Bronchialtoilette)
- Schleim lösen, unproduktiven Reizhusten lindern

### Reinigung der Bronchien fördern

Einreibungen mit atemstimulierenden Salben und ätherischen Ölen fördern die Reinigungsleistung der Bronchialschleimhaut und die Atemtiefe, sodass Pneumonien vorgebeugt wird. Hier sind Überempfindlichkeiten, insbesondere in Form von „asthmatischen Reaktionen“ zu beachten.

### Schleim lösen und Reizhusten lindern

#### Heiße Getränke, warme Inhalationen

- Tees, Säfte usw. lösen den Schleim, dämpfen den Hustenreiz und können substanzspezifische Effekte entfalten (z.B. Thymian, Holundersaft u.a.).
- Inhalationen, z.B. mit Kamillenabsud oder ätherischen Ölen über Kopfdampfbad, sind schleimlösend und hustenstillend. Auch hier sind Überempfindlichkeiten zu beachten.

#### Bronchialbalsamauflage

**Material.**
- Bronchialbalsam, Baumwolltuch (doppelt gefaltet), Holzspatel
- Klebeband (z.B. Leukosilk), 1 oder 2 Molton- oder Frottebadetücher
- 2 Wärmflaschen und Plastiktüte oder Pergamentpapier

**Durchführung.**
- Auflage soll den Thorax vom Rippenbogen bis zur Achselhöhle umfassen.
- Baumwolltuch etwa 10 cm breit und etwas länger als das Brustbein falten, mit Bronchialbalsam wie ein „gut gestrichenes Butterbrot" bestreichen; dabei rechts und links einen 2 cm breiten Rand freilassen
- Salbenlappen zusammenklappen, in eine kleine Plastiktüte geben, einige Minuten zwischen 2 Wärmflaschen legen, Moltontuch außen herumschlagen
- Salbenlappen aus der Plastikhülle nehmen und auf das Brustbein legen
- Moltontuch kreuzweise darüber legen und mit Pflasterstreifen befestigen
- Nachthemd oder Schlafanzug wieder anziehen

Der Bronchialbalsamlappen kann mehrere Stunden oder über Nacht verbleiben. Der Patient sollte dabei ruhen und warmen Hustentee trinken. Nach Abnahme der Bronchialbalsamauflage sollten Hals, Oberkörper und Arme unbedingt warm gehalten werden.

#### Weitere Maßnahmen

Vibrationsmassagen (S. 125) lösen den Schleim und fördern die Reinigungsfähigkeit der Bronchien. Bei Reizhusten sollte zusätzlich Folgendes beachtet werden:
- zur effektiven Hustentechnik anleiten, Nasenatmung ermöglichen
- Raumluft befeuchten, frische Luft (Zugluft und Abkühlung vermeiden!)

## 13.2 Chronisch obstruktive Bronchitis

### 13.2.1 Grundlagen

**Definition:** Eine **chronische Bronchitis** ist eine chronische Lungenkrankheit mit Husten und Auswurf. Laut Weltgesundheitsorganisation (WHO) liegt eine chronische Bronchitis dann vor, wenn ein Patient Husten und Auswurf an den meisten Tagen der Woche über mindestens 3 Monate eines Jahres in 2 aufeinanderfolgenden Jahren hat.

Eine **chronisch obstruktive Atemwegserkrankung** ist eine fortschreitende Erkrankung der Lunge mit einer Verengung (Obstruktion) der Atemwege, die durch eine chronische Bronchitis entsteht.

Synonym: COPD (chronic obstructive pulmonary disease), COLD (chronic obstructive lung disease)

## Ursachen

- Zigarettenrauchen in 80–90% der Fälle
- Luftverschmutzung: Schwefeldioxid, Staub, Stickstoffdioxid oder offenes Feuer erhöhen das Risiko einer chronischen Bronchitis.
- Infektionen der Atemwege mit Viren oder Bakterien können die chronische Lungenkrankheit verschlimmern (Exazerbation).

## Symptome

- chronischer Husten mit Auswurf (Sputum), Abhusten v.a. morgens
- weißliches, dünnflüssiges oder zähes Sekret, bei Infekt gelblich oder blutig
- attackenartiger Husten, Dyspnoe (Atemnot) bei Belastung, später in Ruhe
- morgendliche Kopfschmerzen, Gewichtsabnahme durch mehr Atemarbeit
- durch Rechtsherzinsuffizienz hervortretende Halsvenen, Unterschenkelödeme

## Diagnostik

- anamnestisch Häufigkeit und Dauer der Beschwerden, Nikotinabusus bzw. bei Nichtrauchern Berufsanamnese auf mögliche toxische Stoffe
- Auskultation: Rasselgeräusche über der Lunge, später Giemen und Pfeifen
- ggf. gestaute Halsvenen und Ödeme an den Beinen, Methacholintest
- Nachweis von Bakterien und Leukozyten im Sputum, Spirometrie
- Peak-Flow-Gerät, Ganzkörperplethysmografie, Röntgen-Thorax, CT

## Therapie

- mit dem Rauchen aufhören bzw. andere toxische Substanzen ausschalten
- vorbeugend gegen Influenza (Grippe) und Pneumokokken impfen
- Antibiotikagabe bei Infektion; Behandlung nach Stufenplan s. Tab. 13.1

***Tab. 13.1*** *Stufentherapie der COPD nach Schweregrad.*

| Symptome | Therapie |
|---|---|
| **Schweregrad 0** | |
| Husten, Auswurf | **Alle Stufen:**<br>■ Rauchen einstellen<br>■ Risikofaktoren vermeiden<br>■ gegen Influenza und Pneumokokken impfen |
| **Schweregrad I (leichte COPD)** | |
| zusätzlich Atemnot bei starker körperlicher Belastung | ■ Schulung des Patienten<br>■ Inhalation von kurzwirksamen Betamimetika (z.B. Salbutamol) und/oder Anticholinergika (z.B. Ipratropiumbromid) |
| **Schweregrad II (mittelschwere COPD)** | |
| zunehmende Atemnot | ■ Dauertherapie mit Betamimetika und/oder Anticholinergika<br>■ bei fehlender Besserung Theophyllin<br>■ Therapieversuch mit inhalativen Kortikoiden (z.B. Beclomethason)<br>■ körperliches Training<br>■ Atemgymnastik |
| **Schweregrad III (schwere COPD)** | |
| respiratorische Insuffizienz, Cor pulmonale | ■ wie II, zusätzlich Langzeittherapie mit Sauerstoff<br>■ bei starker Obstruktion der Atemwege Kortikoide oral<br>■ evtl. Operation eines Emphysems oder Lungentransplantation |

### 13.2.2 Pflegemaßnahmen

Stationäre Behandlungen erfolgen nur in fortgeschrittenen Stadien mit Komplikationen, bei schweren Verläufen oder/und als Begleiterkrankung anderer Krankheiten. Die Maßnahmen bei der Betreuung von Patienten mit COPD haben ein breites Spektrum. Im Vordergrund stehen die Folgenden.

#### Bei Husten und Bronchialtoilette unterstützen

Kann Sekret in den Atemwegen nicht ausreichend abgehustet werden, wird der Atemstrom behindert und ein Nährboden für Krankheitserreger entsteht. Unproduktive, trockene Hustenattacken sind zu vermeiden, weil chronischer Husten die Bronchien mürbe macht, Luftnot fördert, die Schleimhäute reizt und einen Bronchospasmus fördern kann. Grundsätzlich sind zur Hustenlinderung und Bronchialreinigung die pflegerischen Maßnahmen anzuwenden, wie sie bei der akuten Bronchitis aufgeführt werden (S. 290).

**Merke:** Antitussiva gegen Hustenreiz, die lediglich den Hustenreflex dämpfen, sind bedachtsam einzusetzen. Sie sind vorwiegend bei unproduktivem Husten und gestörtem Schlaf angezeigt, da sonst ein Sekretrückhalt droht.

#### Zu effektiver Hustentechnik anleiten

- Hustenattacken vermeiden (wenige Hustenstöße pro Einatmung reichen)
- durch die Nase einatmen und räuspernd oder kurz und kraftvoll abhusten
- Zellstoff und gut erreichbare Abwürfe (Becher mit Deckel) bereitlegen

**Merke:** Pflegende sollten, wenn sie beim Abhusten unterstützen, Schutzhandschuhe tragen, da zumeist pathogene Keime abgehustet werden und über die Hände auf andere Patienten übertragen werden können.

#### Maßnahmen bei festsitzendem Schleim

- äußere Vibrationsmassage (S. 125), innere Vibrationen (z. B. Flutter)
- Inhalationen mit ätherischen Ölen wie Thymian oder/und Mukolytika
- Wickel, Auflagen und Einreibungen:
  - morgens Zitronenwickel, nachts Lavendelölwickel

#### Bei Atemnot unterstützen

Menschen mit akuter Atemnot haben ein Gefühl des Erstickens, das Panik und Todesangst auslösen kann. Die Angst drückt sich in Körperhaltung und Mimik aus. Die Patienten sitzen meist aufrecht im Bett, sind häufig zyanotisch und aktivieren die Atemhilfsmuskulatur. Um dem Patienten mit akuter Atemnot zu helfen, sind folgende Pflegemaßnahmen zu ergreifen:

- den Patienten nicht allein lassen
- ggf. über die Rufanlage oder das Telefon Hilfe holen
- verordnete Bedarfsmedikamente (z. B. β-Mimetika) verabreichen
- für eine atmungserleichternde Position sorgen (z. B. Kutschersitz, S. 297)
- immobile Patienten in Oberkörperhochlagerung bringen
- beengende Kleidung lockern und das Fenster öffnen
- Patienten auffordern, gegen die Lippenbremse auszuatmen (S. 123)
- Arzt informieren, wenn sich keine rasche Besserung zeigt oder der Zustand des Patienten sich verschlechtert

### Gesundheitsberatung

Grundsätzlich sollten die Patienten wissen, dass sie durch konsequente Maßnahmen das Fortschreiten der Erkrankung und das Risiko lebensbedrohlicher Komplikationen beeinflussen können. Ziel der Beratung sind Eigenverantwortlichkeit, Selbstmanagement und aktive, gesundheitsbezogene Lebensgestaltung des Patienten. Beratungsaspekte sind:

1. Patientenschulung: z.B. in Fachkliniken oder auf CD-Rom
2. Risikofaktor „Rauchen": z.B. Raucherentwöhnungsprogramm
3. Verbesserung der Atemtechnik: z.B. Lippenbremse, Kutschersitz (S. 297)
4. singtherapeutische Maßnahmen: z.B. einen W- oder S-Laut summen

**Merke:** Das Inhalieren schädlicher Stoffe, vor allem Tabak, ist die Hauptursache der COPD. Daher gilt es, den Patienten zum Verzicht auf Tabakrauchen zu motivieren. Dies kann als verbale Intervention bei jeder Beratung oder in einer Gruppe geschehen.

## 13.3 Asthma bronchiale

### 13.3.1 Grundlagen

**Definition:** Das **Asthma bronchiale** ist eine anfallsweise auftretende Atemnot, die auf einer Entzündung der Atemwege beruht. Asthma bronchiale wird am häufigsten durch Allergene ausgelöst.

### Ursachen

Überempfindlichkeit des Bronchialsystems auf Auslöser (Triggerfaktoren) :

- Infektionen der Atemwege durch Viren oder Bakterien
- körperliche Anstrengung („Belastungsasthma")
- Medikamente wie Beta-Blocker, Aspirin, Gelee Royal oder Echinacea
- Nahrungsmittelunverträglichkeit gegen Nüsse, Fisch, Zusatzstoffe
- gastroösophagealer Reflux, psychische Faktoren (Angst, Stress)
- Reizstoffe (auch am Arbeitsplatz) wie Zigarettenrauch, Feinstaub
- Farbdämpfe, Gase, Dünste von Haushaltsreinigern, industrielle Chemikalien
- Kontakt mit Allergenen wie Pollen, Haare von Haustieren usw.
- Temperaturänderungen (kalte Umgebungstemperatur, Temperaturabfall)

### Symptome

- wiederkehrende Atemnot, Hustenattacken; zäher, weißlich-glasiger Schleim
- Verschlimmerung der Beschwerden nachts und morgens
- Status asthmaticus: Asthmaanfall, der mehrere Stunden andauert



### Diagnostik

- anamnestisch allergische Erkrankungen abklären, mögliche Auslöser erfragen
- Giemen, Pfeifen oder Brummen bei der Lungenuntersuchung, verlängerte Ausatemphase
- Spirometrie, Röntgen in unklaren Fällen
- erhöhte Werte des Gesamt-IgE und der Eosinophilen (extrinsisches Asthma)
- bei einer akuten Verschlimmerung des Asthmas (Exazerbation) Erhöhung von:
  - Leukozytenzahl, Entzündungswerte, BSG, CRP

#### Therapie

- **Ziel:** Besserung der Symptome des Patienten, Vermeidung der Exazerbationen
- **präventive Maßnahme**: Vermeiden der Auslöser
- **nichtmedikamentöse Maßnahmen**:
  - Schulung, Sport, psychosoziale Betreuung, Selbstmangement
- **medikamentöse Maßnahmen** in Abhängigkeit vom Schweregrad des Asthmas:
  - Bedarfsmedikation zur Kontrolle der Symptome (z.B. Berotec)
  - Dauermedikation (Kortisonpräparate) zur Langzeitkontrolle
  - Antibiotika bei Infektionen, vorbeugend Grippe- und Pneumokokkenimpfung

## 13.3.2 Pflegemaßnahmen

Die Behandlungs- und Pflegegrundsätze für Asthmapatienten gelten großteils auch für die anderen Bronchialleiden. Beim Asthma treten Husten und Atemnot oft anfallsartig und teilweise nur zu bestimmten Jahreszeiten auf. So kann sich ein rasch wechselnder Bedarf an Medikamenten ergeben, auf den nur der geschulte Patient in größtmöglicher Autonomie angemessen reagieren kann.

### Notfall erkennen und Maßnahmen einleiten

Im akuten schweren Asthmaanfall kommt es darauf an, den Gefährdungsgrad rasch zu erkennen, die Therapie zu beginnen und ggf. den Arzt zu verständigen. Werden die Vorzeichen für oder die Auslöser von Anfällen rechtzeitig wahrgenommen, können Notfallsituationen durch Medikamente, Atemtechniken und autogenes Training meist vermieden werden. Kommt es dennoch zu einem bedrohlichen Anfall, sollte Folgendes beachtet werden:

- Patienten nicht allein lassen, Ruhe und Sicherheit vermitteln
- 2 (bis 4) Hübe des schnell wirkenden „Notfall-Sprays“ verabreichen
- Sauerstoff (2–4 l/Min.) unter Beobachtung verabreichen
- Arzt informieren, atemerleichternde Körperhaltung unterstützen (S. 123)
- Patienten an die Lippenbremse erinnern, evtl. vormachen (S. 123)
- Bei keiner ausreichenden Besserung (möglichst Peak-Flow-Messung) 10–15 Min. nach der ersten inhalativen Gabe, weitere 2 Hübe des Notfall-Sprays verabreichen. Bleibt eine Besserung aus, erfolgt eine Kortisongabe durch den Arzt.
- Anfallsereignis im Protokoll oder der Dokumentation vermerken

### Anwendung von Medikamenten anleiten

Die gebräuchlichsten Medikamente werden inhaliert. Der Patient muss angeleitet, in der Handhabung begleitet und über Dosierung, Wirkeintritt, Dauer der Wirkung, Nebenwirkungen und Gefahren aufgeklärt werden. Darüber hinaus müssen für das angewendete Gerät die Inhalationstechnik und Fehlermöglichkeiten bekannt sein.

> **Praxistipp:** Bei Pulverinhalatoren verklebt Feuchtigkeit den Wirkstoff! Daher darauf achten, dass der Patient nicht in den Inhalator ausatmet und ihn nicht in Feuchträumen wie Bad oder Küche lagert.

#### Dauer- und Notfallmedikamente

Asthmapatienten sollten die Medikamente in ihrem Wirkprofil genau kennenlernen – wenn nötig nach Absprache mit dem Arzt in Medikamentenschulungen. Der Patient sollte sich die Dauer- und Notfallmedikamente einprägen und/oder sich aufschreiben. Eine farbliche Markierung kann hilfreich sein.

## Zur Selbstkontrolle anleiten

### Peak-Flow-Messungen

In der Langzeitbetreuung sind regelmäßige Peak-Flow-Messungen und die Protokollierung der Messwerte, z.B. in einem Asthmatagebuch, Voraussetzungen für eine optimale Therapieführung. Dafür wird mit einem Peak-Flow-Meter die maximale Stärke des Ausatemstroms (PEF=Peak Exspiration Flow) bestimmt.

**Ziel der Messungen.**

- **Selbstmanagement:** Der Patient soll in die Lage versetzt werden, seinen aktuellen Zustand einzuschätzen und die Medikamente adäquat anzupassen. Drohende Atemnotanfälle können frühzeitig erkannt und eingeschätzt werden.
- **Wirksamkeitsprüfung:** Messungen vor und nach Inhalation eines Brochospasmolytikums sind ein Parameter zur Beurteilung der Wirksamkeit und zur Erkennung schleichender Verschlechterungen. In Absprache mit dem Arzt können Medikamente angepasst werden.

**Durchführung der Messungen.** Zur Messung sollte der Patient

- entspannt stehen oder sitzen,
- Oberkörper aufrecht halten, damit die Brust sich frei entfalten kann,
- Messzeiger auf „Null" stellen,
- das Gerät waagerecht vor den Mund halten und tief einatmen,
- Mundstück fest mit den Lippen umschließen,
- schnell und kurz, mit aller Kraft ausatmen („wie man eine Kerze ausbläst"),
- Messung i.d.R. noch zweimal wiederholen und den
- höchsten Wert aus 3 Messungen im Protokoll notieren.

***Abb. 13.1 Peak-Flow-Meter. a** Er dient zur Bestimmung der maximalen Atemstromstärke. **b** Das Gerät wird waagerecht vor den Mund gehalten und mit Lippen und Zähnen festgehalten. Der Patient atmet kräftig aus.*

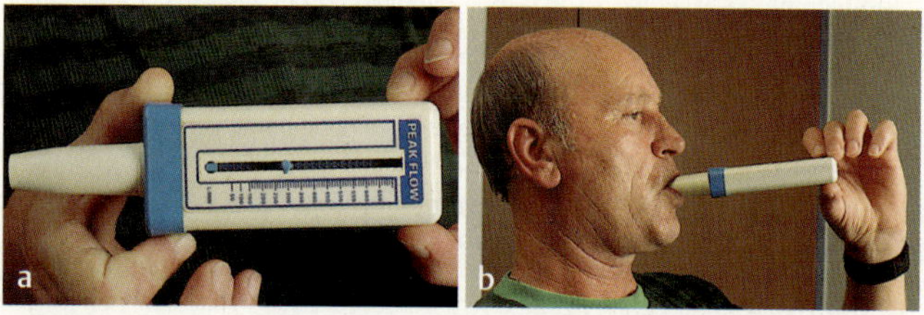


**Zeitpunkt der Messungen.** Die erste Messung sollte direkt nach dem Aufstehen, die letzte vor dem Schlafen erfolgen. Zusätzliche Messungen bei Atemnot, Belastungen, Stress, Sport usw. sind insbesondere in der Anfangszeit wichtig. Messungen vor (durch o gekennzeichnet) und ca. 15 Min. nach Inhalationen (durch x gekennzeichnet), belegen die Wirksamkeiten von Spasmolytika. Bei lang wirkenden Beta-Mimetika sollte man ca. 30 Min. warten.



**Messfehler.** Durch gründliche Schulungen, regelmäßige Kontrollen und Nachschulungen können Messfehler erkannt und vermieden werden. Häufigste Fehler sind:

- Die Auslassöffnung oder der Zeiger wird mit der Hand behindert.
- Mundstück sitzt nicht fest oder wird nicht mit den Lippen umschlossen.
- Mundstück wird an gespitzte oder gepresste Lippen angesetzt.
- Es wird nicht mit aller Kraft ausgeatmet.
- Die Ausatmung geschieht mit aufgeblasenen Wangen (wie „ausgespuckt").
- Das Protokoll wird fehlerhaft geführt.

**Beurteilung der Werte.** Man geht von dem persönlichen Bestwert (PBW) aus. Das ist der höchste Wert, der unter gesundheitlich stabilen Bedingungen zuverlässig ermittelt werden konnte. Abweichungen vom PBW können in das „Ampelschema" eingeteilt werden:

- grüner Bereich (Werte bei 80–100% des PBW)
- gelber Warnbereich (Werte bei 50–80% des PBW); Medikation anpassen
- roter Gefahrenbereich (Werte unter 50% des PBW); Notfallmedikation!

## Atemtherapeutische Maßnahmen anleiten

**PEP-Atmung.**

- Der Patient atmet gegen die Lippenbremse aus (S. 123).
- Der so erzeugte positive expiratorische Gegendruck (PEP) beugt einem Atemwegskollaps in der Exspiration vor.
- Flutter, RC-Cornett, PEP-Maske und Aufsatz verstärken das Prinzip.

**Kutschersitz.** Als atemerleichternde Maßnahme sitzt der Patient mit leicht gespreizten Beinen auf einem Stuhl und stützt die Ellenbogen auf die Oberschenkel, nahe der Knie ab (Abb. 13.2a).

**Äpfel pflücken.** Die abwechselnde einseitige Streckung der Arme wie beim „Äpfel pflücken" lockert die Atemmuskulatur, dehnt die Lungenflügel und leichtert das Abhusten.

**Flutter (VRP 1), RC-Cornet.** Zur Schleimlösung erfolgt die Ausatmung gegen einen pulsierenden Widerstand, der durch eine Kugel (Flutter) oder durch einen Gummischlauch in einem Horn (RC-Cornet) erzeugt wird. Das Prinzip ist eine Vibrationsmassage kombiniert mit einer PEP-Atmung (Abb. 13.2b).

***Abb. 13.2 Atemtherapeutische Maßnahmen. a** Kutschersitz zur Atemerleichterung, **b** Flutter als apparative Atemhilfe.*

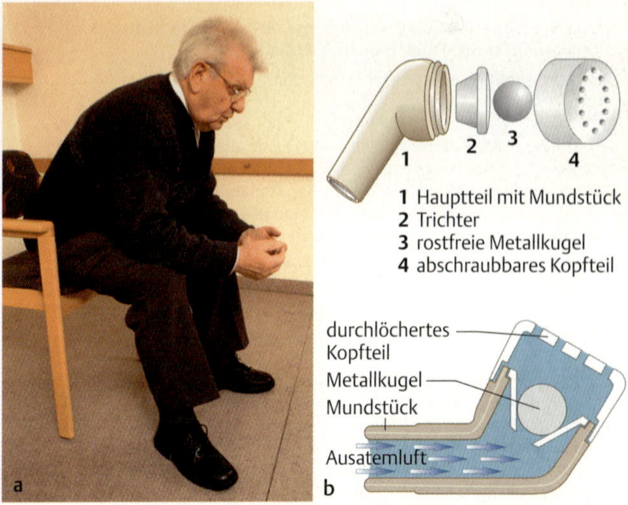

# 13.4 Aspirationspneumonie

## 13.4.1 Grundlagen

**Definition:** Die **Aspirationspneumonie** bezeichnet eine Lungenentzündung, die dadurch entsteht, dass ein Patient flüssiges oder festes Material eingeatmet hat.

### Ursachen

- Schädigung der Schleimhaut der Atemwege und Alveolen durch Aspiration von toxischen Substanzen, z.B. Magensaft, Öl, Alkohol, Gallensaft, Blut
- Nekrosenbildung und Störung des Gasaustauschs bis zum Lungenödem
- in 90% der Fälle anaerobe Bakterien aus dem Mund
- Teil- oder Komplettverschluss der Atemwege und Entzündungsreaktion beim Aspirieren von Fremdkörpern z.B.:
  - Kinder: häufig Erdnüsse, Bohnen, Pistazien oder kleine Spielzeugteile
  - Erwachsene: Zahnfragmente oder Nahrungsbestandteile

### Risikofaktoren

- exogene Bewusstseinsstörungen durch:
  - Alkoholkrankheit, Drogenabhängigkeit, Intoxikationen (Vergiftungen)
  - Allgemeinanästhesie, Rachenanästhesie, Schädel-Hirn-Trauma
- endogene Bewusstseinsstörungen durch:
  - Krampfanfall, Synkope, Psychose, endokrines Koma
  - Stoffwechselkoma, zerebrales Koma, Geburt (beim Neugeborenen)
- anatomische Störungen:
  - Ösophagusdivertikel, Ösophagusstenose, Achalasie, Tracheotomie
  - ösophagotracheale Fistel, Pharynxdeformation
- Sondenernährung, endotracheale Intubation

### Symptome

- sehr starker Husten nach Aspiration von Flüssigkeiten bzw. Fremdkörpern
- Verengung der Atemwege nach der Hustenattacke (Bronchospasmus)
- bei Aspirationspneumonie mit bakterieller Kontamination:
  - innerhalb von 2 Wochen Fieber, sehr starkes Krankheitsbild
  - Abszesse, bei Hustenanfällen dünnflüssiges, übel riechendes Sekret
- bei Aspirationspneumonie durch einen Fremdkörper:
  - deutlich eingeschränkte Atmung bis hin zum Atemstillstand
  - chronisch rezidivierende Aspiration (ständig leichter Husten, subfebrile bis febrile Temperaturen, eitriger Auswurf)



### Diagnostik

- anamnestisch: Risikofaktoren erfragen
- Auskultation bei toxischer Aspiration: Rasselgeräusche, Bronchialatmen
- Auskultation und Perkussion bei bakterieller Pneumonie: typische Befunde
- deutliche Atemnot bei Patienten, die einen Fremdkörper eingeatmet haben:
  - Ringen nach Luft, aufrechte Körperhaltung
  - inspiratorische Einziehungen zwischen den Rippen
- häufig starke Vermehrung der weißen Blutkörperchen (Leukozytose > 20/nl)

- Röntgen-Thorax (ggf. sind Fremdkörper sichtbar)
- Bronchoskopie zur Fremdkörperlokalisation und -entfernung

#### Therapie

- Fremdkörper so schnell wie möglich mittels Bronchoskop entfernen
- bei toxischer Aspiration:
  - Kortikosteroide per Inhalation oder intravenöse Applikation
  - bei schweren Schleimhautschäden Antibiotikagabe
  - bei drohendem Lungenödem frühzeitig maschinelle Beatmung
- bei Aspiration mit bakterieller Kontamination:
  - mindestens 2 Wochen Antibiotikagabe, Absaugen der Bronchien

### 13.4.2 Pflegemaßnahmen

Die Pflege konzentriert sich auf Maßnahmen zur Pneumonie- und Aspirationsprophylaxe (Kap. 9.2) sowie auf Maßnahmen bei bestehender Pneumonie. Neben der pflegerischen Therapieunterstützung umfassen diese Folgendes.

#### Komplikationen frühzeitig erkennen

- Lungenabszess, Pleura-Empyem, Pleuraerguss, septischer Schock=SIRS
- hochgradige respiratorische Insuffizienz (ARDS), Herz-/Kreislauf-Versagen
- akutes Nierenversagen besonders bei älteren exsikkierten Patienten
- Antibiotika-Nebenwirkungen (z.B. Allergie, pseudomembranöse Kolitis)

#### Atmung unterstützen

- Beeinflussung der Thoraxschmerzen durch vom Arzt angeordnete Analgetika
- Unterstützung des Hustens, um das Sputum abzuhusten
- Analgetikagabe bei Pleuraschmerzen, Atemgymnastik
- Mobilisation, wenn Entfieberung und Kreislaufstabilisierung erreicht ist
- atemerleichternde Lagerung, kurzfristig frische Luft ohne Zugluft
- Antitussivagabe bei quälendem, trockenem Husten
- Inhalation von sekretolytischen und bronchodilatatorischen Medikamenten
- Zufuhr von befeuchtetem Sauerstoff auf ärztliche Anordnung

#### Unterstützung bei der Selbstpflege

Liegt ein schweres Krankheitsbild vor, ist die Selbstpflege des Menschen stark eingeschränkt. Hier ist unterstützende Körperpflege zur Minderung der Einschränkungen erforderlich. Je nach Temperatur- und Kreislaufverhältnissen sind wärmereduzierende äußere Anwendungen (z.B. Wadenwickel) angebracht.

## 13.5 Lungenembolie

### 13.5.1 Grundlagen

> ! **Definition:** Bei einer **Lungenembolie** wird eine Lungenarterie durch Fremdmaterial verstopft. Der Embolus besteht am häufigsten aus einem Blutgerinnsel, das mit dem Blut verschleppt wurde (Thrombus, Abb. 13.3), seltener aus Fett, Luft, Fruchtwasser oder Fremdkörpern.

#### Ursachen

- Oft hat sich der Embolus bei einer Thrombose der tiefen Beinvenen gelöst.
- Seltener stammt er aus dem rechten Herzen oder aus der oberen Hohlvene.

- Risikofaktoren für eine Thrombose sind:
  - Rauchen, Übergewicht (Adipositas), Östrogenbehandlung (Pille)
  - Tumorerkrankungen, Herzinsuffizienz, Gerinnungsstörungen
  - Bettlägerigkeit, langes Sitzen mit abgeknickten Beinen, z. B. Langstreckenflüge
- Der Thrombus kann sich beim morgendlichen Aufstehen, beim Stuhlgang oder körperlicher Anstrengung lösen und wird mit dem Blut verschleppt.

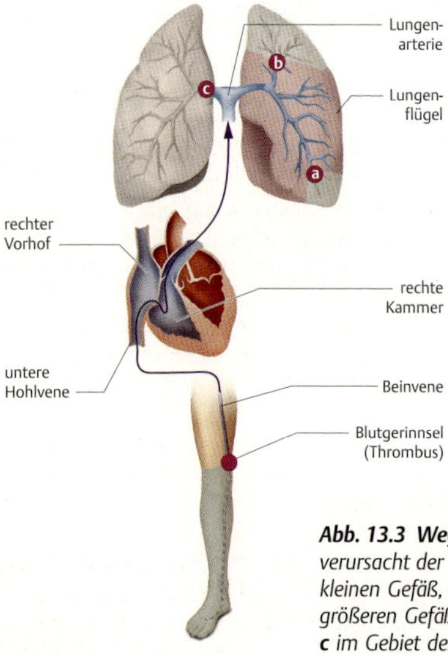


***Abb. 13.3 Weg des Thrombus.*** *In den Lungen verursacht der Thrombus eine Embolie **a** in einem kleinen Gefäß, evtl. stummer Verlauf, **b** in einem größeren Gefäß mit schweren Krankheitszeichen, **c** im Gebiet des Hilus mit sofortigen Tod.*

## Symptome

- plötzliche Luftnot (Dyspnoe), erhöhte Atemfrequenz, schneller Herzschlag
- Schmerzen im Thorax, Angst und ein Beklemmungsgefühl
- ggf. Husten, mit blutigem Auswurf oder ohne
- Kreislaufschock äußert sich durch:
  - Schweißausbrüche, Herzrasen, Bewusstlosigkeit
- bei vorausgegangener Becken- und Beinvenenthrombose:
  - Schmerzen im Bein, Spannungsgefühl, Überwärmung

## Diagnostik

13

- anamnestisch Dyspnoe, Tachypnoe, Tachykardie, gestaute Halsvenen
- Blutgasanalyse: Sauerstoffpartialdruck ↑, Kohlenmonoxidpartialdruck ↓
- EKG, Echokardiografie, Computer- und Magnetresonanztomografie mit Angiografie, Perfusionsszintigrafie, Elektronenstrahltomografie
- Farbduplex-Sonografie oder Phlebografie

## Therapie

- Patient halbsitzend lagern, Sauerstoff über Nasensonde verabreichen
- Analgetika gegen die Schmerzen, ggf. ein leichtes Beruhigungsmittel
- Heparin, um weitere Embolien zu verhindern, bei Schock Dopamin

- Auflösung des Embolus mit Fibrinolysetherapie
- alternativ mit Rechtsherzkatheter den Embolus mit Ultraschall auflösen oder operative Entfernung, anschließend Marcumar für ca. ein halbes Jahr

### 13.5.2 Pflegemaßnahmen

Neben den oben beschriebenen Sofortmaßnahmen während des akuten Geschehens muss der Patient Bettruhe einhalten und bedarf zu seiner Entlastung einer Unterstützung bei der Selbstpflege sowie weit reichender intensivpflegerischer Maßnahmen.

#### Pflegemaßnahmen im weiteren Verlauf

**Pneumonieprophylaxe.** Der Patient sollte ein schonendes Atemtraining zur Pneumonieprophylaxe absolvieren. Vibrationsmassagen oder ein Abklopfen des Thorax sind kontraindiziert, da sich Thromben lösen können.

**Thromboseprophylaxe.** Die Maßnahmen dürfen erst dann durchgeführt werden, wenn bekannt ist, wo die Thromben entstanden sind. Keinesfalls darf der Patient durch eine zu frühe Mobilisation gefährdet werden, denn weitere Thromben könnten sich lösen.

**Obstipationsprophylaxe.** Blähende oder stopfende Speisen (z.B. schwarzer Tee, Schokolade, frisches Brot und Bananen) sind zu vermeiden. Der Patient darf beim Stuhlgang nicht pressen. Daher sollte eine Anordnung von Laxanzien durch den Arzt erwogen werden.

**Blutungsprophylaxe.** Der Patient wird über die Bedeutung seiner herabgesetzten Blutgerinnung informiert. Er muss sich vor Verletzungen und möglichen Gefahren schützen, z.B. die Zahnpflege mit einer weichen Zahnbürste durchführen und zur Rasur einen Elektrorasierer verwenden.

#### Gesundheitsberatung

Grundsätzlich gilt, dass nach einer überstandenen Lungenembolie die Gefahr einer Re-Embolie bleibt. Diese Gefahr schränkt den Patienten für einen Zeitraum von 6–12 Monaten ein. Er muss über gesundheitsfördernde Maßnahmen aufgeklärt und angeleitet werden. Ziel der Beratung ist es, dass der Patient unabhängiger in seiner Lebensgestaltung und aktiv an der Behandlung beteiligt wird. Beratungsaspekte bei Marcumarisierung sind:

1. Dosierung und Einnahmemodus: z.B. Wechselwirkungen beachten
2. Blutkontrollen: z.B. Schulung zur Selbstkontrolle, Gerinnungspass führen
3. Marcumarausweis: z.B. bei jedem Arztbesuch (Zahnarzt!) vorzeigen
4. Verletzungen vermeiden: z.B. „blaue Flecken“ beobachten

## 13.6 Lungenemphysem

### 13.6.1 Grundlagen



! **Definition:** Bei einem **Lungenemphysem** sind die Lufträume in der Lunge erweitert. Durch Zerstörung des Lungengewebes ist die Anzahl an Lungenbläschen vermindert, wodurch sich die Lufträume in der Lunge erweitern. Die Erweiterungen gehen nicht mehr zurück (sind irreversibel). Synonym: Lungenblähung

## Ursachen

- Altersemphysem im Verlauf des normalen Alterungsprozesses
- sekundäres Lungenemphysem als Komplikation bei chronisch obstruktiver Bronchitis
- Überdehnung von Lungenteilen, z.B. nach einer Lungen-OP (Narbenemphysem)
- Deformierungen des Thorax sowie Skoliose

## Symptome

- Patienten-Typ „pink puffer“ (Abb. 13.4a):
  - dünn und hager, starke Atemnot (Dyspnoe), trockener Reizhusten
- Patiententyp „blue bloater“ (Abb. 13.4b):
  - meist übergewichtig, bläuliche Verfärbung der Haut (Zyanose)
  - starker Husten, Auswurf, selten Dyspnoe
- bei ausgeprägten Emphysem: fassförmiger Thorax, verminderte Atemexkursion
- häufig Presslippenatmung (Aufeinanderpressen der Lippen beim Ausatmen)

***Abb. 13.4 Emphysemtypen. a*** *pink puffer,* ***b*** *blue bloater.*

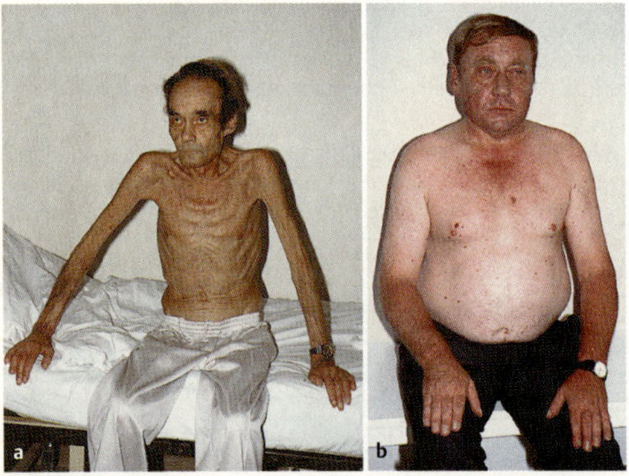


## Diagnostik

- anamnestisch: Vorgeschichte und Symptome
- bei Perkussion hypersonorer Klopfschall (wie Klopfen auf eine Schachtel)
- bei Auskultation abgeschwächtes Atemgeräusch, Herztöne leiser
- arterielle Blutgasanalyse:
  - Sauerstoffpartialdruck ↓, Kohlendioxidpartialdruck ↑
- Röntgen-Thorax:
  - tief stehende Zwerchfellkuppen, Röntgenbild dunkler als normal
  - verbreiterte Interkostalräume, Rippen verlaufen parallel
- Lungenfunktionsprüfung:
  - erhöhtes Gasvolumen, erhöhte totale Lungenkapazität
  - erniedrigte Einsekunden-Kapazität, erhöhter Widerstand der Atemwege

### 13.6.2 Therapie und Pflegemaßnahmen

- Das Fortschreiten des Emphysems soll verhindert werden durch:
  - Einstellen des Rauchens, Schaffung eines staubfreien Arbeitsplatzes
  - konsequentes Behandeln von Infekten der oberen Luftwege
  - Impfen des Patienten gegen Influenza und Pneumokokken
- Linderung der Symptome durch Atemgymnastik oder -techniken
- Behandlung der obstruktiven Ventilationsstörung nach Stufenschema mit inhalativen, kurz- oder langwirksamen Betamimetika oder Kortikoiden
- Oberlappenresektion, Lungentransplantation bei gravierender Störung
- Pflegemaßnahmen entsprechen denen bei chronisch obstruktiver Bronchitis, S.293.

## 13.7 Lungenödem

### 13.7.1 Grundlagen

**Definition:** Bei einem **Lungenödem** tritt Flüssigkeit aus den kleinen Lungengefäßen aus und sammelt sich in der Lunge.

#### Ursachen

1. Erkrankungen des Herzens (kardiales Lungenödem): Herzinfarkt, Myokarditis, Hypertone Krise, Herzrhythmusstörungen
2. andere Krankheiten (nichtkardiales Lungenödem): akutes Lungenversagen (bei Schock) Inhalation von toxischen Stoffen, Aspiration von Magensaft, chronische Niereninsuffizienz, Schäden am Gehirn

#### Symptome

- bei beginnendem Lungenödem: Tachypnoe, Dyspnoe, Husten
- mit zunehmendem Ödem:
  - verstärkte Luftnot, große Angst, Zyanose an Lippen und Fingernägeln
- weitere Symptome:
  - Patient sitzt aufrecht und stützt sich mit den Händen ab (Orthopnoe).
  - feucht-schweißige Haut, schaumiger Auswurf

#### Diagnostik

- anamnestisch: Dyspnoe, Husten und Tachypnoe
- Auskultation von mittel- bis grobblasigen feuchten Rasselgeräuschen
- Röntgen-Thorax, Echokardiografie

#### Therapie

- Sauerstoffgabe, Diazepam oder Opiate (Morphin) gegen Angst und Unruhe
- Intubation und Beatmung bei schwerem Sauerstoffmangel
- Nitroglyzerin und ein starkes Diuretikum bei kardialem Lungenödem
- hoch dosierte Glukokortikoide bei toxischem Lungenödem
- später Behandlung der entsprechenden Grundkrankheit

### 13.7.2 Pflegemaßnahmen

#### Sofortmaßnahmen

1. Arzt über Notruf verständigen
2. Patient zur Atemerleichterung in die sog. Herzbettlagerung bringen
3. hochdosiert Sauerstoff (10 l/Min.) über Maske verabreichen
4. Patienten beruhigen: kurz und prägnant infomieren, Sicherheit vermitteln
5. in kurzen Zeitabständen Blutdruck und Puls kontrollieren
6. Absauganlage und Notfallkoffer bereitstellen (zur Intubation und Beatmung)
7. Medikamente nach Anordnung richten, z.B. Morphine, Nitrate, Diuretika
8. Ziel der Sofortmaßnahmen: Gewährleistung des Sauerstoffbedarfs
9. Überwachung und Therapie des Patienten auf einer Intensivpflegestation

## 13.8 Bronchialkarzinom

### 13.8.1 Grundlagen

> **Definition:** Das **Bronchialkarzinom** ist ein bösartiger Tumor, der sich aus der Schleimhaut der Atemwege entwickelt. Synonym: Lungenkrebs

#### Einteilung

Nach histologischem Typ lt. Weltgesundheitsorganisation (WHO)

- kleinzelliges Bronchialkarzinom mit einer Häufigkeit von 15–20%
- nichtkleinzellige Bronchialkarzinome:
  - Plattenepithelkarzinom (30–40%)
  - Adenokarzinom (25–30%), großzelliges Karzinom (<10%)
  - andere seltene Tumoren

Nach der Ausdehnung und Ausbreitung im Körper

- Bronchialkarzinome werden wie viele andere Tumoren danach klassifiziert, ob
  - sie sich bereits in Nachbarorgane ausgebreitet haben,
  - bereits Lymphknoten befallen sind oder Fernmetastasen bestehen.
- nach den Regeln der UICC (International Union Against Cancer) und der TNM
- Anhand dieser Klassifikation wird das Bronchialkarzinom in Stadien eingeteilt, die für Therapie und Beurteilung der Heilungschancen wichtig sind.

#### Ursachen

- deutlich erhöhtes Risiko durch Rauchen (in über 80%), auch Passivrauchen
- weitere Ursachen:
  - krebserregende Stoffe am Arbeitsplatz wie Asbest oder Uran
  - Luftverschmutzung, Röntgenstrahlen

13

> **Merke:** Raucher haben ein 15-mal höheres Risiko an Bronchialkarzinom zu erkranken als Nichtraucher!

#### Symptome

- Husten, Auswurf, der blutig sein kann (Hämoptyse)
- ggf. Dyspnoe (Atemnot), ggf. Fieber, ggf. Schmerzen im Brustkorb

- Das Karzinom breitet sich schnell aus und beeinträchtigt die Funktion anderer Organe. Dies führt zu charakteristischen Symptomen:
  - verengte Pupille, herabhängendes Augenlid, eingesunkener Augapfel
  - Heiserkeit, Schluckprobleme, Gewichtsabnahme, gestaute Halsvenen
- Kleinzellige Bronchialkarzinome fallen zuerst durch ein paraneoplastisches Syndrom auf. Dies führt zu Erkrankungen des Hormonsystems, z.B.:
  - Cushing-Syndrom, Muskelerkrankungen, Gerinnungsstörungen

#### Diagnostik

- anamnestisch Fragen nach Rauchen oder Giften am Arbeitsplatz
- körperliche Untersuchung: o.g. Symptome, geschwollene Lymphknoten
- Blutbild, Leber- und Nierenwerte, Tumormarker (NSE, CYFRA 21-1)
- Röntgenbild des Brustkorbs zeigt evtl. deutlich größere Tumoren
- Ausdehnungsbestimmung durch CT und Magnetresonanztomografie
- Tumorklassifizierung durch Bronchoskopie mit Biopsie, ggf. histologische Probe mit einer Punktion durch die Brustwand
- weitere Untersuchungen:
  - Spiegelung des Mediastinums oder des Brustkorbs
  - Ultraschalluntersuchung der Speiseröhre (Endosonografie)
- um Fernmetastasen zu entdecken:
  - CT des Schädels, Ultraschall des Bauches, Skelettszintigrafie
  - ggf. Beckenkammbiopsie, Positronen-Emissions-Tomografie

> **Merke:** Jeder Husten, der trotz einer Therapie länger als 4 Wochen dauert, muss abgeklärt werden.

### 13.8.2 Therapie und Pflegemaßnahmen

- Eine kurative (heilende) Behandlung ist möglich.
- Bei den häufig weit fortgeschrittenen Tumoren wird jedoch nur palliativ therapiert, die weitere Ausbreitung des Karzinoms gebremst und symptomatisch behandelt.
- Sind die Atemwege durch das Karzinom verlegt, kann die Verengung mit einer Operation, durch Lasertherapie oder Bestrahlung wieder geöffnet werden.
- Neben der Unterstützung bei der Selbstpflege gilt es, pflegerische Maßnahmen bei therapiebedingten Nebenwirkung unter Bestrahlung und Chemotherapie durchzuführen (S. 311).

#### Kleinzelliges Bronchialkarzinom

- meist Chemotherapie (Kombinationstherapien), da der Tumor häufig schon so weit fortgeschritten ist, dass er nicht mehr operiert werden kann
- anschließend Bestrahlung; zusätzlich eine Bestrahlung des Schädels, um Hirnmetastasen zu verhindern
- zuerst OP und danach Chemo- und Strahlentherapie bei sehr kleinen Tumoren



#### Nichtkleinzelliges Bronchialkarzinom

- operative Entfernung von Lungensegment, -lappen oder -hälfte
- Chemotherapie anschließend an die OP bei größeren Tumoren
- Hinauszögern des Tumorwachstums mit verschiedenen Zytostatika und einer Bestrahlung bei Tumoren im fortgeschrittenen Stadium

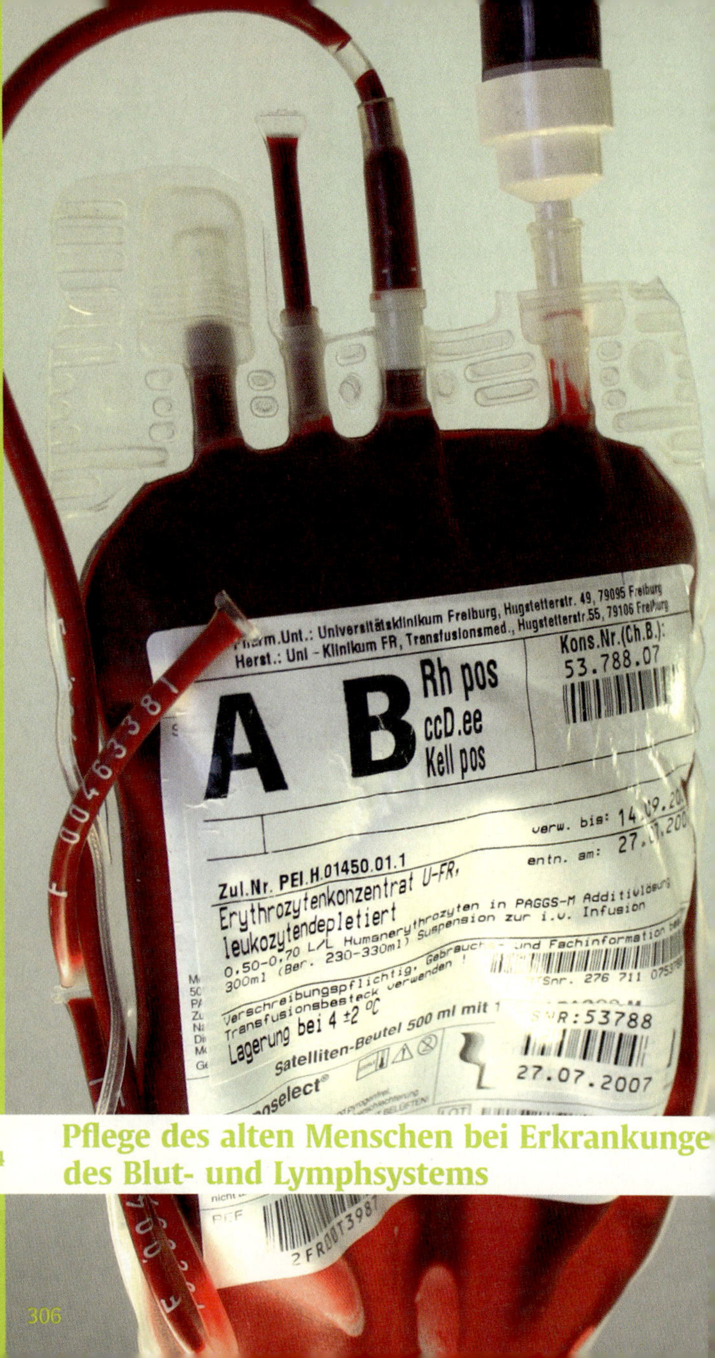


14

# Pflege des alten Menschen bei Erkrankungen des Blut- und Lymphsystems

# 14.1 Anämie

## 14.1.1 Grundlagen

**Definition:** Bei einer **Anämie** ist der Hämoglobinwert (roter Blutfarbstoff) erniedrigt, und zwar auf < 12 g/dl bei Frauen und auf <13,5 g/dl bei Männern. Synonym: Blutarmut

### Einteilung

Anämien lassen sich klassifizieren nach
- der zugrunde liegenden Ursache und
- dem Aussehen der Erythrozyten und dem Gehalt an Hämoglobin.
- Die Menge an Hämoglobin in einem Erythrozyt unterteilt Anämien in:
  - hypochrom („zu wenig Farbe")
  - normochrom („normale Farbe")
  - hyperchrom („zu viel Farbe")
- Das Volumen eines Erythrozyten (MCV) klassifiziert Anämien in:
  - mikrozytär („zu kleine Zellen")
  - normozytär („normal große Zellen")
  - makrozytär („zu große Zellen")

### Ursachen

- gestörte Neubildung im Knochenmark (aregenerative Anämie, Tab. 14.1)
- gesteigerter Verbrauch oder Abbau (regenerative Anämie, Tab. 14.1)

***Tab. 14.1*** *Einteilung der Anämien nach der zugrunde liegenden Krankheit.*

| Ursache | Krankheitsbild |
|---|---|
| **aregenerative Anämie** | |
| Störung der Stammzellen, aus der die Erythrozyten entstehen | ▪ aplastische Anämie |
| Verdrängung der Blut bildenden Zellen im Knochenmark | ▪ malignes Lymphom, multiples Myelom<br>▪ andere Tumoren, Leukämien, Fibrosen |
| Knochenmarkhyperplasie | ▪ myelodysplastisches Syndrom (MDS) |
| Mangel an Vitamin $B_{12}$ oder Folsäure | ▪ megaloblastäre Anämie |
| Mangel an Eisen | ▪ Eisenmangelanämie |
| Mangel an Erythropoetin (bei Niereninsuffizienz) | ▪ renale Anämie |
| Tumor | ▪ Tumoranämie |

*Tab. 14.1* (Fortsetzung)

| Ursache | Krankheitsbild |
|---|---|
| **regenerative Anämie** | |
| defekte Erythrozyten<br>■ defekte Zellwand (Membran) der Erythrozyten<br>■ defekte Enzyme in den Erythrozyten | ■ Kugelzellanämie, Ellipsozytose<br>■ Erythrozytenenzymopathien |
| defektes Hämoglobin (Hämoglobinopathien) | ■ Sichelzellkrankheit, Thalassämie |
| Störungen außerhalb der Erythrozyten | ■ durch Antikörper bedingte Anämie<br>■ durch Medikamente bedingte Anämie<br>■ durch Infektionen bedingte Anämie<br>■ Stoffwechselstörungen<br>■ Anämie durch physikalische oder chemische Schäden (z.B. Verbrennung, Schlangengift) |
| Blutungen | ■ Blutungsanämie |
| vermehrter Abbau der Erythrozyten in der Milz | ■ Hypersplenismus |

## Symptome

- werden durch den Sauerstoffmangel hervorgerufen
- sind u.a. abhängig vom Schweregrad der Anämie (Tab. 14.2)

***Tab. 14.2*** *Ursachen und Symptome der häufigsten Anämieformen*

| Ursachen | Symptome (zusätzlich zu allgemeinen Anämiesymptomen) |
|---|---|
| **Eisenmangelanämie (häufigste Anämie in Mitteleuropa)** | |
| ■ Verlust von Eisen mit dem Blut (übermäßige Regelblutung, Blutungen aus dem Darm)<br>■ ungenügende Aufnahme (Schwangere, Vegetarier/Veganer, Resorptionsstörungen) | ■ spröde Haare, brüchige Nägel, Rillenbildung in den Nägeln, Hohlnägel (Koilonychie, Aphthen, Rhagaden<br>■ Kopfschmerzen, Konzentrationsstörungen, leichte Erregbarkeit |
| **megaloblastäre Anämien** | |
| Folsäure-Mangel (wird wie Vit. B12 für die DNA-Bildung in den Blutzellen benötigt)<br>■ ungenügende Aufnahme (Alkoholiker, Zöliakie, Resorptionsstörungen)<br>■ erhöhter Verbrauch (Schwangere/Stillende, Tumoren, Dialyse)<br>■ Medikamente (Zytostatika, Antibiotika, Antiepileptika)<br>■ Vitamin $B_{12}$-Mangel<br>■ ungenügende Aufnahme (Vegetarier/Veganer, nach Gastrektomie oder Dünndarmresektion, Resorptionsstörungen, M. Crohn, Zöliakie) | ■ brennende Zunge, Geschmacksstörungen, Glossitis (Entzündung der Zunge) Diarrhö, Gewichtsverlust<br>■ nach mehreren Jahren neurologische Symptome: Parästhesien, Hyperästhesien (Gefühlsstörungen), Muskelschwäche, Gangstörungen, psychische Symptome |
| **renale Anämie** | |
| Mangel an Erythropoetin bei Niereninsuffizienz (Erythropoetin wird in der Niere gebildet) | ■ Café au lait-Farbe der Haut (Haut ist blass durch die Anämie und gelblich durch Giftstoffe, die die Niere nicht ausscheiden kann) |

*Tab. 14.2* (Fortsetzung)

| Ursachen | Symptome (zusätzlich zu allgemeinen Anämiesymptomen) |
|---|---|
| **hämolytische Anämien** | |
| Die Erythrozyten werden schneller und vermehrt abgebaut als normal (Hämolyse= Lebensdauer der Erythrozyten < 120 Tage).<br>▪ durch Störungen an den Erythrozyten (korpuskuläre hämolytische Anämien)<br>▪ durch Störungen außerhalb der Erythrozyten (extrakorpuskuläre hämolytische Anämien) | ▪ Ikterus (Gelbsucht), Splenomegalie (vergrößerte Milz)<br>▪ bei hämolytischer Krise: Fieber, Schüttelfrost, Ikterus, Schmerzen in Kopf, Bauch und Rücken, Hämoglobinurie (Blut im Urin) |
| **Infekt-/Tumoranämie** | |
| ▪ Bildung der Erythrozyten wird durch Zytokine (Interleukin-1) gehemmt<br>▪ Eisen kann nicht richtig verwertet werden (funktioneller Eisenmangel) | ▪ Symptome der Entzündung oder der Tumorerkrankung |

#### Diagnose

- Blässe der Haut und der Schleimhäute bei der Anamnese
- Blutausstrich und Untersuchung des Knochenmarks

#### Therapie

- **aregenerative Anämien:** Ersatz des fehlenden Substrats (z.B. Eisen); Behandlung der Krankheit, die die Blut bildenden Zellen verdrängt (z.B. Leukämie)
- **regenerative Anämien:** häufig keine Therapiemöglichkeit bei angeborener Störung der Erythrozyten- oder Hämoglobinbildung; Splenektomie (Entfernung der Milz) bewirkt, dass die verformten Erythrozyten nicht vorschnell abgebaut werden.
- Bei Anämien durch akute Blutungen wird das verlorene Blut mit Volumen und/ oder Bluttransfusionen ersetzt und zusätzlich die Blutungsquelle beseitigt.

### 14.1.2 Pflegemaßnahmen

Ältere Patienten mit Herz- Kreislauferkrankungen reagieren oft schon bei geringgradigen Anämien mit ausgeprägten Symptomen. Im Vordergrund steht die verminderte körperliche Leistungsfähigkeit. Bei zunehmender Anämie sind die Betroffenen ggf. unfähig, ihre alltäglichen Verrichtungen auszuüben. Liegt der Anämie ein Tumor zugrunde, kann die Tumorerschöpfung die Lebensqualität der Patienten erheblich einschränken. Symptome sind hier:

- Blässe, Tachykardie (Herzrasen), Kurzatmigkeit, Schwäche, Schwindel
- Kopfschmerzen, Müdigkeit (Fatigue), Antriebslosigkeit, Benommenheit
- orthostatische Störungen, Übelkeit, Sehstörungen (z.B. Flimmern)
- verminderte Leistungsfähigkeit, Sturzneigung, Entzündungszeichen

Aufgabe der Pflegenden ist es, den Patienten zu beobachten und das Aktivitätsspektrum den aufgetretenen Symptomen anzupassen. Ein Problembewusstsein muss bei allen an der Pflege Beteiligten geschaffen werden, da die Symptome der Anämie, insbesondere von Fatigue, häufig unterschätzt werden. Folgende Maßnahmen werden durchgeführt:

- über Symptome aufklären, Hilfestellungen geben, Aktivitäten auswählen
- für Erholungsphasen sorgen, langsam aufstehen, Mobilisation unterstützen
- Vitalzeichen kontrollieren, Hilfsmittelsituation anpassen
- genug Flüssigkeit zuführen; Wohnraum anpassen, um Stürze zu vermeiden

**Pflegeschwerpunkt:** Die subjektiven Empfindungen des Patienten (z.B. Müdigkeit, erreichte Belastungsgrenze) müssen in der Planung der Pflegemaßnahmen stets berücksichtigt werden.

# 14.2 Leukämie

## 14.2.1 Grundlagen

**Definition: Leukämie** ist eine unkontrollierte Vermehrung der Leukozyten im Knochenmark. Synonym: Blutkrebs

### Ursachen

- weitgehend unbekannt
- Benzol, Chemotherapeutika oder radioaktive Strahlung als Auslöser
- genetische Faktoren, z.B. Häufung bei Down-Syndrom

### Symptome

Die ersten Krankheitszeichen sind meist uncharakteristisch, die Patienten bemerken eine zunehmende Leistungsschwäche, Fieber und Nachtschweiß. Das Knochenmark ist so von Leukozyten übersät, dass es zu einer verminderten Bildung der übrigen Zellen kommt:

- Symptome einer Anämie (S. 308)
- erhöhte Blutungsneigung, erhöhte Infektanfälligkeit
- Splenomegalie (Milzvergrößerung), erhöhte Harnsäure, ggf. Gichtanfälle

### Diagnostik

Untersuchungen des Differenzialblutbildes mit Auszählung der einzelnen Zellformen sind wegweisend, endgültigen Aufschluss aber gibt die Knochenmarkpunktion.

### Therapie

#### Akute Leukämien

Die häufigste Krebserkrankung im Kindes- und Jugendalter ist die akute lymphatische Leukämie (ALL); sie ist im Erwachsenenalter seltener. Die akute myeloische Leukämie (AML) dagegen macht 80% aller Leukämiefälle im Erwachsenenalter aus.

Die Erkrankung beginnt akut und führt unbehandelt innerhalb von wenigen Monaten zum Tode. Dank Chemotherapie und einer Knochenmarktransplantation bei Rückfällen ist die akute Leukämie im Kindes- und Jugendalter heute oft heilbar. Bei älteren Menschen ist die Prognose dagegen eher ungünstig.

#### Chronische Leukämien

**Formen.**

- chronisch myeloische Leukämie (CML) betrifft die mittleren Lebensjahre
- chronisch lymphatische Leukämie (CLL) betrifft das höhere Lebensalter



**Symptome.**

- schleichender Beginn mit unspezifischen Symptomen; oft Zufallsbefund
- Leitsymptom bei der CLL: schmerzlose Lymphknotenschwellungen
- Leitsymptom bei der CML: typische massive Splenomegalie

**Therapie.**
- CML ist durch eine Knochenmarktransplantation heilbar.
- CLL ist nicht heilbar; bei starken Beschwerden erfolgt Chemotherapie

### 14.2.2 Pflegemaßnahmen

Die zur Therapie eingesetzten Zytostatika (bzw. die Strahlentherapie) können unerwünschte Nebenwirkungen hervorrufen. Daher beziehen sich die hier dargestellten Pflegemaßnahmen auf die spezielle Unterstützung bei den häufigsten therapiebedingten Nebenwirkungen.

#### Therapiebedingtes Erbrechen

Beim chemotherapiebedingten Erbrechen laufen verschiedene Vorgänge zu unterschiedlichen Zeiten ab. Man unterscheidet:
- **akutes Erbrechen**: innerhalb der ersten 24 Std. nach der Chemotherapie
- **verzögertes Erbrechen**: ca. 2–4 Tage nach der Chemotherapie
- **antizipatorisches Erbrechen**: psychisch bedingtes, erlerntes Erbrechen nach der 1. Therapie (Auslöser sind Situationen, die an die Therapie erinnern)

##### Maßnahmen

- Information zu Zusammenhängen, Ursachen, Behandlungsmöglichkeiten und Umgang mit Übelkeit und Erbrechen zur Reduktion von Verunsicherung und Angst
- Unterstützung der medikamentösen Therapie mit Antiemetika
- Förderung des allgemeinen Wohlbefinden des Betroffenen
- Unterstützung beim Erbrechen und Gabe von Empfehlungen zur Ernährung

> **Merke:** Antiemetika müssen prophylaktisch vor Beginn einer Chemotherapie verabreicht werden – und nicht erst, wenn der Patient während der Zytostatikagabe bereits Übelkeit verspürt oder erbricht.

#### Therapiebedingter Haarausfall

Der Haarausfall ist eine häufige Nebenwirkung der medikamentösen Tumortherapie, seltener der Strahlentherapie. Es ist wichtig, dass der Betroffene genügend Zeit hat, sich auf die körperliche Veränderung einzustellen und die Möglichkeit bekommt, sich frühzeitig um einen Haarersatz zu kümmern. Die Pflegenden informieren den Patienten darüber, dass
- das Haar langsam oder büschelweise ausfallen kann,
- alle Körperhaare betroffen sein können und
- das neue Haar oft anders nachwächst (Farbe, Beschaffenheit).

##### Empfehlungen an den Patienten

- pflegeleichter Schnitt, Perücke beantragen, Kopfbedeckungen besorgen
- Haar trocken tupfen, nicht fönen; milde Shampoos und weiche Bürsten
- Kopfhaut vor Kälte, Hitze und direkter Sonnenbestrahlung schützen
- Kopfhaut bei Bestrahlung geschmeidig halten (Hailo F, Panthenolsalbe)
- bei Verlust von Augenwimpern Sonnenbrille tragen

## Therapiebedingte Mukositis

Zytostatika und Strahlen hemmen durch die direkte Schädigung der Basalzellen die Regeneration und führen zu den typischen Charakteristika einer Entzündung, der sog. Mukositis (lat. mucus=Schleim). Hier bestehen folgende Symptome und Risiken:

- dünne und verletzungsanfällige Schleimhaut mit schmerzhaften Beeinträchtigungen in Mund, Rachen, Speiseröhre, Magen und Darm
- erschwerte Nahrungsaufnahme, ggf. dann parenterale Ernährung
- lebensbedrohliche Infektionen durch eindringende Bakterien und Viren
- Mundtrockenheit mit schmerzhaften Einrissen, Nährstoff- und Wasserverlust
- Diarrhöen als Folge einer Schleimhautschädigung

### Angepasste Mundpflege

Die Auswirkungen einer Mukositis machen eine sorgfältige Prophylaxe von Entzündungen im Mund- und Rachenraum erforderlich. Eine wichtige Aufgabe der Pflegenden ist es, den Patienten zur Mundpflege zu motivieren oder ihn ggf. dabei zu unterstützen. Wenn Beschwerden auftreten oder zunehmen, müssen die pflegerischen Interventionen wie folgt angepasst werden:

- Mundspülhäufigkeit steigern (6–8-mal pro Tag), Stomatitislösung benutzen
- kein Zähneputzen bei Blutungen, Speisen anpassen (z.B. Puddings usw.)
- gezielte Schmerzeinschätzung und Schmerzmedikation

**Pflegeschwerpunkt:** Das oberste Ziel ist, die enterale Nahrungs- und Flüssigkeitsaufnahme so lange es geht zu erhalten, da Essen und Trinken zu den wichtigsten Reinigungsmechanismen des Mund- und Rachenraumes zählen.

## Therapiebedingte Diarrhö

Von einer medikamentösen Tumortherapie oder einer Strahlentherapie im Abdominal- und Beckenbereich ist nicht nur die Mundschleimhaut betroffen, sondern auch die (gastro)intestinale Schleimhaut. Daher reagieren Patienten häufig mit starken Durchfällen (Diarrhöen), verbunden mit Nekrosen und Ulzerationen, entzündlichen Prozessen und Resorptionsstörungen. Pflegemaßnahmen sind:

- Patienten und Angehörige über zu erwartende Diarrhö informieren
- Patientenbeobachtung: z.B. auf Krämpfe, Zustand der Haut im Analbereich
- ausreichende Flüssigkeits- und Elektrolytzufuhr
- sanfte Analhygiene: z.B. Wundprophylaxe mit fetthaltigen Salben
- angepasste Ernährung: z.B. leicht, fett-, milchzucker- und ballaststoffarm
- Medikamentengabe nach Anordnung

## Therapiebedingte Blutbildungsstörungen

Im Rahmen zytostatischer Chemotherapien kommt es häufig zur Einschränkung der Knochenmarkfunktion und dadurch zu einer Beeinflussung des peripheren Blutbildes. Die Folgen sind:

- Leukozytopenie (verminderte Leukozytenzahl mit erhöhter Infektionsgefahr)
- Thrombozytopenie (verminderte Thrombozytenzahl mit erhöhter Blutungsgefahr)
- Anämie

### Leukozytopenie

Hier können klinische Symptome wie Müdigkeit, Schwäche und Schweißausbrüche bereits ohne Beteiligung einer Infektion auftreten.

**Risiken.**

- erhöhtes Risiko für bakterielle Infektionen, oft durch körpereigene Erreger
- erhöhtes Risiko für nosokomiale Infektionen (Krankenhausinfektionen)
- erhöhtes Risiko für eine Sepsis, d.h., eine Allgemeininfektion, die sich über das Blut in alle Organe verteilen kann

**Pflegerische Maßnahmen.**

- Infektionsprophylaxe, z.B. durch konsequente Händedesinfektion vor jedem Kontakt, Sprüh- und Wischdesinfektion im Zimmer usw.
- Früherkennung von Infektionen, z.B. Inspektion von Haut- und Schleimhaut sowie Kathetereintrittstellen, Kontrolle der Körpertemperatur usw.

### Thrombozytopenie

Höchste Priorität hat die sorgfältige Beobachtung des Patienten hinsichtlich auftretender Blutungen und Blutungsanzeichen (z.B. Tachykardie und Hypotonie) und die Blutungsprophylaxe. Blutungen erfordern eine schnelle Reaktion, um mögliche Komplikationen zu verhindern.

**Maßnahmen bei auftretenden Blutungen.**

- bei Nasenbluten: Coldpack in den Nacken, Kopf nach vorne, Nasenflügel zusammendrücken, Nasentropfen verabreichen, ggf. Nasentamponade
- bei Blutungen im Magen-Darm-Trakt: Symptome (z.B. Teerstuhl, blutiges Erbrechen) beachten, Vitalzeichenkontrolle, verordnete Medikamente verabreichen
- bei Hautblutungen: Druckverband bei stark blutenden Wunden, Coldpacks verwenden

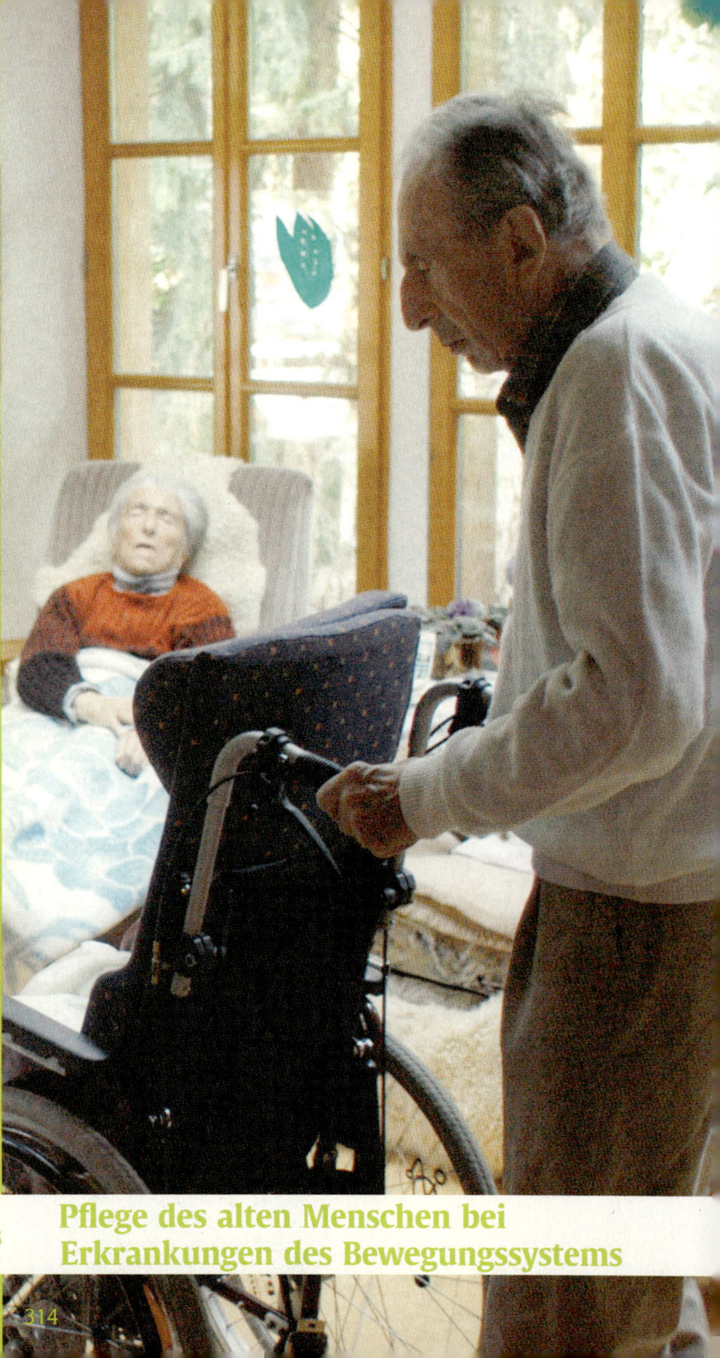

15

# Pflege des alten Menschen bei Erkrankungen des Bewegungssystems

# 15.1 Osteoporose

## 15.1.1 Grundlagen

**Definition: Osteoporose** ist eine alle Knochen betreffende Skeletterkrankung mit Verlust an Knochensubstanz und erhöhter Knochenbruchgefahr. Synonym: Knochenschwund

### Häufigkeit und Ursachen

Osteoporose ist heute **die** Knochenkrankheit der westlichen Welt. Betroffen sind ca. 7 Mio. Menschen in Deutschland, also mehr als jede 3. Frau über 60.

- primäre Osteoporose (Ursache ist nicht vollständig geklärt):
  - postmenopausale Osteoporose: Mangel an Östrogen (weibliches Geschlechtshormon) führt dazu, dass die Knochenmasse abnimmt.
  - senile Osteoporose (ab dem 70. Lebensjahr): bedingt durch den normalen, schleichenden Knochenabbau im Alter.
- sekundäre Osteoporose:
  - langfristige hochdosierte Kortisontherapie, Hyperthyreose
  - längere Bettlägerigkeit, Gipsbehandlung oder Lähmungen
  - langjährige Nierenerkrankungen mit übermäßiger Kalziumausscheidung
  - langjährige Erkrankungen des Pankreas (Bauchspeicheldrüse) oder des Darmes (z.B. Morbus Crohn oder Colitis ulcerosa)

### Risikofaktoren

- Geschlecht: Osteoporose ist besonders eine Erkrankung der älteren Frau.
- Vererbung: Bei Osteoporose in der Familie besteht ein erhöhtes Risiko.
- ethnische Zugehörigkeit: Osteoporose tritt bei weißen Frauen häufiger auf.
- Körperbau: Schlanke und grazile Menschen sind häufiger betroffen.
- kalziumarme Kost oder eine Milchunverträglichkeit
- Bewegungsmangel, z.B. rein sitzende Tätigkeit
- Genussmittel: Rauchen und chronischer Alkoholgenuss

### Symptome

- erst nach Jahren akute und vor allem chronische Rückenschmerzen
- verformte Wirbelsäule mit Fehlhaltung, Muskelverspannung, Dauerschmerzen
- Bewegungseinschränkung mit verstärktem Knochenabbau
- zunehmende Krümmung der Brustwirbelsäule („Buckel", Abb. 15.1a)
- abnehmende Körpergröße (bis zu 20 cm) durch Verformung der Wirbelkörper
- Verlust der Taille („kein Rock passt mehr") durch Vorwölbung des Bauchs
- Verschiebung der Hautfalten: „Tannenbaumphänomen" (Abb. 15.1b)

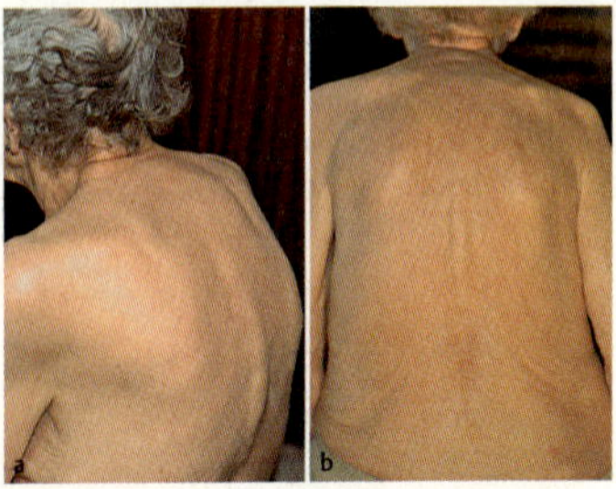


***Abb. 15.1 Körperliche Veränderungen infolge von Osteoporose.***
***a*** *typische Haltungsänderung,*
***b*** *Die Haut legt sich entlang der Wirbelsäule in Falten.*

## Diagnostik

- Röntgen: starke Krümmung der Brustwirbelsäule, Veränderung einzelner Wirbel
- Osteodensitometrie (Knochendichtemessung)

## Therapie

1. Basismedikamente zur Verhinderung einer Osteoporose:
   - **Kalzium** fördert die Knochenmasse und die Knochenfestigkeit, Zufuhr über die Nahrung oder in Tablettenform (z.B. Calcium Sandoz)
   - **Vitamin D** fördert die Aufnahme von Kalzium aus dem Darm.
   - **Östrogene** verhindern die postmenopausale Osteoporose. Strenge Indikationsstellung, da das Risiko eines Gebärmutterkrebses besteht!
2. Medikamente, die in den Knochenstoffwechsel eingreifen:
   - **Bisphosphonate** (z.B. Actonel, Fosamax) hemmen den Knochenabbau, regen die Knochenneubildung an und erhöhen die Knochendichte.
   - **Kalzitonin** (z.B. Karil-Injektion oder als Nasenspray) kann den Knochenverlust aufhalten und wirkt schmerzstillend.
   - **Fluoride** steigern die Knochenneubildung; nur in Kombination mit Kalzium.
   - **Raloxifen** (z.B. Evista) hemmt den Knochenabbau in den Wechseljahren.
   - **Teriparatid** (z.B. Forsteo zur s.c.-Injektion) fördert den Knochenaufbau.
3. unterstützende Medikamente und Maßnahmen:
   - **Schmerzlinderung** mit Analgetika bei ausgeprägter Osteoporose
   - **Krankengymnastik** um einer Bewegungseinschränkung vorzubeugen
   - **lokale Behandlung**: Wärme, Massagen oder Elektrotherapie

**Merke:** Die körpereigene Bildung von Vitamin D mithilfe von Sonnenlicht funktioniert im Winter, bei älteren und immobilen Menschen nicht. Daher ist hier die Zufuhr in Tablettenform empfohlen (z.B. Vigantoletten).

## Komplikationen

- Knochenbrüche, z.B. an Wirbelkörpern, Oberschenkelhals und Schulter
- Frakturen, oft schon bei kleinen Unfällen oder auch spontan (ohne Anlass)

**Praxistipp:** Tipps für den Alltag zur Entlastung der Wirbelsäule:

- Fahrradfahren: Lenker so hoch stellen, dass man aufrecht sitzt
- Schuhe mit weicher Sohle tragen, bei Übergewicht abnehmen
- langes Stehen und Sitzen vermeiden, möglichst viel laufen
- Heben schwerer Lasten vermeiden; besser fahrbare Geräte nutzen

### 15.1.2 Pflegemaßnahmen

Alle pflegerischen Maßnahmen orientieren sich am Zustand des Patienten und am Ausmaß der Einschränkungen. Eine stationäre Aufnahme einer Osteoporosepatientin erfolgt meist nach einem Sturz mit entsprechenden Verletzungen oder zur Einleitung einer Schmerztherapie bei chronischen Schmerzen. Für die Altenpflege stehen folgende Schwerpunkte im Vordergrund:

- Überwachung der medikamentösen Therapie
- Unterstützung der Schmerztherapie (s.a. S. 458)
- Unterstützung bei der Selbstpflege
- Senkung des Sturzrisikos (Kap. 9.4), Anpassung des Wohnumfelds (Kap. 7)
- Gesundheitsberatung

### Überwachung der medikamentösen Therapie

**Östrogene und Calcitonine.** Bei der Behandlung mit Östrogenen bestehen folgende Risiken:

- erhöhte Thrombosegefahr (S. 286), Bluthochdruck (S. 275)

Die subkutane Verabreichung von Calcitonin als Injektionslösung ist oft von Übelkeit und Erbrechen begleitet. Die meisten Patienten vertragen den Wirkstoff als Nasenspray besser.

**Biphosphonate und Vitamin D.** Diese Medikamente sollten nicht mit Nahrungsmitteln oder Getränken mit hohem Kalziumgehalt (z. B. Milchprodukte) eingenommen werden. Sie heben sich gegenseitig auf und verhindern so die Aufnahme des Wirkstoffs.

> **Praxistipp:** Aufgelöste Kalziumbrausetablette langsam über den Tag verteilt trinken, sonst ist die Resorption (Aufnahme) vermindert!

### Unterstützung der Schmerztherapie

- schmerzlindernde 90°-Stufenlagerung bei Rückenschmerzen
- Wärme (z. B. Wärmflasche) fördert die Durchblutung, lockert die Muskulatur.
- Kälte (z. B. Kältepack) wirkt antientzündlich und schmerzlindernd.

### Unterstützung bei der Selbstpflege

Vor allem nach einem Sturz kann der Patient Hilfe bei der Selbstpflege benötigen. Dabei ist darauf zu achten, dass die vorhandene Mobilität erhalten bleibt und der Patient zur Selbstständigkeit motiviert wird. Besonders ältere Patienten scheuen z. B. aus Sorge vor einem neuen Sturz ausreichende Bewegungen.

> **Pflegeschwerpunkt:** Er liegt bei der Osteoporose auf der aktivierenden Pflege. Gleichzeitig erhält der Patient sorgsame pflegerische Unterstützung, wo Schmerzen auftreten oder unter Belastung verschlimmert würden, z. B. beim Waschen der Beine oder beim An- und Ausziehen.

### Gesundheitsberatung

#### Verhaltensregeln zur Knochenschonung

Der Patient wird zu knochenschonenden Bewegungsabläufen angeleitet, bei denen ruckartige Bewegungen oder Bücken vermieden werden. Eine knochenschonende Technik vom Aufstehen aus dem Bett zeigt Abb. 15.2.

***Abb. 15.2 Knochenschonende Aufstehtechnik. a*** *„En-bloc-Drehen“ von Oberkörper und Becken, um die Rotation der Wirbelsäule beim Aufstehen gering zu halten.* ***b*** *Entlastung der Wirbelsäule und Rückenmuskulatur durch Abgeben des Oberkörpergewichtes über den rechten Arm auf das Bett.* ***c*** *Langsames rückenschonendes Aufrichten des Oberkörpers durch Abstützen der Hände an der Bettkante.*

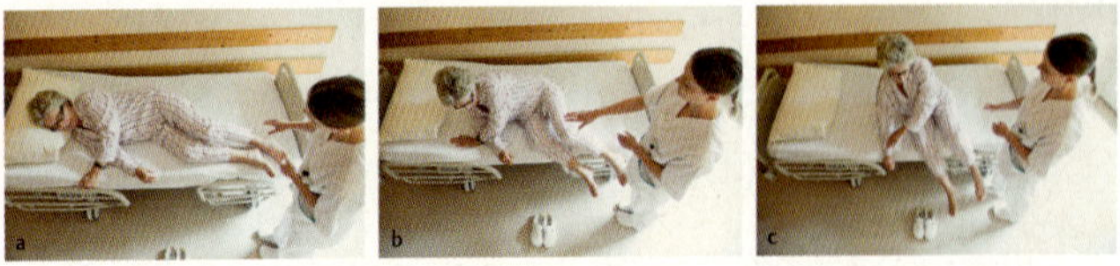

15

Förderung körperlicher Aktivität

Eine ausreichende körperliche Belastung ist zum Erhalt der Knochenfestigkeit erforderlich. Daher ist eine krankengymnastische Behandlung sowohl in der Therapie als auch in der Prophylaxe der Osteoporose sinnvoll. Der Patient kann aktiv dazu beitragen, dem Knochenabbau entgegenzuwirken und damit das Risiko für Knochenbrüche zu senken, z.B. durch:

- regelmäßige Aufenthalte im Freien (10 Min. reichen schon aus!)
- Gymnastik, Schwimmen, Wandern, leichte körperliche Arbeiten
- Bewegungsübungen, isometrische Spannungsübungen (z.B. Halteübungen)

**Merke:** Bewegung und die damit verbundene Belastung sind für die Knochen der wichtigste Aufbaureiz, um eine Fraktur poröser Knochen zu verhindern. Knochenschonende Bewegungen reduzieren die Schmerzen, die sonst beim Bewegen auftreten.

Ernährungsberatung

- „saure Milchprodukte" (Buttermilch, Joghurt o.Ä.) und Seefisch (enthält viel Vitamin D) empfehlen
- Cola, Schokolade und Wurst vermeiden (Phosphate blockieren Kalzium)
- kalziumreiches und natriumarmes Mineralwasser verwenden
- auf „Kalziumräuber" verzichten: Rauchen, Koffein, viel Zucker, Bier und Wein

**Praxistipp:** Bereits ½ Liter Milch (2½ Gläser) und 50 g Hartkäse (ca. 2 Scheiben) decken den täglichen Kalziumbedarf. Im Alter zusätzlich Vitamin-D-Tabletten!

## 15.2 Morbus Bechterew

### 15.2.1 Grundlagen

**Definition:** Beim **Morbus Bechterew** sind die Wirbelgelenke und das Ileosakralgelenk chronisch entzündet. Die Erkrankung verläuft schmerzhaft, verursacht im Spätstadium einen ausgeprägten Rundrücken und ist nicht heilbar. Synonym: Spondylarthritis ankylosans

#### Ursachen

- Die Ursache ist unbekannt. Es werden genetische Faktoren vermutet, da
  - ein gewisses Erbrisiko vorliegt und
  - oft ein gewisses Merkmal (HLA B27) nachzuweisen ist.

#### Symptome

- Beginn:
  - nachts Schmerzen in der Lendenwirbelsäule, ausstrahlend in die Beine
  - Linderung der Schmerzen bei Bewegung, z.B. durch nächtliches Aufstehen
  - Erschütterungen der Wirbelsäule (Husten, Niesen) sind schmerzhaft.
- Verlauf:
  - fortschreitende Beweglichkeit der Wirbelsäule von unten nach oben
  - knöcherne Versteifung der Wirbelsäule („Bambusstabwirbelsäule")

  - Patient kann sich nicht mehr strecken, beugen, neigen oder drehen.
  - später ausgeprägte Kyphose, d.h. Rundrücken
- weitere Symptome:
  - eingeschränkte Atmung durch Abnahme der Thoraxbeweglichkeit
  - trippelnder Gang durch die eingeschränkte Beweglichkeit der Gelenke
  - oft Fersenschmerzen durch eine gereizte Achillessehne
  - Iritis (Regenbogenhautentzündung) oder Entzündung anderer Organe

#### Diagnostik

- Die Symptome sind meist unspezifisch und die Diagnose wird spät gestellt.
- im akuten Schub erhöhte Entzündungswerte; Erhöhung des HLA-B 27

### 15.2.2 Therapie und Pflegemaßnahmen

- tägliche krankengymnastische Übungen zur Besserung der Haltungsschäden
- unterstützend Medikamente zur Entzündungshemmung
- Aufrichtungsosteotomie (operative Aufrichtung der Wirbelsäule)
- Da der Morbus Bechterew zu den entzündlichen rheumatischen Erkrankungen gehört, gelten die gleichen Pflegemaßnahmen wie beim Rheuma (S. 325).

## 15.3 Subkapitale Humerusfraktur

### 15.3.1 Grundlagen

> **Definition:** Bei der **subkapitalen Humerusfraktur** bricht der Oberarmknochen unterhalb des Oberarmkopfes (subkapital). Sie ist eine der häufigsten Frakturen im Alter.

#### Ursachen und Symptome

- meist ein Sturz auf den ausgestreckten Arm oder Ellenbogen
- starke Schulter- oder Oberarmschmerzen
- deutliche Schwellung durch einen Bluterguss (tritt bei jeder Fraktur lokal auf)
- blau-rötliche Verfärbung des ganzen Arms durch die Verteilung des Hämatoms

#### Therapie

- meist Ruhigstellung des Bruches durch einen Verband
- bald krankengymnastische Übungen um eine Schultersteife zu verhindern
- bei erheblicher Fehlstellung operative Versorgung

#### Ruhigstellende Schulterverbände

- **Rucksackverband:** bei Klavikulafrakturen, gepolsterter Schlauchmull- oder Fertigverband wird wie ein Rucksackriemen angelegt und zieht die Schultern nach hinten (Abb. 15.3a).
- **Desaultverband:** stellt Schultergelenk und Oberarm ruhig, besteht aus schulterbreitem Schlauchmull- oder Fertigverband und wird mit Pflaster bzw. Klettverschlüssen fixiert. Der betroffene Arm ruht in gebeugter Stellung vor dem Körper (Abb. 15.3b).
- **Gilchristverband:** bei Oberarmschaftfrakturen oder Verletzungen im Bereich des Schultergürtels, Schlauchverband von 3–4-facher Armlänge oder Fertigverband mit Klettverschlüssen fixiert betroffenen Arm in gebeugter Stellung vor dem Oberkörper (Abb. 15.3c).

***Abb. 15.3 Ruhigstellung der Schulter.*** ***a*** *Rucksackverband,* ***b*** *Desaultverband,* ***c*** *Gilchristverband.*

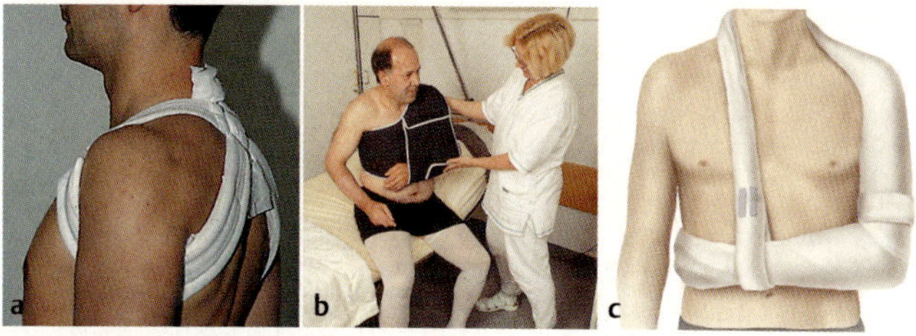

## 15.3.2 Pflegemaßnahmen

Die ruhigstellenden elastischen Verbände werden zunächst während der Behandlung nicht abgenommen. Um Schwellungen durch einen venösen Rückstau zu vermeiden, kann das betroffene Körperteil leicht hochgelagert werden. Der Stützverband schränkt die Bewegungsfreiheit des Patienten und damit auch seine Selbstständigkeit ein; hier benötigt er Unterstützung.

### Unterstützung bei der Selbstpflege

- entsprechend der fixierten Körperpartie unterstützen
- Gips trocken halten; Kunststoffstützverbände sind unempfindlich
- spezielle Plastikbeutel zum Verschließen des Verbandes beim Duschen verwenden

**Pflegschwerpunkt:** Er liegt hier u.a. auf der Intertrigoprophylaxe. Gefährdete Hautstellen (z.B. Achsel oder die Hautfalte unter der weiblichen Brust) müssen geschützt werden, z.B. durch Mullkompressen, evtl. Polsterwatte. Haut darf nicht auf Haut liegen!

# 15.4 Schenkelhalsfraktur und TEP

## 15.4.1 Grundlagen

**Definition:** Eine **Schenkelhalsfraktur** ist eine Fraktur im Bereich des Oberschenkelhalses. Frauen sind generell häufiger betroffen, weil es sich um eine typische Verletzung bei osteoporotisch veränderten Knochen handelt.

### Ursachen und Lokalisation

- meist ein Sturz auf die Hüfte
- verschiedene Formen, je nachdem, wo der Knochen gebrochen ist (Abb. 15.4a)
- pertrochantäre Frakturen werden auch zu den Femurfrakturen (Oberschenkelbrüchen) gezählt



### Symptome

- starke Schmerzen im Hüftgelenk, das nicht belastet werden kann
- typische Fehlstellung des betroffenen Beins (Abb. 15.4b)

***Abb. 15.4 Schenkelhalsfraktur.*** ***a*** *häufige Lokalisationen (nach Paetz u. Benzinger-König 2004),* ***b*** *typische Fehlstellung: das betroffene Bein ist verkürzt und nach außen gedreht.*

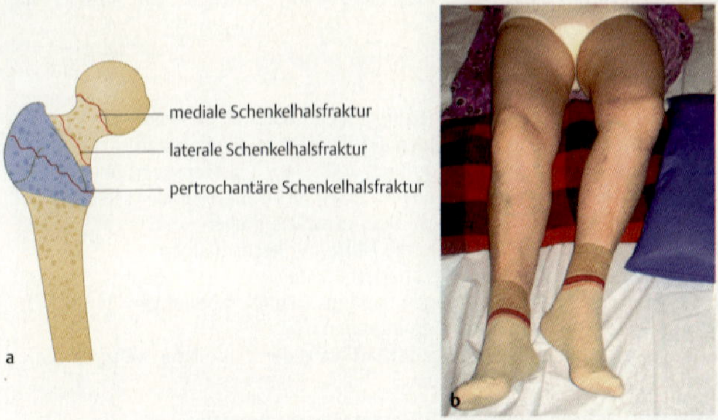


### Therapie

- meistens Operation, um die Folgen einer Immobilisation (Pneumonie, Dekubitus, Thrombose usw.) zu verhindern
- präoperativ Ruhigstellung durch eine Extension
- manchmal Fixierung der Fraktur durch eine Schraube
- sehr häufig Ersatz des gesamten Hüftgelenks durch eine Totalendoprothese (TEP), ein „künstliches Hüftgelenk“

### Hüftgelenks-TEP

**„Zementierte“ TEP.**

- Fixierung mittels einer Art Zement; sofortige postoperative Belastbarkeit
- Vorteil: Vermeidung längerer Immobilisation bei älteren Patienten
- Nachteil: Zement zerfällt; muss ggf. nach 10–15 Jahren ausgewechselt werden

**„Unzementierte TEP“.**

- Fixierung ohne Zement; keine postoperative Belastbarkeit für 6 Wochen
- Vorteil: länger haltbar

## 15.4.2 Pflegemaßnahmen

Nach der Implantation einer TEP wird das Bein im Krankenhaus zur Luxationsprophylaxe flach in einer Schiene oder auf ein Kissen gelagert, der Fuß liegt dabei gerade. In den ersten postoperativen Tagen leidet der Patient unter starken Schmerzen. Je nach Anordnung des Arztes erhält er Schmerzmittel oral. Meist wird eine frühzeitige Mobilisierung angestrebt.

Häufig schließt sich an die Krankenhausbehandlung eine Anschlussheilbehandlung (AHB) an. Das wesentliche Ziel ist die Verbesserung der Beweglichkeit, um die weitgehende Selbstständigkeit des Patienten zu erreichen und ihn zu rehabilitieren. Um den Erfolg des Osteosyntheseverfahrens sicherzustellen, gelten im weiteren Verlauf folgende Pflegeschwerpunkte:

- Luxationsprophylaxe (postoperativ bis zu 6 Monate lang zu beachten)
- zu Maßnahmen zur Wohnumfeldanpassung beraten

**Pflegeschwerpunkt:** Er liegt bei der Hüft-TEP in der Luxationsprophylaxe. Es besteht die Gefahr, dass der künstliche Hüftkopf aus der Hüftpfanne tritt (Luxation), da die Muskulatur noch nicht kräftig genug ist, um ausreichend Halt zu geben.

### Luxationsprophylaxe

- Bein nicht zur Mittellinie bewegen (im Liegen durch Kissen vermeiden)
- nicht in tiefen Sesseln oder Stühlen sitzen, nicht zu lange sitzen
- Sitzposition in 90°-Hüftbeugung durch Keilkissen, Toilettensitzerhöhung
- Stehstützhilfen benutzen, Beine beim Sitzen nicht übereinander schlagen
- im Stehen Beine nicht extrem ein- oder auswärts drehen
- beim Aufsetzen des Oberkörpers die Hüfte nur leicht beugen
- Drehen und Aufstehen über die operierte Seite
- feste, Halt gebende Schuhe tragen, anfangs Gehhilfen benutzen
- sturzprophylaktische Maßnahmen ergreifen
- Bewegungsübungen nach AHB zur Kräftigung der Muskulatur weiterführen
- kein schweres Heben und Tragen

### Zu Maßnahmen der Wohnumfeldanpassung beraten

Noch vor der Entlassung sollte der Patient mit den noch erforderlichen Hilfsmitteln wie Unterarmgehstützen, Toilettensitzerhöhung (Abb. 15.5) oder Rollstuhl und Toilettenstuhl versorgt werden. Die häusliche Situation muss in Gesprächen mit dem Patienten und seinen Angehörigen erfasst werden. Bestehen längerfristige Einschränkungen in der selbstständigen Versorgung, können vom Sozialdienst entsprechende Veränderungen in der Wohnung eingeleitet und ein ambulanter Pflegedienst engagiert werden.

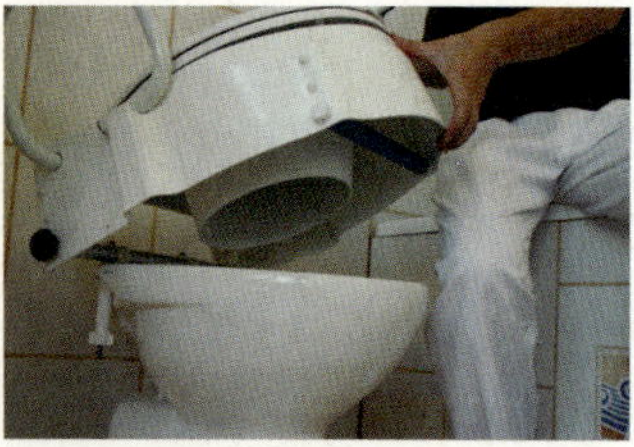

***Abb. 15.5 Toilettensitzerhöhung.*** *Sie erleichtert dem Patienten das Aufstehen und Hinsetzen auf die Toilette und verhindert eine zu starke Beugung des Hüftgelenks über 90°.*

# 15.5 Koxarthrose

## 15.5.1 Grundlagen

**Definition:** Die **Koxarthrose** ist eine Arthrose des Hüftgelenks. Eine **Arthrose** ist eine chronisch degenerative (durch Abnutzung entstandene) Erkrankung des Gelenkknorpels.

### Ursachen

- **Grundursache**: Ungleichgewicht zwischen Belastung und Belastungsfähigkeit des Gelenks mit schlechter Ernährung des Knorpels, Einrissen und Defekten
- **Alter**: Abnutzung an vielen Gelenken bereits ab 30. Lebensjahr

- **Überbelastung**, z.B. bei Übergewicht oder erhöhter Gelenkbelastung
- **Fehlbelastung**, z.B. bei angeborenen Gelenkfehlstellungen (wie O-Beinen)
- **Stoffwechselerkrankungen**, z.B. Ablagerungen bei Gicht
- **Verletzungen**, z.B. Frakturen, die in Fehlstellung verheilt sind

#### Symptome

- schleichende Schmerzen, unterschiedlich ausstrahlend (Abb. 15.6)
- zunehmende Bewegungseinschränkung des betroffenen Hüftgelenks
- häufig hinkender Gang zur Schmerzentlastung, Besserung nach den ersten Schritten (Anlaufschmerz)

#### Diagnostik

- Röntgenuntersuchung zum Erkennen der typischen Veränderungen
- Arthroskopie (Gelenkspiegelung) zur Erkennung des Knorpelschadens

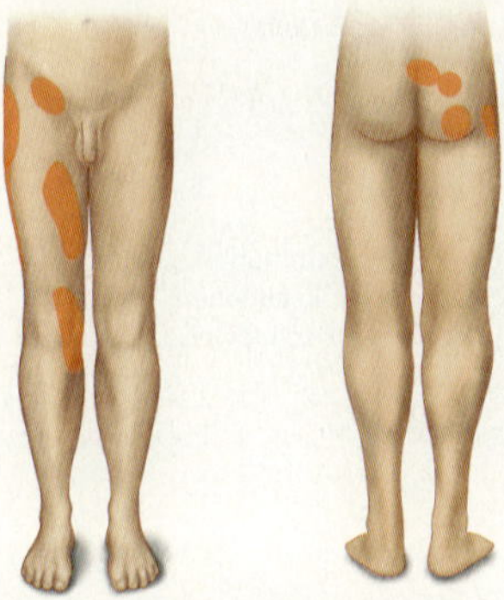

***Abb. 15.6** Schmerzlokalisation bei Koxarthrose.*

#### Therapie

- Schmerzlinderung und Erhaltung der Gelenkfunktion, Bewegungstherapie
- Gewichtsreduktion oder Gehhilfen zur Entlastung der Gelenke
- medikamentöse Therapie mit Analgetika (z.B. Paracetamol) bei chronischer Arthrose ohne Entzündungszeichen oder nichtsteroidalen Antirheumatika (NSAR)
- operative Maßnahmen:
  - Arthroskopie (Gelenkspiegelung): z.B. operative Knorpelglättung
  - Behandlung von Gelenkknorpeldefekten: z.B. Implantation von Knorpelzellen
  - Umstellungsosteotomie: Beseitigung einer Gelenkfehlstellung
  - Gelenkprothese: Implantation eines „künstlichen Gelenks" (TEP)

### 15.5.2 Pflegemaßnahmen

Die hier beschriebenen Pflegemaßnahmen beziehen sich auf die Unterstützung bei der konservativen Therapie bzw. die Prävention.

#### Hilfsmittel sinnvoll einsetzen

Meist kann das Hüftgelenk nicht ausreichend gebeugt werden, und das Setzen und das Aufstehen aus tiefen Sesseln oder von der Toilette bereitet Schwierigkeiten. Maßnahmen sind hier:

- Toilettensitzerhöhung (s. Abb. 15.5) sowie Haltegriffe anbringen
- Stühle in ausreichender Höhe auswählen bzw. Sitzfläche mit Kissen erhöhen
- Aufstehhilfe auf der Sitzfläche: Sie unterstützt den alten Menschen beim Hinsetzen und Aufstehen durch eine individuell einstellbare Gasdruckfeder.

### Kontrakturenprophylaxe

Es besteht die Gefahr der Beugekontraktur durch Schädigung des Gelenks und durch die Bewegungseinschränkung. Folgende Maßnahmen bieten sich an:

- prohylaktische Bewegungsübungen (S. 137)
- auf ausreichend harte Matratze achten, sodass der alte Mensch nicht darin versinkt und das Hüftgelenk ständig gebeugt ist
- in Rückenlage das betroffene Bein flach lagern
- Hüftgelenksstreckung, z.B. durch Bauchlage (Wird nur selten toleriert!)

### Arthroseprophylaxe

- Früherkennung/Besserung von Gelenkfehlstellungen, Normalgewicht anstreben
- einseitige Gelenkbelastung vermeiden (z.B. abwechselnd stehen und sitzen)
- regelmäßige körperliche Bewegung, z.B. Radfahren, Schwimmen

# 15.6 Rheumatoide Arthritis

## 15.6.1 Grundlagen

> **Definition: Rheumatoide Arthritis** ist eine Autoimmunerkrankung, die überwiegend Gelenke befällt und dort entzündliche Reaktionen hervorruft. Die Erkrankung beginnt meist schleichend und verläuft schubweise. Synonym: chronische Polyarthritis, Rheuma

### Ursachen

- Diese sind nicht genau bekannt.
- Vermutet wird eine angeborene Anfälligkeit (Nachweis des HLA-DR4-Gens zu 70%).
- anscheinend vorausgehende virale oder bakterielle Infektion:
  - Die Immunabwehr produziert vermehrt Entzündungszellen und – irrtümlicherweise – Antikörper (hier: Rheumafaktor).
  - Die Antikörper greifen das körpereigene Gewebe an und lösen eine Entzündungsreaktion aus.

### Symptome

- Morgensteifigkeit in den Gelenken, Bewegungsschmerz in den Fingern
- symmetrisches Auftreten der Gelenkentzündungen (z.B. beide Handgelenke)
- Schwäche, Müdigkeit, Appetitlosigkeit, Schwitzen, Temperaturerhöhung
- im Frühstadium: eingeschränkte Gelenkbeweglichkeit durch Schwellungen, Ergüsse und Schmerzen; Muskelabbau
- im Spätstadium: zerstörte und deformierte Gelenke, z.B. in Richtung Elle abgewinkelte Finger (Abb. 15.7)
- weitere häufige Symptome:
  - Sehnenscheiden- und Schleimbeuteltaschenentzündungen
  - sog. Rheumaknoten, selten Befall der großen Gelenke (Knie oder Hüfte)
  - selten Entzündung von Organen, z.B. Herzklappen, Gefäße, Augen

### Diagnostik

Die Diagnose gilt als gesichert, wenn mindestens vier der sieben Kategorien der ACR (American Society of Rheumatology) zutreffen, wobei die Kriterien 1–4 mindestens 6 Wochen bestehen sollten:

1. Morgensteifigkeit der Gelenke von mindestens einer Stunde Dauer
2. Arthritis in drei oder mehr Gelenken: Weichteilschwellung und Erguss
3. Arthritis von Hand- und Fingergelenken: Schmerz und Weichteilschwellung
4. symmetrischer Befall desselben Gelenkbereiches beider Körperhälften
5. Rheumaknoten: subkutane Knoten über Knochenvorsprüngen
6. Rheumafaktornachweis im Serum
7. typische Röntgenveränderungen der Hände: Osteoporose, Erosionen

- im Labor erhöhte Entzündungsparameter, meist Nachweis von Rheumafaktor
- Radiologie: gelenknahe Osteoporose, später Knorpel- und Gelenkzerstörung
- Szintigrafie kann die Erkrankung bereits im Frühstadium diagnostizieren

#### Therapie

- schmerzlindernde Kälte und Krankengymnastik
- medikamentöse Therapie:
  - Basismedikamente, sog. langwirksame Antirheumatika (z.B. MTX)
  - „kortisonfreie Entzündungshemmer" (NSAR) wie Voltaren oder Kortison
  - Antikörper gegen TNFα bei Nichtansprechen auf Basistherapie
- isometrische Bewegungsübungen und Bewegungsbäder
- Operation nur, wenn alle Behandlungsmöglichkeiten ausgeschöpft sind

***Abb. 15.7 Chronische Polyarthritis. a** rheumatisch deformierte Hände, **b** ausgeprägte Kapselschwellung.*

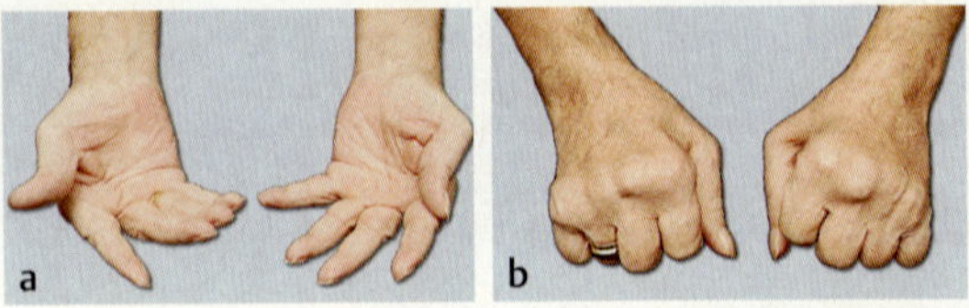


### 15.6.2 Pflegemaßnahmen

In einer Akutphase der Erkrankung ist eine umfassende Betreuung im Krankenhaus erforderlich. Ziel der weiteren Pflege bei rheumatischen Erkrankungen muss sein, die größtmögliche Unabhängigkeit der Patienten zu erhalten, zu erreichen oder wiederherzustellen, um so ein selbstbestimmtes Leben in der Gesellschaft zu ermöglichen.

#### Hilfsmittelsituation anpassen

Die weitgehend selbstständige Körperpflege und Aktivität im Alltag kann durch zahlreiche Hilfsmittel erleichtert werden. Eine Vielzahl von Alltagshilfen wird angeboten, z.B.:

- ergonomisch geformte Tassen oder Becher (S. 164), Schienen (Abb. 15.8)
- verdickte Griffe, z.B. bei Schreibgerät oder Essbesteck
- ergonomisch geformte Bürsten mit langem Stiel, spezielle Haarkämme
- spezielle Tür- bzw. Armaturengriffe, Toilettensitzerhöhung, Einstiegshilfen

#### Unterstützung bei der Selbstpflege

- **Kleidung**: z.B. Klett- oder Reißverschluss statt Knopfleiste, rutschfeste Schuhe
- **Hautpflege**: trockene, rissige und sehr dünne Haut (Folge der Kortisontherapie) mit alkalifreien Seifen und geeigneter Hautcreme pflegen, Haut sorgfältig, aber sanft abtrocknen
- **Nagelpflege**: fachgerechte Nagelpflege nur von einer ausgebildeten Fachkraft aufgrund von Deformierungen durch die Fehlstellung der Gelenke

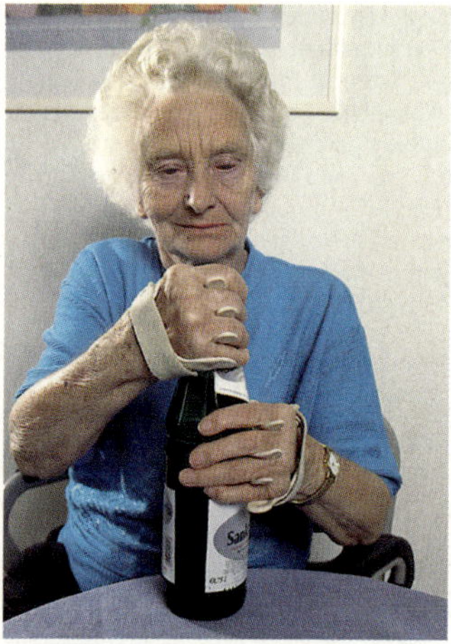

***Abb. 15.8 Hilfsmittel bei rheumatischer Erkrankung.*** *Mit Handschienen kann die Betroffene die Flasche selbstständig öffnen.*

- **Mobilisation** nach den Prinzipien der Gelenkunterstützung und -schonung:
  - Heben und Tragen vermeiden
  - beim Aufstehen aus dem Bett mechanische Belastungen vermeiden (S. 317)
  - pflegerische Lagerung als Teil der Gelenkunterstützung
  - geringere Schmerzbelastung durch reduzierte Gelenkbelastung

**Praxistipp:** Schlecht erreichbare Hautpartien, z. B. zwischen deformierten Fingern oder Zehen, lassen sich gut mit Watteträgern trocknen. Diese können evtl. auch mit einer Mullkompresse umwickelt werden.

**Merke:** Ein wichtiger Lernvorgang für den Patienten ist das Erkennen von Belastungsgrenzen. Bei Morgensteifigkeit der Gelenke soll er die Belastung langsam steigern. Mehrere kleine Belastungen über den Tag verteilt sind sinnvoller als wenige starke Belastungen.

## Ernährungsberatung

- ausreichend Nährstoffe, Vitamine, Antioxidanzien (z. B. Vitamin E), Spurenelemente und Kalzium zuführen
- Nahrungsmittel tierischer Herkunft einschränken, mehrere kleine Mahlzeiten
- ausreichend Flüssigkeit zur Vorbeugung einer Harnsäureablagerung
- Diabeteskost bei durch Kortisongaben hervorgerufenem Diabetes mellitus
- purinarme bzw. purinfreie Diät bei Hyperurikämie, unbedingt Alkohol meiden
- Medikamente jeweils in Verbindung mit einer Mahlzeit einnehmen:
  - Kortison gemäß physiologischem Produktionsrhythmus gegen 7.00 Uhr
  - NSAR nach dem Frühstück und einige Zeit vor dem Schlafengehen in Verbindung mit einer kleinen Mahlzeit (Refluxgefahr!)
  - säurebindende Magenmittel zwischen den Mahlzeiten und nie zusammen mit anderen Arzneimitteln

# Pflege des alten Menschen bei Erkrankungen des Verdauungssystems



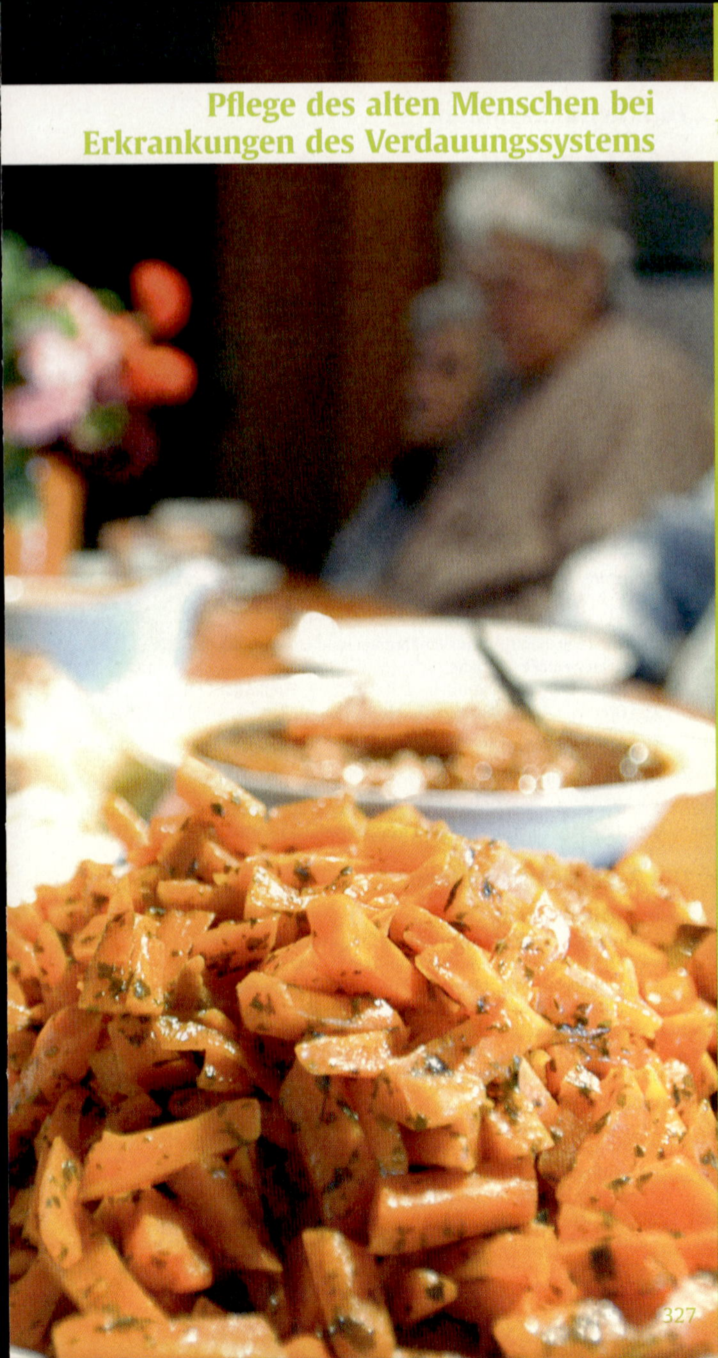

# 16.1 Refluxkrankheit

## 16.1.1 Grundlagen

**Definition:** Unter **Refluxkrankheit** versteht man die wiederkehrende Reizung der Speiseröhre durch aufsteigende Magensäure. Synonym: Refluxösophagitis

### Ursachen

- Störung des Verschlussmechanismus zwischen Speiseröhre und Magen
- alle Veränderungen oder Krankheiten, bei denen der Druck im Bauchraum erhöht ist, z.B. Schwangerschaft, starkes Übergewicht, Zwerchfellhernie
- andere Ursachen: psychische Belastungen, Stress, Alkoholgenuss, Nikotin

### Symptome und Diagnostik

- Sodbrennen, Schmerzen hinter dem Brustbein oder saures Aufstoßen
- zunehmende Beschwerden beim Bücken, flachen Liegen, nach dem Essen (nach reichhaltigen Mahlzeiten) und bei körperlicher Anstrengung
- nächtlicher Husten, chronische Heiserkeit, Reizung des Rachens
- Diagnostik: Magenspiegelung, um Schäden an der Speiseröhre auszuschließen

### Therapie

- Gesundheitsberatung zur Ernährungs- und Lebensumstellung (s.u.)
- medikamentöse Therapie:
  - Protonenpumpenhemmer (z.B. Pantozol), $H_2$-Blocker (z.B. Ranitidin)
  - Dopamin-Antagonisten (z.B. MCP-Tropfen), Antazida (z.B. Maaloxan)
- operativ: endoskopische Fundoplikation (Verengung des Mageneingangs)

### Komplikationen

- Refluxösophagitis, Schluckbeschwerden, Schleimhautdefekte mit Blutungen
- Barrettösophagus als Vorstufe des Speiseröhrenkrebses (Ösophaguskarzinom)

## 16.1.2 Pflegemaßnahmen

### Gesundheitsberatung

**Ernährungsempfehlungen zur Refluxprophylaxe.**

- Gewichtsreduktion, um Druck auf den Speiseröhrensphinkter zu reduzieren
- häufige kleine Mahlzeiten (6–7 pro Tag); auf opulente Mahlzeiten verzichten
- Einnahme der Mahlzeiten in sitzender Position; langsam essen, gut kauen
- auf Alkohol, Kaffee, Süßspeisen, scharfe Gewürze, säurehaltige Getränke und fette Speisen verzichten, denn sie fördern die Säureproduktion
- eiweißreiche Nahrungsmittel vorziehen (bewirken Tonuserhöhung im Ösophagussphinkter!)

**Allgemeinmaßnahmen zur Refluxprophylaxe.**

- nach den Mahlzeiten umhergehen, nicht hinlegen
- Abendmahlzeit 3 – 4 Stunden vor der Nachttruhe einnehmen
- Kopfende des Bettes zur Nachtruhe hoch stellen
- das Rauchen einstellen (Nikotin vermindert die Schleimhautdurchblutung.)
- abdominellen Druck vermeiden (starkes Pressen beim Stuhlgang, Neigen des Oberkörpers nach vorne, einengende Kleidung, starke körperliche Anstrengung)
- Stress vermeiden, Ruhepausen in den Alltag einbauen

## 16.2 Magengeschwür

### 16.2.1 Grundlagen

**Definition:** Bei einem **Magengeschwür** kommt es zu einer Entzündung der Magenschleimhaut und den tiefer gelegenen Magenwandschichten. Synonym: Ulcus ventriculi

#### Ursachen

- gestörtes Gleichgewicht zwischen aggressiven Einflüssen (z.B. Magensäure) und schützenden Faktoren (z.B. Schleimproduktion) der Schleimhaut

#### Exogene Faktoren

- **Helicobacter pylori**
  - findet sich häufig bei Menschen mit einem Ulkus (60–70%)
  - trägt zur Gastritis bei, die zum Magengeschwür führen kann
- **medikamentöse Faktoren** (Antiphlogistika, z.B. ASS oder Kortison)
  - können die Magenschleimhaut schädigen
  - begünstigen Entzündungen und die Geschwürbildung
- **Nikotin und Alkohol**
  - Nikotin fördert die nächtliche Magensäureproduktion
  - hochprozentiger Alkohol begünstigt Magenschleimhautentzündungen
- **psychische Faktoren:**
  - gehäufte Neigung bei Menschen mit Depressionen
  - erhöhtes Risiko durch beruflichen und privaten Stress

**Merke:** Häufigste Ulkusursache: Magensäure und Helicobacter-Besiedlung!

#### Endogene Faktoren

- übermäßige Bildung von Magensäure (z.B. bei Zollinger-Ellison-Syndrom)
- Störungen der Magenperistaltik

#### Symptome

- Erste Anzeichen sind:
  - Druckgefühl, Schmerzen im Oberbauch, in Rücken und Brustbein
  - Schmerzen beim Essen oder als Nüchternschmerz nachts
  - nachlassende Schmerzen mit der Nahrungsaufnahme
- Gewichtsverlust als Folge von Erbrechen oder Speisenunverträglichkeit
- Teerstuhl oder Bluterbrechen (Hämatemesis) durch Blutungen im Magen
- Bei vielen Menschen verläuft das Ulcus ventriculi beschwerdefrei.

#### Diagnostik

- Eine ausführliche Anamnese ist wegen unterschiedlicher Symptomatik wichtig.
- Abtasten des Oberbauches, Blutbild
- Gastroskopie (Magenspiegelung) oder Röntgenaufnahme mit Kontrastmittel

### Therapie

- **Reizfaktoren vermeiden**: Nikotin, Alkohol, Kaffee, fettige Speisen usw.
- **medikamentöse Therapie**, wenn keine Komplikationen vorliegen:
  - Säureblocker wie Protonpumpenhemmer (z.B. Omeprazol und Pantoprazol) oder $H_2$-Rezeptorenblocker (z.B. Cimetidin oder Rantidin)
  - Prokinetika (z.B. Metoclopramid), um die Peristaltik anzuregen
  - Eradikation des Helicobacter pylori: 7-tägige Therapie (Kombination von Amoxillin, Clarithromycin und einem Protonenpumpenhemmer)
- **operative Therapie**, wenn keine Abheilung oder bei Komplikationen:
  - z.B. OP nach Billroth: Der Magen wird zu $^2/_3$ entfernt, der Magenstumpf mit dem Duodenum [Billroth I] oder mit dem Jejunum [Billroth II] verbunden.
  - selektive proximale Vagotomie (Durchtrennung des N. vagus, um säurebildende Korpusabschnitte auszuschalten)

### Komplikationen

- Blutungen, Perforationen des Magengeschwürs, Narbenbildung und Stenosen
- Sanduhrmagen durch Schrumpfen der Magenwand
- um etwa 3% erhöhtes Risiko der Krebsbildung durch chronische Ulzera

## 16.2.2 Pflegemaßnahmen

Ein Patient mit einer Ulkuskrankheit wird i.d.R. ambulant behandelt. Eine stationäre Aufnahme wird erst bei Komplikationen erforderlich. Die Pflege nach einer Magenresektion ist auf S. 332 dargestellt.

### Konservative Therapie überwachen

Damit die medikamentöse Therapie zum Erfolg führt, wird der Patient zu den Einnahmevorschriften und über mögliche Nebenwirkungen beraten (Tab. 16.1). Daneben erhält der Patient eine Beratung zu verschiedenen Aspekten, die zur Unterstützung der medikamentösen Therapie und Rezidivprophylaxe hilfreich sein können.

***Tab. 16.1*** *Übersicht der Einnahmevorschriften und der häufigsten Nebenwirkungen der Ulkustherapeutika.*

| Medikament | Einnahmevorschriften | Nebenwirkungen (Auswahl) |
|---|---|---|
| Antazida | 1 und 3 Stunden nach den Mahlzeiten und vor der Nachtruhe; andere Medikamente eine Stunde versetzt einnehmen | Obstipation, beeinträchtigt die Resorption anderer Medikamente |
| $H_2$-Rezeptor-Antagonisten | nach der Abendmahlzeit, meist über 4 Wochen | Schwindel, Müdigkeit, Diarrhöe, Kopfschmerzen |
| Protonenpumpenhemmer | vor den Mahlzeiten | Übelkeit, Blähungen, Obstipation, Kopfschmerzen |
| Schutzfilmbildner | 1 Stunde vor der Mahlzeit | Obstipation |
| Antibiotika | zu den Mahlzeiten | allergische Reaktion |

### Gesundheitsberatung

**Diät.** Strenge Diätvorschriften sind überholt, doch es ist sinnvoll, eine Ernährungsanamnese zu erheben. Ziel ist, dass der Patient seine Ernährung langfristig auf eine gesunde, vollwertige Ernährung umstellt. Es wird Buch geführt über Speisen und Getränke, der Patient erhält Hinweise, was ihm gut bzw. schlecht bekommt (Tab. 16.2) und kann seine Ernährung individuell abstimmen.

*Tab. 16.2* *Ernährungsempfehlungen bei Ulkuskrankheit.*

| empfehlenswert | nicht bekömmlich |
|---|---|
| mehrere kleine Mahlzeiten über den Tag verteilen | große Portionen |
| leichte Vollkost mit hohem Ballaststoffanteil (Vollkornprodukte, Gemüse, Kartoffeln) Rezidive sind unter ballaststoffreicher Ernährung seltener | scharfe Speisen und Gewürze (z. B. Pfeffer, Paprika, Meerrettich und scharfer Senf) |
| hohe Zufuhr von mehrfach ungesättigten Fettsäuren (z. B. Linolsäure; in Distel-, Sonnenblumen-, Soja- und Weizenkeimöl), aus Linolsäure werden im Körper Prostaglandine gebildet, die die Durchblutung der Schleimhaut fördern | bei Einnahme von $H_2$-Rezeptor-Antagonisten sollte auf eine Spätmahlzeit verzichtet werden, da sonst die Säureproduktion in der Nacht erhöht würde |
| | hoher Kochsalzkonsum |
| Richtlinie: 2 Tassen Kaffee pro Tag | übermäßiger Kaffeekonsum |

**Rauchen.** Darauf sollte der Patient auf jeden Fall verzichten. Raucherentwöhnungsprogramme werden z. B. von Krankenkassen und Volkshochschulen angeboten.

**Stress.** Hintergründe für psychische und/oder physische Belastungen werden in einem einfühlsamen Gespräch thematisiert. Gemeinsam mit dem Patienten gilt es herauszufinden, ob und wie Abhilfe zu schaffen ist. Informationen zu Entspannungstechniken (z. B. Autogenes Training, Progressive Muskelentspannung) können ergänzt werden.

## 16.3 Magenkarzinom

### 16.3.1 Grundlagen

> **Definition:** Beim **Magenkarzinom** bestehen bösartige Neubildungen von Magenzellen. Im frühen Stadium ist das Magenkarzinom gut behandelbar. Synonym: Magenkrebs

#### Ursachen

- Ursache für einen bösartigen Tumor ist das Wachstum entarteter Zellen.
- Die genaue Ursache ist bisher nicht eindeutig geklärt.

#### Risikofaktoren

- chronische Gastritis (Magenschleimhautinfektion mit Helicobacter pylori)
- Polypen, Zigarettenrauch, Alkoholkonsum, Umwelteinflüsse
- Verzehr nitrit- und nitrathaltiger Nahrungsmittel, erbliche Belastungen
- Verzehr von stark gesalzenen, gegrilltem und geräucherten Lebensmitteln
- statistisch gesehen Blutgruppe A

#### Symptome

- **zu Beginn** geringe Beschwerden, die häufig ignoriert werden:
  - Oberbauchbeschwerden wie Druck- oder Völlegefühl
  - Übelkeit, Appetitlosigkeit, Schluckbeschwerden, Sodbrennen
  - neue Nahrungsmittelunverträglichkeiten (z. B. Fleisch oder Alkohol)
- **im fortgeschrittenen Stadium**:
  - Gewichtsverlust, Leistungseinschränkung, Schmerzen
  - Erbrechen, Blutverlust durch Magenbluten, Blutarmut

- **im Spätstadium**:
  - tastbare Gewebsvermehrung im mittleren Oberbauch, Aszites
  - tastbar vergrößerte Lymphknoten, v.a. über dem linken Schlüsselbein

### Diagnostik

- Anamnestisch gibt die Krankengeschichte erste Hinweise.
- Gastroskopie (Magenspiegelung) mit Probenentnahme bei Verdacht
- Röntgenuntersuchungen, Computertomografie (CT), Sonografie
- Blutuntersuchungen und Tumormarker zur Beurteilung des Therapieverlaufs

### Therapie

- Teil- oder Totalentfernung des Magens (Magenresektion, Gastrektomie):
  - Lage und Größe des Tumors entscheiden über das Ausmaß der OP.
  - Möglichst wird operativ ein Ersatzmagen gebildet.
  - In regelmäßigen Abständen muss Vitamin $B_{12}$ gespritzt werden, um eine megaloblastäre Anämie zu verhindern.
- Chemotherapie und Strahlentherapie nur bei nicht operablem Magenkarzinom

## 16.3.2 Pflegemaßnahmen

Die operative Teil- oder Totalresektion des Magens beeinträchtigen den Patienten in seiner weiteren Lebensführung. Die prä- und postoperative Pflege erfolgt unter ähnlichen Grundsätzen wie bei der Darmresektion (S. 345). Im weiteren Verlauf ist die wichtigste Aufgabe der Pflege die Gesundheitsberatung.

### Gesundheitsberatung

Bereits in der Klinik sollte der Betroffene ausführliche Beratung erhalten, evtl. in Form einer Diätberatung. Die Ernährungsempfehlungen sind flexibel zu handhaben und sollten auf die individuelle Situation abgestimmt werden, z.B. mithilfe eines Ernährungstagebuchs, das Beschwerden protokolliert. Das Hauptproblem vieler Patienten mit Gastrektomie ist die ungewollte Gewichtsabnahme. Folgende Empfehlungen haben sich bewährt:

- **Essen „nach der Uhr":** hilfreich bei Betroffenen ohne Hungergefühl
- **viele kleine Mahlzeiten**: Nahrungsmenge auf 6–10 kleine Portionen verteilen
- **langsam essen und gut kauen**: um Unwohlsein und Fehlverdauung durch Überdehnung des Dünndarms zu vermeiden; Speichel wirkt stärkespaltend.
- **zu kalte oder zu heiße Speisen meiden**: führen zu Unwohlsein und Durchfall
- **ballaststoffreiche Lebensmittel meiden**: Sie machen schnell satt.
- **in kleinen Schlucken trinken**: nicht zum Essen, sondern 15 Minuten vorher
- **Verdauung medikamentös unterstützen**: z.B. durch Pankreasenzyme
- **MCT-Fette bevorzugen**: eignen sich gut zur Gewichtssteigerung (mittelkettige Triglyceride)
- **Vitamin $B_{12}$ substituieren**: in Abständen von 4–12 Wochen i.m. (z.B. Cytobion)
- **nach dem Essen nicht hinlegen**: zur Refluxprophylaxe
- **Alkohol meiden, nicht rauchen**

# 16.4 Zwerchfellhernie

## 16.4.1 Grundlagen

> **Definition:** Bei der **Zwerchfellhernie** besteht eine Lücke im Zwerchfell und Magenanteile sind in den Brustkorb verlagert. Synonym: Zwerchfellbruch, Hiatushernie

#### Ursachen

- geschwächtes Muskelgewebe an der Stelle, wo die Speiseröhre durch das Zwerchfell tritt infolge eines starkens Druck auf den Bauchraum, z.B.:
  - andauernder oder schwerer Husten, Erbrechen, Schwangerschaft
  - starker Druck beim Stuhlgang (Bauchpresse), Heben schwerer Gegenstände
- Je nach Größe der verlagerten Magenanteile unterscheidet man:
  - axiale Gleithernie (90% aller Zwerchfellhernien)
  - paraösophageale Hernie (weniger als 5% aller Zwerchfellhernien)
  - Upside-down-stomach (sehr selten)

#### Symptome

- bei der axialen Gleithernie keine Beschwerden, ggf. Symptome der Refluxkrankheit
- abhängig von der Größe der verlagerten Anteile: Völlegefühl, Übelkeit, Atemnot

#### Diagnostik und Therapie

- Magenspiegelung oder Röntgenbreischluck
- meist ist keine Therapie nötig
- bei Reflux säurehemmende Medikamente
- selten operative Verengung der Zwerchfelllücke

### 16.4.2 Pflegemaßnahmen

Er liegt hier auf der Refluxprophylaxe (S. 328). Maßnahmen sind:

- kleine Mahlzeiten zu sich nehmen, keine scharfen Speisen verzehren
- Oberkörperhochlagerung empfehlen bzw. bei der Lagerung unterstützen

## 16.5 Cholelithiasis

### 16.5.1 Grundlagen

> **Definition:** Bei der **Cholelithiasis** bilden sich Gallensteine. Diese Konkremente entstehen meist durch Eindicken der Galleflüssigkeit entweder in der Gallenblase (Cholezystolithiasis) oder den Gallenwegen (Choledocholithiasis).

#### Ursachen

- Voraussetzung für die Gallensteinbildung ist meist eine mit Cholesterin übersättigte Gallenflüssigkeit, die zur Bildung von Mikrokristallen führt.
- Diese Kristalle wachsen unter bestimmten Umständen, z.B. bei verzögerter Entleerung der Gallenblase, zu Grieß oder Steinen heran.

#### Risikofaktoren

- familiäre Vorbelastung; Frauen sind häufiger betroffen als Männer (ca. 3:1)
- Schwangerschaften erhöhen das Risiko.
- zunehmendes Alter, cholesterinreiche Ernährung
- ballaststoffarme Kost verzögert Darmpassage und Gallenblasenentleerung
- Übergewicht von ca. 20% verdoppelt das Risiko

#### Symptome

- Viele Gallensteinträger (30%) sind beschwerdefrei (stumme Gallensteine).
- Bei symptomatischen Gallensteinen zunächst unspezifische Symptome:
  - Druck-/Völlegefühl im Oberbauch, nach fetten Mahlzeiten Blähungen, Übelkeit
  - bei stärkeren Gallereizungen: Schmerzen im rechten Oberbauch, die oft in die rechte Schulter ausstrahlen

- Gallenkoliken bei der Passage einzelner Konkremente durch die Gallenwege
- typischer Kolikschmerz mit wellenartigem Verlauf:
  - dauert wenige Minuten bis (in seltenen Fällen) mehrere Stunden an
  - zusätzlichen Symptome: z.B. Erbrechen, Übelkeit, Aufstoßen, Ikterus

### Diagnostik

- Anamnese und körperliche Untersuchung geben wichtige Hinweise.
- Anstieg der cholestaseanzeigenden Enzyme (g-GT, AP, Bilirubin) im Blut
- Oberbauchsonografie, ERCP (endoskopischer Eingriff)

### Therapie

- keine Behandlungsnotwendigkeit bei asymptomatischen Gallensteinträgern
- diätetische Maßnahmen: kein fettreiches Essen, kein Alkohol, kein Nikotin
- Bei Beschwerden ist fast immer eine Behandlung notwendig.
- **allgemeine Maßnahmen**:
  - Nahrungskarenz für ca. 24 Std., Flüssigkeitsersatz durch Infusionen
  - Nikotinkarenz, dann Kostaufbau mit Schonkost nach Verträglichkeit
- **medikamentöse Therapie**:
  - krampflösende Spasmolytika (z.B. Scopolamin) und Schmerzmittel
  - bei stärkeren Schmerzen auch Morphinderivate
  - Gabe von Gallensäuren zur Auflösung von Steinen (Rezidivrisisko!)
- **Beseitigung der Gallensteine** durch:
  - Cholezystektomie (Entfernung der Gallenblase) nach der Kolik
  - ESWL (Stoßwellenzertrümmerung) hat geringe Erfolgsquote.
  - ERCP (endoskopisch)

### Komplikationen

- akute Gallenblasenentzündung mit heftigen Schmerzen und Fieber
- Pankreatitis bei Verlegung der Papilla Vateri durch einen Stein
- zusätzlich Durchbruch der Gallenblase; Peritonitis
- chronische Entzündung der Gallenblase mit erhöhtem Krebsrisiko

## 16.5.2 Pflegemaßnahmen

Viele Menschen haben Gallensteine ohne es zu wissen oder zu bemerken. Bereiten die Gallensteine aber Beschwerden, können diese sehr heftig sein. Bei Gallenkoliken richtet sich die Krankenbeobachtung auf Überwachung von Vitalzeichen und Allgemeinbefinden. Komplikationen können frühzeitig erkannt werden, wenn Schmerzverlauf und -qualität beobachtet werden.

### Gallenkolik

- Nahrungskarenz und Bettruhe während des akuten Geschehens
- Analgetika und Spasmolytika auf Arztanordnung gegen die Schmerzen
- feucht-warme Umschläge (nicht bei Entzündungen!) auf den Oberbauch
- bauchdeckenentspannende Lagerung
- Kostaufbau ab dem 2.–3. Tag: Tee, Haferschleim, Zwieback, leichte Kost

> **Merke:** Um keine erneute Kolik zu provozieren, sollte der Patient auch später fettarme und kleine Mahlzeiten bevorzugen.

# 16.6 Pankreatitis

## 16.6.1 Grundlagen

**Definition:** Als **Pankreatitis** wird die Entzündung der Bauchspeicheldrüse bezeichnet. Sie ist eine seltene, aber bedrohliche Erkrankung. Man unterscheidet die akute und die chronische Pankreatitis. Synonym: Bauchspeicheldrüsenentzündung

### Ursachen

- Die Verdauungsenzyme der Bauchspeicheldrüse werden nicht in den Darm abgegeben, sondern schon am Ort ihrer Entstehung aktiv (Selbstverdauung).
- Häufigste Ursache: Alkohol oder Gallensteine!

#### Akute Pankreatitis

- In 50–60% der Fälle handelt es sich um eine biliäre Pankreatitis. Sie entsteht durch eine Erkrankung der Gallenwege (z.B. Cholelithiasis).
- 20–30% der akuten Pankreatitiden entstehen durch Alkoholmissbrauch.
- Bei 10% entsteht sie ohne erkennbare Ursache (idiopathisch), z.B. durch
  - überreichliche Ernährung (80% der Erkrankten), seltener durch
  - Virusinfektionen (z.B. Hepatitis), Operationstraumen, Fettstoffwechselstörungen (Hyperlipidämie), Überfunktion der Nebenschilddrüse (Hyperparathyreoidismus) und Nebenwirkungen von Medikamenten.
- seltener penetrierende Ulzera oder eine Verengung des Zwölffingerdarms

#### Chronische Pankreatitis

- in 70–80% der Fälle durch Alkoholmissbrauch, ansonsten idiopathisch
- chronisch obstruktive Pankreatitis durch Narben und Verwachsungen

### Symptome

#### Akute Pankreatitis

- gürtelförmige Oberbauchschmerzen, Übelkeit, Erbrechen, Darmlähmung
- Fieber, Tachykardie, Aszites, Pleuraergüsse, Abwehrspannung des Bauches
- Hypotonie und Schocksymptomatik je nach Schweregrad und Ursache
- Die Einteilung erfolgt in drei Stadien:
  - Grad I (ödematöse Pankreatitis)
  - Grad II (komplizierte Pankreatitis, begrenzte Nekrosen)
  - Grad III (hämorrhagisch-nekrotisierende Pankreatitis, Totalnekrose)

#### Chronische Pankreatitis

- im Stadium der rezidivierenden Entzündungsschübe:
  - wiederholte kolikartige Schmerzen im Epigastrum
  - Verdauungsprobleme, Gewichtsabnahme
- Der Verlauf kann häufig und über Jahre asymptomatisch sein.
- Im Spätstadium fällt die Funktion der Drüse aus:
  - Schmerzen bessern sich, Diabetes mellitus (endokrine Insuffizienz)
  - Maldigestionssyndrom (exokrine Insuffizienz)

### Diagnostik

- Bei der akuten Pankreatitis variieren die Beschwerden nach Stadium:
  - Grad I: leichte Schmerzen, druckschmerzhaftes Epigastrium
  - Grad II: deutliche Schmerzen im Epigastrium, mäßige Abwehrspannung, Subileus, ggf. Ikterus sichtbar, beginnende Schocksymptomatik

  - Grad III: Schocksymptomatik, Anurie, respiratorische Insuffizienz, ggf. gastrointestinale Blutungen

- Erhöhung pankreasspezifischer Werte im Blut (Lipase, Amylase)
- ggf. Erhöhung von CRP, Harnstoff, Kreatinin oder Leukozyten
- Diabetes mellitus zeigt sich durch Hyperglykämie (hyperglykämischer Schock).
- ggf. erhöhte leberspezifische Enzyme (Gamma-GT, alkalische Phosphatase)
- bei der akuten Pankreatitis abhängig vom Stadium:
  - Grad I: hohe Serum- und Urinamylase und Lipase
  - Grad II: Leukozytenanstieg auf über 15000/mm$^3$
  - Grad III: Leukozytenanstieg auf über 20000/mm$^3$, metabolische Azidose
- Sonografie, Computertomografie, Funktionstests
- Endoskopie (ERCP) bei Verdacht auf Gallensteine

### Therapie

- Abhängig von der Ursache verläuft die Therapie in drei Stufen.
- engmaschige Blutzuckerkontrollen (Tagesprofil) sofort zu Beginn
- Bei schwerer Pankreatitis werden die Elektrolytstörungen ausgeglichen. Der Patient erhält Antibiotika, notfalls maschinelle Beatmung und Hämodialyse.
- chirurgischer Eingriff: bei ausgedehnten Nekrosen, Infektionen oder Abszess

#### Stufe I – Therapie des akuten Schubes

- oberste Priorität: Ruhigstellung der Bauchspeicheldrüse
- Intensivüberwachung bis zur Stabilisierung: Bettruhe, Nahrungskarenz
- i.v.- Ernährung mit Kontrolle von Serumelektrolyten, Bilanz, ZVD-Messung
- medikamentöse Therapie: Analgetika, Spasmolytika, Ulkusprophylaxe

#### Stufe II

- bei Rückgang der Beschwerden: Kostaufbau mit leicht verdaulichen Kohlenhydraten wie Zwieback, Tee, Hafer- oder Reisschleim (mit Wasser zubereitet)

#### Stufe III

- fettreduzierte Diät, wenn die Ernährung von Stufe II vertragen wird:
  - fettarme Lebensmittel: Gemüse, Kartoffeln, Obst oder Käse bis 30% Fett
  - häufige Mahlzeiten, d.h. 6–7 Portionen täglich
  - Brot erst nach Normalisierung der Laborwerte
- absolut kein Alkohol, Kaffee, Fett oder blähende Speisen (Hülsenfrüchte)
- bei exokriner Pankreasinsuffizienz: ggf. Pankreasenzyme als Tabletten

### Komplikationen

- lebensbedrohliche Komplikationen sind:
  - Kreislaufversagen mit akuten Nierenversagen und Schocklunge
  - Sepsis, Verbrauchskoagulopathie, Zystenbildung, Entzündung, Einblutung
- Pfortaderthrombose mit portaler Hypertension, ggf. Ösophagusvarizenblutung
- Untergang von Pankreaszellen z.B. mit Diabetes mellitus
- erhöhtes Pankreaskarzinomrisiko bei chronischer Pankreatitis

## 16.6.2 Pflegemaßnahmen

### Akute Pankreatitis

Die Schwere der Erkrankung und der meist sehr schlechte Zustand des Patienten erfordern eine Versorgung des Patienten im Krankenhaus auf der Intensivstation. Behandlungsschwerpunkte in der Akutphase liegen in der Schmerzbekämpfung, der Schockprophylaxe (Kreislaufüberwachung) bzw. -therapie, im Ergreifen von

Maßnahmen zur Verminderung der Pankreasaktivität sowie der Unterstützung des Patienten bei der Durchführung der Selbstpflege.

#### Chronische Pankreatitis

Patienten mit einer chronischen Pankreatitis sind einer großen psychischen Belastung ausgesetzt, da das Fortschreiten der Erkrankung mit einer zunehmenden Einschränkung der Lebensqualität einhergeht. Der Krankheitsverlauf kann sich über Jahre erstrecken. Dabei ist entscheidend, ob der Patient in der Lage ist, Ernährungsempfehlungen und Alkoholabstinenz einzuhalten. Die Pflegemaßnahmen richten sich nach dem Allgemeinzustand des Patienten und der Krankheitsphase.

> **Merke:** Zu 60–90% haben die Betroffenen zusätzlich Alkoholprobleme. Bei einer Alkoholkrankheit kann die Unterstützung durch Angehörige und Selbsthilfegruppen zu einem langfristigen Umsteuern beitragen.

#### Gesundheitsberatung

- absoluter Alkoholverzicht, häufige kleine Mahlzeiten (6–8 pro Tag)
- Reduktion der Fettzufuhr (100–120 g Fett pro Tag)
- MCT-Fette (= mittelkettige Triglyzeride) bevorzugen
- vor jeder Mahlzeit Pankreasenzyme substituieren (z.B. Kreon)
- fettlösliche Vitamine („EDEKA") substituieren, ggf. monatliche i.m. Injektion
- kohlenhydrat- und eiweißreiche Ernährung

> **Merke:** Häufig wissen die Patienten, welche Speisen sie nicht vertragen. Unterstützend sollte eine Diätberatung hinzugezogen werden. Diese kann Hinweise für die Zubereitung der Mahlzeiten zu Hause geben.

## 16.7 Pankreaskarzinom

### 16.7.1 Grundlagen

> **Definition:** Das **Pankreaskarzinom** ist ein bösartiger Tumor der Bauchspeicheldrüse. Es ist nach Dickdarm- und Magenkarzinom der dritthäufigste Tumor des Verdauungstraktes und verfügt über eine sehr schlechte Prognose. Synonym: Bauchspeicheldrüsenkrebs

#### Einteilung

- **Stadium I**: Begrenzung des Karzinoms auf die Bauchspeicheldrüse
- **Stadium II**: Ausbreitung auf Organe wie Duodenum oder Gallengang
- **Stadium III**: Ausbreitung auf die in der Nähe liegenden Lymphknoten
- **Stadium IV-A**: Befall pankreasnaher Organe wie Magen, Dickdarm oder Milz
- **Stadium IV-B**: Befall von entfernt liegenden Organen

#### Ursachen und Risikofaktoren

Die Ursachen sind weitgehend unbekannt. Risikofaktoren sind:

- Rauchen, Diabetes mellitus, Alkoholmissbrauch, chronische Pankreatitis
- erhöhter Konsum von tierischen Fetten

### Symptome

Zunächst treten keine oder nur wenige unspezifische Frühsymptome auf. Spätere Symptome (wenn der Tumor bereits Metastasen gebildet hat), sind:

- gelegentliche Übelkeit mit Verdauungsstörungen
- in den Rücken ausstrahlende Oberbauchschmerzen, gesteigerter Durst
- Gewichtsverlust von ca. 10% des Körpergewichts, Appetitlosigkeit, Durchfall
- Leistungsschwäche, quälender Juckreiz, Fieber, Nachtschweiß

### Diagnostik

- Blutbild, Pankreasfunktionstests, Stuhlproben, Tumormarker, ERCP
- Ultraschalluntersuchung, Computertomografie, Magnetresonanztomografie
- ggf. Bauchspiegelung (Laparoskopie) zur Beurteilung von Größe und Ausmaß
- Angiografie und Positronen-Emissions-Tomografie (PET)

### Therapie

- primär operativ in Abhängigkeit von Tumorart, -stadium usw.
- Eine heilende Behandlung ist nur in 10–20% der Fälle möglich.

#### Stadium I

- Whipple-Operation: Entfernung des Pankreaskopfes und der umgebenden Organe (partielle Pankreatektomie)
- totale Duodenopankreatektomie: Entfernung der gesamten Bauchspeicheldrüse und der umgebenden Organe
- distale Pankreatektomie: Entfernung von Pankreasschwanz und meist Milz
- anschließend ggf. Chemotherapie oder Bestrahlung
- meist anschließend Ersatz der Pankreasenzyme und evtl. des Insulin

#### Stadium II

- totale oder partielle Duodenopankreatektomie mit oder ohne Chemotherapie und Bestrahlung
- andere Behandlungen zur Linderung von Symptomen

#### Stadium III

Zusätzlich zu den Maßnahmen des Stadiums II erfolgt bei der Teilnahme an klinischen Studien zur Bestrahlung die gleichzeitige Einnahme von (radiosensitivitätssteigernden) Medikamenten. Die Krebszellen sollen dadurch empfindlicher für eine Bestrahlung gemacht werden.

#### Stadium IV-A

- totale oder partielle Duodenopankreatektomie, ggf. Chemotherapie und Bestrahlung
- Linderung von Symptomen

#### Stadium IV-B

- Immuntherapie (derzeit nur in klinischen Studien)
- Stent-Implantation zur Aufdehnung von betroffenen Organbereichen
- Pankreatojejunostomie macht die verengten Gänge wieder durchlässig
- Gastrojejunostomie: künstliche Verbindung zwischen Magen und Dünndarm
- palliative Therapie

## 16.7.2 Pflegemaßnahmen

Die Therapie erfordert meist eine umfassende, ggf. prä- und postoperative Versorgung und Überwachung des Patienten im Krankenhaus. Maßnahmen bei palliativer Therapie sind auf S. 456 beschrieben, Maßnahmen bei therapiebedingten Nebenwirkungen auf S. 311.

# 16.8 Leberzirrhose

## 16.8.1 Grundlagen

**Definition:** Als **Leberzirrhose** bezeichnet man eine chronische, fortschreitende, irreversible Zerstörung der Leber, von der das gesamte Organ betroffen ist. Der Aufbau der Leberläppchen wird zerstört und fibrotisch (zu Bindegewebe) umgebaut.

### Ursachen

- Alkoholmissbrauch (50% der Fälle), chronische Virus-Hepatitis (B, C, D)
- autoimmune chronische Hepatitis (primär biliäre Zirrhose)
- Erkrankungen von Eisen-, Kupfer- und Fettstoffwechsel (z.B. Mukoviszidose)
- Gallenwegserkrankungen mit Gallenstau (sekundär biliäre Zirrhose)
- kardiovaskuläre Erkrankungen (z.B. bei Rechtsherzinsuffizienz)
- Medikamente oder Gifte (seltener)

**Merke:** Die toxische Alkoholgrenze liegt bei Männern bei ca. 40 g reinem Alkohol/Tag (entspricht 1l Exportbier oder 0,5 l Wein oder 0,2 l Whisky), bei Frauen niedriger!

### Symptome

Diese zeigen sich im gesamten Organismus (Abb. 16.1):

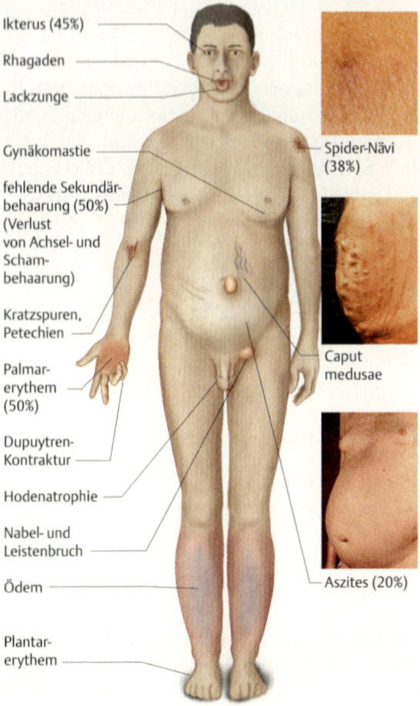


***Abb. 16.1 Symptomkomplex bei Leberzirrhose.*** *Sie äußert sich durch Symptome im gesamten Organismus.*

- blasse, fahle Gesichtsfarbe, Appetitlosigkeit, Gewichtsverlust
- Magen-Darm-Probleme mit Übelkeit, Verstopfung, Blähungen
- bei Männern: weibliche Hormone werden nicht mehr abgebaut, dadurch Ausbildung von Brüsten (Gynäkomastie), Verlust der Schambehaarung (Abdominalglatze), Schrumpfung der Hoden, Abnahme von Potenz und sexuellem Verlangen
- Gefäßspinnen auf der Haut (Spider naevi), Infekt- und Blutungsanfälligkeit
- Mundgeruch nach frischer Leber (foetor hepaticus), Gelbfärbung (Ikterus)
- Lippen und Zunge sind glatt und rot (Lacklippen und -zunge)
- Palmar- und Plantarerythem: gerötete Handflächen und Fußsohlen
- Flüssigkeitsansammlung in der Bauchhöhle (Aszites)
- verstärkte Venenzeichnung am Bauch (caput medusae)

***Abb. 16.2 Laparaskopische Sicht der Leber. a*** *gesunde Leber mit Gallenblase,* ***b*** *Leberzirrhose mit narbig-bindegewebigem Umbau.*

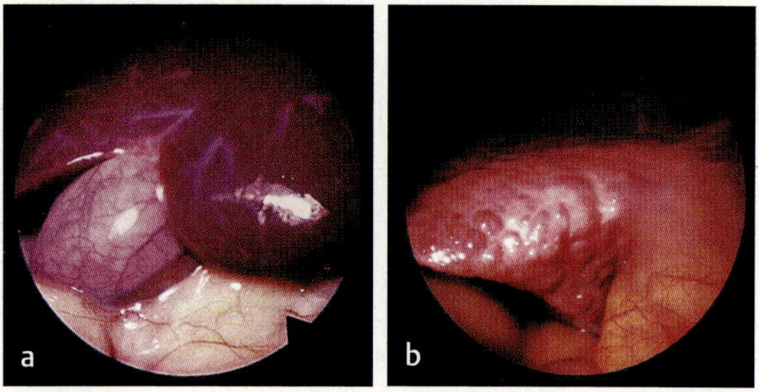


## Diagnostik

- anamnestisch Frage nach Alkoholkonsum und Risiko einer Hepatitis-Infektion
- Tastuntersuchung von Leber und Milz; Suche nach Flüssigkeit im Bauchraum
- typische Leberzeichen: Gelbfärbung, rote Handflächen und Spinnenäderchen
- erhöhte Leberenzyme (Transaminasen GPT und GOT) im Blutserum
- erniedrigte Werte von Cholinesterase und Albumin, verminderter Quickwert
- Sonografie, Laparoskopie (Abb. 16.2) mit Biopsie (Gewebeprobeentnahme)
- Ösophagogastroduodenoskopie (ÖGD, Magenspiegelung)

## Therapie

- Schäden sind irreversibel; rechtzeitige Behandlung lindert Beschwerden
- Alkohol, chlorierte Kohlenwasserstoffe, bestimmte Medikamente vermeiden
- ggf. Behandlung der zugrunde liegenden Hepatitis
- medikamentöse Therapie: harntreibende Medikamente bei Aszites oder Elektrolytstörungen, Blutdrucksenkung
- Eiweißreduktion (< 40g/Tag) als Komaprophylaxe, ggf. Lebertransplantation

### Therapie bei akuter Ösophagusvarizenblutung

Eine sofortige stationäre Aufnahme ins Krankenhaus ist unabdingbar, weil Ösophagusvarizenblutungen eine lebensbedrohliche Situation darstellen. Die Blutstillung steht bei folgenden Maßnahmen Vordergrund:

1. medikamentöse Senkung des portalen Drucks (z.B. mit Somatostatin i.v.)
2. Verödung (Sklerosierung) des blutenden Gefäßes in Notfallendoskopie
3. Einsatz einer Ösophaguskompressionssonde, wenn die Blutung endoskopisch nicht gestillt werden kann

**Ösophaguskompressionssonden.** Die akute Blutung kann durch das ärztliche Einführen einer Sengstaken-Blakemore-Sonde (bei Ösophagusvarizen) oder Linton-Nachlas-Sonde (bei Varizen am Magengrund) gestillt werden. Ziel der Maßnahme ist eine Kompression der blutenden Varizen. Parallel dazu ist eine Schocktherapie durchzuführen.

**Praxistipp:** Eine Ösophagusvarizenblutung kann durch das schwallartige Erbrechen großer Blutmengen eine sehr belastende Situation darstellen. Machen Sie sich bei einem entsprechenden Patienten bereits im Vorfeld klar, dass Sie als Pflegende in der stationären oder häuslichen Altenpflege eine solche Blutung nicht stillen können. Neben dem sofortigen Notruf kann bei akuter Schocksymptomatik (Kreislaufkontrolle!) eine Schocklagerung angezeigt sein.

#### Komplikationen

- lebensbedrohliche Blutungen durch Platzen von Krampfadern der Speiseröhre
- häufigste Ursache für ein hepatozelluläres Karzinom (Leberkrebs)
- hepatische Enzephalopathie, Leberausfall-Koma bzw. Leberversagen

### 16.8.2 Pflegemaßnahmen

Im fortgeschrittenen Stadium der Leberzirrhose mehren sich die Symptome, die den Patienten in seiner Selbstständigkeit enorm einschränken. Im Vordergrund steht das Meiden aller möglicherweise leberschädigenden Substanzen (Medikamente, Alkohol). Körperliche Belastung und Stress können Krankheitsschübe auslösen. Deshalb werden Schonung und Ruhe (evtl. Bettruhe) empfohlen.

Generell müssen folgende Parameter regelmäßig überprüft und dokumentiert werden:
- Vitalzeichen, Körpergewicht, Ausscheidungen
- Bewusstseinslage zur Erkennung einer Hepatischen Enzephalopathie

**Merke:** Liegt eine alkoholtoxische Leberzirrhose vor, können Koordinationsstörungen und Desorientierung auch Zeichen für ein (beginnendes) Alkoholentzugsdelir sein!

#### Bei der Selbstpflege unterstützen

- Körperpflege je nach Einschränkung übernehmen, Prophylaxen integrieren
- Haut mit W/O-Lotion oder Calendula-Salbe eincremen (beugt Juckreiz vor)
- weiche Zahnbürsten und Trockenrasur, um das Blutungsrisiko gering zu halten
- Haut, Schleimhäute und Ausscheidungen auf Blutungen beobachten
- bei erhöhter Blutungsgefahr Patient vor Verletzungen und Stößen schützen
- auf passende, nicht beengende oder einschnürende Kleidung achten

#### Bei der Ernährung unterstützen

- leichte Vollkost (Ausnahme: Hepatische Enzephalopathie, Aszites)
- Nahrungsmittel vermeiden, die häufig Unverträglichkeit hervorrufen (z.B. saure, blähende, stark gewürzte und fettige Speisen)
- zur besseren Verträglichkeit mehrere kleine Mahlzeiten am Tag empfehlen

#### Pflegemaßnahmen bei Aszites

- Flüssigkeitsbeschränkung (1l/Tag) und kochsalzarme Diät (1–2 g NaCl/Tag)
- tägliche Kontrolle von Körpergewicht, Flüssigkeitsbilanz und ggf. ZVD

- unterstützend Diuretika (z.B. Lasix) oder Aldosteron-Antagonisten (z.B. Aldactone, Osyrol); alternativ unter strenger Indikationsstellung Aszitespunktion
- Ausgleich des hohen Eiweißverlusts durch Humanalbumine (erhöhtes Risiko einer Enzephalopathie, da die Entgiftung durch die Leber noch geringer ausfällt)
- Bauchumfang täglich an der gleichen Stelle (Abb. 16.3) messen
- zur Atemerleichterung Oberkörperhochlagerung (Pneumoniegefahr durch Zwerchfellhochstand und Dyspnoe!)

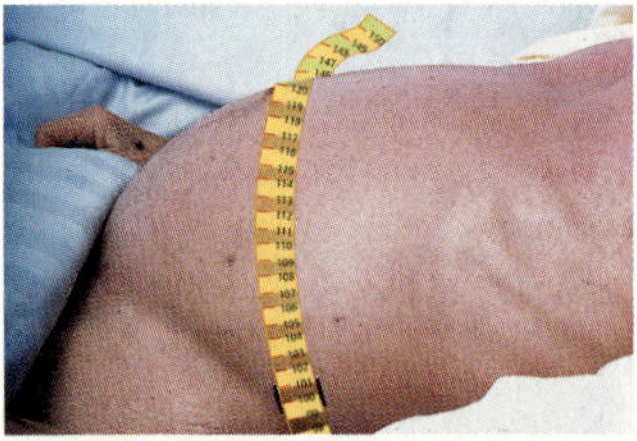

***Abb. 16.3 Messung des Bauchumfangs bei Aszites.*** *Eine gesicherte Messung kann nur durch eine dauerhafte Markierung ober- und unterhalb des Maßbands erfolgen (hier schwarze Markierung bei der Zahl 100).*

**Merke:** Nimmt der Betroffene bei Leberzirrhose weiter leberschädigende Substanzen zu sich, beeinflusst das den Krankheitsverlauf ungünstig. Der Patient sollte daher auf keinen Fall eigenmächtig Arzneimittel einnehmen, die die Leber belasten. Dazu gehören einige freiverkäufliche Arzneimittel, z.B. Paracetamol.

### Gesundheitsberatung bei Ösophagusvarizen

Da ungefähr $^2/_3$ der Patienten innerhalb eines Jahres eine erneute Blutung erleiden, sind dem Patienten Empfehlungen zur Rezidivprophylaxe zu geben.

#### Intraabdominellen Druck reduzieren

- Obstipationsprophylaxe; Defäkation ohne Bauchpresse
- schweres Heben oder Tragen vermeiden

#### Verletzungsgefahr reduzieren

- gründliches Kauen der Nahrung und Einnahme von kleinen Bissen
- Verzicht auf harte und spitze Nahrungsmittel wie Brötchen, Kräcker, Nüsse
- Verzicht auf heiße Getränke und Speisen (provozieren eine erneute Blutung)

## 16.9 Reizdarmsyndrom

### 16.9.1 Grundlagen

**Definition:** Das **Reizdarmsyndrom** beschreibt gastrointestinale Beschwerden mit Störung der Stuhlausscheidung. Diese sind nicht auf organische Ursachen zurückzuführen.

Synonym: Colon irritabile

### Ursachen

- Die Ursache der Erkrankung ist unbekannt.
- Die Patienten leiden häufig unter psychischen Störungen:
  - Die Funktion des Darmes reagiert auf Stress stärker als beim Gesunden.
  - Die Motilität (Beweglichkeit) des Darmes ist gesteigert.

### Symptome

- krampfartige Bauchschmerzen, Druck- oder Völlegefühl, geblähter Bauch
- Meist verschwinden die Schmerzen nach dem Stuhlgang.
- Stuhl ist hart wie Schafskot oder weich bis wässrig.
- Ggf. haben die Patienten das Gefühl, ihren Darm beim Stuhlgang nicht richtig entleeren zu können.
- Besserung der Beschwerden im Urlaub, durch Anstrengung oder Ablenkung

### Diagnostik

- Eine ausführliche Anamnese weist auf ein Reizdarmsyndrom hin.
- rektale Untersuchung zum Ausschluss organischer Erkrankungen
- Bestimmung von BSG, kleinem Blutbild, Leber- und Nierenwerten im Blut
- Stuhluntersuchung auf Erreger
- Ausschluss organischer Erkrankungen durch Sonografie und Darmspiegelung

### Therapie

- Eine effektive Therapie ist nicht bekannt.
- Wichtig ist eine ausführliche Aufklärung der Patienten über ihre Erkrankung.
- Unterstützend wirken Entspannungstechniken, z.B. autogenes Training.
- Ernährungsumstellung:
  - blähende, fette, sehr heiße oder kalte Speisen vermeiden
  - faserreiche Kost mit Weizenkleie oder Muzilaginosa (Schleimdrogen)
  - viel Flüssigkeit zur Beschleunigung der Darmpassage
  - Wärmflasche oder Fencheltee mit Kümmelextrakt zur Linderung
- Mebeverinhydrochlorid (z.B. Duspatal) und Pfefferminzöl (z.B. Mentacur)
- selten Psychopharmaka mit beruhigendem Effekt
- bei sehr hartem Stuhl rektale Entleerungshilfen (z.B. Mikroklyst)
- Plazebotabletten (bei 30–50% der Patienten hilfreich)

> **Pflegeschwerpunkt:** Er liegt beim Reizdarmsyndrom auf der Unterstützung von Ernährungsumstellung und ausreichender Flüssigkeitszufuhr. Auf ärztliche Anordnung werden ggf. Entleerungshilfen verabreicht.

## 16.10 Darmkarzinom

### 16.10.1 Grundlagen

> **Definition:** Das **Darmkarzinom** ist ein bösartiger Tumor des Dickdarms. Synonym: Dickdarmkrebs, Kolonkarzinom

#### Ursachen

- Etwa 80% aller Kolonkarzinome (Abb. 16.4) gehen auf zunächst gutartige Wucherungen der Darmschleimhautdrüsen (Darmpolypen) zurück.

#### Risikofaktoren

- einseitige, ballaststoffarme Kost mit viel tierischen Fetten, Bewegungsmangel
- Übergewicht, Nikotin- und Alkoholkonsum, Darmpolypen und -entzündungen
- familiäre Vorbelastung (Kolonkarzinom bei der Verwandtschaft ersten Grades)
- chronisch-entzündliche Darmerkrankungen wie Colitis ulcerosa, Morbus Crohn
- vererbbare, genetisch bedingte Syndrome, Gendefekte

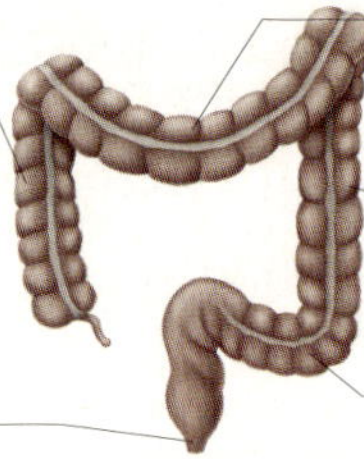


***Abb. 16.4 Karzinome in Kolon und Rektum.*** *Häufigkeitsverteilung in den verschiedenen Darmabschnitten.*

## Symptome

- Blut- oder Schleimauflagerungen auf dem Stuhl, unklare Gewichtsabnahme
- Appetitlosigkeit, Müdigkeit und Antriebslosigkeit, Schmerzen, Darmkrämpfe
- abwechselnd Durchfälle und Verstopfung, Blähungen mit Stuhlabgang
- ggf. Formveränderungen des Stuhls, z.B. sehr dünne, bleistiftartige Form

## Diagnostik

- anamnestisch Fragen nach vererbbaren Erkrankungen und Beschwerden
- Ein positiver Stuhltest oder ein auffälliger Tastbefund bestätigt den Verdacht.
- Darmspiegelung mit Biopsie, Ultraschalluntersuchung
- Röntgenuntersuchung mit Kontrastmittel, meist präoperativ CT

## Therapie

- Operation als wichtigstes Therapieverfahren
- postoperative Chemotherapie ab einem bestimmten Tumorstadium
- palliativ Umgehungsoperation zur Erhaltung der Darmpassage

### Operative Therapie

Der tumoröse Dickdarmabschnitt wird mit einem Sicherheitsabstand im gesunden Gewebe von mindestens 5 cm inkl. aller regionalen Lymphknoten vollständig entfernt (En-bloc-Resektion). Oft kann dabei der Schließmuskel erhalten werden. Ist dies nicht der Fall, wird ein Stoma angelegt, um die Stuhlausscheidung zu gewährleisten.

> **Definition:** Als **Stoma** oder **Stomie** (Mehrzahl: Stomata) werden operativ geschaffene offene Verbindungen zwischen einem inneren Hohlorgan und der äußeren Haut bezeichnet. Ein Stoma bei einer Darmresektion dient der Ableitung von Stuhl.

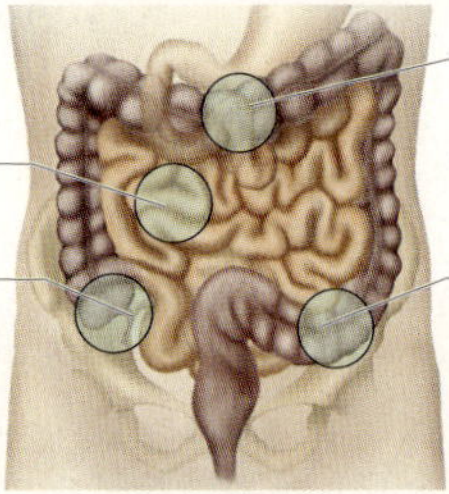


***Abb. 16.5 Stomaanlagen.*** *Verschiedene Lokalisationen.*

Anlage von Darmstomata

- **doppelläufiges Stoma**: Eine eröffnete Darmschlinge wird über dem Hautniveau fixiert; es entstehen zwei Öffnungen. Diese Stomaanlagen können häufig wieder zurückverlegt werden (Abb. 16.6a).
- **endständiges Stoma:** Der erkrankte Teil des Darmes wird entfernt und der Darm einlumig (über nur eine Öffnung) ausgeleitet. Die Anlage ist somit meist endgültig (Abb. 16.6b).

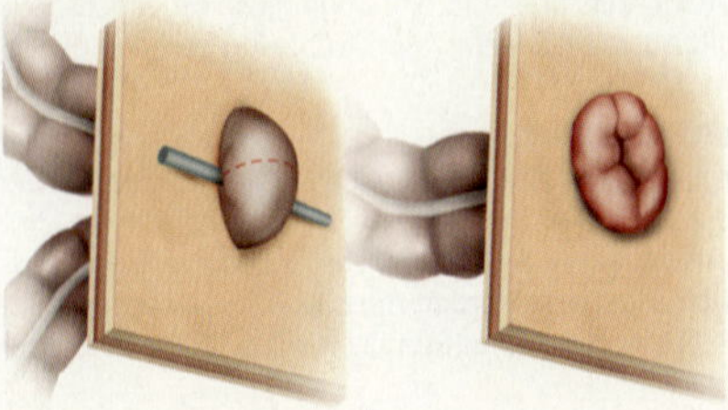

a b

***Abb. 16.6 Stomaanlage bei Darmstomata. a** Beim doppelläufigen Stoma wird der Darm zweilumig ausgeleitet, **b** beim endständigen Stoma einlumig.*

### Komplikationen

- Ileus bei Verlegung des Darms durch den Tumor, Peritonitis bei Perforation
- Fistelbildung, Einbruch in Nachbarorgane oder deren Kompression

## 16.10.2 Pflegemaßnahmen

Eine Darmresektion stellt immer eine große psychische und physische Belastung für den Patienten dar. Nach der Operation folgt häufig eine Chemotherapie, die zur weiteren Schwächung führt. Ob die Therapie erfolgreich war, kann erst nach mehrmaligen, regelmäßigen Kontrolluntersuchungen festgestellt werden. Die Prognose ist allerdings recht gut. 60–80% der Patienten können dauerhaft geheilt werden.

### Prä- und postoperative Pflege

Die präoperativen Aufgaben der Pflege beinhalten u.a. Unterstützung beim entlastenden Nahrungsabbau und bei der Darmreinigung. Ist eine Stomaanlage geplant, markiert der Chirurg in enger Absprache mit dem Patienten und ggf. einer Stomatherapeutin auf der Bauchhaut die günstigste Stelle.

Postoperativ wird der Patient i.d.R. 1–2 Tage lang auf einer Intensivstation engmaschig überwacht. Er erhält eine angepasste Schmerztherapie und wird bauchdeckenentspannend gelagert. Sonden und Drainagen, die Urinausscheidung, der Zustand der Wunde, das Einsetzen der Darmtätigkeit sowie der Kostaufbau werden sorgfältig betreut.

### Gesundheitsberatung

Veränderungen der Stuhlgewohnheiten

- Dickdarmstoma links (z.B. Sigmoidostomie): i.d.R. kaum Veränderungen
- Dickdarmstoma rechts: bis zu 2–3 Stuhlausscheidungen/Tag; weicher Stuhl
- Dünndarmstoma (Ileostomie): Ausscheidung von wässrigem Stuhl

**Merke:** Beim Dünndarmstoma machen Reste von Verdauungssäften den Stuhl flüssig und aggressiv, da nicht mehr soviel Flüssigkeit resorbiert wird. Dies kann zu Reizungen am Stoma führen. Die auftretenden Flüssigkeitsverluste müssen ausgeglichen werden.

Ernährungsempfehlungen

- mehrere kleine Mahlzeiten, in Ruhe essen und gut kauen
- blähende, geruchserzeugende Nahrungsmittel (z. B. Knoblauch) meiden
- Kostform den Aktivitäten anpassen (z. B. vor dem Kino kein Sauerkraut)
- schlecht gekaute, faserhaltige Kost (z. B. Orangen, Nüsse oder Spargel) kann zu einer Stomablockade (Abflussstörung) führen!

**Merke:** Beraten Sie den Patienten über die Notwendigkeit regelmäßiger Kontrolluntersuchungen, um Rezidive und Metastasen frühzeitig zu erkennen.

**Unterstützung bei der Stomaversorgung**

Die selbstständige Stomaversorgung wird schon im Krankenhaus angeleitet und die nötigen Kontakte zur Stomatherapeutin werden hergestellt. In der häuslichen Umgebung erfolgen meist weitere Anleitungen, da hier zunächst viele neue Fragen auftauchen und die Versorgung noch angepasst werden muss (z. B. an veränderte Bedingungen und Aktivitäten). Die Versorgung eines Stomas wird ab S. 256 in Kapitel 11 beschrieben.

## 16.11 Ileus

### 16.11.1 Grundlagen

**Definition:** Beim **Ileus** ist der Darm verschlossen. Die Erkrankung ist lebensgefährlich und muss sofort behandelt werden. Man unterscheidet 2 Formen:

- mechanischer Ileus: entsteht durch ein Hindernis von außen
- paralytischer Ileus: durch eine Lähmung oder Verkrampfung der Darmmuskulatur

Synonym: Darmverschluss

**Ursachen**

Mechanischer Ileus

- **Strangulation:** Einklemmung des Darmes z. B. durch Hernien (Abb. 16.7a) oder Verwachsungen (Abb. 16.7c)
- **Invagination:** Einstülpung eines Darmabschnitts in den anderen (Abb. 16.7b)
- **Obturation:** Verschluss des Darmes z. B. durch Tumoren (Abb. 16.7e)
- **Okklusion:** Tumor, der den Darmabschnitt zusammendrückt (Abb. 16.7f)

Paralytischer Ileus

- Peritonitis, Pankreatitis, Bauchtraumen, Koliken, Herz- oder Mesenterialinfarkt
- reflektorische Darmlähmung nach Operationen, akutes Nierenversagen

**Symptome**

- **mechanischer Ileus:**
  - Schocksymptome durch Flüssigkeits- und Elektrolytverlust
  - anfangs kolikartige Schmerzen, später Lahmlegung des Darmes
  - Blähungen und braunes, übel riechendes Erbrechen

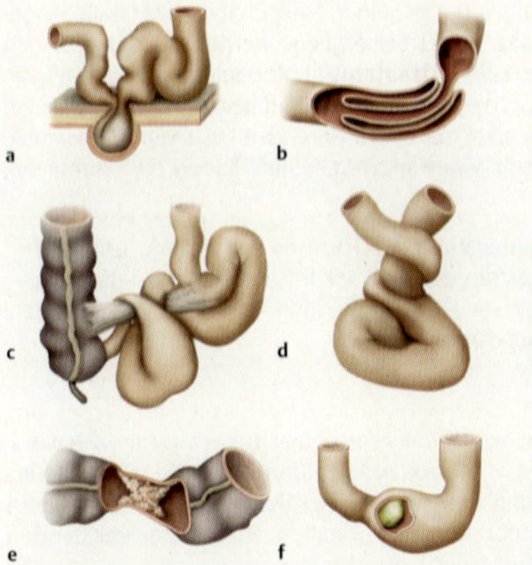

*Abb. 16.7* ***Beispiele für mechanischen Ileus.*** ***a*** *Hernieninkarzeration (Einklemmung)* ***b*** *Invagination (Einstülpung)* ***c*** *Strangulation (durch Verwachsungen)* ***d*** *Volvulus (Verschlingung)* ***e*** *Tumorstenose* ***f*** *Okklusion durch Gallensteine, die sich im Dünndarm festgesetzt haben.*

- **paralytischer Ileus:**
  - mäßig beginnende, aber anhaltende Scherzen
  - harter, gespannter Bauch, wenn eine Entzündung die Ursache ist
  - oder weicher Bauch mit starker Gasbildung
  - Blässe, tiefliegende Augen, spitze und kalte Nase

### Diagnostik

- gründliche Abklärung und genaue Lokalisation der Beschwerden
- Auskultation (Abhören mit dem Stethoskop):
  - mechanischer Ileus: spritzende Geräusche und tastbare Darmsteife
  - paralytischer Ileus: jegliche Darmgeräusche fehlen („Grabesstille")
- Blutwerte, Röntgenaufnahme, Sonografie

### Therapie

- sofortige Operation beim mechanischen Ileus, insb. beim Strangulationsileus
- Operation und Behandlung der Ursache bei Perforation des paralytischen Ileus
- Infusionen zum Ausgleich des Flüssigkeits- und Elektrolytverlustes
- Absaugen des Darminhaltes mittels einer Magensonde zur Entlastung
- Bepanthen, Paspertin und Prostigmin i.v. zur Anregung der Darmperistaltik

### Komplikationen

- Wenn nicht sofort behandelt wird, kann das betroffene Darmstück absterben.
- Peritonitis mit der Folge einer Sepsis, Perforation des Darmes
- Schock wegen des erhöhten Verlustes von Elektrolyten und Flüssigkeit

## 16.11.2 Pflegemaßnahmen

Patienten mit einem Ileus erleben die Symptome meist als bedrohlich und werden oft als Notfall vom Hausarzt eingewiesen. In der Klinik muss der Patient bis zur endgültigen Diagnose Nahrungskarenz und Bettruhe einhalten. Entsprechend der Therapie unterstützt die Pflege bei der Erstversorgung, ggf. mit der Assistenz beim Legen einer Magensonde und mit engmaschigen Kontrollen von Vitalwerten, Ausscheidungen und Infusionstherapie.

Der Patient ist durch seine Erkrankung in seiner Selbstständigkeit stark eingeschränkt. Neben der Unterstützung bei der Selbstpflege werden alle notwendigen Prophylaxen durchgeführt, insbesondere Dekubitus-, Pneumonie- und Thromboseprophylaxe. Bei Koterbrechen (Miserere) ist neben der einfühlsamen Betreuung eine sorgfältige Mundpflege angezeigt, evtl. mit desinfizierenden Lösungen. Eine bauchdeckenentspannende Lagerung (mit angewinkelten Beinen) lindert die Schmerzen.

**Merke:** Bis zur endgültigen Abklärung der Diagnose dürfen keine Laxanzien, Einläufe oder Analgetika verabreicht werden. Analgetika verschleiern die Symptomatik und erschweren dadurch die Diagnosestellung. Laxanzien und Einläufe können zu einer Darmperforation führen.

**Pflegeschwerpunkt:** Bei einem Patienten, der einmal einen Ileus hatte, ist eine sorgfältige Obstipationsprophylaxe durchzuführen (S. 140). Der Patient sollte in der häuslichen Umgebung zur Anregung der Darmtätigkeit eine ausgewogene und vor allem ballaststoffreiche Kost erhalten. Auf eine ausreichende Flüssigkeitszufuhr von ca. 2 Litern täglich zu achten.

# 16.12 Peritonitis

## 16.12.1 Grundlagen

**Definition:** Die **Peritonitis** ist eine lebensbedrohliche, meist bakterielle Entzündung des serösen Bauchfells (Peritoneum). Synonym: Bauchfellentzündung

### Ursachen

- **primäre (spontane) Peritonitis**:
  - Verschleppung von Bakterien über die Blutbahn, den Lymphweg oder aufsteigend über eine Entzündung der Eileiter und/oder Eierstöcke
- **sekundäre Peritonitis**:
  - bei einer bestehenden Erkrankung im Bauchraum oder postoperativ
  - Infektion der Organwand durch erkrankte Bauchorgane, z.B. Appendizitis
  - Keime breiten sich im Organismus aus und führen zur Blutvergiftung.

### Symptome

- Frühsymptome:
  - Bauchschmerzen, Abwehrspannung, gekrümmte Haltung
  - unwillkürlich verminderte Bauchatmung
- zahlreiche pathologische Reaktionen des Organismus, z.B.:
  - Fieber, verschlechterter Allgemeinzustand
  - Fehlregulationen des Herz-Kreislauf-Systems mit Herzfrequenzanstieg
  - heftige Bauchschmerzen, Erbrechen, Übelkeit
- im fortgeschrittenen Stadium kommen hinzu:
  - fahles Aussehen, kalte Stirn und Hände
  - Atemstörungen, trockene, bräunlich belegte Zunge
- häufig auch Befunde, die mit eingeschränkter Nierenfunktion einhergehen
- typisch gelbrote Hautfarbe bei Entzündung durch eine perforierte Gallenblase

**Pflegeschwerpunkt:** Symptome für „akutes Abdomen“ (akuter Bauch) erkennen:

- plötzliche, heftige Bauchschmerzen, Abwehrspannung der Bauchdecke
- Veränderungen der Darmtätigkeit mit Störung der Darmentleerung
- Fieber, in schweren Fällen Kreislaufschock

Die Situation erfordert, dass Sie unverzüglich einen Arzt informieren oder den Notruf auslösen!

### Diagnostik

- Die Anamnese ergibt Hinweise auf die Ursache der Bauchfellentzündung.
- Abhören des Bauches mit dem Stethoskop zum Feststellen eines Ileus
- Laboruntersuchung des Blutes, Bakteriensuche in Sekret oder Bauchwasser
- Sonografie und Röntgen des Abdomens, Thoraxaufnahme
- ggf. CT-Untersuchung und diagnostische Laparoskopie

## 16.12.2 Therapie und Pflegemaßnahmen

- schnellstmögliche Antibiotikatherapie, um die Infektionsquelle zu bekämpfen
- chirurgische Therapie bei etwa 99% de Fälle:
  - Operation des erkrankten Organs, z.B. Entfernung des Blinddarms
  - Spülung der Bauchhöhle, bis die Flüssigkeit vollständig klar ist (Lavage)
  - Einlage von Drainagen, um Eiter und Flüssigkeiten abzuleiten
- intensivmedizinische Betreuung, um die Vitalfunktionen zu sichern
- Blut oder Plasmaersatzstoffe zur Schocktherapie
- Je nach Schwere der Erkrankung ist eine Aufnahme im Krankenhaus und ggf. auf der Intensivstation erforderlich. Die pflegerischen Maßnahmen sind dann ähnlich wie beim Ileus (S. 347)

### Komplikationen

- Abszessbildung innerhalb der Bauchhöhle, Verkleben von Darmschlingen
- lebensbedrohliche Organschäden, Ansiedlung von Erregern an Herzklappen

17

# Pflege von alten Menschen bei Erkrankungen des Stoffwechsels

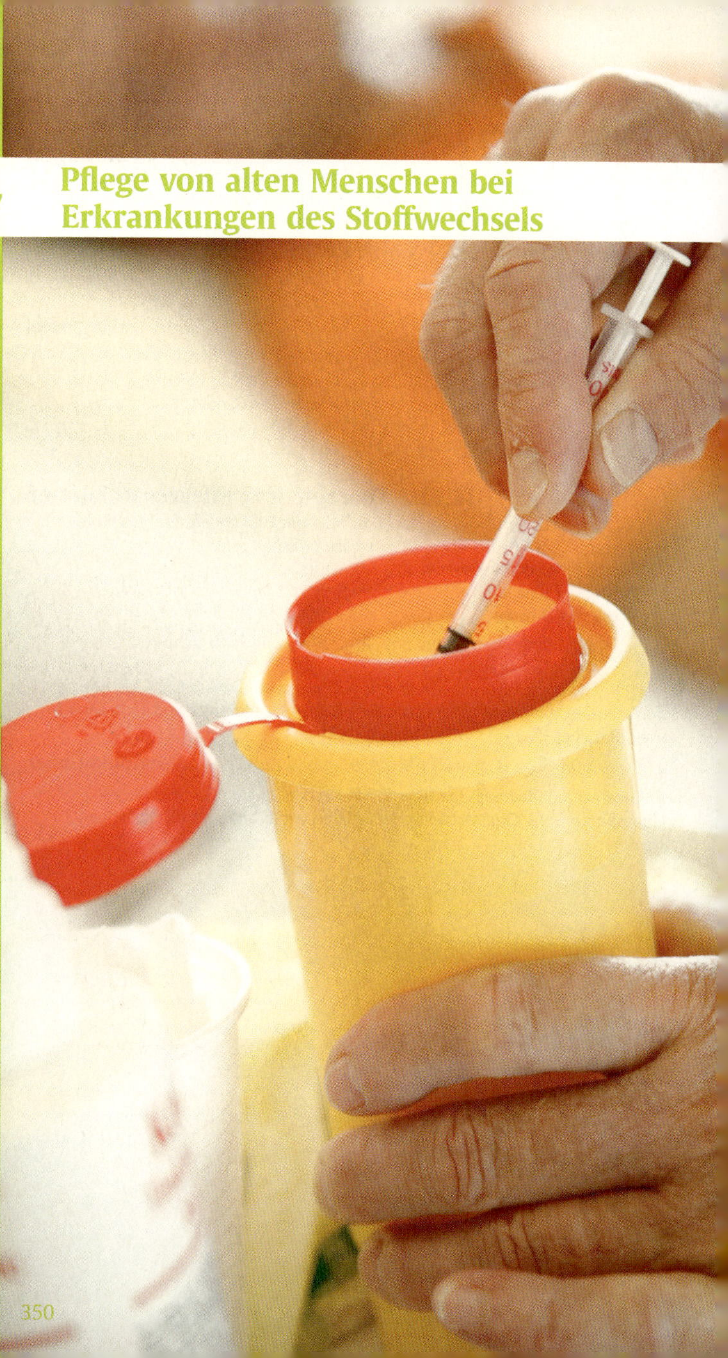

17

# 17.1 Diabetes mellitus

## 17.1.1 Grundlagen

**Definition: Diabetes mellitus** ist eine Störung des Kohlehydratstoffwechsels durch Insulinmangel oder verminderte Insulinempfindlichkeit. Die Folge ist eine Hyperglykämie (Überzuckerung des Blutes) im Nüchternzustand oder nach den Mahlzeiten. Man unterscheidet:

- **Diabetes mellitus Typ 1**: etwa 10% der Fälle (früher „jugendlicher Diabetes")
- **Diabetes mellitus Typ 2**: etwa 90% der Fälle (früher „Altersdiabetes")

### Ursachen

Diabetes Typ 1 und Typ 2 haben verschiedene Ursachen mit einer gemeinsamen Folge: Blutzuckererhöhung.

#### Diabetes mellitus Typ 1

- Der Diabetes mellitus Typ 1 (DMT 1) ist eine Autoimmunerkrankung.
- Wenn sich Antikörper gegen körpereigenes Gewebe bilden wird eine sog. Autoimmunreaktion ausgelöst.
- In diesem Fall bilden sich Antikörper gegen die Inselzellen des Pankreas. Die Insulin bildenden Inselzellen werden dadurch nach und nach zerstört.
- Zwischen dem Beginn der Erkrankung und dem Auftreten der ersten Symptome können Wochen, Monate oder auch Jahre vergehen.
- Sind etwa 80% der Zellen zerstört, tritt die Erkrankung mit ihren typischen Symptomen in Erscheinung.
- Es liegt von Anfang an ein echter (absoluter) Insulinmangel vor.
- Es wird angenommen, dass zusätzlich zu einer genetischen Veranlagung (Prädisposition) auch bestimmte Virusinfektionen zum Ausbruch der Krankheit beitragen.
- Genetik: Die Vererbung spielt eine geringere Rolle als beim Diabetes Typ 2.

#### Diabetes mellitus Typ 2

- Beim Diabetes mellitus Typ 2 (DMT 2) bleibt die Insulinproduktion erhalten.
- Der Körper bildet eine Insulinresistenz aus (Unempfindlichkeit der Körperzellen gegenüber Insulin).
- Begünstig wird die Entwicklung der Insulinresistenz durch Adipositas, arterielle Hypertonie, Blutfetterhöhung.
- Die Glukosekonzentration im Blut steigt durch die zunehmende Unempfindlichkeit der Zellen gegenüber Insulin an und lässt den Insulinspiegel steigen.
- Die Anzahl der Insulinrezeptoren sinkt, die Unempfindlichkeit steigt weiter an.
- Es entwickelt sich ein sog. „relativer Insulinmangel": trotz Überangebot an Insulin kann die Blutglukose nicht in die Zellen befördert werden.
- Die Bauchspeicheldrüse arbeitet auf Hochtouren und die Inselzellen werden so stark belastet, dass sie erschöpfen und die Insulinproduktion einstellen.
- Mehr als 80% der Diabetiker Typ 2 sind übergewichtig und die Adipositas (Fettsucht) gilt als der stärkste Risikofaktor für die Entstehung des Diabetes.
- wesentlich höhere sog. genetische Disposition als beim Diabetes Typ 1

17

## Symptome

### Diabetes mellitus Typ 1

- Beginn häufig im jugendlichen Alter
- rasche Entwicklung der Symptome nach Ausbruch der Erkrankung
- Glukosurie (vermehrte Ausscheidung von Glukose im Urin)
- Polyurie, durch die sog. osmotische Diurese. Die Folgen sind:
  - vermehrtes Durstgefühl (Polydipsie), Flüssigkeits- und Gewichtsverlust
  - Störungen des Elektrolyt- und Flüssigkeitshaushalts
  - Schwäche, Schwindel, Müdigkeit und Leistungsminderung
- schwere Exsikkose (Austrocknung) trotz hoher Trinkmenge
- oft Bewusstseinsstörungen bis zur kompletten Bewusstlosigkeit (ketoazidotisches Koma), die bei ca. 25% der Patienten auftritt (Erstmanifestationskoma)

### Diabetes mellitus Typ 2

- meist langsame Ausprägung der Symptome über Monate oder Jahre
- häufig Zufallsdiagnose, z.B. im Rahmen einer Routineuntersuchung
- Gelegentlich geben bereits eingetretene diabetische Spätsymptome erstmalige Hinweise.
- oft unspezifische Symptome wie:
  - wiederkehrende Harnwegsinfekte, ständiger Juckreiz, Pilzinfektionen
  - allgemeine Schwäche und Leistungsknick
- später typische Diabetessymptome wie:
  - Durst, Polyurie, Polydipsie, Gewichtsabnahme
- hyperosmolares Koma durch extreme Blutzuckererhöhungen und vermehrter Harnglukoseausscheidung mit hohem Flüssigkeits- und Elektrolytverlust

## Diagnostik

- relativ schnelle Manifestierung des Verdachts aufgrund der relativ charakteristischen Symptome beim Diabetes Typ 1 durch die Anamese
- Blutzuckerbestimmung, oraler Glukosetoleranztest (oGTT)
- Glukosebestimmung im Urin
- HbA1c-Wertbestimmung, besonders auch zur Behandlungskontrolle
- Bestimmung der Autoimmunantikörper (ICA, GADA 2) im Blut zur Klärung, ob Diabetes Typ 1 oder Typ 2 vorliegt
- C-Peptid-Messung zur Ermittlung der (Rest)-Insulinproduktion der Inselzellen

## Therapie Diabetes mellitus Typ 1

- lebenslanger Ersatz des fehlenden Insulins durch Insulin (s. Tab. 17.3)
- Ernährungsumstellung, Ernährungsschulung:
  - „Diabetesdiät“, Vermeidung von schnell resorbierbaren Kohlenhydraten
  - Einschätzen des Kohlenhydratgehalts der Nahrung (BE [Broteinheit]-Anteil)
  - optimale Insulinmengenberechnung

> **Merke:** Broteinheit (BE) hat nichts mit Brot zu tun. 1 BE entspricht 12g Kohlenhydraten. Intensivierte Insulintherapie: Ernährungsberechnung in BE; Diabetes in höherem Alter: meist reichen Gewichtsreduktion und zuckerlose Vollkost aus!

## Insulinpräparate

- **kurzwirksame Insuline** werden unterschieden in:
  - Humaninsulin (Normalinsulin), wird direkt zu den Mahlzeiten gespritzt
  - Insulinanaloga, synthetisch hergestellte Insulinvarianten, deren Blutzucker senkende Wirkung teilweise schneller einsetzt.
- **Verzögerungsinsulin:** eine Kombination von Insulin und Verzögerungsstoffen, um die Insulinwirkung zu verlängern
- **Insulinmischungen:** unterschiedliche Konzentrationen von kurz wirksamem Insulin und Verzögerungsinsulin, z.B. in einer Mischung 30:70

## Insulintherapie

**Konventionelle Insulintherapie:**

- täglich 2–3 Injektionen, nach festgelegtem, auf die Nahrung abgestimmten Plan
- feste Insulindosierung (Abb. 17.1), meist Einsatz von Mischinsulin
- Einhalten eines Abstands von etwa 20–30 Min. zu den Mahlzeiten (Spritz-Ess-Abstand) aufgrund der Verzögerungswirkung (außer bei Analoginsulinen)
- Zwischenmahlzeiten aufgrund der längeren Insulinwirkung des Verzögerungsanteils

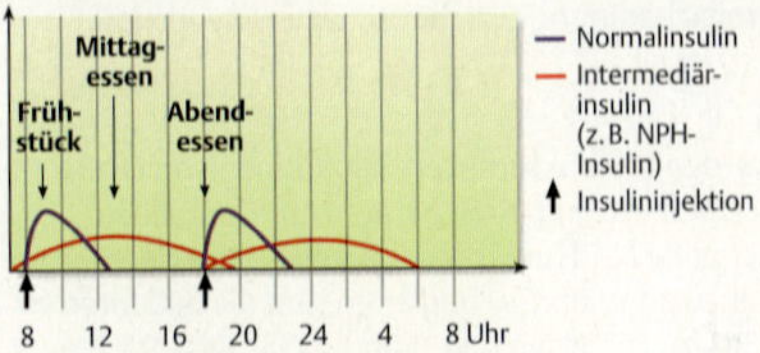


***Abb. 17.1 Konventionelle Insulintherapie.** Zweimal täglich (vor dem Frühstück und vor dem Abendessen) wird Mischinsulin injiziert.*

**Intensivierte Insulintherapie:**

- ein- bis zweimal täglich Verzögerungsinsulin zur Basisversorgung (Abb. 17.2)
- zu den Mahlzeiten kurzwirksames Insulin als Bolus mit variabler Dosierung
- Bei der Insulinpumpentherapie wird über eine Pumpe permanent eine bestimmte Menge an kurzwirksamem Insulin als Basis abgegeben. Die zusätzlichen Boli zu den Mahlzeiten löst der Patient per Knopfdruck über die Pumpe selbst aus.

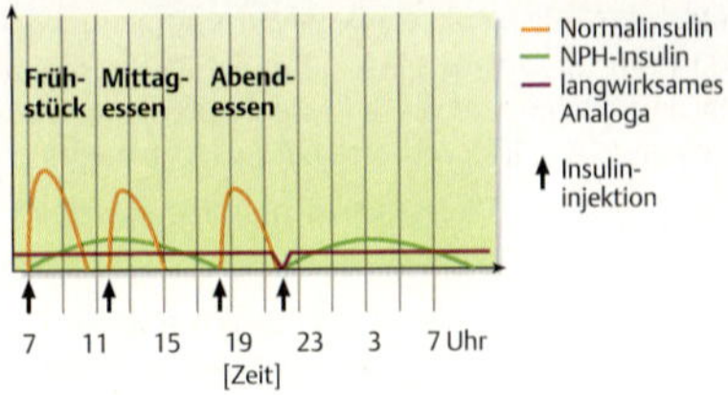


***Abb. 17.2 Intensivierte Insulintherapie (ICT).** Eine Basis wird morgens und spätabends injiziert, ein Bolus dreimal täglich vor jeder Hauptmahlzeit.*

## Therapie Diabetes mellitus Typ 2

- Vereinfacht gilt folgendes Schema einer Stufentherapie:
  1. Gewichtsnormalisierung, Ernährungsumstellung („Diabetesdiät"), Patientenschulung, körperliche Aktivität
  2. zusätzlich medikamentöse Therapie
  3. Kombination von Medikamenten und ein- bis zweimalige Injektion von meist langwirksamem Insulin nach festem Schema
  4. konventionelle Insulintherapie mit Mischinsulin oder intensivierte Insulintherapie

- umfangreiche Diabetesschulung, die sämtliche Lebensbereiche des Diabetikers umfasst (Ernährung, Beruf, Sport, Freizeit, Reisen usw.)



### Medikamentöse Therapie

- Voraussetzung: die Bauchspeicheldrüse produziert noch Insulin
- verschiedene Medikamentengruppen (s. Tab. 17.2) mit unterschiedlichen Ansatzpunkten der Wirkung (eine Kombination der unterschiedlichen Medikamentengruppen ist möglich, teilweise auch Kombinationen mit Insulin)

### Komplikationen

### Akutkomplikationen

- akute Hyperglykämie durch sehr hohe Blutzuckerwerte (BZ > 300 mg/dl bzw. 17 mmol/l) mit Koma
- hypoglykämischer Schock: Bewusstlosigkeit infolge sehr niedriger Blutzuckerwerte (BZ-Werte < 50 mg/dl bzw. 2,8 mmol/l)

### Langzeitkomplikationen

- Makroangiopathie, Mikroangiopathie (Schäden am arteriellen Gefäßsystem)
- diabetische Retinopathie (Augenschädigung), diabetische Neuropathie
- diabetische Nephropathie (Nierenschädigung), diabetisches Fußsyndrom

## 17.1.2 Pflegemaßnahmen

Patienten mit Diabetes mellitus werden in strukturierten Schulungen von Diabetesberatern, Diabetesassistenten, Arzthelfern und Arzt beraten und angeleitet. Der Erfolg von Therapiemaßnahmen ist entscheidend von der aktiven Mitarbeit der Betroffenen abhängig. Aufzuklären, anzuleiten und zu begleiten sind die Patienten bezüglich Ernährung, Gewichtsreduktion, Nichtrauchen, körperliche Aktivität/Sport, regelmäßige Medikamenteneinnahme, Blutdruck- und Blutzuckermessen sowie Insulingabe bzw. -therapie. Pflegeschwerpunkte sind zunächst:

- Ernährungsberatung
- Unterstützung bei medikamentöser Therapie bzw. Insulintherapie
- Maßnahmen bei diabetesbedingten Akutkomplikationen

### Ernährungsberatung

Die Ernährung ist neben der körperlichen Aktivität ein wesentlicher Faktor, um Körpergewicht und Blutzucker zu regulieren. Grundlage einer guten Ernährungsberatung ist, Vorlieben der Betroffenen zu erfragen und diese in die Empfehlungen zu integrieren. Tab. 17.1 gibt hierzu einen Überblick. Verbote gibt es nicht mehr!

**Ziel.** Ziel einer ausgewogenen Ernährung ist, den Blutzucker im normnahen Bereich zu halten und – falls möglich – Übergewicht abzubauen.

### Grundnährstoffe

Die drei Grundnährstoffe sind Kohlenhydrate, Fett und Eiweiß. Die Richtlinien der Fachgesellschaften (DGE, DDG) empfehlen eine Nahrungszusammensetzung wie folgt:

- 50–55% Kohlenhydrate (1g hat 4kcal)
- 30% Fett (1g hat 9kcal)
- 15% Eiweiß (1g hat 4kcal)

### Ernährung bei intensivierter Insulintherapie

Hier muss der Betroffene zur Berechnung der pro Mahlzeit nötigen Insulindosis die genaue Menge an Kohlenhydraten wissen, die er isst. Er berechnet daher seine Kohlenhydratmenge in Broteinheiten (BE). Dabei entsprechen 12g Kohlenhydrate einer BE. Mittels Austauschtabellen kann die Menge der Broteinheiten berechnet werden.

*Tab. 17.1 Nahrungsmittel im Überblick.*

| kalorienreiche Nahrungsmittel | kalorienärmere Nahrungsmittel | Bemerkungen und Pflegetipps |
|---|---|---|
| **einfache Kohlenhydrate** | | |
| Kuchen, Torte, Marmelade, Bonbons, Gummibärchen, Kekse | | ▪ nach dem Essen schneller Blutzuckeranstieg<br>▪ Konsum gering halten<br>▪ zusammen mit anderen Kohlenhydraten, Eiweiß und Fett einnehmen |
| **komplexe Kohlenhydrate (ballaststoffreich)** | | |
| | Obst, Gemüse, Hülsenfrüchte, Kartoffeln, Vollkornreis, Vollkornbrot, Nudeln | ▪ Blutzucker steigt langsamer an<br>▪ sollten den größten Teil der Ernährung ausmachen<br>▪ Gemüse und Salat nicht berechnen |
| **Getränke ohne Zucker** | | |
| | Mineralwasser, Tee, Kaffee, Lightgetränke | mit Süßstoff süßen |
| **Getränke, die vermieden werden sollten** | | |
| Cola und andere Limonaden, Fruchtsaft, Traubensaft | | ▪ lassen den BZ sehr schnell ansteigen<br>▪ helfen am besten bei einer Hypoglykämie |
| **Getränke, die eingeschränkt getrunken werden können** | | |
| Alkohol (2 Gläser-sind genug-Regel beachten, sonst Unterzuckerungsgefahr!) | Bier ohne Alkohol | nach größerer Menge Alkohol Blutzucker vor dem Schlafengehen messen; bei < 140mg/dl mind. 2 BE essen |
| **Fette** | | |
| pflanzliche Fette, Öle, Margarine, Butter, oft verborgen in Fleisch und Wurst | Halbfett-Margarine oder Halbfett-Butter | pflanzliche Fette und Öle bei gestörtem Fettstoffwechsel bevorzugen |
| **Eiweiß** | | |
| Fisch, Fleisch, Milch, Milchprodukte, Wurst, Soja | fettarmer Joghurt, Milch, usw. | ▪ Eiweiß ist meistens mit Fett verbunden<br>▪ helles Fleisch ist gesünder als rotes |

Die Ernährung bei intensiviert eingestellten Diabetikern ist relativ frei, während man bei der konventionellen Insulintherapie täglich 5–7 Mahlzeiten zu sich nehmen sollte, um die Blutzuckerschwankungen möglichst gering zu halten.

### Ernährung bei älteren Diabetikern

Hier ist die genaue Kohlenhydratberechnung in der Nahrung nicht nötig; beim älteren Diabetiker sind die Therapieziele andere (s. unten). Oft sind alte Menschen mit diesen Berechnungen auch überfordert; bei ihnen gelten daher die Regeln einer gesunden, zuckerlosen Ernährung. Diese sollte wie beim gesunden Menschen möglichst kohlenhydratreich und dafür fettarm und eher eiweißarm sein. 5–7 Mahlzeiten sind für die Blutzuckerregulierung gut, überfordern alte Menschen aber häufig.

Die Ernährung sollte daher individuell angepasst und mit dem Patienten oder den Angehörigen besprochen werden. Zusätzlich sind einige Regeln wichtig:

- Die meisten Typ-2-Diabetiker sind übergewichtig. Daher ist die Gewichtsnormalisierung eine der wichtigsten Maßnahmen, denn dadurch lässt sich fast immer eine Besserung oder gar Normalisierung der Blutzuckerwerte erreichen.
- Viele Diabetiker haben eine Scheu vor Kohlenhydraten, da diese den Blutzuckerspiegel erhöhen. Man muss sie darauf hinweisen, dass Kohlenhydrate im Gegensatz zu Fetten wenig Kalorien haben. Übermäßiger Fettgenuss ist der ernährungsbedingte Hauptrisikofaktor einer Arteriosklerose!
- Ballaststoffreiche Kohlenhydrate, z. B. in Vollkorn, vermindern Blutzuckerschwankungen.
- Fett verschlechtert zusätzlich die Insulinwirkung und sollte daher gemieden oder in Form ungesättigter Fettsäuren (z. B. Olivenöl, Fisch) verwendet werden.
- Auf den normalen Haushaltszucker muss verzichtet werden, stattdessen können Zuckeraustauschstoffe, z. B. Fruktose oder Süßstoffe, benutzt werden.
- Auch „Diabetikerprodukte“ enthalten oft Fett und Zucker; besser ist es, gelegentlich kleine Mengen „echter“ Schokolade als häufig Diabetikerschokolade zu essen.
- Alkohol nur in geringen Mengen zuführen, da er zu Hypoglykämien führen kann. Daher sollte Alkohol unter einer Therapie mit Sulfonylharnstoffen oder Insulin nur zusammen mit kohlenhydrathaltiger Nahrung genossen werden.
- wenn möglich, tägl. Trinkmenge von 1 – 1,5 l anstreben; hauptsächlich kalorienarme Getränke wie Mineralwasser, Tee, Süßstofflimonaden

## Unterstützung bei medikamentöser Therapie bzw. Insulintherapie

### Therapieüberwachung

Um eine möglichst gute BZ-Einstellung zu erzielen und Komplikationen zu vermeiden bzw. frühzeitig zu erkennen, sind regelmäßig folgende Kontrolluntersuchungen nötig:

- Zuckerbestimmung im Blut (BZ-Messung s. S. 242) oder Urin
- Kontrolle HbA1c-Wert (bei Diabetikern bindet Glukose an Hämoglobin)
- augenärztliche Untersuchungen
- Blutdruckkontrollen (Hypertonie erhöht das Risiko für Makroangiopathie!)
- Inspektion der Füße auf Durchblutungsstörungen, Druckstellen, Verletzungen

### Therapieziele

- strenge Blutzuckereinstellung beim DMT1-Typ und beim jungen DMT2-Typ
- Bei Krankheitsbeginn im hohen Alter ist die Gefahr der Spätschäden gering.
- Erhöhte Blutzuckerwerte sind hier tolerabel und das Therapieziel lautet Symptomfreiheit, Wohlbefinden, Vermeidung von diabetesbedingten Komplikationen.

### Medikamentöse Therapie

Beim Typ-2-Diabetes werden Tabletten (orale Antidiabetika) eingesetzt, die ganz unterschiedlich wirken (Tab. 17.2). Sie werden je nach Stoffwechsellage in einer Art „Stufentherapie“ eingesetzt: Man beginnt meist mit Metformin oder Acarbose und gibt dann zusätzlich Sulfonylharnstoffe. Wenn nötig, wird Insulin gespritzt.

### Insulintherapie

Täglich werden im Organismus ca. 40 – 50 Einheiten Insulin gebildet. Zur Energieversorgung wird nachts oder zwischen den Mahlzeiten Glukose aus dem Leberspeicher freigesetzt. Damit dieser Zucker auch außerhalb der Mahlzeiten in die Zellen gelangen kann, wird ein Teil des Insulins gleichmäßig über den Tag verteilt gebildet („Basalsekretion“).

Je nach Kohlenhydratzufuhr wird zusätzlich zu jeder Mahlzeit Insulin ausgeschüttet. Um diese physiologischen Schwankungen nachahmen zu können, werden in der

*Tab. 17.2* *Orale Antidiabetika.*

| Wirkstoff/ Präparatbeispiel | Indikation | Nebenwirkungen | zu beachten |
|---|---|---|---|
| **Metformin**<br>▪ Glucophage<br>▪ Metformin-ratiopharm<br>▪ Siofor<br>▪ Diabetase | adipöse Typ-2-Diabetiker | bes. bei Niereninsuffizienz Gefahr der Laktatazidose (Anreicherung von Milchsäure im Blut); kann zu gastrointestinalen Beschwerden führen | Einnahme nach den Mahlzeiten<br>Maximaldosis 3000mg/Tag<br>2 Tage vor einer geplanten Operation absetzen! |
| **Acarbose**<br>▪ Glucobay<br>▪ Diastabol | Typ-2-Diabetiker | häufig Blähungen: Dosis langsam erhöhen | Einnahme „mit dem ersten Bissen" |
| **Sulfonylharnstoff**<br>▪ Euglucon<br>▪ Glibenclamid<br>▪ Amaryl | Typ-2-Diabetiker im fortgeschrittenen Krankheitsstadium | massive, lang anhaltende Hypoglykämien (bes. in Kombination mit Alkohol oder bei Niereninsuffizienz), Gefahr bei neueren Präparaten (z.B. Amaryl) geringer | Einnahme vor den Mahlzeiten |
| **Glinidine**<br>▪ NovoNorm<br>▪ Starlix | wie Sulfonylharnstoffe | Hypoglykämie | Einnahme vor den Mahlzeiten |
| **Glitazone**<br>▪ Avandia<br>▪ Actos | Reservemedikament, wenn unter anderen oralen Antidiabetika keine ausreichende Blutzuckereinstellung möglich | Gewichtszunahme<br>Ödeme<br>vereinzelt schwere Leberschäden<br>Gefahr der Verschlechterung einer Herzinsuffizienz | nur in Kombination mit Metformin oder Sulfonylharnstoffen zugelassen, Wirkungseintritt oft erst nach Wochen |

Insulintherapie verschiedene Insulinsorten mit unterschiedlichem Wirkprofil eingesetzt (Tab. 17.3). Welches Insulin verwendet wird, richtet sich nach der gewählten Insulintherapie.

**Insulinlagerung.** Der Insulinvorrat sollte unter Beachtung des Verfallsdatums im Kühlschrank gelagert werden. Pens müssen bei Zimmertemperatur aufbewahrt werden. Der Patient muss darauf hingewiesen werden, dass Insulin bei zu starker Hitze, Kälte oder Sonneneinstrahlung (Urlaub!) seine Wirkung verliert.

**Merke:** Niemals Insulin aus der Pen-Patrone in eine Insulinspritze aufziehen, denn
- Pen-Patronen enthalten U-100 Insulin (1 ml = 100 IE Insulin), aber
- Insulinampullen enthalten U-40 Insulin (1 ml = 40 IE Insulin).

„Pen-Insulin" ist also um das 2,5-fache konzentierter!

**Spritztechnik.** Insulin ist ein Eiweißmolekül, das bei oraler Aufnahme im Magen zerstört wird, es muss daher subkutan ins Fettgewebe gespritzt werden. Eine vorherige Desinfektion der Haut ist bei Selbstinjektion durch den Patienten nicht zwingend nötig, denn dem Insulin sind antibakterielle Zusätze beigemischt. Der Umgang mit Insulingemischen und Pens ist auf den Seiten S. 206 und 211 dargestellt.

**Merke:** Kurzwirksames Insulin in Bauch, langwirksames in Oberschenkel spritzen! Spritzstelle täglich wechseln, nicht in Hämatome, Narben, Leberfleck, Schwangerschaftsstreifen spritzen!

17

***Tab. 17.3*** *Insulinsorten.*

| Insulinart/Präparatbeispiel | Wirkprofil | Indikation | zu beachten |
|---|---|---|---|
| **Normalinsulin**<br>▪ Actrapid<br>▪ Huminsulin | Wirkungsbeginn nach 15–30 Min., max. Wirkdauer 4–6 Stunden | Stoffwechselentgleisungen, intensivierte Insulintherapie, Insulinpumpentherapie | ▪ 30 Min. vor der Mahlzeit spritzen („Spritz-Ess-Abstand")<br>▪ genaue Dosisberechnung, da sonst Gefahr der Hypoglykämie |
| **Analoginsulin**<br>▪ Humalog<br>▪ Lispro | sofortiger Wirkungsbeginn, max. Wirkdauer 2–3 Stunden | | kein Spritz-Ess-Abstand nötig |
| **Langzeit-Analog-Insulin**<br>▪ Lantus | Wirkungsbeginn nach 3–4 Stunden, max. Wirkdauer 20–30 Stunden | meist in Kombination mit oralen Antidiabetika, wenn deren Wirkung nicht mehr ausreicht | einmal pro Tag subkutan, meist abends (8–16 Einheiten meist ausreichend) |
| **Verzögerungsinsulin**<br>▪ Insuman Basal<br>▪ Insulin-Protaphan<br>▪ Huminsulin Basal | Wirkungsbeginn nach 30–60 Min., max. Wirkdauer 10–12 Stunden | intensivierte/konventionelle Insulintherapie, Kombination mit oralen Antidiabetika, wenn deren Wirkung nachlässt | schlecht zu steuern, daher Gefahr der Hypoglykämie bei sportlicher Betätigung oder nachts |
| **Mischinsuline**<br>▪ Insuman-Comb 15, 25 usw. (= 15, 25% Normalinsulin, Rest Verzögerungsinsulin)<br>▪ Insulin Actraphane 10/90, 20/80 usw. (= erste Zahl Anteil Normalinsulin)<br>▪ Humalog Mix 25, 50 usw. | Wirkungsbeginn nach 15–30 Min., max. Wirkdauer 10–12 Stunden | konventionelle Insulintherapie | 30 Min. Spritz-Ess-Abstand |

**Insulindosierung.**

- 1 BE erhöht den BZ-Spiegel um ca. 45mg/dl.
- 1 Einheit Insulin senkt den BZ-Spiegel um ca. 30–50mg/dl.
- Je nach Insulinsorte einen „Spritz-Ess-Abstand" einhalten (Tab. 17.3).
- Bewegung oder Diäten senken den Insulinbedarf – Dosis anpassen!
- Entzündungen und Fieber steigern den Insulinbedarf – frühzeitig reagieren!

**Merke:** Bei alten Menschen, deren Nahrungsaufnahme sehr schwankt (manchmal essen sie regelmäßig, manchmal sehr wenig), spritzt man die je nach Essensmenge notwendige Insulindosis nach dem Essen, um Unterzuckerungen zu vermeiden!

*Abb. 17.3* ***Geeignete Stellen zur Insulininjektion.*** *Spritzstelle täglich wechseln, um lokale Hautveränderungen zu verhindern.*

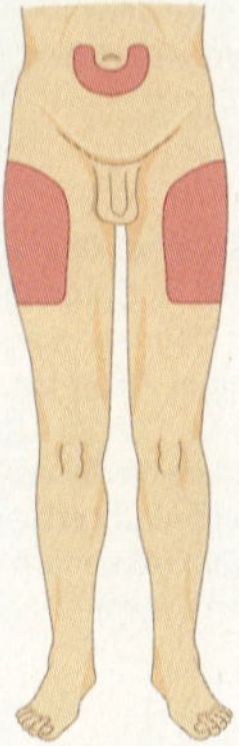

*17.4 Normale und pathologische Blutzuckerwerte.*

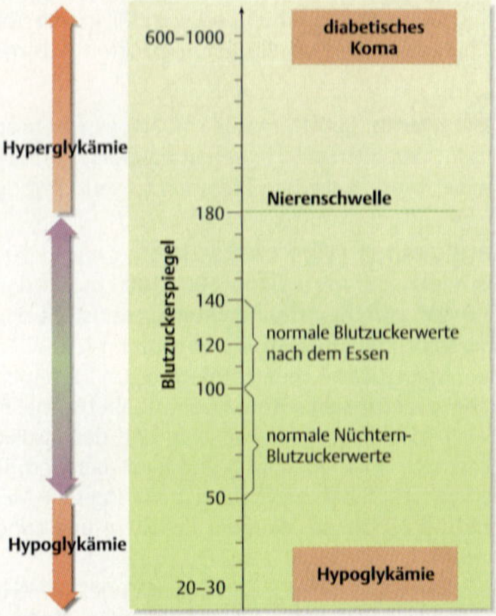


## Maßnahmen bei diabetesbedingten Akutkomplikationen

Meist bedingt durch Diät- oder Therapiefehler, aber auch ausgelöst durch Infekte oder Medikamente, die den BZ-Spiegel verändern, kommt es zu Blutzuckerentgleisungen, die zu akut auftretenden Komplikationen führen.

### Hypoglykämie (Unterzuckerung)

**Glukosemangelzeichen des Gehirns.**
- Zittern, Schwitzen, Blässe, Unruhe; Herzklopfen, weiche Knie, Heißhunger
- „pelziges" Mundgefühl, Seh- und Sprachstörungen, Gleichgewichtsstörungen
- Schwindel, Aggressivität, auffälliges/weinerliches Verhalten, Krampfanfall
- Stürze unklarer Ursache, Bewusstseinsstörungen, Bewusstseinsverlust

**Sofortmaßnahmen.**
- sofortiges Handeln bei sich andeutenden Zeichen einer Unterzuckerung!
- 4 Plättchen Traubenzucker, 8 Stück Zucker oder Fruchtsaft (sehr gut hilft Apfelsaftschorle) einnehmen
- danach noch eine oder zwei langsam resorbierbare BE/KH
- bei Bewusstlosigkeit stabile Seitenlage, Zahnprothese entfernen, Notruf
- Hormon Glukagon oder 40–20%ige Glukoselösung injizieren
- Ziel: Erreichen eines Blutzuckerwerts um 200 mg/dl

**Ursachenforschung.**
- ausgelassene oder zu kleine Kohlenhydratmahlzeit
- zu langer Spritz-Ess-Abstand (im Pflegealltag schnell möglich!)
- versehentlich zu hohe Dosis Insulin oder orale Antidiabetika
- versehentliches Verwechseln von Insulin (schnell statt langsam wirkendes)
- Änderung des Insulinbedarfs, z.B. von der Bettruhe zum Laufen
- Alkohol, Erbrechen, Diarrhö, körperliche Aktivität

**Prophylaktische Maßnahmen.**
- Patienten auf die Symptome einer Hypoglykämie hinweisen
- zu Gegenmaßnahmen und zum Mitführen von Traubenzucker beraten
- bei Kauproblemen einzeln verpackten, flüssigen Traubenzucker empfehlen



**Merke:** Bei einem schlecht eingestellten, an hohe Blutzuckerwerte gewöhnten Diabetiker kann es schon bei noch normalen Blutzuckerwerten zu Zeichen einer Unterzuckerung kommen („Pseudohypoglykämie").

### Hyperglykämie (Überzuckerung)

Bei Blutzuckerwerten von 600–1000 mg/dl kommt es zur Bewusstseinstrübung und ggf. zum diabetischen Koma. Hier steht die intensivmedizinische Versorgung mit sofortiger Flüsssigkeitssubstitution (ca. 1l/Std. NaCl 0,9%) und Überwachung der hyperglykämischen Entgleisung im Mittelpunkt. Man unterscheidet 2 Formen.

**1. Ketoazidotisches Koma** beim Diabetes mellitus Typ 1 (DMT1)
Hier bildet der Organismus aufgrund des Insulinmangels durch andere Verfahren Glukose (Glukoneogenese) und baut dabei große Mengen von Eiweiß- und Fettreserven um. Dadurch entstehen pathologische Mengen an Ketonkörpern (Abbauprodukte der Lipolyse, die über die Niere und Lunge abgebaut werden). Symptome sind:
- Azidose des Blutes (Übersäuerung des pH-Werts im Blut)
- Übelkeit, Erbrechen, Bauchschmerzen, starke Müdigkeit
- abgeschwächte oder fehlende Reflexe, Austrocknung
- Eintrübung und Bewusstlosigkeit mit tiefer Ein- und Ausatmung (Kußmaul'sche Atmung), um die Übersäuerung des Blutes abzuatmen (Azetongeruch)

**2. Hyperosmolares Koma** beim Diabetes mellitus Typ 2 (DMT2)
Hier ist eine Azidose wegen der Restproduktion von Insulin selten. Symptome sind:
- großer Flüssigkeitsverlust durch die Glukosurie mit Exsikkose
- Elektrolytverschiebung mit Hypokaliämie, ggf. mit Herzrhythmusstörungen
- Symptome für ein Präkoma: Müdigkeit, Schläfrigkeit, verwaschene Sprache, schlaffe Parese, fehlende Reflexe, neurologische Defizite

**Sofortmaßnahmen.**
- bei Bewusstlosigkeit unklarer Ursache BZ-Kontrolle durchführen und Notruf!
- bei Bewusstlosigkeit keine orale Glukosegabe – Erstickungsgefahr!
- bei unklarem Koma nie Insulin, sondern Glukose geben

**Merke:** Nie Insulin geben, wenn zunächst unklar ist, ob eine Über- oder Unterzuckerung vorliegt. Bei einer Hyperglykämie richtet eine weitere Blutzuckererhöhung keinen zusätzlichen Schaden an. Aber bei einer Hypoglykämie kann eine Insulingabe tödlich sein!

## 17.1.3 Pflegemaßnahmen bei Folgekomplikationen

Für Pflegende, die insbesondere die Patienten mit Diabetes und diabetesbedingten Folgeerkrankungen betreuen, bedeutet die unterstützende Beratung eine breit gefächerte Aufgabe. Chronische Hyperglykämie führt nach Jahren zur Mikroangiopathie (Schädigung der Kapillargefäße). Bei der Mikroangiopathie „verzuckert" die Basalmembran der Gefäße und Zellen (Glykolisierung), sie verändert sich und der Sauerstoffaustausch ist gestört.

## Mikroangiopathie

**Definition:** Die **Mikroangiopathie** ist die charakteristische Komplikation des Diabetes mellitus. Sie ist eine Erkrankung der Kapillargefäße aller Organe, betrifft aber insbesondere:
- Augen: diabetische Retinopathie und Makulopathie
- Nieren: diabetische Nephropathie
- Nervensystem: diabetische Neuropathie

### Diabetische Retinopathie und Makulopathie

Die diabetische Retinopathie ist die häufigste Ursache für Erblindung. Die Hyperglykämie führt zu einem starken Einfluss an Glukose und schädigt die Endothelzellen der die Netzhaut versorgenden Gefäße mit Veränderungen am Augenhintergrund.

**Einteilung.**
- nichtproliferative Retinopathie mit Blutungen und Bildung von Mikroaneurysmen
- proliferative Retinopathie mit Neubildung von Blutgefäßen, Ablösung der Netzhaut, Einblutungen in den Glaskörper
- diabetische Makulopathie mit Netzhautödemen, auch Blutungen und Ischämie

**Therapie.** Empfohlen werden eine normnahe Blutzuckereinstellung, Blutdrucksenkung unter 130/80 mmHg, Nikotinabstinenz und Fettstoffwechselnormalisierung. Lasertherapien und chirurgische Eingriffe wie das Entfernen des Glaskörpers und Silikonimplantationen kommen zum Einsatz.

**Präventive Maßnahmen.**
- jährlich augenärztliche Untersuchung, bei Befunden alle 3–6 Monate
- vor der Untersuchung Augenhintergrundes Pupillen „weit tropfen" (lassen)
- Die resultierende Sehbeeinträchtigung bildet sich nach einer Stunde zurück.
- Patienten sollten zur Untersuchung gebracht und wieder abgeholt werden.

**Merke:** Bei Patienten, mit Einblutungen am Augenhintergrund, Netzhautablösung oder Lasertherapie, ist darauf zu achten, dass sich der intrazerebrale Druck nicht erhöht, z. B. bei der Defäkation. Sinnvoll ist eine Laxanziengabe.

### Diabetische Nephropathie

Die Folgen einer chronisch erhöhten Blutglukose zeigen sich auch an den glomerulären Kapillaren der Niere. Die Filterfunktion der glomerulären Basalmembran ist geschädigt und es kommt zur Proteinurie. Ein schneller Verlauf endet in einer dialysepflichtigen Niereninsuffizienz.

**Therapie.**
- Reduktion negativer Einflussfaktoren
- normotensiven Blutdruck (120–139/70–89 mmHg) anstreben
- normnahe Butzuckereinstellung anstreben (Hasslacher et al 2007)

**Pflegemaßnahmen.**
- zur regelmäßigen Einnahme der Antihypertensiva (S. 278) anleiten und motivieren
- zum Selbstmessung des Blutdrucks anleiten
- Bewegung und Nichtrauchen empfehlen bzw. unterstützen

17

### Diabetische Polyneuropathien

Unter diesem Begriff werden alle diabetischen Nervenstörungen zusammengefasst. Eine langjährige Hyperglykämie begünstigt die Entwicklung einer sekundären Polyneuropathie mit Schädigungen der motorischen, sensiblen und autonomen Nerven des peripheren Nervensystems; jeder Nerv kann betroffen sein. Die Therapie der Polyneuropathien besteht in einer stringenten Blutzuckereinstellung und ggf. zentralwirksamen Analgetika. Die häufigsten Nervenstörungen sind die autonome Neuropathie und die senso-motorische Neuropathie.

**Autonome Neuropathie.** Diese beeinträchtigt die Funktionen von Herz-Kreislauf-System, Magen-Darm- und Uro-Genital-Trakt wie folgt:

- Herzfrequenzstarre, Blutdruckabfall im Stehen
- Ruhetachykardie, vermutlich erhöhtes Mortalitätsrisiko, plötzlicher Herztod
- Oberbauchbeschwerden, Übelkeit, Erbrechen durch Magenentleerungsstörungen mit Blutzuckerschwankungen und Unterzuckerungen
- abdominale Beschwerden, Meteorismus, Stuhlinkontinenz
- Obstipation und/oder Diarrhöen, insbesondere morgendliche Durchfälle
- Blasenatonie und Blasenentleerungsstörungen mit Restharnbildung
- Inkontinenz, aufsteigende Infektionen, erektile Dysfunktion

> **Pflegeschwerpunkt:** Bei Blasenatonie und Blasenentleerungsstörungen mit Restharnbildung ist mit dem Betroffenen ein Miktionstraining anzuleiten, welches konsequent durchgeführt werden muss.

**Sensomotorische Neuropathie.** Diese ist zu 85–90% am Entstehen des Diabetischen Fußsyndroms beteiligt. Ursache ist eine muskuläre Schwäche (Atrophie) der kleinen Fußmuskeln mit Veränderung des Gangbildes durch erhöhte Druckbelastung und verminderter Gelenkmobilität. An den Füßen bildet sich starke Hornhaut, die an Druckstellen zu Hämatomen und schließlich zu einem Ulkus führen kann. Sensible Störungen sind:

- Taubheit der sensiblen Nervenleitung oder Schmerzempfindungen
- beginnend an der großen Zehe und langsam vom Fuß aufwärts verlaufend
- Sensibilitätsverlust ohne Empfinden lokaler Reize, motorische Störungen
- fehlendes Schmerzempfinden bei einer Verletzung oder Überlastung
- Missempfindungen (Kribbeln), Ameisenlaufen, brennende Fußsohlen in Ruhe

## Diabetisches Fußsyndrom

### Veränderungen und Risiken

Der langjährige Diabetes führt an den Füßen zu mehreren Veränderungen: Infolge der Mikro- und Makroangiopathie ist die Durchblutung vermindert und die Sensibilität durch die Polyneuropathie herabgesetzt. Deshalb bestehen für den diabetischen Fuß Gefahren (Abb. 17.5) wie folgt:

- Der Diabetiker bemerkt Verletzungen am Fuß oder Fremdkörper im Schuh nicht oder verspätet. Verletzungen heilen nur langsam ab und infizieren sich leicht.
- Einschnürende Socken oder Kompressionsbinden behindern insbesondere bei einer pAVK den venösen Rückfluss und fördern eine Ödembildung.
- Heizkissen und Wärmflaschen bei kalten Füßen bergen eine Verbrennungsgefahr.
- Heißes Wasser kann zu Verbrennungen und Hautmazerationen führen.
- Spitze oder scharfe Instrumente bei der Fußpflege (Nagelschere/-zange, Hornhauthobel u.a.) sind wegen der Verletzungsgefahr verboten!

*Abb. 17.5* ***Fußpflege.*** *Empfehlungen für den Diabetiker.*

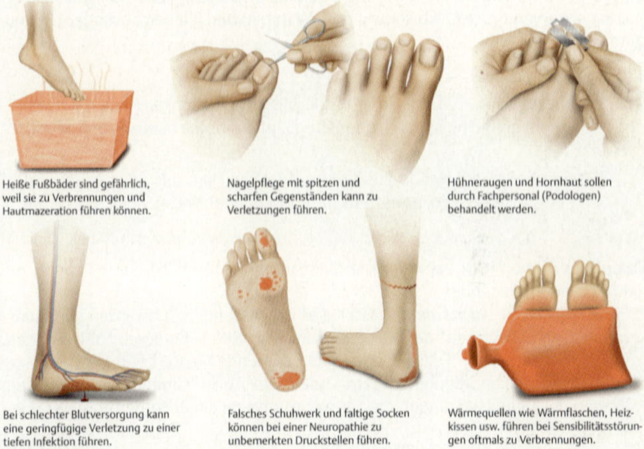


**Symptome.**

- schmerzloses Mal perforans, eine Hornhautläsion am Vorfuß (Abb. 17.6a)
- trockene oder feuchte Gangrän durch kleinste Verletzungen (Abb. 17.6b)

**Therapie.**

- Druckentlastung, d.h. weitgehende Bettruhe, ggf. Spezialschuhe
- Blutzucker optimal einstellen (auf Insulin umstellen)
- feuchte Wundbehandlung, Nekrosenentfernung, ggf. antibiotische Therapie
- bei keiner Besserung: Amputation der betroffenen Region (meist der Zehen)

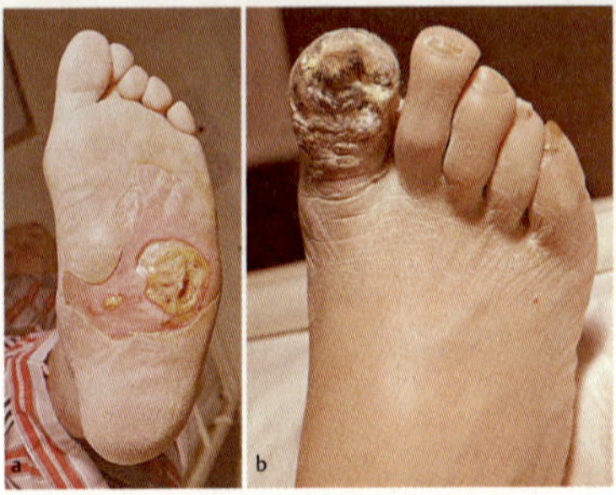


***Abb. 17.6 Diabetischer Fuß.***
***a*** *Mal perforans,* ***b*** *diabetische Gangrän.*

## Präventive Pflegemaßnahmen

Für Patienten mit abgeheilten Wunden sollen alle Maßnahmen zur Rezidivprophylaxe durchgeführt werden, damit kein weiteres Ulkus entsteht oder sogar eine Amputation verhindert werden kann. Bereits in der Pflegeanamnese werden

- Patienten mit hohem Risiko identifiziert durch
  - Erkennen einer diabetischen Neuropathie und/oder pAVK,
  - Beurteilung der Schuhe und des Fußzustandes (Hornhaut, Blasen, Druckstellen, Läsionen, Deformitäten) und im weiteren Verlauf.
- Patienten und seine Angehörigen in der Fußpflege angeleitet und beraten.

**Hautpflege.** Die autonome Neuropathie macht die Haut trocken, spröde und rissig. Durch die herabgesetzte Schweißproduktion entsteht ein erhöhter transepidermaler Wasserverlust. Deshalb kommt dem Waschen und Pflegen besondere Bedeutung zu.

17

> **Praxistipp:** Generell ist bei der Körperpflege zu bedenken, dass die trockene Haut gepflegt und nicht durch unüberlegte pflegerische Maßnahmen belastet wird:
> - Wasser ohne rückfettende Zusätze trocknet die Haut aus.
> - Seife und Syndets wirken entfettend (Duschgel entfettet noch stärker als Seife!).

**Fußpflege.** Sie umfasst verschiedene Maßnahmen (Abb. 17.5) durch Patient, Angehörige oder Pflegende:
- Füße täglich mit lauwarmem Wasser und rückfettenden Substanzen waschen.
- gefahrloses „Erwärmen" der oft objektiv nicht kalten Füße durch Fußmassagen, weiche Socken, einen Fußsack oder eine wärmende Decke
- Fußbad nur einige Minuten dauern lassen, um Aufweichungen zu vermeiden. Wegen der Gefühlsstörungen die Temperatur durch ein Badethermometer überprüfen.
- Nach dem Baden/Waschen Füße und Zehenzwischenräume mit einem weichen Handtuch gut abtrocknen, um einer Mykosis vorzubeugen.
- Füße mit feuchtigkeitsspendenden, harnstoffhaltigen Creme pflegen, Zehenzwischenräume dabei aussparen.
- Nägel mit der Feile kürzen, um Verletzungen zu vermeiden.
- spezielle Fußpflege, z.B. bei Hühneraugen und Hornhaut nur durch Fachpersonal (Podologe)

**Fußkontrolle.** Die Füße sollten täglich kontrolliert werden auf
- Fissuren, Rhagaden, Blasen, Wunden, Verletzungen durch Schuhwerk,
- Fremdkörper oder Einlagen, Verletzungen bei unsachgemäßer Nagelpflege.

**Unterstützung bei der Fußkontrolle.** Die Selbstkontrolle der Füße durch den älteren Patienten scheitert oft am eingeschränkten Sehvermögen, an körperlichen Gebrechen wie Knie- und Hüftleiden oder am störenden Bauch. Hier müssen Pflegende diese Inspektion für den Patienten übernehmen. Ermahnungen, Appelle und Informationsbroschüren bewirken wenig: Der Patient fühlt seine Füße nicht! Er braucht „Verbündete", die für ihn die Füße kontrollieren.

## 17.2 Hyperthyreose

### 17.2.1 Grundlagen

> **Definition:** Als **Hyperthyreose** (Schilddrüsenüberfunktion) bezeichnet man eine erhöhte Bildung von Schilddrüsenhormonen.

#### Ursachen

Je nach Lebensalter sind meist 2 Schilddrüsenveränderungen verantwortlich:
- **Morbus Basedow**:
  - Tritt bei jüngeren Patienten auf; die Ursache ist unklar.

  - Gegen die Oberflächenstrukturen der Schilddrüse bilden sich Autoantikörper.
- **autonomes Schilddrüsenadenom**:
  - Häufigkeit nimmt mit dem Lebensalter zu.
  - Eine Zellgruppe produziert ungehemmt Schilddrüsenhormone.
  - Aus Jodmangelstrumen (Struma) entwickeln sich Adenome.

Weitere, seltenere Ursachen sind
- Schilddrüsenkarzinom, Hypophysenadenom,
- Überdosierung mit Schilddrüsenhormonen.

## Symptome

- Bei einer Schilddrüsenüberfunktion läuft der Körper auf „Hochtouren", denn er wird durch die Hormone ständig angeregt:
  - erhöhter Blutdruck, Herzrasen oder Herzrhythmusstörungen, bei alten Menschen rasche Entwicklung von Herzinsuffizienz oder Angina pectoris
  - innere Unruhe, Zittern, Schlaflosigkeit, häufiges Schwitzen, warme Haut
  - teils heftige Durchfälle, Gewichtsabnahme, ggf. erhöhte Blutzuckerwerte
- Schlimmstenfalls kommt es zur thyreotoxischen Krise. Diese maximale Stimulierung des Organismus führt in 30–50% der Fälle zum Tod durch Herzversagen.
- Beim Morbus Basedow entwickelt sich bei ca. 60% der Patienten zusätzlich ein Exophthalmus (Abb. 17.7). Die Folgen sind:
  - verstärkter Tränenfluss, rote, brennende Augen, Sehstörungen
- weiche Verdickung im Schienbeinbereich durch Bindegewebseinlagerung

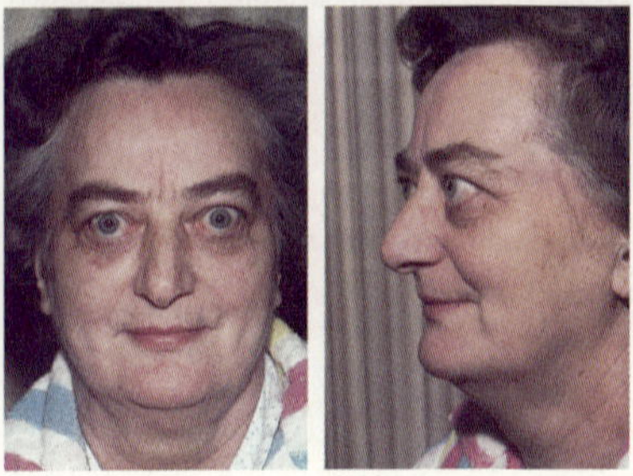

***Abb. 17.7 Morbus Basedow.*** *Patientin mit ausgeprägter immunogener Hyperthyreose sowie beidseitigem Exophthalmus.*

## Diagnostik

- Schilddrüsenwerte im Blut, Autoantikörper bei Verdacht auf Morbus Basedow
- Schilddrüsenszintigrafie zum Aufschluss über die Stoffwechselaktivität

## Therapie

- medikamentöse Unterdrückung der Überfunktion der Schilddrüse
- ggf. operative Entfernung des erkrankten Gewebes
- Radiojodtherapie als Methode der Wahl
- Beim Morbus Basedow abwartend verhalten:
  - Rückgang der Symptome innerhalb eines Jahres bei 50% der Patienten
  - symptomatisch beim Exophthalmus (z.B. getönte Brillengläser)

## Prognose

- drohende Organschäden, z.B. am Herzen; daher rasch behandeln
- Bei frühzeitiger Diagnose sind Komplikationen sehr selten.

### 17.2.2 Pflegemaßnahmen

Die Pflege von Patienten mit einer Schilddrüsenüberfunktion erklärt sich aus dem hohen Grundumsatz. Besonderes pflegerisches Augenmerk ist auf die Kontrolle der Vitalzeichen zu richten, um eine thyreotoxische Krise rechtzeitig zu erkennen. Grundsätzlich haben die Kranken einen großen Informationsbedarf, da der Zusammenhang zwischen der Schilddrüse und ihrem reduzierten körperlichen Befinden mit dem Laienverständnis nicht erklärbar ist. Weitere pflegerische Maßnahmen ergeben sich aus der gewählten Therapie.

#### Unterstützung bei der Selbstpflege

- bei starkem Schwitzen Unterstützung bei der Körperpflege anbieten und eine kühlere Raumtemperatur schaffen
- bei Unruhe und Schlafstörungen anregende Getränke (Kaffee, Tee) vermeiden und eher Kräutertees mit beruhigender Wirkung bevorzugen
- bei starkem Gewichtsverlust durch Durchfälle das Ernährungs-/Flüssigkeitsdefizit durch hochkalorische Nahrungsmittel und Flüssigkeitssubstitution ausgleichen
- bei Exophthalmus künstliche Tränenflüssigkeit oder Augentropfen nach Anordnung verabreichen, um die Austrocknungsgefahr zu vermeiden

#### Unterstützung bei der medikamentösen Therapie

Die Medikamente müssen wegen der besseren Resorption frühmorgens eingenommen werden. Dies sollte mit der Nachtwache besprochen werden. Ergänzend wird oft ein β-Rezeptoren-Blocker verordnet, der die Tachykardie herabsetzt und auch auf die Schilddrüsenhormone wirkt. Die Patienten müssen hinsichtlich der Nebenwirkungen und der regelmäßigen Einnahme der Medikamente beraten werden.

# 18 Pflege des alten Menschen mit Erkrankungen der Nieren und Harnwege

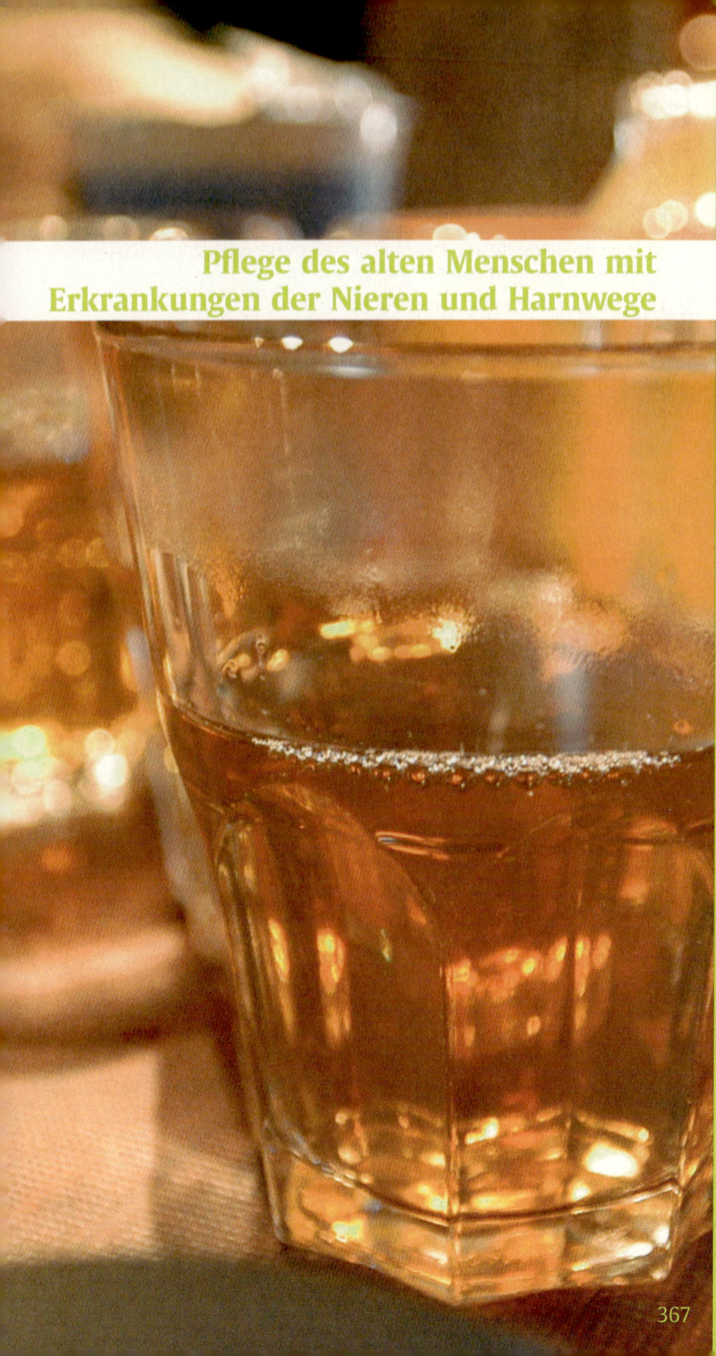

18

# 18.1 Chronische Niereninsuffizienz

## 18.1.1 Grundlagen

**Definition:** Bei einer **chronischen Niereninsuffizienz** ist die Funktion der Nieren geschädigt. Die Erkrankung schreitet immer weiter fort und ist nicht reversibel. Synonym: chronisches Nierenversagen

### Ursachen

- Die häufigsten Ursachen:
  - **diabetische Nephropathie** als Spätfolge von Diabetes mellitus
  - **Glomerulonephritis**: Schädigung der Glomeruli durch Antikörper, Immunprozesse
- weitere Ursachen: chronische Erkrankungen des Nierengewebes und der ableitenden Harnwege, Zystennieren, Analgetikanephropathie, Bluthochdruck

### Symptome

- zu Beginn erhöhte Urinausscheidung (**Polyurie**), später erniedrigte (**Oligurie**)
- **Ödeme** in Beinen und Lunge, da Wasser und Elektrolyte nicht ausgeschieden werden:
  - Die Konzentration von Natrium, Phosphat und Kalium steigt.
  - Die Konzentration von Kalzium sinkt.
  - Der gestörte Säure-Basen-Haushalt führt zu einer metabolischen Azidose.
- **reduzierte Hormonbildung**:
  - Anämie durch Mangel an Erythropoetin, Osteoporose durch Vitamin D Mangel
  - Hypertonie durch Reninmangel
- **Urämie** durch den Anstieg von Harnstoff und Kreatinin im Blut, da giftige Substanzen und Abbauprodukte von Medikamenten oder anderen Stoffwechselprodukten nicht adäquat ausgeschieden werden.

### Diagnostik

- Anamnese weist auf Ursachen hin, z.B. langjähriger Diabetes mellitus.
- Nierenerkrankungen oder Einnahme von Medikamenten, gelbliche Hautfarbe
- Blutuntersuchung:
  - Harnstoff- und Kreatininkonzentrationen sind erhöht
  - Kreatinin-Clearance ist erniedrigt; Erythrozytenzahl häufig erniedrigt
  - Elektrolyte (Natrium, Kalium, Kalzium und Phosphat)
- Urinuntersuchung:
  - Leukozyten, Proteine, Erythrozyten, Bakterien und Zellstrukturen
  - Ermittlung des spezifischen Gewicht des Harnes
- Sonografie zeigt chronische Nierenerkrankung oder Veränderung der Harnwege

### Therapie

- Behandlung der verursachenden Grunderkrankung, z.B.:
  - Diabetes mellitus optimal einstellen
  - medikamentöse oder operative Behandlung, z.B. der Glomerulonephritis
- Nierenersatztherapie bei Niereninsuffizienz mit Kreatininwerten ab 10mg/dl

## Nierenersatztherapie

**Dialyse.**

- Sie befreit das Blut von schädlichen Substanzen (Abb. 18.1).
- Das Blut strömt aus einer Vene in den Dialysator und nach der Dialyse zurück.
- Dazu wird ein sog. Cimino-Shunt am Unterarm gelegt (Abb. 18.2):
  - Am Unterarm wird eine Vene durchtrennt und mit einer Arterie verbunden.
  - Die Vene erweitert sich und kann immer wieder punktiert werden.

**Nierentransplantation.**

- Implantation einer Niere von einem lebenden oder toten Spender
- immunsupprimierende Medikamente zur Vermeidung einer Abstoßung

> **Merke:** Den Shunt wie ein rohes Ei behandeln! Am shunttragenden Arm darf niemals Blutdruck gemessen werden. Die Funktion eines intakten Shunts ist nicht hoch genug einzuschätzen.

***Abb. 18.1 Prinzip der Dialyse.*** *a Durch die semipereable Membran können nur niedermolekulare Substanzen durchtreten. Treibende Kraft ist das Konzentrationsgefälle. b Schematische Darstellung des Hämodialyse-Systems (aus Gerlach u. a. 2006).*

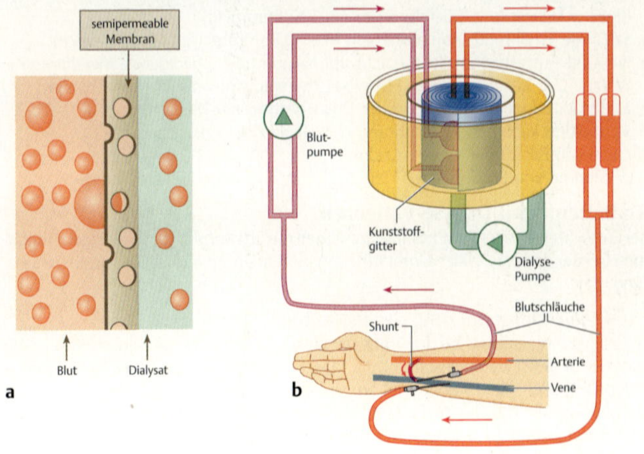


***Abb. 18.2 Shunt.*** *Über den Shunt wird am Unterarm eine Arterie mit einer Vene verbunden. Der Druck der Vene erhöht sich, die Vene erweitert sich und kann so besser punktiert werden.*

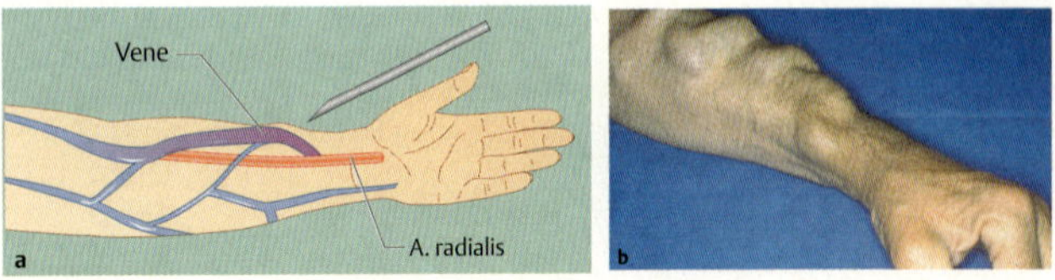

## 18.1.2 Pflegemaßnahmen

### Maßnahmen bei chronischer Niereninsuffizienz

Der Patient muss sich mit einem schwerwiegenden chronischen Leiden auseinandersetzen. Pflegeschwerpunkte sind:

#### Krankheitszeichen beobachten

Hier stehen Vitalzeichenkontrolle, Gewichtskontrolle und Bilanzierung im Vordergrund. Da sich der Flüssigkeitshaushalt verschieben kann, muss der Patient auf mögliche periphere Ödeme, hypertone Krisen sowie ein Lungenödem beobachtet werden.

#### Mit Zukunftsängsten umgehen

Hier geht es vor allem um das veränderte Körpergefühl des Patienten sowie seinen Umgang mit der Prognose. Gesprächsbereitschaft, Information über medizinische und medizintechnische Möglichkeiten, das Angebot psychologischer Beratungsgespräche sowie Kontakte zu Selbsthilfegruppen helfen, mit der Zukunftsangst umzugehen. Körperliche Veränderungen sind:

- zunehmende Lidödeme, wachsender Bauchumfang, weniger, dunklerer Urin
- häufigere Blutdruckspitzen, Schlafen oft nur mit erhöhtem Kopfteil

#### Gesundheitsberatung bei chronischer Niereninsuffizienz

- Blutdruckeinstellung (Zielblutdruck ca. 130/80mmHg)
- salzarme Ernährung, Aufnahme von max. 0,8g Protein/kg Körpergewicht
- Ein- und Ausfuhrkontrolle, Verzicht auf Nikotin und schädigende Medikamente
- Behandlung des sekundären Hyperparathyreoidismus mit Phosphatbindern
- Erythropoetingabe, Reduktion der Dosis bestimmter Medikamente
- Vermeiden kaliumreicher Nahrungsmittel wie Obst oder Obstsäfte
- Gabe von Bikarbonat gegen Azidose
- Aufnahme von Phosphat aus Fleisch und Milchprodukten vermindern

### Maßnahmen beim Dialyse-Patienten

Bei Fortschreiten der Niereninsuffizienz liegen die Schwerpunkte der Pflegemaßnahmen bei der psychosozialen Unterstützung des Patienten und der Gesundheitsberatung.

#### Psychosoziale Unterstützung des Patienten

Dialyse ist ein Schicksal bis zur Transplantation, bei alten Menschen meist bis zum Tod. So lange ist der Mensch auf die Maschine und damit auf andere Menschen (Pflegende und/oder Angehörige) angewiesen. Im Vordergrund stehen:

- Abhängigkeit von der Technik, Belastungen der Partnerschaft
- Hoffnung und Enttäuschungen im Warten auf eine Spenderniere
- eingeschränkte Freizeitaktivitäten, denn der Dialysepatient
  - darf niemals unkontrolliert essen und trinken,
  - kann kräftemäßig nicht mehr jede Festlichkeit durchhalten und
  - muss den Urlaub auf Orte mit Feriendialysezentren beschränken.

> **Pflegeschwerpunkt:** Aufgabe ist, die Mitwirkung und Mitarbeit des Patienten an der Einhaltung medizinischer Empfehlungen und therapeutischer Maßnahmen (= Compliance) zu erreichen. Mitwirkung setzt das Interesse des Patienten an den für seine Gesundheit relevanten Fragen voraus.

### Gesundheitsberatung beim Dialyse-Patienten

Die Konzentration der harnpflichtigen Substanzen bleibt trotz Dialyse viel höher als bei Gesunden. Die mit der Dialyse verbundene Flüssigkeitsbegrenzung bedeutet für den Menschen eine große Herausforderung und erfordert viel Disziplin. Der Erfolg der Dialyse hängt maßgeblich von einer reduzierten Trinkmenge und einer angepassten Ernährung ab. Schwerpunkte der Gesundheitsbratung sind:

- Flüssigkeitsaufnahme: Maßnahmen zur Erleichterung des Durstgefühls, z.B. durch Meiden von salzigen und süßen Speisen, kleine Trinkgefäße usw., Mundspray
- Diätprinzipien: z.B. 1,3g Eiweiß pro kg/KG
- juckende Haut: z.B. Ölbäder (Haut danach nur abtupfen)
- Shuntpflege: Shunt selbst nicht eincremen, Shuntarm mit unparfümierter Hautcreme pflegen

> **Merke:** Ob zwischen den Dialysen die Shunt-Punktionsstelle offen gelassen oder verbunden werden muss, ist nicht eindeutig geklärt. In jedem Fall müssen Kratzer und vorzeitiges Entfernen der Kompressen nach der Dialyse sowie Verschmutzungen vermieden werden. Bei reizlosen Verhältnissen darf der Patient baden oder schwimmen.

## 18.2 Akutes Nierenversagen

### 18.2.1 Grundlagen

> **Definition:** Beim **akuten Nierenversagen** ist die Funktion der Niere akut eingeschränkt. Als Folge stauen sich Substanzen an, die normalerweise mit dem Harn ausgeschieden werden. Synonym: ANV, akute Niereninsuffizienz

#### Ursachen

- **prärenales ANV** durch unzureichende Durchblutung des Nierengewebes
- **intrarenales ANV** durch eine akute Tubulusnekrose (ATN)
- **postrenales ANV** durch eine Störung des Harnabflusses

#### Symptome

- **verminderte Urinausscheidung** als Leitsymptom
  - Oligurie (< 500 ml Urin pro Tag), Anurie (< 100 ml Urin pro Tag)
  - Bei bis zu 30% der Fälle ist die Harnproduktion normal (Normourie) oder erhöht (Polyurie).
- Ein ANV verläuft klassischerweise in 3 Phasen:
  - Phase 1: zunächst keine Symptome
  - Phase 2: Überwässerung, Hyperkaliämie, Urämie, urämisches Koma
  - Phase 3: ansteigender Harnfluss mit Flüssigkeits- und Elektrolytverlust

#### Diagnostik

- in Phase 2: gestaute Halsvenen, Hypertonie, Ödeme (Unterschenkel, Lunge)
- in Phase 3: prall gefüllte Harnblase, verminderter Hautturgor, Hypotonie
- Erythrozyten, Leukozyten, Bakterien oder Epithelzellen im Urin
- Urinosmolalität (Menge der gelösten Teilchen), Elektrolyte (Natrium, Kalium)
- im Blut erhöhte Harnstoff- und Kreatininwerte
- Elektrolyte, Säure-Basen-Status, Eiweiß, Albumin, Eiweißelektrophorese
- Sonografie, Dopplersonografie, ggf. MRT oder CT, Nierenbiopsie

### 18.2.2 Therapie und Pflegemaßnahmen

- Symptome behandeln:
  - regelmäßige Kontrolle der Elektrolyte, Ein- und Ausfuhrkontrolle
  - ggf. Dosis von Medikamenten reduzieren, die über die Niere ausgeschieden werden
  - Diuretikagabe, um Diurese (Harnfluss) bei beginnendem ANV aufrechtzuhalten
- Grunderkrankung behandeln, z.B.
  - bei Schock Volumen zuführen; Nierenarterien bei Stenose aufdehnen
  - bei postrenalem ANV schnellstmöglich Urin über einen Katheter ableiten
- Nierenersatztherapie, bei der das Blut von schädlichen Substanzen durch Hämodialyse (s. Abb. 18.1), Hämofiltration oder Hämodiafiltration gereinigt wird.
- Die Pflegemaßnahmen orientieren sich an der Pflege beim chronischer Niereninsuffizienz (S. 370).



#### Komplikationen

- Lungenödem, Herzrhythmusstörungen, Gastritis, Magen-Darm-Ulzera
- Infektionen durch infizierte Katheter, erhöhtes Risiko einer Thrombose

## 18.3 Blasenentzündung

### 18.3.1 Grundlagen

> ! **Definition:** Eine **Blasenentzündung** ist eine infektiöse Entzündung der Blase. Synonym: Zystitis

#### Ursachen

- Legen eines Harnblasenkatheters, Kälteeinwirkung, vergrößerte Prostata
- Harnblasenstein, Blasenkarzinom, Bestrahlung, Chemotherapie
- bei Frauen häufig anatomische und physiologische Verhältnisse (S. 138)

#### Symptome

- Die wichtigsten Symptome sind:
  - **Dysurie**: erschwertes, schmerzhaftes Wasserlassen
  - **Algurie**: Schmerzen und Brennen beim Wasserlassen
  - **Pollakisurie**: häufiger Harndrang ohne vermehrte Ausscheidung

#### Diagnostik

- Beschwerden geben einen ersten Hinweis; es besteht kein Fieber.
- Urinuntersuchung zur Sicherung der Diagnose:
  - massenhaft Leukozyten, Bakteriennachweis positiv, Nitrit positiv
  - unterschiedliche Erythrozytenbefunde, 10–20 Erythrozyten/Gesichtsfeld

#### Therapie

- Bei akuter primärer Zystitis:
  - antibiotische Kurzzeittherapie über 3 Tage
  - Analgetika bei subjektiven Beschwerden
  - reichliche Flüssigkeitszufuhr (1,5–2 Liter Flüssigkeit)

### Komplikationen

- Nierenentzündung (häufiges Symptom: Rückenschmerzen)
- Urosepsis (Keime gelangen in die Blutbahn) mit Schocksymptomen

### 18.3.2 Pflegemaßnahmen

Bei einem Harnwegsinfekt kann die Heilung durch einfache Maßnahmen unterstützt werden. Fieberhafte Harnwegsinfekte erfordern oft eine stationäre Aufnahme. Pflegeschwerpunkte sind:

- bei Harnwegsinfektion unterstützen
- Gesundheitsberatung (Hygieneregeln wie bei Zystitisprophylaxe, S. 138)

**Pflegeschwerpunkt:** Patienten mit Blasenkathetern müssen besonders sorgfältig und hygienisch im Intimbereich gepflegt werden, um Harnwegsinfekten vorzubeugen.

### Bei Harnwegsinfektion unterstützen

- Die Antibiose steht an erster Stelle und hat die vollständige Ausheilung zum Ziel. Daher zur vorgeschriebenen Einnahme motivieren, denn die Entzündung tritt wieder auf, wenn die Therapie bei nachlassenden Beschwerden vorzeitig beendet wird.
- ausreichend Flüssigkeit zur Ausschwemmung der Bakterien zuführen
- lokale Wärme zur Linderung von Krämpfen oder Unterbauchbeschwerden
- Anstrengung umgehen durch Unterstützung bei der Selbstpflege

**Merke:** Zitrusfrüchte und -säfte säuern den Urin an (Urin pH 5–6) und erschweren das Bakterienwachstum. Auch Preiselbeeren als Saft, Kompott oder Tablette sollen das Bakterienwachstum vermindern und das Anheften der Bakterien an das Oberflächenepithel des Harntraktes erschweren.

## 18.4 Pyelonephritis

### 18.4.1 Grundlagen

**Definition:** Bei der **Pyelonephritis** handelt es sich um eine interstitielle, bakterielle, destruktive Entzündung des Niereninterstitiums und Nierenbeckenkelchsystems.

Sehr häufig wird die Erkrankung nicht erkannt und führt dann bei etwa 20% zu einem terminalen Nierenversagen (akutes Nierenversagen).

### Ursachen

- Erreger: Escherichia coli, Proteus, Klebsiellen, Enterokokken, Pseudomonas aeruginosa und Staphylokokken.
- Die Erreger breiten sich entlang von Gangsystemen aus, seltener hämatogen oder lymphogen.
- wichtige prädisponierende Faktoren sind:
  - Schwangerschaft, Stoffwechselerkrankungen (Diabetes, Gicht)
  - Prostatahyperplasie mit Harnrückstau, Immunsuppression
  - Missbrauch von Analgetika, funktionelle Störungen (Lähmungen)

### Einteilung

- Nach der Entstehungsursache unterscheidet man:
  - akute primäre (unkomplizierte) Pyelonephritis
  - akute sekundäre (komplizierte) Pyelonephritis
- chronische Pyelonephritis: Sie entsteht nach einer nicht ausgeheilten Pyelonephritis und/oder wird durch infektionsfördernde Faktoren ausgelöst, z. B. Harnabflussstörungen.



### Symptome

- **akute primäre Pyelonephritis:**
  - Blasenbeschwerden, Schüttelfrost, dumpfes Spannungsgefühl
  - hohes Fieber, häufiges Wasserlassen (Pollakisurie)
  - als Folge der Infektion Appetitlosigkeit, Übelkeit und Obstipation
- **akute sekundäre Pyelonephritis** zeigt ein schweres Krankheitsbild:
  - hohes Fieber, Schüttelfrost, drohende Sepsis
  - ausgeprägte Druckempfindlichkeit einer oder beider Nieren
  - rote, trockene oder bräunlich belegte borkige Zunge
- **chronische Pyelonephritis** zeigt oft eher unspezifische Symptome:
  - Ermüdbarkeit, Kopfschmerzen, Appetitlosigkeit
  - Blutarmut (Anämie), Blutdruckanstieg, Nierenfunktionsstörung
  - bei einem akuten Schub Schmerzen im Nierenlager, Fieberschübe

### Diagnostik

- Druck- und Klopfempfindlichkeit meist nur einer Niere
- je nach Urinstatus, Urinsediment, Erregerresistenzprüfung
- Sonografie, Abdomenübersicht, Urogramm
- Miktionszystourethrogramm, Nierenfunktionsprüfung

## 18.4.2 Therapie und Pflegemaßnahmen

- **akute Pyelonephritis:**
  - Bettruhe, Spülung der Harnwege durch Trinken, Antibiotikagabe
  - leichte salz- und eiweißarme Kost, Obstipationsbehandlung
  - ggf. Infusionstherapie zur ausreichenden Flüssigkeitszufuhr
- **akute sekundäre Pyelonephritis:**
  - Einweisung in die Klinik, hoch dosierte antibiotische Therapie
  - Beseitigung von Harnstauung bzw. Begleiterkrankungen
  - bei einseitigen Prozessen notfalls Nephrektomie (bei Urosepsis)
- **chronische Pyelonephritis:** gezielte antibiotische Therapie, evtl. mikrobiologische Langzeitbehandlung, Verhütung eines Rezidivs

# 18.5 Nephrolithiasis

## 18.5.1 Grundlagen

**Definition:** Bei der **Nephrolithiasis** bilden sich Harnsteine in der Niere und/oder den ableitenden Harnwegen. Synonym: Harnsteinleiden, Nierensteinleiden

### Ursachen

- Störungen des physikalisch-chemischen Gleichgewichts des Harns
- Ausfall anorganischer Salze oder organischer Verbindungen

### Symptome

- Harnsteinkolik:
  - akute krampfartige, unterschiedlich ausstrahlende Schmerzen
  - Übelkeit, Erbrechen, Blähbauch, ggf. reflektorischer Subileus
  - motorisch unruhiger Patient, krümmt sich vor Schmerzen

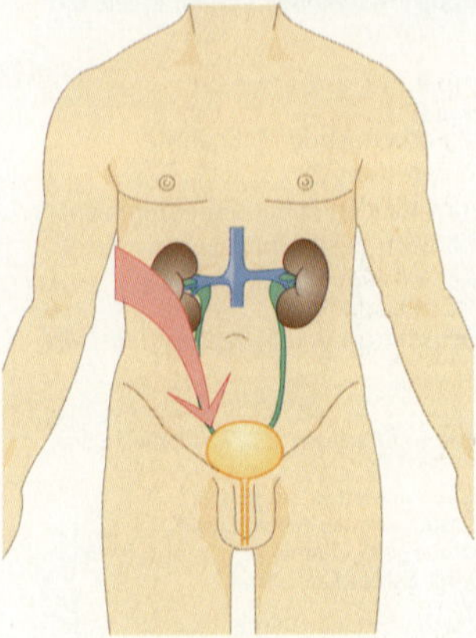

***Abb. 18.3 Kolik bei Nephrolithiasis.*** *Die kolikartigen Schmerzen strahlen in den Harnleiterverlauf aus, meist sogar bis in die Genitalregion.*

***Abb. 18.4 Nierensteine.*** *Sie können ganz unterschiedliche Größen und Formen annehmen.*

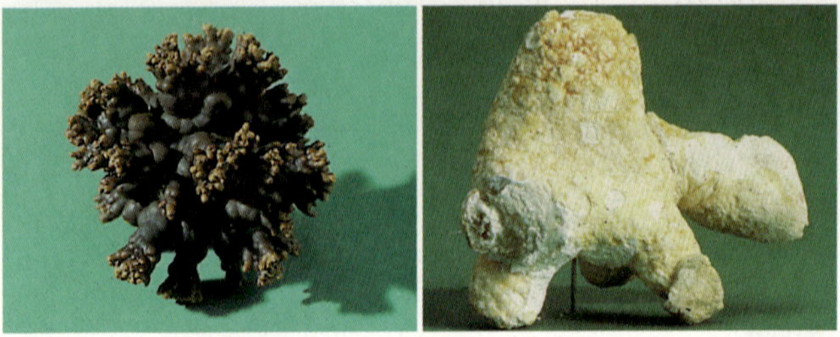

### Diagnostik

- Steinanamnese, Ernährungsanamnese, Medikamentenanamnese
- Kreatinin, Harnsäure und Kalzium im Blut
- Urinstatus, Urinkultur, Urinsediment
- Sonografie, Abdomenübersicht, Urogramm, Spiral-CT

### Therapie

- Behandlung der akuten Kolik:
  - Analgetika, krampflösende und brechreizstillende Mittel
- bei leichteren Beschwerden:
  - körperwarmes bis heißes Vollbad zur Entkrampfung
  - reichliches kontinuierliches Trinken, um Steinabgang zu fördern

- operative Steinentfernung mittels:
  - extrakorporale Stoßwellenlithotripsie (ESWL)
  - perkutane Nephrolithotomie (PCN)
  - Ureterorenoskopie

## 18.5.2 Pflegemaßnahmen



Bei einem Patient mit schmerzhaften Koliken stehen im Krankenhaus schmerzlindernde und diagnostische Maßnahmen sowie die Unterstützung der konservativen bzw. der operativen Therapie im Vordergrund. Im späteren Verlauf spielt die Gesundheitsberatung eine wichtige Rolle.

### Gesundheitsberatung

- Steigerung der Trinkmenge als wichtigste vorbeugende Maßnahme
- empfohlene Urinausscheidung pro Tag: mindestens 2l
- Miktionsprotokoll als Kontrolle und Ansporn für den Patienten empfehlen
- gesunde Ernährung ohne übermäßigen Konsum bestimmter Lebensmittel
- Empfehlungen der European Association of Urology gemäß Tab. 18.1

***Tab. 18.1*** *Empfehlung zur Aufnahme von Lebensmitteln und Salzen nach Steinart.*

| Steinart | Empfehlung |
|---|---|
| Kalziumsteine | ■ verminderte Aufnahme von Oxalaten (z.B. Rhabarber, Spinat, Kakao, Nüsse)<br>■ verminderte Kochsalzaufnahme (3g/Tag)<br>■ kein übermäßiger Konsum von tierischem Eiweiß<br>■ kein übermäßiger Konsum von Vitamin C<br>■ keine Einschränkung der Kalziumaufnahme |
| Cystinsteine | ■ verminderte Kochsalzaufnahme (2g/Tag) |
| Harnsäuresteine | ■ verminderte Aufnahme von tierischem Eiweiß<br>■ verminderte Aufnahme von Harnsäure (z.B. Innereien) |

# 18.6 Inkontinenz

## 18.6.1 Grundlagen

**Definition:** Unter **Inkontinenz** versteht man jeden unwillkürlichen, nicht unterdrückbaren Urinabgang. Synonym: Blasenschwäche

### Häufigkeit

Die Harninkontinenz ist ein sehr häufiges Problem, besonders im höheren Lebensalter. Man schätzt, dass ca. 50% aller Frauen mindestens einmal in ihrem Leben mit diesem Problem konfrontiert sind. In Deutschland leiden mindestens 3 Millionen Menschen gelegentlich oder regelmäßig an Harninkontinenz.

### Einteilung

Je nach klinischer Präsentation unterscheidet man 4 Inkontinenzformen. In 90% der Fälle handelt es sich um eine Stress- oder Dranginkontinenz (Urge-Inkontinenz). Die verschiedenen Formen der Harninkontinenz sind in Tab. 18.2 dargestellt.

*Tab. 18.2 Häufige Formen der Harninkontinenz.*

| Symptome | Ursachen | Therapie |
|---|---|---|
| **Stressinkontinenz** | | |
| Harnverlust beim Lachen, Husten, Niesen und Lasten heben; anfänglich nur tröpfchenweise bis zur kompletten Blasenentleerung bei Druckerhöhungen im Bauchraum | betroffen sind vorwiegend Frauen:<br>▪ Schwäche der Beckenbodenmuskulatur<br>▪ Senkung der weiblichen inneren Genitale<br>▪ Östrogenmangel in den Wechseljahren | ▪ Beckenbodentraining (evtl. unter Verwendung von Hilfsmitteln z. B. Femcon)<br>▪ Elektrostimulation<br>▪ Biofeedback<br>▪ lokale Östrogentherapie<br>▪ Operation |
| **Dranginkontinenz (motorisch und sensorisch)** | | |
| unfreiwilliger Harnverlust mit intensivem Harndrang | motorische Dranginkontinenz:<br>▪ Störung der zentralen Steuerung z. B. bei degenerativen Erkrankungen des ZNS<br>▪ Demenz, Morbus Alzheimer<br>▪ Medikamenteneinnahme (z. B. Barbiturate)<br>sensorische Dranginkontinenz:<br>▪ Blasenerkrankungen (z. B. Zystitis, Steine, Tumor) | ▪ medikamentöse Therapie<br>▪ Kontinenztraining<br>▪ evtl. medikamentöse oder operative Therapie der Blasenerkrankung |
| **neurogene Blasenfunktionsstörungen** | | |
| unfreiwillige reflektorische Blasenentleerung meist ohne Harndrang, Blasenentleerungsstörungen mit Restharnbildung | Unterbrechung der überleitenden Nervenbahnen zum Gehirn (z. B. im Rückenmark) bei Querschnittlähmung, MS, Tumoren, Bandscheibenvorfall usw. | gezielte Blasenentleerung durch:<br>▪ medikamentöse Therapie<br>▪ intermittierenden Selbstkatheterismus<br>▪ Klopf- und Entleerungstechniken<br>▪ evtl. Urostomie<br>▪ instrumentelle Harnableitung |
| **Überlaufinkontinenz** | | |
| Harndrang, Harnträufeln, häufige Entleerung kleiner Mengen, verminderter Harnstrahl bei gefüllter Blase, Restharn | betroffen sind vorwiegend Männer:<br>▪ Einengung der Harnröhre durch Prostatavergrößerung oder Harnröhrenstriktur | ▪ Operation<br>▪ wenn Operation nicht möglich, instrumentelle Harnableitung als Dauer- oder Akutbehandlung |

## Ursachen

Mögliche Ursachen sind in Tab. 18.2 dargestellt. Generell zählen dazu:

- veränderte Beckenbodenmuskulatur (z. B. Muskelschwäche), z. B. durch:
  - Übergewicht, Raucherhusten, chronische Obstipation
- pathologische Veränderungen der Harnröhre (z. B. Prostatahyperplasie)
- Störungen innerhalb der Blase (z. B. Zystitis)
- neurologische Störungen (z. B. Demenz, Schlaganfall)

## Risikofaktoren

**Temporäre (vorübergehende) Inkontinenz.** In Alten- und Pflegeheimen handelt es sich bei mehr als der Hälfte aller betroffenen Personen um eine vorübergehende Inkontinenz. Wird diese nicht beachtet, diagnostiziert und entsprechend behandelt, geht sie mit hoher Wahrscheinlichkeit in eine dauerhafte Inkontinenz über. Mögliche Ursachen einer vorübergehenden Inkontinenz:

- altersphysiologische Veränderungen des Urogenitale (veränderte hormonelle Lage, Veränderungen der Nerven und der Struktur der Blase)
- Multimorbidität, Harnwegsinfektionen
- Polymedikation (Einnahme vieler verschiedener Medikamente, worunter Medikamente sind, die einen Einfluss auf die Urinausscheidung haben: z.B. Diuretika, Psychopharmaka, Neuroleptika)
- funktionelle Einschränkungen (z.B. ein alter Mensch kann so schlecht gehen, dass er die Toilette nicht rechtzeitig erreicht)
- Umgebungseinschränkungen (z.B. Toilette zu niedrig oder zu weit entfernt, schlechte Beleuchtung, unpraktische Kleidung)

**Operationen/Erkrankungen.**

- Hysterektomie (Entfernung der Gebärmutter), Prostataoperationen
- Diabetes, Herzerkrankungen, Depression

### Symptome und Therapie

Mögliche Symptome der verschiedenen Inkontinenzformen und ihre Therapie sind in Tab. 18.2 dargestellt.

### Komplikationen

- **zurückbleibender Restharn**: Wenn sich die Blase nicht vollständig leert, können sich Bakterien leicht vermehren und zu Harnwegsinfektionen führen.
- **Hautprobleme, z.B. Pilze**: Sie bilden sich in den durch kleine Urinmengen oft feuchten Hautfalten.
- **„Austrocknung“:** Die Betroffenen trinken oft zu wenig, um die Urinmenge und damit die Schwierigkeiten infolge der Inkontinenz zu vermindern
- **Hautreizungen im Genitalbereich** durch den sehr konzentrierten Urin

## 18.6.2 Pflegemaßnahmen

Häufig sieht der Betroffene selbst die Inkontinenz als normale „Alterserscheinung“ an, die er hinnehmen muss. Inkontinenz ist jedoch kein Schicksal. Sie kann medizinisch und pflegerisch sehr gut therapiert werden, wenn sie frühzeitig erkannt und sorgfältig diagnostiziert wird. Alle Maßnahmen konzentrieren sich daher auf die Kontinenzförderung.

> **Definition: Kontinenzförderung** bedeutet
> - das individuell höchstmögliche Maß an Kontinenz mit der größtmöglichen Selbstständigkeit für den alten Menschen mithilfe des Expertenstandards zu erreichen und
> - frühzeitig gefährdete und betroffene Patienten/Bewohner zu erkennen und gemeinsam Maßnahmen zum Erhalt oder zur Förderung der Kontinenz zu vereinbaren.

Maßnahmen sind:

- Einschätzung der individuellen Kontinenzsituation
- Maßnahmen zur Erhaltung bzw. zur Förderung der Kontinenz
- ärztliche Maßnahmen
- Gestaltung einer kontinenzfördernden Umgebung
- Hilfsmittel zur Kompensation von Inkontinenz einsetzen (s. Kapitel 10.4)

### Einschätzung der individuellen Kontinenzsituation

#### Pflegerische Anamnese

Hierbei geht die Altenpflegerin diskret vor; eine gewisse Vertrauensbasis sollte vorhanden sein. Die Informationen sammelt sie durch eine genaue Beobachtung des alten Menschen und durch Befragung:

- prüfen, ob und welche Risikofaktoren vorhanden sind
- prüfen, welche Symptome einer Harninkontinenz bestehen
- fragen, wie lange die Inkontinenz schon besteht
- den bisherigen Umgang des Betroffenen mit der Inkontinenz erfragen und ob und ggf. welche Hilfsmittel er bereits benutzt
- bei Fragen nach den Symptomen an den in Tab. 18.2 genannten Symptomen für die verschiedenen Formen der Inkontinenz orientieren

**Praxistipp:** Folgende Fragen sind bei der Inkontinenzanamnese möglich:

- zu Dranginkontinenz: „Können Sie den Harndrang schwer unterdrücken?"
- zu Stressinkontinenz: „Verlieren Sie beim Husten Urin?"
- in Bezug auf die Umgebung: „Können Sie die Toilette gut erreichen? Können Sie die Kleidung schnell genug öffnen?"

#### Einschätzen der körperlichen und geistigen Fähigkeiten

Wichtig sind Informationen darüber, ob der Betroffene sicher zur Toilette gehen kann, inwiefern er im Bereich Ausscheiden selbstständig ist und ob die kognitiven Voraussetzungen dafür vorhanden sind. Zur besseren Einschätzung können geriatrische Assessmentinstrumente verwendet werden, z. B. der Barthel-Index (S. 146).

#### Erstellen eines Miktionsprotokolls

**Definition:** In ein **Miktionsprotokoll** werden z. B. Inkontinenzereignisse, Anzahl und Art der Toilettengänge, Miktionsmenge und Flüssigkeitszufuhr eingetragen. Ein über 72 Stunden geführtes Miktionsprotokoll liefert bereits brauchbare Ergebnisse.

Das Miktionsprotokoll ist Teil der pflegerischen Anamnese. Orientierte Bewohner können das Protokoll nach Anleitung selbst führen. Auf einem Vordruck wird folgendes eingetragen (Abb. 18.5):

- Ausscheidungen mit Angabe der Uhrzeit, Menge und Art der Getränke
- Angaben zum Toilettengang wie „Selbstständig", „Hilfe angefordert", zu Hilfsmitteln und nassen Vorlagen und unfreiwilligem Urinabgang (hier „X", „XX")
- Angaben zu Inkontinenz und zum Inkontinenzereignis
- ungefähre Menge des Urins sowie Angaben zu Vorlagen

#### Koordination notwendiger Diagnostik durch andere Berufsgruppen

Fast immer ist z. B. eine Restharnbestimmung durch eine Sonografie oder die Bestimmung von Laborwerten (z. B. U-Status, PSA, Kreatinin) notwendig. In den meisten Fällen ist eine weitergehende medizinische Abklärung der Ursachen der Inkontinenz sinnvoll. Auch andere Berufsgruppen können einbezogen werden, z. B. die Physiotherapie bei einer Schwäche des Beckenbodens.

*Abb. 18.5* ***Miktionsprotokoll.*** *Beispiel für ein Miktionsprotokoll (mit freundlicher Genehmigung der Kontinenzberatungsstelle am Krankenhaus Bethanien – Geriatrisches Zentrum Heidelberg).*

| **Fremdeinschätzung** | | | | | Name: | | | | Zeitraum: | |
|---|---|---|---|---|---|---|---|---|---|---|
| | | Getränke | | Toilettengang | | | | | Inkontinenz/-ereignis | Miktionsmenge |
| Uhrzeit | Hz. | Art | Menge | Selbständig | Hife angefordert | Aufgefordert | Hilfsmittel | nasse Vorlage | Ursache, Situation (z.B. Hunger/ Aufregung, bzw. Drang) | ml |
| 07: | | | | | | | | | | |
| 08: | | | | | | | | | | |
| 09: | | | | | | | | | | |
| 10: | | | | | | | | | | |
| 11: | | | | | | | | | | |
| 12: | | | | | | | | | | |
| 13: | | | | | | | | | | |
| 14: | | | | | | | | | | |
| 15: | | | | | | | | | | |
| 16: | | | | | | | | | | |
| 17: | | | | | | | | | | |
| 18: | | | | | | | | | | |
| 19: | | | | | | | | | | |
| 20: | | | | | | | | | | |
| 21: | | | | | | | | | | |
| 22: | | | | | | | | | | |
| 23: | | | | | | | | | | |
| 24: | | | | | | | | | | |
| 00: | | | | | | | | | | |
| 01: | | | | | | | | | | |
| 02: | | | | | | | | | | |
| 03: | | | | | | | | | | |
| 04: | | | | | | | | | | |
| 05: | | | | | | | | | | |
| 06: | | | | | | | | | | |

Art der Vorlage:
Größe der Vorlage:
Bemerkungen:

**Hilfsmittel:**
T = Toilettenstuhl
U = Urinflasche
S = Steckbecken

**nasse Vorlage:**
X = kleine Menge
XX = mittlere Menge
XXX = große Menge
KN = Kleidung nass

**Merke:** Zur Einschätzung der Kontinenzsituation sind folgende Kriterien wichtig:

- Art der Inkontinenz (z.B. Stressinkontinenz)
- Risikofaktoren (z.B. Bewegungseinschränkungen)
- Umgebungseinschränkungen (z.B. lange Wege)
- weitere Informationen aus dem Miktionsprotokoll

## Maßnahmen zur Erhaltung bzw. zur Förderung der Kontinenz

### Allgemeine Maßnahmen

Sowohl zur Behandlung wie auch zur Prävention von Harninkontinenz dienen

- angepasste Ernährung,
- körperliches und kognitives Training, das Bewegungsfähigkeit und geistige Fähigkeiten erhalten soll,
- psychosoziale Betreuung und Einbeziehen der Angehörigen.

> **Pflegeschwerpunkt:** Es gilt das Prinzip der aktivierenden Pflege: Selbstständigkeit und ein positives Selbstwertgefühl sollen gefördert werden. Die Betroffenen benötigen viel Geduld, menschliche Wärme und Akzeptanz. Motivieren Sie sie, an Gruppen- und Gemeinschaftsaktivitäten teilzunehmen, um Isolation und Einsamkeit vorzubeugen.

### Kontinenztrainingsprogramme

Voraussetzung ist eine abgeschlossene medizinische Diagnostik der Harninkontinenz, eine Absprache mit dem Arzt, welches Training sich für welche Inkontinenzform eignet, und eine infektfreie Blase.

**Beckenbodentraining.** Durch gezielte Beckenbodengymnastik wird die Beckenbodenmuskulatur gestärkt und dadurch die Kontinenz gefördert bzw. die Inkontinenzsymptomatik verbessert (Abb. 18.6). Indiziert ist ein Beckenbodentraining bei

- selbstständigen, körperlich und geistig weitgehend gesunden und motivierten Menschen mit Stressinkontinenz, evtl. auch Dranginkontinenz.

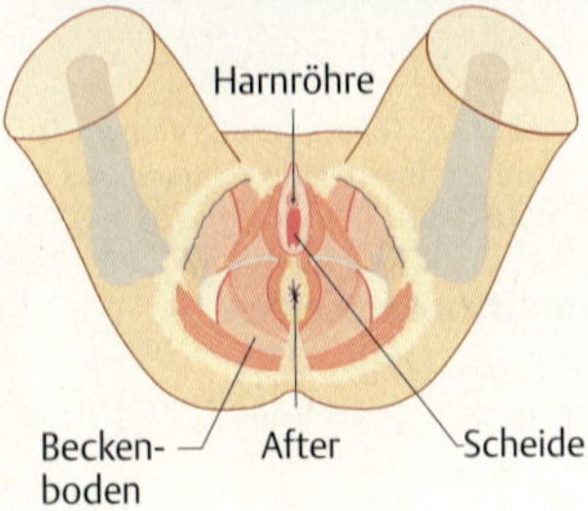


***Abb. 18.6 Beckenbodentraining.*** *Durch Anspannen der Beckenbodenmuskulatur kann der Harnstrahl unterdrückt werden.*

### Toilettentraining

Ziel desToilettentrainings ist es, die Blase an eine Entleerung zu bestimmten Zeiten zu gewöhnen und so in den dazwischenliegenden Zeiträumen eine Kontinenz für den Betroffenen zu erreichen. Indiziert ist ein Toilettentraining bei

- selbstständigen Menschen wie auch Menschen, bei denen eine gewisse Mobilität vorhanden ist und Einschränkungen im kognitiven Bereich vorhanden sind.

### Ärztliche Maßnahmen

- Prüfen der gesamten Medikation des alten Menschen unter dem Blickwinkel der Wirkung der Medikamente auf die Urinausscheidung; ggf. Änderung der Medikamentenverordnungen
- Therapie der die Inkontinenz verursachenden Erkrankungen (z.B. Diabetes)
- Therapie körperlicher (v.a. die Mobilität betreffend) und geistiger Einschränkungen (z.B. Gabe von Antidementiva, Psychopharmaka zur besseren Orientierung)

## Kontinenzfördernde Umgebung gestalten

Die Toilette sollte schnell und ohne Stolperfallen erreichbar sein. Am besten ist eine Nasszelle im Zimmer. Sie soll deutlich gekennzeichnet und nachts ausreichend beleuchtet sein, sodass der alte Mensch sie ohne Schwierigkeiten finden kann. Die Toilette muss so hoch sein, dass der Betroffene sich möglichst selbstständig setzen und erheben kann. Eine Toilettensitzerhöhung und das Anbringen von Handgriffen und Stützen sind darum oft sinnvoll (Abb. 18.7). Bei Bedarf wird ein Toilettenstuhl neben das Bett gestellt oder Urinflasche und Steckbecken in greifbarer Nähe bereitgehalten. Wichtig ist auch, dass der alte Mensch Kleidung trägt, die er schnell öffnen kann.

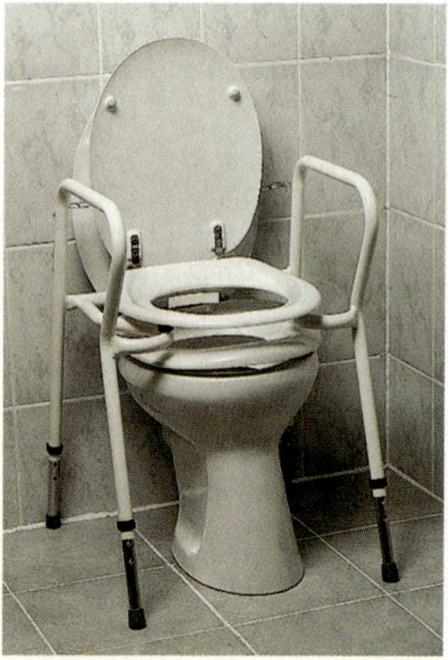

***Abb. 18.7 Toilettenstützrahmen.*** *Er dient als Toilettensitzerhöhung und als Stützhilfe.*

## Hilfsmittel zur Kompensation von Inkontinenz einsetzen

- aufsaugende Hilfsmittel (Vorlagen, Einmalslips, S. 177)
- aufsammelnde Hilfsmittel (Kondomurinale, externe Urinableiter, S. 177)

# Pflege von Patienten bei Erkrankungen des Nervensystems

19

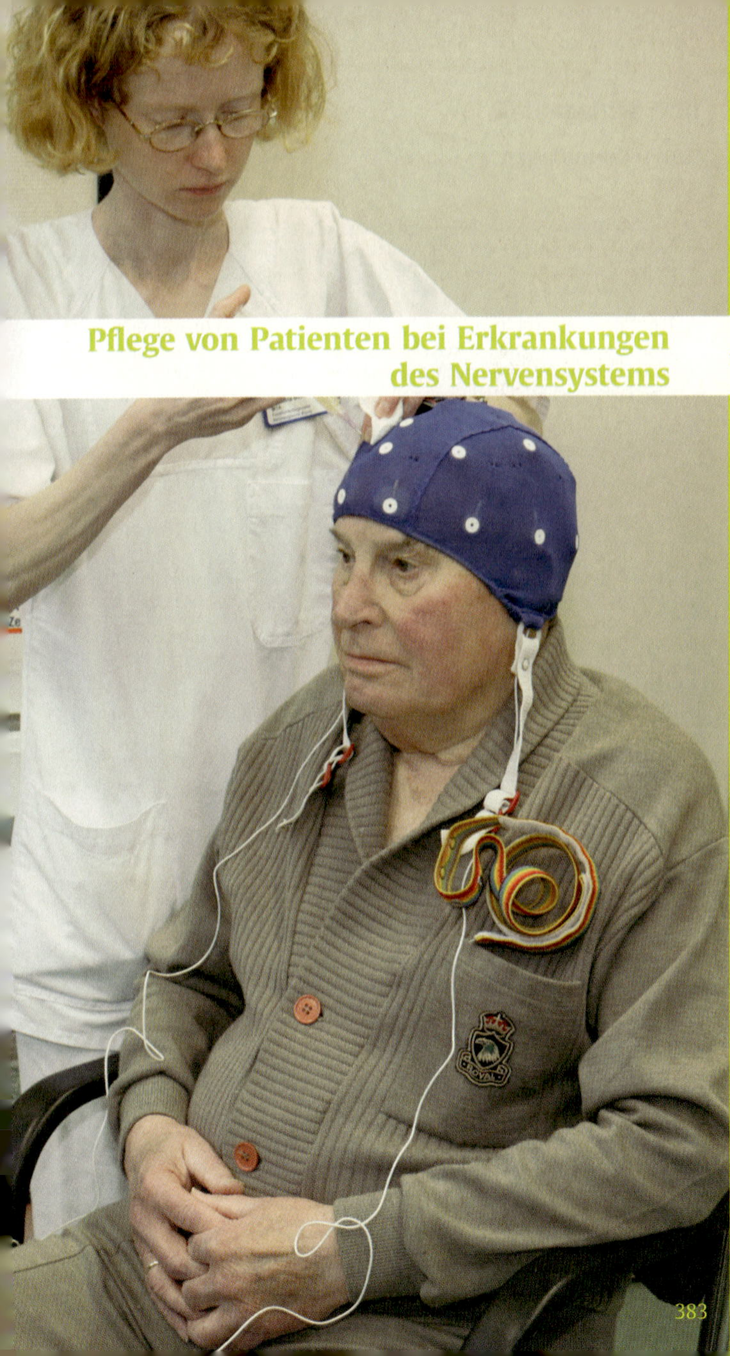

# 19.1 Schlaganfall

## 19.1.1 Grundlagen

**Definition:** Zum **Schlaganfall** kommt es durch eine Störung der Hirndurchblutung. Der Schlaganfall ist durch ein akut auftretendes und anhaltendes neurologisches Defizit gekennzeichnet. Synonym: Hirninfarkt, Apoplexie

**TIA.** Ein Schlaganfall kündigt sich häufig durch eine sog. TIA (transitorisch ischämische Attacke) an. Hierbei treten ein oder mehrere der frühen Warnzeichen auf und bilden sich binnen 24 Stunden wieder zurück. Bildet sich die Symptomatik nicht zurück, liegt ein Schlaganfall vor.

**Merke:** Plötzlich auftretende, frühe Warnzeichen von Schlaganfall und TIA:

- Schwäche oder Gefühlsstörungen, besonders im Gesicht oder Arm
- Probleme zu sprechen oder gesprochene Worte zu verstehen
- Sehstörungen, v.a. nur auf einem Auge, Schwindel, Gangunsicherheit
- sehr heftige Kopfschmerzen

Eine Einweisung in eine neurologische Klinik und eine entsprechende Behandlung sind unbedingt erforderlich, da die TIA sich wiederholen und in einen Schlaganfall übergehen kann.

### Ursachen

Ursache eines Schlaganfalls ist eine plötzliche Durchblutungsstörung des Gehirns als Folge von

- mangelnder Durchblutung (70–80% der Fälle) des Gehirns oder einer
- Hirnblutung (20–25% der Fälle).

#### Mangelnde Durchblutung

- **Thrombose**: Verschluss eines Hirngefäßes durch einen Thrombus
- **Embolie**: Verschluss eines Hirngefäßes durch ein gelöstes Blutgerinnsel
- **hämodynamische Entgleisung**: verminderter Druck des fließenden Blutes durch mangelnde Pumpleistung des Herzens (Herzinsuffizienz, Herzinfarkt)

#### Hirnblutungen

- **epidurale Blutung (EDH):** arterielle Blutung oberhalb der Dura Mater, die häufig durch ein Unfallereignis verursacht wird. Nach kurzer Bewusstlosigkeit kann es nach einem freien Intervall zur erneuten Eintrübung kommen.
- **subdurales Hämatom (SDH):** Bluterguss zwischen den Hirnhäuten der Dura Mater und der Arachnoidea, häufig durch ein Sturzereignis. Die Blutung entwickelt sich langsam, sodass der Verlauf sich über mehrere Wochen erstrecken kann.
- **Subarachnoidalblutung (SAB):** akute Blutung im Bereich der Arachnoidea, häufig durch ein geplatztes Aneurysma (Gefäßaussackung). Symptom ist ein plötzlich, heftig auftretender, vernichtender Kopfschmerz mit evtl. verbundener Nackensteifigkeit und Bewusstseinseintrübung.

### Symptome

Bei einem Schlaganfall sind immer motorische und sensorische Anteile des Gehirns betroffen. Bei einer Schädigung des zentralen Nervensystems kann es zu Störungen verschiedener Bereiche kommen. Man unterscheidet:

- Störungen der körperlichen Funktionen
- Störungen der geistigen Funktionen
- Störungen der psychischen Funktionen

Die Symptome, die nach einem Schlaganfall auftreten können, werden ausführlich im Abschnitt Pflegemaßnahmen beschrieben.

### Therapie

- bei thrombo-embolischer Ursache:
  - medikamentöse Einflussnahme auf die Blutgerinnung („Blutverdünnung") mit Medikamenten wie ASS (oral) oder Heparin (s.c.)
- Verhinderung weiterer Schäden durch:
  - möglichst rasche Wiederherstellung der Blutzirkulation
  - Versorgung des Gehirns mit Sauerstoff und Glukose
- bei Blutungen:
  - neurochirurgische Maßnahmen



## 19.1.2 Pflegemaßnahmen

Die frühzeitige Einleitung einer medizinischen Therapie zur Vermeidung weiterer Mangeldurchblutung und Kompression des Hirngewebes ist von entscheidender Bedeutung. Wesentliche pflegerische Maßnahmen in der Akutphase sind: Überwachung von Vital- und Blutwerten, Bewusstseinslage, Hirndruck, Sauerstofflage sowie Flüssigkeitsbilanz. Die weiteren Pflegemaßnahmen orientieren sich am Bobath-Konzept:

- symptomorientierte Pflege nach dem Bobath-Konzept
- aktivierende pflegetherapeutische Maßnahmen nach dem Bobath-Konzept

> **Definition:** Das **Bobath-Konzept** ist ein Ansatz zur Förderung des Patienten und zur Verhinderung von Sekundärschäden. Grundlage ist die Plastizität des Gehirns, also die Fähigkeit des ZNS, sich anzupassen. Pflege und Therapie konzentrieren sich auf die gesunden Anteile des Hirngewebes, die erneut aktiviert werden oder andere Aufgaben mit übernehmen.

#### Fundamente des Bobath-Konzepts

- **Normalisierung des Muskeltonus**: Der durch eine schlaffe Lähmung oder eine Spastik veränderte Muskeltonus wird positiv beeinflusst, um z.B. eine Extremität wieder zum Greifen zu nutzen.
- **Anbahnung normaler Bewegungsabläufe**: Abnormale Bewegungen werden erkannt und koordiniertes, an die Situation angepasstes Bewegungsverhalten angebahnt. Dies ist zielorientiert, ökonomisch und von fließenden, automatisierten Bewegungen geprägt.
- **Förderung der Körperwahrnehmung**: Die Möglichkeit des Patienten, Informationen über den eigenen Körper zu empfinden werden interpretiert und effiziente Maßnahmen daraus abgeleitet.

## 19.1.3 Symptomorientierte Pflege nach dem Bobath-Konzept

### Neurophysiologische Störungen

#### Störungen der Motorik und Sensorik

Der Muskeltonus ist abhängig von allgemeinen und spezifischen Faktoren. Zu den allgemeinen Faktoren, die den Muskeltonus beeinflussen, gehören Angst, Unsicherheit, Trauer, Erwartungen, Temperatur, Geschwindigkeit, Schmerzen, ist etwas bekannt, unbekannt usw. Zu den spezifischen Faktoren, die den Muskeltonus beeinflussen, gehören:



- die Annahme des Körpers an die Auflagefläche (Unterstützungsfläche)
- die Lage im Raum und somit die Einwirkung der Schwerkraft
- ausreichend Stabilität, um mobil sein zu können
- die Stellung der Schlüsselpunkte zueinander

#### Assoziierte Reaktionen

**Definition: Assoziierte Reaktionen** sind unkontrollierte, häufig sprunghafte Bewegungen der betroffenen Seite. Beim Gähnen oder bei Anstrengung mit der besseren Seite etwa kann z. B. der betroffene Arm in Beugung springen und anschließend wieder in seine Ausgangsposition zurückfallen.

- frühes Stadium: schlaffe Lähmung auf der hemiplegischen Seite, d. h. zunächst kein Muskeltonus; Arm und Bein liegen oder hängen schlaff und können nicht oder nur unzureichend bewegt werden.
- weiterer Verlauf: Tonuserhöhungen bis Spastizität der betroffenen Seite; Muskelanspannung macht kontrollierte Aktivitäten unmöglich.

#### Spastik

**Definition:** Bei einer **Spastik** hat sich die beteiligte Muskulatur verkürzt, die Gefahr von **Kontrakturen** (muskuläre Versteifung von Gelenken) ist groß. Gezielte Bewegungen sind nicht mehr möglich.

- Wenn der Kranke mehrmals am Tag eine Bewegung ausführt, die zu einer assoziierten Reaktion führt, stellt sich ein Lerneffekt ein.
- Kann der Kranke seine betroffene Extremität nicht wieder strecken, verwandelt sich die assoziierte Reaktion in ein spastisches Muster.

#### Störungen der Sensibilität

- **Taubheitsgefühl**: Die Patienten bemerken keine Berührungen, keine Kälte oder Wärme und keine harten oder spitzen Gegenstände.
- **Missempfindungen** wie Kribbeln oder Stechen. Berührungen werden sehr schwach wahrgenommen oder als Schmerz empfunden.
- **unkoordinierte Bewegungsabläufe**: Das zeitliche Zusammenspiel einzelner Muskeln ist gestört. Bewegungen wirken abgehakt und unkoordiniert.

### Neuropsychologische Störungen

Neben den körperlichen Symptomen sind häufig auch die geistigen Hirnleistungen und immer auch sensorische Anteile betroffen. Da Hirngewebe geschädigt wurde, gibt es auch Auswirkungen auf den kognitiven Bereich. Die geschädigten Strukturen im Gehirn führen zu Ausfällen der Aufmerksamkeit hinsichtlich folgender Aspekte:

### Aufmerksamkeit

- geteilte Aufmerksamkeit: 2 oder mehr Reize wahrnehmen
- selektive Aufmerksamkeit: Reize filtern, sich nur auf eins konzentrieren
- Dauer der Aufmerksamkeit: sich z.B. beim Frühstück am Tisch auf das Essen zu konzentrieren und nicht in der Aufmerksamkeit einzubrechen

Pflegemaßnahmen sind:
- für eine angemessene, ruhige Umgebung sorgen
- Waschwasser nicht ununterbrochen laufen lassen (lenkt ab!)
- nur wenig Gegenstände in der Umgebung (z.B. Waschbecken) platzieren
- während der Pflege nicht viel sprechen, kurze klare Anweisungen geben



### Apraxie

> **Definition:** Unter **Apraxie** versteht man die Schwierigkeit, mit Gegenständen zu hantieren und eine angepasste Bewegung für eine bestimmte Situation auszuwählen. Des Weiteren kann eine Unfähigkeit bestehen, Tätigkeiten ihrer Reihenfolge entsprechend auszuführen.

- Tritt meist bei linkshirnigen Infarkten, also bei einer Hemiplegie rechts auf.
- Die Kranken greifen z.B. den Waschhandschuh und sitzen regungslos da. Wie sie sich waschen können, ist aus ihrem Gedächtnis entwichen.

Pflegemaßnahmen sind:
- mit Einfühlungsvermögen und Geduld vorgehen
- eindeutige Pflegesequenzen wählen, z.B. Zähne putzen
- Sprechen, Erklären und Zeigen der Maßnahme hilft nicht weiter!
- durch Führen Bewegungslernen ermöglichen und Wahrnehmung fördern

### Agnosie

> **Definition:** **Agnosie** bedeutet die Unfähigkeit, Gegenstände in ihrer Funktion zu erkennen. Der Kranke nimmt z.B. seine Zahnbürste, um sich die Haare zu kämmen.

Pflegemaßnahmen sind:
- Führen bei Alltagsaktivitäten
- Unterstützung bei der richtigen Auswahl der Gegenstände

### Räumliche Störungen

> **Definition:** Bei den **räumlichen Störungen** liegen Störungen in Bezug auf die dreidimensionale Welt vor. Der eigene Körper oder auch Objekte können nicht in räumliche Beziehung gebracht werden.

- Die Entfernung zum Wasserhahn kann nicht eingeschätzt werden, die Hände werden vor den Wasserstrahl gehalten.
- Der eigene Körper kann nicht in Bezug zum Objekt gebracht werden, z.B. wird der Arm beim Ankleiden in den Halsausschnitt gebracht.
- Die Wahrnehmung der eigenen Körperlängsachse ist gestört, d.h. Patienten drücken sich zur kranken Seite hin (Pusher Syndrom, S. 389).

## Neglektphänomen

> **Definition:** Ein **Neglekt** (engl. to neglect=nicht beachten) bezeichnet die Vernachlässigung einer Raum- und/ oder Körperhälfte (Abb. 19.1), ohne dass primär motorische oder sensorische Ursachen vorliegen.

- Body Neglect:
  - Der Patient rasiert z.B. nur eine Gesichtshälfte.
- Neglekt bezogen auf den Greifraum: Der Patient
  - isst seinen Teller beim Mittagessen nur zur Hälfte leer und
  - beginnt wieder zu essen, wenn der Teller gedreht wird.
- Neglekt bezogen auf den fernen Außenraum: Der Patient
  - nimmt keinen Blickkontakt auf oder kann ihn nicht halten,
  - übersieht Hindernisse auf der „Neglektseite“ (Straßenverkehr!),
  - findet z.B. sein Zimmer nicht, wenn es auf der Neglektseite liegt.



Pflegetherapeutische Maßnahmen sind:

- Früher wurden alle Aktivitäten über die mehr betroffene Seite durchgeführt.
- Heute wird damit erst begonnen, wenn der Patient seine Aufmerksamkeit zur vernachlässigten Seite wenden kann.
- Im ausgeprägten Stadium Kontakt über die weniger betroffene Seite aufnehmen. Den Blick des Patienten aufzunehmen und zur Körpermitte zu führen ist ein Erfolg!
- Körperpflege dem Stadium des Neglekts anpassen (Abb. 19.2)
- Die Pflege kann den Patienten in die Bewegung hinein und auf seine betroffene Seite führen.

***Abb. 19.1 Neglekt. a** Typischerweise sind Kopf und Augen des Patienten zur weniger betroffenen Seite gerichtet und nicht veränderbar. **b** Eine gefährliche Situation entsteht, wenn die Hand in die Radspeiche gerät; sie kann beim Weiterfahren schwer verletzt werden.*

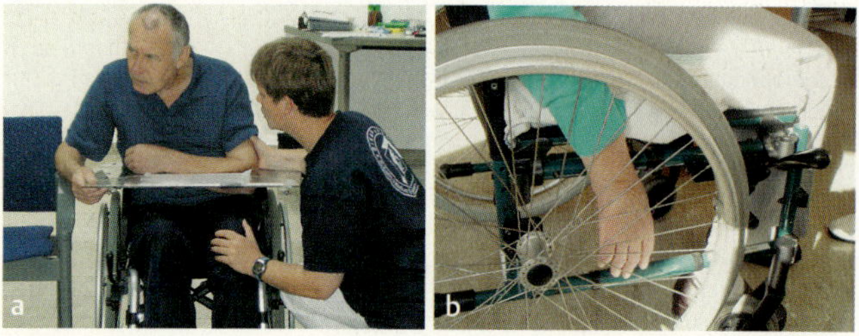


> **Merke:** Die Lenkung zur mehr betroffenen Seite kann nicht erzwungen werden. Der Nachttisch gehört zunächst unbedingt auf die weniger betroffene Seite, bis der Patient ein Krankheitsbewusstsein entwickelt und seine Aufmerksamkeit zur vernachlässigten Seite wenden kann.

**Abb. 19.2 Körperpflege in Seitenlage.** ***a*** *Die Patientin kann sich den Oberkörper selbstständig oder mit Unterstützung waschen.* ***b*** *Die Pflegende unterstützt ggf. das Aufstellen des weniger betroffenen Beins, sodass sich die Patientin selbstständig den Intimbereich waschen kann.*

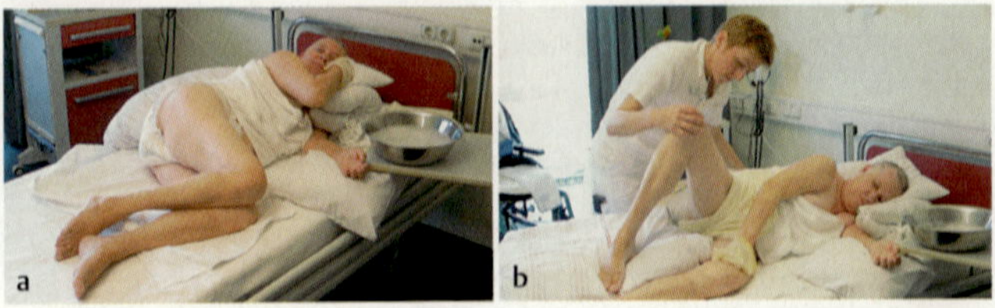



## Pusher-Syndrom

> **Definition:** Beim **Pusher-Syndrom** stoßen sich Patienten aktiv zur mehr betroffenen Seite. Diese Symptome können im Liegen, im Sitzen und im Stehen auftreten.

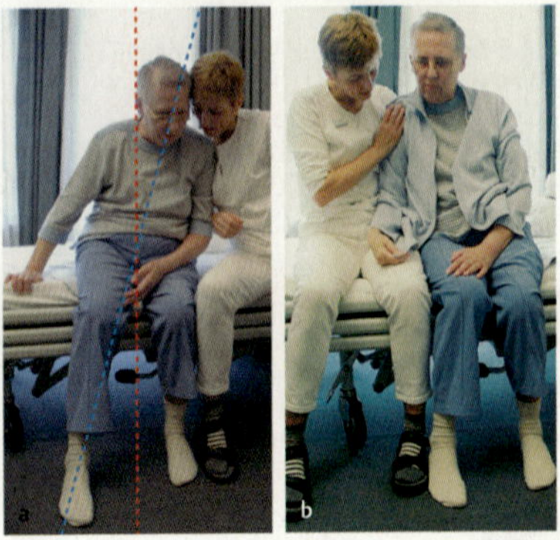

**Abb. 19.3 Pusher-Syndrom.** ***a*** *Die subjektive Mittellinie der Patientin ist verschoben, daraus ergibt sich die typische Sitzposition (die blaue Linie ist die subjektive Senkrechte, die rote die Schwerkraftsenkrechte).* ***b*** *Sitzt die Pflegende auf der besseren Seite und gibt Informationen, kann das Drücken unterbrochen werden.*

Pflegetherapeutische Maßnahmen sind:

- Patienten zunächst nur für kurze Zeit in den Rollstuhl/Stuhl setzen
- bei verstärktem Drücken im Sitzen in eine stabilere Position wechseln
- im Sitzen Basis durch eine symmetrische Position des Beckens schaffen
- auf der weniger betroffenen Seite des Patienten sitzen
- Orientierungspunkte (z.B. Tisch) auf weniger betroffene Seite anbieten
- Transfer über die weniger betroffene Seite durchführen
- Pflegeplanung unbedingt einhalten, um Drücken nicht zu verstärken

> **Pflegeschwerpunkt:** Beim Pusher-Syndrom liegt er darauf, den Rumpf und die Aufmerksamkeit zur weniger betroffenen Seite zu bringen, z.B. indem die Pflegende einen Tisch anbietet, auf den der bessere Arm abgelegt werden kann oder den Patienten durch Ansprache in die Bewegungsrichtung bringt.

## Aphasie

**Definition: Aphasien** sind zentrale Sprachstörungen. Die Ursache der Sprachstörung liegt i.d.R. in einer Störung der linken Hirnhälfte. Patienten mit einer Hemiplegie rechts sind demnach nicht selten von Aphasien betroffen.

- motorische Sprachstörungen (Broca Aphasie):
  - Verlust oder deutliche Einschränkung des Sprechens.
  - Aufforderungen können ggf. vollzogen werden.
- sensorische Sprachstörungen (Wernicke Aphasie):
  - Das Verstehen der Sprache ist eingeschränkt.
  - Die Patienten können sprechen, der Satzbau ist aber fehlerhaft.
- globale Aphasie:
  - Sprachproduktion und Sprachverständnis sind stark eingeschränkt.
  - Der Patient beschränkt sich auf einzelne Wörter wie „ja ja“ oder „da da“.
  - Im Alltag gelingt die Kommunikation, da die Umgebung hilfreich ist.

## Weitere mögliche Störungen

**Störungen im Mund- und Gesichtsbereich.**

1. Faszialisparese
   - herabhängender Mundwinkel und herabhängendes Auge. Augenlid ggf. mit geeigneten Salben und einem Verband versorgen
   - unvollständiger Mundschluss mit Speichelfluss aus dem Mund
   - Ansammlung von Speiseresten in der Wange. Aspirationsgefahr!
2. Schluckstörungen
   - sind einzelne Sequenzen des Schluckens gestört, ist eine gute Sitzposition für das selbstständige Essen unabdingbar!
   - Eine Absprache mit der Logopädie ist hier angezeigt.

**Schmerzhafte Schulter.**

- durch unsachgemäßen pflegerischen Umgang mit dem betroffenen Arm oder bei Unruhe durch den Patienten selbst
- durch Schwerkraft sinkt der Oberarmkopf aus der Pfanne (Abb. 19.4)
- Symptom: stechender oder bohrender Schmerz im Schultergelenk

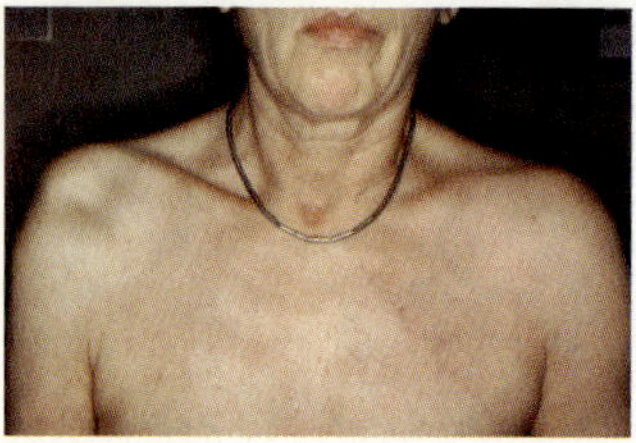

***Abb. 19.4 Schmerzhafte Schulter.*** *Eine subluxierte Schulter auf der rechten Seite bei einer Patientin mit Hemiplegie.*

Pflegetherapeutische Maßnahmen sind:

- Armgewichte abnehmen, um Zug zu vermeiden:
  - in Rückenlage durch die A-Lage
  - in Seitenlage liegt das Kissen nur unter dem Kopf, der Oberarm liegt auf der Matratze, der Unterarm wird unterlagert
  - im Sitz liegt ein Kissen unter dem mehr betroffenen Arm oder unter beiden Armen oder ein Rollstuhltisch

- den Arm immer körpernah anfassen und wenig bewegen
- beim Ankleiden das Armgewicht abnehmen und zunächst den mehr betroffenen Arm in das Kleidungsstück einführen

Maßnahmen bei schmerzhafter Hüfte siehe Abb. 19.5.

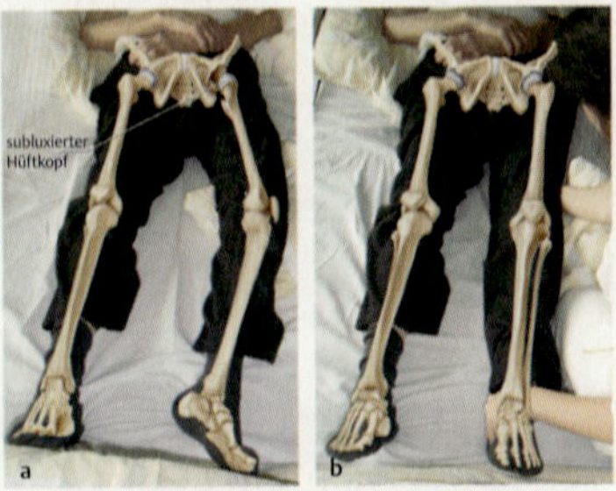


***Abb. 19.5 Schmerzhafte Hüfte.*** ***a*** *Typische Beinposition bei Hemiparese: Der Hüftkopf liegt nicht mehr in der Pfanne, das mehr betroffene Bein dreht nach außen und fällt seitwärts vom Körper weg.* ***b*** *Vor jeder Bewegung wird das Bein in eine günstige Ausgangsposition gebracht: Der Oberschenkel wird mit beiden Händen umfasst und nach innen gedreht, sodass das Bein wieder gerade liegt.*

19

### 19.1.4 Aktivierende pflegetherapeutische Maßnahmen nach dem Bobath-Konzept

Die aktivierende Pflege nach dem Bobath Konzept unterscheidet sich je nach Art und Schwere der Erkrankung, nach der Lebensphase des Patienten und seinen Zielen. Bei allen pflegerischen Maßnahmen sind die neuropsychologischen Störungen mit einzubeziehen (S. 386).

#### Sich bewegen

**Merke.** Grundlagen beim Bewegen sind:

- Im Bett und bei Lagerungen ist das Kopfteil flach gestellt.
- Positionsveränderungen sollten mit Kissen ausgeglichen werden.
- Lagerungsmaterial wird möglichst nah an den Patienten gebracht.
- Die Pflegende steht überwiegend auf der mehr betroffenen Seite.

##### Angepasste Rückenlage – A-Lagerung

- Die Pflegende steht auf der mehr betroffenen Seite.
- beide Arme nach Möglichkeit auf den Oberkörper des Patienten legen
- Der Patient hebt den Kopf zur Seite der Pflegenden, dann zur anderen (Abb. 19.6a +b).
- Ohne den Patienten zu heben, unterstützt die Pflegende am Schultergürtel die Rotationsbewegung; sie arbeitet mit eigener Gewichtsverlagerung.
- Bei angespannter Rückenmuskulatur bewegt die Pflegende das Becken des Patienten (Abb. 19.6c).
- Evtl. legt sie noch ein Kissen unter den Trochanter des mehr betroffenen Beins (Abb. 19.6d).
- Die Pflegende prüft an den Unterseiten der Ober- und Unterschenkel, ob sie auf der Matratze aufliegen.

***Abb. 19.6 A-Lagerung bei teilaktiver Patientin.*** ***a*** *Die Pflegende nimmt das Kopfkissen und zieht es etwas schräg unter die weniger betroffene Seite der Patientin (die Spitze des Kissens bleibt unter dem Kopf).* ***b*** *Die Patientin soll nun den Kopf wieder auf die Brust nehmen und zur anderen Seite schauen. Die Pflegende unterstützt den Schultergürtel und bringt ein zweites Kissen unter die mehr betroffene Seite, sodass die Kissen unter dem Kopf übereinander liegen.* ***c*** *Um die Position des Beckens zu korrigieren, werden beide Beine aufgestellt. Die Pflegende führt die Hände an das Gesäß oder eine Hand auf den Bauch. Dabei darf das Becken der Patientin nicht in die Höhe schießen.* ***d*** *Evtl. legt sie noch ein Kissen unter den Trochanter des mehr betroffenen Beins.*

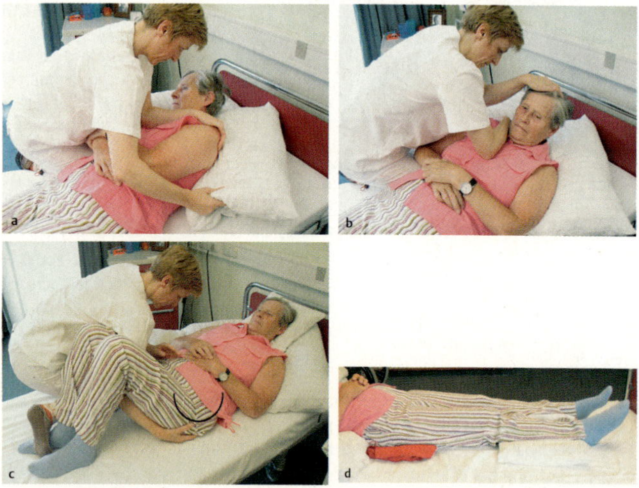




## Position in Seitenlage

- kleines Kissen oder Handtuch stabilisierend unter den Bauch legen
- gefaltete Decke von der Brust beginnend vor den Patienten legen, darauf findet zunächst das oben liegende Bein gebeugt einen Platz.
- unteres Bein etwas in Streckung bewegen, bis das Ende des Bewegungsausmaßes zu spüren ist, dann das Bein wieder wenige Zentimeter in Beugung zurück bewegen
- Lagerungsmaterial dicht an den Körper bringen, um möglichst viel Auflagefläche zu bieten (verhindert Schmerzen und unerwünschten Tonusaufbau)
- Kopf unterlagern bis er höher liegt als in Verlängerung der Wirbelsäule
- das Kissen zur Unterstützung der Halswirbelsäule an beiden Enden in den Nacken ziehen
- Oberarm möglichst nah an den Körper bringen
- Außenrotation des Armes ist vorrangig (Ellenbeuge zeigt zur Decke!).
- bei fehlender Streckung des Armes Lagerungsmaterial unterlegen bis Unterarm und Hand die Unterstützungsfläche annehmen können (Abb. 19.7).

***Abb. 19.7 Seitenlagerung auf der mehr betroffenen Seite.** **a** Der mehr betroffene Arm wird mit dem Oberarm nah am Körper in Außenrotation gelagert. **b** Der Unterarm liegt gestreckt auf einem Kissen, sodass er nicht überstreckt ist. Es darf kein Kissen unter der Schulter oder dem Oberarm liegen.*

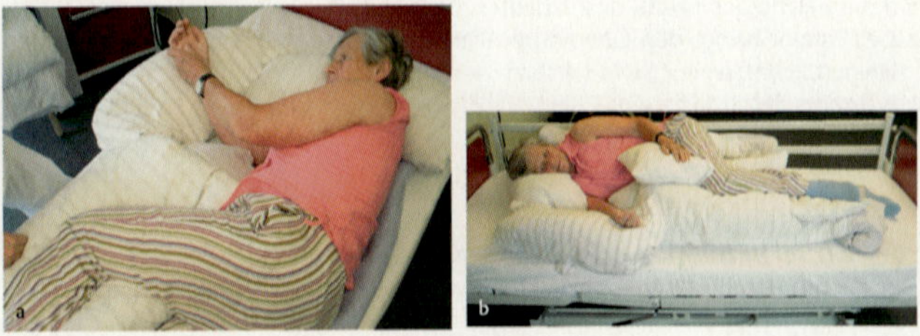



## Stabiler Sitz im Bett

- Patienten möglichst hoch Richtung Kopfende bewegen
- Beine mit Decke oder Kissen unterlagern (Abb. 19.8a)
- Patienten über die Rotation zum Sitzen bringen
- lange Decke in Höhe der Lenden hinter den Patienten legen (Abb. 19.8b)
- Das Kopfteil wird hochgestellt. Ein Kopfkissen unterstützt den Kopf.
- Decke an beiden Seiten aufrollen und deutlich an den Rumpf bringen
- Arme an den Ellbogen unterstützen
- durch ein Handtuch Druck von den Fersen nehmen
- Kissen oder Decke an die Fußsohlen legen (Abb. 19.8c)
- Der Patient sitz stabil und sicher im Bett (Abb. 19.8d).

***Abb. 19.8 Aufsetzen eines schwer betroffenen Patienten im Bett.** **a** Die Pflegende verlagert ihren Oberkörper nach hinten (dadurch ist es leicht, die Beine des Patienten anzuheben und die Decke entsprechend zu platzieren). **b** Die zweite Pflegende legt die gefaltete Decke in den Lendenbereich. **c** Eine gerollte Decke wird zur Spitzfußprophylaxe vor die Fußsohlen gelegt. **d** Position des Patienten beim Sitzen im Bett.*

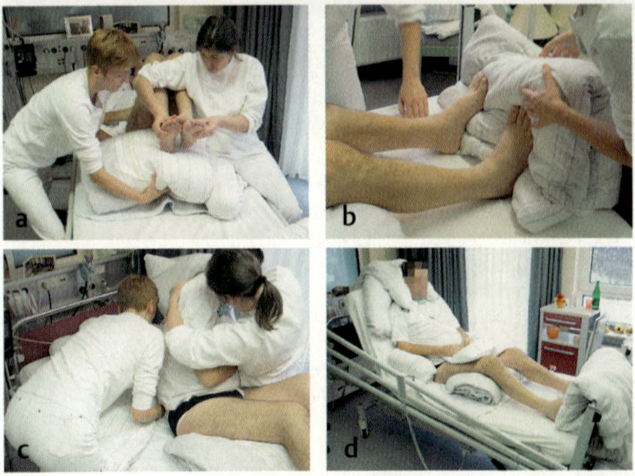

## Transfer in den Stuhl

- Rollstuhl im rechten Winkel ans Bett stellen, Seitenteil abnehmen
- Lücke zwischen Rollstuhl und Bett mit Handtuch oder Kissen füllen
- neben dem Patienten sitzend das betroffene Bein am Knie unterstützen (Abb. 19.9a)
- zweite Hand ans Gesäß des Patienten bringen oder Rumpf umfassen
- Der Patient bringt den Oberkörper weit vor, sodass das Gesäß frei wird und in kleinen Schritten zur Seite versetzt werden kann (Abb. 19.9b).
- während des Transfers das Bein stabilisieren, indem die Hand Richtung Boden drückt (Abb. 19.9c).
- Fußstellung kontrollieren und ggf. korrigieren



> **Merke:** Beim Transfer über den Stand muss der Patient Schritte machen, sonst verdrehen sich die Füße und das Sprunggelenk des mehr betroffenen Beins knickt weg. Der tiefe Transfer ermöglicht das Bewegen von einer Sitzfläche zur nächsten, ohne Schritte durchführen zu müssen.

***Abb. 19.9 Transfer mit viel seitlicher Unterstützung. a*** *Die Pflegende sitzt neben dem Patienten und unterstützt den Patienten am Gesäß und am Knie.* ***b*** *Der Patient bringt den Oberkörper nach vorn und das Gewicht auf die Füße.* ***c*** *Die Pflegende unterstützt ihn dabei, indem sie ebenfalls den Oberkörper nach vorne bringt.*

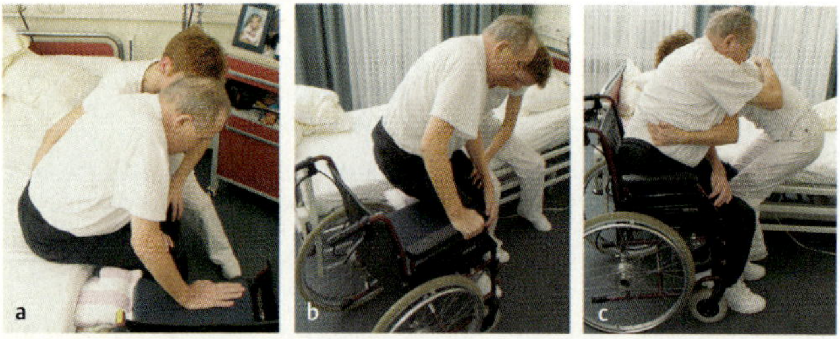


## Aufstehen

- vor dem Patienten oder seitlich stehend das betroffene Knie sichern
- Beide Füße müssen mit der gesamten Fußsohle Bodenkontakt haben.
- Der Patient kommt zunächst mit dem Oberkörper nach vorne, um das Gewicht auf die Füße zu bringen (Abb. 19.10a).
- betroffenes Bein stabilisieren und in die Streckung bringen

Eine weitere Möglichkeit dem Patienten in den Stand zu unterstützen bietet sich bei Patienten mit mehr Aktivität und gutem Gleichgewicht an (Abb. 19.10b).

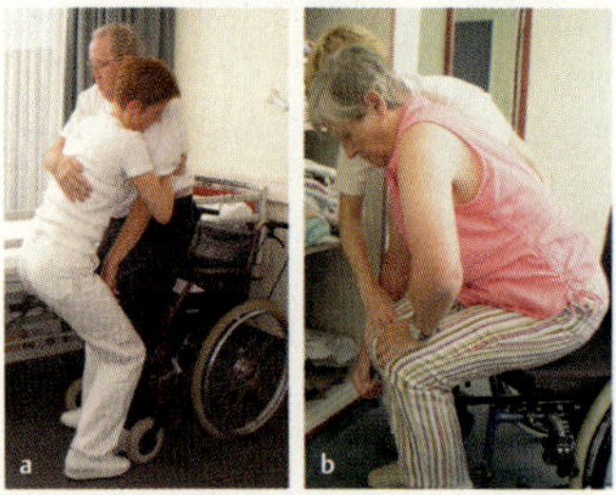


***Abb. 19.10 Aufstehen. a*** *Die Pflegende stabilisiert das mehr betroffene Bein und bringt es in Streckung.* ***b*** *Bei Patienten mit mehr Aktivität steht die Pflegende auf der mehr betroffenen Seite und stabilisiert das mehr betroffene Bein. Zusätzlich unterstützt sie die Bewegung am Gesäß oder seitlich am Thorax.*

### Sitzen

- Sitzfläche ausreichend stabil und nicht nach hinten geneigt
- Armlehnen geben Sicherheit und können Kissen halten.
- Ein Stuhl ist dem Rollstuhl i.d.R. vorzuziehen.
- Bleibt der Patient im Rollstuhl sitzen, sind die Fußstützen zu entfernen.
- Der Patient lehnt passiv an der Rückenlehne.
- Auf eine aufrechte Position des Patienten achten (Abb. 19.11a+b).
- Das Gesäß des Patienten möglichst weit hinten im Stuhl.
- Das Becken wird aufgerichtet und mit einer Handtuchrolle unterstützt.
- Ein symmetrisch ausgerichtetes Becken ist Voraussetzung für einen stabilen Sitz.
- Beckenkippung (infolge der fehlenden Gesäßmuskulatur) kann durch ein gefaltetes Handtuch unter der tieferen Gesäßhälfte korrigiert werden.
- Halten des Rumpfs im Schwerkraftfeld durch ein Kissen oder eine Decke, rechts und links an den Rumpf gebracht (Abb. 19.11c).
- Der mehr betroffene Arm muss das Armgewicht abgeben können, der Oberarm ist möglichst nah am Körper.
- Der Arm wird neben dem Rumpf auf einem Kissen oder Tisch positioniert.
- Die mehr betroffene Hand wird etwas erhöht gelagert, sodass das Handgelenk nach oben gebeugt ist (Dorsalextension).

**Merke:** Führt der Patient im Sitzen eine Handlung aus und lehnt er sich danach an der Rückenlehne an, so ist ein Wechselspiel von Beugung und Streckung erreicht. Dies hat positiven Auswirkungen auf die gesamte Beweglichkeit, den Muskeltonus; es kommt zu einer Gewichtsverlagerung und somit Druckverteilung am Gesäß.

***Abb. 19.11 Sitzmöglichkeiten.*** ***a*** *Aufrechter Sitz.* ***b*** *Angelehnter Sitz.* ***c*** *Die schwer betroffene Patientin hat ihr Becken aufgerichtet, der Rumpf und der Kopf sind nach vorn abgelegt.*

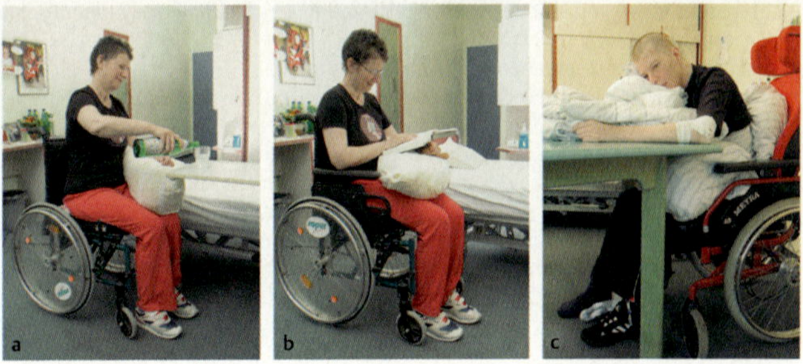


### Sich waschen und kleiden

Die Bewegung des Patienten und die Berührungen der Pflegenden verbessern die Körperwahrnehmung. Sich selbst wieder waschen und ankleiden zu können, ist für viele Patienten ein Ziel. Die Ressourcen des Patienten entscheiden, welche Ausgangsposition gewählt wird. Auch der aktuelle körperliche und seelische Zustand ist zu berücksichtigen.

### Pflegeziele

- Selbstständigkeit fördern und somit die Motivation steigern
- Bewegung fördern und normale Bewegungsabläufe anbahnen
- Tonusregulation durch Veränderung der Ausgangsstellung und
- Schutz der betroffenen Schulter vor Verletzungen
- Verbesserung der Wahrnehmung der mehr betroffenen Seite
- Einbeziehung in Bewegungsabläufe und durch Berührung
- Verbessern von Störungen durch kontinuierliche Begleitung

### Körperpflege im Bett

- Beim Sitzen im Bett kann der Betroffene die Sequenz mit den Augen verfolgen, auch wenn noch keine eigene Aktivität abzurufen ist.
- Die Pflegende bezieht den Patienten bei allen Handlungen mit ein und fordert ihn auf, z.B. den Waschlappen zu übernehmen.
- Je instabiler der Rumpf des Patienten ist, umso mehr Halt benötigt er von außen. (Decke im unteren Lendenwirbelbereich und an den Rumpfseiten).

### Körperpflege am Waschbecken

- Vorraussetzung ist, dass der Patient frei sitzen kann.
- alternativ Stabilisierung durch ausreichendes Lagerungsmaterial, sodass die Arme frei sind
- Fußstützen vor dem Waschbecken entfernen, um eine aktivere Sitzposition zu erreichen (s. Sitz, S. 395).
- betroffenen Arm auf einem Kissen unterstützen
- Die Pflegende steht zur Unterstützung auf der mehr betroffenen Seite (außer bei Pusherpatienten, S. 389)

## Kommunizieren

Patienten mit einer stärkeren Ausprägung der Schädigung im sensorischen Bereich können nicht nachvollziehen, warum sie nicht verstanden werden und haben entsprechend wenig Leidensdruck. Patienten mit verstärkter motorischer Aphasie erleben die Situation adäquat und fühlen sich wie in einem Käfig. Stimmungen können nicht beschrieben und nur sehr einseitig gezeigt werden. Pflegetherapeutische Maßnahmen sind:

- mit dem Patienten sprechen und nicht über ihn
- keine Wörter vorsprechen oder wiederholen lassen (kein Lerneffekt)
- das Gesprochene durch Mimik und Gestik unterstützen
- nicht schnell das Thema wechseln
- Fragen stellen, die mit ja oder nein beantwortet werden können
- „normal“, aber langsam sprechen, kein Telegrammstil oder Kindersprache
- in angemessener Lautstärke sprechen (Aphasiker sind nicht schwerhörig!)
- kein Verstehen heucheln, sondern nachfragen und abklären
- nicht ins Wort fallen und Pausen ertragen

## Essen und Trinken

Unterschiedliche Gründe können zu Einschränkungen der Nahrungs- und Flüssigkeitsaufnahme führen:

- Hirnnervenschädigungen, die unmittelbar an der Innervation des Schluckakts und der Gesichtsmuskulatur beteiligt sind:
  - Lähmung der Gesichtsmuskulatur (Mund kann nicht geschlossen werden)
  - Lähmung der Zungenmuskulatur (mangelnde Zungenbewegung)
  - Verlust der Sensibilität im und um den Mundbereich

  - Lähmungen im Bereich des Rachens, die einen unzureichenden Verschluss der Speiseröhre zur Folge haben, sodass Teile der Nahrung in die Luftröhre gelangen
- Bewusstseinseintrübungen, die keine Nahrungsaufnahme ermöglichen
- Antriebsarmut des Patienten
- Aspirationsgefahr durch Schluckstörung

**Merke:** Patienten mit einer Faszialisparese und /oder Schluckstörungen müssen vor dem Hinlegen den Mund ausspülen. Im Mund verbliebene Nahrungsreste gelangen sonst in den Rachen und in die Luftröhre. **Aspirationsgefahr!**



## 19.2 Morbus Parkinson

### 19.2.1 Grundlagen

**Definition: Morbus Parkinson** ist eine Erkrankung der Basalganglien, die die unwillkürlichen Bewegungen steuern. Synonym: Parkinson-Krankheit, „Schüttellähmung"

#### Ursachen

- verminderte Produktion von Dopamin in der schwarzen Substanz
- Verschiebung des Neurotransmitter-Gleichgewichts (Acetylcholin, Glutamat)

#### Symptome

- **Akinese**: Verminderung und Verlangsamung der Bewegungen
- **Rigor**: erhöhter Tonus in der Beuge- und Streckmuskulatur
- **Tremor**: typisches Zittern, sogenannter Ruhetremor der Hand

#### Kardinalsymptom Akinese

- reduzierte Mimik (Pokergesicht), Gestik und Feinmotorik
- typische, eingerollte Körperhaltung (Abb. 19.12)
- kleinschrittiger, schlurfender Gang, kein Abrollen
- Starthemmung (Freezing): Der Patient bleibt wie angefroren stehen.
- erschwerte alltägliche Verrichtungen wie An- und Ausziehen, Transfers
- heisere, leise sowie verwaschene und schwer verständliche Sprache

#### Kardinalsymptom Rigor

- „Zahnradphänomen": ruckartige Bewegung der Großgelenke
- „Luftkissenphänomen": nach vorne gebeugter Kopf, wie auf einem Kissen
- heftige Schmerzen und ein unerträgliches Brennen der Haut

#### Kardinalsymptom Tremor

- lässt während der willkürlichen Bewegung nach, verschwindet im Schlaf
- sog. Halte-, selten auch ein Aktionstremor (z.B. beim Trinken)

#### Vegetative Symptome

- Störungen der Wärmeregulation (starkes Schwitzen, besonders nachts)
- erhöhte Talgsekretion der Haut (Salbengesicht, Abb. 19.13)
- erhöhter Speichelfluss, chronische Obstipation
- Blasenstörungen, oberflächliche Atmung

19

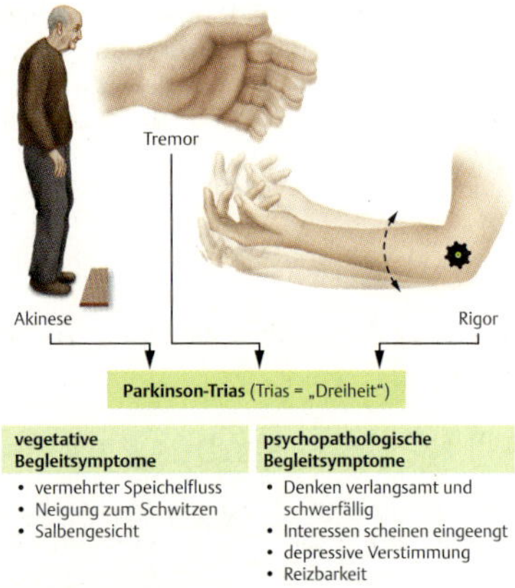


***Abb. 19.12 Parkinson-Trias.*** *Typische Symptome bei Morbus Parkinson.*

### Psychische Symptome

- Antriebsmangel, Depression (auch als alleiniges Anfangssymptom)
- Verlangsamung der höheren psychischen Vorgänge (Bradyphrenie)
- emotionale Symptomverstärker: Kummer, Stress, Druck, aber auch Freude

### Akinetische Krise

- lebensbedrohlicher Zustand bei Patienten in fortgeschrittenem Zustand
- häufigste Ursache: Unterbrechung der Medikation für längere Zeit
- andere Auslöser: Exsikkose, Infektionen, verzögerte Medikamentengabe
- Symptome: starker Rigor, totale Akinesie hohes, zentrales Fieber

## Diagnostik

- meist aufgrund der Symptome, aber in der Frühphase schwierig
- Die Diagnose gilt als gesichert, wenn 2 der 3 Kardinalsymptome vorliegen.
- Reduktion der Symptome auf Gabe von L-Dopa oder Dopamin-Agonisten

## Therapie

- medikamentöse L-Dopa-Substitution (substituieren=ersetzen): ein Zusatzstoff verhindert, dass L-Dopa in Dopamin umgewandelt wird
  - Wirksamkeit: in den ersten 5–7 Jahren sehr hoch (fast Symptomfreiheit)
- neurochirurgische Behandlung: Hirnstimulation durch Elektroden

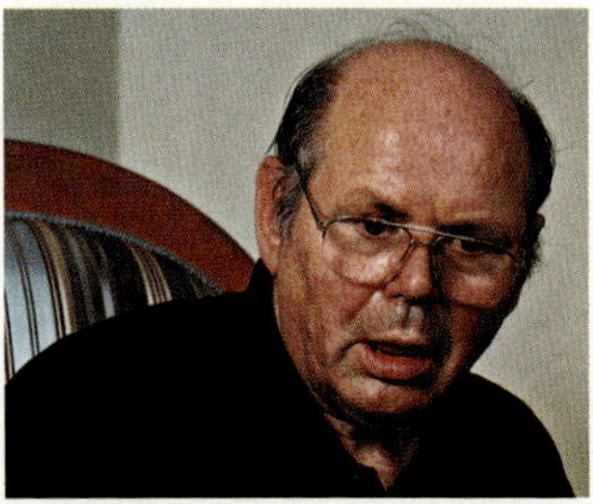

***Abb. 19.13 Vegetative Symptome.*** *Das Gesicht eines Parkinson-Patienten zeigt typische Züge: offener Mund, nach vorn geneigter Kopf, ölige Gesichtshaut („Salbengesicht"), fehlende Mimik.*

### 19.2.2 Pflegemaßnahmen

Die psychischen Symptome erfordern ein sensibles Verhalten der Pflegenden. Die Sprachstörung, reduzierte Mimik (Pokergesicht) und Gestik sowie die psychische Verlangsamung des Patienten erschweren Gespräche. Aufgrund der starken Einschränkungen, etwa durch den Tremor, bei Schluckstörungen oder bei starkem Schwitzen benötigt der Patient ggf. viel Unterstützung bei der Selbstpflege. Ein wichtiges Pflegeziel ist, die Selbstständigkeit des Patienten zu erhalten und zu fördern (aktivierende Pflege), z.B. durch Überprüfung und Anpassung der Hilfsmittelsituation, z.B. Esshilfen, Anziehhilfen usw.

#### Unterstützung der medikamentösen Therapie

- sehr pünktliche Einnahme der Medikation sicherstellen; zu spät verabreichte Medikamente können zur **„end-of-dose"**-Akinese führen
- Einnahme wegen häufiger Schluckstörungen kontrollieren
- **Eiweiß-Akinese**: L-Dopa-Präparate nicht mit einer Mahlzeit (z.B. Milch, Fleisch, Joghurt), sondern ½ Stunde vorher oder 1½ Stunden nachher verabreichen; die Wirkung ist sonst verhindert. (Gilt für jede Mahlzeit, nicht nur für eiweißreiche!)
- gegen **frühmorgendliche Akinese**: erste L-Dopa-Gabe noch im Bett verabreichen, ca. eine ¾ Stunde vor dem Aufstehen

#### Pflege im späteren Krankheitsverlauf

Nach langjährigem Verlauf lässt die Wirkung der Medikamente nach, Akinese und Rigor nehmen zu, der Patient kann ohne Hilfe nicht mehr aufstehen oder gehen. Beim Gehversuch stürzt er ständig, ist extrem frakturgefährdet und wird bettlägerig. Kauen, Schlucken ist nicht mehr möglich, die Nahrungsaufnahme kann nur durch Nasensonde oder durch PEG sichergestellt werden.

> **Merke:** Bei vollständiger Unbeweglichkeit ist der Parkinson-Patient extrem pneumonie-, dekubitus- und kontrakturgefährdet.

## 19.3 Zerebrale Krampfanfälle

### 19.3.1 Grundlagen

> **Definition:** Bei einem **zerebralen Krampfanfall** kommt es zu einer anfallsartigen Spontanentladung zentraler Neurone. Erst wenn sich die Anfälle wiederholen und keine erkennbaren Ursachen vorliegen, ist der Begriff Epilepsie gerechtfertigt.

#### Ursachen

- Bei 50% der Betroffenen ist die Ursache der Anfälle unbekannt.
- Häufig sind Hirntraumata die Auslöser für Krampfleiden, z.B.:
  - Hirninfarkt oder -blutung, Schädel-Hirn-Trauma, Enzephalitis, Tumoren
- Äußerliche Auslöser sind individuell unterschiedlich, z.B.:
  - Schlafmangel, Unterzuckerung, hohes Fieber, Menstruation
  - Flackerlicht (z.B. in der Disko, beim Durchfahren von Alleen bei Sonne)
  - Alkoholkonsum, Medikamente, bestimmte Drogen
  - Weglassen von Antiepileptika, Angst und negativer Stress

19

## Einteilung und Symptome

### Generalisierte Krampfleiden

Diese breiten sich über das gesamte Hirn aus:

- „Petit mal"-Epilepsien bei Kindern und Jugendlichen
- „Grand mal"- Epilepsien bei Erwachsenen
- herabgesetzte Vigilanz (Wachheit) beim Anfall

**Grand mal (generalisierter Krampfanfall).**

- der Patient stürzt steif hin (tonischer Krampf), kurzer Atemstillstand
- still, weite, lichtstarre Pupillen, Blickrichtung nach seitlich oben
- rhythmisches grobes Vibrieren der Glieder (klonischer Krampf)
- oft seitlicher Zungen- oder Wangeninnentaschenbiss, verengte Pupillen
- ggf. blutiger Schaum vor dem Mund, Urin- und/oder Stuhlabgang
- langsames Wachwerden, Verwirrtheit, Dämmerzustand oder Nachschlaf

**Fokale Krampfleiden.** Diese breiten sich nur über einen abgegrenzten Teil des Gehirns (fokal) aus:

- altersungebundene Epilepsien mit einem lokalisierbaren Herd
- äußern sich entweder an einer oder beiden Körperhälften

## Diagnostik

- Blutuntersuchungen (CK, Laktat)
- EEG ohne Provokationsmethoden (sofort bzw. bis 24 Std. nach dem Anfall)
- EEG mit Provokationsmethoden (z. B. Hyperventilation, Schlafentzug)
- Langzeit-EEG (über 24 Std.), bzw. Schlaf-EEG (über Nacht)
- Computertomografie, Kernspintomografie

## Therapie

- Herabsetzung der Krampfbereitschaft durch Antiepileptika (Antikonvulsiva)
- Ziel: möglichst keine bis wenige Krampfanfälle, aber auch möglichst wenig Nebenwirkungen (Tab. 19.1)

***Tab. 19.1*** *Antiepileptika (Antikonvulsiva) und ihre Nebenwirkungen.*

| Wirkstoff | Handelsname (Beispiele) | unerwünschte Arzneimittelwirkungen |
|---|---|---|
| Carbamazepin | Tegretal, Timonil | Schwindel, Diplopie (Doppelsehen), Nystagmus (Augenzittern), Tremor, Ataxie, allergische Hautreaktion, Vigilanzstörung, Leukopenie |
| Clonazepam | Rivotril | Nystagmus, Ataxie, vermehrte Speichelsekretion (Hypersalivation), vermehrte Bronchialsekretion |
| Lamotrigin | Lamictal | Schwindel, Diplopie, Ataxie, allergische Hautreaktion, Kopfschmerzen, Vigilanzstörung |
| Phenobarbital | Lepinal, Luminal | Schwindel, Nystagmus, Ataxie, Vomitus (Erbrechen), Vigilanzstörungen, Dupuytren-Kontraktur, Athralgien |
| Phenytoin | Phenhydan, Phenytoin, Zentropil | Schwindel, Diplopie (Doppelsehen), Nystagmus, Tremor, Ataxie, Hyperkinesen, Nausea (Übelkeit und Brechreiz), Gingivahyperplasie (Wucherung des Zahnfleischs), allergische Hautreaktion, Neutro- und Thrombopenie, Osteopathie, Polyneuropathie, Hypertrichose (krankhaft vermehrte Körperbehaarung) |
| Primidon | Myelepsinum | Schwindel, Nystagmus, Ataxie, Vomitus, Vigilanzstörung, Impotenz |
| Valproinsäure | Convulex, Ergenyl chrono, Orfiril | Tremor, Gewichtszunahme, Haarausfall, Hepatose, Gerinnungsstörungen |

### 19.3.2 Pflegemaßnahmen

#### Notfallmaßnahmen während eines Anfalls

- Gegenstände aus der Umgebung entfernen, Kopf schützen, Kleidung lockern
- Patienten niemals an den Krampfbewegungen hindern
- falls möglich, Patienten seitlich lagern (Aspirationsprophylaxe)
- Bewusstseinlage kontrollieren; bei Zyanose Sauerstoff verabreichen
- evtl. Verabreichung einer verordneten Rektal-Phiole
- Blutzucker kontrollieren (Ausschluss einer Hypoglykämie)
- Patienten auf dem Boden liegen lassen, bis der Anfall nachlässt

**Merke:** Versuchen Sie beim krampfenden Patienten nie, bei geschlossener Zahnreihe den Kiefer zu öffnen! Es besteht für beide Seiten große Verletzungsgefahr. Sind Zahnprothesen locker und in Rachenrichtung gefallen, muss der Patient zur Entfernung mit ärztlicher Hilfe relaxiert werden.

#### Maßnahmen nach einem Anfall

- Patienten zur Aspirationsprophylaxe in stabile Seitenlage bringen
- Platzwunden zunächst mit einer sterilen Kompresse abdecken
- Aufwachen, Dämmerzustand oder Nachschlaf beobachten
- bei Inkontinenz Körperpflege mit Wäschewechsel durchführen
- bei Verletzung von Zunge oder Wangentaschen Mundspülung anbieten
- bei Kopfschmerzen Stirn z. B. mit Pfefferminzöl einreiben
- Schmerzmittel nur nach ärztlicher Anordnung verabreichen
- Anfall dokumentieren, ggf. anwesende Personen befragen

## 19.4 Multiple Sklerose

### 19.4.1 Grundlagen

**Definition:** Die **Multiple Sklerose** ist eine Autoimmunerkrankung. Genetische, demografische, infektiöse, geografische und umweltbedingte Faktoren spielen ebenfalls eine Rolle. Synonym: MS

#### Ursachen

Die eigentliche Ursache der Erkrankung ist unbekannt. Erklärungen sind:
- Aktivierte T-Lymphozyten lösen eine Entzündungsreaktion aus und greifen die Markscheide an.
- Dadurch kommt es zur Zerstörung der Nervenzellen im gesamten ZNS.

#### Symptome

- Sehstörungen: Schleiersehen, Doppelbilder, kann Bilder nicht fixieren
- Blasenstörungen: häufiger Harndrang, neurogene Inkontinenz
- Gefühlsstörungen: Kribbeln, neuralgische Spontanschmerzen
- spastische Paresen mit Gelenksdeformationen
- Fatigue (verstärkte Ermüdbarkeit)
- Depressionen, Gedächtnis- oder Konzentrationsprobleme
- hirnorganische Symptome bis zur Demenz
- Schmerzen, Sprachstörungen, Schluckstörungen

- Kleinhirnsymptome wie Schwankschwindel und Ataxien:
  - Rumpfataxie: Unfähigkeit, ohne Stütze gerade zu sitzen
  - Standataxie: Unfähigkeit, ohne Hilfe zu stehen
  - Gangataxie: breitbeiniges, unsicheres Gangbild
  - Ataxie bei Zielbewegungen

Verlaufstypen

- schubförmiger-remittierender Verlauf: einzelne Symptome, die sich jeweils ganz oder teils zurückbilden
- sekundär chronisch-progredienter Verlauf: am Anfang einzelne Schübe, später zunehmende Behinderung
- primär chronischer Verlaufstyp: nur ein Symptom, z.B. eine Gehbehinderung, die immer schlechter wird



### Diagnostik und Therapie

- Liquoruntersuchung, evozierte Potenziale, Kernspinuntersuchung, MRT
- im akuten Schub hochdosiert Kortison zur Entzündungshemmung
- Interferone zur Schubprophylaxe (Avonex, Betaferon und Rebif)
- Chemotherapie (z.B. mit Mitoxantron) zur Eskalationstherapie
- symptomatische Therapie von Depressionen, Spastik, Blasenstörungen usw.
- Physiotherapie, Ergotherapie, psychologische Betreuung und Logopädie

## 19.4.2 Pflegemaßnahmen

Allgemeines Pflegeziel ist die weitmögliche Erhaltung der Selbstständigkeit des Erkrankten und die Vermeidung von Komplikationen. Schwerpunkt ist die aktivierende pflegerische Versorgung, die die Ressourcen des MS-Patienten im Blick hat. Um die Ressourcen erkennen zu können ist eine ausführliche Pflegeanamnese erforderlich.

**Praxistipp:** Wenden Sie bei der Versorgung von MS-Patienten Kenntnisse aus den Konzepten Bobath (S. 391), Kinästhetik (S. 108) und basaler Stimulation (S. 106) an.

### Ausscheiden

Bei Blasenentleerungsstörung, Inkontinenz sowie Harnverhalt mit Restharnbildung ist das pflegerische Ziel, Komplikationen vorzubeugen. Mögliche Maßnahmen zur Kontinenzförderung s.S. 378.

### Sich waschen und kleiden

Ataxie, Spastik, Lähmung und Intentionstremor sind Symptome, die die Selbstpflege erschweren. Maßnahmen sind:

- immer Mobilisation und Körperpflege am Waschbecken anstreben
- ruhige, stressfreie Pflegesituation schaffen (positiver Einfluss auf Ataxie)
- keine Vollbäder (können Lähmungen verschlechtern)
- auf die Qualität von Berührungen achten

**Praxistipp:** Jede Berührung und Bewegung verändert den Muskeltonus des Patienten und kann eine vorhandene Spastik verstärken. Fassen und unterstützen Sie daher ein Körperteil des Patienten immer mit der ganzen Hand und vermeiden Sie leichte Berührungen!

## Sich bewegen

Lähmung, Spastik, Ataxie, Gleichgewichtsstörung, Koordinationsstörung, Sehstörung und Tremor erschweren die Bewegung des Patienten. Maßnahmen sind:

- Bewegung fördern, damit Funktionen nicht verlernt werden und keine Sekundärschäden (Kontrakturen, Gelenkschäden, Verkürzung der Muskulatur) auftreten
- Kontrakturenprophylaxe (S. 137), Muskeln entspannt lagern
- bei Transfers Drehschwindel durch Kopfbewegungen vermeiden
- Hüfte beugen, Schuhe bereits im Bett anziehen (Abb. 19.15)

> **Praxistipp:** Ermuntern Sie beim Bodenkontakt den Patienten dazu, die Bewegung kognitiv (gedanklich) zu beeinflussen. Hilfreich ist auch, das Bein wieder anzuheben und neu zu positionieren.



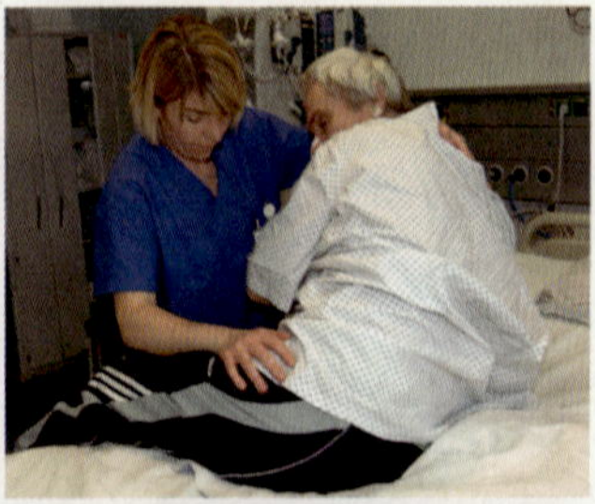

***Abb. 19.14 Kinästhetik.*** *Kenntnisse aus diesem Konzept werden bei der Mobilisation des Patienten umgesetzt.*

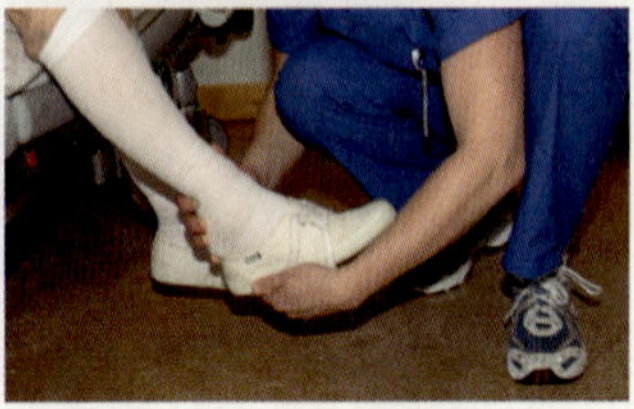

***Abb. 19.15 Bodenkontakt.*** *Hierbei kann es zu einer tremorähnlichen Bewegung eines Beins kommen. Daher sollten die Schuhe vor der Bodenberührung angezogen sein.*

## Essen und Trinken

Essen und trinken richten und einnehmen kann durch Ataxie, Intentionstremor, Lähmung oder Spastik erschwert sein. Maßnahmen sind:

- für ausreichende Flüssigkeitszufuhr sorgen
- beim Essen und Trinken ggf. unterstützen
- bei Schluckstörung Aspirationsprophylaxe durchführen

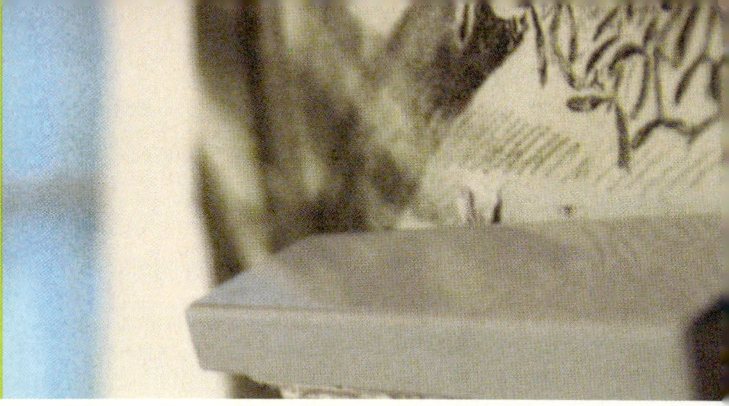

# 20 Pflege des alten Menschen bei Demenz und gerontopsychiatrischen Erkrankungen

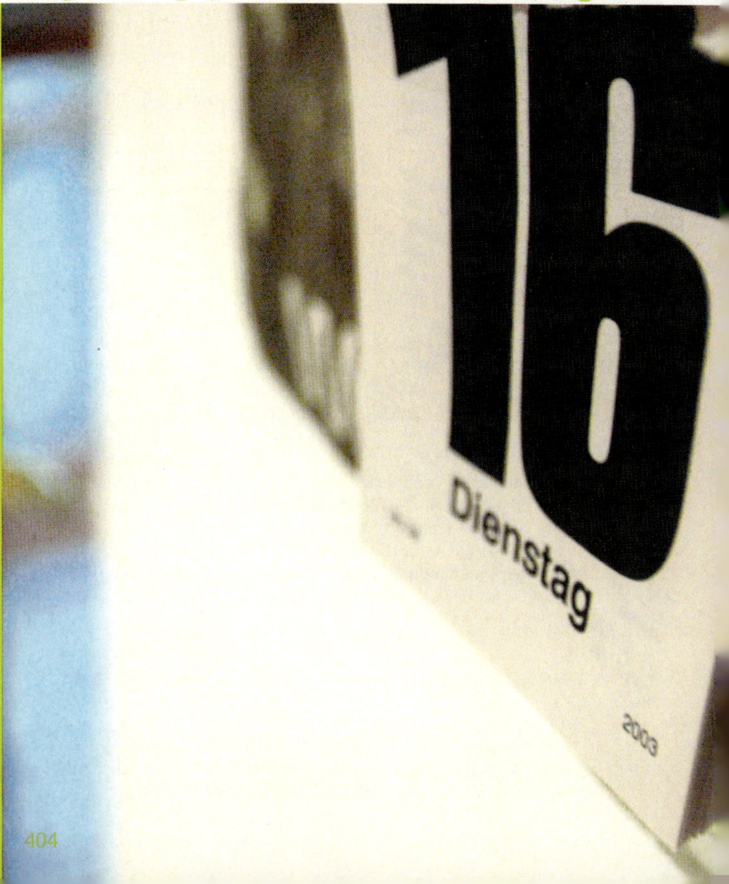

**Definition:** Unter Geriatrie wird die Altersheilkunst, meist mit internistischer Ausrichtung verstanden. Die **Gerontopsychiatrie** ist die Disziplin, die sich mit den psychiatrischen Erkrankungen des Alters befasst.

Die Gerontopsychiatrie – auch Psychogeriatrie oder psychiatrische Geriatrie genannt – hat in den letzten Jahren zunehmend an Bedeutung gewonnen. Diese Entwicklung ist einerseits das Resultat der demografischen Veränderungen, da – nicht nur in Deutschland, sondern in allen Industrienationen – mit der steigenden Zahl alter Menschen auch die Anzahl derer wächst, die an psychischen Erkrankungen leiden. Anderseits spiegelt sich in dieser zunehmenden Bedeutung auch die Eigenständigkeit einer Fachdisziplin wieder, die sich speziell den Besonderheiten des psychisch kranken alten Menschen und dessen Pflege und Behandlung sowie seiner psychosozialer Betreuung widmet. Zu den gerontopsychiatrischen Erkrankungen gehören vor allem:

- Demenzen, Delir
- affektive Störungen (am Beispiel der Depression)
- Abhängigkeitserkrankungen



## 20.1 Demenzen

Gegenwärtig leben in Deutschland mehr als eine Million Demenzkranke. Jährlich ist mit rd. 280000 Neuerkrankungen zu rechnen. Nach Vorausberechnungen der Bevölkerungsentwicklung wird sich voraussichtlich die Zahl der Erkrankten bis zum Jahr 2050 auf rd. 2,5 Millionen erhöhen. Schätzungen zufolge werden 60% der Erkrankten durch ihre Angehörigen zuhause betreut. Zirka 60% der Bewohner, die in stationären Altenheimen leben, sind an Demenz erkrankt (BMG 2006).

### 20.1.1 Grundlagen

**Definition:** Die **Demenzen** gehen mit einem i.d.R. fortschreitenden Abbau sog. höherer geistiger Fähigkeiten einher wie

- dem Gedächtnis, der Orientierung,
- dem Denk- und Urteilsvermögen, der Sprache.

Der fortschreitende Abbau ist somit mehr als eine Gedächtnisstörung. Verändert sind auch

- Verhalten, emotionale Kontrolle und Persönlichkeit.

Nach der Klassifikation des ICD 10 (Dilling et al 2004) müssen die Symptome mindestens sechs Monate bestehen und andere Krankheitsbilder (z.B. Depression, Delir, angeborene Intelligenzminderung, organisches amnestisches Syndrom, Schizophrenie) ausgeschlossen werden.

#### Symptome

Trotz der geforderten gemeinsamen Merkmale kann der Verlauf der Demenzen sehr unterschiedlich sein. So können bereits einmalige Ereignisse (z.B. ein zerebrovaskulärer Insult oder ein hypoxischer Hirnschaden) eine Demenz begründen. Eine Creutzfeldt-Jakob-Erkrankung wiederum führt rasch fortschreitend zum Tode. Manche Formen (z.B. die frontotemporale Demenz) beginnen mit Veränderungen der Persönlichkeit, während sich die kognitiven Einbußen erst spät zeigen.

Symptome einer Demenz: Abnahme des Gedächtnisses mit Beeinträchtigung der Aktivitäten des täglichen Lebens. Die Störung betrifft und verändert typischerweise

- die Aufnahme, das Speichern und die Wiedergabe neuer Informationen,
- in späteren Stadien der Krankheit auch das Altgedächtnis,
- das Denkvermögen und die Urteilsfähigkeit,
- die Sprache, das Handeln oder das Erkennen,
- die emotionale Kontrolle,
- das Sozialverhalten und die Persönlichkeit.

Häufig werden bereits zu Beginn der Erkrankung beobachtet:

- Gedächtnisstörungen,
- visuell räumliche Wahrnehmungsstörungen,
- die Veränderung der Benennung (Wallesch u. Förstl 2005).

Je nach Demenz-Typ folgen im Verlauf der Erkrankung weitere Symptome sowie Begleitsymptome in unterschiedlicher Reihenfolge und Ausprägung.



### Amnesie

Das bekannteste Defizit ist die Beeinträchtigung bzw. der Verlust des Gedächtnisses, das sich negativ auf das Kurz-, Langzeit- und das Prospektivgedächtnis auswirkt. Zu Beginn der Demenz ist vor allem das Neugedächtnis betroffen. Neue Inhalte können nicht mehr aufgenommen werden und sind auch mit Unterstützung nicht oder nur sehr schwer erinnerbar. Der Bezug zur aktuellen Realität erlischt.

### Verlust der Abstraktionsfähigkeit, Störung des abstrakten Denkens

Die Fähigkeit, logisch, zusammenhängend und zielgerichtet zu denken oder zu planen, ist herabgesetzt. Die demenzkranke Person erkennt Unterschiede nicht mehr, und Zusammenhänge können nicht mehr hergestellt werden.

### Entscheidungsstörung

Bei Entscheidungsstörungen ist das Urteilsvermögen gestört. Dies bedeutet die Abnahme der Fähigkeit, Situationen, Gegebenheiten und die Wirklichkeit adäquat zu erfassen und in den jeweiligen sozialen Kontexten folgerichtig zu handeln.

### Visuell räumliches Denken

Im frühen Verlauf der Erkrankung werden räumliche Bezüge von Gegenständen nicht mehr verstanden sowie deren gemeinsame Funktionen nicht erkannt und genutzt. Diese Folgen zeigen sich im alltagspraktischen Handeln. So kann z. B. Besteck nicht mehr richtig angeordnet werden. Nahrungsmittel und Dekoration werden verwechselt, und das Ziffernblatt einer Uhr mit den Zeigern verliert seine Bedeutung.

### Aphasie

Die Sprache ist bei den verschiedenen Demenzerkrankungen unterschiedlich betroffen. Während zu Beginn meist Wortfindungsstörungen auftreten, kommt es mit zunehmender Erkrankung zu Benennungsstörungen. Im Spätstadium kann der Erkrankte ganz verstummen. Der Verlust der Sprache führt im Alltag zu Umschreibungs- und Vermeidungsstrategien (Wallesch u. Förstl 2005). Weitere Einbußen finden sich in den folgenden Bereichen:

- Alexie: nicht lesen können
- Agrafie: nicht schreiben können
- Akalkulie: nicht rechnen können

### Agnosie

**Definition: Agnosie** (griech.: Unkenntnis) ist die Unfähigkeit zur bewussten Verarbeitung von Sinneseindrücken, die von intakten Sinnesorganen aufgenommen und an das Gehirn weitergeleitet werden. Wahrnehmungen kann keine Bedeutung mehr zuordnet werden.

Agnosien können alle Sinnesarten betreffen. Im Verlauf der Erkrankung können Betroffene u.U. Angehörige oder sich selbst (z.B. auf aktuellen Fotografien oder im Spiegel) nicht mehr erkennen. Das direkte Umfeld wird im Verlauf der Erkrankung immer fremder und kann Angst einflößen. Unterschiedliche Ausprägungen der Agnosie sind z.B.:

- Agnosie für Objektorientierung
- Anosognosie (Nichterkennen der eigenen Krankheit)
- Farbagnosie
- Prosopagnosie (Gesichtsblindheit, nächste Angehörige werden z.B. nicht erkannt)



### Apraxie

Unfähigkeit, die Motorik so zu planen und einzusetzen, dass ziel- und zweckgerichtete Bewegungsabläufe und damit Handlungen ausgeführt werden können. Diese Einbußen haben gravierende Folgen für den Alltag. Zunächst sind komplexe Handlungsabläufe erschwert (z.B. das Telefonieren), bei fortschreitender Erkrankung auch gewohnte Handlungen (z.B. das An- und Auskleiden) betroffen. Eine Apraxie beeinträchtigt die Alltagskompetenz erheblich.

- **ideomotorische Apraxie:** Störung bei der Ausführung von symbolischen Handlungen oder Gesten. Handlungsabläufe können nicht mehr nachgeahmt werden.
- **ideatorische Apraxie:** Störung des Gebrauchs von Gegenständen vor (z.B. Haare kämmen mit der Zahnbürste statt mit dem Kamm).

### Verlust der emotionalen Kontrolle

Gefühle können stark schwanken (Affektlabilität), sie können zu plötzlicher Freude führen und kurze Zeit später in große Trauer umschlagen (Affektinkontinenz). Für betreuende Personen kann dieser schnelle und manchmal kaum nachvollziehbare Wechsel der Emotionalität sehr belastend sein.

### Motivation und Antrieb

Ein häufiges Begleitsymptom der Demenz ist die Störung des gezielten Antriebs. Der Antrieb kann sowohl gesteigert als auch reduziert sein, oft wird jedoch von dem Demenzkranken in seinem Handeln keine dauerhaft zielgerichtete Absicht verfolgt. Dies führt bei Aktivitäten wie Arbeiten oder Spielen oft zu einer Ablenkbarkeit. Eine schnelle Ermüdbarkeit und eine Verlangsamung bis zur Apathie können im weiteren Verlauf der Erkrankung ebenfalls auftreten.

## Diagnostik

Die Sicherstellung der Diagnose ist eine multiprofessionelle Aufgabe und muss zunächst folgende Fragen beantworten können:

- Liegt eine beginnende Demenz in Abgrenzung zur leichten kognitiven Störung bzw. altersentsprechenden Veränderungen vor?
- Lassen sich die Anzeichen auf eine andere zugrunde liegende Erkrankung zurückführen?
- Gibt es eine andere psychisch überlagernde Erkrankung?
- Lassen sich die erhobenen Befunde zu einem bestimmten Typus der Demenz bzw. Erkrankung zuordnen?

- Welchen Schweregrad hat die Störung und wie verändert sie sich im Verlauf?
- Welche Hilfen benötigt der Betroffene, um sein Leben weiter bewältigen zu können?

Die Eigenanamnese kann dadurch erschwert sein, dass der Erkrankte versucht, seine Symptome zu überspielen. Die Angehörigen bemerken die Veränderungen bei den Betroffenen häufig als Erste.

## Schweregrade der Demenzen

Häufig wird eine Unterteilung der Demenzen in leichte, mittelgradige und schwere Beeinträchtigungen bzw. Stadien vorgenommen (Tab. 20.1). Die Global Deterioration Scale (GDS) nach Reisberg beschreibt die demenzielle Entwicklung in 7 Stufen. Der Mini Mental Status Test nach Folstein schätzt den Schweregrad in leichte, mittelschwere und schwere Demenz ein.

## Demenzformen



Es wird zwischen den primären und den sekundären Demenzen unterschieden. Primäre Demenzen haben ihren Ursprung in den Veränderungen des Gehirns selber, bei den sekundären ist das Gehirn im Rahmen einer anderen Erkrankung mitbeteiligt. In der Fachliteratur werden über 100 verschiedene Erkrankungen aufgeführt, die zu einer Demenz führen können.

### Alzheimer-Demenz

Der Name der häufigsten Demenzform (60%) geht auf Alois Alzheimer zurück, der 1906 einen ersten Fall beschrieb. Die Demenz vom Alzheimertyp (DAT) ist gekennzeichnet durch einen meist langsam fortschreitenden, degenerativen Prozess, der vermutlich bereits Jahrzehnte vor den ersten klinischen Auffälligkeiten beginnt. Die Diagnose wird im Verlauf beim Auftreten der ersten Symptome gestellt. Die zeitlichen Verläufe schwanken jedoch individuell sehr.

### Vaskuläre Demenzen (VD)

Dies sind demenzielle Syndrome, die auf Veränderungen der Versorgung durch die Hirngefäße basieren. Häufigste Ursache ist die Hypertonie. Meistens werden vaskuläre Demenzen in drei Gruppen unterteilt:

- subkortikal vaskuläre Enzephalopathien wie den Morbus Binswanger,
- Multiinfarktdemenz (MID),
- Einzelinfarkte.

Häufig liegt eine gemischte Form vor, bei der Anteile der DAT und der vaskulären Demenz gemeinsam auftreten. Vaskuläre Demenzen sind in Europa die zweithäufigsten Erkrankungen bei den Demenzen mit einem Anteil von 10–30% aller Demenzen.

### Frontotemporale Degeneration

Arnold Pick beschrieb bereits im Jahre 1892 diese Form der Demenz, bei der es zu einer frontalen oder linkstemporalen Großhirnatrophie kommt. Der Anteil der Frontalhirndemenzen (FTD) an allen Demenzformen wird mit 8–10% angegeben. Die heterogene Gruppe der FTD weist einige gemeinsame Symptome auf (Boetsch 2003):

- reduziertes Urteilsvermögen, initiativlos
- läppisch und rücksichtslos, teilnahmslos
- Vernachlässigung persönlicher Hygiene und Pflege
- früher Verlust des sozialen Bewusstseins (Taktlosigkeit, Straftaten)
- Enthemmung, sexuelle Unbeherrschtheit
- ruheloses Umherwandern, Witzeln
- mentale Rigidität und Inflexibilität

- verändertes Essverhalten
- unangemessener Nikotin- und Alkoholkonsum
- Vorliebe für kohlehydratreiche Süßspeisen

***Tab. 20.1*** *Einteilung einer Demenz in Schweregrade (nach Wächtler 2003).*

| ICD 10 | GDS | MMSE | Störungsbereich | Symptome/Ausmaß der Beeinträchtigung |
|---|---|---|---|---|
| leichte kognitive Beeinträchtigung („mild cognitive impairment") | | | | ▪ subjektives Klagen über Gedächtnisstörung<br>▪ keine objektiven Leistungseinbußen<br>▪ mögliche depressive Symptome<br>▪ keine Einschränkung im Alltag |
| leicht | 2–3 | 18–24 | kognitiv | ▪ Abnahme von Gedächtnis, Denkvermögen und Informationsverarbeitung<br>▪ Lernen, Wortfinden und Benennen ist erschwert |
| | | | Alltag | ▪ Selbstversorgung ist noch möglich<br>▪ komplizierte Aufgaben fallen zunehmend schwer |
| | | | nichtkognitiv | ▪ emotionale Gereiztheit<br>▪ weniger belastbar<br>▪ depressive Symptome können auftreten |
| mittel | 4–5 | 10–17 | kognitiv | ▪ alle neuen Informationen werden nur noch kurz behalten<br>▪ Dinge des täglichen Lebens werden vergessen<br>▪ räumliche Orientierungsstörungen<br>▪ die Sprache wird einfacher |
| | | | Alltag | ▪ Selbstversorgung ist stark eingeschränkt<br>▪ es werden nur noch einfache Tätigkeiten durchgeführt |
| | | | nichtkognitiv | ▪ chronobiologische Störungen<br>▪ Unruhe, umherirren<br>▪ Angst<br>▪ Abwehrverhalten<br>▪ Wahnstörungen<br>▪ Harninkontinenz |
| schwer | 6–7 | < 10 | kognitiv | ▪ neue Informationen werden nicht behalten<br>▪ Verwandte nicht erkannt<br>▪ räumliche Orientierung ist verloren<br>▪ zunehmend weniger Sprache |
| | | | Alltag | ▪ überwiegende Betreuung und Pflege notwendig<br>▪ erforderliche Selbstpflege geht verloren |
| | | | nichtkognitiv | ▪ Schluckstörungen<br>▪ Inkontinenz<br>▪ Bettlägerigkeit<br>▪ Unruhe<br>▪ chronobiologische Störungen<br>▪ Enthemmung ist möglich |

## Demenz bei Morbus Parkinson

Bis in die 70er Jahre des vorletzten Jahrhunderts galt die Aussage von James Parkinson: „Die Sinne und der Verstand sind unbeschädigt". Primär kommt es beim Morbus Parkinson zu

- einer erhöhten Muskelspannung, Verringerung der Bewegung und
- oft zu einem grobschlägigen Ruhetremor.

Neuere Untersuchungen belegen jedoch einen hohen Anteil der Entwicklung einer Demenz im Verlaufe der Parkinsonerkrankung.

### Demenz mit Lewy-Körperchen

Diese Demenzform hat sowohl Ähnlichkeiten mit der Alzheimer-Demenz als auch mit der Demenz bei Morbus Parkinson. Die Lewy-Körperchen-Demenz (DLB) tritt sowohl kortikal als auch subkortikal auf. Die Erkrankung kann zusammen mit einem Morbus Parkinson, mit einer Alzheimer-Demenz oder auch in reiner Form auftreten. Finden sich im Verlauf einer demenziellen Erkrankung früh Parkinson-Symptome, so ist immer an diesen Typus der Demenz zu denken.

### Demenz bei Chorea Huntington

Chorea Huntington ist eine Erberkrankung, die v.a. mit ausgeprägten Bewegungsstörungen einhergeht (früher „Veitstanz"; chorea: lat. Rundtanz). Die Schwere und der Verlauf können sehr unterschiedlich sein.



### Symptomatische Demenzen

Nur ein kleiner Teil der demenziellen Erkrankungen sind behandelbar oder weitgehend reversibel. Diese symptomatischen Demenzen können folgende Ursachen haben:

- Tumoren, subdurale Hämatome, Epilepsie
- Entzugsdelir, Schilddrüsenerkrankungen, Lebererkrankungen
- Enzephalitis, Diabetes mellitus (als Ursache für eine vaskuläre Demenz)
- Nebennierenerkrankungen wie Morbus Cushing
- Dialysedemenz durch eine Anreicherung von Aluminium im Gehirn

## Therapie

### Medikamentöse Therapie

Eine kausale Behandlung der Demenzen ist in absehbarer Zeit nicht in Sicht. Zur Verfügung stehen unterschiedliche Wirkstoffe wie Acetylcholinesterasehemmer, die in einem Teil der Fälle das Fortschreiten der Alzheimerdemenz verzögern können oder die Halluzinationen oder Wahnsymptome z.B. bei der Parkinsondemenz oder Lewy-Körperchen-Demenz bessern helfen.

### Zehn Regeln für den Einsatz von Psychopharmaka (Perrar u. Rüsing 2006):

1. Beschreiben und dokumentieren Sie die psychischen Symptome möglichst konkret! Zur Diagnosenstellung werden Antworten auf folgende Fragen benötigt:
   - Wie verhält sich der betroffene Mensch?
   - Was äußert er verbal oder nonverbal?
   - Wie sehen die (psychopathologischen) Symptome aus?
   - Seit wann, wie häufig, bei wem und in welcher Situation oder zu welcher Tageszeit treten sie auf?
   - Gibt es Situationen, in denen Sie nicht auftreten?
   - Leidet der betroffene Mensch überhaupt unter den Symptomen?

2. Suchen Sie nach möglichen Ursachen der Symptome!
   - Gibt es mögliche Ursachen im Umfeld der betroffenen Person?
   - Gibt es Anzeichen auf körperliche Ursachen des zu behandelnden Symptoms, z.B. Schmerzen, Entzündungen, Harnverhalt, Obstipation, Flüssigkeitsmangel, Mangelernährung?
   - Berücksichtigen Sie, dass gerade der demente oder akut verwirrte Mensch sein Befinden mit fortschreitender Krankheit nicht mehr adäquat in Worte fassen kann.
   - Kann das Symptom Folge einer neuen oder geänderten Medikation sein?
   - Geben Sie Ihre Beobachtung an den behandelnden Arzt weiter.

3. Sowohl in der ambulanten als auch in der stationären Pflege ist es ratsam, im interdisziplinären Team gemeinsam nach alternativen Umgangs- und Verhaltensmöglichkeiten gegenüber den psychischen Symptomen zu suchen.
   - Stellen Sie die Symptome in einer Teambesprechung/Fallkonferenz vor.
   - Beteiligen Sie unbedingt die Angehörigen an Überlegungen/Planungen.
4. Informieren Sie sich über erwünschte und unerwünschte Wirkungen des Medikamentes und berücksichtigen Sie diese in der Pflegeplanung.
   - Welche unerwünschten Wirkungen, Risiken bzw. Gegenanzeigen müssen erwogen werden?
   - Welche Wechselwirkungen hat das gewählte Medikament mit anderen einzunehmenden Substanzgruppen?
   - Welche pflegerischen Maßnahmen sind zu ergreifen?
   - Information des behandelnden Arztes über alle Medikamente, die die betroffene Person zum aktuellen Zeitpunkt einnimmt.
5. Beobachtung des Betroffenen regelmäßig hinsichtlich möglicher medikamentöser Nebenwirkungen. Diese dokumentieren und unbedingt an Arzt weitergeben.
   - Gibt es Anzeichen für unerwünschte Wirkungen?
   - Ist das zu behandelnde oder evtl. neu hinzugetretene Symptom vielleicht die Folge der eingeleiteten medikamentösen Behandlung?
   - Gibt es Anzeichen dafür, dass die behandelte Person unter der Medikation leidet, u.U. sogar mehr als unter den eigentlichen Symptomen?
6. Geben Sie dem Medikament genügend Zeit für den Wirkungseintritt. Manche Psychopharmaka (z.B. Antidepressiva, Antipsychotika) benötigen mehrere Tage oder gar Wochen, bis die erwünschte Wirkung eintritt.
7. Nutzen Sie Ihren Handlungsspielraum, wenn eine Bedarfsgabe angeordnet ist. Das Ausschöpfen der verordneten Bedarfsgabe hilft dem Arzt bei der richtigen Dosisfindung. In diesem Sinne ist „Bedarf" gleichbedeutend mit: „Du darfst". Es ist nicht zu rechtfertigen, auf eine dauerhafte Gabe eines Medikamentes zu drängen, ohne dass die Bedarfsanordnung in ausreichendem Maße ausgeschöpft ist. Die Anordnung muss einen klaren Anlass/eine Indikation (Interventionsgrenze) definieren, die Stärke der Einmaldosis und ggf. den Zeitpunkt für eine erneute Gabe bzw. Tageshöchstdosis umfassen.
8. Achten Sie auf die korrekte Einnahme des Medikaments. Gleichzeitig eingenommene Lebensmittel verändern die Resorption, können also einen großen Teil der Wirkung des Medikaments aufheben.
   - Einnahme von Psychopharmakon mit größeren Mengen Milch bindet das Medikament.
   - Kaffee und Schwarztee fördern die schnellere Ausscheidung
   - Fruchtsäfte können mit dem Medikament als schwer lösliche Komplexe reagieren.
   - Gleichzeitige Gabe mit Antazida (Bindung von Magensäure) bindet das Psychopharmakon.
   - Gleichzeitige Gabe mit Kohlekompretten bindet das Psychopharmakon.
   - Laktulose beschleunigt die Darmpassage und verringert dadurch die Resorption.

**Merke:** Spezielle Besonderheiten: Parkinsonmedikamente, die Dopamin enthalten, dürfen nicht zusammen mit eiweißreicher Nahrung gegeben werden. Vorsicht: Nicht jedes Präparat lässt sich mörsern. Fragen Sie im Zweifel den Apotheker bezüglich Einnahmezeiten, Mörserbarkeit, Sondengängigkeit usw.

9. Die Gabe von Psychopharmaka sollte, regelmäßig (mind. halbjährlich) gemeinsam mit dem Arzt auf weitere Notwendigkeit überprüft werden. Menschen mit Demenz leiden häufig nur vorübergehend und kurzfristig an psychischen Begleitsymptomen, aber: Menschen mit einer schizophrenen oder einer rezidivierenden manisch-depressiven Psychose benötigen u. U. lebenslang Psychopharmaka zur Verhinderung eines Rückfalls.
10. Achten Sie darauf, dass das Psychopharmakon tatsächlich zu einer Verbesserung der Lebensqualität des Betroffenen führt. Die Gabe von Psychopharmaka kann keine dauerhaft glücklichen, symptomfreien Menschen bewirken und Befindlichkeitsstörungen gehören zu Normalität des Alltages – im Alter vermutlich noch mehr als in jungen Jahren. Psychiatrische Polypharmazie ist selten angezeigt und führt nicht selten dazu, dass ein Patient unter den Begleitwirkungen der Therapie mehr leidet als unter den behandelten Symptomen.



**Merke:** Kontrollieren Sie also regelmäßig, ob das Medikament in dem erwarteten Sinne zur Verbesserung der Lebensqualität des behandelten Menschen beiträgt. Wenn nicht, geben Sie diese Information zwecks Überprüfung oder Anpassung der Medikation an den behandelnden Arzt weiter.

## 20.1.2 Pflegerische Zugänge bei demenziellen Symptomen

### Desorientierung

Im Verlauf der Erkrankung verliert der Betroffene die Möglichkeit, sich zum Ort, zur Zeit, zur Situation und zu sich selbst zu orientieren (Hampel et al 2003). Der Erkrankte versucht, sich in seiner Welt zurechtzufinden. Da er sich jung fühlt, kann er aus seiner Sicht nicht in einem Seniorenheim leben, und vermutet eben, es sei ein Hotel oder Krankenhaus. Wird dieser Mensch mit der Realität konfrontiert, kann dies einem Angriff auf die Integrität der Person gleich kommen. Die daraus resultierenden Reaktionen können Rückzug, Aggression oder Verzweiflung sein.

### Maßnahmen

Ziel der Pflege muss es sein, die Orientierung so gut und so lange wie möglich, in allen Bereichen zu unterstützen und zu ermöglichen. Hat der Betroffene eine andere Vorstellung von Zeit, Ort und Situation als wir, wird diese nicht korrigiert. Die Person bekommt Hinweise in seinem Umfeld, die ihm helfen, sich zurechtzufinden und zu orientieren. Diese Hinweise können vielfältig sein und sich auf verschiedene Lebensbereiche beziehen:

- Räumliche Orientierungshilfen einsetzen (Symbole, Kalender, jahreszeitliche Gestaltung, Wegweiser).
- Zimmer oder Bett durch persönliche Gegenstände vertrauter machen.
- Aus der Biografie bekannte Musik und Lieder bieten Vertautheit.
- Gewohnte Speisen können am Geschmack wiedererkannt werden.
- Tagesablauf verlässlich gestalten.
- Betreuenden Personenkreis überschaubar halten.

### Umfeld

Insgesamt soll das Umfeld für einen demenziell Erkrankten,

- sicher sein (Gegenstände wie Desinfektions- und Reinigungsmittel oder schädliche Zimmerpflanzen aber auch Barrieren wie Kabel und Teppiche auf dem Boden entfernen),
- hell sein (300–500 Lux auf Augenhöhe, möglichst schattenfrei, nicht blendend),

- freundliche und nicht zu dunkle Farben enthalten, Anregung geben und die Orientierung erleichtern,
- biografieorientiert sein (Patient kann Dinge in seinem Umfeld von „früher" wiedererkennen),
- auch bei fortgeschrittener Erkrankung genügend akustische, gustatorische, olfaktorische, taktile und optische Reize anbieten.

### Gedächtnisstörungen

Ein Mensch mit Demenz, dem Erinnerungen, Begriffe und Zusammenhänge fehlen, versucht über eine lange Zeit die inhaltlichen Lücken zu füllen. Hierdurch können kuriose Situationen entstehen, oder Gesprächsinhalte, die von Außenstehenden nur schwer nachvollzogen werden können. In manchen Fällen kann eine Wahnbildung entstehen. Der Patient weiß nicht mehr, wohin er seine Tasche gelegt hat und verdächtigt nun Angehörige oder Pflegende, diese entwendet zu haben.

#### Maßnahmen



Möglichkeiten, den Gedächtnisverlust zu beeinflussen:

- Denk- und Gedächtnistraining: Fähigkeiten und Möglichkeiten des Betroffenen anpassen, Unter- aber auch Überforderung vermeiden.
- Förderung der geistigen Mobilität im Alltag: Bei der Körperpflege z. B. die Dinge ansprechen und aufzählen, die zum Waschen benötigt werden.
- Sprichwörter, alte Lieder oder bekannte Gegenstände zur Anregung verwenden (Schmidt-Hackenberg 1999).
- Bei weit fortgeschrittener Demenz können bekannte Düfte oder Lieder Erinnerungen und die damit verbundenen Emotionen hervorrufen.

**Praxistipp:** Der Betroffene profitiert, wenn er *nicht* auf Vergessenes angesprochen und korrigiert wird, sondern behutsam Gedächtnisprobleme übergangen werden und Gewusstes aufgegriffen und gestärkt wird. Wahnsymptome wie Bestehlung oder Verarmung werden nicht korrigiert sondern interessiert aufgegriffen und eher übergangen. Sicherer fühlt sich der Betroffene in dem, was früher war. Daher sollten sich die Gesprächsinhalte und ggf. die Gestaltung der Umgebung auf diese Zeit beziehen (Bowlby Sifton 2008).

### Kommunikation

Im Verlauf der Demenz verändert sich die Wortflüssigkeit genauso wie die Wortfindung (Hampel et al 2003). Bei fortgeschrittener Erkrankung wird der verbale Informationsgehalt immer geringer und der Satzbau kann so gestört sein, dass ein Gespräch kaum noch möglich ist. Im weiteren Fortschreiten werden die Betroffenen oft wortlos (Aphasie, s. o.). Dies führt nicht selten dazu, dass Pflegende ebenfalls sprachlos werden, da sie häufig der Meinung sind, der verstummte Mensch mit Demenz verstehe sie ja sowieso nicht mehr. Für den Betroffenen bedeutet die Veränderung, immer weniger an Gesprächen beteiligt zu sein. Kommunikation kann immer weniger verfolgt werden und zunehmend treten Probleme bei logischem Denken auf, das kann zur Isolation führen.

#### Validation

**Definition:** Kommunikatives Verfahren, das wertschätzend auf die andersartige Sicht und Erlebensweise des Patienten eingeht. Im Zentrum stehen die Gefühle und Antriebe des Patienten (Richard 2001).

Im Fall der Betroffenen, die ihre Kinder sucht, wird nicht versucht zu erklären, wo die Kinder jetzt sind und wie alt sie sind. Die Situation als Mutter und die ausgedrückte Angst werden aufgenommen und angesprochen. Das Ziel ist es, die Person zu verstehen und sich auf sie einlassen zu können.

Allgemeine Hilfen in der Kommunikation mit Demenzkranken sind (Sachweh 2008a, b):

- Sprechen Sie mit demenzkranken Personen nicht lauter, sondern deutlicher und wenden Sie ihnen beim Reden das Gesicht zu.
- Sprechen Sie kurze, einfache Sätze.
- Das Absenken der Stimme „Flüstern" beruhigt aufgeregte und ängstliche Personen.
- Wollen Sie zügig vorankommen, müssen Sie im Umgang mit Demenzkranken effektiv langsamer werden und „gefühlt" in Zeitlupe arbeiten.
- Nähern Sie sich ihnen von vorne und am besten auf gleicher Augenhöhe.
- Bereiten Sie die Betroffenen sowohl verbal als auch pantomimisch darauf vor, wenn sie Pflegetätigkeiten an ihrem nackten Körper ausführen wollen.
- Machen Sie sich bewusst, dass man nicht selten schlecht gelaunt und kritisch aussieht, wenn man sich auf seine Arbeit konzentriert.
- Versuchen Sie, Ihre Muskeln zu lockern und Ihre Mimik zu „entknittern", bevor Sie einer demenzkranken Person gegenübertreten.
- Nehmen Sie sich nach ärgerlichen und stressigen Situationen eine kurze Auszeit, bevor Sie sich einem Betroffenen nähern, damit ihre Anspannung sich nicht überträgt.
- Vermeiden Sie ein aufgesetztes Lächeln – das durchschauen demenzkranke Personen nicht nur, es macht sie auch misstrauisch und unkooperativ.

**Beispiel:** Die Person kann Handlungen missverstehen. Wenn z. B. mit dem Waschhandschuh das Gesicht einer Person berührt wird, um den Mund abzuwischen, kann diese sich angegriffen fühlen, weil die Bewegung als Ohrfeige missgedeutet wird. Diese nonverbalen Missverständnisse spielen bei fortschreitender Demenz eine große Rolle.

### Apraxie

Sie hat für den Betroffenen und das Umfeld gravierende Auswirkungen, da z. B. die Fähigkeit, sich an- oder auszukleiden verloren geht. Bei diesen Tätigkeiten entsteht ein „heilloses Durcheinander". Kleidungsstücke werden in der falschen Reihenfolge angezogen oder beim Essen wird die Vor-, Haupt- und Nachspeise miteinander vermengt. Der Betroffene selbst kann durch diese Situation frustriert sein, manchmal wird dieses Gefühl jedoch durch unsinnige Korrekturen von Pflegepersonen verstärkt.

Betroffenen sollte nur die Hilfe angeboten wird, die er benötigt. Kompensiert werden allein die Leistungen, die er nicht mehr selber ausführen kann. Oft hilft über lange Zeit: komplexe Handlungen kleinschrittig anzubieten, also Kleidungsstück für Kleidungsstück anzureichen oder beim Essen immer nur einen Teller und einen Teil des Bestecks zur Verfügung zu stellen.

**Merke:** In keinem Fall darf der Betroffene mit seiner Unfähigkeit konfrontiert werden, da dies sein Selbstwertgefühl noch weiter beeinträchtigen kann.

### Deprivation

Die Funktionsfähigkeit der Sinnesorgane lässt mit dem Alter nach. Zudem können sich bei vorgeschrittener Demenz Personen oft nicht mehr aktiv ausreichend viele

20

Reize zuführen. Immobile Menschen sind meist darauf angewiesen, dass ihnen diese Reize passiv zukommen.

> **Definition: Deprivation** beschreibt den Zustand des Mangels. Fehlen sensorische Außenreize wie Farben, Geräusche, Gerüche usw. spricht man von einer sensorischen Deprivation.

Isolation und Reizarmut führt vor allem bei älteren Menschen zur Deprivation. Dieses Erleben kann zu Veränderungen führen wie (Buchholz u. Schürenberg 2005)

- Regression, Erregungszustände, Verfolgungsideen,
- Halluzinationen, Illusionen/Trugbilder.

### Autostimulative Verhaltensweisen

Gelegentlich fallen Personen durch ständiges Rufen, Nesteln oder Halluzinationen auf. Es kann vermutet werden, dass diese Äußerungen den Versuch darstellen, fehlende Reize durch Selbstreizung zu kompensieren. Sensorische Deprivation kann Auslöser für herausforderndes Verhalten sein.



#### Maßnahmen

Konzepte wie die basale Stimulation (S. 106) bieten mit unterschiedlichen Zugängen dosiert und gezielt akustische, optische, vestibuläre und taktile Reize an. So wirkt z.B. eine basal stimulierende Körperwaschung anregend oder beruhigend auf den Patienten. Die Waschungen werden angewendet, je nachdem, ob der Betroffene unruhig oder schläfrig ist.

Allgemein kann ein anregendes Umfeld, menschliche Nähe und Berührung eine Reizarmut lindern, eindämmen oder verhindern. Aktivierung, Stimulation und Abwechslung, die in Qualität und Quantität an die Bedürfnisse der Betroffenen angepasst sind, dienen als professionelle Prophylaxe der sensorischen Deprivation. Sinnvoll ist, wenn Betroffene alltägliche Reize aufnehmen können wie Essensgerüche, Vogelgezwitscher, Windzug im Gesicht oder Spüren eines Gegenstandes.

### Ernährung

Bei Menschen mit Demenz kann es zu unzureichender Nahrungs- oder Flüssigkeitsaufnahme kommen. Dies kann verursacht sein durch

- eine veränderte Sättigungsregulation, eingeschränkte Mundgesundheit,
- eine schlechtere Kaufähigkeit, schlechtere Darmresorption,
- Gedächtnisstörungen,
- die Desorientierung und Antriebsstörung.

Starke Unruhe und Wandern können durch den hohen Kalorienverbrauch ebenfalls zu Unterernährung führen.

#### Maßnahmen

- Zustand der natürlichen oder künstlichen Zähne überprüfen, da Beeinträchtigungen der Kau- oder Schluckfähigkeit zu reduzierter Nahrungsaufnahme führen.
- Bei Wahrnehmungs- und Aufmerksamkeitsstörungen Nahrungsmittel verwenden, die farblich ansprechend sind und den Patienten neugierig machen (Waldmeister-, Kirsch- oder Orangensaft).
- Nach Möglichkeit Wunschkost anbieten, Süßspeisen gehören zu den Vorlieben vieler demenziell Erkrankter.
- Ist das Essen mit Messer und Gabel nicht mehr möglich, Fingerfood anbieten (Biedermann 2004). Nahrungsmittel, die mit den Händen gefasst werden können, können gut im Gehen gegessen werden (Eat by Walking).

### 10 Verhaltensregeln bei Demenz

1. Informieren sie sich gut über die Krankheit und die beobachtbaren Symptome.
2. Respektieren sie das Anderssein und die Person.
3. Denken sie daran, dass sich die Erkrankung permanent verändert, alle Strategien, die heute gelten, müssen in Wochen nicht mehr stimmen.
4. Vermeiden sie Über- oder Unterforderung.
5. Seien sie in ihren Tätigkeiten verlässlich.
6. Vermeiden sie Kritik an der Person.
7. Anschuldigen nicht auf sich beziehen, sehen sie die Verunsicherung der Person.
8. Sorgen sie für Sicherheit im Umfeld (Brandgefahr, Verlaufen u.a.).
9. Sprechen sie langsame, einfache und kurze Sätze.
10. Sorgen sie für ausreichend Abwechselung und Bewegung.

## 20.1.3 Herausfordernde Verhaltensweisen



Herausforderndes Verhalten von Menschen mit gerontopsychiatrischen Erkrankungen stellt für Pflegende eine große Herausforderung dar. Bereits im Jahr 2003 schrieb das BMGS (ab 2005 BMG) dazu ein Forschungsvorhaben mit dem Titel „Entwicklung standardisierter Rahmenempfehlungen zur Weiterentwicklung und Sicherung einer qualifizierten Pflege für demenziell Erkrankte“ aus. Hierbei wurde insbesondere darauf eingegangen, dass die „besondere Herausforderung für das Pflegepersonal hierbei die sogenannten Verhaltensauffälligkeiten“ (BMG 2006) der Menschen mit Demenz sind.

Werden Verhaltensauffälligkeiten bei Personen benannt, impliziert dies auch stets, dass ihr Verhalten abweicht. Das Ziel ist dabei häufig, dass das Verhalten „abgestellt“ wird. Aber wovon weicht das Verhalten ab? Bedeutet es, das Verhalten fällt auf, es entspricht nicht der „Norm“? Wer oder was allerdings die Norm definiert, kann unterschiedlich sein (Urselmann 2004, Halek u. Bartholomeyczik 2006).

Wird, wie in den Rahmenempfehlungen (BMG 2006) der Begriff herausforderndes Verhalten benutzt, wird dadurch jedoch deutlich gemacht, dass das Verhalten für die Umgebung und die pflegerische Begleitung die Herausforderung darstellt.

Eine einheitliche Klassifikation von herausfordernden Verhaltensweisen gibt es nicht, wie die Arbeit von Halek u. Bartholomeyczik (2006) aufzeigt. Es werden in der Literatur unterschiedliche Möglichkeiten der Kategorisierung genutzt, z.B. nach Symptomen, die als besonders störend beschrieben werden. Als besonders belastend für Pflegende werden in der Praxis dabei häufig herausfordernde Verhaltensweisen benannt wie

- Aggressivität, Weglaufen/Hinlaufen,
- gestörter Tag/Nachtrhythmus,
- Wahn, Halluzination, beständiges Rufen, Schreien,
- Apathie/Depression (als weniger belastend für Pflegende beschrieben, Lind 2000).

### Aggressivität

Aggressivität ist ein häufiges Symptom der Demenz, die sich körperlich, verbal oder sexuell ausdrücken kann (Halek u. Bartholomeyczik 2006). Die Begriffe Aggression und Gewalt werden vielfach in der Umgangssprache synonym genutzt. Die Sachverhalte, die sie beschreiben, sind allerdings unterschiedlich.

> **Definition:** Unter **Aggression** (aus dem Lateinischen aggressio=Angriff, Attacke) wird das Angriffsverhalten einer Person gegen andere Personen oder auch gegen sich selbst (Autoaggression) sowie gegen Sachen verstanden. Die Definition des Bundesgerichtshofs zu **Gewalt** hingegen ist: „Gewalt ist die unausweichliche physische oder psychische Zwangseinwirkung zur Überwindung eines geleisteten oder erwarteten Widerstandes oder um eine Handlung oder einen Denkinhalt einer anderen Person aufzuzwingen. Zielrichtung der gegenwärtigen Übelzuführung ist es, die Freiheit der Willensentscheidung oder der Willensbetätigung einer Person aufzuheben oder zu beeinträchtigen".
>
> Halek u. Bartholomeyczik (2006) betonen, dass es keine einheitliche Definition von aggressivem Verhalten bei Menschen mit Demenz gibt, jedoch viele Überschneidungen zwischen Aggressivität, Abwehr-/und Widerstandsverhalten sowie verbaler und körperlicher Aggression.



### Weglaufen/Hinlaufen

Die NANDA Pflegediagnose „wandering" wird in der deutschen Übersetzung mit „ruhelosem Umhergehen" bezeichnet. Bereits das Herumgehen wird als belastend erlebt. Eine Weglauftendenz zeigt sich bei „deutschen Pflegenden in Altenpflegeheimen als die belastendste Verhaltensweise bei Demenz überhaupt" (Halek u. Bartholomeyczik 2006). Es muss allerdings zwischen den „Herumlaufenden" und den „Weglaufenden" unterschieden werden. Betroffene selber formulieren oder zeigen nicht nur, dass sie „wegwollen", vielmehr wollen sie „wohin". Nach Hause, zu ihren Kindern oder Eltern. Bosch (1998) zeigte in ihrer Untersuchung auf, dass die Vertrautheit der Umgebung Einfluss auf das „Weglaufen" hat.

### Gestörter Tag/Nachtrhythmus

Schlafstörungen, bei denen der Betroffene die Nacht zum Tag macht, begleiten häufig eine gerontopsychiatrische Erkrankung. Betroffene beginnen dabei, in der Nacht herumzulaufen und sind orientierungslos. Schlafstörungen entstehen durch einen veränderten Tagesrhythmus. Da die meisten Zeitgeber für die Betroffenen belanglos werden oder nicht mehr wahrgenommen werden können, orientiert sich der Organismus am Wachheitszustand, nicht an der Uhrzeit.

### Wahn, Halluzination

Zu den häufigsten begleitenden Symptomen einer Demenz gehören Halluzinationen oder Verkennungen. Charakteristisch für wahnhafte Depressionen sind Krankheitswahn, Verarmungs-, Schuld- und Versündigungswahn. Dabei können Betroffene dysphorisch, gespannt und sichtlich gequält wirken (Perrar et al 2007).

### Beständiges Rufen, Schreien

Zeigen alten Menschen unruhiges Verhalten in Form von Schreien, besteht häufig eine Gemeinsamkeit, sie leiden an kognitiven Beeinträchtigungen. Urselmann (2004, 2006) zeigt auf, dass eine Typisierung dabei nach „screamer" oder „talker" vorgenommen werden kann. Die „Screamer" sind, im Gegensatz zu den „talkern", nicht mehr in der Lage, sich verbal zu artikulieren. Daneben wird die Ausprägung des Verhaltens nach Schreidauer und die Schreifrequenz unterschieden.

### Apathie/Passivität

Apathie und Passivität sind nicht eindeutig definiert (Halek u. Bartholomeyczik 2006). Verhaltensweisen, die mit einer Reduzierung von Verhalten einhergehen, werden, wenn sie aus Sicht der Pflegenden, eingeschätzt werden, als nicht so belastend erlebt. Für die Betroffenen kann das anders sein, wobei kontrovers diskutiert wird, ob Apathie nicht eine individuelle Verhaltensweise ist, die respektiert werden sollte (Lind 2000). Im Rahmen einer Begriffsanalyse erstellte Colling (1999) eine Klassifikation aus sechs Verhaltensgruppen. Die Verhaltensgruppen zeigen eine Abnahme der

- kognitiven Fähigkeiten, psychomotorischen Aktivitäten,
- Gefühle für Emotionen, Reaktion auf Emotionen,
- Interaktion mit Menschen, Interaktion mit dem Umfeld.

### 20.1.4 Empfehlungen zum Umgang mit herausforderndem Verhalten

Die Steigerung des Wohlbefindens des Betroffenen, aber auch geringere Belastung der Pflegenden steht im Vordergrund. Nicht ausreichend behandelte verhaltensbezogene Symptome der Demenz wie herausforderndes Verhalten können zu frühzeitigem Einzug in eine stationäre Einrichtung der Altenpflege führen (Halek u. Bartholomeyczik 2006). Im Forschungsbericht des BMG (2006) werden zum Umgang mit herausforderndem Verhalten Empfehlungen gegeben.



#### Verstehende Diagnostik

Dabei bildet die Perspektive des betroffenen Menschen die Grundlage des Handelns. Das Verhalten soll möglichst erklärt werden und nicht nur „abgestellt". Fallbesprechungen, in deren Mittelpunkt das herausfordernde Verhalten des Betroffenen steht, bieten sich hier an (Perrar 2005). Als Hilfsmittel für eine verstehende Diagnostik dient dabei das need driven dementia compromised behavior model (NDB-Modell; Halek u. Bartholomeyczik 2006). Bei diesem, aus dem nordamerikanischen Raum stammenden Modell, handelt es sich um ein bedürfnisorientiertes Verhaltensmodell bei Demenz. Im NDB-Modell wird zwischen Hintergrundfaktoren wie neurologischem Status, Gesundheitsstatus, demografischen und psychosozialen Variablen und nahen Faktoren (proximale Faktoren) wie physiologischen Bedürfnissen, funktionaler Performance psychosozialen Bedürfnissen, physikalischer und sozialer Umgebung unterschieden.

#### Serial Trial Intervention

So gilt es immer abzuklären, ob nicht solche Faktoren wie Schmerzen die Ursache für die herausfordernden Verhaltensweisen sein können. Als eine Möglichkeit zur Abklärung schlagen Fischer et al (2007) eine gestufte Abfolge von Assessments und Interventionen vor, den in den USA entwickelten Serial Trial Intervention (STI). Dabei wird bei Menschen mit mittelschwerer bis schwerer Demenz in fünf Schritten eine systematische Abfolge von Assessments (Einschätzungen) und Interventionen vorgenommen. Der STI umfasst (Kovach et al 2005, Kovach et al 2006, Fischer et al 2007):

1. körperliches Assessment
2. affektives Assessment
3. nichtmedikamentöse Maßnahmen
4. Versuchsweise Gabe eines Schmerzmittels
5. Beratung mit Arzt/Versuchsweise Gabe von Psychopharmaka

**1.** Wird eine Verhaltensveränderung beobachtet, gilt es zunächst abzuklären, ob eine körperliche Ursache wie Hunger, Durst oder auch Harndrang vorliegt. Führt dies nicht zu einer Veränderung, greift der nächste Schritt.

**2.** Beim affektiven Assessment wird geprüft, ob umgebungsbedingte Faktoren vorliegen, die das Wohlbefinden von Menschen mit Demenz beeinflussen. Das können Überangebote an Reizen sein, aber auch zu laute Musik oder die „Dauerberieselung" durch das Fernsehen.

**3.** Führt auch dies nicht zum Erfolg, können gezielt nichtmedikamentöse Maßnahmen genutzt werden. Dabei kann es sich um Bewegung, Ablenkung, Entspannung oder Aromatherapie handeln (Halek u. Bartholomeyczik 2006). Führt dies ebenfalls nicht zu einer Beeinflussung der herausfordernden Verhaltensweisen, greift der nächste Schritt.

**4.** Hierbei werden, in Absprache mit dem behandelnden Arzt, versuchsweise schmerzreduzierende Medikamente eingesetzt. Führt auch das nicht zu einer Reduktion der herausfordernden Verhaltensweisen, ist die Dosierung zu prüfen.

**5.** Sollte auch die Gabe von schmerzreduzierenden Medikamenten keine Wirkung zeigen, erfolgt in einem fünften Schritt eine Fallbesprechung mit allen Beteiligten. Dabei kann dann mit dem behandelnden Arzt eine evtl. medikamentöse Behandlung mit Psychopharma erwogen oder überprüft werden.

### Einsatz von Assessmentinstrumenten

Zur ersten Einschätzung im diagnostischen Prozess wird in den Rahmenempfehlungen (BMG 2006) der Einsatz von Assessmentinstrumenten vorgeschlagen. Damit kann begonnen werden, die Ursache für das herausfordernde Verhalten zu eruieren. Der Einsatz von Assessmentinstrumenten wie CMAI (Cohen Mansfield Agitation Inventory), Minimum Data Set des RAI, NOSGER (Nurses Observation Scale for Geriatric Patients) oder DCM (Dementia Care Mapping) ersetzen allerdings nicht die Ursachenforschung im Team (z.B. hermeneutische Fallbesprechungen aus der Sicht des Betroffenen), sondern ergänzen diese.



### Validieren

Eine validierende, wertschätzende Grundhaltung ist die Grundvoraussetzung der Begleitung von Menschen mit Demenz. Die Integrative Validation nach Richard (IVA) (2001) ist eine Weiterentwicklung des Ansatzes der Validation nach Feil. Die IVA versteht sich als wertschätzende Umgehens- und Kommunikationsform. Die Methode konzentriert sich auf die Ressourcen des Betroffenen. Unter Ressourcen werden die Gefühle (z.B. momentane Befindlichkeit, Reaktionen auf Personen und Umwelt usw.) und Antriebe (z.B. früh erlernte Normgefüge, Motive und Triebfedern des Handelns usw.) der Betroffene verstanden. Beide stehen im Mittelpunkt der Kommunikation und werden „validiert“. Validieren bedeutet nach Richard: wertschätzen, akzeptieren und bestätigen. Elemente aus der Lebensgeschichte werden als roter Faden in die Kommunikation mit eingebunden.

### Biografiearbeit als Erinnerungspflege

Die Zielsetzung wird unterschiedlich beschrieben. Sie soll eine Bereicherung der Beziehung zwischen alten Menschen und den Mitarbeitenden und eine Entlastung der täglichen Arbeit sein (Blimlinger et al 1996). Durch das Anknüpfen an biografisch bekannte Gewohnheiten und Strategien wird ein Lebensumfeld gestaltet, das Vertrautheit schaffen kann. Gerade das Leben in einer stationären Einrichtung benötigt in besonderem Maße ein Umfeld, in dem diese „Vertrautheit“ im Alltag spürbar und für alte Menschen erfahrbar ist (Bosch 1998). Biografiearbeit wird dabei als Form der Interaktion mit einem Gegenüber gesehen, wobei keine Zweckgebundenheit dieses Bezuges besteht (Sirsch 2005). Biografie wird als lustvolles Schwelgen in der Vergangenheit gesehen.

### Berührung, Basale Stimulation, Snoezelen

Für viele Menschen mit gerontopsychiatrischem Hilfebedarf reduziert sich der Körperkontakt auf Berührungen beim Waschen oder der Inkontinenzversorgung. Aber gerade gezielt eingesetzte Berührungen, unter Wahrung der Intimsphäre, können Wohlbefinden schaffen. In Konzepten wie der Basalen Stimulation fördert gezielter Körperkontakt die Wahrnehmung. Basale Stimulation bedeutet in diesem Zusammenhang eine dem Betroffenen angebotene, angenehme und eindeutig wahrnehmbare Information (Stimulation) über sich oder die Umwelt, die an bekannte und elementare (basale) Erfahrungen anknüpft (Bartoszek 2007). Snoezelen meint das gemeinsame Entspannen, Wohlfühlen, Genießen und Erleben einer durch verschiedene Anreize gestalteten Umgebung. Es werden unterschiedliche Angebote dargeboten, die alle Sinne ansprechen (Perrar 2003).

#### Maßnahmen zur Bewegungsförderung

Mobilität prägt das Leben, immobil zu sein hingegen schränkt es ein. Immobilität bedeutet unter Umständen weniger Außenkontakte haben, weniger Kommunikation und damit weniger Teilhabe am täglichen Leben. Die Lebenswelt wird kleiner, was zur Folge hat, dass auch das Denken und Fühlen eingeschränkt wird oder nur auf sich selbst bezogen ist. „Eine Einschränkung der Mobilität geht fast immer einher mit dem Verlust der Fähigkeit, alltägliche Verrichtungen zu erledigen. Dies bewirkt beim Betroffenen das Gefühl der persönlichen Abhängigkeit und der mangelnden Kontrolle über seine unmittelbare Umgebung". In den Rahmenempfehlungen (BMG 2006) wird die Förderung der Bewegung durch mindestens halbstündige Spaziergänge oder Bewegungsübungen empfohlen.



#### Interventionen zum Management von akuten Krisen

In den Rahmenempfehlungen wird beschrieben, dass ein wertschätzender und akzeptierender Umgang mit herausforderndem Verhalten angestrebt werden soll (BMG 2006). Es soll vermieden werden, z. B. wahnhafte Vorstellungen zu bestärken aber auch Betroffene in ihrer Realität zu korrigieren. Maßnahmen zur Deeskalation gehören unbedingt zum Handlungsspektrum bei aggressiven Verhalten.

## 20.2 Delir

### 20.2.1 Grundlagen

**Definition:** Das **Delir** oder der akute Verwirrtheitszustand ist eine akute psychische Störung. Leitsymptome sind die Bewusstseinstrübung und kognitive Störungen.

#### Symptome

Meist entwickelt sich ein Delir innerhalb weniger Stunden oder Tage. Typischerweise fluktuiert die Symptomatik über den Tag hinweg, mitunter kommt es zu relativ klaren Momenten. Häufig treten folgende Symptome auf:

- Wachheit herabgesetzt, Benommenheit und Schläfrigkeit,
- schnelle und starke Irritation durch Außenreize, gestörte Aufmerksamkeit,
- einem Thema oder bestimmtem Gedanken kann nicht gefolgt werden,
- delirante Menschen können sich u. U. nicht mehr von einem Gedanken lösen,
- Sprache ist ungeordnet oder unzusammenhängend,
- Wahrnehmungsstörungen im Sinne von meist optischen oder szenischen Halluzinationen, wahnhaftes Erleben und Ängste komplettieren das Bild.

Es wird zwischen einem hypo- und einem hyperaktiven Delir unterschieden. Personen mit herabgesetzter, gehemmter Symptomatik erscheinen apathisch, bewegungsarm und lethargisch, sodass die delirante Symptomatik weniger offensichtlich wird. Hyperaktiv erregte Delirante sind dagegen unruhig, agitiert, schnell irritierbar, ängstlich und halluzinierend. In 40% der Fälle treten allerdings Mischbilder beider Ausprägungen auf, sodass sich im Verlaufe des Tages hypoaktive und hyperaktive Symptome abwechseln (Gutzmann 2005).

### Diagnostik

Ein Delir ist ein akutes, und auch lebensbedrohliches Krankheitsbild und bedarf der umgehenden Ursachenklärung. Die diagnostischen Kriterien nach ICD 10 (Dilling et al 2004) sind:

- Bewusstseinstrübung mit
  - Orientierungsstörungen, Wahrnehmungsstörungen,
  - Störungen der Aufmerksamkeit.
- globale Störungen der Kognition
- Störungen der Psychomotorik und des Antriebs
- Störungen des Schlaf/Wach-Rhythmus

Eine häufige Fragestellung betrifft die Abgrenzung eines Delirs von einer Demenz (s. Tab. 20.3). Dieser Prozess kann durch eine vorbestehende Demenz erschwert werden, da sich delirante Zustandsbilder auch bei Demenzkranken finden können.

### Ursachen



Die Unterscheidung zwischen Demenz und Delir ist von großer Relevanz, da es sich bei einem Delir um ein akutes, vital gefährdendes Krankheitsbild handelt, das bei Identifizierung des Auslösers meist gut behandelbar ist. Bei einem Delir wird immer von einer organischen Ursache ausgegangen, auch wenn sie nicht immer auffindbar ist. Zu den häufigsten Ursachen eines Delirs im Alter zählen

- Exsikkose und Elektrolytstörungen,
- Medikamentennebenwirkungen, Entzugsfolgen, Infektionen.

Eingeteilt in primär und sekundär zerebral sind die wesentlichen Ursachen eines Delirs (nach Fischer u. Assem-Hilger 2003):

- Primär zerebrale Ursachen:
  - Schädel-Hirn-Trauma
  - raumfordernde Prozesse im Schädel (z.B. Tumor, Metastasen, Blutungen)
  - entzündliche Prozesse des Gehirns (z.B. Meningitis, Enzephalitis)
  - vaskulär-ischämische Prozesse, Entzugssyndrome
  - Hirnödem bei Sauerstoffmangel (z.B. Höhenluft)
  - Elektrokrampftherapie, Epilepsie, Narkose
  - primäre degenerative Prozesse (z.B. Demenz vom Lewy-Körperchen-Typ)
- Sekundär zerebrale Ursachen:
  - Nieren- oder Leberversagen, Anämie, Hypoglykämie
  - Sauerstoffmangel bei respiratorischer Insuffizienz
  - Hyperthyreose, Intoxikationen
  - Medikamentennebenwirkungen und -interaktionen
  - Störungen des Wasser- und Elektrolythaushalts
  - Infektionen, Störungen der Sinnesorgane und Reizarmut

### Therapie

Die Behandlung eines Delirs besteht zuerst in der Therapie der zugrunde liegenden körperlichen Erkrankung:

- engmaschige Kontrolle der Vitalparameter
- Flüssigkeits- und Elektrolythaushalt ausgleichen
- bei Verdacht auf medikamentöse Genese Vergabe der einzelnen Substanzen oder ihre Dosis anpassen

## 20.2.2 Pflegemaßnahmen

- kontinuierliche pflegerische Betreuung
- Überwachung (inkl. Vitalparameter wie RR, Pulsfrequenz und Temperatur)
- orientierungsfördernde Umgebung (Uhr im Patientenzimmer, Kalender)

- Reizüberflutung und -deprivation vermeiden
- zur Verfügung stehende Hilfsmittel wie Brille oder Hörgerät verwenden
- helle, blendfreie Beleuchtung zur Vermeidung von Fehlidentifikationen (dem Tag/Nacht-Rhythmus entsprechend)
- ungestörte Nachtruhe
- wegen Häufung der Verwirrtheitszustände in der Nacht, u.U. personell Vorsorge treffen

# 20.3 Depression

## 20.3.1 Grundlagen

20

Neben den demenziellen Erkrankungen zählen die depressiven Störungen zu den häufigsten psychischen Erkrankungen des höheren Lebensalters. Als „Schwarzgalligkeit" (Melancholie) ist die Depression bereits in der Antike ein wesentlicher Bestandteil der Viersäftelehre nach Galen.

> **Defintion:** Wörtlich aus dem Lateinischen übersetzt bedeutet „deprimere": herunter- bzw. niederdrücken. Der Begriff der **Depression** gehört mittlerweile zum (unspezifischen) umgangssprachlichen Allgemeingut und wird gerne mit den zunehmenden Beeinträchtigungen des Alters assoziiert.

### Symptome

Die Betroffenen haben eine negative Kognition („alles schwarz sehen"). Typische Anzeichen sind:

- sich perspektiv- und nutzlos fühlen, schnell ermüdbar sein
- über diffuse Ängste klagen, unter Schuld- und Insuffizienzgefühlen leiden
- Schlafstörungen (oft ohne Unruhe)

Große Aufmerksamkeit sollte Suizidäußerungen entgegengebracht werden, da die Depression mit einem hohen Suizidrisiko einhergehen kann.

### Diagnostik

Die häufigsten Fehldiagnosen entfallen auf die Fehlinterpretationen einer Demenz, die in Wirklichkeit eine Depression ist (Stoppe 2003). Typische Symptome der Depression sind

- depressive Stimmung, die mindestens 2 Wochen anhält,
- Interessenverlust, verminderter Antrieb,
- reduziertes Selbstwertgefühl und Selbstvertrauen,
- vermindertes Konzentrationsvermögen,
- psychomotorische Agitiertheit oder Hemmung,
- Schlafstörungen.

Zur Diagnostik liegen psychometrische Untersuchungsinstrumente vor, insbesondere die deutsche Übersetzung der Geriatrischen Depressionsskala (Füsgen 2001).

Gerade im Alter mit seiner Multimorbidität und seiner Polypharmazie muss eine körperliche Ursache der depressiven Symptomatik in Betracht gezogen werden. Zahlreiche körperliche Erkrankung gehen mit einem erhöhten Risiko einer Depression einher (Tab. 20.2).

*Tab. 20.2* Beispiele körperlich begründeter Ursachen für eine Depression.

| Ursache | Beispiele |
|---|---|
| metabolische oder endokrinologische Störungen | ▪ Diabetes mellitus,<br>▪ Über- oder Unterfunktion der Schilddrüse/Nebenschilddrüse,<br>▪ Niereninsuffizienz, Leberinsuffizienz,<br>▪ Cushing-Syndrom, Addison-Syndrom<br>▪ Fehl- oder Mangelernährung |
| Infektionen oder Entzündungen | ▪ Pneumonien<br>▪ Hepatitis, Pankreatitis<br>▪ rheumatische Erkrankungen, Borreliose |
| bösartige Neubildungen | ▪ Karzinome, Leukämien, Lymphome |
| kardiopulmonale Störungen | ▪ Herzinsuffizienz, Myokardinfarkt<br>▪ Anämie, chronische Lungenerkrankungen |
| zerebrale Störungen | ▪ Schlaganfall, Hirnblutungen<br>▪ Demenzen, entzündliche Prozesse<br>▪ Tumoren, Epilepsien<br>▪ Multiple Sklerose, Morbus Parkinson |
| Medikamente | ▪ Amantadin, Analgetika<br>▪ Antibiotika, Antipsychotika<br>▪ Beta-Blocker, Benzodiazepine<br>▪ Digitalis, Diuretika<br>▪ L-Dopa, Malariamittel<br>▪ Reserpin, Steroide |
| sonstige | ▪ Schmerzzustände |

## Abgrenzung: Demenz – Delir – Depression

Vergleicht man alle drei Erkrankungen, kann bei den beobachteten Kriterien z. T. Übereinstimmung, aber in vielen Bereichen auch deutliche Unterschiedlichkeit festgestellt werden. Tab. 20.3 beschreibt häufige Ausprägungen der jeweiligen Erkrankung. Es kommt im Verlauf dieser Erkrankungen auch zu anderen Ausprägungen, dargestellt ist hier die Tendenz.

*Tab. 20.3* Demenz, Delir und Depression im Vergleich.

| Kriterium der Beobachtung | Demenz | Delir | Depression |
|---|---|---|---|
| Krankheitsentwicklung | langsam progredient | schneller Beginn (Stunden bis Tage) | schnell, Tage bis Wochen |
| Merkfähigkeit | geht zunehmend stark verloren | gestört bis nicht vorhanden (retrograde Amnesie) | nicht gestört, vielleicht verlangsamt |
| Grundstimmung | positiv bis depressiv | ängstlich, schwankend | herabgestimmt (negativ) |
| Konzentration | nimmt ständig ab | unkonzentriert und fahrig | unterschiedlich |
| Suizidalität | kaum erhöhtes Risiko | nicht gefährdet | stark in Äußerung und Tat |
| Mimik/Gestik | normal lebhaft bis gesteigert | ängstlich, schwankend | starr verstimmt, abweisend |
| Erkennen, Erfassen von Bedeutung | geht zunehmend verloren (Agnosie) | geht zunehmend verloren (Agnosie) | nicht eingeschränkt |
| Urteilsvermögen | geht zunehmend verloren (Assessmentstörungen) | geht verloren | nicht eingeschränkt, meistens negative Sicht |

***Tab. 20.3*** *(Fortsetzung)*

| Kriterium der Beobachtung | Demenz | Delir | Depression |
|---|---|---|---|
| Schlaf | Tag/Nacht-Umkehr | gestört, ohne Regel | Ein- und Durchschlafstörungen |
| Motorik | normal bis erhöht | anfänglich erhöht, später reduziert | meistens gehemmt, manchmal gesteigert |
| Krankheitswahrnehmung | eingeschränkt, später nicht mehr erkennbar | nicht vorhanden | leidet oft unter der Last der Erkrankung |
| Denken | verzerrt, zerfahren | zerfahren, verlangsamt | verlangsamt, festgefahren |
| Selbstwahrnehmung | gestört | geht verloren | erhalten bis erhöht |
| Koordination | geht im Verlauf verloren (Apraxie) | geht im Verlauf schnell verloren (Apraxie) | keine Einschränkung |
| Bewegung | bei kortikalen Dem., bleibt lange erhalten | Einschränkung, Tremor | verlangsamt, seltener erhöht |
| Benennen | geht ganz verloren, nicht reversibel (Aphasie) | bei Behandlung reversibel | nicht eingeschränkt |
| Wahrnehmung | verändert, Wahn und Halluzination sind möglich | v.a. Halluzinationen (Mikropsie) | Wahnbildung |
| Rechnen, Lesen, Schreiben | gehen verloren, (Akalkulie, Alexie, Agrafie) | gehen verloren | nicht eingeschränkt, Fähigkeiten werden seltener genutzt |
| soziales Verhalten | verändert, wenig Distanz | Übergriffe möglich | in sich gekehrt, zurückgezogen (Isolation) |
| Behandlung | nur symptomatisch behandelbar | i.d.R. gut mit Rückbildung der Symptome | Behandlung durch Psychotherapie und Medikamente, Spontanheilung möglich |

## Therapie

Bei der Therapie der Depression wird unterschieden zwischen

- Akutphase mit deren Beherrschung und möglichst schnellen Remission der akuten Symptome,
- Erhaltungstherapie zur Vorbeugung eines Rückfalls,
- Rezidivprophylaxe zur Verhinderung einer Wiedererkrankung.

Je nach Schwere und Akutheit der Symptome reicht die Spanne der therapeutischen Möglichkeiten von medikamentöser Behandlung im klinisch-stationären Rahmen bis hin zur ambulanten Psychotherapie. Bei alten Menschen muss eine evtl. zugrunde liegende somatische Erkrankung entsprechend behandelt werden.

### 20.3.2 Pflegemaßnahmen

Pflegende können den Betroffenen durch stützenden Umgang und Umfeldgestaltung helfen, z.B. durch

- Bezugspflege, klare Absprachen,
- Aufrechterhaltung von Gesprächen,
- bedingungsfreie Akzeptanz, Suizidprophylaxe.

Depressiv Erkrankte benötigen ein klares, verlässliches Umfeld. Demenziell erkrankte Personen hingegen eine validierende, weniger strukturierte Situation. Die Abgrenzung der beiden Erkrankungen ist für die betreuenden Mediziner und Pflegenden eine Herausforderung. Wird die Pflegestrategie fälschlicherweise zu früh auf eine Depression festgelegt, besteht das Risiko, den tatsächlich demenziell Erkrankten mit Absprachen zu überfordern. Umgekehrt würde bei einer angenommenen Demenz, die in Wirklichkeit eine Depression ist, die Pflegebeziehung leiden, da diese u.U. durch zu große Nähe und große Vertrautheit geprägt wird.



## 20.4 Abhängigkeitserkrankungen im Alter – Beispiel Alkoholabhängigkeit

### 20.4.1 Grundlagen

Die früher gebräuchliche Bezeichnung Sucht wurde in den letzten Jahren von dem Begriff Abhängigkeit abgelöst.

> **Definition:** Bei **Abhängigkeitserkrankungen** spielt der starke Wunsch (eine Art Zwang), eine psychotrope Substanz zu konsumieren, eine wesentliche Rolle. Der Betroffene kann immer weniger den Beginn, die Beendigung oder die Menge des Konsums steuern. Wird die Substanz weggelassen oder reduziert, entsteht ein körperliches Entzugssyndrom. In aller Regel werden immer größere Mengen benötigt, um den berauschenden Effekt zu erzielen.

#### Symptome der Alkoholabhängigkeit

Gewöhnlich wird im Alter zwischen einem Erkrankungsbeginn vor dem 60. Lebensjahr („early onset") und dem späteren Auftreten („late onset") unterschieden. Das Verhältnis beider Gruppen beträgt 2 : 1. Wolter-Henseler (2000) schlägt jedoch eine differenziertere Unterscheidung des Phänomens vor:

- alt gewordene Alkoholanhängige mit durchgängigem Konsum („early onset")
- „trockene" Alkoholiker mit Rückfall in das Suchtverhalten im Alter
- Beginn des Alkoholmissbrauchs erst im Alter als Reaktion auf alterstypische Belastungen („late onset")
- Beginn des Alkoholmissbrauchs erst im Alter infolge des Wegfalls sozialer Kontrolle
- Entwicklung von Problemen (schädlichen Folgen) durch Alkohol bei gleichbleibendem Konsum trotz sinkender Toleranz
- Alkoholmissbrauch oder -abhängigkeit im Zusammenhang mit anderen psychischen Störungen
- Entwicklung von psychischen Folgeschäden durch die Alkoholabhängigkeit (Demenz, amnestisch-konfabulatorisches Syndrom)

Die Zahlen zur Prävalenz der Alkoholabhängigkeit schwanken stark. Nach Bergener (2005) unterscheiden sich die Zahlen im Alter kaum von den jüngeren Altersgruppen. Für die 65- bis 74-Jährigen werden rund 9–22% als alkoholabhängig bezeichnet. Zu den Risikogruppen zählen Witwer oder Alleinstehende. Der Anteil der Männer ist deutlich höher als der der Frauen. Erst mit hohem Alter sinkt die Zahl der Abhängigen deutlich.

### Diagnostik

Die Diagnose Abhängigkeit soll nur gestellt werden, wenn während des letzten Jahres drei oder mehr der folgenden Kriterien vorhanden waren (nach ICD 10; Dilling et al 2004):

- starker Wunsch oder eine Art Zwang, Substanzen/Alkohol zu konsumieren
- verminderte Kontrollfähigkeit bezüglich Beginn, Beendigung und Menge des Substanz- oder Alkoholkonsums
- Substanzgebrauch mit dem Ziel, Entzugssymptome zu mildern, und der entsprechenden positiven Erwartung
- körperliches Entzugssyndrom
- Nachweis einer Toleranz: Um die ursprünglich durch niedrige Dosen erreichten Wirkungen der Substanz hervorzurufen, sind zunehmend höhere Dosen erforderlich.
- Eingeengtes Verhaltensmuster im Umgang mit Alkohol/Substanz, z. B. Tendenz, Alkohol an Werktagen wie an Wochenenden zu trinken und die Regeln eines gesellschaftlich üblichen Trinkens außer Acht zu lassen.
- fortschreitende Vernachlässigung anderer Vergnügen oder Interessen zugunsten des Substanzkonsums
- anhaltender Substanz- oder Alkoholkonsum trotz des Nachweises eindeutiger schädlicher Folgen

Wird plötzlich gewollt oder ungewollt (z. B. durch einen Krankenhausaufenthalt) weniger oder kein Alkohol mehr konsumiert, kann es zu einem Entzugssyndrom kommen. Dies tritt im Alter häufiger auf und dauert gewöhnlich länger als bei jüngeren Alkoholikern. Es ist gekennzeichnet durch ein vegetatives Syndrom, bestehend aus

- Brechreiz, Durchfall,
- Tachykardie, Hypertonus,
- erhöhte Schweißproduktion,
- Tremor, Dysarthrie, Unruhe,
- Ataxie, Antriebssteigerung,
- ängstlich-depressive Stimmungslage.

Ist zusätzlich das Bewusstsein getrübt, wird von einem Entzugsdelir (Delirium tremens) gesprochen. Optische Halluzinationen und generalisierte Anfälle können auftreten. Das Entzugssyndrom/-delir ist ein akutes Krankheitsbild mit einer nach wie vor hohen Letalität.

## 20.4.2 Therapie und Pflegemaßnahmen

Buijssen u. op de Haar (1997) empfehlen sechs Schritte zur Behandlung einer Alkoholabhängigkeit im Alter:

- Vertrauen aufbauen, Motivieren, Ziele festlegen
- Stabilisieren des Verhaltens bzw. des Konsummusters
- Richtungswechsel, weitere Konsumverminderung

Zu Beginn sollte indirekt und nicht konfrontativ vorgegangen werden. Der Betroffene sollte nicht angegriffen oder stigmatisiert werden. Stattdessen wird der Akzent auf seine vollbrachte Lebensleistung und auf seine Stärken gelegt.

Gemeinsam mit dem Therapeuten werden mögliche Behandlungsziele festgelegt. Ist der Konsum sehr schwankend, müssen Exzesse vermieden werden. Der Erkrankte muss das Gefühl bekommen, wieder Herr über seine Situation zu werden. Durch den Richtungswechsel wird erlernt, mit Gefühlen der Angst, Depression oder Verlusten umzugehen. Zu guter Letzt erfordert die weitere Konsumverminderung, eine veränderte Identität ohne Suchtmittel zu finden.

## 20.5 Besonderheiten in der Pflege von Menschen mit gerontopsychiatrischen Erkrankungen

### 20.5.1 Haltung

Die Basis der pflegerischen Begleitung ist die fachlich fundierte und professionelle Unterstützung der betroffenen Menschen. Die Pflege und Begleitung kann dabei aus unterschiedlichen Perspektiven betrachtet werden. Beeinflusst werden sie durch

- Einstellung und Haltung der Umgebung,
- neurologische oder psychiatrische Beeinträchtigungen,
- Biografie, Persönlichkeit der Betroffenen und
- gesundheitliche Situation der Betroffenen.

Verhaltensweisen, die diese Menschen zeigen, bedürfen oft einer Interpretation der Pflegenden, ob professionell oder als pflegende Angehörige. Sie haben häufig die „Definitionsmacht", welches Verhalten wie gedeutet wird. Abweichendes Verhalten wird dann z. B. vor dem Hintergrund gedeutet, dass Pflegende definieren, was „normal" oder abweichend ist (Halek u. Bartholomeyczik 2006). Folgt man einem personenzentrierten Ansatz, sollten Menschen als „Person" die Möglichkeit haben, dass ihr Leben und ihre Biografie aus ihrer eigenen Perspektive heraus gedeutet und interpretiert werden (Kitwood 2002). Dadurch hat sich die früher übliche Betrachtung einer Situation aus Sicht der Pflegenden in der jüngeren Zeit zu einer Betrachtung aus der Perspektive des Betroffenen verändert (Halek u. Bartholomeyczik 2006).

Die Zielsetzung und die daraus resultierenden pflegerischen Maßnahmen können je nach der zugrunde liegenden Perspektive der Pflegenden variieren. Der Genuss eines großen Stücks Sahnetorte kann z. B. unterschiedlich bewertet werden. Wenn die Pflegenden z. B. in erster Linie den gesundheitlichen Zustand (z. B. bei insulinpflichtigem Diabetes mellitus) aus ihrer Sicht oder aus der Sicht der Betroffenen, für die ein tägliches Stück Sahnetorte gleich bedeutend mit höherer Lebensqualität ist, einschätzen.

### 20.5.2 Biografiearbeit

Bei der Betreuung von Menschen mit Demenz ist das Einbeziehen von biografischen Daten und ergänzenden eigenen Beobachtungen unerlässlich. Nur wenn die Pflegenden um die Besonderheiten, Prägungen und Vorlieben eines Menschen wissen, können seine Handlungen und Verhaltensweisen richtig einschätzen werden. Er selbst ist ja im Verlaufe der Demenz immer dazu in der Lage.

Menschen mit Demenz benötigen ein Fundament, dass Betreuende ihnen durch Beziehungsgestaltung- und Bindung geben können (Stuhlmann 2004). Es ist nicht ausschließlich wichtig zu wissen, wann und wo der Betroffene geboren wurde, welchen Beruf er hat oder wie viele Kinder und Enkel. Vielmehr müssen Pflegende begleitende Informationen erfassen z. B.:

- Welche Strategien im Umgang mit bestimmten Situationen haben Betroffene im Laufe ihres Lebens entwickelt?
- Welche Einstellung zum Leben hat der Betroffene? Wie und wodurch können positive Emotionen vermittelt werden?

- Welche besondere Lebensleistung gibt es im Leben eines Menschen, auf die er besonders stolz ist?
- Welche besonders glücklichen Erlebnisse hat er erfahren, die immer wieder gern erzählt werden?
- Welche Strategien im Umgang mit Gesundheit und Krankheit, belastenden und herausfordernden Situationen hat dieser Mensch im Laufe seines Lebens angewandt und worauf kann zurückgegriffen werden?

Wenn für den Betroffenen diese wichtigen Informationen und Ressourcen aufgegriffen werden, können Pflegende gezielte Unterstützung leisten und ihre eigenen Erfahrungen reflektieren. Sich dessen bewusst zu sein und eine mögliche Färbung der Geschehnisse durch die eigene Wahrnehmung zu minimieren ist die Aufgabe von professionellen Betreuenden.

***Abb. 20.1*** *Was sehen wir im Alltag zuerst: Eine Person mit Demenz oder Demenz und die Person dahinter? (Strunk-Richter 2008).*

### 20.5.3 Veränderungen beobachten und zuordnen

Die Pflege von Menschen mit gerontopsychiatrischen Erkrankungen ist geprägt durch die zunehmende Veränderung von Orientierung, Gedächtnis, Wahrnehmung und Kommunikation. Im Verlauf der Erkrankungen verändern sich die Fähigkeiten und Ansprüche der Personen in Bezug auf das Umfeld und die umgebenen Personen stark. Die Veränderungen zu beobachten, sie zuzuordnen und einschätzen, ist eine Anforderung an Pflegende. Ziel ist es, die Möglichkeiten der Betroffenen zu erkennen, damit eine Unter- aber auch Überforderung vermieden werden kann. Denn gerade diese Über- oder Unterforderung kann herausforderndes Verhalten verursachen und verstärken. In einem Fall hat der Betroffene Langeweile, im anderen wird ihm vermittelt, dass er es nicht mehr schafft. Rückzug oder Aggression können die Folge sein. Beide Situationen führen zu psychischen, sozialen und alltagsbezogenen Kompetenzverlusten (Erhardt u. Plattner 1999). Eine strukturierte Beobachtung unter Zuhilfenahme von Assessments können Pflegende in einer genaueren Einschätzung der Betroffenen unterstützen.

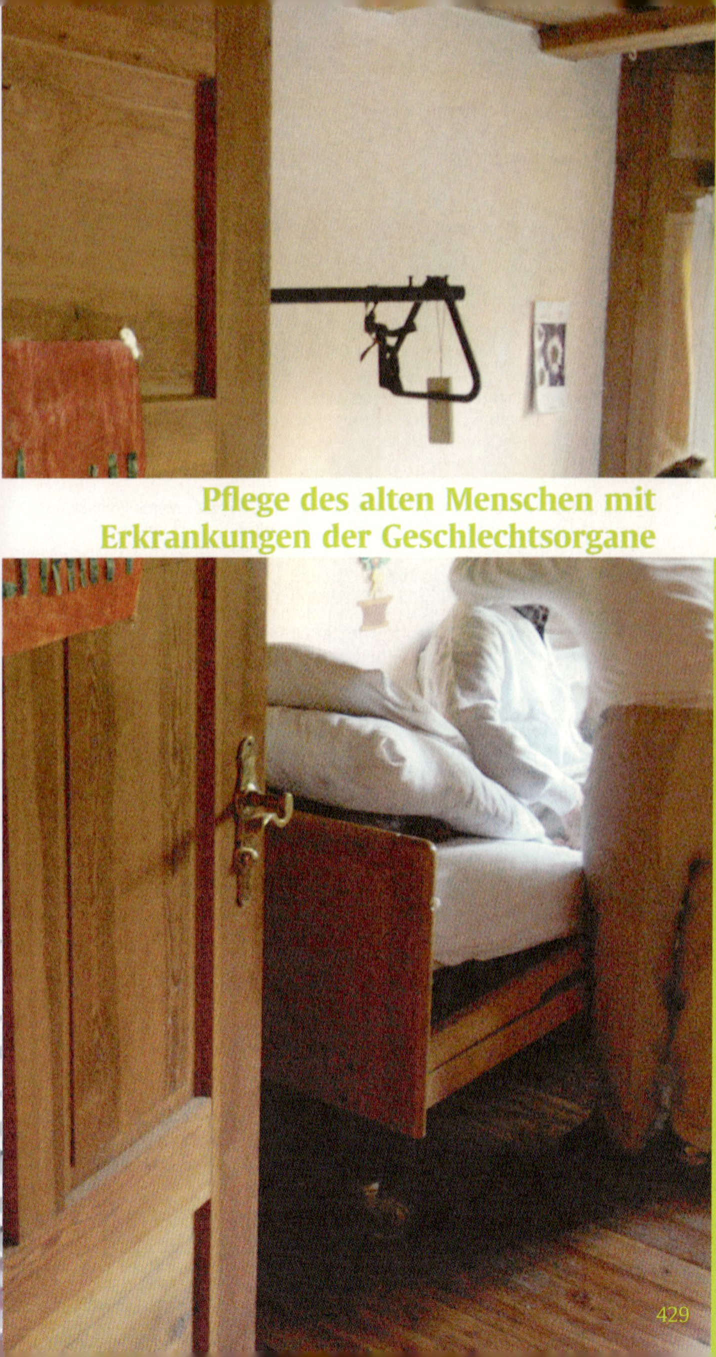

# 21 Pflege des alten Menschen mit Erkrankungen der Geschlechtsorgane

# 21.1 Descensus uteri

## 21.1.1 Grundlagen

> **Definition:** Beim **Descensus uteri** handelt es sich um ein Tiefertreten des Uterus und der Vagina. Synonym: Gebärmuttersenkung

### Ursachen

Als Hauptursache gilt die Schwäche der Beckenbodenmuskulatur. Damit ist ein Missverhältnis zwischen Belastung und Belastbarkeit der Muskulatur verbunden. Auslösend sind meist mehrere Faktoren:

- Adipositas, angeborene oder altersbedingte Bindegewebsschwäche
- körperliche Überforderung (z. B. schwere körperliche Arbeit)
- vorausgegangene Geburten und mangelnde Rückbildung des Beckenbodens

### Einteilung



- Gebärmuttersenkung (Abb. 21.1b): Hier besteht eine schleichende Entwicklung; erstes Zeichen ist meist ein unfreiwilliger Urinverlust.
- partieller Uterusprolaps (Gebärmuttervorfall): Teile der Gebärmutter und Scheide sind im Scheideneingang sichtbar.
- totaler Prolaps: Vorfall der gesamten Gebärmutter

***Abb. 21.1 Descensus uteri.** Schematischer Querschnitt von **a** normaler anatomischer Organlage, **b** Descensus uteri mit Zysto- und Rektozele.*

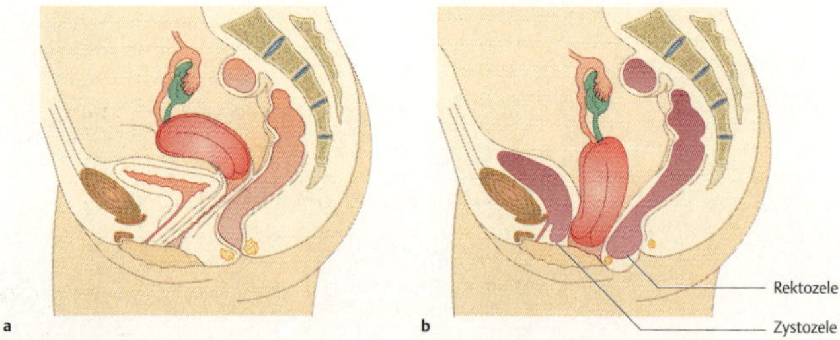


### Symptome

Bei einer Gebärmuttersenkung werden die Beschwerden oft als individuell sehr unterschiedlich empfunden:

- Unterbauchbeschwerden, oft ein Gefühl von „Druck nach unten"
- diffuse Kreuz- und Unterleibsschmerzen bei schwerer Arbeit, Pressen, Heben
- Fluor vaginalis (Ausfluss) durch eine Reizung der verlagerten Scheidenanteile
- Blutungen oder blutiger Fluor (Ausfluss) bedingt durch lokale Druckschäden
- Zysto- und Rektozele: Absenkung von Harnblase und Rektum mit Miktionsbeschwerden in Form von rezidivierenden Harnwegsinfekten oder Stressinkontinenz

#### Totalprolaps

Hierbei ist der Zustand für viele Frauen unerträglich:

- störendes und schmerzhaftes Fremdkörpergefühl, besonders beim Sitzen
- akuter Harnverhalt, der ein sofortiges Handeln erfordert
- erschwerte Stuhlentleerung und Obstipation durch Kot in der Rektozele
- Druckulzera im Bereich der Scheide

### 21.1.2 Therapie und Pflegemaßnahmen

- Beckenbodengymnastik zur Stärkung der Beckenbodenmuskulatur
- operative Therapie: Entfernung der Gebärmutter und „Hochziehen" von Blase bzw. Rektum (Hysterektomie mit vorderer/hinterer Scheidenplastik)
- Stützung der Gebärmutter durch Einlage eines Scheidenpessars zur Beschwerdebesserung (Abb. 21.2). Das Pessar muss individuell angepasst und zur Infektionsprophylaxe regelmäßig gewechselt werden.

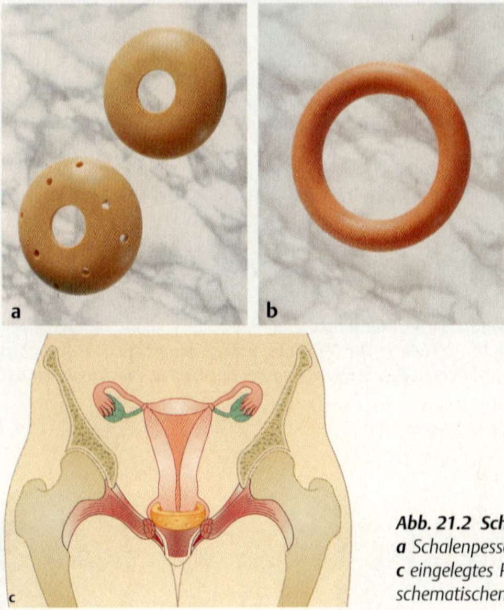


***Abb. 21.2 Scheidenpessare.*** *__a__ Schalenpessar, __b__ Ringpessar, __c__ eingelegtes Pessar in der schematischen Darstellung.*

## 21.2 Mammakarzinom

### 21.2.1 Grundlagen

**Definition:** Ein **Mammakarzinom** ist ein bösartiger Tumor der Brust. Synonym: Brustkrebs

#### Häufigkeit

Brustkrebs ist die häufigste Krebserkrankung der Frau – jede 9. Frau ist betroffen. Das Risiko steigt ab dem 40. Lebensjahr stetig an. Die Erkrankung ist bei Frauen zwischen 35 und 55 Jahren die häufigste Todesursache.

#### Ursachen und Risikofaktoren

Die genaue Ursache eines Mammakarzinoms ist unklar. Man beobachtet jedoch verschiedene Einflüsse mit erhöhtem Erkrankungsrisiko:

- bekannte Krebserkrankung in der Familie (familiäres Risiko)
- lange Dauer der Östrogenproduktion: früher Beginn der Menstruation (vor dem 12. Lebensjahr) und/oder späte Menopause (Ende der Regelblutungen)

- Östrogentherapie, z.B. zur Linderung der Wechseljahresbeschwerden
- Kinderlosigkeit, aber auch eine späte Schwangerschaft (> 35. Lebensjahr)
- schwere Mastopathie (gutartige Zellveränderungen in der Brust)

## Symptome

- tastbarer, derber, nicht verschieblicher und nicht schmerzhafter Knoten; meist lokalisiert im oberen äußeren Quadranten der Brust
- vergrößerte Lymphknoten in der Achselhöhle bei lymphogener Metastasierung (Ausbreitung in die Lymphbahnen)

Weitere Symptome sind:

- „Orangenhaut" der betroffenen Brust durch ein Lymphödem (Abb. 21.3a)
- Einziehung der Haut oder der Brustwarze (Abb. 21.3b)
- blutige oder seröse Sekretion (Absonderung) aus der Brustwarze
- lokale Geschwüre, wenn ein fortgeschrittenes Karzinom „aufbricht"
- plötzliche Form- und Größenveränderung einer Brust
- unterschiedlicher Stand der Brustwarzen bei hängenden oder erhobenen Armen

## Diagnostik



- Sonografie, Mammografie (Röntgenuntersuchung der Brust)
- histologische Untersuchung einer Gewebeprobe

***Abb. 21.3 Äußere Symptome bei Mammakarzinom. a** „Orangenhaut": Mit beginnender Infiltration bekommt die Haut in der Nähe des Tumors ein grobporiges Aussehen (aus Paetz u. Benzinger-König 2004). **b** Einziehung der Brustwarze, hier zusätzlich mit Ulzeration.*

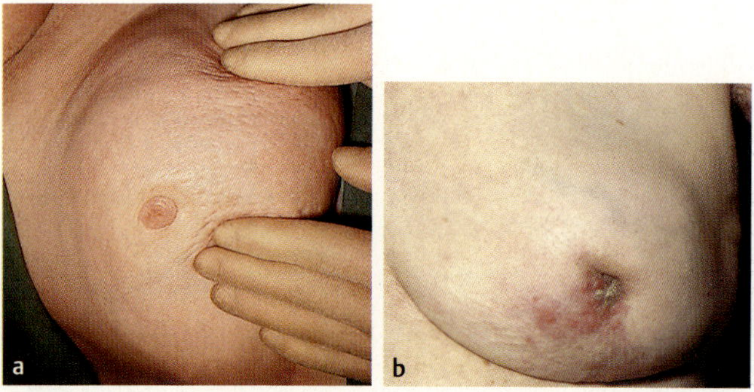


## Therapie

- operative Entfernung des Tumors (meist brusterhaltend)
- Entfernung von mindestens 10 Achsellymphknoten, um ggf. eine Metastasierung festzustellen
- anschließende Bestrahlung der Brust
- ggf. vollständige Brustentfernung (Ablatio mammae)
- Strahlentherapie bei Lokalrezidiven (Wiederauftreten eines Tumors am selben Ort), Haut- oder Skelettmetastasen
- Chemotherapien zur Verhinderung oder Eindämmung von Metastasen
- Hormontherapie: Die Karzinomzellen sind besonders bei älteren Frauen häufig mit Rezeptoren für die weiblichen Hormone ausgestattet. Man verabreicht Frauen

in der Menopause Antiöstrogene (z. B. Tamoxifen) oder andere Hormonpräparate in Tablettenform.
- Therapie mit Antikörpern (Herceptin), Abwehrstoffen gegen bestimmte Rezeptoren, die besonders bei sehr aggressiven Tumoren zu finden sind

#### Prognose

Die Prognose eines Mammakarzinoms ist vor allem – wie bei allen Tumorerkrankungen – von der Ausbreitung des Tumors zum Zeitpunkt der Diagnosestellung abhängig. Konnte man den Tumor vollständig entfernen, sind die Heilungschancen sehr gut. Kommt es zu Metastasen, sinkt die Chance auf Heilung.

#### Komplikationen

Das Mammakarzinom metastasiert in die lokalen Lymphknoten und kann sich über den Blutweg im ganzen Körper verbreiten, so sind z. B. Absiedlungen in den Knochen nicht selten.

### 21.2.2 Pflegemaßnahmen

Kommt die betroffene Frau nach der Operation nach Hause bzw. ins Pflegeheim, ist insbesondere auf Folgendes zu achten:
- psychische Verfassung, OP-Narbe, Schmerzen, Gefühlsstörungen im OP-Gebiet
- Frühsymptome bei Metastasen (erhöhte Körpertemperatur, erniedrigtes Gewicht, Knochenschmerzen, speziell der Wirbelsäule, veränderte Atmung)
- Lymphödeme im Arm der betroffenen Seite

**Merke:** Jede tastbare Verhärtung in der Brust gilt bis zum Beweis des Gegenteils als bösartig.

#### Früherkennung

Hinsichtlich der Gesundheitsberatung gilt für jede Frau:
- Teilnahme an der Krebsvorsorgeuntersuchung mindestens einmal jährlich
- je nach individuellem Risiko zusätzlich Mammografieuntersuchungen
- regelmäßige Selbstuntersuchung der Brüste um Veränderungen frühzeitig festzustellen

## 21.3 Vulvakarzinom

**Definition:** Das **Vulvakarzinom** ist eine bösartige Erkrankung der Scheide. Synonym: Scheidenkarzinom

**Häufigkeit und Ursachen.** Das Vulvakarzinom ist mit 3 Fällen auf 100 000 Frauen ein eher seltenes Karzinom. Betroffen sind meist Frauen über 75 Jahren. Das Vulvakarzinom kann an allen Teilen der Scheide lokalisiert sein, am häufigsten an den großen Schamlippen (Abb. 21.4). Die Krankheitsursache ist unbekannt, diskutiert werden hier Virusinfektionen.

**Symptome.**
- Blutungen, Ausfluss, Juckreiz und Schmerzen bei Ausdehnung in die Nachbarorgane
- frühzeitig Metastasen in den Leistenlymphknoten
- sehr selten hämatogene (über die Blutbahn verbreitete) Metastasen

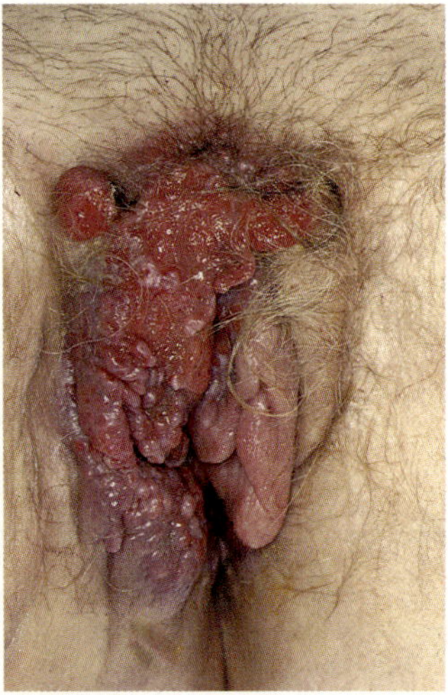

***Abb. 21.4 Vulvakarzinom.*** *Ausgedehntes Vulvakarzinom im Bereich der rechten Schamlippe (aus Skibbe u. Löseke 2001).*

**Therapie.**

- Radikaloperation mit Entfernung der Vulva, des Schamhügels und der lokalen Lymphknoten
- Der Eingriff ist im Alter sehr belastend (häufig Wundheilungsstörungen).
- Deshalb oft Beschränkung auf Tumorentfernung und örtliche Bestrahlung.

## 21.4 Benigne Prostatahyperplasie

### 21.4.1 Grundlagen

**Definition:** Bei einer **benignen Prostatahyperplasie** handelt es sich um gutartige Prostatavergrößerung mit Einengung der Harnröhre. Synonym: gutartige Prostatavergrößerung, früher „Prostataadenom"

#### Häufigkeit

Veränderungen im Sinne einer benignen Prostatavergrößerung finden sich bei 50% der über 50-Jährigen; bei 80-Jährigen sind sogar 90% betroffen. Jeder 4. ältere Mann wird deswegen behandelt.

#### Ursachen

- Die genaue Ursache der benignen Prostatahyperplasie ist nicht bekannt.
- Vermutet wird ein altersbedingtes Ungleichgewicht zwischen weiblichen und männlichen Hormonen.
- Die Folge ist ein Wachstum besonders der harnröhrennahen Drüsenanteile mit einer zunehmenden Einengung der Harnröhre.

### Symptome

Die Blasenentleerungsstörung infolge der Harnröhreneinengung führt zu folgenden Symptomen:

- verzögert einsetzender und an Kraft verlierender Harnstrahl
- häufiges Wasserlassen kleiner Portionen im Sinne einer Pollakisurie
- Nachträufeln und das Gefühl, die Blase sei nicht vollständig entleert
- Nykturie (nächtliches Wasserlassen)
- massiver Blasenentleerungsstörung mit Überlaufinkontinenz und nicht unterdrückbarem Harndrang

**Merke:** Bei akutem Harnverhalt muss der Urin fraktioniert (langsam mit größeren Pausen in Portionen von ca. 500 ml) abgelassen werden, sonst besteht die Gefahr einer Blasenblutung durch die plötzliche Entlastung der Blasenschleimhaut.

### Diagnostik

- rektale Untersuchung: tastbar vergrößerte Prostata (normal kastaniengroß)
- transrektale Sonografie (Ultraschalluntersuchung über den Enddarm)
- Uroflowmetrie zur Messung von Harnstrahl, Harnmenge und Miktionsdauer



### Therapie

#### Medikamentöse Therapie

- Linderung leichter Beschwerden durch pflanzliche Präparate wie Kürbiskerne (z. B. Granufink) oder Brennnesselextrakt (z. B. Bazaton),
- Alpharezeptorenblocker (z. B. Diblocin, Heitrin) senken die Muskelspannung in der Blase und der Prostata. Nebenwirkung: Senkung des Gefäßwiderstands mit Hypotonie und entsprechenden Komplikationen
- Präparate (z. B. Proscar), die die Wirksamkeit von Testosteron vermindern und das Prostatawachstum hemmen. Nebenwirkung: Potenzstörungen

#### Operative Therapie

- operative Prostataverkleinerung: Meist wird eine transurethrale Prostataresektion (TUR-P) durchgeführt. Das Prostatagewebe wird mit einer elektrischen Schlinge abgehobelt, als ob man eine Apfelsine aushöhlt und die Schale erhalten bleibt.
- Bei sehr großer Prostata ist eine Bauchoperation nötig.
- Der Therapieerfolg liegt bei bis zu 90%.

**Komplikationen.**

- Verletzungen des Blasenschließmuskels mit Inkontinenz
- sehr häufig (60–90%) „trockene Ejakulation": Der Samenerguss erfolgt nach rückwärts in die Blase, da der innere Blasenverschlussmechanismus wegfällt. Das Sperma wird später mit dem Urin ausgeschieden.

### Komplikationen

- zunehmende Restharnbildung infolge der Blasenentleerungsstörung mit der Gefahr rezidivierender Harnwegsinfektionen
- Der Blasenmuskel versucht, durch vermehrten Druckaufbau die Harnröhreneinengung zu überwinden. Die Muskelschicht wird dicker, es bildet sich die sog. Balkenblase, als deren Folge es zu Blasendivertikeln, Ausstülpungen der Blasenwand, und zur Bildung von Blasensteinen kommen kann.
- Gefahr einer chronischen Niereninsuffizienz bei langfristigem Rückstau von Urin in die Niere

- akuter Harnverhalt: Es bestehen heftigste Bauchschmerzen und der Patient ist unfähig, Wasser zu lassen. Die Blase ist als Unterbauchtumor tastbar und muss über einen Katheter entleert werden.

Ein Überblick der Komplikationen ist in Abb. 21.5 dargestellt.

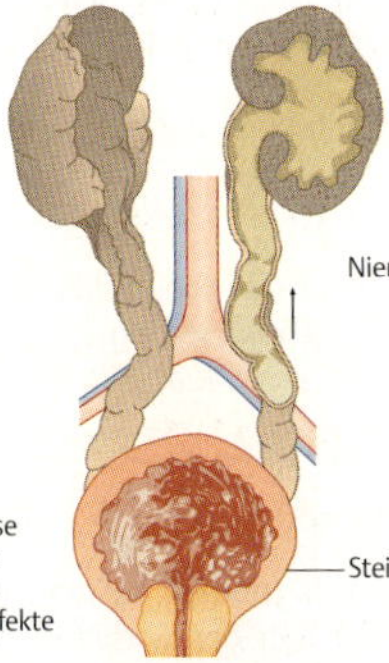


***Abb. 21.5 Prostatahyperplasie.*** *Entwicklung und Komplikationen (aus Oestreicher u.a. 2003).*



### 21.4.2 Pflegemaßnahmen

- Information des Betroffenen, dass die Abschwächung des Harnstrahls und häufigere Toilettengänge in höherem Alter normal sind
- auf ausreichende Trinkmenge „trotz" der häufigen Toilettengänge achten
- Größere Trinkmengen in kurzer Zeit („Trinkexzesse") sind zu vermeiden. Sie können durch einen Spannungsverlust der Harnblase zum akuten Harnverhalt führen.
- Die Toiletten sollten gut und schnell erreichbar sein.

## 21.5 Prostatakarzinom

### 21.5.1 Grundlagen

> **Definition:** Das **Prostatakarzinom** ist eine bösartige Erkrankung der Prostata. Synonym: Prostatakrebs

#### Häufigkeit

Das Prostatakarzinom hat in den letzten Jahren an Häufigkeit zugenommen. Es ist heute nach dem Bronchialkarzinom der zweithäufigste Tumor des Mannes. Betroffen sind vor allem Männer ab 60 Jahren; vor dem 40. Lebensjahr ist es eine Seltenheit.

#### Ursachen und Risikofaktoren

- Die genaue Ursache des Prostatakarzinoms ist nicht bekannt.
- Hauptrisikofaktor scheint das Alter zu sein.
- Erbliche Einflüsse: Die Gefahr an einem Prostatakarzinom zu erkranken ist erhöht, wenn Verwandte ersten Grades betroffen sind.

### Symptome

- Die Harnröhre ist hier erst spät eingeengt (im Gegensatz zur Prostatahyperplasie), da das Karzinom meist in den hinteren Prostataanteilen wächst.
- Deshalb macht es meist lange Zeit keine Beschwerden.
- Erste Zeichen können denen einer gutartigen Prostatavergrößerung ähneln.
- Im Zusammenhang mit Knochenmetastasen treten Knochenschmerzen und pathologische Frakturen auf.

**Merke:** Plötzlich auftretende therapieresistente Rückenschmerzen beim älteren Mann sind immer verdächtig auf ein Prostatakarzinom!

### Diagnostik

- rektale Untersuchung: tastbare verhärtete knotige Prostataanteile
- Gewebeentnahme durch Prostata-Stanzbiopsie
- Labor: erhöhte Werte des Tumormarkers PSA (prostataspezifisches Antigen)

### Therapie

Die Therapie hängt von Tumorstadium, Alter und Allgemeinzustand des Patienten ab.



#### Auf die Prostata begrenzter Tumor ohne Metastasen

- Die operative Therapie steht hier im Vordergrund.
- Entfernung von Prostata, Samenblasen und regionalen Lymphknoten bei der radikalen Prostatektomie
- Komplikationen: Verletzungen des Blasenschließmuskels mit Inkontinenz, Verletzung der für die Erektion nötigen Nerven mit Impotenz
- Wenn aus Altersgründen oder hohem Risiko eine Operation nicht infrage kommt, wird eine Strahlentherapie durchgeführt.

#### Inoperables oder metastasiertes Karzinom

Hier steht die Hormontherapie im Vordergrund:

- Männliche Hormone wirken auf ein Prostatakarzinom wachstumsfördernd. Daher hat die Hormontherapie das Ausschalten der männlichen Hormonproduktion bzw. die Blockade der Hormonrezeptoren zum Ziel.
- Methode 1: beidseitige Hodenentfernung
- Methode 2 (häufiger): Verabreichung von Antiandrogenen (z.B. Androcur). Sie blockieren die männlichen Hormone und bremsen das Karzinomwachstum.
- Nachteile beider Therapieformen: Impotenz, Hitzewallungen, Schweißausbrüche, Gynäkomastie (Wachsen der Brustdrüsen), Abnahme der Muskelmasse
- Die Hormontherapie wird evtl. mit einer Strahlentherapie kombiniert.
- Die Chemotherapie gilt beim Prostatakarzinom als „Mittel der letzten Wahl“ und wird eingesetzt, wenn der Tumor unter der Hormonbehandlung weiter wächst.

### Prognose

Lokal begrenzte Prostatakarzinome, die operativ vollständig entfernt werden können, haben eine gute Überlebensrate. Fortgeschrittene Karzinome zeigen unter einer Hormontherapie zu Beginn eine mit 80% hohe Ansprechrate. Dies darf jedoch nicht darüber hinwegtäuschen, dass die mittlere Überlebenszeit für Patienten mit metastasiertem Prostatakarzinom nur 20 Monate beträgt.

## 21.5.2 Pflegemaßnahmen

- starke Erschütterungen und starke Temperaturschwankungen (z. B. Sauna) bis 8 Wochen (bis zur inneren Wundheilung) nach Prostatektomie vermeiden
- keine Bauchpresse zur Darmentleerung einsetzen (Meist ist die Gabe von schwachen Abführmitteln notwendig.)
- dem Betroffenen Mut zusprechen (Inkontinenz bildet sich meist innerhalb von 1–2 Jahren wieder zurück) und zu geeigneten Hilfsmitteln raten
- Physiotherapie oder Arzt hinzuziehen, um Maßnahmen zur Wiederherstellung der Kontinenz einzuleiten

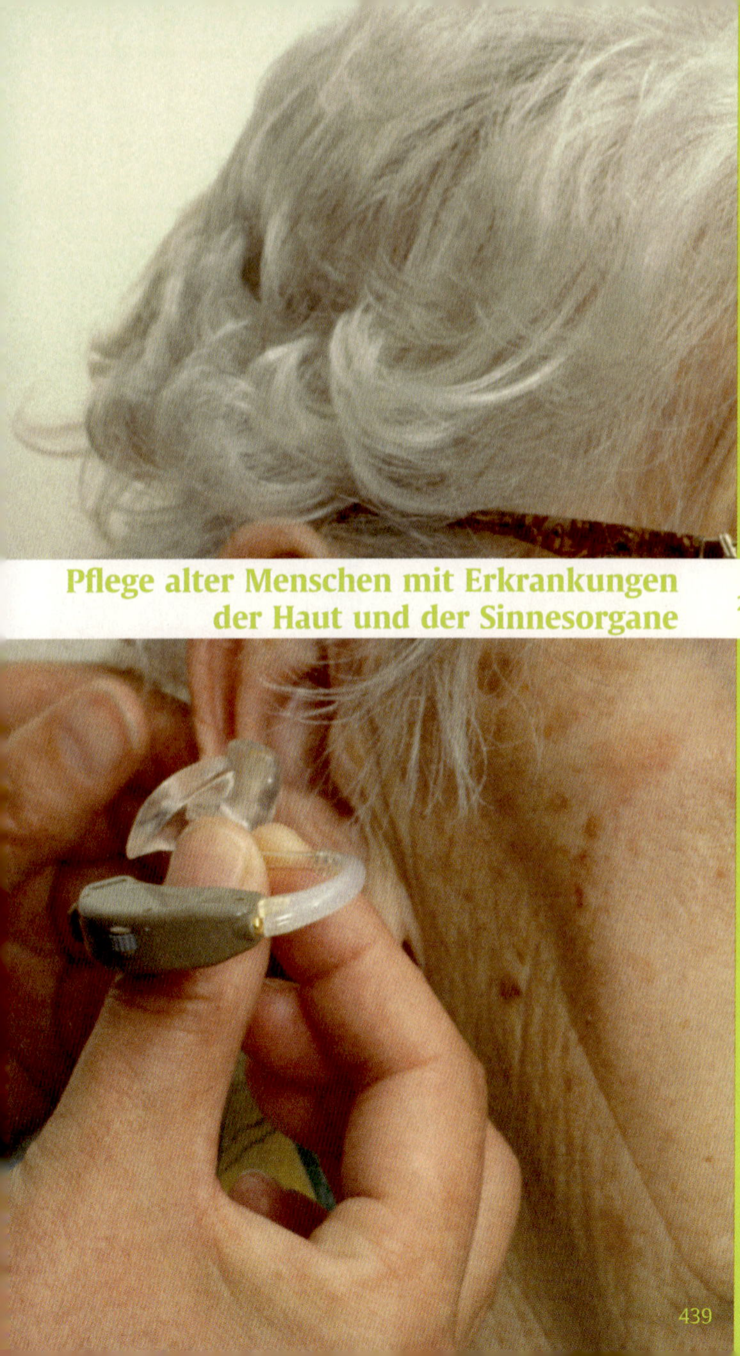

# 22 Pflege alter Menschen mit Erkrankungen der Haut und der Sinnesorgane

# 22.1 Chronische Wunden

## 22.1.1 Grundlagen

**Definition:** Von einer **chronischen Wundheilungsstörung** spricht man, wenn eine Wunde innerhalb von 8 Wochen keine Tendenz zur Heilung zeigt. Chronische Wunden treten häufig als Dekubitus, Gangrän, diabetisches Fußulkus, Ulcus cruris oder ulzerierte Tumoren auf (Abb. 22.1).

### Ursachen

- Unterbrechung oder Hemmung des Reparationsprozesses der Wundheilung
- Hemmung der Wundheilung durch lokale und systemische Störfaktoren
- Mangelversorgung der Haut und des subkutanen Gewebes

***Abb. 22.1 Häufig chronisch heilende Wunden.*** ***a*** *Dekubitus,* ***b*** *Gangrän,* ***c*** *diabetisches Fußulkus,* ***d*** *Ulcus cruris.*

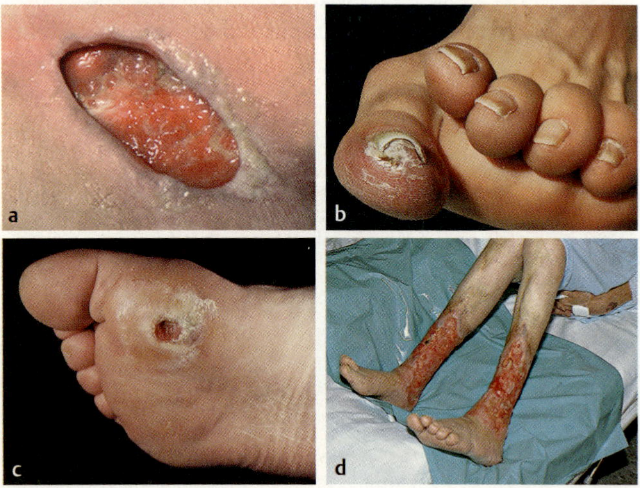


### Therapie

- Ursachen der Wundheilungsstörung finden und möglichst abstellen
- lokale Grundsätze der modernen Wundtherapie:
  - Débridement, Wundspülung, Infektionskontrolle
  - phasengerechte Wundversorgung (Wundabdeckung)
  - optimale Wundbett-Präparation (**TIME**-Prinzip)
- systemische Grundsätze (Tab. 22.1) der modernen Wundtherapie:
  - Gesundheitsberatung, medikamentöse Einstellung
  - Revaskularisation (Verbesserung der Gefäßversorgung) u.a.

***Tab. 22.1** Beispiele für häufige chronische Heilungsverläufe.*

| Beispiele | Hinweise zur Entstehung | Therapeutische Einflussnahme |
|---|---|---|
| Dekubitus 4. Grades | Durchblutungsstörungen beim Dekubitus | die permanente Druckeinwirkung des direkt dem Knochen aufliegenden Gewebes muss reduziert werden |
| Ulcus cruris varicosum oder venosum | gestörte Makro- und Mikrozirkulation durch chronisch venöse Insuffizienz (CVI) | kann z.B. durch Kompressionstherapie verbessert werden |
| *trockene Gangrän:* nekrotisches Gewebe ist eingetrocknet, hart und schwarz verfärbt<br>*feuchte Gangrän:* nekrotisches Gewebe wird durch Fäulnisbakterien zersetzt und eitrig verflüssigt | arteriosklerotisch oder diabetesbedingte Störung der Mikrozirkulation | Verbesserung durch Therapie der Grunderkrankung |
| ulzerierender Tumor | | Tumor wird operativ entfernt, die nachfolgende plastische Deckung heilt ein |

## TIME-Prinzip

- **T**=Tissue (Gewebe): autolytische oder chirurgische Wundreinigung durch Entfernung von Nekrosen (Débridement)
- **I** = Inflammation/Infection (Entzündung/Infektion): Infektsanierung durch Debridement, Spülung, angepasste Verbandwechselfrequenz und ggf. Wundantiseptik
- **M**=Moisture (Wundexsudat): feuchtwarmes Wundmilieu, evtl. mit Wundkonditionierung (Gewebeaufbau zur Defektfüllung)
- **E**=Edge (Wundrand): Maßnahmen gegen Gewebewucherungen im Bereich der Wundränder, die den Wundschluss verhindern

**Merke:** Chronische Wunden sind nie steril. Mit einer Beeinträchtigung der Wundheilung ist ab einer Keimzahl von $10^5$-$10^6$ Mikroorganismen/g Gewebe zu rechnen.

## Wundabdeckung

Nach neuesten Forschungen und umfangreichen praktischen Erfahrungen gelten für moderne Wundabdeckungen folgende Anforderungen:

- Schutz vor äußeren Einflüssen, aktives Eingreifen in den Heilungsprozess
- Schaffung eines günstigen Mikroklimas in verschiedenen Heilungsphasen (phasengerechte Wundversorgung, Abb. 22.2)
- Unterstützung der physiologischen Heilungsprozesse

## Okklusive Wundbehandlung

**Definition: Okklusion** bezeichnet in der Wundbehandlung den luftfreien Verschluss und Abdichtung der Wunde gegenüber der Umgebung.

- Wunden heilen unter Luftabschluss besser als an der Luft
- Die Abdichtung regt die Beförderung von Sauerstoff in das Wundgebiet an.
- Ein feuchtes, körperwarmes Wundmilieu intensiviert die optimale Wirksamkeit körpereigener Zellaktivitäten.
- VAC: Vakuumtherapie, bei der die Wunde vakkuumdicht versorgt wird

*Abb. 22.2 Phasengerechte Wundversorgung chronischer Wunden.*

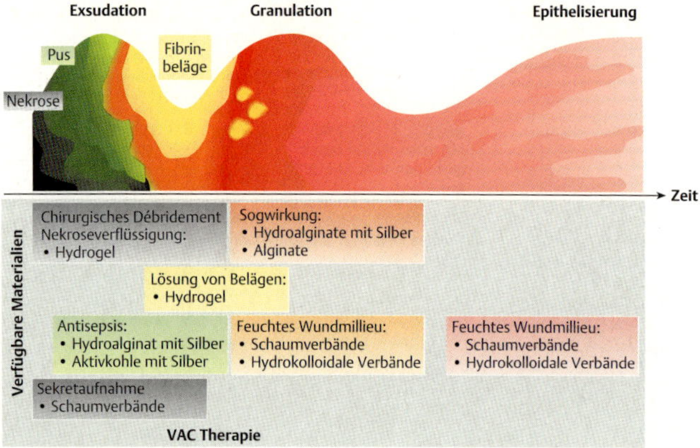




**Merke:** Chronische Problemwunden heilen im feucht-warmen Wundmilieu schneller als in einem trockenen, der Luft ausgesetzten Wundmilieu.

## 22.1.2 Pflegemaßnahmen

Auf dem pflegerisch-therapeutischen Arbeitsgebiet schlecht heilender Wunden kommt es auf die ständige Aktualisierung des Wissens von Patienten und Mitarbeitern sowie auf ein hohes Maß an Bereitschaft zur Mitarbeit des Patienten (Compliance) an. Pflegeschwerpunkte sind:

- Verbandwechsel (S. 219), Wundspülung (S. 226)
- Umgang mit modernen Wundverbänden
- Gesundheitsberatung

### Umgang mit modernen Wundverbänden

Moderne Verbände sind in ihrer Anwendung eher spezifisch und müssen deshalb differenziert eingesetzt werden (Tab. 22.2, s.a. Verbandwechsel mit Hydrokolloid und Alginat-Tamponade, S. 227). Dem Erscheinungsbild der Wunde entsprechend (s.S. 224) haben die Verbände verschiedene Funktionen und Aufgaben:

- bei **trockenen, nekrotischen Wunden**: Feuchtigkeitsretention
- bei **schorfbedeckten, feuchten Wunden:** Feuchtigkeitsretention, Exsudataufnahme, evtl. Geruchsbindung und antimikrobielle Wirkung
- bei **sauberen, exsudativen Wunden:** Exsudataufnahme, Wärmeisolierung, evtl. Geruchsbindung und antimikrobielle Wirkung
- bei **trockenen oder wenig Sekret fördernden Wunden:** Feuchtigkeitsretention, Wärmeisolierung, Schutz vor Verkleben mit dem Wundgrund

*Tab. 22.2 Moderne Wundauflagen und -substanzen.*

| Wundauflagen | Wirkprinzipien | Handelsformen (Beispiele) |
|---|---|---|
| **1. Inaktive Wundauflagen** | | |
| Baumwoll-Mullkompressen | ▪ gute Saugfähigkeit, weich, geschmeidig, Wirkung einer Kapillardrainage und luftdurchlässig<br>**Hinweis**: Verkleben mit der Wunde und traumatisieren diese beim Entfernen des Verbands | ES-Kompresse |
| Saugkompressen:<br>▪ Saugvlies-Kompressen<br>▪ Viskose-Gaze-Kompressen (Faserverbundstoffe) | ▪ saugfähig, weich und anpassungsfähig, luftdurchlässig<br>▪ gute Polsterwirkung, für Wunden mit sehr starker Sekretion | Zetuvit |
| Salbenkompressen (weitmaschiges Baumwollgewebe oder spezielle Vliesstoffe, mit Salbe getränkt) | ▪ verkleben weniger mit dem Wundgrund durch Salbenmasse ohne Wirkstoff, z. B. für großflächige Wunden (Verbrennungswunden)<br>**Hinweis**: Absaugen des Wundsekretes erfolgt mithilfe aufgelegter Mull- und Saugkompressen | Atrauman, Oleotüll, Adaptic |
| **2. Interaktive Wundauflagen/-substanzen** | | |
| Polyurethan-Schaumverbände | ▪ hohes Sekretaufnahmevermögen durch Kapillarwirkung (Flüssigkeit steigt in dünnen Röhren infolge ihrer Oberflächenspannung nach oben)<br>▪ irreversible Sekretbindung durch Adsorption (Flüssigkeit wird an den Kapillarwänden durch chemisch-physikalische Anziehungskräfte festgehalten)<br>▪ hochsaugfähig (bis zum 10-Fachen ihres Eigengewichts) und nicht ausdrückbar | Allevyn, Cutinova hydro, Biatain, Mepilex |
| Hydrokolloide | ▪ wundabgewandte, nicht klebende Seite besteht aus semiokklussivem Folienmaterial, das gegen bakterielle Kontamination schützt, jedoch einen Gasaustausch zulässt<br>▪ hydrokolloide Wirkseite des Verbandes nimmt aus der Wunde durch Quellung Flüssigkeit auf<br>▪ Kolloidanteil des Verbands bindet nach und nach Exsudat und verwandelt sich dabei in ein freies Gel, das die Vertiefungen der Wunde auskleidet | Askina Biofilm, Varihesive E, Hydrocoll, Comfeel plus, Tegasorb, Combiderm |
| Hydropolymere | ▪ erzeugen ein Gel, halten es aber in einer stabilen Matrix im Verbandinneren | Tielle, Spyrosorb |
| Hydrogele | ▪ führen der Wunde von Anfang an Feuchtigkeit zu, haben einen hohen Wasseranteil<br>▪ speziell in trockenen Wunden wirken sie aufquellend und lösen Beläge und Nekrosen<br>**Hinweis**: Verlängerte Verbandwechselintervalle sind möglich. Gel wird mit Ringerlösung ausgespült. | Intra Site Gel, Nobagel, Varihesive- Hydrogel, Hydrosorb, Nu-Gel, Askina Transorbent, Purilon |

*Tab. 22.2* (Fortsetzung)

| Wundauflagen | Wirkprinzipien | Handelsformen (Beispiele) |
|---|---|---|
| Alginate (Kompressen) | ■ bestehen fast ausschließlich aus Bestandteilen der braunen Seealge (aus dem trockenen Alginatgerüst entsteht unter Exsudataufnahme ein Gel)<br>■ immense Saugleistung und optimale Anpassung z.B. in tiefen Ulzera oder Nischenwunden<br>**Hinweis**: In Wundtaschen (Kavitäten) sollte die Tamponade, ihrem Namen zum Trotz, nur locker eingelegt werden: Sie quillt in der Wunde zu einem strukturbeständigen Gel. | Nobaalgin, Algosteril, Seasorb, Sorbalgon, Algi Site M, Trionic, Kaltostat, Comfeel Alginat Tamponade |
| Folien | ■ hauchdünne synthetische Folienverbände aus Polyurethan eignen sich zur Abdeckung akuter Wunden nach primärer Wundversorgung und zur Behandlung oberflächlicher Hautdefekte | Opsite, Cutifilm, Tegaderm, Bioclusive, Comfeel Plus Transparenter Wundverband |
| **3. Aktive Wundauflagen** | | |
| ■ Aktivkohle-Kompressen<br>■ Silber-Aktivkohle-Kompressen | ■ greifen durch adsorptive Vorgänge aktiv ins Wundklima ein und haben im Gegensatz zu den interaktiven Auflagen einen chemisch-physikalisch definierten, gezielten Wirkungsmechanismus<br>■ haben keine nennenswerte Saugleistung für Sekret<br>■ sehr gut aufnahmefähig für Bakterien und verschiedene Zerfallsprodukte (Proteine aus Eiter und Endotoxine können sie jedoch nicht absorbieren)<br>■ das auf der Kohle fixierte Silber kann die Mikroorganismen abtöten<br>■ Weitere Vorteile von Kohleverbänden: sie sind dünn, anschmiegsam, weich, atmungsaktiv und geruchsbindend. | ■ Carbonet, Carboflex<br>■ Actisorb Silver 220 |
| **4. Aktive Wundauflagen/Antiseptisch wirkende Wundauflagen** | | |
| silberbeschichtete Auflage | ■ zur Infektionsprophylaxe und bei infizierten Wunden durch Freisetzung von Silber-Ionen | Acticoat, Aquacel Ag |
| Jodgaze | ■ klassische antiseptische Wundtamponade | Jodoform Tamponade |

## Gesundheitsberatung

### Ulcus cruris arteriosum.

- orthopädische Schuhe entsprechend der Druckverteilung empfehlen
- sorgfältige Inspektion der Füße auf Schwielen, Einrisse und Pilzbefall
- Fußpflege nicht mit schneidenden Instrumenten durchführen
- nur körperwarme Fußbäder, nicht heißer!
- barfuß laufen und externe Wärme (Wärmflaschen, Heizkissen) vermeiden
- Eigenwärme der Füße durch Wollsocken oder Wattestiefel unterstützen
- Rauchen unbedingt einstellen (AVK, S. 279).

### Ulcus cruris venosum.

- Bedeutung der Kompressionstherapie erläutern
- Anziehen von Kompressionsstrümpfen nahelegen bzw. unterstützen
- zur „venengesunden" Lebensweise mit viel Bewegung anregen
- zur Gewichtsabnahme und häufigem Hochlagern der Beine anleiten

22

# 22.2 Pilzerkrankungen

## 22.2.1 Grundlagen

**Definition:** Mit **Pilzerkrankungen** wird der Pilzbefall der Haut bezeichnet. Sie finden sich besonders an:

- Haut (Dermatomykose, verursacht durch Dermatophyten)
- Schleimhäuten (besonders Hefepilze und speziell Candida albicans)
- Finger- und Zehennägeln (Nagelpilz, Onychomykose)

Synonym: Mykosen

### Ursachen und fördernde Faktoren

- Ursache sind meist Fadenpilze oder Hefen. Die Übertragung erfolgt durch
  - direkten Kontakt, aber auch
  - über kontaminierte Gegenstände (Kämme, Handtücher, Fußböden).
- feucht-warmes Milieu, chronische Erkrankungen (z.B. Diabetes mellitus)
- allgemeine Schwächung des Immunsystems

### Symptome

**Dermatomykose.**

- kreisförmige, gerötete und stark juckende Hautveränderungen
- bei kleinen Hauteinrissen besteht die Gefahr einer bakteriellen Superinfektion (Erysipel, Lymphangitis)
- sehr häufige Lokalisation: Fußpilz in den Zwischenzehenräumen

**Hefepilzerkrankungen.**

- Pilze breiten sich gerne an feuchten, aufgeweichten Hautstellen aus.
- Gefährdet sind deshalb Stellen, an denen „Haut an Haut" liegt, besonders unter den Brüsten, in der Leistengegend und bei Adipositas am Bauch (Abb. 22.4). Geachtet werden muss aber auch auf den Intimbereich, besonders bei Inkontinenz.
- Bei einem Pilzbefall der Schleimhäute spricht man von einem „Soor".

**Nagelpilz.**

- Der befallene Nagel ist getrübt, verformt und verdickt (Abb. 22.3).

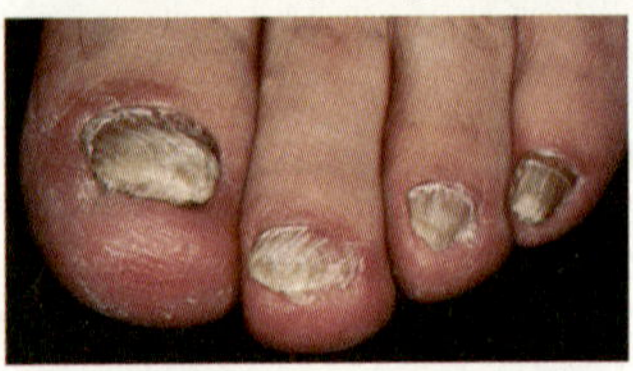

***Abb. 22.3*** *Nagelpilz (Jung u. Moll 2003).*

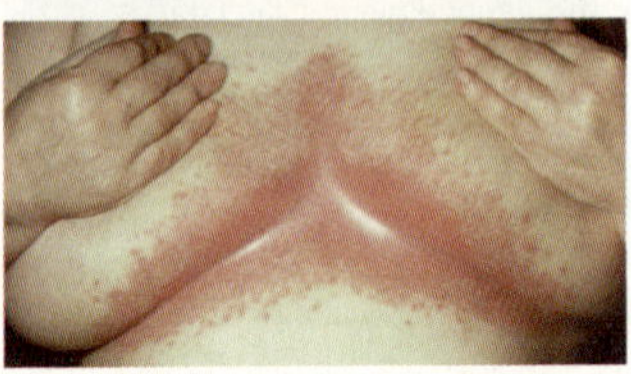

***Abb. 22.4 Kandidose.*** *Infektion der Haut mit Candida (Hof 2003).*

### Therapie

- antimykotische Salben, Lacke oder Cremes
- Die Therapie ist oft langwierig!

## 22.2.2 Pflegemaßnahmen

### Prophylaktische Maßnahmen

- Abwehr stärken: ausreichend Schlaf, ausgewogene, vitaminreiche Ernährung
- pilzbegünstigende Grunderkrankung behandeln: z.B. Diabetes mellitus
- Haut sorgfältig mit milden, seifenfreien synthetischen Syndets reinigen
- gefährdete Stellen sorgfältig trocken tupfen
- Haut-Haut-Kontakt vermeiden: BH tragen, Kompressen in Hautfalten einlegen, z.B. in die Gesäßfalte, in die Leiste oder unter die weibliche Brust
- Inkontinenzmaterial regelmäßig wechseln
- Keimverschleppung vermeiden: sorgfältige Desinfektion der Hände und der gebrauchten Materialien; infizierte Hautbezirke mit Schutzhandschuhen und Einmalwaschlappen zum Abschluss der Körperpflege reinigen.
- Reinfektion vermeiden: Handtücher, Leibwäsche täglich wechseln, bei 60°C waschen, evtl. Strümpfe und Schuhe mit antimykotischem Puder behandeln



# 22.3 Grauer Star

## 22.3.1 Grundlagen

**Definition:** Beim **grauen Star** kommt es etwa ab dem 60. Lebensjahr zu Trübungen in den Randzonen der Linse und zur Linsenkernsklerose. Synonym: Katarakt, Cataracta senilis

### Symptome

- anfangs hohe Blendungsempfindlichkeit und Nebligsehen
- grauweiße Pupille bei voller Ausbildung des grauen Stars
- Dann erkennt der Betroffene nur noch Vorgänge unmittelbar vor dem Auge.

### Therapie

- Eine sicher wirksame medikamentöse Therapie gibt es nicht.
- Die operative Behandlung besteht in der Entfernung der getrübten Linse.
- Ersatz der Brechkraft der entfernten Linse (ca. 20 Dioptrien), um die volle Sehschärfe zu erreichen. Dafür bieten sich 3 Möglichkeiten an:

**Implantat.**

- Staroperation mit Implantation einer künstlicher Linse (ca. 90% der Fälle)
- Der Patient sieht dann ohne Brille oder mit geringfügigen Gläserstärken in die Ferne scharf und benötigt zusätzlich eine entsprechende Lesebrille.

**Kontaktlinse.**

- Bei Vorliegen zusätzlicher Augenerkrankungen wird die fehlende Brechkraft des linsenlosen Auges durch eine Kontaktlinse ersetzt.

**Starbrille.**

- Sie bedeutet noch immer eine erhebliche Behinderung infolge einer Gesichtsfeldeinschränkung und Netzhautbildvergrößerung.

# 22.4 Glaukom

## 22.4.1 Grundlagen

**Definition:** Als **Glaukom** werden verschiedene Krankheitsbilder bezeichnet, deren gemeinsames Symptom der erhöhte Augeninnendruck ist. Unbehandelt führt ein Glaukom zur endgültigen Schädigung des Sehnervs und damit zur Erblindung. Synonym: Grüner Star

### Ursachen

- Störung des Kammerwasserabflusses durch Verfilzung der Trabekel (schwammartiges Gewebe im Kammerwinkel).

### Einteilung, Symptome und Therapie

#### Weitwinkelglaukom

Dieses beginnt schleichend und symptomlos. Die Früherkennung des Glaucoma simplex ist nur durch eine routinemäßige Messung des Augeninnendrucks ab dem 35. Lebensjahr möglich. Da eine rechtzeitige Behandlung oft versäumt wird, ist es in industrialisierten Ländern die zweithäufigste Erblindungsursache (ca. 15–20% der Fälle).



**Folgen.**
- Schädigung des Sehnervs und des Gesichtsfelds (Abb. 22.5b)
- Ausfälle zunächst nur an typischer Stelle des Gesichtsfeldes
- Das zentrale Sehen bleibt noch Jahre erhalten.
- Der Erkrankte sieht die Umgebung zum Schluss ähnlich wie durch eine Röhre, ist dadurch unfallgefährdet, stolpert über Gegenstände am Boden.

**Therapie.**
- medikamentöse Verbesserung des Kammerwasserabflusses bzw.
- Verminderung der Kammerwasserproduktion, Senkung des Augendrucks
- manchmal operative Behandlung und Laserbehandlung

**Merke:** Das Fortschreiten des Glaukoms kann nur durch eine lebenslange, pünktlich angewandte medikamentöse Therapie (Eintropfen von Miotika und Betablockern) verhindert werden.

***Abb. 22.5*** ***a*** *Sichtweise eines Normalsichtigen,* ***b*** *Gesichtsfeldeinschränkung bei Glaucoma simplex; zentrale Punkte werden noch wahrgenommen, die Umgebung jedoch nicht (Kellnhauser et al. 2004).*

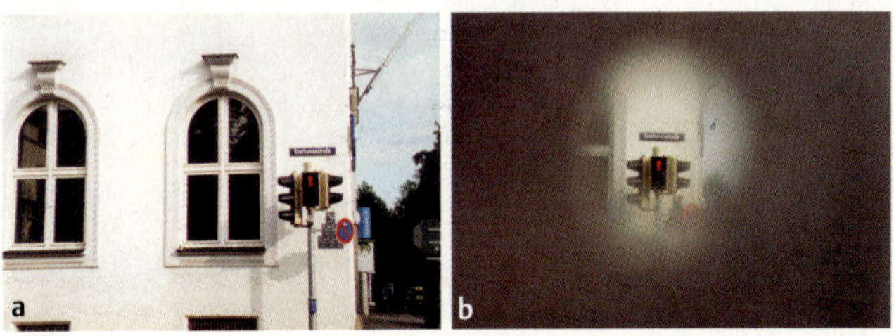

Winkelblockglaukom

Bei dieser seltenen Form steigt durch eine plötzliche Blockade des Kammerwasserabflusses der Augeninnendruck schnell auf sehr hohe Werte. Ein akuter Glaukomanfall zeigt sich durch:

- starker Schmerz und Rötung des Auges, hochgradige Sehverschlechterung
- heftige Kopfschmerzen bis zu Übelkeit und Erbrechen

**Therapie.**

- Druckentlastung durch Medikamente und Teilentfernung der Iris

> **Merke:** Bei einem akuten Glaukomanfall ist die sofortige Behandlung dringend notwendig, da andernfalls Erblindung innerhalb weniger Tage droht.

## 22.4.2 Pflegemaßnahmen

### Augentropfen verabreichen

Augentropfen werden aus Pipettenfläschchen oder Plastikfläschchen geträufelt. Sie sollten handwarm sein und nach Anbruch der Packung innerhalb von 6 Wochen verbraucht werden. Augentropfen werden folgendermaßen verabreicht:

- Der Patient schaut nach oben und legt seinen Kopf in den Nacken.
- Die Pflegende zieht mithilfe eines Tupfers mit der rechten Hand dicht unterhalb der Lidkante das Unterlid sanft nach unten und lässt, ohne die Wimpern zu berühren, die Tropfen frei in den unteren Bindehautsack fallen (Abb. 22.6a).



### Augensalben verabreichen

Das Einstreichen von Augensalbe geschieht auf entsprechende Weise. Sie kann direkt aus der Tube (5 – 10 mm Salbenstrang) oder mithilfe eines Glasstäbchens in den unteren Bindehautsack eingebracht werden (Abb. 22.6 b).

***Abb. 22.6 Augentropfen bzw. -salbe verabreichen.*** ***a*** *Einstreichen von Augensalbe in den Bindehautsack und* ***b*** *Einträufeln von Augentropfen (Kirschnick 2006).*

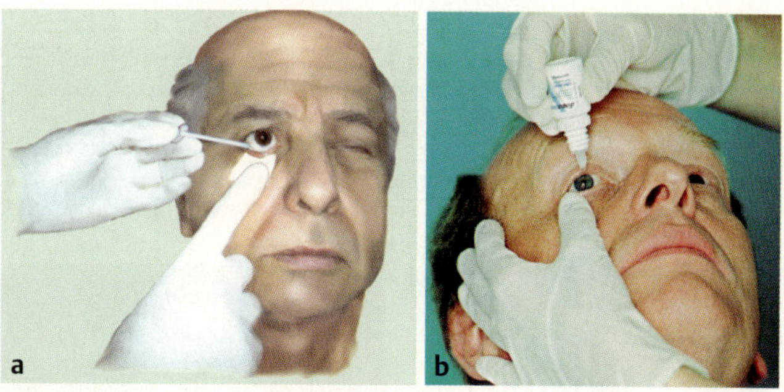

# 22.5 Sehbehinderung und Blindheit

## 22.5.1 Grundlagen

**Definitionen:**

- **eingeschränkte Sehfähigkeit**: Auch durch Behandlung und/oder Korrektur kann der Visus nicht in einem Ausmaß verbessert werden, der ausreicht, um ohne besondere Lichtverhältnisse und/oder Vergrößerung zu lesen.
- **Blindheit**: Auf dem besseren Auge besteht nicht mehr als 2% der normalen Sehschärfe. Hell und dunkel können die Betroffenen noch unterscheiden.
- **Amaurose** (totale Blindheit): Der Betroffene nimmt kein Licht mehr wahr; die Pupillen reagieren nicht mehr auf einen direkten Lichteinfall.

Mit zunehmender Lebenserwartung leiden immer mehr Menschen an altersabhängigen Augenerkrankungen, die zu schweren Sehbehinderungen bis zur Blindheit führen können. Daraus ergeben sich folgende Aufgaben für die Betreuenden.

## 22.5.2 Pflegemaßnahmen

### Selbstständigkeit fördern und erhalten

22

- (Rest-)Sinnesorgane nutzen: Kompensation des Sehverlusts mithilfe der verbliebenen Sinnesorgane, vor allem über Gehör und Tastsinn
- Seherinnerungen aktivieren: „Seherinnerungen“ erlauben das selbstständige Erledigen eingeübter Alltagshandlungen, z.B. Kochen, Hausarbeit usw.
- Neues langsam angehen:
  - Bei räumlichem und personellem Wechsel, z.B. einem Umzug ins Heim kann der Sehbehinderte nicht auf Seherinnerungen zurückgreifen.
  - Er benötigt behutsame Begleitung, um sich alles neu zu erarbeiten.
- Unterstützen statt bevormunden:
  - richtiges Maß an Einfühlungsvermögen und Hilfe zur Selbsthilfe
  - nicht nur **für** den Betroffenen handeln, sondern **mit** ihm

### Bei der Selbstpflege unterstützen

#### Kommunizieren

- den Blinden mit Namen ansprechen, sich selbst mit Namen vorstellen
- über den Grund der Begegnung und die beabsichtigte Handlung informieren
- Lächeln durch eine freundliche Stimme ersetzen

#### Sich bewegen

- jeden Gegenstand immer wieder an seinen alten Platz stellen
- Veränderungen beschreiben und evtl. vom Blinden ertasten lassen
- Grundsätzlich sollten keine Hindernisse im Wege stehen oder liegen.

**Praxistipp:** Im Umgang zwischen Blinden und „Augengesunden“ gehören Sprechen, Erklären, Beschreiben und Bestätigen zu den wichtigsten Tätigkeiten. Alle Erklärungen und Beschreibungen müssen möglichst konkret erfolgen, z.B.: Ihr Rasierapparat liegt auf dem Nachttisch, links neben ihrer Uhr.

**Bewegungshilfen.**
- „fühlbare“ Markierung der ersten und letzten Stufe
- Treppengeländer und Haltegriffe kontrastreich markieren
- plastische, fühlbare Zeichen an der Zimmertür anbringen

**Zimmergestaltung.**
- ausführlich erklären, wo was im Zimmer steht und wie man wo hin gelangt
- besonders aufmerksam begleiten und führen, bis er sich eingewöhnt hat

**Führen.**
- blinde Person am Ellenbogen anfassen oder einhängen lassen
- blinde Person nie vor sich herschieben, um Verunsicherung zu vermeiden
- zum Sitzen eine Hand des Blinden an die Stuhllehne heranführen

### Essen und trinken
- dem Blinden beschreiben, wie das Essen auf seinem Teller angerichtet ist, z.B. durch Vergleich mit der Uhr: „Das Fleisch liegt bei der Zwölf.“
- ggf. Essen mundgerecht vorbereiten
- schwere, dunkle Trinkgläser verwenden und nur halb füllen

## Umgang mit Augenprothesen

- Augenprothese einmal täglich herausnehmen und säubern
- mit lauwarmem Wasser abspülen – nie mit heißem oder kaltem Wasser!
- verschmutzte oder verkrustete Augenprothese in Kochsalzlösung legen
- Keine ätzenden Flüssigkeiten verwenden!
- Immer über einer weichen Unterlage arbeiten – Bruchgefahr!

22

### Augenprothese einsetzen
- Prothese anfeuchten, mit Daumen und Zeigefinger einer Hand fassen
- Patienten nach oben blicken lassen
- das Oberlid mit einem Finger der anderen Hand hochschieben
- Prothese darunterschieben (Abb. 22.7a)
- Unterlid abziehen, damit die Prothese in den Bindehautsack gleiten kann
- kontrollieren, ob die Prothese richtig sitzt (Patient darf nicht schielen)

### Augenprothese herausnehmen
- Patienten nach oben blicken lassen, Unterlid abziehen
- Glasstäbchen unter den unteren Prothesenrand schieben (Abb. 22.7b)
- Prothese herausheben

***Abb. 22.7 Umgang mit Augenprothesen.** **a** Einsetzen und **b** Herausnehmen durch eine Pflegeperson.*

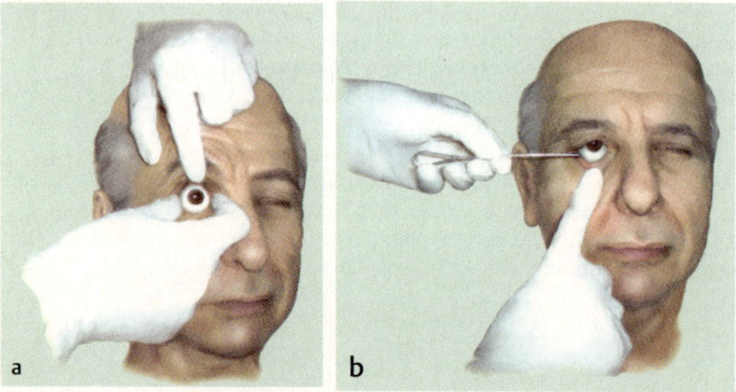

## Umgang mit Kontaktlinsen

Kontaktlinsen verlangen größte Vorsicht, strenge Hygienemaßnahmen und sorgfältige Pflege. Viele beim Tragen auftretende Unverträglichkeiten beruhen auf mangelnder Sauberkeit: Kontaktlinsen verschmutzen, werden rau und scheuern auf der empfindlichen Hornhaut.

### Kontaktlinsen pflegen

- Kontaktlinsen nass oder trocken in speziellen Behältern aufbewahren
- Behälter regelmäßig reinigen und täglich mit frischer Lösung versehen
- Kontaktlinse nur mit vom Hersteller empfohlenen Mitteln reinigen

### Kontaktlinsen einsetzen

- Kontaktlinse auf die angefeuchtete Kuppe des Zeigefingers setzen (Abb. 22.8)
- Augenlider mit Daumen und Zeigefinger der anderen Hand spreizen
- Kontaktlinse leicht auf die Hornhaut des Auges antippen

### Kontaktlinsen herausnehmen

- Der Patient sollte die Augen weit öffnen und einen Punkt gegenüber fixieren.
- Lider spreizen, Sauger auf die Kontaktlinse aufsetzten und anheben
- Sauger nur bei harten Kontaktlinsen anwenden

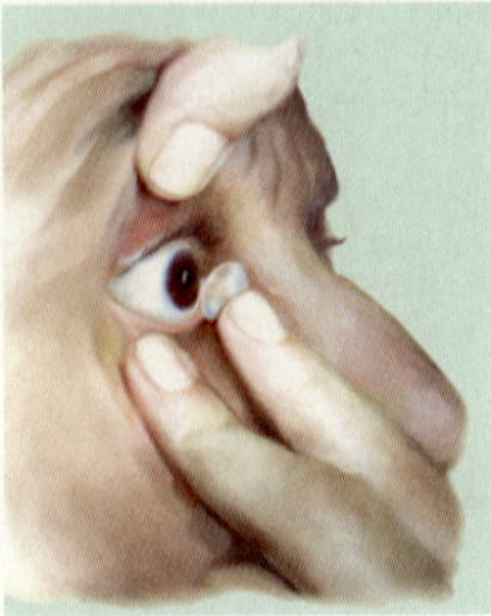

***Abb. 22.8 Umgang mit Kontaktlinsen.*** *Um die Kontaktlinse ins Auge einzusetzen, wird die angefeuchtete Linse auf den Zeige- oder Mittelfinger aufgesetzt (Köther u. Gnamm 2000).*

## Hilfen zur Mediennutzung

- **Hand- oder Standlupen**: beleuchtete oder unbeleuchtete zum Lesen
- **Bifokallupenbrillen oder Prismenfernrohrbrillen**: für Ferndistanzen
- **Hörbuch**: vorgelesene Werke auf Tonträgern, z.B. in Bibliotheken
- **Hörzeitung**: z.B. „Der Spiegel", Ehrenamtliche lesen Lokalzeitung vor
- **Großdruckbuch**: große Schrift und großer Zeilenabstand
- **Lesungen**: Ehrenamtliche lesen z.B. für sehbehinderte Einzelpersonen
- **Datenträger (DVD):** bieten ggf. Hörfilmfassung für Blinde/Sehbehinderte
- **Stereoton/Zweikanalton**: zusätzliche Sprechtexte
- **Audiodeskription**: Ein Sprecher beschreibt Ort und Handlung.
- **Fernsehlesegeräte und Lesecomputer**: Umsetzung von Schrift in Sprache
- **Bildschirmlupe:** z.B. bei Windows Betriebssystemen
- **weitere Hilfsmittel zur Computernutzung**: Schriftgröße und Größe der Icons sowie Schnelligkeit und Größe des Cursors anpassen usw.

# 22.6 Altersschwerhörigkeit

## 22.6.1 Grundlagen

**Definition:** Bei der **Altersschwerhörigkeit** lässt die Aufnahmefähigkeit und Weiterleitung von akustischen Reizen nach. Synonym: Presbyakusis

### Ursachen und Umweltfaktoren

- Desensibilisierung der Sinneszellen im Innenohr (Schnecke)
- allgemein nachlassende Funktionsfähigkeit des ganzen Hörapparates
- Konsequenz von im Laufe des Lebens erworbenen kleinen Hörschäden
- Krankheiten (z. B. Mittelohrentzündungen), Lärm (auch berufsbedingt)
- Stress (evtl. als Ursache eines Hörsturzes), Lärm, Medikamente
- Hypertonie, Stoffwechselstörungen, z. B. Schilddrüsenunterfunktion
- Nierenerkrankungen, zerebrale Durchblutungsstörungen

### Symptome

- Einschränkung des Hörvermögens, zuerst bei hohen Tonlagen
- Schwierigkeiten, Sprache aus Hintergrundgeräuschen herauszufiltern
- Verständnisschwierigkeiten beim Fernsehen durch Hintergrundmusik



## 22.6.2 Pflegemaßnahmen

Der Schwerhörige leidet an Informationseinbußen und Isolation. Da er sich an Gesprächen oft nur noch teilweise beteiligen kann und oft etwas falsch versteht, neigt er zu Misstrauen, verstärkter ängstlicher Selbstbeobachtung und Depression.

### Umgang mit Schwerhörigen

- grundsätzlich über alle Maßnahmen sorgfältig informieren
- Mitteilungen wiederholen, bis ein Verstehen signalisiert wird
- von vorn auf den Schwerhörigen zugehen, um Schrecken zu vermeiden
- nicht lauter, sondern deutlich und langsam sprechen
- sprechen erst dann, wenn der Schwerhörige Blickkontakt aufnimmt
- einfache, klare Sätze formulieren; kleine Gesprächspausen einlegen
- wichtige Informationen schriftlich mitteilen
- ermutigen, sich zu äußern, wenn nicht alles verstanden wurde

### Umgang mit Hörsystemen

- Hörgeräte nicht mit Wasser in Berührung bringen
- größere Wärmestrahlung (durch Heizung, Haartrockner) vermeiden
- harte Stöße vermeiden (nicht fallen lassen)
- von chemischen Lösungsmitteln (in Haarspray oder Parfüm) fernhalten
- rechtzeitig Batterien erneuern
- bei Störungen oder nachlassender Leistung Hörgeräte-Akustiker aufsuchen

**Merke:** Ein modernes, digitales Hörsystem verstärkt die Sprachsignale und unterdrückt Hintergrundgeräusche oder andere störende Signale. Typische Beispiele für Störungen und deren Behebung sind in Tab. 22.3 dargestellt.

## Übersicht verschiedener Hörsysteme

**Luftleitungssysteme.** Hierbei erzeugt ein elektro-akustischer Wandler einen Luftschall, der über das Mittelohr zum Innenohr und zum Hörnerv gelangt. Dazu gehören:

- **Hinter-dem-Ohr-System**: Sitzt direkt hinter dem Ohr und ist mit dem Maßohrstück (Otoplastik) verbunden.
- **Im-Ohr-System**: Findet in der Ohrmuschel Platz. Der akustische Vorzug ist die optimale Lage direkt am Ort der Schallaufnahme, in der Ohrmuschel.
- **Gehörgangs-Hörsystem**: Wird mehr oder weniger komplett im Gehörgang getragen. Die Schallaufnahme befindet sich an einer physiologisch optimalen Stelle.

**Taktile Systeme.** Hier leitet ein elektro-mechanischer Wandler das Signal auf den Knochen (Mastoid) hinter dem Ohr und erzeugt einen Körperschall, der über das Innenohr zum Hörnerv gelangt.

- **Knochenleitungsbrille**: Der elektro-mechanische Wandler drückt in einem Brillenbügel auf den Knochen. Das Signal wird zum Innenohr und anschließend zum Hörnerv weitergeleitet.
- **BAHA**: (bone ancered hearing aid – knochenverankertes Hörsystem) wird mit einer Titanschraube mit Schnapp- oder Klickmechanismus hinter der Ohrmuschel getragen.

*Tab. 22.3 Fehlersuche und Abhilfe bei Hörsystemen.*

| Was ist, wenn ... | Ursachen | Abhilfe |
|---|---|---|
| ... das Hörgerät schweigt | ■ Gerät nicht eingeschaltet<br>■ Batterie verbraucht<br>■ Ohrpassstück verstopft<br>■ Mikrofon ausgeschaltet<br>■ Hörgerät ist beschädigt | ■ Gerät einschalten<br>■ Batterie wechseln<br>■ Ohrpassstück reinigen<br>■ Mikrofon einschalten (Stellung M)<br>■ Hörgeräte-Akustiker aufsuchen |
| ... das Hörgerät zu leise ist | ■ Batterie verbraucht<br>■ Ohrpassstück verstopft<br>■ Änderung des Hörvermögens<br>■ Gehörgang durch Zerumen verstopft | ■ Batterie wechseln<br>■ Ohrpassstück reinigen<br>■ Arzt oder Hörgeräte-Akustiker aufsuchen<br>■ Arzt aufsuchen |
| ... das Hörgerät pfeift | ■ Ohrpassstück nicht richtig eingesetzt<br>■ Ohrpassstück zu klein (z.B. durch Veränderung des Ohres)<br>■ Schlauch zerrissen/hart<br>■ Haken/Winkelstück zerrissen | ■ Ohrpassstück korrekt anbringen<br>■ neues Ohrpassstück anfertigen lassen<br>■ Schlauch wechseln<br>■ Haken/Winkelstück vom Hörgeräte-Akustiker wechseln lassen |
| ... das Tragen unangenehm ist | ■ Ohrpassstück passt nicht richtig | ■ Hörgeräte-Akustiker aufsuchen |
| ... das Hörgerät aussetzt | ■ Schwitzfeuchtigkeit durch Kondenswasser/Schweiß<br>■ technischer Defekt | ■ Trocknungssysteme verwenden, Hörgeräte-Akustiker fragen<br>■ Hörgeräte-Akustiker aufsuchen |

## Hilfen bei der Mediennutzung

- **drahtlose Kopfhörer**: Geräte für PC, Fernsehen, HiFi
- **Hörverstärker**: Geräte für Handys und Fernsehgeräte
- **Spezialtelefone**: Geräte mit Hörverstärkern und optischem Signal
- **Untertitelungen**: z.B. auf Videotextseiten oder DVDs für Hörgeschädigte
- **Gebärdensprache**: Simultanübersetzung, Gebärdenvideos

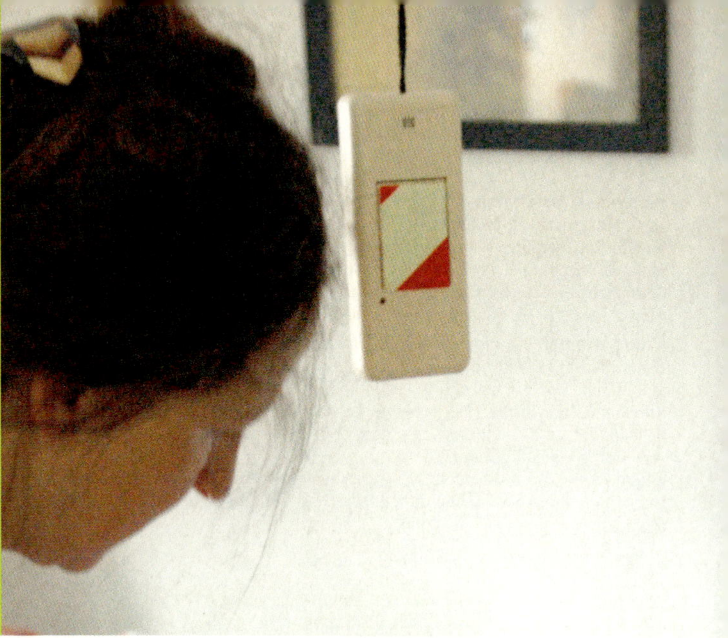

# 23 Pflege multimorbider, schwerstkranker und sterbender Menschen sowie Pflege bei chronischen Schmerzen

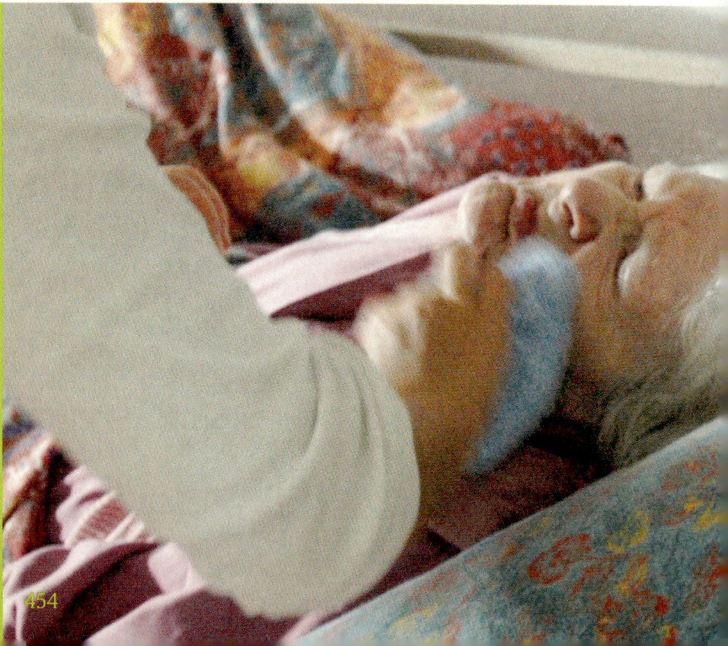

# 23.1 Pflege multimorbider Menschen

**Definition:** Von **Multimorbidität** spricht man, wenn jemand an mehreren Krankheiten gleichzeitig leidet, z.B. ein Diabetiker, der übergewichtig ist und einen erhöhten Blutdruck hat. Menschen im 60. Lebensjahr leiden an 1–3 Krankheiten; die Zahl erhöht sich bis zum 90. Lebensjahr auf 7–9.

## 23.1.1 Arzneimitteltherapie im Alter

- **Multimorbidität**: Alte Menschen nehmen meist mehrere Medikamente ein. Dabei kann es zu Wechselwirkungen zwischen den einzelnen Wirkstoffen kommen.
- **Körperliche Veränderungen**: Sie verändern die Pharmakokinetik (Verhalten eines Medikaments im Körper).
- **Verminderte Compliance**: Oft ist bei älteren Patienten die Mitarbeit bezüglich der medikamentösen Therapie ein Problem.

### Therapie bei Multimorbidität

- Oft nehmen alte Patienten bis zu 10 Medikamente täglich ein.
- Dadurch besteht die Gefahr der Nebenwirkungen und der gegenseitigen Medikamentenbeeinflussungen.
- Die Einnahme zu vieler Medikamente hat einen ungünstigen Einfluss auf Appetit, Verdauung und Allgemeinzustand des Patienten.

**Schwerpunkttherapie.** Hier beschränkt sich die Therapie auf die Behandlung der schwerwiegendsten Erkrankungen, um die Anzahl der Medikamente gering zu halten und Nebenwirkungen möglichst zu vermeiden.

### Einfluss der körperlichen Veränderungen auf die Therapie

1. verlangsamte Verteilung eines Wirkstoffes durch nachlassende Herzleistung
2. Speicherung der Wirkstoffe im Fettgewebe mit verzögerter Freisetzung
3. verminderter Medikamentenabbau in der Leber
4. nachlassende Ausscheidungsfunktion der Nieren

#### Folgen

- erhöhte Gefahr von Nebenwirkungen (Tab. 23.1) durch Wirkstoffanreicherung
- veränderte Resorption mit verminderter Wirkung
- paradoxe Medikamentenwirkung: entgegengesetzte Wirkung eines Medikaments (Schlafmittel z.B. können anregend, Koffein kann dagegen einschläfernd wirken)

***Tab. 23.1*** *Häufige „Altersmedikamente" und ihre Nebenwirkungen.*

| Medikament | typische Nebenwirkungen |
|---|---|
| **Herzglykoside** (z.B. Digimerck, Novodigal) | ▪ gastrointestinale Beschwerden: Übelkeit, Erbrechen<br>▪ ZNS-Störungen: Verwirrtheit, Sehstörungen<br>▪ Herzrhythmusstörungen |
| **Diuretika** (z.B. Lasix, Dytide H) | ▪ Exsikkose (Austrocknung)<br>▪ Kaliummangel<br>▪ Hypotonie (Blutdruckabfall) |
| **Betablocker** (z.B. Concor, Beloc) | ▪ Bradykardie (langsamer Puls)<br>▪ Hypotonie (erniedrigter Blutdruck) |
| **Benzodiazepine** (z.B. Valium) | ▪ erhöhte Schläfrigkeit mit Unsicherheit und Sturzgefahr<br>▪ Schwindel, paradoxe Reaktion (Erregung) |
| **Antidepressiva** (z.B. Saroten) | ▪ Müdigkeit, Verwirrtheit<br>▪ gastrointestinale Beschwerden |

### Compliance

**Definition:** Als **Compliance** (engl.: Einverständnis) wird die allgemeine Mitarbeit des Patienten bei ärztlichen oder pflegerischen Maßnahmen bezeichnet.

Oft neigen ältere Patienten dazu, verordnete Medikamente versehentlich oder absichtlich nicht einzunehmen. Gründe für die mangelnde Compliance können sein:

- **nachlassende Gedächtnisleistung**: Oft müssen mehrere Präparate eingenommen werden. Sich diese zu merken, fällt schwer.
- **Schwierigkeiten bei der Einnahme**: Das Schlucken der teils großen Tabletten ist erschwert oder das Aufbrechen der Packungen problematisch.
- **Körperliches Unwohlsein**: Dieses oder generelle Schwäche gefährden die regelmäßige Medikamenteneinnahme.

Förderung der Compliance

- Beratung über Art, Notwendigkeit und Einnahme der Medikamente
- gemeinsame Erstellung und Besprechung eines Medikamentenplans
- Arzneimittelform ggf. in Rücksprache mit dem Arzt ändern (z. B. Tropfen statt Tabletten)

## 23.2 Unterstützung schwerstkranker und sterbender Menschen



**Definition: Sterbende** sind Personen, bei denen die Krankheit oder die Folgen der traumatischen Schädigung irreversibel sind und trotz Behandlung in absehbar kurzer Zeit zum Tod führen werden.

### 23.2.1 Sterbende pflegerisch unterstützen

#### Pflege und Berührung

- Ein Sterbender hat oft Atemnot oder leidet an einer zehrenden Krankheit.
- Schwerkranke und Sterbende erleben unsere Gegenwart besonders intensiv und tröstend, wenn sie uns und unsere Hände spüren können.

#### Schmerzen

- Schmerzen rauben dem Kranken die Kräfte beim Abschied nehmen. Der Kranke sollte daher so wenig wie möglich unter Schmerzen leiden müssen.
- In Absprache mit dem Arzt sind schmerzstillende Medikamente so zu dosieren, dass Schmerzen so weit wie möglich ausgeschaltet werden.
- Der Kranke erhält die Medikation regelmäßig und muss nicht darum bitten.

#### Körperpflege

- behutsam durchführen (Kann anstrengen und Schmerzen verursachen!)
- bei Körpergeruch erleichternde Teilwäsche durchführen

#### Schwäche und Immobilität

- prophylaktische Maßnahmen schonend durchführen
- den Sterbenden den Zeitpunkt für Lagern und Betten bestimmen lassen

- Maßnahmen von der Zumutbarkeit für den Sterbenden abhängig machen
- Lagewechsel grundsätzlich mit zwei Pflegenden durchführen
- Wünsche und Bedürfnisse des Kranken beachten, Oberkörper erhöht lagern

**Merke:** Die wesentlichsten Bedürfnisse Sterbender sind:
- schmerzfrei sein, gut liegen, sich sauber fühlen, keinen Durst haben
- ein Mensch an ihrer Seite, der einfach da ist und sie berührt

#### Erhöhtes Kälteempfinden

- kalte Extremitäten durch reduzierte Kreislauffunktionen
- Beine und Füße mithilfe einer Wärmflasche und/oder Socken warm halten

#### Appetitlosigkeit

- Schwerkranken kein Essen aufnötigen
- Sterbenden, die essen möchten, Wunschkost ermöglichen
- Lieblingsspeisen in mundgerechten Portionen und kleine Desserts anbieten

#### Mundtrockenheit

- Lieblingsgetränke anbieten oder mit einem Teelöffel geben (evtl. gekühlt)
- leicht säuerliche Getränke zur Anregung der Speichelsekretion anbieten, z.B. Früchtetee, Sekt, Mineralwasser, evtl. mit Zitronensaft
- kleine Stücke von frischen Früchten abbeißen oder lutschen lassen
- einen in Flüssigkeit getränkten Pflaumentupfer zum Aussaugen reichen
- Getränk in einer Babyflasche anreichen, Mund häufig ausspülen lassen
- zerstoßenes Eis in feuchte Gaze wickeln und in den Mund legen
- mit einer Pipette tropfenweise Flüssigkeit auf die Zunge träufeln
- Zunge, Gaumen und Wangentaschen mit feuchtem Tupfer auswischen
- Lippen sowie Nasenschleimhaut pflegen

#### Erschwerte Atmung

- Atemnot durch atemerleichternde Oberkörper-Hochlagerung lindern
- bei schwindender Kraft zum Abhusten ggf. Schleim absaugen (S. 233)

#### Obstipation

- auf Darmentleerung alle 2–3 Tage achten (außer bei unmittelbar Sterbenden)
- Kranken, die Opiate bekommen, ein orales Abführmittel verabreichen
- ggf. abführende rektale Maßnahmen auf ärztliche Anordnung durchführen

#### Geruchsempfindlichkeit

- Manche Kranken reagieren sensibel auf Gerüche von Speisen, Parfüm, Zigaretten, Schweiß, teilweise sogar mit Übelkeit und Erbrechen.
- ätherische Ölen und Duftlampen nur auf Wunsch des Kranken anwenden

### 23.2.2 Kontakte mit Sterbenden gestalten

- Sterbende brauchen das Gespräch; Begleiter haben hier oft große Ängste.
- Es ist weniger wichtig, was wir sagen, jetzt zählt vor allem, wer wir sind.
- Sterbende hören sehr gut, auch wenn sie vorher schwerhörig waren.
- Über die Art, wie wir sie berühren, spüren Sterbende, was wir ihnen sagen wollen. Sie spüren unsere echte Zuneigung oder unsere Ablehnung.
- Die Geste des Handhaltens ist eine wichtige Hilfe zum Kommunizieren.
- Für den Sterbenden ist nichts so wichtig, wie offen über seinen Tod zu reden.

**Merke:** Die Art, wie wir zuhören, zeigt dem Sterbenden an, ob er über alles, was ihn quält und ängstigt, reden kann.

### 23.2.3 Umfeld des Sterbenden gestalten

- Der sterbende alte Mensch soll in dem ihm vertrauten Zimmer bleiben können. Nach Absprache kann evtl. der Mitbewohner vorübergehend verlegt werden.
- Die Dinge, die dem Kranken wichtig sind, werden so in seine Nähe gestellt, dass er sie ohne Anstrengung sehen oder nach ihnen greifen kann.
- Das Zimmer sollte hell und geräumig sowie sauber und aufgeräumt sein.
- Es gibt bequeme Sitzgelegenheiten für Angehörige und Begleitpersonen.
- Für manche Sterbenden ist ein religiöses Symbol oder ein vertrautes Bild in Sichtweite eine Hilfe.
- Frische Blumen und Kerzen vermitteln eine Atmosphäre der Geborgenheit und geben das Gefühl der Wertschätzung und Aufmerksamkeit.
- Frische Luft ist sehr wichtig, Zugluft ist zu vermeiden.

**Merke:** Der Sterbende braucht vor allem menschliche Wärme und Zuwendung, aber auch einen Ort, der Ruhe und Geborgenheit vermittelt. Er soll erleben können, dass er im Mittelpunkt der Aufmerksamkeit steht – das beruhigt und tröstet.

#### Störende und belastende Einflüsse



- grelles und blendendes Licht ebenso wie absolute Dunkelheit
- lautes oder flüsterndes Sprechen (Der Hörsinn schwindet zuletzt!)
- Gespräche über den Sterbenden unter der Annahme, dass dieser nichts hört
- Angehörige, die unbeherrscht weinen oder schreien
- Besucher, die nur aus Neugierde kommen oder den Sterbenden belasten

### 23.2.4 Angehörige begleiten

- Sterbenden und seinen Angehörigen das gemeinsame Erleben des Sterbens als Prozess ermöglichen, z.B. durch Ermunterung zum Dableiben
- Angehörige nicht sich selbst überlassen, ihnen ein Gespräch anbieten
- in der häuslichen Umgebung bei der fachgerechten Pflege helfen
- Angehörige bei der Bewältigung der psychischen Probleme unterstützen

## 23.3 Schmerzsyndrom

### 23.3.1 Grundlagen

**Definition:** Mit dem Oberbegriff **Schmerzsyndrom** fasst man Erkrankungen zusammen, die mit chronischen – mehr als sechs Monate andauernden – dauerhaften und/oder intermittierenden (immer wiederkehrenden) Schmerzen einhergehen.

## Ursachen

- Akute Schmerzen entstehen durch
  - eine plötzliche Schädigung des Körpers (z. B. Unterarmbruch) oder
  - eine Störung der körperlichen Funktion (Gallenkolik bei Cholelithiasis).
- Akute Schmerzen sollen
  - als Warnsignal dienen, eine Fehlfunktion oder Schädigung signalisieren,
  - den Körper vor weiterer Beeinträchtigung schützen.
- Chronische Schmerzen
  - sind kein natürlicher Zustand des Körpers, erfüllen keine Funktion mehr,
  - haben vielfältige Ursachen.

### Nozizeptorenschmerz

- Nozizeptoren
  - sind spezielle Nervenzellen und für die Schmerzwahrnehmung verantwortlich,
  - werden bei einer Entzündung, Verletzung oder bei Druck lokal erregt und leiten die Reize zum Gehirn weiter, wo die Schmerzempfindung ausgelöst wird.
- Nozizeptorenschmerz tritt auf bei
  - chronisch entzündlichen Erkrankungen wie chronischer Polyarthritis, Appendizitis, Pankreatitis, Zahnschmerzen, Wundschmerzen,
  - übermäßiger Kontraktion von glatter Muskulatur der inneren Organe,
  - mechanischer Irritation, z. B. bei Cholelithiasis.

### Neuropathischer Schmerz

- Synonym: Nervenschmerz, Neuralgie
- tritt auf, wenn periphere Nerven oder zentralnervöse Strukturen geschädigt oder durchtrennt wurden, z. B. bei
  - Trigeminusneuralgie, Schmerzen nach Herpes zoster,
  - Engpasssyndrom (z. B. Bandscheibenvorfall),
  - Polyneuropathie und nach Rückenmarksverletzungen.
- Sonderformen sind
  - Phantomschmerzen nach einer Amputation,
  - Sudeck-Syndrom nach Knochenbrüchen sowie einer Handoperation.

### Myofaszielle Schmerzsyndrome

- regionale Schmerzsyndrome im Bereich einzelner Muskeln oder Muskelgruppen (myo = Muskel; fascia = kollagenbindegewebige Muskelhülle)
- ausgelöst durch Berührung bestimmter Muskelregionen (Triggerpunkte)
- häufig Ursache von Gesichts- und Rückenschmerzen

### Psychogener Schmerz

- Dabei liegt keine organische Ursache vor, sondern eine
- körperliche Ausdrucksform unbewältigter psychischer oder psychosozialer Probleme, z. B. Migräne nach psychischer Belastung.

## Symptome

### Nozizeptorenschmerz

- Dieser Schmerz kann sich verschieden äußern:
  - gut lokalisierbarer Oberflächenschmerz mit „hellem" Charakter, z. B. bei einer Schnittwunde
  - schlecht lokalisierbar und von vegetativen Begleitsymptomen wie Verdauungs- und Atmungsstörungen oder Schwitzen begleiteter Schmerz bei Schmerzen der inneren Organe (Tiefenschmerz)
- Der Schmerz der inneren Organe wird oft auf Hautareale übertragen.

### Neuropathischer Schmerz

- Im betroffenen Gebiet kommt es – entweder gleich nach der Verletzung oder auch mehrere Wochen bis zu Monaten später – zu
  - brennenden, elektrisierenden, einschießenden, intervallartigen Schmerzen,
  - Wassereinlagerung im Gewebe, Schwitzen, Bewegungseinschränkung,
  - Hautveränderung (Hautfarbe, trockene Haut).
- Zusätzlich kann man im betroffenen Gebiet durch normalerweise nicht schmerzhafte Reize Schmerz auslösen (Allodynie) wie
  - abnorme unangenehme Empfindungen (Dysästhesien),
  - Überempfindlichkeit (Hyperästhesie),
  - Phantomschmerz (schmerzhafte Empfindung im amputierten Körperteil).

### Myofaszielles Schmerzsyndrom

- Schmerzen entstehen entweder spontan oder bei Druck auf einen Auslösepunkt (Triggerpunkt) eines verhärteten Muskels, und zwar häufig
  - am Schulter- und Beckengürtel, in der Nacken- und Kaumuskulatur.

### Psychogene Schmerzen

- Sie sind anatomisch-physiologisch nicht einzuordnen.
- Der Schmerzcharakter ist nicht klar zu definieren und ändert sich nicht durch Maßnahmen wie Ruhe, Belastung oder Analgetika.
- Weitere Kennzeichen sind:
  - sehr demonstratives Schmerzverhalten der Patienten
  - atypische Medikamentenreaktionen bei medikamentöser Therapie
  - schwere psychosoziale Konfliktsituationen zu Beginn der Beschwerden



## Diagnostik

- Bestimmung des Schmerzcharakters, z. B. dumpf, brennend, ziehend usw.
- Lokalisation (betroffene Region und Ausstrahlung des Schmerzes; zeitlicher Ablauf) und Beginn des Schmerzes sowie seine Häufigkeit und Dauer erfragen, z. B. Attackenschmerz oder Dauerschmerz, Zunahme oder Abnahme des Schmerzes im zeitlichen Verlauf, beeinflussbarer oder genereller Schmerz.
- Beurteilung der Schmerzstärke anhand visueller Analogskalen
- Befragung nach Beeinträchtigung im Alltag und psychosozialen Faktoren
- körperliche, neurologische und orthopädische Untersuchung
- Laboruntersuchung, Röntgen, CT, MRT, EEG und EMG

## Therapie

- Die Therapie richtet sich nach der Schmerzform.
- Bei allen Formen helfen ggf. Psychotherapie mit Verhaltenstherapie und Biofeedback.

### Nozizeptorenschmerz

Die Therapie orientiert sich an dem WHO-Stufenschema (Abb. 23.1). Dabei werden folgende Medikamente unterschiedlich kombiniert:

- **Nichtopioidanalgetika** (z. B. Paracetamol, Diclofenac, Ibuprofen, Metamizol)
- **Opioidanalgetika** (z. B. Tramadol, Tilidin, Piritramid, Pethidin, Morphin)
- **Adjuvanzien** (z. B. Antidepressiva, Antikonvulsiva)

### Neuropathische Schmerzen

- abhängig von Ursache und Schmerzsymptomatik z. B.:
  - Antikonvulsiva bei einschießenden Schmerzen
  - Antidepressiva bei brennenden Schmerzen
  - bei Erfolglosigkeit nach WHO-Stufenschema

***Abb. 23.1. WHO-Dreistufenplan zur Schmerztherapie.*** *Reicht die niedrigere Therapiestufe nicht aus, soll jeweils ein Wechsel zu Medikamenten der nächsthöheren Stufe erfolgen.*

| Schmerzstärke | Schmerzmittel | Wirkstoffbeispiel |
|---|---|---|
| Stufe I (mäßige Schmerzen) | peripher wirkende Analgetika | Paracetamol (z.B. Benuron), Acetylsalicylsäure (z.B. Aspirin) Diclofenac (z.B. Voltaren) |
| Stufe II (starke Schmerzen) | schwaches zentral wirkendes Schmerzmittel (Opioid) + peripher wirkende Analgetika | Tramadol (z.B. Tramal), Tilidin (z.B. Valoron®) + Medikamente der Stufe I |
| Stufe III (stärkste Schmerzen) | starkes Opioid + peripher wirkende Analgetika | Morphin (z.B. MST), Fentanyl (z.B. Durogesic) + Medikamente der Stufe I |

- Einspritzen von Lokalanästhetika (z.B. Lidocain) in die Nähe des Nervs
- transkutane elektrische Nervenstimulation (TENS)
- Vorbeugung von Phantomschmerzen: Amputation unter Lokalanästhesie

#### Myofaszielles Schmerzsyndrom

- Physiotherapie, um die Muskelgruppen zu stärken und zu entlasten.
- Medikamente haben sich als nicht hilfreich erwiesen.

#### Psychogene Schmerzen

- körperbezogene Therapieformen wie Biofeedback, Verhaltenstherapie, Stressbewältigung, Entspannungsübungen oder autogenes Training
- ggf. eine Umstellung der Lebensgewohnheiten wie veränderte Ernährung oder Wechsel des Arbeitsplatzes

### Prognose

- Wird frühzeitig und adäquat behandelt, verbessert sich die Prognose.
- Von der Art des Syndroms hängt ab, ob es geheilt werden kann oder nicht:
  - Bei Nozizeptorenschmerz ist eine Linderung bis hin zu vollkommener Schmerzfreiheit relativ wahrscheinlich.
  - Bei neuropathischem Schmerz nach einer zentralnervösen Schädigung (z.B. Querschnittlähmung oder Hirninfarkt) recht unwahrscheinlich.

## 23.3.2 Pflegemaßnahmen

Viele alte Menschen sehen Schmerzen als „logische" Folge des Alterns an und gewöhnen sich besonders bei langsamer Zunahme der Schmerzintensität an die Einschränkung ihrer Lebensqualität.

> **Merke:** Schmerzen werden von älteren Menschen genauso intensiv wahrgenommen wie von jüngeren. Lediglich die Fähigkeit, den Schmerzcharakter zu erkennen, ist (vermutlich) vermindert.

### Schmerzen systematisch einschätzen

#### Schmerzanamnese erheben

- **Lokalisation des Schmerzes:**
  - genaue Ortsangabe, z.B. an einer Narbe, diffus, z.B. im Bauchraum
  - ausstrahlend z.B. zum Ohr bei Zahnschmerzen
- **Art des Schmerzes:**
  - stechend, z.B. bei Pleurareizung
  - brennend, z.B. bei Durchblutungsstörungen in den Füßen

  - ziehend, z.B. bei Rückenschmerzen, klopfend, z.B. bei Kopfschmerzen
  - bohrend, z.B. bei einem Tumor, krampfartig, z.B. bei Koliken
- **Zeitpunkt und Auslöser des Schmerzes:**
  - witterungsabhängig, z.B. bei Rheuma
  - nach dem Essen, z.B. bei einem Magengeschwür
  - nach Anstrengung, z.B. bei Herzerkrankungen
- **Dauer des Schmerzes:**
  - konstant, z.B. bei Tumoren, mit Unterbrechungen, z.B. bei Koliken
- **Stärke des Schmerzes**:
  - anhand spezieller Assessmentinstrumente (s. Abb. 23.2)
  - sonst sorgfältige Beobachtung des alten Menschen
- **Begleitsymptome:**
  - Übelkeit, Schwellung
- **bisherige Therapie:**
  - Erfolg, Nebenwirkungen, Akzeptanz durch den Betroffenen
- **psychosoziale Anamnese:**
  - aktuelle Belastungen, z.B. Neueinzug ins Heim, Tod des Partners
  - Einstellung zu Krankheit und den Schmerzen
  - Verhalten und Reaktionen der Angehörigen

## Beobachtung des Schmerzkranken

Während des Anamnesegesprächs oder auch während anderer pflegerischer Tätigkeiten können Schmerzen gut beobachtet werden. Nicht der Schmerz selbst, jedoch einige ihm verbundene Erscheinungen sind der Beobachtung zugänglich:



- Mimik: z.B. verzerrtes Gesicht, Gestik: z.B. fahrig, Haltung, z.B. gekrümmt
- sichtbare vegetative Reaktionen auf Schmerz, z.B. Schweiß, Blässe
- bei chronischen Schmerzen: Depressivität, Erschöpfung, Gereiztheit
- vermehrte Müdigkeit, verminderte Lebhaftigkeit, aggressives Verhalten
- traurige Stimme, verminderte Gesprächsbereitschaft, Rückzug

## Assessmentinstrumente anwenden

Hierbei schätzt der Betroffene selbst die Art und Intensität der Schmerzen mittels Schmerzskalen zur Selbstauskunft (Abb. 23.2) ein. Die Skalen sind abhängig von Stärke und Veränderung der Schmerzen zu überprüfen, sodass immer eine aktuelle Schmerzeinschätzung vorliegt.

**Begriffsskala/verbale Ratingskala (VRS).** Hier handelt es sich um eine vier- oder fünfstufige Ordinalskala, die in die Stufen kein Schmerz, leichter Schmerz, mittelstarker bis mäßiger Schmerz, starker Schmerz und bei der fünfstufigen Skala ggf. maximal vorstellbarer Schmerz eingeteilt ist.

**Visuelle Analogskala (VAS).** Diese ist eine Skala in Linienform oder ein Lineal mit Schieber, deren Enden „kein Schmerz" und „stärkster vorstellbarer Schmerz" repräsentieren. Die Strecken zwischen den Enden markieren die Schmerzintensität.

***Abb. 23.2 Schmerzskalen zur Selbstauskunft.** **a** numerische Analogskala (NAS), **b** visuelle Analogskala (VAS), **c** Gesichter-Rating-Skala (nach Wong/Baker).*

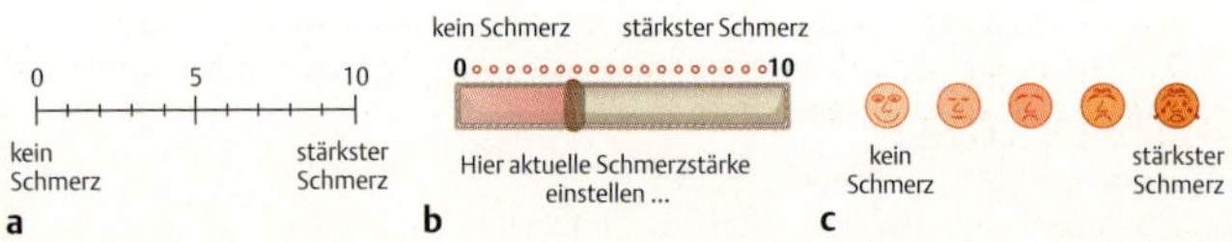

**Gesichter-Rating-Skala (Wong Baker Skala).** Die Gesichter-Rating-Skala (oder Smiley-Skala) ist eine ursprünglich für Kinder entwickelte, meist sechsstufige Skala, deren linkes Ende mit einem fröhlichen Gesicht beginnt und deren rechtes Ende mit einem weinenden Gesicht endet.

**Present Pain Intensity Subscale (PPI).** Die PPI stellt eine Kombination einer visuellen und einer verbalen Skala dar und besteht aus sechs Wörtern. Die einzuschätzende Person wird aufgefordert, ihre Schmerzen mit den Begriffen „keinen Stress, wenig Stress bzw. negativen Stress (Distress) auslösend, fürchterlich und quälend" zu beschreiben.

## Schmerztagebuch anwenden

- Der Schmerzpatient schätzt mehrmals täglich seine Schmerzen anhand einer Schmerzskala ein.
- Der Betroffene erfasst, was er gerade tut (z.B. gehe spazieren).
- So entsteht ein Zusammenhang zwischen Alltagssituationen und Schmerz.
- Selbstbeobachtung und bewusstere Wahrnehmung werden gefördert.
- Ebenso wird die Wirksamkeit der medikamentösen Therapie überprüft.

## Schmerzen bei demenziell Erkrankten einschätzen

- Demenziell erkrankte Bewohner in Altenhilfeeinrichtungen kommunizieren oft nonverbal und sind nicht in der Lage, ihre Bedürfnisse auszudrücken.
- Sie erhalten im Vergleich mit anderen Patienten am wenigsten Schmerzmittel und sind damit wahrscheinlich unterversorgt.
- Hauptursache hierfür ist das mit fortschreitender Erkrankung zunehmende Unvermögen, zuverlässig Auskunft über die empfundenen Schmerzen zu geben.
- Häufig werden Schmerzindikatoren als Sekundärsymptome einer demenziellen Erkrankung verkannt, z.B. Angst, Scham, Unsicherheit, Aggressivität, Wut, Unruhe, überschießende Bewegungen, aber auch Rückzug, Depression, Antriebsarmut oder Apathie.

**Merke:** Bei der Schmerzeinschätzung demenziell Erkrankter unterscheidet man:

- Selbstauskunft von kommunikativen demenziell erkrankten Menschen
- Fremdeinschätzung bei nonverbalen demenziell erkrankten Menschen

### Selbstauskunft

- Auch Menschen mit schweren bis mittelschweren demenziellen Erkrankungen sind häufig noch zur Selbstauskunft in der Lage.
- Eine Selbstauskunft ist einer Fremdeinschätzung immer vorzuziehen.
- Skalen zur Selbstauskunft messen die Dimension Intensität und das Vorhandensein (die Präsenz) des Schmerzes. Sie werden daher als eindimensionale Skalen bezeichnet.

**Auswahl einer Skala.**

- In Studien erzielten die Gesichter-Rating-Skala und die Present Pain Intensity Scale (PPI) gute Ergebnisse.
- Bei der Auswahl der Instrumente zur Selbsteinschätzung sollten die Vorlieben der Betroffenen berücksichtigt und immer dieselbe Skala verwendet werden.
- Demenziell erkrankte Menschen brauchen Zeit, um die Fragen zu verstehen und angemessen zu reagieren.

**Häufigkeit.**

- Jeder demenziell erkrankte Mensch, dessen körperlicher Zustand Schmerzen verursachen könnte, sollte mindestens einmal pro Schicht zu seinen Schmerzen befragt werden.

### Fremdeinschätzung

**Merke:** Demenziell erkrankte Menschen sind aufgrund des fortschreitenden Krankheitsverlaufs meist irgendwann nicht mehr zur Selbstauskunft fähig und auf eine Fremdeinschätzung angewiesen, damit ihre Schmerzen nicht unerkannt und damit unbehandelt bleiben. Hierbei werden unterschieden:

- wahrnehmbare Schmerzindikatoren (Mimik, Verhalten usw.)
- Assessmentinstrumente zur Fremdeinschätzung

**Wahrnehmbare Schmerzindikatoren.**

- **lautsprachliche Indikatoren:**
  - verbal: unspezifische Äußerungen, um Hilfe (bei Bewegung) bitten, nach Schmerzmitteln fragen, fluchen, verbale Ausbrüche, abgehackte Sprache usw.
  - vokal: stöhnen, weinen, schreien, brummen, seufzen, jammern, winseln, geräuschvolles Atmen usw.
- **mimische Indikatoren:**
  - Grimassen schneiden, Gesicht verziehen, Augenzwinkern, Zähne zusammenbeißen, ängstlicher Gesichtsausdruck, zusammengekniffene und/oder geschlossene Augen oder Lippen, trauriger Ausdruck, Zuckungen im Gesicht, in Falten geworfene Stirn, vertikale Falte zwischen den Brauen usw.
- **Verhaltensindikatoren:**
  - verhaltensbedingte Indikatoren: körperlich unruhig, agitiert, zappelig, ängstlich und/oder ärgerlich, vor Berührung zurückschrecken, bestimmte Körperteile reiben, sich festhalten, aufgeregt sein, sich kratzen, Schonhaltung, angespannte Körperhaltung, nesteln usw.
  - Indikatoren durch Verhaltens- oder Stimmungsänderung: Bewegung verändert, eingeschränkt; Schlafrhythmus verändert, erhöhte Verwirrtheit, Appetitlosigkeit, Nahrungsverweigerung, verstummen, sich sozial zurückziehen, Aggressivität, Reizbarkeit, veränderter Gang und oder humpeln, Angst, Aufmerksamkeit, Depression, erschwertes Aufstehen, sich langsamer bewegen, klagen, jammern bei Lagerung, Bewegung ablehnen usw.
- **physiologische Indikatoren**:
  - erhöhter Muskeltonus, Atmung verändert (z.B. kurzatmig), Haut- und/oder Gesichtsfarbe verändert, Schwellungen (Gelenke, Knöchel), Vitalzeichen verändert, verkürztes Bein, Steifheit des gesamten Körpers, schwitzen, erbrechen, zittern usw. (Metzing 2005)

**Instrumente zur Fremdeinschätzung.**

- Diese können heute als noch nicht ausreichend valide (gültig) und reliabel (zuverlässig) bewertet werden.
- Die BESD weist eine (im Vergleich zu anderen Instrumenten) gute Gesamtbewertung, Anwendbarkeit und Praxistauglichkeit auf (Abb. 23.3).

***Abb. 23.3 Instrument zur Fremdeinschätzung.*** *Beurteilung von Schmerzen bei Demenz (BESD) (Warden et al. 2003 übersetzt von Basler et al. 2006).*

| | 0 | 1 | 2 | Score |
|---|---|---|---|---|
| **Atmung (unabhängig von Lautäußerung)** | ☐ normal | ☐ gelegentlich angestrengtes Atmen<br>☐ kurze Phase von Hyperventilation | ☐ lautstark angestrengtes Atmen<br>☐ lange Phasen von Hyperventilation Cheyne-Stokes-Atmung | |
| **negative Lautäußerung** | ☐ keine | ☐ gelegentlich stöhnen oder ächzen<br>☐ sich leise negativ oder missbilligend äußern | ☐ wiederholt beunruhigt rufen<br>☐ laut stöhnen oder ächzen<br>☐ weinen | |
| **Gesichtsausdruck** | ☐ lächelnd<br>☐ nichtssagend | ☐ traurig<br>☐ ängstlich<br>☐ sorgenvoller Blick | ☐ grimassieren | |
| **Körpersprache** | ☐ entspannt | ☐ angespannt<br>☐ nervös hin und her gehen<br>☐ nesteln | ☐ starr<br>☐ geballte Fäuste<br>☐ angezogene Knie<br>☐ sich entziehen oder wegstoßen<br>☐ schlagen | |
| **Trost** | ☐ trösten nicht notwendig | ☐ ablenken oder beruhigen durch Stimme oder Berührung möglich | ☐ trösten, ablenken oder beruhigen nicht möglich | |
| | | | Total | |

## Medikamentöse Schmerztherapie unterstützen

Eine Schmerztherapie orientiert sich an dem von der WHO (Weltgesundheitsorganisation) festgelegten Stufenplan zur Schmerztherapie (s. Abb. 23.1).

- **peripher wirkende Analgetika**: Sie verhindern die Prostaglandinbildung und werden bei leichten Schmerzen eingesetzt.
- **zentral wirkende Analgetika**: Sie beeinflussen die Schmerzzentren im Gehirn und werden bei starken Schmerzen, besonders bei Tumorschmerzen, eingesetzt.
- **Begleitmedikation**. Besonders bei starken Tumorschmerzen ist z. B. Kortison ein häufig verabreichtes Begleitmedikament.



### Peripher wirkende Analgetika

Diese sind sowohl schmerzlindernd als auch entzündungshemmend und fiebersenkend wirksam (Tab. 23.2). In der richtigen Dosierung sind sie bei mäßigen bis mittelstarken Schmerzen ausreichend. Bei starken Schmerzen werden sie häufig mit zentral wirkenden Analgetika kombiniert, um deren Wirksamkeit zu erhöhen.

***Tab. 23.2*** *Peripher wirkende Analgetika.*

| Wirkstoff/Präparatbeispiel | Anwendung | Nebenwirkungen | zu beachten |
|---|---|---|---|
| Azetylsalizylsäure<br>Aspirin | Gelenk-, Knochen-, Muskel-, Zahn- und Kopfschmerzen<br>Blutverdünnung (z. B. als Dauertherapie nach Herzinfarkt) | Beschwerden im Magen-Darm-Trakt | nicht anwenden bei bekanntem Magenleiden oder bei Asthma bronchiale (kann Asthmaanfall auslösen)<br>es gibt besser magenverträgliche Darreichungsformen, z. B. Aspirin protect |

*Tab. 23.2* (Fortsetzung)

| Wirkstoff/Präparatbeispiel | Anwendung | Nebenwirkungen | zu beachten |
|---|---|---|---|
| Paracetamol<br>Benuron | Fieber<br>Tumorschmerzen<br>Kopf- und Zahnschmerzen | besser verträglich als Aspirin<br>bei längerfristiger hochdosierter Einnahme (> 8 g/Tag) Gefahr von Leber- und Nierenschäden | Vorsicht bei Leber- und Nierenschäden<br>Mittel der ersten Wahl bei Fieber oder grippalen Beschwerden! |
| Ibuprofen<br>Dolgit,<br>Dolormin | Fieber<br>Kopf-, Zahn- und Gelenkschmerzen | Beschwerden im Magen-Darm-Trakt | Magenbeschwerden, aber meist geringer als bei Azetylsalizylsäure |
| Metamizol<br>Novalgin | mittelstarke Schmerzen nach Verletzungen und Operationen<br>Tumorschmerzen<br>Koliken<br>hohes Fieber, wenn andere Maßnahmen nicht wirken | kaum Nebenwirkungen im Magen-Darm-Trakt<br>selten Blutbildveränderungen, Hypotonie oder allergischer Schock | bei längerer Anwendung sind regelmäßige Blutbildkontrollen notwendig |
| Diclofenac<br>Voltaren | besonders bei rheumatischen Beschwerden und Gelenkschmerzen | Beschwerden im Magen-Darm-Trakt | nicht anwenden bei bekanntem Magenleiden |
| Coxibe<br>Arcoxia | wie Diclofenac, aber weniger magenschädlich | Herz-Kreislauf-Beschwerden | sehr zurückhaltend verwenden!<br>einige Präparate dieser Wirkstoffgruppe (z.B. Vioxx) wurden vom Markt genommen! |

23

## Zentral wirkende Analgetika

Eines der wirksamsten Schmerzmittel ist Morphin, die übrigen zentral wirkenden Analgetika sind abgewandelte Formen des Morphins, man nennt sie auch Opioide. Diese können als Tabletten gegeben werden. Eingesetzt werden sie nur bei stärksten Schmerzen, zumeist im Rahmen einer Krebserkrankung. Einige dieser Substanzen unterliegen dem Betäubungsmittelgesetz. Beispiele für Opioide sind:

- **schwach wirksame Opioide**: Tramadol (z.B. Tramal) und Tilidin (z.B. Valoron)
- **stark wirksame Opioide**: Morphin (z.B. MST) und Fentanyl (z.B. Durogesic-Pflaster, ein Wirkstoff, der 70-mal stärker wirksam ist als Morphin!)

**Merke:** Viele Patienten haben Angst, sie könnten abhängig werden, und lehnen deshalb eine Therapie mit Opioiden ab. Werden die Medikamente aber nach einem festen Zeitschema eingenommen, entwickeln sich keine Entzugssymptome, da der Wirkstoffspiegel im Blut konstant bleibt.

**Schmerzpflaster.** Diese eignen sich besonders für alte Menschen, denen die Einhaltung eines genauen Zeitschemas zur Tabletteneinnahme schwer fällt. Diese Pflaster verbleiben für 2–3 Tage auf der Haut. Der Wirkstoff wird über diesen Zeitraum gleichmäßig ins Gewebe abgegeben.

**Schmerzkatheter.** Hierbei lässt man die Schmerzmittel über einen Katheter kontinuierlich als subkutane Infusion in die Haut laufen. Diese Katheter sind mit Medikamentenpumpen versehen, welche in regelmäßigen Abständen eine gewisse Menge Opioid abgeben.

**Merke:** Beim Wechsel des Pflasters sollte das neue Pflaster auf eine andere Hautstelle und nicht auf Hornhaut oder Narben geklebt werden.

### Unterstützende Maßnahmen

- Schmerzempfinden genau beobachten und Verlauf dokumentieren
- verordnete Schmerzmedikation verabreichen
- Eintreten der erhofften Wirkung sowie Nebenwirkungen beobachten
- Maßnahmen zur Vorbeugung oder Behandlung der Nebenwirkungen einleiten
- dem behandelnden Arzt genau Bericht erstatten, um die Schmerztherapie auf die Bedürfnisse des Bewohners wirksam abzustimmen

***Tab. 23.3*** *Nebenwirkungen zentral wirkender Analgetika.*

| Nebenwirkung/Ursache | Verlauf | Therapie |
|---|---|---|
| Obstipation durch erhöhten Muskeltonus im Magen-Darm-Trakt | kann im Therapieverlauf zunehmen | Obstipationsprophylaxe dringend nötig (Diät, Mobilisierung, Flüssigkeit, abführende Medikamente) |
| Harnverhalt durch Krampf des Harnblasenschließmuskels | | evtl. krampflösende Medikamente |
| Übelkeit, Erbrechen durch Reizung des Brechzentrums im Gehirn | meist nur zu Therapiebeginn | kurzfristig lindernde Medikamente |
| Sedierung, Müdigkeit | Besserung nach den ersten Therapiewochen, dann eher entspannende und stimmungsaufhellende Wirkung | |
| Atemdepression (Patient atmet nicht ausreichend, ohne dass er dabei Atemnot verspürt) durch Hemmung des Atemzentrums | diese Komplikation tritt nur bei intravenöser Opioidgabe auf, unter oraler Therapie wird sie extrem selten beobachtet | genaue Überwachung, evtl. Dosisreduzierung |

## Therapien und Techniken zur Schmerzlinderung unterstützen

### Physikalische Therapien

**Kältetherapie.** Der Haupteffekt der Kältetherapie besteht darin, dass der Schmerz während des intensiven Kältereizes „übertönt" und in seiner Intensität verringert wird. Bei einer 20-minütigen Anwendung hält dieser Effekt für ca. 1 Stunde an.

**Wärmetherapie.** Wärmeanwendungen mit einer Temperatur von ungefähr 40-45 °C wirken auf Haut, Muskulatur und tiefere Gewebe. Sie führen zu einer verbesserten Durchblutung und zur Entspannung und haben somit einen positiven Einfluss auf das Schmerzempfinden. Wärme kann angewandt werden in Form von

- Wärmflaschen (in ein Tuch geschlagen), Voll- oder Teilbädern,
- heißen, feuchten Kompressen oder Wickeln,
- angewärmten Kirschkern- oder Dinkelkissen.

**Merke:** Wärme darf nicht angewandt werden bei akuten Verletzungen, Blutung, Schwellung und bösartigen Tumoren nahe der Hautoberfläche.

### Kognitive, verhaltensorientierte Techniken

**Autogenes Training.** Dies ist eine anerkannte Methode zur Selbstentspannung. Durch bewusstes Erleben sowie übendes, aktives „Entlasten" des Nervensystems sollen Körper und Psyche in ein neues Gleichgewicht gebracht werden. Autogenes Training kann zunächst mithilfe eines Trainers erlernt und dann selbstständig durchgeführt werden.

**Progressive Muskelentspannung nach Jacobson.** Dem Patienten wird der Gegensatz zwischen muskulärer Anspannung und Entspannung bewusst gemacht durch Übungen mit großen Muskelgruppen. Anschließend breitet sich das Gefühl einer tiefen muskulären Entspannung auf den ganzen Körper aus und führt so auch zu einer psychischen Entspannung.

**Imagination.** Die Imagination (= gelenkte Vorstellung) erfolgt durch den Einsatz der Vorstellungskraft. Die Imagination kann durch Bilder, Erzählen und gedankliche Phantasie eingeleitet und durchgeführt werden. Die gedanklichen Bilder können eine direkte Auswirkung auf den Körper und den Schmerz haben. Die Methode der Imagination kann auch rein psychisch wirken. Durch häufige Anwendung kann sich beim Patienten die Art der Schmerzwahrnehmung verändern.

## Mit Ängsten schmerzkranker Menschen umgehen

Schmerzen bedrohen den Menschen als ganze Person. Menschen, die über einen längeren Zeitraum unter starken Schmerzen leiden, werden häufig depressiv. Auch äußern Schmerzpatienten häufig unterschiedliche Ängste, denen die Pflegenden auf unterschiedliche Art begegnen können:



- **Angst vor Schmerzen:**
  - Schmerztagebuch anlegen, Medikamente frühzeitig verabreichen
  - schmerzauslösende und schmerzlindernde Faktoren erkennen
  - über geeignete nichtmedikamentöse Therapien/Techniken informieren
- **Angst vor Abhängigkeit:**
  - sorgfältige und gut verständliche Aufklärungsgespräche über die Wirkungsweise der Arzneimittel
- **Angst, von medizinischer Versorgung abhängig zu sein:**
  - über Techniken informieren, die der Schmerzkranke selbst einsetzen kann
  - Unabhängigkeit fördern, z.B. durch selbstbestimmte Einnahme der Medikamente
- **Angst, nicht mehr als Individuum betrachtet zu werden:**
  - pflegerische Tätigkeiten nicht auf die Schmerzen reduzieren
- **Angst, mit dem Schmerz allein gelassen zu werden:**
  - gesprächsbereit sein und sich Zeit für den Schmerzkranken nehmen
  - Pflegemaßnahmen in Ruhe ausführen
  - mit dem alten Menschen nach Beschäftigungsmöglichkeiten suchen, die ihn etwas ablenken
- **Angst vor der Zukunft:**
  - Angehörige mit einbeziehen
  - Gespräche führen über die Bedeutung des Schmerzes und seine Auswirkung auf die Person und die Aktivitäten des Betroffenen
  - über die Möglichkeit rehabilitativer Maßnahmen oder die Versorgung mit Hilfsmitteln informieren

- Zuversicht geben, dass die Schmerzen auch bei einer Verschlechterung des Zustandes beherrschbar sein werden
- über die Möglichkeiten von fächerübergreifenden Schmerzambulanzen informieren

### Alter und Schmerz

- mit schmerzleidenden Menschen vorurteilslos umgehen, die Schmerzäußerungen ernst nehmen und die Art ihrer Reaktion auf Schmerzen respektieren
- ältere Menschen regelmäßig gezielt nach Schmerzen fragen
- erfragen, welche Bedeutung die Schmerzen für den Betroffenen haben, ob und welche Erklärungen er für die Schmerzen hat
- erfragen, wie in seiner Familie oder seinem Freundeskreis mit Schmerzen umgegangen wird
- erfragen, welche Erfahrungen er schon mit Schmerzen gemacht hat
- erfragen, was ihm geholfen hat

## Expertenstandard „Schmerzmanagement in der Pflege“

> **Definition: Schmerzmanagement** beinhaltet das Durchführen und Aufeinanderabstimmen geeigneter Therapien und Einzelmaßnahmen zur Bekämpfung schwerer Schmerzzustände auf der Grundlage einer systematischen Beobachtung und Dokumentation des Schmerzes.

Ein frühzeitiges und effektives Schmerzmanagement ist von zentraler Bedeutung für die Betroffenen. Deshalb wurde bereits zum Januar 2004 ein Expertenstandard „Schmerzmanagement in der Pflege“ fertig gestellt, dessen Aussagen sich ausdrücklich auf akute und tumorbedingte chronische Schmerzen beziehen. Im Altenheim und in der häuslichen Pflege werden Pflegende jedoch häufig mit chronischen Schmerzen unterschiedlicher Art konfrontiert sein.

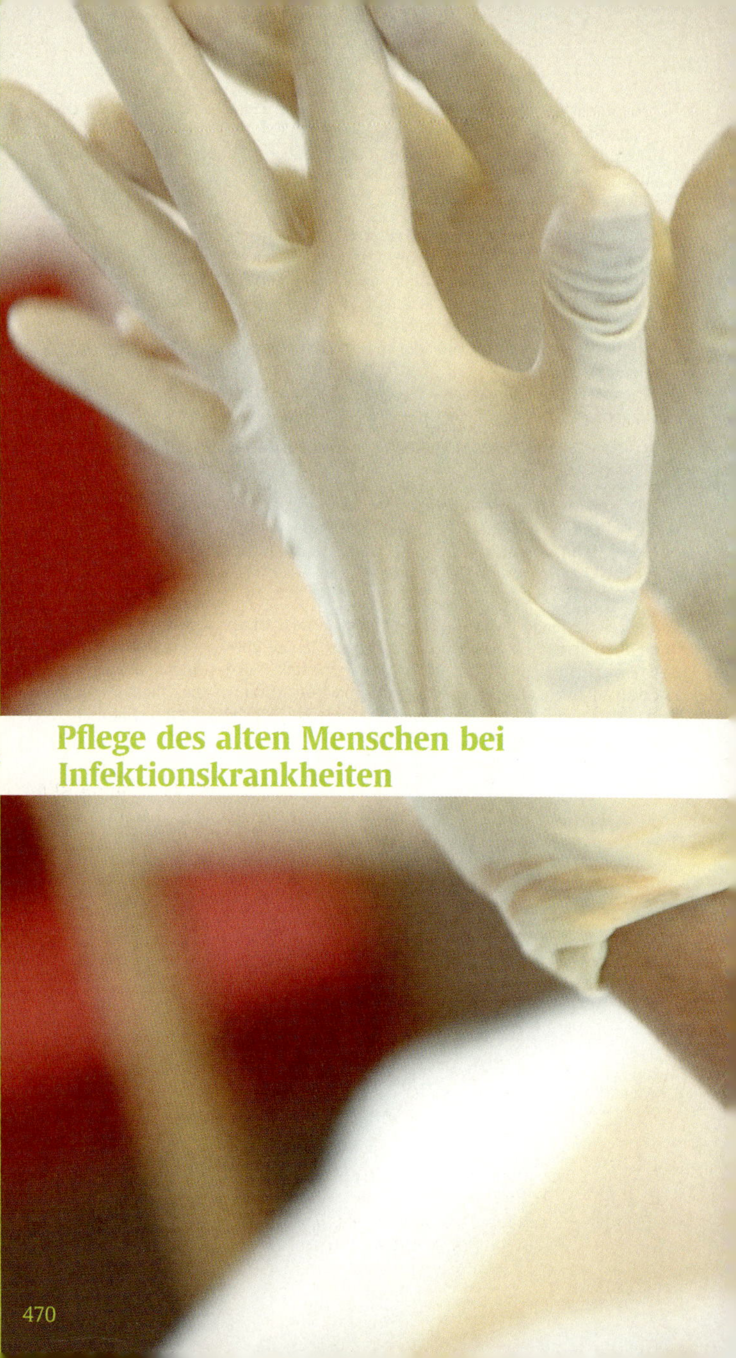

# 24 Pflege des alten Menschen bei Infektionskrankheiten

# 24.1 AIDS

## 24.1.1 Grundlagen

**Definition:** Bei **AIDS** ist eine bestehende HIV-Infektion so weit fortgeschritten, dass das Immunsystem zusammengebrochen ist. Dann treten Infektionen mit außergewöhnlichen Erregern sowie bestimmte Tumoren und neurologische Störungen auf. Synonym: Acquired Immunodeficiency Syndrome, erworbenes Immunschwächesyndrom

### Ursachen

- Infektion mit dem Humanen Immunschwächevirus (HIV). Übertragung erfolgt:
  - sexuell, über die Schleimhäute, über Blut
  - über die Schleimhäute bei der Geburt und durch Stillen
  - im medizinischen Bereich über Blut, insbes. bei Nadelstichverletzungen und durch Verletzungen während Operationen an einem Infizierten
- Das HI-Virus infiziert T-Helferlymphozyten und Makrophagen, die wichtige Zellen der Immunabwehr sind.
- Die Zahl der T-Helferzellen nimmt ab, die Strukturen der Lymphknoten werden zerstört und die körpereigene Abwehr bricht zusammen.
- Dann können sich Krankheitserreger vermehren und ausbreiten.

**Merke:** Die Übertragung erfolgt durch Körpersekrete wie Blut, Sperma oder Muttermilch. Keine Übertragung durch Alltagskontakte (Berühren, Anhusten o.ä.) oder Insektenstiche. Auch ist keine Übertragung über Speichel (Küssen!), Urin, Stuhl oder Schweiß bekannt.

### Symptome

- Die Symptome von AIDS werden durch viele unterschiedliche Krankheitserreger verursacht. Die wichtigsten und häufigsten Erreger sind:
  - Tuberkulose-Bakterien und Pneumocystis jiroveci (Lungenentzündung)
  - Zytomegalieviren (u.a. Darm-, Lungen- und Netzhautentzündungen)
  - Epstein-Barr-Viren (Lymphzellkrebs), Herpesvirus-8 (Kaposi-Sarkom)
  - Toxoplasmen (Toxoplasmose), Hefepilze (Soor)
- Hirnerkrankung mit Abbau der motorischen und geistigen Leistungsfähigkeit
- Lymphknotenschwellungen bereits vor Beginn von AIDS
- zunehmende Auszehrung

### Diagnostik

- symptombezogene Untersuchung (sog. AIDS-definierende Erkrankungen)
- AIDS tritt bei Personen auf, die mit dem HI-Virus infiziert sind.
- T-Helferlymphozyten nehmen auf unter ca. 200 Zellen/µl Blut ab.

### Therapie

1. Eindämmung der HIV-Vermehrung durch Kombinationstherapie von meistens 3 oder mehr Medikamenten
2. Bekämpfung zusätzlicher Krankheitserreger durch Gabe von Antibiotika gegen Bakterien, Antimykotika gegen Pilze oder Virostatika

### Prognose

- Eine Heilung von AIDS ist nicht möglich. Immerhin verbessert sich durch die medikamentöse Therapie die Lebensqualität und die Lebensdauer verlängert sich.
- Unbehandelt sterben die Erkrankten innerhalb von 1–2 Jahren.

### Prävention

- Enthaltsamkeit, Partnertreue und Kondomgebrauch
- bei infizierten Müttern: Kaiserschnittentbindung, medikamentöse Therapie der Schwangeren und prophylaktisch des Neugeborenen, Verzicht auf Stillen
- im medizinischen Bereich hygienische Maßnahmen, Nadelstichprophylaxe
- Postexpositionsprophylaxe bei Kontakt mit einer infizierten Wunde o.ä.

## 24.1.2 Pflegemaßnahmen

Die Aufgaben der Pflegenden richten sich nach dem jeweiligen Stadium, in dem sich der Betroffene befindet. Sie sind den individuellen Bedürfnissen und dem Allgemeinzustand anzupassen und können schwanken.

### Asymptomatische HIV-Infektion (Stadium A)

Neben der psychologischen Betreuung steht die positive Beeinflussung des Immunsystems im Vordergrund:

- regelmäßige Tagesstruktur mit ausgewogenen Mahlzeiten
- ausreichend Schlaf und körperliche Bewegung
- auf übertriebenes Sonnenbaden, Rauchen oder Alkohol verzichten

### Symtpomatische HIV-Infektion (Stadium B)

- **Hautkontrolle:**
  - auf Hautveränderungen und Hautläsionen achten, z.B. Hautpilze, Herpes simplex und Feigwarzen (auch im Intim- und Analbereich)
  - Herpeserkrankungen je nach Anordnung mit Aciclovir behandeln
  - Wundheilung im Analbereich durch Eichenrindensitzbäder unterstützen
- **Kontrolle der Mundhöhle:**
  - äußerst gründliche Mundpflege und Reinigung der Zahnzwischenräume
  - auch kleine Veränderungen oder Läsionen der Mundschleimhaut behandeln
- **Gewichtskontrolle:**
  - um einer plötzlichen Gewichtsveränderung entgegenzuwirken
- **Temperaturkontrolle:**
  - bei Verdacht die Körpertemperatur kontrollieren
  - Patienten hierbei zur Selbstwahrnehmung sensibilisieren
- **Stuhlkontrolle:**
  - Stuhlverhalten (Diarrhö, Obstipation) abklären, um Medikamentennebenwirkungen oder Verschlechterungen wahrzunehmen

### AIDS (Stadium C)

Das Vollbild AIDS ist durch das Auftreten bestimmter AIDS-definierender Erkrankungen gekennzeichnet. Die Pflege richtet sich hier nach der jeweiligen Erkrankung.

### Opportunistische Infektionen

- Pneumocystis jirovecii-Pneumonie (PCP – früher carinii)
- Toxoplasmose betrifft bevorzugt die Nervenzellen des Gehirns.
- Zytomegalieviren (CMV) betreffen meist die Retina und den Verdauungstrakt.
- daneben Candida albicans mit Befall der Speise- oder Luftröhre, Herpes simplex mit generalisiertem Befall und viele andere Infektionen

### Weitere AIDS-definierende Erkrankungen

- Malignome, z.B. Kaposi-Sarkom, maligne Lymphome, Zervix-Karzinome
- Waisting-Syndrom mit Abnahme von mindestens 10% des Körpergewichts
- HIV-Enzephalopathie mit einer zunehmenden Demenz

## Besondere Anforderungen an die Pflege

### Berufsrisiko einer HIV-Infektion

Jede Pflegeperson muss mit einem bestimmten Berufsrisiko in Form von Arbeitsunfällen leben. Statistisch gesehen sind Pflegende keinem größeren Risiko einer HIV-Infektion ausgesetzt als die Gesamtbevölkerung. Das persönliche Risiko einer beruflichen Infektionskrankheit wird minimiert, wenn hygienisch gearbeitet und der Kontakt zu Körperflüssigkeiten (z.B. durch das Tragen von Schutzhandschuhen) vermieden wird.

**Merke:** Das größte Risiko für berufliche Infektionskrankheiten ist Hektik bei der Arbeit und Unachtsamkeit. Wenn sich eine Pflegende an infizierten Kanülen sticht oder ungeschützt mit infizierten Körperflüssigkeiten in Kontakt kommt, sollte sie sich an die Leitlinien halten, die in Abb. 24.1 dargestellt sind.

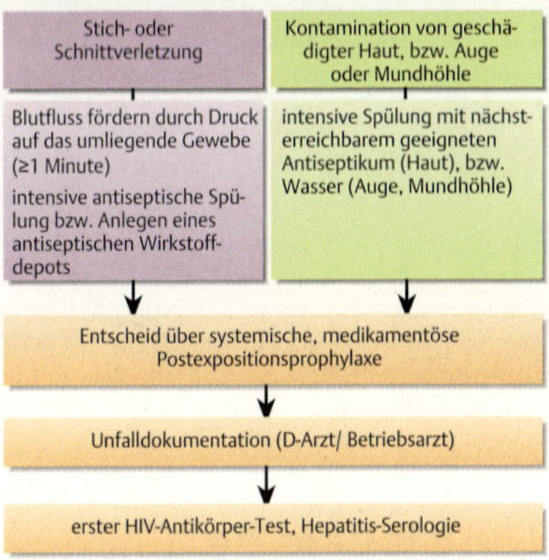


Die zu verwendenden Antiseptika sollten mindestens eine „begrenzt viruzide“ Wirksamkeit aufweisen bzw. eine nachgewiesene Wirksamkeit gegen HIV. Geeignete Wirkstoffe sind z.B. Ethanol-basierte Kombination mit PVP-Jod wie Betaseptic o.a.. Situationsabhängig muss entschieden werden, ob die Antiseptik in der vorgeschlagenen Form auch gegen HBV und HCV gerichtet sein soll.

***Abb. 24.1 Sofortmaßnahmen bei HIV-Exposition.*** *Maßnahmen nach Stich- oder Schnittverletzung bzw. nach Kontamination von geschädigter Haut bzw. Schleimhaut mit HIV gemäß den Empfehlungen der Deutschen und Österreichischen AIDS Gesellschaft (DAIG u. OEAIG 2008).*

### Gesundheitsberatung des Umfelds

Es kann notwendig werden, verunsicherten Freunden oder Angehörigen eines HIV-positiven Menschen unbegründete Ängste zu nehmen und somit die Grundlage für eine ungestörte Beziehung zu ermöglichen. In Abb. 24.2 sind Kontakte dargestellt, die **kein** Übertragungsrisiko mit sich bringen.

HIV kann nicht übertragen werden durch:

- gemeinsames Essen (z. B. Fondue)
- Hände schütteln, Umarmen, Streicheln und Küssen
- Husten und Niesen
- Piercing unter Einhaltung der Hygienemaßnahmen
- Mückenstiche
- die Pflege von HIV-positiven Patienten, sofern Hygiene- und Vorsichtsmaßnahmen eingehalten werden

Außerdem wird HIV nicht übertragen:

- beim gemeinsamen Benutzen von Wohnung und Toiletten
- beim gemeinsamen Gebrauch von Geschirr, Besteck, Trinkgefäßen oder Wäsche
- beim Friseur oder bei der Kosmetikerin
- in öffentlichen Schwimmbädern oder Saunen
- im Krankenhaus und in Arzt- oder Zahnarztpraxen, wenn die übliche Hygiene eingehalten wird

***Abb. 24.2 Risikolose Kontakte.*** *Im täglichen Leben sind viele Kontakte möglich, ohne sich mit HIV zu infizieren.*

# 24.2 Herpes zoster

## 24.2.1 Grundlagen

**Definition:** Der **Herpes zoster** ist eine Erkrankung der Haut aufgrund einer Reaktivierung des Varicella-Zoster-Virus, dem Erreger der Windpocken. Synonym: Gürtelrose



### Ursachen

- Die Erkrankung tritt Jahre oder Jahrzehnte nach einer Windpockenerkrankung auf.
- Aus bisher unbekannten Gründen kommt es zu einer Reaktivierung der Windpockenerreger.
- Die Erkrankung kann in jedem Lebensalter auftreten. Sie tritt jedoch in fortgeschrittenem Alter häufiger auf und verläuft dann schwerer.

### Symptome

- Schmerzen an einer Hautstelle
- Rötung und Hautausschlag 2–3 Tage später an dieser Stelle
- Bläschen, die sich aus dem Hautausschlag entwickeln, eitrig werden und verschorfen.
- Der Reifegrad der Bläschen ist gleichförmig.
- Der Hautausschlag bleibt i. d. R. auf einen halbseitigen Querstreifen am Rumpf oder am Kopf beschränkt, entsprechend einem oder zwei Dermatomen (Dermatom = von einem Rückenmarksnerv versorgtes Hautsegment).
- Zusätzlich haben v. a. ältere Personen starke Schmerzen im Bereich des Ausschlags, entlang des betroffenen Nervenstrangs.

### Diagnostik

- Diagnosestellung aufgrund des charakteristischen Aussehens
- serologische Untersuchung zum Nachweis von Antikörpern
- Nachweis des Virus im Labor durch Anzucht aus den Bläschen oder PCR

### 24.2.2 Therapie und Pflegemaßnahmen

- Innerhalb von sieben bis zehn Tagen bildet sich der Ausschlag zurück, gelegentlich dauert es zwei bis vier Wochen.
- Die Gürtelrose kann mit Aciclovir, Famciclovir oder Valaciclovir therapiert werden, bei Immunsupprimierten erfolgt die Therapie intravenös.
- Bei betroffenem Auge wird dies ebenfalls behandelt mit z.B. Schmerzmitteln, Atropin.
- Schmerzmittel, evtl. auch Amitriptylin und Fluphenazin werden bei der postherpetischen Neuralgie eingesetzt (s.u.).

### Prognose

- Meist heilt die Gürtelrose folgenlos aus. Die Erkrankung tritt meist nur einmal auf.
- Bei immunsupprimierten Patienten kann die Erkrankung auf die inneren Organe übergreifen und tödlich enden.

### Komplikationen

- postherpetische Neuralgie: Schmerz und Missempfindungen auch nach dem Verschwinden des Hautausschlags
- weitere Erkrankungen des Nervensystems, Erkrankungen im Gesichtsbereich

## 24.3 Tuberkulose

### 24.3.1 Grundlagen

> **Definition:** Als **Tuberkulose** werden Organinfektionen mit den Bakterien des sog. Tuberkulosekomplexes bezeichnet. Hierzu gehören außer Mycobacterium tuberculosis auch M. bovis, M. africanum sowie M. microti und M. canetti. Synonym: Schwindsucht

### Ursachen

- Mykobakterien können von Mensch zu Mensch durch Aerosole beim Sprechen und Husten oder auch über Lebensmittel übertragen werden.
- Die Generations- und damit Inkubationszeit ist sehr lang. Daher muss die Behandlung über viele Monate fortgeführt werden.

### Symptome

- Die Inkubationszeit bis zum Nachweis einer positiven Tuberkulinreaktion beträgt meist 6–12 Wochen.
- Je nach Abwehrlage entwickelt sich das Krankheitsbild unterschiedlich:
  - Es entsteht der sog. Primärkomplex, bestehend aus einem kleinen Mykobakterienabszess in den Alveolen und einem Befall des Lymphknotens.
  - Bei guter Abwehrlage werden die Mykobakterien ggf. in diesem Stadium durch die körpereigene Abwehr eingekapselt, die Infektion wird nicht bemerkt, kann jedoch zu einem späteren Zeitpunkt reaktiviert werden.

- Breiten sich die Mykobakterien in den Alveolen weiter aus, kommt es zu:
  - Müdigkeit, Abgeschlagenheit, Nachtschweiß, Gewichtsverlust
  - Fieber oder erhöhte Temperatur, später ggf. trockener Husten
- Ohne Behandlung vergrößert sich die befallene Fläche. Im Lungengewebe entsteht eine Höhlung (Kaverne), gefüllt mit mykobakterienhaltigem Sekret. Bricht diese in einen Bronchus oder Bronchiolus ein, kommt es zur offenen Tuberkulose:
  - Husten und Hustenreiz, Abhusten von Sputum, gelegentlich Bluthusten
  - Der Patient ist sehr infektiös!
- Erfolgt auch jetzt keine Behandlung, breiten sich die Mykobakterien auch auf dem Blutweg aus und bilden überall in den Organen kleine Abszesse (Miliartuberkulose).
- weitere Organtuberkulosen sind z. B.:
  - tuberkulöse Meningitis, Hirn-, Darm- und Hauttuberkulose
  - Tuberkuloseabsiedlungen in Wirbelkörpern (ggf. mit Lungenbefall)

**Merke:** Nur die offene Tuberkulose ist ansteckend!

## Diagnostik

- Stempel-Test, Mendel-Mantoux-Test: Dabei werden Kulturen der Bakterien auf die Haut aufgebracht. Bei Hautreaktion folgen weitere Untersuchungen.
- abgestufter Mendel-Mantoux-Test bei geimpften Personen
- Anzucht von Mykobakterien aus:
  - Sputum und einer bronchoskopisch gewonnenen Spüllösung
  - Liquor, Urin oder Biopsie- bzw. Abszessmaterial
- molekularbiologische Verfahren, mikrospkopische Untersuchung
- Differenzierung, Antibiogramm in Speziallaboren

24

## Therapie

- Antibiotikatherapie mittels Tuberkulostatika für mindestens 6, oft 9 Monate
- Kombinationstherapie, um eine Resistenzentwicklung zu vermeiden
- typische Tuberkulostatika: Isoniazid, Rifampicin, Pyrazinamid, Ethambutol

## Prognose

- Setzt die Behandlung rechtzeitig ein, ist eine völlige Heilung möglich.
- Die Bakterien können durch abwehrschwächende Krankheiten (AIDS, Malignome) und Therapien oder hohes Alter reaktiviert werden.

## Komplikationen

- Infektionen mit anderen Erregern
- Besiedlung der tuberkulösen Kavernen durch Schimmelpilze (Aspergillom)

**Merke:** Für Pflegende in der Altenpflege besteht ein hohes berufliches Tbc-Risiko. Entsprechende Infektionskontrollmaßnahmen durch den Betriebsarzt sind möglich.

## 24.3.2 Pflegemaßnahmen

Eine ambulante Behandlung ist möglich, wenn es der Krankheitsverlauf, die sozialen Verhältnisse und die Compliance des Patienten zulassen. Insbesondere bei Obdachlosen, Menschen mit Alkoholabusus, bei Flüchtlingen und deren Kindern und bei älteren Menschen ist jedoch eine stationäre Therapie vorzuziehen.

### Compliance steigern

Die teilweise sehr unangenehmen Nebenwirkungen führen dazu, dass Patienten die Medikamente in Eigenregie zu früh absetzen. Da eine unregelmäßige Medikamenteneinnahme aber zur Selektion resistenter Keime führt, ist es bei der ambulanten Therapie besonders wichtig, dass die Patienten ihre Medikamente korrekt einnehmen.

### Maßnahmen zur Infektionsprophylaxe

Von infizierten Personen abgehustete Mykobakterien können z.T. bis zu 24 Std. in der Luft schweben. Die Wahrscheinlichkeit, diese Tröpfchen mit Tbc-Bakterien in die Alveolen zu inhalieren und sich zu infizieren, steigt mit der Dauer des Aufenthalts in Räumen mit bakteriell kontaminierter Luft und/oder der Anzahl der Mikroben in der eingeatmeten Luft (aerogene Infektion). Daraus lassen sich 2 Pflegeprinzipien ableiten.

#### Dispositionsprophylaxe

- Förderung hygienischer und positiver Lebensbedingungen, z.B. häufige Raumlufterneuerung durch Lüften des Zimmers bei geschlossener Zimmertür
- Säuglinge, Kleinkinder, ältere Menschen und Patienten mit Diabetes mellitus sowie untergewichtige Menschen sind stärker infektionsgefährdet.

#### Expositionsprophylaxe

- Isolierung (nur bei offener Lungentuberkulose!), hygienische Distanz halten
- als Mund-Nasen-Schutz eine Partikelmaske hoher Schutzstufe tragen (Ein einfacher OP-Mundschutz reicht nicht aus!)
- Patienten zu Hustenetikette („cough etiquette") anhalten
- Bezugspflege, Einzelzimmer-Isolation oder Gruppenisolierung

**Merke:** Hustenetikette: Hierbei wird der Patient aufgefordert, beim Husten den Mund mit einem Papiertaschentuch zu bedecken. Damit wird die Freisetzung respiratorischer Tröpfchen vermindert.

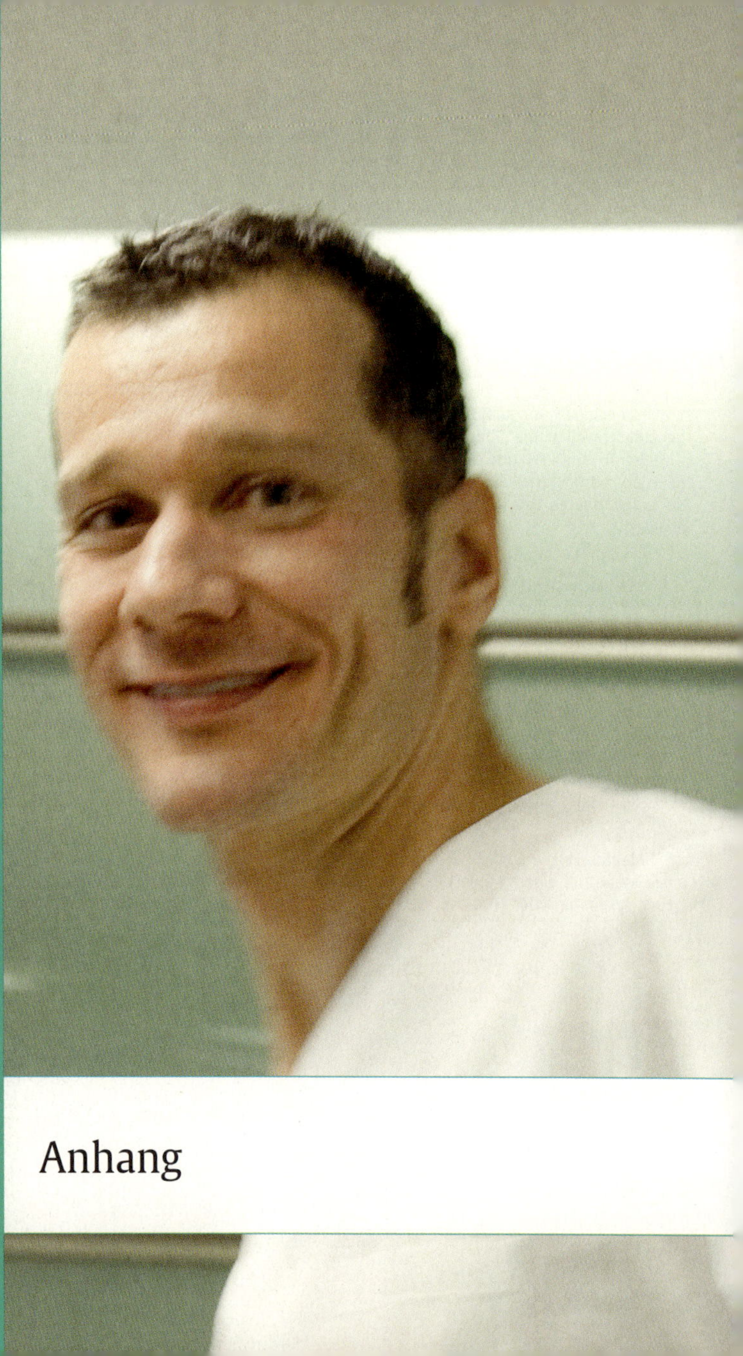

# Anhang

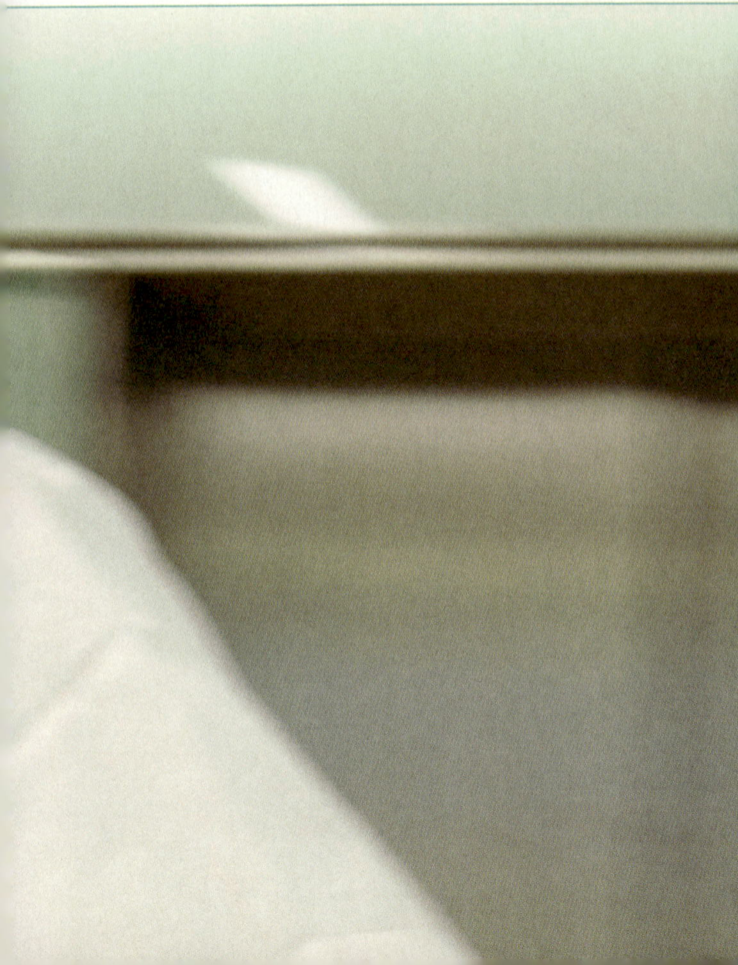

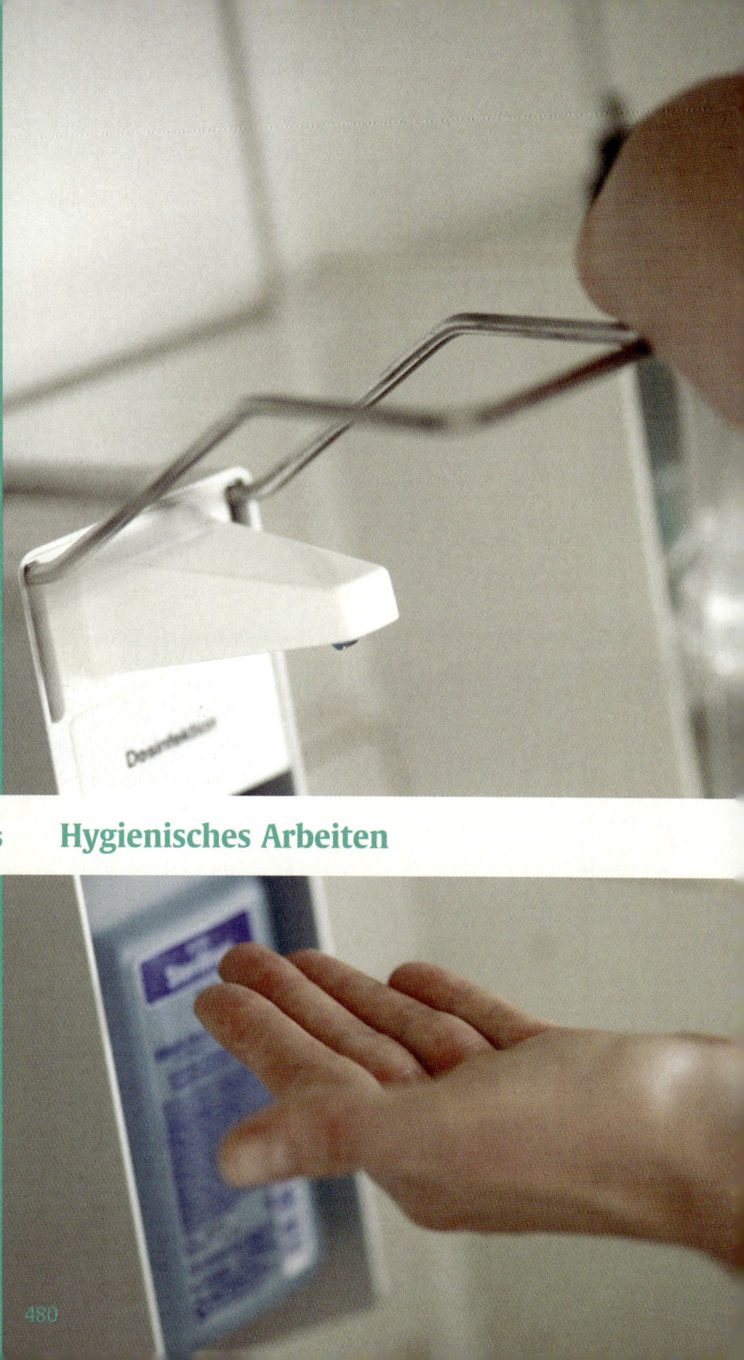

# 25 Hygienisches Arbeiten

**Definition:** Unter **hygienischem Arbeiten** versteht man alle von einer Hygienekommission erlassenen und in einem Hygieneplan festgelegten Maßnahmen, um eine Übertragung von Krankheitserregern auf den Menschen zu verhindern.

Zum hygienischen Arbeiten zählen z.B.:

- Maßnahmen zur Desinfektion und Sterilisation
- Maßnahmen zur persönlichen Hygiene (z.B. hygienische Händedesinfektion)
- Tragen von Schutzkleidung und Schutzhandschuhen
- korrekter Umgang mit Sterilgut und Desinfektionsmitteln

## 25.1 Desinfektion

**Definition: Desinfektion** ist die Abtötung, Reduzierung und Inaktivierung von Mikroorganismen. Ausgenommen sind bakterielle Sporen. Möglicherweise krank machende Keime müssen nicht unbedingt abgetötet, aber zumindest so geschädigt werden, dass sie keine Infektionen mehr verursachen.

**Physikalische Desinfektion.** Bei physikalischen Methoden der Desinfektion wirkt Energie so auf den Mikroorganismus ein, dass er abstirbt. Dazu zählen u.a.:

- thermische Desinfektion, z.B. Verbrennen oder Auskochen
- Desinfektion mittels Strahlen (etwa bei Trinkwasser)

**Chemische Desinfektion.** Chemische Substanzen können Mikroorganismen abtöten. Dazu müssen bestimmte Konzentrationen, Temperaturen und Einwirkzeiten eingehalten werden.

- **Einlegemethode:** Spitze und/oder scharfe Instrumente Gegenstände werden vollständig in Desinfektionslösung eingelegt (Nassentsorgung), nachdem sie zuvor gründlich gereinigt wurden.
- **Wisch-Methode:** Flächendesinfektion durch nasses bzw. feuchtes Abwischen. Vorteil ist, dass die Verschmutzung gelöst und entfernt wird. Die Wirksamkeit der Desinfektion großer Flächen, z.B. des Fußbodens, als Infektionsprophylaxe ist umstritten.
- **Sprühen:** nur für kleine, schlecht zugängliche Flächen geeignet. Mögliche Folge der Sprühdesinfektionsmittel ist z.B. Allergiegefahr. Da die Fläche nicht voll benetzt werden kann und sich lediglich ein Nebel auf den keimhaltigen Schmutz legt, ist die desinfizierende Wirkung fraglich.

**Grundregeln beim Umgang mit chemischen Desinfektionswirkstoffen.**

- Viele Reinigungs- und Desinfektionswirkstoffe sind Gefahrstoffe, d.h. sie wirken gesundheitsgefährdend beim Berühren, Einatmen oder Verschlucken.
- Einige sind aufgrund eines niedrigen Flammpunktes leicht entzündbar.
- Reinigungs- und Desinfektionsmittel können reizend, ätzend oder giftig wirken.
- Der Hautkontakt mit Lösungen, die nicht am Menschen angewendet werden, ist zu vermeiden.

Betriebsanweisungen und Kennzeichnung der Wirkstoffe weisen darauf hin, welche Gefährdung besteht und wie sie sicher angewendet werden. Die Betriebsanweisungen nach § 20 der Gefahrstoffverordnung (GefStoffVO) und die technische Richtlinie für Gefahrstoffe (TRGS 555) müssen beachtet werden.

## 25.2 Hygienische Händedesinfektion

**Definition:** Die **hygienische Händedesinfektion** ist die Desinfektion der Hände und Unterarme mit einem hautschonenden Antiseptikum.

**Ziele.**
- Keimreduktion der Hände, Unterbrechung von Infektionsketten
- Vermeidung von Kontaminationen und Infektionen

**Indikationen.**
- nach Kontakt, z.B. mit potenziell oder definitiv infektiösem Material (Körperausscheidungen, bzw. -flüssigkeiten, andere Sekrete oder Blut bzw. mit diesen Materialien kontaminierte Gegenstände, z.B. Urinsammelsysteme, Absauggeräte, Drainagen)
- nach Schmutzarbeiten (z.B. Abziehen von Bettwäsche, Umgang mit Abfall)
- nach Kontakt mit infektiösen Patienten oder bei Infektionsverdacht
- im Rahmen der Behandlungspflege, z.B. vor Medikamentenverabreichung, vor Injektionen, Punktionen, Legen von Kathetern (Blutgefäße, Blase) und anderen invasiven Eingriffen, auch wenn dabei Handschuhe getragen werden
- vor Kontakt mit infektionsgefährdeten Patienten (z.B. Leukämiepatienten, bestrahlte, immunsupprimierte oder sonstige schwer erkrankte Patienten)
- vor Anlegen von Verbänden und im Rahmen des Verbandwechsels
- vor und nach Pflegemaßnahmen oder Handhabungen an liegenden Kathetern, Drainagesystemen, Inhalationen
- ggf. vor Kontakt mit Speisen und Getränken

**Material.**
- Wasser, Seife, evtl. Bürste
- Spender mit Händedesinfektionsmittel (Wandspender), Pflegelotion

25

**Merke:** Die mechanische Reinigung der Hände mit Wasser, Seife und Bürste ist nur bei stark verschmutzten Händen notwendig. Früher galt der Grundsatz: Erst desinfizieren, dann reinigen. Bei stark verschmutzten Händen darf die Reihenfolge jedoch umgedreht werden.

**Durchführung.**
- ca. 3 ml des Händedesinfektionsmittels aus dem Wandspender (Abb. 25.1a) auf der absolut trockenen und sauberen Haut auftragen und nach folgendem Schema 30 Sekunden lang verreiben:
  - linken Unterarm mit der rechten Hand spiralförmig vom Handgelenk bis zum Ellenbogen einreiben, anschließend umgekehrt verfahren
  - Desinfektionsmittel zwischen den Handflächen verreiben (Abb. 25.1b)
  - mit der linken Handfläche rechten Handrücken auch zwischen den Fingern einreiben und umgekehrt (Abb. 25.1c)
  - Desinfektionsmittel mit verschränkten und gespreizten Fingern zwischen den Fingerinnenseiten einreiben (Abb. 25.1d)
  - Fingernagelbereich desinfizieren
  - linken Daumen mit der umschließenden rechten Handfläche kreisend reiben und umgekehrt (Abb. 25.1e)
  - Fingerkuppen der rechten Hand in der linken Handfläche kreisend reiben und umgekehrt zur Desinfektion der Handinnenflächen und -falten (Abb. 25.1f)

*Abb. 25.1* *Hygienische Händedesinfektion.*

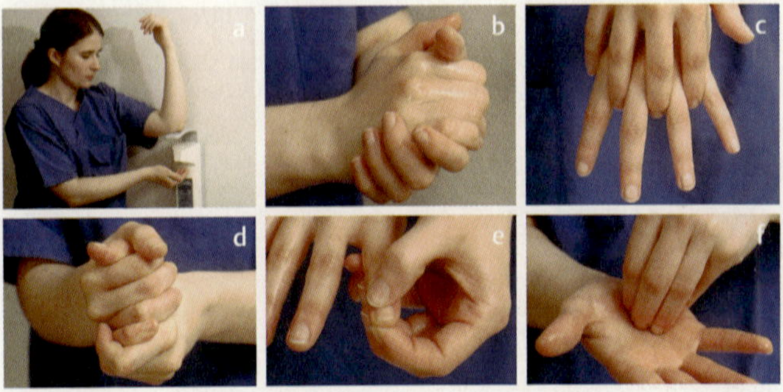

- Einwirkzeit von 30 Sekunden beachten bis das Desinfektionsmittel vollständig verdampft ist
- Pflegelotion nach Arbeitsende bzw. in Arbeitspausen verwenden, um die Haut zu pflegen

**Merke:** Die hygienische Händedesinfektion ist eine der effektivsten Methoden der Prävention nosokomialer Infektionen.

## 25.3 Umgang mit sterilen Handschuhen

**Ziele.**

- keimfreies bzw. steriles Arbeiten
- Verhinderung einer Keimübertragung bzw. Infektion

**Indikationen.**

- invasiver Eingriff (z.B. Blasenkatheterismus, S. 248)
- Assistenz bei Operationen und Punktionen



**Durchführung.**

- Hände nach Hygieneplan desinfizieren, verpackte Handschuhe richten
- Verfallsdatum, Indikatorstreifen (steril) und Verpackung überprüfen
- Verpackung an der dafür vorgesehenen Stelle öffnen
- mit linker Hand den Handschuh an der umgeschlagenen Manschette anheben, mit rechter Hand in den Handschuh schlüpfen (Abb. 25.2a)
- rechte Hand ganz in den Handschuh schieben; mit linker Hand an der Innenseite des Umschlags den Handschuh vorsichtig nach oben ziehen (Abb. 25.2b)

***Abb. 25.2*** ***Umgang mit sterilen Handschuhen. a–c*** *sterile Handschuhe unter Wahrung der Sterilität anziehen.*

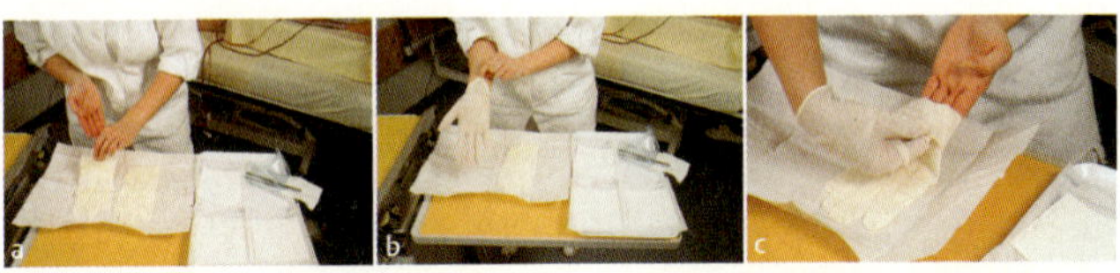

- mit der behandschuhten rechten Hand unter die umgeschlagene Manschette des linken Handschuhs greifen (Abb. 25.2c), linken Handschuh ohne Berühren der Haut nach oben ziehen und Manschette umschlagen
- zum Anreichen eines sterilen Handschuhs mit beiden steril behandschuhten Händen unter die Manschette greifen und den Handschuh so weit aufdehnen, dass die 2. Person ihre Hand einführen kann

**Merke:** Mit sterilen Handschuhen darf nichts Unsteriles berührt werden. Falls dies doch passiert, müssen Sie ein neues Paar steriler Handschuhe anziehen.

## 25.4 Schutzhandschuhe kontaminationsfrei ausziehen

- nach der Benutzung einen Handschuh durch Anfassen an der Manschette abstreifen und mit der anderen Hand umschließen (Abb. 25.3a+b)
- anderen Handschuh darüber streifen, so dass die Innenseite nach außen zeigt (Abb. 25.3c) und die verschmutzten Seiten der Handschuhe umschlossen sind
- Handschuhe direkt entsorgen und hygienische Händedesinfektion durchführen

***Abb. 25.3*** *Schutzhandschuhe kontaminationsfrei ausziehen.*

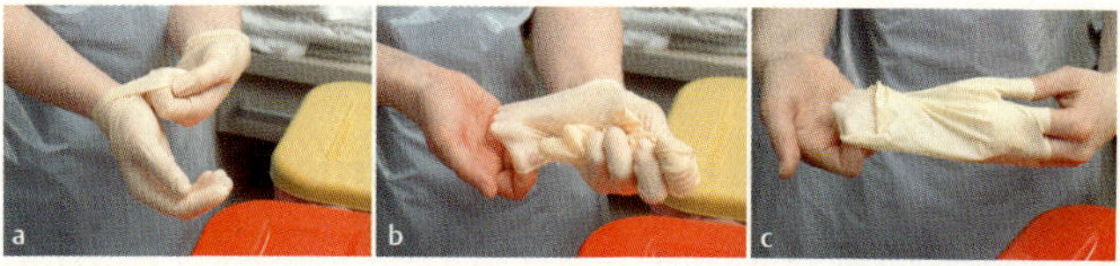

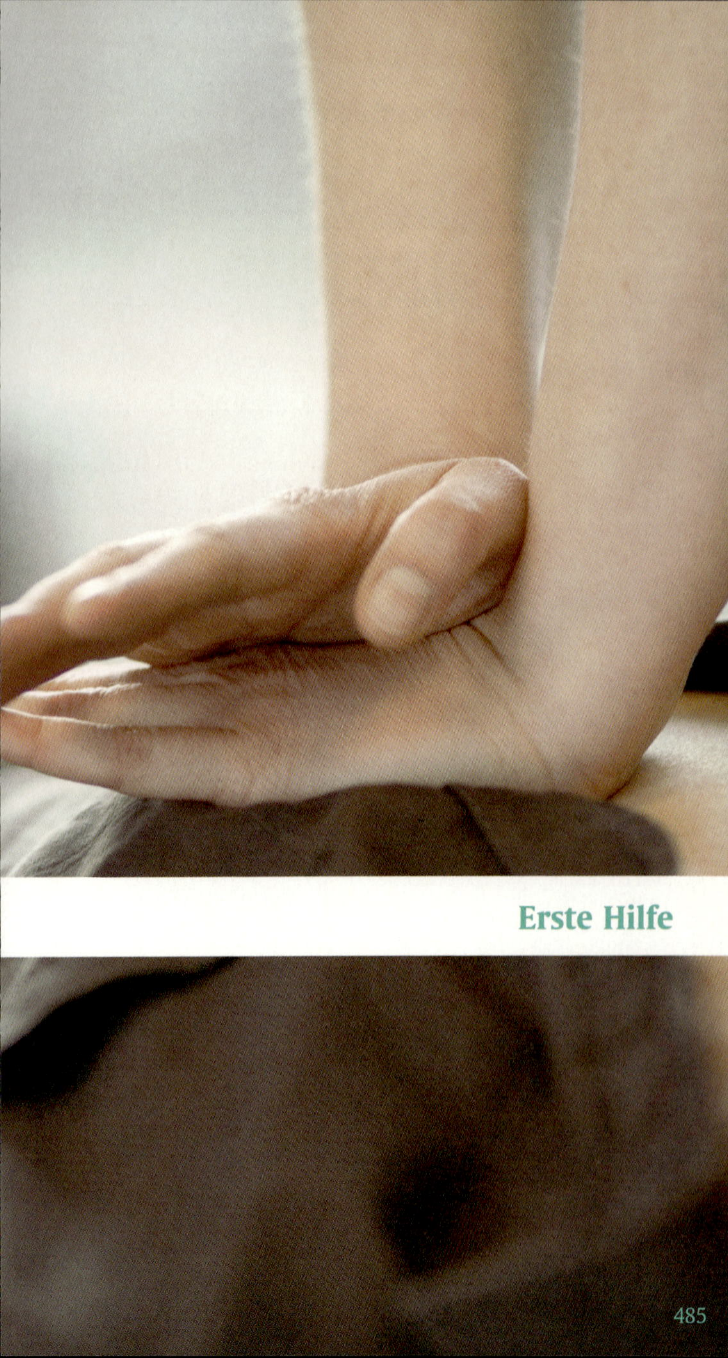

# Erste Hilfe 26

# 26.1 Überprüfen der Vitalfunktionen

**Definition:** Überwachung der lebenswichtigen Körperfunktionen durch Kontrolle von Blutdruck, Puls, Atmung und Bewusstsein. Synonym: Vitalzeichen.

Veränderungen der Vitalzeichen können Hinweis sein auf:
- körperliche Belastung
- pathologische körperliche Veränderungen
- psychische Belastung

## 26.1.1 Blutdruck

**Merke:** Nicht messen
- an gelähmtem Arm,
- an Arm mit laufender Infusion oder mit Dialyseshunt,
- an Arm, an dessen Achselhöhle Lymphknoten entfernt wurden (z.B. nach Brustkrebsoperation).
- Bei zweifelhaften Werten an beiden Armen messen, der höhere Messwert gilt.

Bei dickem Oberarm breitere Blutdruckmanschette verwenden (sonst Gefahr zu niedriger Messwerte).

### Hypotonie

**Definition:** systolischer Blutdruck <100.

Ursachen
- primäre Hypotonie: Ursache unklar, meist junge schlanke Menschen.
- Sekundäre Hypotonie: Bei älteren Menschen viel häufiger. Ausdruck einer anderen Erkrankung. Mögliche Ursachen:
  - Herzinsuffizienz
  - Exsikkose
  - Bettlägerigkeit
  - Medikamentenüberdosierung (z.B. Blutdrucksenkende Mittel)
  - Schilddrüsenunterfunktion (Hypothyreose)
- vorübergehender Blutdruckabfall bei längerem Stehen oder plötzlichem Aufrichten (Orthostase)

Symptome
- Schwindel, Müdigkeit, Konzentrationsstörungen
- Synkope (kurze Ohnmacht)

Erstmaßnahmen bei Kollaps
- Beine hoch lagern (Schocklagerung)
- Blutdruck- und Pulskontrolle
- Bei Diabetikern BZ-Kontrolle, könnte auch Hypoglykämie sein!
- Wenn keine rasche Besserung Arzt verständigen

### Therapie

Behandlung nur bei Beschwerden. Wenn möglich Besserung der Grundkrankheit, Allgemeinmaßnahmen (langsames Aufstehen, Kneippsche Güsse...), nur selten medikamentöse Therapie nötig.

### Hypertonie

**Definition:** Blutdruck über 140/90.

### Ursachen, Symptome, Therapie

Siehe Kap. 12, S. 275.

### Erstmaßnahmen bei hypertensiver Krise

- Oberkörperhochlagerung
- rasch wirkende Antihyptertonika, z.B. zwei Hub Nitrospray
- Bettruhe
- engmaschige Blutdruckkontrolle
- wenn keine Besserung innerhalb von 15-20 Minuten nochmals Nitrospray, Arzt verständigen

## 26.1.2 Puls

**Definition:** Tastbare Druckwelle an der Arterienwand. Vom Alter, Geschlecht und Trainingszustand abhängig. Normalwert bei Erwachsenen 60-90 Schläge/Min. Pathologische Pulsveränderungen zeigt Tab. 26.1.

### Pulsmessorte

Man unterscheidet zwischen peripheren (z.B. Speichenarterie) und zentralen Messorten (z.B. Halsschlagader S. 239). Periphere Messorte für die reguläre Pulskontrolle. Im Notfall immer die zentralen Messorte aufsuchen, da bei schweren Herzkreislauferkrankungen meist nur noch diese tastbar sind.

**Merke:** Aufsuchen Karotispuls (Halsschlagader): Mittel- und Zeigefinger auf den Adamsapfel auflegen. Seitwärts neben den Kehlkopf gleiten lassen. Karotispuls nur einseitig tasten, sonst evtl. Gefahr von Kreislaufstörungen.



***Tab. 26.1*** *Pathologische Pulsveränderungen.*

| Pulsveränderung | Definition | mögliche Ursachen |
|---|---|---|
| Bradykardie | Puls unter 60 Schläge/Min. | Sportler, Betablockereinnahme, Schilddrüsenunterfunktion, Erregungsleitungsstörung des Herzens, erhöhter Hirndruck, Einnahme Schlaf- oder Beruhigungsmittel |
| Tachykardie | Puls über 100 Schläge/Min. | körperliche und psychische Belastung, Fieber, Überfunktion der Schilddrüse, Herzinsuffizienz, Schock |
| Extrasystolen | zusätzliche Pulsschläge bei normalem Grundrhythmus | oft harmlos, aber auch bei KHK, Myokarditis, Kaliummangel, Überfunktion der Schilddrüse, Digitalisüberdosierung |
| Vorhofflimmern | völlig unregelmäßiger Puls („absolute Arrhythmie") | KHK, Mitralstenose, Alter, Hypertonie, Schilddrüsenüberfunktion, Herzinsuffizienz |

## 26.1.3 Atmung

**Definition:** Die Atemform beschreibt den Atemrhythmus und die Atemtiefe. Eine normale Atmung ist geräuschlos. Sind Geräusche hörbar, lassen sie teilweise Rückschlüsse auf Erkrankungen zu.

### Atemformen

***Tab. 26.2*** *Verschiedene Atemformen und ihre Ursachen.*

| Atemform | Beschreibung | mögliche Ursachen |
|---|---|---|
| normale Atmung | Regelmäßige und gleichmäßige Atemzüge, die Dauer der Einatmung ist etwas kürzer als die der Ausatmung. Bei einem Erwachsenen sind 16-20 Atmzüge pro Minute normal. | |
| beschleunige Atmung (Tachypnoe) | Deutlich erhöhte Atemfrequenz. Ursache ist ein Sauerstoffmangel im Blut. Der Körper versucht, diesen durch eine beschleunigte Atmung auszugleichen. | physiologische (gesunde) Ursache:<br>▪ körperliche Anstrengung<br>▪ psychische Erregung<br>▪ hohe Außentemperatur<br>pathologische (krankhafte) Ursache:<br>▪ Fieber<br>▪ Erkrankungen der Lunge oder Atemwege<br>▪ Herzschwäche<br>▪ Blutarmut<br>▪ Schock |
| verlangsamte Atmung (Bradypnoe) | erniedrigte Atemfrequenz | physiologische Ursache:<br>▪ Ermüdung, Schlaf<br>▪ Entspannung<br>▪ Leistungssportler<br>pathologische Ursache:<br>▪ erhöhter Hirndruck<br>▪ Schädigung des Atemzentrums<br>▪ Vergiftung (z.B. Schlaftabletten) |
| erschwerte Atmung (Dyspnoe) | kann sich als Luftnot, Kurzatmigkeit oder Beklemmungsgefühl äußern | ▪ Verengung der Luftröhre (Trachealstenose)<br>▪ Asthmaanfall<br>▪ Lungenembolie<br>▪ schwere Bronchitis oder Pneumonie<br>▪ Herzinfarkt |
| Schonatmung | oberflächliche Atmung. | ▪ starke Schmerzen im Bauch- oder Brustraum<br>▪ körperliche Schwäche |
| Kussmaul-Atmung | regelmäßige, sehr tiefe und lange Atemzüge | schwere Übersäuerung (Azidose) des Körpers, z.B. im diabetischen Koma |
| Cheyne-Stokes-Atmung | periodisches An- und Abschwellen der Atmung mit Atempausen | ▪ Schädigung des Atemzentrums, z.B. bei schwerem Schlaganfall (Apoplex)<br>▪ oft bei Sterbenden zu beobachten |

26

***Tab. 26.2*** *(Fortsetzung)*

| Atemform | Beschreibung | mögliche Ursachen |
|---|---|---|
| Biot-Atmung | Kräftige Atemzüge von gleicher Tiefe, welche plötzlich von einer Atempause unterbrochen werden. Die Atmung setzt wieder ein, wenn der Sauerstoffspiegel im Blut gefährlich stark abgesunken ist. | ■ schwere Störung des Atemzentrums<br>■ Verletzungen des Gehirns |
| Schnappatmung | kurze, schnappende, unregelmäßige Atemzüge | ■ schwerste Schädigung des Atemzentrums, meist durch Sauerstoffmangel im Gehirn (z.B. bei Herzstillstand)<br>■ Zeichen des nahenden Todes |

### Atemnebengeräusche

Keuchen bei körperlicher Anstrengung oder Schnarchen sind keine krankhaften Atemnebengeräusche. Hört man bei der Atmung allerdings die in der Tab. 26.3 beschriebenen Geräusche, lassen sie Rückschlüsse auf Erkrankungen der Atemwege zu.

***Tab. 26.3*** *Atemnebengeräusche und mögliche Ursachen.*

| Nebengeräusch | Beschreibung | mögliche Ursachen |
|---|---|---|
| Giemen und Brummen (trockene Rasselgeräusche) | verursacht durch Schwingungen von Schleimfäden in den Atemwegen | ■ akuter Asthmaanfall,<br>■ chronische Bronchitis |
| Stridor | pfeifendes, langgezogenes Geräusch | ■ Stridor bei der Einatmung (inspiratorischer Stridor): Verengung der Atemwege<br>■ Stridor bei der Ausatmung (exspiratorischer Stridor): Verengung der Bronchien (z.B. beim Asthma) |
| feuchte Rasselgeräusche | Klingt ähnlich dem Blasen in ein Wasserglas. Verursacht durch Luft, die durch Sekret oder Wasser in den Luftwegen strömt. | ■ Lungenödem bei Linksherzschwäche |

## 26.1.4 Bewusstsein



**Definition:** Bewusstsein ist der Zustand, in dem uns Erlebnisse und die eigene Person gegenwärtig sind. Bewusstseinsstörungen sind Veränderungen unserer Bewusstseinslage. Synonym: Vigilanzstörung.

Bewusstseinsstörungen sind typisch für akute Verwirrtheitszustände, Vergiftungen (z.B. Überdosierung von Schlaftabletten, Rauschzustand) oder Erkrankungen des Gehirns.

**Merke:** Vigilanzstörung bei Diabetikern – immer BZ-Kontrolle!

Je nach Schweregrad unterscheidet man:

- **Somnolenz:** Der Betroffene ist sehr schläfrig, durch leichte Reize wie Anrufen, Anstoßen oder ähnlichem aber leicht erweckbar.
- **Sopor:** Der Betroffene schläft, er ist nur durch starke Reize (z.B. Kneifen oder Schlagen) erweckbar. Nicht selten reagiert er auf diese Reize mit ungezielten Abwehrbewegungen oder Reaktionen wie Grimassieren, Lallen oder Murmeln.
- **Koma:** Der Patient ist bewusstlos und nicht zu erwecken. In einem tiefen Koma sind Pupillen-, Hornhaut- und Muskelreflexe erloschen, es kommt zu Störungen der Atem- und Kreislaufregulation.
- **Wachkoma:** Die wichtigsten Kreislauffunktionen sind erhalten. Der Kranke hat meist die Augen geöffnet, kann aber nichts fixieren. Weder reagiert er, noch kann er Kontakt mit seiner Umwelt aufnehmen.

Bewusstseinsstörungen werden mithilfe der Glasgow-Koma-Skala beurteilt. Bestimmte Reaktionen werden je nach Ausprägung mit Punkten bewertet. Die maximale Punktzahl liegt bei 15, die minimale bei 3 (Tab. 26.4).

***Tab. 26.4** Glasgow-Koma-Skala.*

| Überprüfte Funktion | Beste Reaktion | Bewertung (Punkte) |
|---|---|---|
| Augen öffnen | spontanes Augenöffnen | 4 |
| | Öffnen auf Ansprechen | 3 |
| | Öffnen auf Schmerzreiz | 2 |
| | keine Reaktion der Augen | 1 |
| (motorische) Reaktion auf Schmerzreize | Befolgen von Aufforderungen | 6 |
| | gezielte Abwehr auf Schmerzreize | 5 |
| | ungezielte Abwehr auf Schmerzreize | 4 |
| | vorwiegend Reaktion der Beugemuskeln auf Schmerzreize | 3 |
| | vorwiegend Reaktion der Streckmuskeln auf Schmerzreize | 2 |
| | keine Reaktion | 1 |
| sprachliche (verbale) Reaktion auf Schmerzreize | orientiert | 5 |
| | verwirrt, nicht richtig orientiert | 4 |
| | unzusammenhängende Worte | 3 |
| | unverständliche Laute | 2 |
| | keine sprachliche Reaktion | 1 |
| Summe: | | |



## 26.2 Schock

**Definition:** Lebensbedrohliches Krankheitsbild mit Kreislaufversagen, Unterversorgung der Organe mit Sauerstoff und Gefahr des Organversagen. Synonym: Kreislaufzusammenbruch

Je nach zugrunde liegender Ursache unterscheidet man 4 Schockformen (Tab. 26.5).

*Tab. 26.5* Schockformen, Ursachen, Therapie.

| Schockform | Ursache | wichtigste Therapie |
|---|---|---|
| Volumenmangelschock | Blut- oder Flüssigkeitsverlust (z.B. Blutung, starkes Erbrechen) | intravenöse Volumengabe |
| kardiogener Schock | Pumpversagen des Herzens, z.B. bei Herzinfarkt | herzstärkende Medikamente (z.B. Dopamin, Dobutamin) |
| anaphylaktischer Schock | Kreislaufversagen durch Weitstellung der Gefäße aufgrund einer massiven allergischen Reaktion | hochdosiert Kortison i.v. |
| septischer Schock | Kreislaufversagen bei Sepsis durch Bakterientoxine (Giftstoffe) | intravenöse Antibiose |

### Symptome

Hauptsymptome eines Schocks sind
- Kaltschweißigkeit, Blässe,
- Bewusstseinstrübung bis zur Bewusstlosigkeit,
- Tachypnoe (beschleunigte Atmung), Tachykardie,
- erniedrigter systolischer Blutdruck,
- evtl. Hinweise auf Zentralisation (Konzentration der Durchblutung auf lebenswichtige Organe: kalte, blasse Haut, Puls nur schwach tastbar, verminderte Ausscheidung [bei beginnendem Nierenversagen]).

Hinzu kommen spezielle Symptome wie Fieber beim septischen Schock oder Zeichen des Herzversagens beim kardiogenen Schock.

**Merke:** Blutdruck niedrig, Puls hoch, Kaltschweißigkeit → Schock?!

### Erstmaßnahmen

- Arzt oder Notarzt verständigen,
- Schocklagerung – Achtung, bei kardiogenem Schock sitzende Lagerung!
- bei Bewusstlosigkeit stabile Seitenlagerung,
- engmaschige Kontrolle von Blutdruck und Puls,
- ggf. spezielle Maßnahmen, z.B. Druckverband bei Blutung.

26

## 26.3 Verbrennung/Verbrühung

**Definition:** Verbrennung: Durch lokale Hitzeeinwirkung verursachte Wunden. Verbrühung: Verletzung durch heiße Flüssigkeiten.

### Verbrennungsgrade

Je nach Tiefenausdehnung werden Verbrennungen in 3 Schweregrade eingeteilt. Dabei erfolgt die Einteilung nach dem makroskopischen (mit bloßem Auge erkennbaren) Bild. Bei Beschädigung der Sehnen, Muskeln oder gar der Knochen spricht man von einer Verbrennung 4. Grades.

***Tab. 26.6*** *Charakteristika und Therapie der Verbrennungswunden.*

| | 1. Grad: Rötung | 2. Grad: Blasen | 3./4. Grad: Nekrose |
|---|---|---|---|
| Ursache der sichtbaren Veränderungen | vermehrte Durchblutung der oberen Hautschicht | Austritt eiweißreicher Flüssigkeit zwischen die Hautschichten | komplette Zerstörung der Haut |
| Hautanhangsgebilde (Haare, Schweißdrüsen usw.) | erhalten | teilweise erhalten | zerstört |
| Schmerzen | sehr schmerzhaft | schmerzhaft | keine Schmerzen (Analgesie), da schmerzleitende Nervenfasern zerstört |
| Therapie | 1. kalt abspülen<br>2. steriler Verband | 1. kalt abspülen<br>2. Blasen eröffnen<br>3. steriler Verband | 1. kalt abspülen<br>2. je nach Ausdehnung: steriler Verband, evtl. operative Nekrosenabtragung |
| Narbenbildung | keine | gering | ausgedehnt (oft mit Schrumpfungstendenz) |

## Flächenausdehnung

Da über die verletzte Haut viel Flüssigkeit verloren wird und eine hohe Infektionsgefahr besteht, sind besonders alte Menschen bei einer ausgedehnten Verbrennung stark gefährdet. Es kann durch den großen Flüssigkeitsverlust über die Wunde zum Schock kommen. Deshalb sollten ältere Menschen mit einer größeren Verbrennung immer einem Arzt vorgestellt werden!

## Neunerregel

Um die Fläche der verbrannten Hautoberfläche abschätzen zu können, verwendet man die sog. Neunerregel. Hierbei wird die Körperoberfläche in Regionen von je 9% eingeteilt (Kopf, rechter und linker Arm je 1×9%, Rumpf vorne, Rumpf hinten, rechtes und linkes Bein je 2×9%, Genitale 1%). Zur groben Abschätzung der verbrannten Körperfläche orientiert man sich an der Handinnenfläche des Betroffenen, sie entspricht ca. 1% der Körperoberfläche.



## Erstmaßnahmen

- Sofort unter den Wasserhahn – noch in Kleidern! Spülung (zur Not auch mit anderer kalter Flüssigkeit) bis zur Schmerzfreiheit (ca. 10-20 Minuten)!
- Wunde steril oder sauber abdecken
- Schmuck immer abnehmen – zusätzlicher Wärmereiz durch heißes Metall
- Im Zweifel immer zum Arzt!

## Komplikationen

Dritt- oder viertgradige Verbrennungen führen zu ausgeprägten Narben. Da Narbengewebe oft schrumpft und wenig elastisch ist, können sich bei ausgedehnten Wunden in Gelenknähe Bewegungseinschränkungen bis hin zu Gelenkkontrakturen entwickeln.

Bei einer großflächigen Brandwunde besteht die Gefahr der Verbrennungskrankheit. Der große Flüssigkeitsverlust über die Wundfläche und giftige Stoffe (Toxine), die freigesetzt werden, führen zum Volumenmangelschock und häufig zu Wundinfektionen. Die Verbrennungskrankheit ist lebensbedrohlich und muss intensivmedizinisch betreut werden!

## 26.4 Elektrounfall

**Definition:** Verletzung durch direkten Kontakt mit elektrischen Leitungen.

### Symptome

Das Ausmaß eines Elektrounfalls hängt besonders von der Stromspannung, aber auch von Faktoren wie der Einwirkdauer oder der Leitfähigkeit der Körperoberfläche (nasse Haut hat einen geringeren elektrischen Widerstand) ab.

Die wesentlichen Schäden sind:

- Haut: An der Ein- und Austrittsstelle des Stromes kommt es zu lokalen Verbrennungen („Strommarken").
- Muskulatur: Neben Hitzeschäden der Muskeln kann es zu maximalen Muskelanspannungen kommen. Folge können Muskel- oder Sehnenabrisse, aber auch Knochenbrüche oder Gelenkluxationen sein.
- Nervensystem: Bewusstseintrübungen und Gedächtnislücken
- Herz: Herzrhythmusstörungen bis hin zu Kammerflimmern, diese können noch Tage später auftreten.

### Erstmaßnahmen

- evtl. Notarzt rufen
- Stromzufuhr unterbrechen
- Bergung des Verletzten unter ausreichendem Eigenschutz
- evtl. Reanimation
- Lokalbehandlung wie bei Verbrennungen
- Evtl. intensivmedizinische Überwachung

## 26.5 Erfrierung

**Definition:** Gewebeschäden infolge lokaler Kälteeinwirkung.

Erfrierungen sind Folgen lokaler Durchblutungsstörungen, da es durch die Kälte zu einer Gefäßverengung kommt. Besonders gefährdet sind vorstehende Körperteile (Finger, Zehen, Nase, Ohren) oder Körperteile, die durch Bekleidung zu stark eingeengt werden (z.B. die Füße).

### Erstmaßnahmen

- eng anliegende Kleidung und Schuhe öffnen
- langsame Erwärmung des betroffenen Körperteils, z.B. im Wasserbad: Beginn mit lauwarmem Wasser, langsam wärmeres Wasser zuführen
- Wunden steril oder sauber abdecken, gepolstert lagern
- Arzt verständigen

## 26.6 Unterkühlung

**Definition:** Von Unterkühlung spricht man, wenn der gesamte Körper von der Kälteeinwirkung betroffen ist und die Körperkerntemperatur abgesunken ist.

Eine zusätzliche Gefahr der Unterkühlung entsteht durch
- nasse Kleidung (in der Luft wird die Auskühlung durch feuchte Kleidung und Wind beschleunigt),
- Alkoholeinfluss (evtl. verminderte Bewegungsfähigkeit, Wärmeverlust durch Weitstellung der Gefäße),
- schlechter körperlicher Allgemeinzustand,
- eingeschränkte Beweglichkeit.

### Symptome

Zu Beginn starkes Muskelzittern. Mit Absinken der Körperkerntemperatur kommt es zur zunehmenden Bewusstseinstrübung. Ab einer Körperkerntemperatur unter 27 °C sind alle sichtbaren Lebenszeichen erloschen, der Betroffene ist „scheintot". Bei weiterem Absinken der Temperatur stirbt der Unterkühlte an schweren Herzrhythmusstörungen.

> **Merke:** Die Körpertemperatur muss langsam angehoben werden! Deshalb sollte bei starker Unterkühlung die Erwärmung des Körpers von zentral (Körperstamm) nach peripher (Arme und Beine) erfolgen.

### Erstmaßnahmen

**Bei vorhandenem Bewusstsein.**
- wenn nötig, nasse Kleidung entfernen, den Betroffenen in Decken hüllen
- keine Schocklagerung
- Arme und Beine nicht massieren
- warme Getränke verabreichen
- keinen Alkohol (führt durch Weitstellung der Gefäße zum Wärmeverlust!)
- evtl. Arzt verständigen

**Bei Bewusstlosigkeit.**
- Überprüfung der Vitalfunktionen
- evtl. stabile Seitenlagerung
- evtl. Beginn mit Reanimationsmaßnahmen,
- sofort Arzt verständigen!



## 26.7 Verätzung

> **Definition:** Gewebezerstörungen durch Einwirkung von Laugen (Bestandteil vieler Haushaltsreiniger) und Säuren (z. B. in Toilettenreiniger, Batterien, Rostschutzmittel).

Der Grad der Schädigung ist abhängig von der Konzentration, Menge und Einwirkzeit der ätzenden Stoffe.

> **Merke:** Verätzungen an Haut und Augen: Spülen, Spülen, Spülen. Verätzungen im Magen-Darm-Trakt: Trinken, Trinken, Trinken; niemals Erbrechen provozieren!

***Tab. 26.7*** *Verätzungen, Ursachen, Symptome, Erstmaßnahmen, Komplikationen.*

| | Haut | Magen-Darm-Trakt | Augen |
|---|---|---|---|
| mögliche Ursache | lokaler Kontakt mit Säuren oder Laugen | z. B. Trinken von Toilettenreiniger | z. B. Kalkspritzer (Markierungen an Sportplätzen) |
| Symptome | lokale Schmerzen, Rötung, evtl. Nekrosen | heftige Schmerzen im Mund und Bauch, evtl. Beläge, Verquellung oder Blutung der Schleimhäute | starke Schmerzen, krampfartiges Zukneifen der Augenlider |
| Erstmaßnahmen | ausgiebig (ca. 20 Min.) spülen mit Wasser oder anderer Flüssigkeit<br>Arzt verständigen! | reichlich Flüssigkeit trinken lassen (Verdünnungseffekt)<br>nicht zum Erbrechen bringen (dadurch nochmalige Verätzung der Speiseröhre)<br>Arzt verständigen<br>ätzende Flüssigkeit ins Krankenhaus mitgeben | ausgiebig (ca. 20 Min.) spülen mit Wasser oder anderer Flüssigkeit<br>Arzt verständigen! |
| Komplikationen | Narbenbildung | Magenperforation (Magendurchbruch) mit Gefahr der Peritonitis (Bauchfellentzündung) | Erblinden durch Hornhautschädigung |

## 26.8 Vergiftung

**Definition:** Einnahme/Verabreichung giftiger Stoffe. Eine Vergiftung geschieht i. d. R. in suizidaler Absicht oder aus Versehen.

### Symptome

Typische Symptome eine Vergiftung gibt es nicht, da sich diese je nach Menge und Art des Giftes, Wirkdauer und Aufnahme im Körper ändern. In aller Regel führen Vergiftungen zu

- Störungen im Magen-Darm-Trakt (z. B. massive Übelkeit),
- erniedrigte Hauttemperatur (z. B. Schlafmittel, Diazepamüberdosierung),
- Herzrhythmusstörungen (z. B. Digitalisüberdosierung),
- zentralnervösen Störungen (z. B. Bewusstseinsstörung).

### Erstmaßnahmen

- Vitalzeichenkontrolle
- evtl. stabile Seitenlagerung
- evtl. Notruf absetzen
- Giftentfernung und Sicherstellung
- evtl. Anruf bei der Giftnotrufzentrale (z. B. Giftnotruf Berlin 030/19240)

## 26.9 Wundversorgung

**Definition:** Versorgung mechanisch verursachter Wunden.

### Erstversorgung Wunde

- Wunde säubern
- Wunde steril oder sauber abdecken
- bei stark blutenden Wunden Druckverband
- evtl. Arzt informieren

***Tab. 26.8*** *Die wichtigsten mechanischen Wunden.*

| Wunde | Definition | Komplikationen | Behandlung |
|---|---|---|---|
| Schürfwunde | Abschürfung der obersten Hautschichten | meist keine | evtl. Pflasterverband |
| Schnittwunde | Wunde mit glatten Wundrändern durch Hautschnitt | je nach Tiefe der Wunde Gefahr der Verletzung tiefer gelegener Strukturen (Gefäße, Sehnen, Nerven) | sorgfältige Wundkontrolle, wenn möglich Nahtversorgung |
| Quetsch-/Platzwunde | durch starke Prellung des Gewebes ist die Haut aufgeplatzt (die Platzwunde ist eine der häufigsten Wunden!) | häufig zerfetzte Wundränder, oft stark blutend (z. B. Kopfplatzwunde) | außer bei starker Verschmutzung Nahtversorgung, zuvor müssen evtl. die Wundränder ausgeschnitten werden |
| Ablederung | größere Hautanteile werden von den tiefer gelegenen Strukturen abgetrennt | es besteht eine große Wundfläche, die stark bluten kann | Nahtversorgung |
| Bisswunde | Wunde durch Tier- oder Menschenbiss | immer bakteriell verunreinigt – hohe Infektionsgefahr! | Wunde wird gereinigt und offen gelassen, um Wundinfektion zu vermeiden (Sekundärheilung). Ausnahme: große, klaffende Wunde und Wunde im Gesicht, vor allem bei Kindern und jungen Frauen (kosmetische Gründe) |

## 26.10 Frakturen

**Definition:** Ist der Weichteilmantel um den fraglich gebrochenen Knochen erhalten, spricht man von einer **geschlossenen Fraktur,** zeigt sich im Frakturgebiet eine Wunde, so handelt es sich um eine **offene Fraktur.**

### Frakturzeichen

- **Unsichere Frakturzeichen:**
  - Schmerzen
  - Schwellung
  - Hämatom (Bluterguss)
  - Bewegungseinschränkung
- **Sichere Frakturzeichen:**
  - abnorme Beweglichkeit
  - Knochenreiben
  - Fehlstellung
  - sichtbare Knochenteile bei offenen Frakturen

### Generelle Erstmaßnahmen bei Verdacht auf Fraktur

- offene Frakturen steril oder sauber abdecken!
- Vitalzeichenkontrolle (hoher Blutverlust bes. bei Frakturen im Becken/Hüftbereich!)
- Ruhigstellung des Frakturgebietes, z.B.:
  - distale Radiusfraktur (Handgelenkbruch): Schienung
  - subkapitale Humerusfraktur (Oberarmkopfbruch): Schlinge
  - Schenkelhalsfraktur (Oberschenkelhalsbruch): Betroffenen flach lagern
  - Verdacht auf Wirbelfraktur: flache Lagerung, möglichst nicht bewegen
- immer Arzt verständigen!

## 26.11 Schädel-Hirn-Trauma (SHT)

**!** **Definition:** Kopfverletzung mit Beteiligung des Gehirns.

Die Schwere eines Schädel-Hirn-Traumas wird mithilfe der Glasgow-Koma-Skala beurteilt (S. 490). Aufgrund der Symptome wird zwischen *Commotio (Gehirnerschütterung)*, *Contusio cerebri (Hirnprellung)* und *Hirnblutung* unterschieden. Allen gemeinsam ist eine unterschiedlich lange Störung des Bewusstseins.

### Symptome einer Commotio

- kurze Bewusstlosigkeit (< 15 Min)
- retrograde Amnesie (Erinnerungslücke für die Zeit des Unfalls)
- Kopfschmerzen, Schwindel, Erbrechen
- vollständige Erholung innerhalb weniger Tage

### Hinweise auf eine Hirnprellung

- längere Bewusstlosigkeit (> 30 Minuten)
- neurologische Ausfälle
- Gefahr der Dauerschäden

### Mögliche Symptome einer Hirnblutung (verursacht durch erhöhten Hirndruck)

- Verhaltensänderung (z.B. Unruhe)
- zunehmende Bewusstseinstrübung
- Veränderung der Atemfrequenz und Atemtiefe
- erhöhter Blutdruck bei gleichzeitig niedrigem Puls
- Pupillendifferenz, unterschiedliche Reaktion auf direkten Lichtreiz
- evtl. Lähmungen, Krämpfe

### Erstmaßnahmen bei Schädel-Hirn-Trauma

- Oberkörperhochlagerung (ca. 30°)
- Vitalzeichenkontrolle
- Pupillenkontrolle – Achtung, nach Staroperation veränderte Pupillenmotorik!
- Überwachung des Bewusstseins
- Arzt informieren

## 26.12 Kardiopulmonale Reanimation

**Definition:** Herz-Kreislauf-Stillstand mit Versagen von Herz, Kreislauf und Atmung.

### Ursachen

- Störungen der Atmung:
  - Verlegung der Atemwege durch Erbrochenes, Fremdkörper, zurückfallende Zunge oder Zahnprothesen
  - Atemdepression, z.B. bei Opiatvergiftung oder Überdosierung von Schlafmitteln
  - Lungen- oder Thoraxverletzung
  - Apoplex (Schlaganfall)
- Störungen des Herz-Kreislauf-Systems (>90% aller Fälle):
  - Herzinfarkt
  - Lungenembolie
  - Elektrolytstörungen
  - Schock

### Symptome

- **Bewusstlosigkeit** (nach 10-15 Sek.):
  - keine Reaktion auf Ansprechen
  - keine Reaktion auf Schulterschütteln
- **Atemstillstand** (nach 30-60 Sek.), „Sehen, Hören, Fühlen":
  - keine Atembewegung sichtbar
  - keine Atembewegung hörbar
  - keine Atembewegung fühlbar
- **Kreislaufstillstand:**
  - kein Karotispuls tastbar

**Merke:** Keine Zeit verlieren durch Blutdruckmessung, Pulstasten usw. Sofortiger Beginn mit Reanimationsmaßnahmen – bereits nach 3 Minuten Kreislaufstillstand besteht die Gefahr irreversibler Folgeschäden!

## Reanimation

keine Reaktion ?
↓
um Hilfe rufen
↓
Atemwege freimachen:
Kopf überstrecken („Nasenlöcher in den Himmel!"),
↓
keine normale Atmung?
↓
Notarzt informieren
↓
30 Thoraxkompressionen:
Betroffenen hart und flach lagern,
Hände Mitte Brustkorb,
Brustbein rhythmisch (ca. 100 Mal/Min)
4–5 cm eindrücken
↓
2 Beatmungen: 30 Thoraxkompressionen
(unabhängig von Helferanzahl!)

***Abb. 26.1*** *Handlungsplan bei Herz-Kreislauf-Stillstand.*

### Hinweise auf erfolgreiche Reanimation

Verengung der Pupillen, tastbarer Puls oder Wiedereinsetzen der Atmung. Im Anschluss an Reanimation intensivmedizinische Überwachung! Insgesamt überleben < 10% der Betroffenen einen Herz-Kreislauf-Stillstand. Je früher reanimiert wird desto besser die Erfolgsrate!

### Abbruchkriterien

Der Arzt entscheidet, wann eine Reanimation abgebrochen wird. Meist nach 20-30 Minuten ohne erkennbare Zeichen der Wiederbelebung. Ausnahme: Reanimation nach Unterkühlung (z.B. Sturz in kaltes Wasser), hier ist die Lebenszeit der Organe verlängert.

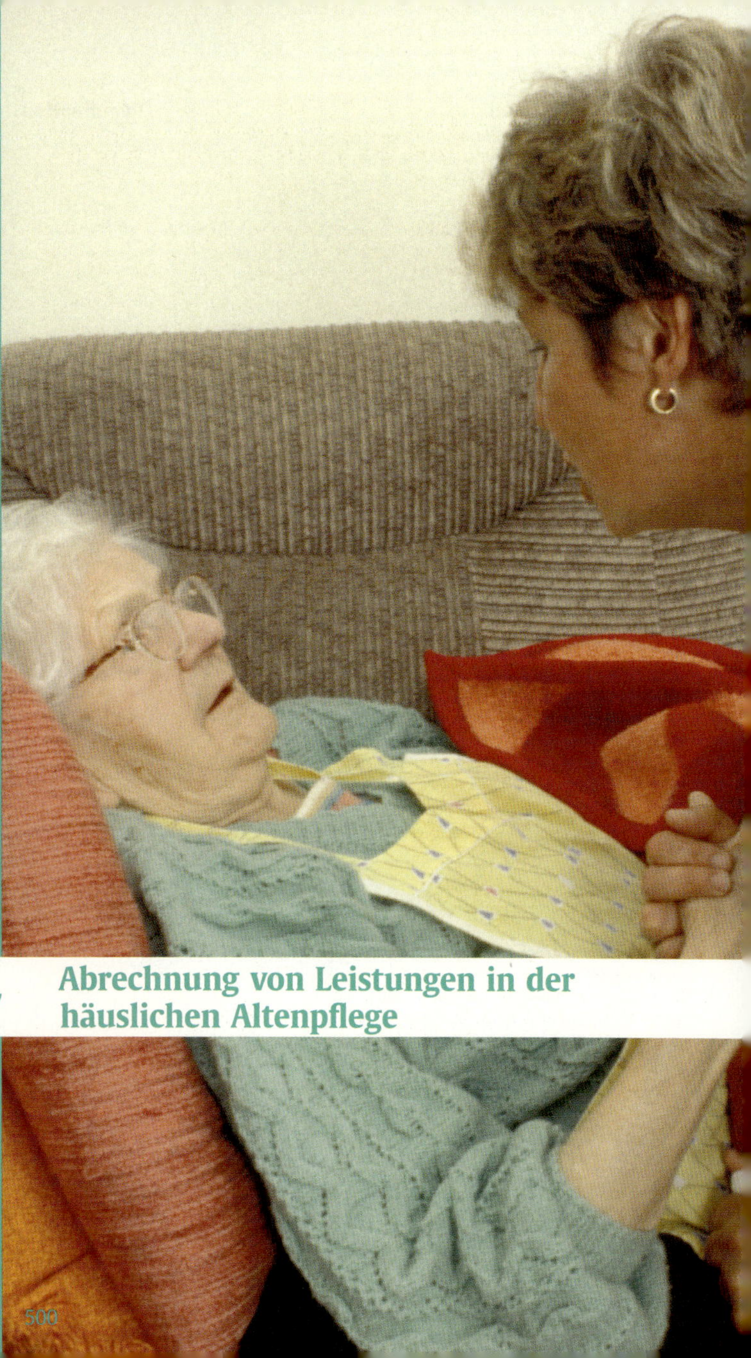

# 27 Abrechnung von Leistungen in der häuslichen Altenpflege

Als Voraussetzung für die Zulassung des Pflegedienstes wird zwischen den Sozialversicherungsträgern und dem ambulanten Pflegedienst ein Versorgungsvertrag geschlossen. Im Versorgungsvertrag sind u.a. die Leistungen und Gebühren festgelegt, die vom Gemeinsamen Bundesausschuss oder dem Bundesministerium für Gesundheit beschlossen werden.

Der ambulante Pflegedienst schließt mit dem Patienten/Klienten einen Pflegevertrag gemäß den Kriterien im Versorgungsvertrag ab.

Werden mehr Leistungen vom Klienten/Patienten mit dem Pflegedienst vereinbart als er von der Pflege- oder Krankenkasse erstattet bekommt, muss der Klient/Patient die vermehrten Leistungen aus Eigenmitteln bestreiten, ggf. können die Sozialhilfe und Beihilfe in Anspruch genommen werden.

**Merke:** Der pflegerische Bedarf für die Häusliche Pflege wird nach Beantragung durch Begutachtung vom MDK festgestellt (Pflegestufe). Häufig ist dieser Bedarf aus den Mitteln der Pflegeversicherung (s.a. Kapitel 3.1) nicht zu decken, sodass es zur Aufwendung finanzieller Eigenmittel kommt.

***Abb. 27.1 Abrechnung.** Schema über die Abrechnung in der ambulanten Altenpflege.*

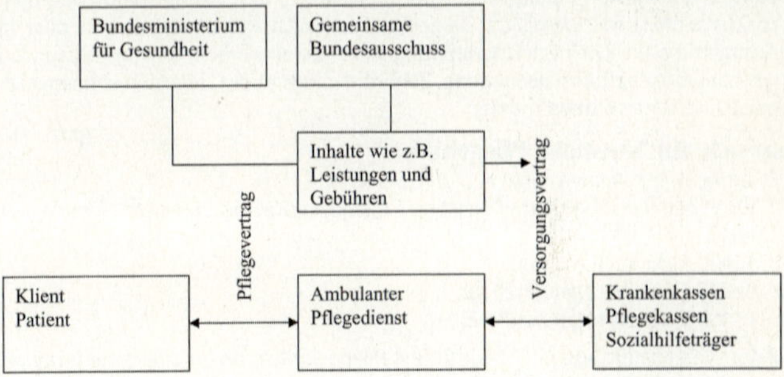


## 27.1 Einige Rechtsgrundlagen für die Abrechnung

Die Abrechnung erfolgt aufgrund von:

- § 14, Abs. 4 SGB XI: Gewöhnliche und regelmäßige Verrichtungen bei Pflegebedürftigkeit
- § 36 SGB XI: Pflegesachleistung
- § 37, Abs.3,4 SGB XI: Beratung bei Erhalt von Pflegegeld
- § 39 SGB XI: Häusliche Pflege bei Verhinderung der Pflegeperson
- § 72 SGB XI: Zulassung zur Pflege durch Versorgungsvertrag
- § 73 SGB XI: Abschluss von Versorgungsverträgen
- § 82a SGB XI: Ausbildungsvergütung
- § 89 SGB XI: Grundsätze für die Vergütungsregelung
- § 90 SGB XI: Gebührenordnung für ambulante Pflegeleistungen
- § 91 SGB XI: Kostenerstattung
- § 45a SGB XI: Leistungen bei erheblichem allgemeinen Betreuungsbedarf
- §§ 37, 132a SGB V: Häusliche Krankenpflege
- §§ 37b, 132d SGB V: Spezialisierte ambulante Palliativversorgung
- § 92, Abs.1, Satz 2, Nr. 6 SGB V: Richtlinien des Gemeinsamen Bundesausschusses für die Häusliche Krankenpflege

## 27.2 Abrechnung in der häuslichen Pflege nach SGB XI

### 27.2.1 Grundpflege und hauswirtschaftliche Versorgung

Pflegebedürftige haben bei häuslicher Pflege Anspruch auf Grundpflege und hauswirtschaftliche Versorgung als Sachleistung (häusliche Pflegehilfe). Leistungen der häuslichen Pflege sind auch zulässig, wenn Pflegebedürftige nicht in ihrem eigenen Haushalt gepflegt werden. Vergütungsfähig sind gewöhnliche und regelmäßig wiederkehrende Verrichtungen:

1. im Bereich der Körperpflege das Waschen, Duschen, Baden, die Zahnpflege, das Kämmen, Rasieren, die Darm- oder Blasenentleerung,
2. im Bereich der Ernährung das mundgerechte Zubereiten oder die Aufnahme der Nahrung,
3. im Bereich der Mobilität das selbstständige Aufstehen und Zu-Bett-Gehen, An- und Auskleiden, Gehen, Stehen, Treppensteigen oder das Verlassen und Wiederaufsuchen der Wohnung,
4. im Bereich der hauswirtschaftlichen Versorgung das Einkaufen, Kochen, Reinigen der Wohnung, Spülen, Wechseln und Waschen der Wäsche und Kleidung oder das Beheizen.

Die Vergütungen können, je nach Art und Umfang der Pflegeleistung, nach dem dafür erforderlichen Zeitaufwand oder unabhängig vom Zeitaufwand nach dem Leistungsinhalt des jeweiligen Pflegeeinsatzes, nach Komplexleistungen oder in Ausnahmefällen auch nach Einzelleistungen bemessen werden; sonstige Leistungen wie hauswirtschaftliche Versorgung, Behördengänge oder Fahrkosten können auch mit Pauschalen vergütet werden.

#### Anspruch auf häusliche Pflegehilfe

Er umfasst je Kalendermonat

1. für Pflegebedürftige der Pflegestufe I Pflegeeinsätze bis zu einem Gesamtwert von
   - 420 Euro ab 1. Juli 2008,
   - 440 Euro ab 1. Januar 2010,
   - 450 Euro ab 1. Januar 2012,
2. für Pflegebedürftige der Pflegestufe II Pflegeeinsätze bis zu einem Gesamtwert von
   - 980 Euro ab 1. Juli 2008,
   - 1.040 Euro ab 1. Januar 2010,
   - 1.100 Euro ab 1. Januar 2012,
3. für Pflegebedürftige der Pflegestufe III Pflegeeinsätze bis zu einem Gesamtwert von
   - 1.470 Euro ab 1. Juli 2008,
   - 1.510 Euro ab 1. Januar 2010,
   - 1.550 Euro ab 1. Januar 2012.



Die Pflegekassen können in besonderen Einzelfällen zur Vermeidung von Härten Pflegebedürftigen der Pflegestufe III weitere Pflegeeinsätze bis zu einem Gesamtwert von 1.918 Euro monatlich gewähren. Dies ist der Fall, wenn ein außergewöhnlich hoher Pflegeaufwand vorliegt, der das übliche Maß der Pflegestufe III weit übersteigt, z.B. wenn im Endstadium von Krebserkrankungen regelmäßig mehrfach auch in der Nacht Hilfe geleistet werden muss.

**Pflegestufen**

Für die Gewährung von Leistungen sind pflegebedürftige Personen einer der folgenden drei Pflegestufen zuzuordnen:

1. **Pflegebedürftige der Pflegestufe I** (erheblich Pflegebedürftige) sind Personen, die bei der Körperpflege, der Ernährung oder der Mobilität für wenigstens zwei Verrichtungen aus einem oder mehreren Bereichen mindestens einmal täglich der Hilfe bedürfen und zusätzlich mehrfach in der Woche Hilfen bei der hauswirtschaftlichen Versorgung benötigen.
2. **Pflegebedürftige der Pflegestufe II** (Schwerpflegebedürftige) sind Personen, die bei der Körperpflege, der Ernährung oder der Mobilität mindestens dreimal täglich zu verschiedenen Tageszeiten der Hilfe bedürfen und zusätzlich mehrfach in der Woche Hilfen bei der hauswirtschaftlichen Versorgung benötigen.
3. **Pflegebedürftige der Pflegestufe III** (Schwerstpflegebedürftige) sind Personen, die bei der Körperpflege, der Ernährung oder der Mobilität täglich rund um die Uhr, auch nachts, der Hilfe bedürfen und zusätzlich mehrfach in der Woche Hilfen bei der hauswirtschaftlichen Versorgung benötigen.

**Beispiele von Leistungsinhalten**

- große Toilette: Hilfe beim Aufsuchen und Verlassen des Bettes, An- und Auskleiden, Waschen/Duschen/Baden, Rasieren, Mund- und Zahnpflege, Kämmen
- kleine Toilette: Hilfe beim Aufsuchen und Verlassen des Bettes, An- und Auskleiden, Teilwaschen, Mund- und Zahnpflege, Kämmen
- Transfer/An-/Auskleiden
- Hilfen bei Ausscheidungen
- einfache Hilfen bei Ausscheidungen
- spezielles Lagern
- Mobilisation
- einfache Hilfe bei der Nahrungsaufnahme
- umfangreiche Hilfe bei der Nahrungsaufnahme
- Verabreichung von Sondennahrung mittels Spritze, Schwerkraft oder Pumpe
- Hilfestellung beim Verlassen und Wiederaufsuchen der Wohnung
- Zubereitung einer einfachen Mahlzeit
- Einkauf/Besorgungen
- Waschen, Bügeln, Putzen
- Vollständiges Ab- und Beziehen eines Bettes
- Beheizen
- Wegepauschalen
- Zuschlag für Auszubildende in der Altenpflege

### 27.2.2 Häusliche Pflege bei Verhinderung der Pflegeperson

Ist eine Pflegeperson wegen Erholungsurlaubs, Krankheit oder aus anderen Gründen an der Pflege gehindert, übernimmt die Pflegekasse die Kosten einer notwendigen Ersatzpflege für längstens vier Wochen je Kalenderjahr.

Voraussetzung ist, dass die Pflegeperson den Pflegebedürftigen vor der erstmaligen Verhinderung mindestens sechs Monate in seiner häuslichen Umgebung gepflegt hat. Die Aufwendungen der Pflegekassen können sich im Kalenderjahr auf bis zu

- 1.470 Euro ab 1. Juli 2008,
- 1.510 Euro ab 1. Januar 2010 und
- 1.550 Euro ab 1. Januar 2012

belaufen, wenn die Ersatzpflege durch Pflegepersonen sichergestellt wird, die mit dem Pflegebedürftigen nicht bis zum zweiten Grade verwandt oder verschwägert sind und nicht mit ihm in häuslicher Gemeinschaft leben.

### 27.2.3 Erheblicher Bedarf an allgemeiner Beaufsichtigung aufgrund Einschränkung der Alltagskompetenz

Die Leistungen betreffen Pflegebedürftige in häuslicher Pflege, bei denen neben dem Hilfebedarf im Bereich der Grundpflege und der hauswirtschaftlichen Versorgung ein erheblicher Bedarf an allgemeiner Beaufsichtigung und Betreuung gegeben ist. Dies sind

1. Pflegebedürftige der Pflegestufen I, II und III sowie
2. Personen, die einen Hilfebedarf im Bereich der Grundpflege und hauswirtschaftlichen Versorgung haben, der nicht das Ausmaß der Pflegestufe I erreicht („Pflegestufe 0"!), mit demenzbedingten Fähigkeitsstörungen, geistigen Behinderungen oder psychischen Erkrankungen, bei denen der Medizinische Dienst der Krankenversicherung im Rahmen der Begutachtung als Folge der Krankheit oder Behinderung Auswirkungen auf die Aktivitäten des täglichen Lebens festgestellt hat, die dauerhaft zu einer erheblichen Einschränkung der Alltagskompetenz geführt haben.

#### Schädigungen und Fähigkeitsstörungen

Für die Bewertung, ob die Einschränkung der Alltagskompetenz auf Dauer erheblich ist, sind folgende Schädigungen und Fähigkeitsstörungen maßgebend:

1. unkontrolliertes Verlassen des Wohnbereiches (Weglauftendenz)
2. Verkennen oder Verursachen gefährdender Situationen
3. unsachgemäßer Umgang mit gefährlichen Gegenständen oder potenziell gefährdenden Substanzen
4. tätlich oder verbal aggressives Verhalten in Verkennung der Situation
5. im situativen Kontext inadäquates Verhalten
6. Unfähigkeit, die eigenen körperlichen und seelischen Gefühle oder Bedürfnisse wahrzunehmen
7. Unfähigkeit zu einer erforderlichen Kooperation bei therapeutischen oder schützenden Maßnahmen als Folge einer therapieresistenten Depression oder Angststörung
8. Störungen der höheren Hirnfunktionen (Beeinträchtigungen des Gedächtnisses, herabgesetztes Urteilsvermögen), die zu Problemen bei der Bewältigung von sozialen Alltagsleistungen geführt haben
9. Störung des Tag-/Nacht-Rhythmus
10. Unfähigkeit, eigenständig den Tagesablauf zu planen und zu strukturieren
11. Verkennen von Alltagssituationen und inadäquates Reagieren in Alltagssituationen
12. ausgeprägtes labiles oder unkontrolliert emotionales Verhalten
13. zeitlich überwiegend Niedergeschlagenheit, Verzagtheit, Hilflosigkeit oder Hoffnungslosigkeit aufgrund einer therapieresistenten Depression



Die Alltagskompetenz ist erheblich eingeschränkt, wenn der Gutachter des Medizinischen Dienstes bei dem Pflegebedürftigen wenigstens in zwei Bereichen, davon mindestens einmal aus einem der Bereiche 1 bis 9, dauerhafte und regelmäßige Schädigungen oder Fähigkeitsstörungen feststellt.

#### Zusätzliche Betreuungsleistungen

Versicherte, die diese Voraussetzungen erfüllen, können je nach Umfang des erheblichen allgemeinen Betreuungsbedarfs zusätzliche Betreuungsleistungen in Anspruch nehmen. Die Kosten hierfür werden ersetzt, höchstens jedoch

- 100 Euro monatlich (Grundbetrag) oder
- 200 Euro monatlich (erhöhter Betrag).

Die Höhe des jeweiligen Anspruchs wird von der Pflegekasse auf Empfehlung des Medizinischen Dienstes der Krankenversicherung im Einzelfall festgelegt und dem Versicherten mitgeteilt.

Beispiele

Zu diesen Angeboten gehören insbesondere z. B. in Nordrhein-Westfalen:

- Betreuungsgruppen für Menschen mit demenzbedingten Fähigkeitsstörungen, mit geistigen Behinderungen oder psychischen Erkrankungen
- Helferinnen- und Helferkreise zur stundenweise Entlastung pflegender Angehöriger im häuslichen Bereich
- Tagesbetreuung in Kleingruppen
- Einzelbetreuung durch anerkannte Helferinnen und Helfer
- familienentlastende und familienunterstützende Dienste sowie
- Agenturen zur Beratung und Vermittlung von Betreuungsleistungen für Pflegebedürftige und der sie Pflegenden

(Quelle: Demenz-Service Nordrhein-Westfalen: http://www.demenz-service-nrw.de/content/artikel_3_5.html)

Bei der Haltestelle Diakonie vom Evangelischen Verband für Altenarbeit und Pflegerische Dienste (EVAP) in Berlin gehören zu den Angeboten:

- Beratung von Menschen mit Demenz und ihrer Angehörigen
- Aufsuchen der demenziell erkrankten Menschen in ihrer Wohnung
- Vermittlung von Diensten und Hilfsmitteln
- Einzelbetreuung für Menschen mit Demenz in ihrer Wohnung durch qualifizierte ehrenamtliche Mitarbeiterinnen und Mitarbeiter
- Gruppenbetreuung für Menschen mit Demenz in wohnortnahen Räumlichkeiten

(Quelle: EVAP in Berlin: http://www.diakonie-portal.de/Members/evap/Navigation/Berlin/Haltestelle_Diakonie/index_html/)

### 27.2.4 Beratung in der eigenen Häuslichkeit

Pflegebedürftige können anstelle der häuslichen Pflegehilfe ein Pflegegeld beantragen. Der Anspruch setzt voraus, dass der Pflegebedürftige mit dem Pflegegeld die erforderliche Grundpflege und hauswirtschaftliche Versorgung in geeigneter Weise selbst sicherstellt.

Pflegebedürftige, die Pflegegeld beziehen, haben

1. bei Pflegestufe I und II halbjährlich einmal,
2. bei Pflegestufe III vierteljährlich einmal

eine Beratung in der eigenen Häuslichkeit durch eine zugelassene Pflegeeinrichtung abzurufen. Die Vergütung für die Beratung ist von der zuständigen Pflegekasse zu tragen. Sie beträgt in den Pflegestufen I und II bis zu 21 Euro und in der Pflegestufe III bis zu 31 Euro.

Pflegebedürftige, bei denen ein erheblicher Bedarf an allgemeiner Beaufsichtigung und Betreuung mit eingeschränkter Alltagskompetenz festgestellt ist, sind berechtigt, den Beratungseinsatz zweimal in Anspruch zu nehmen.

Personen, bei denen ein erheblicher Bedarf an allgemeiner Beaufsichtigung und Betreuung festgestellt ist und die noch nicht die Voraussetzungen der Pflegestufe I erfüllen, können halbjährlich einmal einen Beratungsbesuch in Anspruch nehmen; die Vergütung für die Beratung entspricht der für die Pflegestufen I und II.

### 27.2.5 Ausbildungsvergütung

Soweit eine zugelassene Pflegeeinrichtung nach Bundes- oder Landesrecht zur Ausbildung in der Altenpflege berechtigt ist, ist die Ausbildungsvergütung der Auszubildenden während der Dauer des Ausbildungsverhältnisses in der Vergütung der allgemeinen Pflegeleistungen berücksichtigungsfähig. Sie ist in der Vergütungsvereinbarung über die allgemeinen Pflegeleistungen gesondert auszuweisen.

## 27.3 Abrechnung in der häuslichen Krankenpflege nach SGB V

Die Vergütung kann hinsichtlich der Krankenkassen und in den Bundesländern variieren.

Versicherte erhalten in ihrem Haushalt, ihrer Familie oder sonst an einem geeigneten Ort neben der ärztlichen Behandlung häusliche Krankenpflege durch geeignete Pflegekräfte, wenn Krankenhausbehandlung geboten, aber nicht ausführbar ist, oder wenn sie durch die häusliche Krankenpflege vermieden oder verkürzt wird.

Die häusliche Krankenpflege umfasst die im Einzelfall erforderliche Grund- und Behandlungspflege sowie hauswirtschaftliche Versorgung. Der Anspruch besteht bis zu vier Wochen je Krankheitsfall. In begründeten Ausnahmefällen kann die Krankenkasse die häusliche Krankenpflege für einen längeren Zeitraum bewilligen.

> **Merke:** Die Behandlungspflege wird häufig dauerhaft länger bewilligt. Die Erstbewilligung erfolgt i.d.R. für 14 Tage, Folgebewilligungen gelten z.B. für 3 Monate.

Der Anspruch auf häusliche Krankenpflege besteht nur, wenn eine im Haushalt lebende Person den Kranken in dem erforderlichen Umfang nicht pflegen und versorgen kann.

Die Leistungen werden vom Gemeinsamen Bundesausschuss festgelegt (Stand 11.6.08) und sind teilweise in Art, Dauer und Häufigkeit näher definiert (Quelle: Gemeinsamer Bundesausschuss: http://www.g-ba.de/informationen/richtlinien/).

### 27.3.1 Grundpflege

- Anleitung bei der Grundpflege (z.B. Körperpflege, Lagern)
- Hilfe beim Ausscheiden (z.B. Anus-praeter, Pflege Dauerkatheter)
- Kontinenz-/Toilettentraining
- Prophylaxen in Verbindung mit den Verrichtungen (z.B. gegen Kontrakturen, Obstipation, Soor, Dekubitus, Pneumonie)
- Unterstützung der Mobilität (z.B. Umsetzen, Betten eines immobilen Patienten)
- Hilfe bei der Nahrungs- und Flüssigkeitszufuhr
- Verabreichen von Sondennahrung
- Körperpflege (z.B. Waschen, Duschen, An- und Auskleiden)



> **Merke:** Die Grundpflege wird äußerst selten bewilligt. Die Krankenkassen handhaben diese Bewilligungen auch sehr unterschiedlich, sodass für eine Bewilligung die vorherige Rücksprache notwendig ist.

### 27.3.2 Hauswirtschaftliche Versorgung

Besorgungen, Bettwäsche wechseln, Einkaufen, Heizen, Geschirrspülen, Müllentsorgung, Mahlzeitenzubereitung, Wäschepflege, Reinigung der Wohnung.

### 27.3.3 Behandlungspflege

- Anleiten bei der Behandlungspflege
- Absaugen der oberen Atemwege, Bronchialtoilette
- Bedienung, Überwachung des Beatmungsgeräts
- Blutdruckmessung (z.B. bei Erst- und Neueinstellung)
- Blutzuckermessung (z.B. bei Erst- und Neueinstellung)
- Dekubitusbehandlung
- Versorgen von Drainagen
- Klistiere u.a.
- Flüssigkeitsbilanzierung
- Anhängen von i.v.-Infusionen bei ärztlich gelegtem i.v.-Zugang
- Injektionen (subkutan und intramuskulär oder Vorbereitung zur Selbstapplikation)
- Instillationen
- Auflegen eines Kälteträgers
- Katheterisierung der Harnblase
- Versorgung eines suprapubischen Katheters
- spezielle Krankenbeobachtung (z.B. der Vitalzeichen, um die ärztliche Behandlung zuhause abzuklären)
- Legen und Wechseln einer Magensonde durch die Nase
- Medikamentengabe (z.B. bei sehbehinderten, geschwächten, dementen Patienten)
- Pflege der PEG-Sonde
- Stomabehandlung
- Wechseln und Pflege der Trachealkanüle
- Pflege des zentralen Venenkatheters (Verbandswechsel)
- Anlegen und Wechseln von Wundverbänden
- psychiatrische Krankenpflege (z.B. bei Demenz)
- Anlegen eines Kompressionsverbandes
- Anlegen und wechseln von Kompressionsstrümpfen
- Anlegen von stabilisierenden und stützenden Verbänden

**Merke:** Aufgrund höchstrichterlicher Rechtssprechung wird der Gemeinsame Bundesausschuss in absehbarer Zeit die Richtlinie Häusliche Krankenpflege ändern. Hinzukommen soll die Leistung „Abnehmen von Kompressionsverbänden/-strümpfen". Bisher war nur das Anlegen vergütungsfähig. Die „spezielle Krankenbeobachtung" soll neu gefasst werden und nicht nur die Dokumentation der Vitalzeichen enthalten, sondern zusätzlich die Leistung „Kontinuierliche Beobachtung und Intervention mit den notwendigen medizinischen Maßnahmen", z.B. in lebensbedrohlichen Situationen oder um die ärztliche Behandlung zuhause abzuklären.



### 27.3.4 Spezialisierte ambulante Palliativversorgung (SAPV)

Versicherte mit einer nicht heilbaren, fortschreitenden und weit fortgeschrittenen Erkrankung bei einer zugleich begrenzten Lebenserwartung, die eine besonders aufwendige Versorgung benötigen, haben Anspruch auf spezialisierte ambulante Palliativversorgung.

Die Leistung ist von einem Vertragsarzt oder Krankenhausarzt zu verordnen. Die spezialisierte ambulante Palliativversorgung umfasst ärztliche und pflegerische Leistungen einschließlich ihrer Koordination insbesondere zur Schmerztherapie und Symptomkontrolle.

Reicht die allgemeine Palliativversorgung nicht aus, so kann die spezialisierte Palliativversorgung als

- Beratungsleistung,
- Koordination der Versorgung,
- additiv unterstützende Teilversorgung und
- vollständige Versorgung

erbracht werden.

## Leistungen

- Koordination der spezialisierten palliativmedizinischen und palliativpflegerischen Versorgung unter Einbeziehung weiterer Berufsgruppen und von Hospizdiensten im Rahmen einer multiprofessionellen Zusammenarbeit
- Symptomlinderung durch Anwendung von Medikamenten oder anderen Maßnahmen
- apparative palliativmedizinische Behandlungsmaßnahmen (z.B. Medikamentenpumpe)
- palliativmedizinische Maßnahmen, die nach ihrer Art, Schwere oder Komplexität eine Kompetenz erfordern, die der einer Ärztin oder eines Arztes mit Zusatzweiterbildung Palliativmedizin entspricht
- spezialisierte palliativpflegerische Leistungen, die nach ihrer Art, Schwere oder Komplexität eine Kompetenz erfordern, die der einer Pflegefachkraft mit einer curricularen Weiterbildung zu Palliative Care entspricht
- Führung eines individuellen Behandlungsplans, vorbeugendes Krisenmanagement, Bedarfsinterventionen
- Ruf-, Notfall- und Kriseninterventionsbereitschaft rund um die Uhr für die im Rahmen der SAPV betreuten Patienten zur Sicherstellung der im Rahmen der SAPV erforderlichen Maßnahmen
- Beratung, Anleitung und Begleitung der Patienten und ihrer Angehörigen zur palliativen Versorgung einschließlich Unterstützung beim Umgang mit Sterben und Tod
- spezialisierte Beratung der betreuenden Leistungserbringer der Primärversorgung
- psychosoziale Unterstützung im Umgang mit schweren Erkrankungen in enger Zusammenarbeit z.B. mit Seelsorge, Sozialarbeit und ambulanten Hospizdiensten
- Organisation regelmäßiger Fallbesprechungen
- Dokumentieren und Evaluieren der wesentlichen Maßnahmen



**Merke:** Für die Leistungsabrechnung in der spezialisierten ambulanten Palliativversorgung benötigen die Leistungserbringer Verträge mit den Krankenkassen. Diese wurden bis dato kaum abgeschlossen. Hier sind weitere Erfahrungen abzuwarten.

# Sachverzeichnis

## T

## U



## V